Handbuch der
Drogisten-Praxis

Ein Lehr- und Nachschlagebuch
für Drogisten. Farbwarenhändler usw.

Von

G. A. Buchheister

In neuer Bearbeitung

von

Georg Ottersbach
in Hamburg-Volksdorf

Zweiter Band

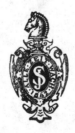

Springer-Verlag Berlin Heidelberg GmbH
1949

Vorschriftenbuch für Drogisten

Die Herstellung
der gebräuchlichen Verkaufsartikel

Von

G. A. Buchheister

Vierzehnte, neubearbeitete Auflage

von

Georg Ottersbach
in Hamburg-Volksdorf

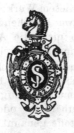

Springer-Verlag Berlin Heidelberg GmbH
1949

ISBN 978-3-642-49559-5   ISBN 978-3-642-49850-3 (eBook)
DOI 10.1007/978-3-642-49850-3

Die Nennung von Waren erfolgt in diesem Werk, wie in allen allgemeinen Nach-
schlagwerken, ohne Erwähnung etwa bestehender Patente, Gebrauchsmuster
oder Warenzeichen, begründet also nicht die Annahme, eine Ware oder ein
Warenname sei frei.

Es wird ferner hervorgehoben, daß manche Vorschriften, da das „V o r s c h r i f -
t e n b u c h f ü r D r o g i s t e n" auch außerhalb Deutschlands viel Verwendung
findet, ohne Rücksicht auf Bestimmungen aufgeführt sind, außerdem für in
Deutschland möglichenfalls nicht erhältliche oder nicht zulässige Stoffe mancherlei Austauschstoffe genannt worden sind.

Vorwort zur vierzehnten Auflage.

Die vorliegende 14. Auflage des „Vorschriftenbuches für Drogisten" hat der Verfasser, Georg Ottersbach, wiederum gründlich neubearbeitet, geändert und ergänzt. Die Ungunst der Zeitumstände verzögerte Satz und Drucklegung. Herrn Georg Ottersbach ist es leider nicht mehr vergönnt gewesen, das Erscheinen des Buches zu erleben.

Es bedeutete mir, seinem langjährigen Mitarbeiter, eine Ehrenpflicht, die letzten für das Erscheinen nötigen Arbeiten in seinem Sinne zu erledigen, sodaß er in seinem Werke weiterlebt.

Hamburg-Volksdorf, im Dezember 1948.
Haus Dryade am Hoisberg.

Otto Reinecke.

Inhaltsverzeichnis.

Medizinische Zubereitungen.

Diese Abteilung wird in einem Vorschriftenbuche, das für den Drogisten-
stand bestimmt ist, naturgemäß verhältnismäßig beengt sein, da die Zahl
der medizinischen Zubereitungen, die dem freien Verkehr überlassen sind,
nur klein ist. Immerhin aber ist die Zahl der medizinischen Waren durch
die Freigabe der kosmetischen und Desinfektionsmittel als Heilmittel
beträchtlicher gestiegen. Hinzu kommt, daß zu manchen als Heilmittel frei-
gegebenen Zubereitungen gewisse Zubereitungen verwendet werden, die
an und für sich als Heilmittel nicht freigegeben sind, deren Bereitung der
Drogist aber, da er sie doch verwendet, wissen muß, wenn er sie auch nicht
alle selbst herstellen wird. Ferner müssen in diese Abteilung Vorschriften
von Zubereitungen aufgenommen werden, die für den Einzelhandel dem
Drogisten nicht freigegeben sind, womit aber vielfach Großhandel getrieben
wird. Schließlich werden manche Zubereitungen, die als Heilmittel verboten
sind, lediglich als Kräftigungsmittel verwendet und sind dann frei verkäuf-
lich. Andere Zubereitungen wurden hier aufgenommen, weil ihre Darstel-
lungsweise genau der Herstellung ähnlicher, wenn auch Heilmittel, entspricht. Jeder Drogist wird guttun, alle die Heilmittel, für welche das
Deutsche Arzneibuch eine Vorschrift gibt, genau nach dieser anzufertigen.
Nur so ist es möglich, auch hierfür die volle Gleichwertigkeit mit den Ver-
kaufswaren der Apotheke zu behaupten. Wir führen daher für alle medizinischen Zubereitungen vor allem die Vorschriften der sechsten Auflage des
Deutschen Arzneibuches an und geben nur da, wo auch noch andere Bereitungsverfahren, z. B. bei Mel depuratum, zu gleichen oder besseren Ergebnissen führen, verschieden Vorschriften. Bei den Vorschriften für Heilmittel ist unter Wasser stets destilliertes Wasser zu verstehen.

Acetum aromaticum. Aromatischer Essig.

Zimtöl	1,0	Zitronenöl	2,0
Wacholderbeeröl	1,0	Nelkenöl	2,0
Lavendelöl	1,0	Weingeist (90%)	441,0
Pfefferminzöl	1,0	verdünnte Essigsäure (30%)	650,0
Rosmarinöl	1,0	Wasser	1900,0

Man löst die Öle in dem Weingeist, fügt die Säure und das Wasser hinzu,
läßt die trübe Mischung 8 Tage lang unter häufigem Umschütteln stehen und
filtriert sie alsdann.

Will man die Herstellung beschleunigen, so fügt man der Mischung etwas
Talkpulver zu, bzw. reibt das Talkpulver mit der Mischung an. Die Klärung tritt
dann schneller ein.

Weitere Vorschriften siehe unter Mittel zur Pflege der Haut, Abt. Essige für
die Haut- und Schönheitspflege.

Acetum Plumbi. Acetum plumbicum. Acetum Saturni. Acetum saturninum. Extractum Plumbi. Extractum Saturni. Plumbum hydrico-aceticum solutum. Liquor Plumbi subacetici. Bleiessig. Bleiextrakt. Bleisubazetatlösung. Silberglätteessig.

a) D. A.-B. 6.

           Bleiazetat 3,0

werden mit

           Bleiglätte 1,0

verrieben und unter Zusatz von

           Wasser 10,0

in einem gut geschlossenen Gefäß 1 Woche lang stehengelassen, bis die anfänglich gelbliche Mischung gleichmäßig weiß oder rötlichweiß geworden ist. Wenn die Masse ganz oder bis auf einen kleinen Rückstand zu einer trüben Flüssigkeit gelöst ist, läßt man diese in einem wohl geschlossenen Gefäße zum Absetzen stehen und filtriert endlich.

Dichte 1,232—1,237.

Acidum hydrochloricum dilutum. Verdünnte Salzsäure.

Eine Mischung aus gleichen Teilen chemisch reiner Salzsäure und destilliertem Wasser. — Wasserklare Flüssigkeit von 1,059—1,061 Dichte. Man wiegt zuerst das destillierte Wasser ab und fügt diesem die chemisch reine Salzsäure hinzu.

Diese Mischung muß s t e t s gegeben werden, wenn Salzsäure zum E i n n e h m e n gefordert wird. Sie enthält 12,4—12,6% Chlorwasserstoff. Bei der Abgabe muß aber darauf aufmerksam gemacht werden, daß mit der Flüssigkeit, obwohl sie nicht unter die Giftgesetzgebung fällt, vorsichtig umgegangen werden muß, und daß sie stets mit reichlich Wasser verdünnt eingenommen werden soll.

Acidum carbolicum liquefactum. Phenolum liquefactum. Verflüssigte Karbolsäure. Verflüssigtes Phenol. D. A.-B. 6.

a)   Phenol 100,0

werden bei gelinder Wärme geschmolzen und dann mit

           Wasser 10,0

gemischt.

Klare, farblose oder schwach rötliche Flüssigkeit. Dichte 1,063 bis 1,066.

Das Schmelzen geschieht am besten dadurch, daß man die Glasflasche mit kristallisiertem Phenol entkorkt, in ein Gefäß mit warmem Wasser stellt und im Wasserbad erwärmt. Zu beachten ist dabei, daß keinesfalls länger erwärmt wird, als unbedingt bis eben zum Schmelzen erforderlich ist.

b) Will man Erwärmung vermeiden, so wiegt man die erforderliche Menge Wasser auf das kristallisierte Phenol, verkorkt die Flasche gut und stellt sie, o h n e z u s c h ü t t e l n, auf den Kopf. Die Lösung tritt allmählich von selbst ein. Jedes Schütteln muß dabei vermieden werden. Nach v ö l l i g e r Lösung wird kräftig gemischt.

Verflüssigtes Phenol muß vor Licht und Luft geschützt aufbewahrt werden.

Adeps Lanae cum Aqua. Lanolinum. Lanolin. Wasserhaltiges Wollfett.
                    D. A.-B. 6.

Wollfett 65,0   Wasser 20,0
        flüssiges Paraffin. 15,0

werden bei gelinder Wärme gemischt.

Aqua Calcariae. Aqua Calcis. Aqua Calcariae ustae. Kalkwasser. D. A.-B. 6.

         Gebrannter Kalk 1,0

wird mit

           Wasser 4,0

gelöscht. Der entstandene Brei wird in einem gut zu schließenden Gefäße unter Umschütteln mit

           Wasser 50,0

gemischt. Wenn sich die Mischung geklärt hat, gießt man die klare wässerige Flüssigkeit fort, schüttelt den Bodensatz mit weiterem

Wasser 50,0

öfter kräftig durch und läßt absetzen. Vor dem Gebrauche zu filtrieren. Das Filter bedeckt man zweckmäßig mit einer Glasscheibe, um die Kohlensäure der Luft von dem Kalkwasser fernzuhalten.

Kalkwasser hat einen Gehalt von 0,15—0,17% Kalziumhydroxyd. Zum Neutralisieren von 100 ccm Kalkwasser dürfen nicht weniger als 4 ccm und nicht mehr als 4,5 ccm Normal-Salzsäure erforderlich sein, wobei man Phenolphthalein als Indiktator benutzt.

Um die Standflaschen des Kalkwassers, die einen Niederschlag von Kalziumkarbonat aufweisen, zu reinigen, benutzt man etwas verdünnte Salzsäure.

Aqua cresolica. Kresolwasser. D. A.-B. 6.

Kresolseifenlösung 1,0   Wasser 9,0

werden gemischt. Für Heilzwecke ist destilliertes, für Desinfektionszwecke gewöhnliches Wasser zu nehmen. Mit destilliertem Wasser hergestelltes Kresolwasser ist hellgelb und klar. Mit gewöhnlichem Wasser hergestelltes vielfach durch Entstehung von Kalkseife, vom Kalkgehalt des Wassers herrührend, etwas trübe; ölartige Tropfen dürfen sich nicht abscheiden. Kresolwasser unterliegt der Giftverordnung.

Aqua Eucalypti. Eukalyptuswasser.

a) Eukalyptusöl . . 1,0   Menthol 1,0   Borsäure . . . 100,0
Wintergrünöl . . 1,0   Thymol 1,0   Weingeist 90%   900,0.

Die Lösung wird mit 2000,0 Wasser verdünnt.

b) Nach Dieterich:
Eukalyptol . . . 20,0   Nelkenöl 5,0   Heliotropin . . 0,1
Menthol 20,0   Wintergrünöl . . 1,0   Essigäther . 10,0
Weingeist (90%) 1000,0
alkohol. Pflanzenfarbstoff „Schütz"   2,0.

Man läßt die Mischung 2 Tage im Keller stehen und filtriert sie dann.

Aqua phenolata. Aqua carbolisata. Phenolwasser. Karbolwasser. D. A.-B. 6.

Verflüssigtes Phenol . . . 22,0   Wasser 978,0

werden gemischt.

Um das verflüssigte Phenol mit dem Wasser zu mischen, wiegt man zuerst drei Viertel der nötigen Wassermenge ab, fügt das verflüssigte Phenol hinzu, schüttelt kräftig um, bis sich das Phenol gelöst hat, und ergänzt mit der noch fehlenden Wassermenge. Schließlich wird nochmals kräftig umgeschüttelt.

Aqua Plumbi. Aqua plumbica. Aqua Saturni. Aqua saturnina. Bleiwasser. Bleiweißwasser. D. A.-B. 6.

Bleiessig 20,0   Wasser 980,0

werden gemischt. Vor der Abgabe umzuschütteln.

Die Standgefäße des Bleiwassers, die einen Niederschlag von basisch Bleikarbonat zeigen, reinigt man durch Wasser, dem man etwas Essigsäure oder Salpetersäure zugemischt hat.

Bäder.

Da die Zubereitungen zu Bädern (Salze, Kräuter, Seifen, Essenzen, Pastillen, Tabletten, Pillen usw.) sämtlich dem freien Verkehr überlassen sind, und zwar in jeder Zubereitungsform, haben sie eine größere Bedeutung für die Drogisten. Wir lehnen uns in dem Nachstehenden bei der Besprechung der Bäder teilweise dem Dieterichschen Manual und Börners Medizinalkalender an und bemerken im voraus, daß die angegebenen Mengen für je ein **V o l l b a d** gelten; für ein **S i t z b a d** wird $^1/_6$, für ein **F u ß b a d** $^1/_{10}$, für ein **H a n d b a d** $^1/_{20}$ des Vollbades gerechnet. Für ein Bad für Kinder muß stets nur die Hälfte genommen werden.

Für die Herstellung der Bäder sind nicht unbedingt chemisch reine Chemikalien erforderlich.

Die Wärmegrade der Bäder schwanken gewöhnlich zwischen 10°—41° C.

K a l t nennt man das Bad von 10°—20° C, es beschleunigt den Gesamtumlauf des Blutes und erleichtert die Herztätigkeit.

K ü h l von 26°—27° C. **L a u** von 28°—32° C. Kühle und laue Bäder wirken abkühlend, erfrischend. Ein **w a r m e s** Bad von 33°—37° beruhigt, macht müde. Ein **h e i ß e s** Bad von 38°—41° ruft Schweiß hervor, fördert so den Stoffwechsel, erfordert aber eine erhöhte Herztätigkeit. Ein Bad von 34° C ist **i n d i f f e r e n t**, doch erleichtert es die Atmung.

Alaunbad.

Gepulvert Alaun 250,0.

Alkalisches Bad. Laugenbad.

Kaliumkarbonat (Pottasche) 200,0 oder Natriumkarbonat (Kristallsoda) 500,0. Für örtliche Bäder nimmt man Pottasche 10,0 oder Soda 20,0.

Alkalisches Seifenbad.

Natriumkarbonat (Kristallsoda) 250,0
werden grob zerstoßen und mit
mittelfein gepulverter Kernseife . 250,0
gemischt. Das Pulvern der Seife kann man ersetzen durch Reiben der Seife auf einem feinen Reibeisen.

Ameisenbad.

Ameisenspiritus und Ameisentinktur (brauner Ameisenspiritus) je 250,0 auf ein Bad.

Oder man setzt dem Vollbade zu:
Ameisensäure (25%) . . . . 15,0.

Arnikabad.

Arnikatinktur und gereinigter Honig je 250,0.

Aromatisches Bad. Gewürzhaftes Bad. Kräuterbad.

(B a d e k r ä u t e r z u m g e w ü r z h a f t e n [a r o m a t i s c h e n] B a d e.)

a) Gewürzhafte Kräuter (D. A.-B. 6.) 500,0.
   Vorschrift siehe unter „gewürzhafte Kräuter".

b) Pfefferminzblätter 100,0   Rosmarinblätter 100,0
   Salbeiblätter 100,0   Thymian 100,0
                Kamillen . . . . 100,0.

   Die Kräuter werden zerschnitten und gemischt. Man bereitet aus den Kräutermischungen mit 2000,0 heißem Wasser einen Aufguß und setzt ihn dem Bade zu.

c) Kalmusspiritus . . . . . . 100,0.

d) Quendelspiritus . . . . . . 100,0.

e) Zusammengesetzter Angelikaspiritus 100,0.

f) Zusammengesetzter Mastixspiritus (Mutterspiritus) 100,0.

g) Pfefferminzöl 1,0   Hoffmannscher Lebensbalsam . 100,0
                gereinigter Honig . . . . 200,0.

Baldrianbad.

a) Baldrian 250,0

werden mit 1000,0 siedendem Wasser ausgezogen, der Auszug wird durchgeseiht und dem Badewasser zugesetzt.

b) Baldriantinktur 250,0   Essigäther 10,0

werden gemischt.

Chlorkalkbad.

Chlorkalk . . . . 250,0.

Man gibt den Chlorkalk in einer Steinkruke ab.

Eisenbad. Stahlbad.

a) Eisenkugeln (Tartarus ferra-
tus, s. d.) 100,0   heißes Wasser . . . . . . 900,0.

Man löst und filtriert.

b) Reiner Eisenvitriol (Ferrosulfat) 30,0   Kochsalz (Natriumchlorid)   60,0

Natriumbikarbonat . . . . . . 90,0.

Eisen-Kohlensäure-Bad.

1. Natriumbikarbonat 200,0 verabfolgt man mit Papier.
2. Eisenvitriol (Ferrosulfat) 50,0 gelöst in roher Salzsäure 150,0 und Wasser 90,0.

Das Natriumbikarbonat wird zuerst im Badewasser aufgelöst und dann die Eisensalzlösung unter Umrühren hinzugefügt.

Soll die Kohlensäureentwicklung stärker sein, so muß die doppelte Menge Natriumbikarbonat verwendet werden. Die Eisensalzlösung ist stets frisch zu bereiten.

Fangobad. Fangoschlammbad.

Der aus Seen bei Battaglio in Italien gewonnene dunkle und fast geruchlose Schlamm wird im Wasserbad unter beständigem Umrühren bis auf 45° C erhitzt, wenn nicht eine Wärme von 34° C vorgeschrieben ist. Außer diesem Fango-schlammbad aus Italien bzw. dem russischen Fango, Limane genannt, vom Schwarzen Meer, werden viel die deutschen Heilschlamme zu Bädern und Packungen angewendet, und zwar der dem Fangoschlamm in der Zusammensetzung sehr ähnliche Eifelschlamm, ferner der Schollener Heilschlamm, Pelose genannt, in der Nähe von Rathenow in der Provinz Brandenburg aus dem Schollener See gewonnen. Schollener Pelose kommt gebrauchsfertig, feucht in den Handel, da das Wasser in dem Schlamm kolloid gebunden gehalten wird, und besteht aus Kaziumoxyd, Aluminiumoxyd, Eisen-oxyd, Magnesiumoxyd, Alkalien, gebunden an Schwefelsäure, Kohlensäure und Kieselsäure, sowie organischen Bestandteilen. Pelose reagiert alkalisch. Sie wird je nach Anordnung des Arztes kalt, warm oder heiß bis zu 55° einige Zentimeter dick auf ein Stück mit Kautschuk bezogenem Stoff aufgestrichen, auf den Körperteil gelegt und dieser mit einer Wolldecke umhüllt. Pelosebrei ist sehr biegsam und leichter als Fango, also für den Kranken angenehmer. Pelose ist im Gegensatz zu dem italienischen Fango, einem gemahlenen Schieferschlamm, ein Sedimentationsschlamm.

Ein deutscher Heilschlamm ist auch der Posidoheilschlamm, fein gemahlener Posidonenschiefer, genannt nach den darin in großer Menge vorkommenden Posidoniamuschel, der in der Nähe von Göppingen in Württemberg gewonnen wird. Seine Hauptbestandteile sind Silikate, Eisen- und Aluminium-oxyd, Schwefelkies, geringe Mengen Kalziumkarbonat sowie unlösliche bituminöse Stoffe. Er eignet sich gleich der Pelose gut für Packungen; beide sind dem deutschen Eifelschlamme in der Wirkung überlegen. Der Nord-seeschlamm, Nordseeschlick vor allem in Wilhelmshaven in Badeanstalten angewandt, und der Kreideschlamm der Ostsee bei Saßnitz auf Rügen werden ebenfalls mit großem Erfolge in Wannenbädern und in Packungen dem Kranken dienstbar gemacht. Auf 100 Liter Wasser fügt man, um ein Schlämmkreidebad zu erhalten, 1 kg Schlämmkreide hinzu und erwärmt auf die gewöhnliche Badetemperatur von 34—38°.

Fichtennadelbad.

Fichtennadelextrakt . . . 250,0   Fichtennadelöl 2,0
Weingeist (95%) 50,0,

mischt man gründlich miteinander und fügt so viel Wasser hinzu, daß man eine
dickfließende Flüssigkeit erhält. Diese Flüssigkeit verrührt man, ehe sie dem
Badewasser zugesetzt wird, mit 2 Liter heißem Wasser.

Fichtennadelkohlensäure-Bad.

Fichtennadelextrakt . . . 500,0   Natriumbisulfat 75,0
Natriumbikarbonat . . . . . 75,0.

Fichtennadelsauerstoff-Bad.

Fichtennadelextrakt . . . 100,0   Natriumbisulfat 100,0
Natriumperborat . . . . 50,0.

Fußbad gegen kalte Füße.

Arnikatinktur 20,0   Spanisch-Pfeffer-Tinktur . . 10,0

verteilt man gleichmäßig in zwei Wannen kaltem und warmem Wasser von 33°
zu einem Wechselbade.

Gesichtsdampfbadkräutermischung.

Kamillenblüten 35,0   Lavendelblüten 15,0
Arnikablüten 35,0   Rosmarinblätter . . . . . 15,0.

Man übergießt die Kräutermischung mit 1 Liter kochendem Wasser und läßt
die Dämpfe auf das mit einem Mulltuch zu überdeckende Gesicht einwirken, und
zwar so, daß die Dämpfe unter das Mulltuch eintreten können. Zweckmäßig
stellt man unter das Gefäß eine Spirituslampe oder verwendet Elektrizität, um
den Auszug heiß zu halten.

Gesichtspackung. Gesichtsmaske.

a) s a u e r s t o f f e n t w i c k e l n d :

Natriumperborat 100,0   feinst gemahlene Kamillen-
weißer Bolus 150,0   blüten 50,0
Kieselgur 250,0   feinst gemahlene Arnikablüten 50,0
feinster Talk . . . . 400,0.

Man trägt das mit Milch zu einem Brei verriebene Gemisch mit einem
weichen Pinsel oder einer weichen Bürste gleichmäßig auf das Gesicht auf,
schützt dabei die Augen, Mund und Nasenlöcher durch Mullstückchen und
läßt den Brei, bis er trocken geworden ist, darauf einwirken. Eine zu lange
Einwirkung erzeugt nicht gewünschte Hautreizung. Nach Entfernung der
Packung mit heißen, feuchten Kompressen wird die Haut mit lauwarmer
Boraxlösung abgewaschen, leicht gerieben, mit einem Hautpflegeessig nach-
behandelt und darauf schwach eingefettet.

b) n. Drug and Cosmetic Industry:

Natriumperborat wird mit einer Kaseinemulsion zu einer dünnen Paste angerührt.

Die K a s e i n e m u l s i o n wird hergestellt:

Man löst Kaseinpulver . 10,0 in Salmiakgeist (0,960) . . . 30,0
auf, fügt   Glyzerin 10,0

hinzu, erhitzt auf dem Wasserbade, bis das Ammoniakgas verflüchtigt ist,
verdünnt mit dem doppelten Gewichte siedenden Wassers und schüttelt gut
durch. Bei kaseinhaltiger Gesichtspackung vermeidet man ein Nachwaschen
mit Boraxlösung.

c) Siehe auch „Bleichende Pulvermischung G e s i c h t s m a s k e".

d) Zu Gesichtspackungen o h n e S a u e r s t o f f e n t w i c k l u n g verwendet
man Mandelkleie, die man mit wohlriechend gemachten Wässern und etwas
Weingeist zu einem Brei angerührt hat.

Jodbad.

a) 1. Kochsalz (Natriumchlorid) 500,0.
   2. Jod 5,0 — Jodkalium (Kaliumjodid) 10,0 gelöst in Wasser 40,0.
   Jodbäder dürfen nicht in Metallwannen gegeben werden.

b) Jod 10,0   Jodkalium (Kaliumjodid) . 20,0
   Wasser . . . . 1000,0.

Jod-Brom-Schwefel-Bad.
Aachener Bad.

1. Bromkalium (Kaliumbromid) . 2,0   Kaliumsulfat 30,0
   Jodkalium (Kaliumjodid) . . 2,0   Natriumsulfat 30,0
   Schwefelkalium 50,0   Natriumbikarbonat 100,0
   Kochsalz (Natriumchlorid) . . . 500,0.
   Die Salze werden gröblich zerrieben und gemischt.

2. Salzsäure . . . . 100,0.
   Die Salze werden zuerst im Badewasser gelöst und dann wird unmittelbar vor der Benutzung Nr. 2 unter Umrühren hinzugefügt.

Kleienbad.

1000,0 Weizenkleie werden mit 5000,0 Wasser ausgekocht und der Auszug wird klar durchgeseiht.

Kohlensäurebad.

In dem Badewasser von gewünschter Wärme löst man Natriumbikarbonat 200,0 vollständig auf und setzt beim Besteigen der Wanne rohe arsenfreie Salzsäure 200,0, die man mit 10000,0 = 10 Liter Wasser verdünnt hat, unter Umrühren langsam zu. Bei längerem Gebrauche steigt man allmählich mit beiden Stoffen bis auf 1000,0 und 1500,0. Sehr zweckmäßig ist das von Dieterich angegebene Verfahren, die Säure in einer enghalsigen offenen Glasflasche in das Badewasser zu legen. Auf diese Weise tritt die Zersetzung allmählich und andauernd ein Um ein zu schnelles Entweichen der Kohlensäure zu vermeiden, ist es zweckmäßig, dem Badewasser schleimige Stoffe, wie ganz dünnen Stärkekleister oder Karraghenschleim, zuzusetzen.

Bei einem Kohlensäurebade muß die Haut mit k l e i n p e r l i g e n Kohlensäurebläschen bedeckt und gerötet sein.

Oder man verwendet Ameisensäure, der man etwas Wasser zugefügt hat, und zwar für ein s c h w a c h e s B a d :

Natriumbikarbonat . . . 300,0   Ameisensäure (50 %) . . . 300,0,

für ein m i t t e l s t a r k e s Bad:

Natriumbikarbonat . . . 500,0   Ameisensäure (50 %) . . . 500,0,

für ein s t a r k e s Bad:

Natriumbikarbonat . . . 750,0   Ameisensäure (50 %) . . . 750,0.

Nach dem Verfahren von Zucker benutzt man zum Freimachen der Kohlensäure ein Gemisch von Essigsäure, Ameisensäure und Milchsäure. Auch Phosphorsäure oder einfach saures Natriumphosphat (Dinatriumphosphat, Natriummonophosphat) oder Natriumbisulfat oder die zweibasisch gesättigte, zuerst aus Fett-Adeps durch Oxydation mit Salpetersäure hergestellte Adipinsäure ist an Stelle der Salzsäure zu verwenden.

Die Salzmischungen, die von Fabriken für Kohlensäurebäder geliefert werden, bestehen vielfach aus Natriumbikarbonat und Natriumbisulfat:

gewöhnliches Natriumbisulfat . . 750,0
Natriumbikarbonat 500,0,

die einzeln verpackt werden müssen; oder aus sogenanntem W e i n s t e i n p r ä -
p a r a t , das man erhält durch Zusammenschmelzen in einer Porzellanschale von

Natriumbisulfat 9,0
arsenfreier Schwefelsäure (v. spez. Gew. 1,500) . . . 1,0.

Dieses Präparat zieht sehr leicht Feuchtigkeit an und wird in starke Bleifolie
verpackt.

Oder eine Tafel aus Natriumbisulfat 180,0 wird in das Badewasser gelegt und
darauf werden darin Natriumbikarbonat 250,0 verteilt.

Will man das Bad wohlriechend machen, erreicht man dies durch Zusatz von
etwas Bornylazetat.

Leimbad.

Besten Leim . . 1000,0 quellt man mit ⁄ Wasser . . . 5000,0,
schmilzt die Masse und gießt in Formen aus. Vor dem Ausgießen kann die Masse
auch mit Wohlgeruch vermischt werden.

Leim-Schwefel-Bad.

Man bereitet es wie ein Leimbad und setzt vor dem Schmelzen hinzu:

Schwefelkalium . . . . 20,0.

Malzbad.

Geschrotenes Gerstenmalz 1000,0 werden zuerst mit Wasser 2000,0 zwei
Stunden eingeweicht, dann mit Wasser 4000,0 versetzt und eine Stunde lang
auf einer Wärme von 60°—70° gehalten. Hierauf wird durchgeseiht.

Mineralsäurebad.

a) Rohe arsenfreie Salzsäure . . 60,0 rohe Salpetersäure . . . 60,0
werden gemischt.
Dies Bad darf nur in Holzwannen genommen werden.

b) Rohe arsenfreie Salzsäure . . . 300,0,
ebenfalls nur in Holzwanne.

Moorbad.

Man verwendet entweder die trockene durch Lagern an der Luft verwitterte
Torferde oder den Schlammtorf. Auch Moorextrakte sind im Handel, denen man
auch einen Gehalt an Salizylsäure gegeben hat, die aber genau auf ihre Wirksamkeit hinsichtlich der Wärmezufuhr zu prüfen sind.

Moorparaffinbad.

Verwitterte trockene Torferde wird mit etwa 10 Prozent geschmolzenem
Hartparaffin (Schmelzpunkt 54°) durchtränkt und in Tafelform ausgegossen,
oder nach dem Erkalten zu Pulver zermahlen. Wird etwas erwärmt als Kompresse angewendet.

Paraffinbad.

Paraffin, Schmelzpunkt 52°—55°, öfter gefärbt und mit Harz zusammen ge-
-schmolzen, auch unter Zusatz von Desinfektionsmitteln wie Parachlormetakresol.
Bei Herzkranken darf nur ein Paraffin mit niedrigem Schmelzpunkt 42°—45°
Anwendung finden. P a r a f f i n b ä d e r s o l l e n n u r u n t e r A u f s i c h t,
e i n e s A r z t e s g e n o m m e n w e r d e n.

Quecksilberbad. Sublimatbad.

Quecksilberchlorid . . . 10,0 verdünnter Weingeist (68%) . 90,0.

Diese Zubereitung darf, der G i f t i g k e i t h a l b e r, u n b e d i n g t n u r
a u f s c h r i f t l i c h e A n w e i s u n g e i n e s A r z t e s a b g e g e b e n wer-
d e n. Überhaupt hat bei der Abgabe die größte Vorsicht obzuwalten.

Metallbadewannen sind zu vermeiden.

Rosmarinseife zu Bädern (nach Auspitz, Paschkis).

Kokosöl 266,0   Talg 266,0
Natronlauge (40°) 268,8   Rosmarinöl . . . . . . 200,0.

Kokosöl und Talg werden geschmolzen, mit der Natronlauge verseift und, wenn ziemlich erkaltet, mit Rosmarinöl vermischt.

Die Seife wird in Stücke zu 100,0 geformt, von denen·je 1 Stück für ein Bad verwendet wird.

Wird das Rosmarinöl durch eine aus 15,0 Benzoeharz bereitete Tinktur, also 75,0 Benzoetinktur ersetzt, so erhält man eine B e n z o e s e i f e, die in gleicher Weise zu gewürzhaften Bädern verwendet werden kann.

Sauerstoffbad.

a) Man fügt dem Badewasser Natriumperborat 10proz. 200,0 bis 250,0 zu und benützt als Katalysator Manganoborat 30,0 oder Hämatogen, die man auf die Oberfläche des Wassers dünn ausstreut.

b) Nach Stephan.

An Stelle des Natriumperborats verwendet man Wasserstoffsuperoxyd-lösung, 3gewichtsprozentig 2000,0, die vorher durch Natronlauge neutralisiert sind. Als Katalysator dient ebenfalls Manganoborat 30,0 oder ein Gemenge von Manganosulfat 6,0 und Kaliumbitartrat 9,0, als Katalysator, um eine zu stürmische Sauerstoffabgabe zu verhindern, ein Zusatz von Natriumpyro-phosphat. Um die Sauerstoffwirkung auf die Haut zu erhöhen, fügt man etwas Saponin hinzu, das mit etwas Dextrin oder gepulvertem Leim vermischt ist.

Sauerstoff-Fußbad.

3 gewichtsprozentiges Wasserstoffsuperoxyd 100,0 vermischt mit etwas Am-moniakflüssigkeit.

Schaumbad.

Gepulverte Seife 550,0   Natriumbikarbonat . . . 275,0
Stärkepulver 150,0   Wohlgeruch . . . . . . 25,0.

Auf ein Bad rechnet man etwa 100,0 auf 12,5 Liter Wasser und schlägt die Mischung zu Schaum.

Schlankheitsbad.

Natriumchlorid 650,0   Kaliumjodid 5,0
Natriumbikarbonat . . . 250,0   Natriumjodid 1,0
Natriumsulfat 70,0   Kaliumbromid . . . . . 24,0.

Schwefelbad.

a) Für ein Bad löst man Schwefelkalium 50,0 und setzt, wenn erwünscht, noch Kölnisch-Wasser 50,0 hinzu. Um die Entwicklung von Schwefelwasserstoff zu beschleunigen und so die Wirkung auf die Haut zu erhöhen, kann man dem Badewasser rohe arsenfreie Schwefelsäure 10,0 hinzufügen, d o c h d a r f n i c h t z u v i e l v o n d e m S c h w e f e l w a s s e r s t o f f e i n g e a t m e t w e r d e n. Für Schwefelkalium kann auch Schwefelnatrium verwendet werden.

b) Nach Matzka:

Weingeist (90%) 83,0   Eukalyptusöl 6,0
Terpentinöl 18,0   Schwefelkalium 14,0
Glyzerin . . . . 6,0.

Das hierzu erforderliche S c h w e f e l k a l i u m, die S c h w e f e l l e b e r, K a l i u m s u l f u r a t u m stellt man nach D. A.-B. 6. her:

Schwefel 100,0   Kaliumkarbonat 200,0

werden gemischt und in einem genügend großen Gefäß über gelindem Feuer so lange erhitzt, bis das Schäumen der Masse aufhört und eine herausgenom-mene Probe sich ohne Abscheidung von Schwefel in Waser fast klar löst. Darauf wird die Masse ausgegossen und in Stücke zerschlagen.

Schwefelleber muß in gut geschlossenen Gefäßen vor Licht geschützt aufbewahrt werden.

Tritt bei Schwefelbädern eine Hautreizung ein, gibt man die doppelte Menge Gelatine als Schwefelkalium hinzu.

Schwefel-Kohlensäure-Bad.

1. Schwefelkalium 50,0 werden gröblich gepulvert und mit Natriumbikarbonat 150,0 vermengt.
2. Arsenfreie rohe Salzsäure   200,0.

Die Mischung Nr. 1 wird zuerst im Badewasser gelöst und vor dem Gebrauch die Salzsäure unter Umrühren hinzugefügt. Die Salzsäure gibt man in einer sog. G i f t f l a s c h e ab.

Schwefel-Seifen-Bad.

Schmierseife   250,0   Glyzerin 50,0

            Schwefelkalium 25,0

werden auf dem Dampfbad unter Erwärmen miteinander vereinigt. Bei dem Gebrauche wird die Schwefelseife in heißem Wasser gelöst und dem Badewasser zugesetzt.

Schwefel-Soda-Bad.

Schwefelkalium 50,0   Natriumkarbonat 500,0

werden unmittelbar vor dem Bade gemengt und gelöst.

Seifenbad.

a) Man löst unter Erwärmen

    Kernseife . . . .   250,0 in   Wasser 500,0

    und fügt der Lösung hinzu

    Weingeist (90%) 500,0   Lavendelöl . . . . . . 2,0.

b) Seifenspiritus 1000,0   Kölnisch-Wasser . . . . 50,0.

Senfbad.

a) Gepulverter entölter Senfsamen 100,0 oder gewöhnlicher gepulverter Senfsamen 500,0 werden mit kaltem Wasser angerührt und ¼ Stunde stehengelassen. Dann erst setzt man soviel warmes Wasser wie nötig hinzu.

    Einfacher ist folgende Form:

b) Man löst

    Senföl . . . . . . : . . . 2,0 in   Weingeist (90%) 25,0,

    oder

c)   Senfspiritus 50,0

werden dem Badewasser zugefügt.

Zweckmäßig bedeckt man die Badewanne so weit wie möglich, um die Einwirkung des verdunstenden Senföls auf die Augen und Atmungsorgane zu vermeiden.

Solbad.

    Staßfurter Badesalz oder Kochsalz (Natriumchlorid)   6000,0.

Soll das Bad stark sein:

    Staßfurter Badesalz oder Kochsalz (Natriumchlorid)   8000,0.

Tanninbad. Adstringierendes Bad. Lohtanninbad.

a) Tannin . .   50,0 werden gelöst in verdünntem Weingeist (68%)   200,0

           Sassafrasöl 0,5,

    oder man nimmt für Sassafrasöl die gleiche Menge gereinigtes Birkenöl.

b) Tannin . . . . . 50,0 werden gelöst in Wasser . . . . . . 200,0.

c) Eichenrinde oder Gerberlohe 500,0 werden abgekocht mit Wasser 5000,0.

Teerbad.

a) Nach A. Reihn:

Holzteer	25,0	Wasser	1000,0
Natriumbikarbonat	25,0	Weingeist (90%)	5,0
	Vanillin	0,25.	

Man mischt den Teer mit dem Natriumbikarbonat, fügt das Wasser kochend heiß hinzu und rührt um. Nach 24 Stunden wird über Sägespäne filtriert und das Vanillin, im Weingeist gelöst, hinzugesetzt.

b)

Birken-Holzteer	50,0	Quillajarindenextrakt	5,0
Eigelb von einem Ei		Wasser	250,0.

Man verrührt das Eigelb mit dem Teer und Extrakt und setzt unter beständigem Rühren nach und nach das Wasser hinzu.

Diese Vorschrift eignet sich aber nicht für Bäder bei wunden Körperstellen, da das Saponin des Quillajaextraktes, in den Blutkreislauf gebracht, Gesundheitsschädigungen herbeiführen kann.

c) Nach Mibelli:

Birkenteer	67,0	Kolophonium	11 l.'

Man erhitzt bis zur vollständigen Lösung, kühlt auf 60°—70° ab und fügt unter Umrühren hinzu

Natronlauge (14,37%) . . . . . 21,90.

Terpentinölbad.

Kaliseife	100,0	Wasser	100,0

mischt man unter Erwärmen miteinander und fügt hinzu

Terpentinöl . . . . . . 90,0—120,0.

Walnußblätterbad.

Getrocknete Walnußblätter 1000,0 werden abgekocht mit Wasser 4000,0.

Badesalze.

Zur künstlichen Darstellung von Mutterlaugen, wie solche vielfach zu Bädern Verwendung finden, dienen folgende, teilweise an Dieterich angelehnte, nach den Analysen berechnete Vorschriften. Die dazu verwendeten Salze brauchen nicht chemisch rein zu sein. Die Badesalze werden entweder für sich abgegeben, am besten in Steinkruken oder, in 2—3 T. Wasser gelöst, als Mutterlaugen.

Aachener Mutterlaugensalz.

Kalziumsulfid	625,0	Natriumtrisulfid	75,0
Natriumchlorid	225,0	Kaliumjodid	30,0
	Natriumbromid	45,0.	

Franzensbader Mutterlaugensalz.

Ammoniumsulfat	6,0	Magnesiumsulfat	24,0
Kalziumsulfat	6,0	Natriumsulfat	27,0
	Ferrosulfat (Eisenvitriol)	937,0.	

Friedrichshaller Mutterlaugensalz.

Natriumchlorid	377,0	Natriumbromid	3,0
Kaliumchlorid	50,0	Kalziumchlorid	190.0
Magnesiumchlorid	370,0	Kalziumsulfat, gefälltes	10,0.

Kreuznacher Mutterlaugensalz.

Natriumchlorid	63,0	Kaliumchlorid	75,0
Kalziumchlorid	750,0	Magnesiumchlorid	110,0

Natriumbromid . . . . 2,0.

Moorsalz.

Ferrosulfat (Eisenvitriol)	900,0	Kalziumsulfat, gefälltes	20,0
Natriumsulfat	40,0	Magnesiumsulfat	20,0

Ammoniumsulfat . . . . 20,0.

Reichenhaller Mutterlaugensalz.

Kaliumchlorid	60,0	Magnesiumchlorid	720,0
Lithiumchlorid	1,5	Natriumchlorid	140,0
Natriumbromid	8,5	Magnesiumsulfat	70,0.

Rottenmünster.

Natriumchlorid	930,0	Magnesiumchlorid	25,0
Kalziumchlorid	20,0	Natriumbromid	10,0

Kalziumsulfat, gefälltes . . . . 15,0.

Seesalz.

Natriumchlorid	800,0	Kalziumchlorid	20,0
Magnesiumchlorid	110,0	Kaliumbromid	3,0
Magnesiumsulfat	65,0	Kaliumjodid	2,0.

Sulzer Mutterlaugensalz.

Natriumchlorid	938,0	Magnesiumchlorid	25,0
Kalziumchlorid	5,5	Natriumbromid	6,5

Kalziumsulfat, gefälltes . . . . 25,0.

Unnaer Mutterlaugensalz.

Natriumchlorid	119,0	Kaliumchlorid	35,0
Magnesiumchlorid	270,0	Kalziumchlorid	570,0
Natriumjodid	3,0	Natriumbromid	3,0.

Badeessenz mit Waldduft.

Fichtennadelöl	10,0	Lavendelöl	2,5
Latschenkieferöl	10,0	Fluoreszein	0,5

Weingeist (90%) . . . . 100,0.

Anstatt des Fluoreszeins kann man auch eine winzige Menge Phenolphthalein verwenden. Die Essenz bleibt dann farblos. Das Badewasser wird aber bei Anwendung von Seife fleischfarben rot.

Badepulver. Badesalzpulver mit Wohlgerüchen.

Als Grundstoff verwendet man zu feinem Pulver gemahlenes Steinsalz, das frei von Magnesiumchlorid und Kalziumchlorid sein muß, färbt dieses mit einem entsprechenden weingeistlöslichen Farbstoff auf und fügt den Blumenduft hinzu. Um ein Ausscheiden der ätherischen Öle des Duftstoffes in dem Badewasser zu vermeiden, tut man gut, der Mischung ein Emulgens hinzuzufügen, wie es von verschiedenen Firmen in den Handel gebracht wird, oder man emulgiert mit Triaethanolamin. Die Farbe hat sich nach dem anzuwendenden Blumendufte bzw. der Farbe der entsprechenden Blüten zu richten, z. B. bei Veilchenduft blau, bei Fliederduft lila, bei Lavendel hellblau, bei Fichtnadelduft grün. Um das Salz zu färben, löst man den Farbstoff in starkem Weingeist (95%) auf, durchtränkt das Salz g l e i c h m ä ß i g mit dem Farbstoff und läßt den Weingeist verdunsten. Soll das Badewasser fluoreszieren, so fügt man eine ganz kleine Menge Natrium-Fluoreszein hinzu, das unter dem Namen Uranin im Handel ist. Um das Badepulver etwas alkalisch zu machen, setzt man dem Steinsalz Borax oder Natriumbikarbonat hinzu, muß aber dann alkalibeständige Farbstoffe verwenden. Ein b r a u s e n d e s B a d e s a l z p u l v e r erhält man durch Hinzumischen von 6,6 Hundertteilen Natriumbikarbonat und 3,3 Hundertteilen Weinsäure. Sämtliche Bestandteile müssen aber hierbei vollständig trocken sein. Um die

Kohlensäureentwicklung etwas zu verlangsamen, fügt man 1% Weizenstärke hinzu, die sich durch die Wärme des Badewassers etwas verkleistert. Badepulver müssen so verpackt sein, daß sie nicht feucht werden können, in Pergamentbeuteln, in mit Pergamentpapier ausgefütterten Blechschachteln, in Glasgefäßen oder in Tonkruken mit gutschließenden Deckeln.

Wird ein Badepulver mit Talk und etwas Quellstärke (Stärke mit Pektinpulver oder Karragheenpulver) versetzt, mit Weingeist, Seifenspiritus, Traganthschleim, Tyloseschleim oder Glyzerin zu einer Pastillenmasse angestoßen und in Pastillen oder Tabletten geformt, so erhält man die Badetabletten. Brausende Badetabletten bestehen aus aufgefärbtem Natriumbikarbonat und Weinsäure oder Natriumbisulfat, die getrennt verpackt werden und mit den entsprechenden wohlriechenden Stoffen vermischt sind; z. B. Natriumbikarbonat 10,0 und Weinsäure 7,5 oder Natriumbikarbonat 10,0 und Natriumbisulfat 14,5.

Badepulver für die Füße. Fußbadepulver.

a)

Boraxpulver	250,0	Neroliöl	10,0
Gepulv. weiße Seife	260,0	Origanumöl	2,0
Natriumbikarbonat	250,0	Rosmarinöl	2,0
Bergamottöl	20,0	Rosenöl	0,3.

Dieses Badepulver riecht nach Kölnisch-Wasser; wendet man andere Duftessenzen an, so kann man andere Gerüche erzeugen.

b)

gepulverter Borax	250,0	rohes gepulvertes Natrium-	
Natriumbikarbonat	300,0	karbonat	325,0
gepulvertes Natriumthiosulfat	125,0		

werden gemischt und mit beliebigem Wohlgeruch versehen.

Badepulver für die Füße, gegen Frost, Fußbadepulver gegen Frost.

Borsäurepulver	100,0	Tannin	100,0
gepulverter Alaun	100,0		

werden gemischt.

Badepulver für die Füße, sauerstoffabgebend.
Fußbadepulver, sauerstoffabgebend.

Natriumperborat	160,0	Natriumbikarbonat	220,0
Borsäurepulver	80,0	gepulverter Borax	40,0

werden gemischt und mit einer Lösung von

Thymol	2,5	in Spiritus	2,5

oder mit etwas Methylsalizylat versetzt.

Fichtennadelbadesalzpulver.

Boraxpulver	250,0	Fichtennadelöl	10,0
Gepulv. Seife	250,0	Fluoreszein-Natrium(Uranin)	0,5.

Oder man nimmt ein Gemisch von gleichen Teilen magnesiumchloridfreiem Natriumchlorid (Kochsalz) und gepulvertem Borax.

Soll der Duft angenehmer sein, fügt man etwas Zitronenöl und Lavendelöl hinzu und ersetzt das Fichtennadelöl durch Latschenkiefernöl oder Edeltannenöl.

Fichtennadelbademilch.

a)

Latschenkiefernöl	3,0	Siam-Benzoetinktur	50,0
Edeltannenöl	6,0	Spiritus(95%),vergällt mit	
Zitronenöl	1,0	Phthalsäurediäthylester	1000,0
Wasser		400,0.	

Man löst die ätherischen Öle in dem Spiritus, fügt die Benzoetinktur hinzu und emulgiert diese Mischung mit dem Wasser, was am besten in der Emulsionsmaschine geschieht, wie sie für Lebertranemulsion gebräuchlich ist. Schließlich färbt man mit Chlorophyll auf.

b)   Fichtennadelöl 25,0
oder ein Gemisch von Latschenkiefernöl und
             Edeltannenöl zu gleichen Teilen . 12,0
löst man in
             Spiritus (95—96proz.) 35,0
fügt   Ölsäure 30,0
und unter kräftigem Umschütteln
             Triäthanolamin 10,0
hinzu.

c) Sulforizinat 80,0   Wasser 100,0
          Fichtennadelöl 50,0
oder entsprechendes Gemisch von Latschenkiefernöl und Edeltannenöl werden gründlich durchgeschüttelt.

Badesalzkristalle.

Kleinkristallisiertes Natriumsulfat oder Magnesiumsulfat oder würfelförmige Steinsalzkristalle werden mit in 95%igem Spiritus gelösten ätherischen Ölen bzw. sonstigen Wohlgerüchen, denen man etwas Farbstoff, wie bei Badesalzpulver angegeben, zufügen kann, gründlich gemischt, vorsichtig getrocknet und in mit gutschließendem Stöpsel versehene Weithalsgläser gefüllt. Zweckmäßig ist es, in dem Spiritus, um die Riechstoffe besser auf den Kristallen festhalten zu können, etwas Siam-Benzoe mitaufzulösen.

Soll das Badewasser fluoreszieren, so fügt man der Spirituslösung eine kleine Menge Fluoreszein-Natrium hinzu.

Natriumthiosulfat und Natriumkarbonat eignen sich nicht gut für Badesalze, da die Duftgemische dadurch leicht beeinträchtigt werden. Die Verschlüsse der Weithalsgefäße sind gut mit Paraffin zu dichten.

Badewannen-Reinigungsmittel.

Zu   Pulver   zermahlene   Neuburger   Kieselkreide
   Seife 300,0   oder feinste Kieselgur . . 500,0
         Trinatriumphosphat . . . . . 200,0.
Die Mischung muß durch das f e i n s t e   F l o r s i e b getrieben werden.

Zur Reinigung der Wanne verreibt man die mit Wasser angefeuchtete Mischung mit einem weichen Lappen und spült gut mit Wasser nach.

Benediktineressenz (als Heilmittel freigegeben).

a) Nach Dieterich:

Mittelfein zerstoßene Myrrhen   1,0   mittelfein   zerschnittener
mittelfein zerschnittene Mazis   1,0   Ingwer 10,0
mittelfein zerschnittener Gal-   mittelfein   zerschnittene
   gant 10,0   Orangenschalen 10,0
Aloeextrakt 4,0   Weingeist (90%) 160,0
zerquetschte   Kardamomen-   Wasser . . . . 80,0.
   s a m e n 1,0

Man mazeriert 8 Tage, preßt aus und filtriert. Dem Filtrat setzt man zu:

Zuckerfarbe 20,0   Lakritzen 20,0
Salpeterätherweingeist . . 200,0   Essigäther 30,0
Ammoniakflüssigkeit (0,960)   1,0   Kumarin 0,12
Vanillinzucker 1,0   Zitronenöl 3,0

bitteres Pomeranzenöl . .	3,0	Wermutöl	2,5	
Galgantöl	2,0	Ingweröl	1,0	
Anisöl	15 Trpf.	Kaskarillöl	15 Trpf.	
blausäurefreies Bitterman-		Schafgarbenöl	10 „	
delöl	12 „	Angelikaöl	6 „	
Sassafrasöl	7 „	Kardamomenöl	2 „	
Ysopöl	4 „	Wacholderbeeröl	1 „	
Lupulinöl	2 „	Rosmarinöl	1 „	

Das Gesamtgewicht wird auf 500,0 gebracht. Die Essenz soll 2 Jahre, der Likör 1 Jahr lagern.

Nach dieser Vorschrift erhält man eine vorzügliche Essenz, nur muß sie unbedingt 2 Jahre lagern.

Der Zusatz von Salpeterätherweingeist und Essigäther muß fortfallen, wenn die Essenz nicht als Heilmittel, wozu sie, wie oben gesagt, laut Verordnung freigegeben ist, abgegeben werden soll, sondern lediglich zur Bereitung eines Likörs. Das Wort Benediktiner für einen Likör ist gesetzlich geschützt.

b)
Melisse	50,0	Angelikawurzel	20,0
Pfefferminze	50,0	Zitronenschalen	10,0
Wermut	50,0	Kalmus	6,0
Ysop	25,0	Thymian	6,0
Angelikasamen . . .	25,0	Ceylonzimt	5,0
Basilikum	25,0	Tonkabohnen	3,0

werden zerkleinert und mit

verdünntem Weingeist (68%) . . 1500,0

ausgezogen. Dann setzt man hinzu

Apfelsinenäther	5,0	Himbeeräther	0,5.

c)
Pomeranzenschalen . . .	150,0	Ingwer	50,0
Zitronenschalen	150,0	Galgant	50,0
Veilchenwurzel	40,0	Kardamomen	5,0
Thymian	40,0	Koriander	20,0
Rosmarin	50,0	Kalmus	60,0

Angelikawurzel 50,0

werden zerkleinert und mit

verdünntem Weingeist (68%) . . 3375,0

ausgezogen.

Blähungen, Mittel gegen (Flatulenz).
Magnesiumperhydrol.

Man nimmt dreimal täglich einen Teelöffel voll auf ein Glas Wasser.

Bromwasser nach Dr. Erlenmeyer.

Kaliumbromid	4,0	Ammoniumbromid	2,0
Natriumbromid	4,0	Salmiakgeist (0,960) . .	1 Trpf.

Wasser, kohlensaures (Sodawasser) 1 Fl. etwa 600,0.

Ceratum labiale. Lippenpomade.

a)
Olivenöl	54,0	Wachs, gelbes	30,0
Walrat	15,0	Bergamottöl	0,5

Zitronenöl 0,5

Wachs und Walrat werden zuerst vorsichtig geschmolzen, dann das Olivenöl und zuletzt die ätherischen Öle hinzugefügt und das Ganze nicht zu warm, entweder in Kapseln bzw. käufliche Blechformen (Schokoladeformen) oder in mit verschiebbarem Boden versehene Aluminiumhülsen oder in Blech- bzw. Glasröhren ausgegossen. Letzteres ist zu empfehlen, da die

Stangenform für Lippenpomade am zweckmäßigsten ist. Man verschließt die Glasröhre an der einen Öffnung durch einen Kork, dessen herausreichenden Teil man nach dem Erkalten abschneidet. Die Stengel lassen sich nach dem völligen Erkalten durch eine Holz- oder Metallstange leicht aus den Röhren ausstoßen und werden, nachdem sie in gleichmäßige Stücke geteilt, sauber in Stanniol bzw. Aluminiumfolie verpackt. Um Unglücksfälle beim Ausstoßen zu vermeiden, ist zu beachten, daß das Glasrohr parallel mit der Länge des Tisches liegen muß, also das Ausstoßen von der Seite her zu geschehen hat. Die Stengel zerteilt man mit einem dünnen erwärmten Messer.

Soll die Lippenpomade rot gefärbt werden, so fügt man Alkannin 0,1 hinzu, wenn gelb, wird sie mit Kurkuma gefärbt. Soll sie ganz weiß sein, verwendet man weißes Wachs.

b) Wachs, weißes   60,0   ´ Walrat   8,0
                  Olivenöl . . . .   90,0.
        Wohlgeruch und Färbung wie a.

c) Nach Dieterich:
   Mandelöl   60,0   Wachs, gelbes   35,0
                  Walrat . . .   .   5,0.
        Wohlgeruch und Färbung wie a.

d) Paraffin, festes   45,0   Paraffin, flüssiges . . . .   55,0.
        Wohlgeruch und Färbung wie a.

e) L i p p e n p o m a d e   a l s   V o r b e u g u n g s m i t t e l (nach Prof. Knoop-
   Tübingen) n a c h   S o n n e n b e s t r a h l u n g, z. B. bei Hochbesteigungen
   entst ;henden Bläschen an den Lippen. (V o r s i c h t !   G i f t v e r o r d n u n g.)
   Rein ;s Phenol   5,0   gefällter Schwefel . . .   7.5
                  Zinkpaste . . . .   47,5.

Ceratum labiale salicylatum nach Dieterich.
Salizylsäurehaltige Lippenpomade.

Mandelöl   60,0   Zitronenöl   0,5
Walrat   5,0   Wachs, gelbes   75,0
Salizylsäure   0,5   Bergamottöl   0,5
              Wintergrünöl . . . .   2 Trpf.
   Mit Alkannin zu färben.
Die Salizylsäure wird durch vorsichtiges Erwärmen in der Fettmischung gelöst, darauf werden die Wohlgerüche und Alkannin hinzugefügt und ausgegossen.

Ceratum Nucistae. Muskatbalsam.

Wachs, gelbes   2,0   Erdnußöl   1,0
              Muskatnußöl   6,0
werden im Wasserbade zusammengeschmolzen, durchgeseiht und in Kapseln bzw. in Blechformen, die mit Stanniol bzw. Aluminiumfolie ausgelegt worden sind, ausgegossen.

Charta adhaesiva. Ostindisches Pflanzenpapier nach Dieterich.

Arabisches Gummi 450,0 löst man kalt in
destilliertem Wasser 550,0, versetzt mit
Palmarosaöl Ia 10 Tropfen und seiht durch.
Die Lösung streicht man mit Hilfe eines breiten Pinsels auf weißes oder, wenn fleischfarbenes gewünscht wird, auf blaßrotes Seidenpapier und trocknet an mäßig warmem Ort.
Das trockene Papier legt man mit der Strichseite nach unten flach, beschwert es und läßt es so 1 Tag liegen, dann erst zerschneidet man in die gewünschten Größen.

Charta adhaesiva arnicata. Arnikaklebpapier nach Dieterich.

Charta adhaesiva wird auf der Glanzseite mit einer Mischung aus
Arnikatinktur   85,0   Benzoetinktur   10,0
              weißem Sirup   5,0
bestrichen und dann wie Charta adhaesiva getrocknet und behandelt.

Charta Cerussae. Bleiweißpapier.

Man durchtränkt Filtrierpapier in einzelnen Bogen mit Bleiessig, läßt in warmem Raume trocknen und hier noch etwa 10 Tage an der Luft hängen. Das basische Bleiazetat wird durch die Kohlensäure der Luft in basisches Bleikarbonat übergeführt.

Charta nitrata. Salpeterpapier. D. A.-B. 6.

Weißes Filtrierpapier wird mit einer Auflösung von Kaliumnitrat 1,0 in Wasser 5,0 getränkt und darauf getrocknet.

Man lege das Filtrierpapier in eine möglichst flache Schale, Bogen auf Bogen übereinander, gieße die Salpeterlösung heiß darüber, so daß das Papier vollständig durchtränkt wird, bringe es dann zwischen zwei Bretter, presse durch Beschwerung die überflüssige Lösung ab und lasse sie durch Schräghalten der Bretter ablaufen. Darauf hängt man das Salpeterpapier, mehrere Bogen übereinander, auf eine Schnur zum Trocknen und zieht die Bogen nach dem Trocknen auseinander.

Charta nitrata odorifera. Wohlriechendes Salpeterpapier.

Man tränkt Salpeterpapier mit einer Mischung von

Perubalsam 15,0   Benzoetinktur 100,0
Kölnisch-Wasser 200,0,

indem man die Mischung mit einem breiten Pinsel, weichem Kopierpinsel, auf das Papier aufstreicht, trocknet und schlägt in Zeresinpapier ein.

Charta piceata. Charta resinosa. Gichtpapier. Pechpapier. Pechpapierpflaster.

Für die Darstellung des Pechpapiers, d. h. Pechpflasters auf Papier gestrichen, gibt es sehr verschiedene Mischungen, die alle schwarzes Pech zur Grundlage haben.

a) Nach Hager:
Schwarzes Pech und Harz von jedem 1,0.

b) Wachs, gelbes 1,0   Kolophonium 1,0
   Terpentin, dicker 1,0   Pech, schwarzes . . . . 3,0.

c) Schwarzes Pech und Terpentin von jedem 6,0
   Wachs, gelbes 4,0   Kolophonium . . . . . 10,0.

d) siehe auch S. 24 Emplastrum Picis extensum, Gichtpapier, Pechpflasterpapier.

Bei allen Vorschriften werden die verschiedenen Mischungen vorsichtig bei gelindem Feuer bzw. im Wasserbade geschmolzen und dann mittels eines flachen, nicht zu weichen Pinsels oder der Pflaster-Streichmaschine auf 20 cm breite Streifen von dünnem, geleimtem Papier übertragen.

Charta sinapisata. Senfpapier.

Das Deutsche Arzneibuch läßt die Herstellung dieser Zubereitung unberührt und sagt nur: „Mit gepulvertem, von fettem Öle befreitem, schwarzem Senf übergezogenes Papier. Der Überzug darf weder sauer noch ranzig riechen und muß dem Papiere fest anhaften, Senfpapier muß, mit Wasser befeuchtet, sofort einen starken Geruch nach Senföl zeigen."

Die Anfertigung geschieht nach Buchheister-Ottersbach, Drogisten-Praxis I, auf folgende Weise:

Senfpapier als bequemer Ersatz des Senfteiges wird dadurch bereitet, daß man weiches, aber zähes Papier auf der einen Seite mit Kautschuklösung bestreicht, dann reichlich mit grobem Senfmehl bestreut und dieses dadurch auf dem Papier befestigt, daß man es durch Walzen laufen läßt.

Collemplastrum adhaesivum. Kautschukheftpflaster. D. A.-B. 6.

Fein zerschnittener Kautschuk 20,0   rohes Zinkoxyd 10,0
Dammar 8,0   fein gepulverte Veilchenwurzel 20,0
Kolophonium 8,0   Wollfett 30,0
Petroleumbenzin . . . . 148,0.

Der Kautschuk wird in einer starkwandigen, trockenen Glasflasche mit 120 Teilen Petroleumbenzin übergossen, unter wiederholtem Wenden des Gefäßes so lange stehengelassen, bis eine gleichmäßige, gießbare, kolloidale Lösung entstanden ist, was nach 3 Wochen der Fall ist. Dammar und Kolophonium werden in 20 Teilen Petroleumbenzin gelöst, die Lösung wird vom Bodensatz abgegossen und durchgeseiht. Das Zinkoxyd und die Veilchenwurzel werden gemischt, bei 100° getrocknet, durch ein Sieb von annähernd 0,15 mm Maschenweite geschlagen, sodann mit 8 Teilen Petroleumbenzin zu einer dicken, gleichmäßigen Paste und schließlich mit dem Wollfett zu einer fein verteilten Salbenmasse verrieben. Diese Masse wird sodann mit der Harzlösung und hierauf mit der Kautschuklösung durch Rollen in einer Flasche gemischt. Nach gründlichem Mischen läßt man die Pflastermasse noch einige Stunden lang ruhig stehen und trägt sie mit Hilfe einer Pflastermaschine auf ungesteiften Schirting kartenblattdick auf, die Pflasterstreifen werden sodann etwa 6 Stunden lang zum Trocknen aufgehängt.

Collemplastrum adhaesivum c. Zinco oxydato. Kautschukheftpflaster mit Zinkoxyd. D. A.-B. 6.

Die zu verarbeitenden Stoffe und Gewichtsmengen sind dieselben wie bei Collemplastrum adhaesivum, nur daß statt „rohem Zinkoxyd 10,0 und fein gepulverter Veilchenwurzel 20,0" vom rohen Zinkoxyd 30,0 zu verarbeiten sind und so die Veilchenwurzel wegfällt. Die Herstellung ist genau so wie unter Collemplastrum adhaesivum angegeben ist.

Collodium. Kollodium. D. A.-B. 6.

Rohe Salpetersäure (Dichte 1,372—1,392) . . 400,0
werden vorsichtig gemischt mit
roher Schwefelsäure (Dichte nicht unter 1,829) 1000,0.

Nachdem die Mischung bis auf 20° abgekühlt ist, drückt man in sie

gereinigte Baumwolle . . . . 55,0 ein

und läßt das Gemisch 24 Stunden lang bei 15°—20° stehen. Hierauf bringt man die Kollodiumwolle in einen Trichter und läßt sie 24 Stunden lang zum Abtropfen des überflüssigen Säuregemisches stehen. Die zurückbleibende Kollodiumwolle wäscht man sodann mit Wasser so lange aus, bis die Säure vollständig entfernt ist, drückt sie aus und trocknet sie bei 25°. Darauf werden von dieser

Kollodiumwolle . . . 2,0
in einer Flasche mit   Weingeist (90%) . . . 6,0
durchfeuchtet und mit Äther 42,0

versetzt. Die Mischung wird wiederholt geschüttelt und die gewonnene Lösung nach dem Absetzen klar abgegossen.

Bei zu langer Einwirkung des Säuregemisches auf die Baumwolle erhält man eine Kollodiumwolle, die sich nicht vollständig in dem Weingeist-Äther-Gemisch auflöst. Deshalb tut man gut, sich sofort nach der vorgeschriebenen 24stündigen Einwirkung des Säuregemisches zu überzeugen, wie weit die Nitrierung vorgeschritten ist. Man wäscht von der Kollodiumwolle eine kleine Menge genügend mit Wasser aus und trocknet bei 25°. Löst sich von der getrockneten Kollodiumwolle nun 1,0 in 25,0 des Weingeist-Äther-Gemisches, so wäscht man die ganze Menge der Kollodiumwolle aus, bringt sie also nicht erst, wie es das Deutsche Arzneibuch vorschreibt, auf einen Trichter zum Abtropfen, man vermeidet so die weitere Einwirkung der Säure.

Nach D i e t e r i c h erzielt man eine schnellere Lösung der Kollodiumwolle, wenn man sie nicht mit dem Weingeist-Äther-Gemisch durchfeuchtet, sondern die Kollodiumwolle mit Äther übergießt und dann erst den Weingeist, am besten in zwei Teilen, zusetzt.

Die Klärung des Kollodiums beschleunigt man durch Schütteln des Kollodiums mit einer geringen Menge Talk.

Collodium triplex ist ein Kollodium, das 6% Kollodiumwolle (Kolloxylin) enthält.

Kollodiumwolle 6,0   Weingeist (90%) 12,0
    Äther . . . . 82,0.

Das Kollodium für photographische Zwecke ist 2prozentig, also halb so stark wie das Kollodium des D. A.-B. 6., und wird mit stärkerem Alkoholgehalt hergestellt, Collodium simplex.

Kollodiumwolle 2,0   absoluter Alkohol . . . 38,0
    Äther . . . . 60,0.

Zu beachten ist, daß die Kollodiumwolle sogleich auf Kollodium verarbeitet werden muß, indem für ein Aufbewahren bzw. Lagern der Kollodiumwolle die polizeiliche Erlaubnis erforderlich ist. Kollodiumwolle gilt nur dann nicht als Sprengstoff, wenn sie mit 50% Alkohol durchtränkt ist.

Vielfach wird zur Herstellung des Kollodiums nicht Baumwolle, sondern gereinigter Holzzellstoff, sogen. Sulfitzellulose verwendet, wodurch das Kollodium häufig etwas gelblich erscheint.

Auch werden mitunter Äther und Weingeist durch Amylazetat oder Azeton ersetzt.

Collodium Arnicae. Arnikakollodium.

Kollodium D. A.-B. 6. . . 75,0   Arnikatinktur . . . . . 25,0.

Collodium elasticum. Elastisches Kollodium. Flüssiges Heftpflaster.

a) D. A.-B. 6:
Rizinusöl . . . . . . 3,0 und Kollodium 97,0
werden gemischt.

b) Zum Bestreichen offener Frostbeulen, als flüssiges Heftpflaster:
Kollodium 64,0   Lärchenterpentin 27,0
    Rizinusöl . . . . 12,0.

c) Kollodium 94,0   Mastix 3,0
    Rizinusöl . . . . 3,0.

Sollen die Mischungen hautfarben sein, färbt man sie mit etwas Alkannin schwach rosa.

Collodium salicylatum. Collodium ad Clavos. Salizylkollodium. Hühneraugenkollodium.

a) Kollodium 85,0   Lärchenterpentin 5,0
    Salizylsäure . . . . 10,0.

Chlorophyll soviel als erforderlich zu einer tiefgrünen Färbung. Um zugleich eine schmerzstillende Wirkung zu erzielen, fügt man etwas (2—3%) Anästhesin (Paraaminobenzoesäureäthylester) hinzu.

b) Salizylsäure 15,0   absoluter Alkohol . . . 1,0
   Kollodium 82,0   Lärchenterpentin . . . . 2,0.
   Färbung wie a.

c) Salizylsäure . . . 10,0—15,0   Milchsäure . . . . 10,0—15,0
   Lärchenterpentin . . . 5,0   Kollodium . . . . 75,0.
   Färbung wie a.

d) Nach Dieterich:
   Hanfextrakt 1,0   Salizylsäure 10,0
   Lärchenterpentin . . . 10,0   Kollodium 50,0
   Ätherweingeist 30,0   Eisessigsäure . . . . . 2,0.
   Die Essigsäure wird, nachdem alles gelöst ist, hinzugesetzt.

e) Vorschr. d. Hamb. Apoth.-Ver.:
   Hanfextrakt 1,0   Lärchenterpentin . . . 5,0
   Salizylsäure 10,0   Kollodium 82,0
       Eisessigsäure . . . . 2,0.

Um das spätere Dickwerden des Hühneraugenkollodiums in den abgefüllten Fläschchen zu verhüten, muß man die Korken durch mehrmaliges Eintauchen in geschmolzenes Paraffin dichten. Auch kann man anstatt des Kollodiums D. A.-B. 6. ein Gemisch verwenden von

Kollodium 75,0   Ätherweingeist . . . . 25,0.

Um die Salizylsäure ohne Schwierigkeit in die Flasche zu bringen, setzt man einen Glastrichter auf die Flasche, schüttet die Salizylsäure in den Trichter, gießt Ätherweingeist bzw. Kollodium darauf und spült mit diesen Stoffen nach.

Conserva Tamarindorum. Tamarindenkonserven.

a) Ergzb.:   Gereinigtes Tamarindenmus . . . 100,0

werden mit fein gepulverten Sennesblättern, soviel als erforderlich, zu einer steifen Masse angestoßen, aus der 2,0 schwere, länglichrunde, platte Stücke geformt werden, die man bei 40° trocknet und mit einem Überzuge von Blattsilber oder Schokoladenmasse versieht.

Das Formen in Stücke macht man am besten so, daß man die Masse zu einem Kuchen ausrollt und mittels einer Blechform die einzelnen Stücke aussticht. Will man den Schokoladenüberzug noch mit Zucker versehen, so bestreut man den frischen Überzug mit Kristallzucker.

b) Gerein. Tamarindenmus . 500,0   Milchzuckerpulver . . . 50,0
Zuckerpulver 50,0   Glyzerin 50,0

werden gemischt, zur Extradicke eingedampft und mit einer Mischung verarbeitet von

fein gepulv. Sennesblättern 50,0   fein gepulv. Zitronensäure . 5,0
fein gepulv. Anis 10,0   Zitronenöl . . . . 1,0.

Man formt aus dieser Masse 100 Stücke, die man Wasserdampf aussetzt und mit einem Gemisch überzieht von

Weinstein 10,0   Traganthpulver 2,0
Zuckerpulver 25,0   Weinsäure 2,0
Milchzuckerpulver . . . 25,0   Kakaomasse . . . . . 25,0.

c) Fein gepulv. Sennesblätter 34,0   Tamarindenmus, gereinigt 50,0
Orangeade 9,0   Zuckerpulver 116,0
Zitronat 6,0   Rosenöl . . . . 3 Trpf.
             Nelkenöl . . . . 3 Trpf.

Zitronat und Orangeade werden aufs feinste gewiegt, mit den anderen Stoffen zu einer Masse angestoßen und daraus Pastillen geformt. Darauf überzieht man die einzelnen Stücke durch Eintauchen in geschmolzene Kakaomasse und bestreut mit Vanillezucker.

Electuarium Sennae. Sennalatwerge. D. A.-B. 6.

Fein gepulv. Sennesblätter   1,0   Zuckersirup 4,0
        gereinigtes Tamarindenmus . . . 5,0.

Die Sennesblätter werden mit dem Zuckersirup und darauf mit dem Tamarindenmus innig gemischt, alsdann wird das Gemisch 1 Stunde lang im Wasserbad erwärmt.

Elixir Chinae Calisayae. China-Kalisaya-Elixier.

a) Ergzb.:

Zerquetschte Malabarkardamomen 9,0
mittelfein zerschnittene Gewürznelken 20,0
grob gepulvertes Sandelholz 24,0
grob zerstoßener Sternanis 15,0
grob gepulverter Ceylonzimt 15,0
mittelfein zerschnittene Pomeranzenschalen 150,0
grob gepulverte Königs-Chinarinde 360,0

werden unter öfterem Umschütteln 14 Tage bei 15°—20° C, mit

verdünntem Weingeist (68proz.) 3300,0 und Wasser 3900,0 ausgezogen, dann ausgepreßt. Die durchgeseihte Flüssigkeit wird mit heißem weißem Sirup 2500,0 versetzt, die Mischung 3—4 Wochen der Ruhe überlassen, dann filtriert. In je 1000,0 wird Zitronensäure 1,0 gelöst.

b) China-Kalisayarinde . . . 120,0   Orangenschalen (Flavedo)   60,0
   Koriander, zerstoßen . . .   30,0   Ceylonzimt   30,0
   Anis, zerstoßen   8,0   Kümmel, zerstoßen . . .   8,0
   Kardamomen, zerstoßen . .   8,0   Koschenillepulver . . .   8,0
   Franzbranntwein od. Weinbr. 2500,0   Wasser   1000,0
werden 8 Tage mazeriert. Zu der durchgeseihten Flüssigkeit fügt man einen Sirup hinzu, bereitet aus
   Zucker   800,0   Wasser . . . .   500,0.

Nach einigen Tagen wird filtriert.

Emplastrum ad Clavos. Hühneraugenpflaster.

a) Heftpflaster   85,0   gewöhnlicher Terpentin .   5,0
                 Salizylsäure . . . . 10,0.
   Heftpflaster und Terpentin werden vorsichtig im Wasserbade zusammengeschmolzen, die Salizylsäure wird hinzugefügt und die Masse ausgestrichen oder in Stangen ausgerollt.

b) Bleipflaster   40,0   Seifenpflaster   40,0
            gelbes Wachs 10,0
   werden im Wasserbade zusammengeschmolzen. Darauf mischt man
   Salizylsäure   5,0   Mennige   10,0
   gut darunter und rollt in Stangen aus bzw. streicht die Masse aus.
   Fügt man der Masse
                 Erdnußöl 40,0
   hinzu, kann man sie auch in Salbenkruken ausgießen.

c) Nach Boxberger:
   Bleipflaster   100,0   gelbes Wachs   10,0
                 Mennige . . . . 20,0.

d) Hamb. Vorschr. mit Grünspan. Emplastrum Aeruginis. Ceratum Aeruginis. Apostelpflaster.
   Gelbes Wachs   120,0   gewöhnlicher Terpentin .   40,0
   gereinigtes Fichtenharz .   60,0   sehr fein gepulv. Grünspan   10,0.

e) Gelbes Wachs   500,0   gewöhnlicher Terpentin .   200,0
   gereinigtes Fichtenharz .   250,0   fein gepulverter Grünspan   5,0.
   Man schmilzt die Stoffe im Wasserbade zusammen, rührt zuletzt den Grünspan, der mit einem Teil des Terpentins vorher sehr fein angerieben ist, gut unter, und gießt in Tafeln aus.
   Siehe auch Empl. saponat.

Emplastrum adhaesivum. Heftpflaster. D. A.-B. 6.

Bleipflaster   100,0   Dammar   10,0
gelbes Wachs   10,0   Kolophonium   10,0
                 Terpentin . . . . 1,0.
Sämtliche Bestandteile werden im Wasserbade zusammengeschmolzen und bei einer Wärme von 100°—105° so lange unter Umrühren erhitzt, bis die geschmolzene Masse nicht mehr schaumig ist.

Emplastrum adhaesivum liquidum. Flüssiges Heftpflaster. Hautlack für Wunden. Mastixheftpflaster.

Mastix   6,0   venezianischer Terpentin .   7,5
weißes Pech   4,0   Kolophonium   12,5
                 Weingeist (90%) . . . . 90,0.
Die Lösung muß filtriert werden.

Emplastrum anglicum. Emplastrum adhaesivum anglicum.
Englischpflaster. Seidenheftpflaster. Klebtaffet. Hausenblasenpflaster.

Zur Darstellung des Seidenheftpflasters bedarf man zuerst eines verstellbaren hölzernen Rahmens, ähnlich dem gewöhnlichen Stickrahmen, nur von weit bedeutender Größe, in den das Seidenzeug, das je nach der Farbe weiß, rosa, schwarz oder grün (B i l l a r d t u c h p f l a s t e r) sein kann, in der Weise eingespannt wird, daß ein passendes Stück an allen vier Seiten an einen etwa 2 cm breiten Streifen festen Baumwollzeuges angenäht wird. Dieser Baumwollstreifen wird dann mittels mäßig starken Bindfadens möglichst gleichmäßig in den Rahmen eingespannt. Man zieht den Bindfaden so lange an, bis die Seide überall glatt und gleichmäßig, jedoch nicht zu straff eingespannt ist. Nachdem der Rahmen derart vorbereitet, wird die Seide auf je ein Geviertmeter nach und nach mit einer Lösung von Hausenblase 100,0 in Wasser 500,0 bestrichen, dem man Glyzerin 1,5 hinzugesetzt hat. Um ein starkes Durchschlagen zu vermeiden, wird die Seide zuerst auf der Rückseite mit einer verdünnten Benzoetinktur (1+1) bestrichen. Nachdem dieser Anstrich getrocknet, kann das Aufstreichen der Hausenblasenlösung beginnen. Man bedient sich dazu eines breiten, sogenannten Kopierpinsels. Die ersten Aufstriche müssen mit möglichst kalter Lösung und an einem nicht zu warmen Orte geschehen, indem man das eine Mal von unten nach oben und das andere Mal von rechts nach links und so abwechselnd die Lösung recht gleichmäßig aufstreicht. Kein Aufstrich darf vorgenommen werden, bevor der vorhergehende völlig trocken ist. Nach dem dritten Aufstriche kann man die Trocknung an einem mäßig warmen Orte vornehmen. Man fährt fort, bis fast alle Lösung verbraucht ist, versetzt den Rest dann mit etwa der gleichen Menge Weingeist und bewirkt hiermit die letzten Aufstriche. Es wird hierdurch ein schöneres Blankwerden des Pflasters hervorgerufen. Bei den letzten Aufstrichen hat man noch zu beachten, daß durch vorsichtiges Anziehen der Bindfäden die Seide recht glatt und gerade nachgespannt wird.

Allenfalls lassen sich die ersten drei bis vier Aufstriche, anstatt mit Hausenblase, mit einer Lösung von Gelatine 1,0 in Wasser 6,0 vornehmen. Die weiteren Aufstriche dürfen aber nur mit Hausenblase gemacht werden.

Soll das fertige Pflaster zur späteren Verpackung in gleichmäßige Stücke eingeteilt werden, so kann man diese sonst sehr mühsame Arbeit auf folgende Weise sehr vereinfachen. Man läßt vom Tischler mehrere nicht zu dicke Leisten (3 cm breit, 1½ cm dick) von der Länge und Breite des Rahmens herstellen. Durch die Leisten schlägt man in abgemessenen Entfernungen gleichlange Drahtstifte, so daß die Spitzen an der entgegengesetzten Seite etwa 2 cm hervorstehen. Angenommen, man wolle die gebräuchlichen Stücke von 40 qcm herstellen, so müssen auf der einen Leiste die Stifte 8 cm, auf der anderen 5 cm voneinander entfernt sein. Um nun abzuteilen, fährt man mit der Stiftseite der Leisten, etwas schräg gehalten, auf dem Pflaster entlang, indem man durch vorsichtiges Andrücken der Hände an den Rand des Rahmens vermeidet, daß die zu ziehenden Linien von der senkrechten Richtung abweichen. Es entstehen in dem Hausenblasenüberzug deutliche graue Striche. Nachdem auf diese Weise die Längsstriche angegeben sind, wird der Rahmen umgedreht und die Querstriche auf dieselbe Weise hergestellt.

Während das Pflaster noch eingespannt ist, kann man die Längsstreifen mit einem scharfen Federmesser trennen und hat dann nur nötig, die Querstriche mittels der Schere zu zerschneiden.

Man ermöglicht durch dieses Verfahren eine sehr genaue und dabei rasche Einteilung des Pflasters.

Emplastrum anglicum arnicatum. Arnikapflaster. Arnikaklebtaffet.
Arnikaseidenheftpflaster. Englischpflaster mit Arnika.

Man verfährt ebenso wie beim Englischpflaster (siehe dieses), nur teilt man die Hausenblasenlösung in 2 Teile und setzt der zweiten Hälfte auf je 1 qm Stoff Arnikatinktur 50,0 hinzu.

Emplastrum anglicum salicylatum. Salizylseidenheftpflaster. Englischpflaster mit Salizylsäure. Salizylklebtaffet.

Man verfährt ebenso wie beim Englischpflaster (siehe dieses), nur teilt man die Hausenblasenlösung in 2 Teile und setzt der zweiten Hälfte auf je 1 qm Stoff Salizylsäure 1,0, in etwas Weingeist gelöst, hinzu.

Zuweilen wird der Seidenstoff durch sogenannte Goldschlägerhäutchen oder durch fein gewalztes Guttaperchapapier ersetzt. Bei beiden Unterlagen kann der Hausenblasenüberzug bedeutend verringert werden. Das erstere kommt gewöhnlich unter dem Namen E m p l a s t r u m a n i m a l e in den Handel.

Emplastrum Lithargyri. Bleipflaster. D. A.-B. 6.

Erdnußöl 1,0   Schweineschmalz 1,0
werden mit   feingepulverter Bleiglätte . . . 1,0,

welche zuvor mit Wasser zu einem Brei angerieben ist, versetzt und unter wiederholtem Zusatze von Wasser und unter fortdauerndem Umrühren so lange gekocht, bis die Pflasterbildung vollendet ist und eine Probe in kaltes Wasser gegossen, die nötige Härte erlangt hat. Das noch warme Pflaster wird sofort durch wiederholtes Auskneten mit Wasser vom Glyzerin und darauf durch längeres Erwärmen im siedenden Wasserbade vom Wasser befreit.

Um das Wasser vollständig zu entfernen, muß während des Erwärmens beständig gerührt und so lange erwärmt werden, bis die vom Rührscheit ablaufenden Fäden fast durchsichtig sind und nach dem Erkalten grauweiß erscheinen.

Emplastrum Picis. Pechpflaster.

Nach der Arzneimittelverordnung darf Pechpflaster aus einer Mischung von j e d e r Art Pech, Wachs, Terpentin und Fett oder einzelnen dieser Stoffe bestehen. Es lassen sich also Mischungen der verschiedensten Art herstellen, die, wenn sie nur dieser Grundregel entsprechen, dem freien Verkehr überlassen sind Zum Beispiel:

Emplastrum Picis. Ceratum Resinae Pini. Zitronenpflaster. Gelbes Pechpflaster. Basilikumpflaster.

a) Gelbes Wachs 12,0   Gereinigtes Fichtenharz . 6,0
gewöhnlicher Terpentin . 3,0   Talg . . . . 3,0.
Wird in Täfeln ausgegossen.

b) Gereinigtes Fichtenharz . 80,0   gelbes Wachs 15,0
Olivenöl . . . . 5,0.

c) Ergzb.:
Gereinigtes Fichtenharz . 55,0   gelbes Wachs 25,0
schmilzt man. Der noch heißen Masse fügt man hinzu
gewöhnlichen Terpentin . 19,0   Hammeltalg 1,0,
seiht durch und rührt die Masse so lange, bis sie sich ausrollen läßt.

Emplastrum Picis liquidae. Helgoländerpflaster.

a) Gelbes Wachs 30,0   schwarzes Pech . . . 20,0
Holzteer . . . . 50,0.
Man schmilzt Pech und Wachs im Wasserbade, fügt den Teer hinzu und gießt halb erkaltet in Blechdosen aus.

b) Gelbes Wachs 20,0   Fichtenharz 4,0
Holzteer . . . . 40,0.

Emplastrum Picis nigrum. Emplastrum oxycroceum nigrum. Schwarzes Pechpflaster. Schwarzes Oxykrozeumpflaster.

a) Fichtenharz 25,0   schwarzes Pech . . . 25,0
gelbes Wachs 30,0   Talg . . . . 1,0.
Nachdem alles im Wasserbade geschmolzen, fügt man hinzu:
gewöhnlichen Terpentin 19,0
und rollt in Stangenform aus.

b) Gelbes Wachs 4,0   Fichtenharz 2,0
       schwarzes Pech . . . . . . 1,0.
c) Kolophonium 9,0   schwarzes Pech 14,0
       gelbes Wachs . . . . 10,0.
d) Schwarzes Pech - B r u c h p f l a s t e r nach Dieterich:
Schwarzes Pech 30,0   gelbes Wachs 40,0
       Hammeltalg 15,0
werden im Wasserbade zusammengeschmolzen. Darauf setzt man hinzu
       gewöhnlichen Terpentin 15,0,
seiht durch und gießt in Tafeln aus.

Emplastrum Picis extensum. Gichtpapier. Pechpflasterpapier.

Schiffspech 6,0   gelbes Wachs 4,0
gewöhnlicher Terpentin . 6,0   Kolophonium . . . . . 10,0.
Man schmilzt im Wasserbad und streicht die Pflastermasse mit der Pflaster-
streichmaschine oder einem Pinsel auf Papier.
Siehe auch S. 17 Charta piceata. Charta resinosa.

Emplastrum Picis rubrum. Empl. oxycroceum venale. Rotes Pechpflaster.
Rotes Oxykrozeumpflaster.

Fichtenharz 42,0   gelbes Wachs 26,0
       Talg 2,0
schmilzt man im Wasserbade und seiht durch.
Anderseits erhitzt man Sandelholzpulver 10,0 mit gewöhnlichem Terpentin
20,0 eine Stunde lang im Dampfbade, vermischt beide Massen und rührt so
lange, bis ein Ausrollen der Masse auf Pergamentpapier möglich ist.

Emplastrum saponatum. Seifenpflaster gegen Hühneraugen. D. A.-B. 6.

Bleipflaster 80,0   gelbes Wachs 10,0
werden im Wasserbade bei mäßiger Wärme geschmolzen. Darauf werden zu der
halb erkalteten Masse unter Umrühren mittelfein gepulverte medizinische Seife
5,0, Kampfer 1,0, welche mit Erdnußöl 4,0 zuvor zerrieben sind, zugefügt. Seifenpflaster ist gelblich und darf nicht schlüpfrig sein.

Emplastrum saponatum molle.
Weiches Seifenpflaster gegen Hühneraugen.

Seifenpflaster 70,0   Sesamöl 30,0
werden im Wasserbade geschmolzen und in Blechschachteln ausgegossen.

Emplastrum saponatum rubrum.
Rotes Seifenpflaster gegen Hühneraugen.

Nach Dieterich:
Bleipflaster 75,0   gelbes Wachs 10,0
werden im Wasserbade geschmolzen und durchgeseiht.
    Der abgekühlten Masse werden zugemischt
gepulverte medizinische Seife 5,0   Mennige 4,0
       und Kampfer 1,0,
die beide vorher mit
       Olivenöl 5,0
angerieben bzw. gelöst waren.
    Die Masse wird bis zum Dickwerden gerührt, dann auf nassem Pergament-
papier ausgeknetet und ausgerollt. Oder man gießt das Pflaster in Formen aus.

Emplastrum saponatum salicylatum.
Salizylseifenpflaster gegen Hühneraugen.

a) Seifenpflaster 80,0   Heftpflaster 5,0
       gelbes Wachs 5,0
werden im Wasserbade geschmolzen und der Masse werden zugesetzt
       Salizylsäure . . . . 10,0.
Das Pflaster wird gestrichen oder in Stangen ausgerollt.

b) D. A.-B. 6: Seifenpflaster . 80,0   weißes Wachs 10,0
       feingepulverte Salizylsäure . . . 10,0.
Seifenpflaster und Wachs werden auf dem Wasserbade geschmolzen. Der halberkalteten Masse wird die Salizylsäure zugemischt.

Emplastrum saponatum salicylatum molle. Weiches Salicylseifenpflaster
gegen Hühneraugen.

Salizylseifenpflaster . . . 70,0   Sesamöl 30,0
werden in einer Porzellanschale im Wasserbade zusammengeschmolzen, darauf gießt man die Masse halb erkaltet in Porzellankruken.

Essentia Hienfong. Hienfongessenz.

a) Lorbeerblätter 8,0   Lorbeerfrüchte 8,0
       Atherweingeist 800,0
werden im geschlossenen Gefäße mehrere Tage mazeriert, dem Filtrat werden hinzugefügt:

Kampfer 120,0   Pfefferminzöl 120,0
Anisöl 20,0   Krauseminzöl 80,0
Fenchelöl 20,0   Lavendelöl 20,0
       Rosmarinöl . . . . 20,0.
Mit Chlorophyll grün zu färben.

b) Kümmelöl 25,0   Lorbeerblätteröl . . . 10,0
Pfefferminzöl 30,0   Lorbeerfrüchteöl 10,0
Rosmarinöl 3,0   Kampfer 25,0
Lavendelöl 3,0   Äther 80,0
Fenchelöl 2,5   Weingeist (90%) . . . . 3200,0.
Mit frischem Brennesselkraut bzw. einer Tinktur daraus oder mit Chlorophyll grün zu färben.

c) Destillat:
Anisfrüchte 20,0   Rosmarinblätter 120,0
Lavendelblüten 120,0   Fenchel 60,0
Krauseminze 80,0   Pfefferminze 80,0
Lorbeeren 10,0   Kampfer 40,0
Äther 60,0   Weingeist (90%) 1500,0
       Wasser . . . . 1000,0.
Die Stoffe werden zerkleinert, mit Äther, Weingeist und Wasser übergossen und darauf werden 2000,0 abdestilliert.

Essentia Frangulae. Faulbaumrindenessenz.

a)
       Fein zerschnittene Faulbaumrinde 25,0
       Wasser 200,0
werden 1—2 Stunden erhitzt, dann wird abgepreßt, bis auf 25,0 eingedampft und
       Pomeranzentinktur 2,5
hinzugefügt.

b)
       Faulbaumrindenfluidextrakt . . . 190,0
       Pomeranzentinktur . . . . . . 10,0.
Wünscht man die Essenz süß, so fügt man bis zu 20% weißen Sirup hinzu.

Extractum Coffeae. Kaffee-Extrakt.

a) Ergzb.:

Grob gepulverte geröstete Kaffeebohnen 2,0 werden 4 Tage ausgezogen mit einem Gemische von

Weingeist (90%) 4,0   Wasser . . . . 6,0.

Dann nochmals mit

Weingeist (90%) 2,0   Wasser . . . . 3,0.

Darauf wird abgepreßt und zu einem dicken Extrakt eingedampft.

Kaffee-Extrakt ist in der Verordnung betr. den Verkehr mit Arzneimitteln ausdrücklich als Heilmittel freigegeben.

Extractum Glandium Quercus. Eichelkaffee-Extrakt.

Nach Dieterich:

Gepulverter Eichelkaffee 1000,0

Wasser 4800,0   Weingeist (90%) 1200,0

mazeriert man 48 Stunden, seiht ab und wiederholt die Mazeration mit einem Gemische von

Wasser 2400,0   Weingeist (90%) 600,0

abermals 48 Stunden. Man mischt die Auszüge, filtriert und destilliert 1500,0 Weingeist ab; der Blasenrückstand wird auf 150,0 eingedampft, 100,0 Destillat hinzugefügt und schließlich so weit eingedampft, daß sich das Extrakt zerzupfen läßt. Man trocknet im Trockenschranke völlig aus und bewahrt das trockene Extrakt in dicht schließenden Gefäßen auf. Ausbeute 10%.

Extractum Juniperi. Succus Juniperi inspissatus. Roob Juniperi.
Wacholderextrakt. Wacholdersaft. Wacholdermus.

a) D. A.-B. 6:   Zerquetschte Wacholderbeeren . . 1,0

werden mit   heißem Wasser (70°) 4,0

übergossen, 12 Stunden lang unter wiederholtem Umrühren stehengelassen und ausgepreßt. Die durchgeseihte Flüssigkeit wird zu einem dünnen Extrakt eingedampft.

b)   Frische, reife und zerquetschte Wacholderbeeren 100,0

Wasser 400,0

mazeriert man 24 Stunden, preßt aus und übergießt den Rückstand mit

heißem Wasser 200,0,

läßt 3 Stunden stehen und preßt den Rückstand wiederum aus. Die gemischten Flüssigkeiten läßt man absetzen, seiht durch, dampft im Dampfbade zur Honigdicke ein und setzt gegen Ende des Abdampfens hinzu

Zuckerpulver . . . . 10,0.

Soll das Wacholdermus als Genußmittel verkauft werden, so ist die Angabe des Zuckerzusatzes erforderlich; z. B. gesüßt mit Raffinade.

Um ein einwandfreies Erzeugnis zu erhalten, dürfen nur völlig reife, möglichst frische, gut gesiebte italienische Früchte, die allenfalls mit ungarischen Früchten gemischt sind, verarbeitet werden. Außerdem darf das Eindampfen nur bei nicht zu hohen Hitzegraden geschehen.

Extractum Liquiritiae. Süßholzextrakt. Süßholzsaft.

a)   Grob zerschnittenes Süßholz . . . 1000,0

werden mit   Wasser 5000,0

48 Stunden mazeriert. Dann wird abgepreßt und der Rückstand nochmals mit

Wasser 5000,0

ausgezogen. Wiederum abgepreßt, mischt man die Flüssigkeiten, kocht sie längere Zeit, schäumt ab, filtriert und dampft zur Honigdicke ein. Nun setzt man an einen kalten Ort, löst das Extrakt nach 2 Tagen wieder in 2 T. Wasser auf, filtriert und dampft von neuem im Wasserbad ein.

b) F l ü s s i g. Ergzb.:

Man feuchtet

Süßholzwurzelpulver 100,0

gleichmäßig an mit

Lösungsmittel 35,0,

das aus

Ammoniakflüssigkeit (0,960)   3,0   Weingeist (90%) . . . 49,0
Wasser 48,0

besteht. Läßt das angefeuchtete Süßholzwurzelpulver 2 Tage stehen und verdrängt mit demselben Lösungsmittel. Man stellt 70 ccm Vorlauf zurück, dampft den Nachlauf, dem man Ammoniakflüssigkeit 3,0 zusetzte, auf dünnes Extrakt 25,0 ein, löst diese im Vorlauf auf und bringt durch verdünnten Weingeist (68%) soviel wie erforderlich auf ein Gewicht von 100,0.

Nötig zum völligen Ausziehen sind höchstens

Lösungsmittel . . . . 300,0.

Extractum Malti. Malzextrakt.

a)   Geschrotenes Gerstenmalz . . . 1000,0
werden mit   Wasser 1000,0
gemischt und bei 15°—20° 3 Stunden stehengelassen. Nach Hinzufügen von
Wasser (65°—70° C) 3000,0
wird das Gemisch 2 Stunden bei 55°—60° C unter öfterem Umrühren stehengelassen. Man seiht durch und fügt dem ohne Anpressen verbleibenden Rückstande   Wasser von 60° 1000,0
hinzu, läßt ausziehen und preßt ab. Die vereinigten Flüssigkeiten erhitzt man ohne Umrühren im Dampfbade so lange, bis eine herausgenommene Probe klar erscheint. Jetzt setzt man eine Nacht beiseite, seiht durch und dampft die klare Flüssigkeit möglichst schnell zu einem dicken Extrakt ein.

b) f l ü s s i g (E x t r a c t u m M a l t i l i q u i d u m).

Malzextrakt 68,0   Weingeist (90%) 7,5
Wasser . . . . 25,0.

Man mischt Weingeist und Wasser und verdünnt damit das Extrakt.

Um flüssiges Malzextrakt längere Zeit frisch zu erhalten, fügt man, da Malzextrakt schwach sauer reagiert, auf 1000,0 hinzu

benzoesaures Natrium . . . . . . 1,0.

Extractum Malti calcaratum. Malzextrakt mit Kalk.

Man löst   Kalziumhypophosphit 10,0
unter Erwärmen in weißem Sirup 40,0
und mischt die Lösung mit

erwärmtem Malzextrakt . . . . 950,0.

Extractum Malti ferratum. Malzextrakt mit Eisen.

Ferripyrophosphat-Ammoniumzitrat 20,0

werden unter Erhitzen gelöst in

Wasser 30,0,

die erhaltene Lösung fügt man zu

erwärmtem Malzextrakt . . . . 950,0.

Extractum Malti cum Oleo Jecoris Aselli. Malzextrakt mit Lebertran.

Malzextrakt 500,0   Lebertran . . . . . 500,0.

Der Lebertran wird dem etwas erwärmten Malzextrakt in ganz kleinen Mengen innig zugemischt. Am besten geschieht dies durch Zusammenreiben in einer Porzellanreibschale. Neue Mengen Lebertran werden nicht früher zugesetzt, bevor nicht die Mischung gleichmäßig ist.

Extractum Pini. Fichtennadelextrakt.

a) Die jungen Sprossen verschiedener Pinusarten, oder auch die Nadeln von Pinus silvestris übergießt man mit 5 Teilen siedendem Wasser, läßt eine Nacht hindurch stehen, preßt dann ab und dampft die gesammelte Flüssigkeit, bei mäßiger Erhitzung, bis zu dünner Extraktbeschaffenheit ein. Dem erkalteten Extrakte setzt man unter Umrühren ein wenig Fichtennadelöl zu.

Auf ein Vollbad rechnet man 250,0 Extrakt.

Ein Zusatz von gereinigter oder gar ungereinigter Sulfitablauge, wie ihn manche Handelswaren aufweisen, ist als eine Verfälschung anzusehen, auch wenn sie als „Handelsware" bezeichnet sind, der Gerbsäuregehalt der Sulfitablaugen hat eine andere Heilwirkung als Fichtennadelextrakt, außerdem müssen Heilmittel „echt" sein.

b) Vorschr. d. Ergzb.

Frische, im Mai gesammelte junge Abietineenzweige, etwa 20 cm lang mit Sprossen und Nadeln 1 Teil. Wasser nach Bedarf.

Aus den zerkleinerten Nadeln und Jungtrieben werden durch Destillation mit Wasserdampf 2 Teile Destillat hergestellt. Das sich hieraus abscheidende ätherische Öl wird möglichst vollständig abgehoben und ebenso wie das wäßrige Destillat zunächst beiseite gestellt.

Der Rückstand in der Destillierblase wird mit 4 Teilen Wasser übergossen, einige Stunden erwärmt und dann ausgepreßt. Der Auszug wird durchgeseiht und unter Zusatz des wäßrigen Destillates zu einem dünnen Extrakt eingedampft. Diesem setzt man schließlich das abgehobene ätherische Öl zu.

Prüfung auf schweflige Säure. 5,0 Fichtennadelextrakt werden mit 25 ccm Wasser in einem Schälchen angerieben. Die Lösung wird in ein Kölbchen gegeben, das durch einen an der Seite mit einer Einkerbung versehenen Kork geschlossen wird. An der Unterseite des Korkes ist ein Streifen Kaliumjodatstärkepapier befestigt, der nach folgender Vorschrift frisch hergestellt ist: jodsaures Kalium 1,0 wird in Wasser 100,0 gelöst. Der Lösung setzt man lösliche Stärke 1,0 hinzu und erhitzt das Gemisch vorsichtig, bis die Stärke gelöst ist. Nach dem Erkalten wird der Fließpapierstreifen in die Flüssigkeit getaucht; die überschüssige Flüssigkeit läßt man ablaufen und hängt den noch feuchten Streifen in das Kölbchen, ohne daß er in die Flüssigkeit eintaucht. Beim Erwärmen des Kölbchens auf dem Wasserbade darf innerhalb 5 Minuten der Papierstreifen nicht blau gefärbt werden (freie schweflige Säure). Hierauf versetzt man die Flüssigkeit mit Phosphorsäure 5 ccm. Bei weiterem Erwärmen auf dem Wasserbade darf innerhalb der folgenden 3 Minuten ebenfalls keine Blaufärbung auftreten (schweflige Säure).

Fichtennadelextrakt darf nach dem Verbrennen höchstens 0,05 Rückstand hinterlassen.

Fichtennadelextrakt in Pulverform

erhält man nach einem patentierten Verfahren dadurch, daß man

Fichtennadelextrakt 500,0

mit   Natriumbisulfat 100,0

Natriumkarbonat 50,0

mischt.

Extractum Theae. Tee-Extrakt.

Pekkotee 100,0   Kongotee 100,0
werden mit   kochendem Wasser 3000,0
übergossen. Man lasse langsam erkalten und presse aus. Nachdem in der Flüssigkeit gelöst wurden
                    Kandiszucker 3000,0,
werde filtriert. Man würze, wenn gewünscht, mit
Vanillin . . . .   0,1 oder Jamaikarum . . . . . 100,0.
1 Teelöffel Extrakt für eine Tasse Tee.
Tee-Extrakt aus den Blättern des Teestrauches ist in der Verordnung betr. den Verkehr mit Arzneimitteln ausdrücklich als Heilmittel freigegeben.

Ferro-Kalium tartaricum. Globuli martiales. Tartarus ferratus.
Eisenweinstein. Eisenkugeln oder Stahlkugeln zu Bädern.

Zerriebene Eisenfeile . .   1,0 und gepulverter Weinstein . .   5,0
werden mit Wasser zu einem Brei angemengt und unter öfterem Durchrühren so lange sich selbst überlassen, bis eine herausgenommene Probe sich ziemlich vollständig mit dunkelgrüner Farbe löst. Dann setzt man auf 100,0 des Gemenges
                    gepulvertes arabisches Gummi .   1,0
zu, dampft so weit ein, bis die Masse zähe geworden ist, und formt nun aus etwa je 35,0—40,0 Kugeln, die man nach dem völligen Austrocknen mit einer Gummiarabikumschicht überzieht, um sie blank zu machen. Die Kugel wiegt dann etwa 30,0 und stellt eine äußerlich schwarze, beim Zerreiben graugrüne Masse dar, die geruchlos und von herbem, zusammenziehendem Geschmack ist.
Anwendung: Zu Stahlbädern 3 Kugeln auf ein Bad.

Ferrum citricum effervescens. Aufbrausendes zitronensaures Eisen.

a) Nach Dieterich:
                    Grünes Eisenoxydammoniumzitrat   50,0
werden fein zerrieben und mit
Natriumbikarbonat . . . 500,0   Zuckerpulver 400,0
Weinsäurepulver 350,0   Zitronensäurepulver . . . 50,0
gemischt und in einer Abdampfschale unter schwachem Erwärmen auf dem Dampfapparat mit
                    Weingeist (90%) 300,0
angefeuchtet. Die feuchte Masse reibt man behufs Körnung mittels eines Pistills durch ein grobes Haarsieb, trocknet in dünner Schicht auf Hürden stark aus, reibt die lose zusammenhängende Masse nochmals durch ein Sieb und bewahrt das nun fertige, schön zitronengelbe Präparat in braunen Gläsern auf.

b) Ferrinatriumpyrophosphat   20,0   Natriumbikarbonat . . .   45,0
Zitronensäure   35,0   Zucker   100,0,
mittelfein gepulvert, mischt man und setzt tropfenweise unter gelindem Reiben Weingeist hinzu, bis man eine krümelige Masse erhält.
Diese reibt man durch ein Sieb aus verzinntem Eisendraht von 2 mm Maschenweite und trocknet bei nicht höherer Wärme als 40° C.

Fluidum nervinum. Nervenfluid. Kräftigungsmittel für die Nerven.

Nach Dr. Dressel.

Arnikatinktur   98,5   Arnizin   0,5
Äther   0,75   Menthol . . . .   0,25.

Folia Sennae deresinata. F. S. Spiritu extracta.
Mit Weingeist ausgezogene Sennesblätter. Entharzte Sennesblätter.

Sennesblätter 1000,0
läßt man mit   Weingeist (90%) 4000,0
2 Tage lang bei 15°—20° C stehen, preßt ab und trocknet.

Gossypium antirheumaticum. Gichtwatte (Pattisons ähnlich).

a)

Terpentinöl	5,0	Spanisch-Pfeffer-Tinktur .	20,0
Wacholderholzöl	5,0	Kampfer	20,0
Rosmarinöl	5,0	Benzoetinktur	40,0
Nelkenöl	5,0	Alkannin	1,0
Perubalsam	2,0	Weingeist (90%)	147,0.

Kampfer und Alkannin löst man im Weingeist auf, fügt die übrigen Stoffe hinzu, filtriert und tränkt mit der Lösung von der Leimschicht befreite Watte 250,0, indem man die Lösung mit einem breiten Pinsel, Kopierpinsel, auf beiden Seiten aufstreicht. Dann läßt man eine Zeitlang abdunsten und verpackt, indem man zweckmäßig oben und unten ein Stück weiße Pappe legt. Die getränkte Watte darf nicht ausgewrungen werden, sie wird dadurch streifig.

b) Nach Dieterich:

Birkenteeröl	3,0	Terpentinöl	3,0
Wacholderholzöl	3,0	Rosmarinöl	3,0
Nelkenöl	3,0	Kampfer	5,0
Spanisch-Pfeffer-Tinktur .	50,0	Weingeist (90%)	80,0.

Mit dieser Mischung werden mittels eines Zerstäubers gereinigte Watte 2000,0 auf das sorgfältigste getränkt. Hierauf läßt man 1 Stunde in der Luft abtrocknen und verpackt in Wachspapier.

c) Österr. Apoth.:

Eugenol	12,5	Weingeist (90%)	175,0
Rosmarinöl	25,0	Sandelholztinktur	50,0
Perubalsam	25,0	HoffmannscherLebensbalsam	100,0

werden gemischt. Mit der Mischung wird entfettete Watte durchtränkt bzw. besprengt.

Gossypium Carvacroli. Karvakrolwatte.

Watte 100,0
tränkt man mit einer Lösung von
Karvakrol (Zymophenol) 20,0
Weingeist (90%) . . . . . . 130,0.
Nachdem man durch Druck eine gleichmäßige Verteilung der Flüssigkeit in der Watte bewirkt hat, wird diese bei Zimmerwärme getrocknet und aufgezupft.

Bereitung des Kefirgetränkes zur Kräftigung.

Man schüttet die präparierten Kefirpilze in eine Weinflasche, füllt diese früh 8 Uhr mit abgekochter, abgekühlter Kuhvollmilch reichlich halb voll (= ½ l) und gibt eine Messerspitze Farin oder ein Stückchen Zucker von Bohnengröße hinein. In der wärmeren Jahreszeit muß diese Milch möglichst kalt (Keller), in der kälteren möglichst warm, also bei Stubenwärme, stehen, muß stündlich 3—4mal gut durchgeschüttelt werden und fest verkorkt sein. Während der Nacht läßt man die Flasche unter Berücksichtigung oben angegebener Wärme ruhig liegen. Im Laufe des nächsten Morgens gießt man das fertige Getränk durch ein Teesieb von den Pilzen, die nicht mitgenossen werden, ab und genießt es an Stelle des zweiten Frühstücks, indem man etwas, vielleicht ein belegtes Brötchen, dazu ißt. Auf die in der Weinflasche zurückbleibenden Pilze gießt man sofort wieder Vollmilch. Bei einer zweiwöchigen Kur trinkt man täglich ½ l. Bei einer dreiwöchigen Kur trinkt man die ersten 2 Wochen ½ l und die letzte Woche ³/₄ l. Bei einer sechswöchigen Kur wird täglich 2 Wochen lang ½ l, die dritte Woche ³/₄ l, die vierteWoche 1 l, die fünfte Woche 1¼ l und die sechste Woche 1½ l getrunken. Die Kur ist in den meisten Fällen erfolgreich, wenn sie beharrlich durchgeführt wird. Saure und fette Speisen müssen vermieden werden. Nach dem Genusse des Kefirs ist Bewegung im Freien oder im Zimmer anzuraten. — Statt einer Weinflasche nimmt man bei größeren Mengen zum Ansatze des Getränks naturgemäß eine entsprechend große Flasche.

Wünscht jemand ein Getränk von großem Kohlensäuregehalt, so füllt er den jedesmaligen Abguß von den Kefirpilzen in eine zweite Weinflasche, läßt diesen unter Umschütteln weitere 24 Stunden lagern und trinkt also ein Getränk, das 48 Stunden gelagert hat. Scheidet sich bei heißer Jahreszeit Käsestoff aus der Milch ab und läßt sich dieser trotz kräftigen Umschüttelns in der Flasche nicht verteilen, so muß die Dauer der Bereitung des Kefirgetränks abgekürzt werden. An besonders schwülen Tagen genügt es, erst abends Milch auf die Pilze zu gießen, einige Male durchzuschütteln und über Nacht das Getränk im Keller ruhig liegen zu lassen. Früh ist das Getränk trinkreif. Wird die Kur einige Tage ausgesetzt, dann müssen die Kefirpilze täglich einmal mit frischem Wasser abgewaschen werden, bei Benutzung sind die Pilze jeden zweiten Tag einmal abzuwaschen. Bei kühler Temperatur ist diese Bereitungsweise zu wählen, weil die Fertigstellung des Getränks längere Zeit beansprucht.

Bei Verwendung von R o h k e f i r , T r o c k e n k e f i r , verfährt man folgendermaßen: Man überzeugt sich zunächst von der Echtheit des Rohstoffes, ob der Kefirpilz frei von den aus den Burdjuks herzuleitenden Fellstückchen ist, ferner ob er frei von Mehl bzw. Brotklümpchen ist. Ein gutes Getränk kann niemals erzeugt werden, wenn der Kefirpilz nicht von v o r n h e r e i n die Bürgschaft der Echtheit bietet.

Hat man die Überzeugung, echten Rohkefir zu verarbeiten, dann bietet das P r ä p a r i e r e n , d. h. die Vorarbeit, welche erforderlich ist, um den Kefirpilz wirksam zu machen, keine Schwierigkeit. Man schüttet trockene Kefirpilze etwa 25,0 in Trinkwasser 500,0, fügt Milchzucker 3,0 hinzu und erneuert diese Mischung dreimal innerhalb 48 Stunden. Den dritten Tag gießt man auf die weißlichen Kefirpilze ½ l abgekochte, abgekühlte Milch, gießt diese nach 3 Stunden ab, schüttet diese vorbereiteten Pilze in eine Weinflasche und verfährt wie oben angegeben.

Oder man legt die Kefirpilze 12—24 Stunden in Wasser von ungefähr 25° C und wäscht sie darauf fleißig mit Wasser ab. Darauf bringt man die Pilze in ein Glasgefäß, übergießt sie mit Milch von Stubenwärme, daß die Pilze reichlich davon bedeckt sind, und erneuert täglich zweimal die Milch, öfter am Tage schüttelt man vorsichtig um und spült die Pilze vor jedesmaligem Zusatz von frischer Milch tüchtig mit Wasser ab. Nach ungefähr 5 Tagen haben die Pilze ihr Raumverhältnis bedeutend vergrößert, sind hell geworden und sind nun zur Bereitung des Kefirgetränks geschickt.

Sollen die Kefirpilze nach dem Gebrauch aufbewahrt werden, wäscht man sie solange gründlich mit Wasser ab, bis dieses völlig klar abläuft und trocknet sie dann bei Luftzug gründlich aus. Sie bleiben etwa zwei Jahre wirksam.

Nach dem Milchgesetz vom 31. Juli 1930 ist Kefir das mit dem spezifischen Gärungserreger aus erhitzter Vollmilch auch nach Eindampfen hergestellte Erzeugnis. Wird Kefir aus erhitzter Magermilch hergestellt, so muß er als Magermilch-Kefir bezeichnet werden.

Frischerhaltungs- oder Neutralisierungsmittel hinzuzufügen ist verboten.

Eisenkefir.

Man setzt dem eintägigen Kefir Eisenlaktat 2,0 und Milchzucker 5,0 hinzu und läßt noch 24 Stunden stehen.

Pepsinkefir.

Man mischt ¼ Weinflasche Kefir mit ³/₄ Weinflasche gekochter und verdünnter Milch, fügt Pepsin 5,0 hinzu und läßt noch 24 Stunden stehen.

Lichen islandicus ab amaritie liberatus. Entbittertes isländisches Moos.

Ergzb.

Grob zerschnittenes isländisches Moos 50,0

werden mit einer Mischung aus

lauwarmem Wasser 300,0
und Kaliumkarbonatlösung (11+20) 10,0

übergossen und 3 Stunden bei 15°—20° C beiseite gestellt. Dann gießt man die Flüssigkeit ab, wäscht gut mit kaltem Wasser ab und trocknet.

Linimentum ammoniatum. L. volatile. Flüchtiges Liniment.

a) D. A.-B. 6.

Erdnußöl	60,0	Ammoniakflüssigkeit	22,0
Rizinusöl	18,0	medizinische Seife	0,1.

Die Öle mischt man unter gelindem Erwärmen zunächst gut durch und schüttelt dann mit der Ammoniakflüssigkeit kräftig bis zur Linimentbildung. Nach 1- bis 2stündigem Stehen fügt man die Seife hinzu und schüttelt nochmals kräftig durch.

Bei Bereitung dieses Liniments ist zu beachten, daß man einen Salmiakgeist verwendet, der die von dem D. A.-B. verlangte Stärke besitzt, er muß also eine Dichte von 0,957—0,958 haben. Der Salmiakgeist des Handels ist meistens stärker. Ferner ist es zum Gelingen der Emulsion, die eine Emulsion von Öl in Wasser ist, zweckmäßig, die Seife als Emulgens, entgegen der Vorschrift des D. A.-B. 6, vorher in der Ammoniakflüssigkeit zu lösen.

b)

Lanettewachs N	30,0	Rüböl	50,0
Ammoniakflüssigkeit	220,0	Ölsäure	5,0
	Wasser	695,0.	

Das Lanettewachs wird in der Ölsäure und dem Rüböl unter Erwärmen gelöst. Sodann wird das auf etwa 60° erhitzte Wasser mit der kalten Ammoniakflüssigkeit gemischt und der Lanettewachs-Öl-Mischung unter kräftigem Umschütteln allmählich zugesetzt. Das sich bildende Liniment wird bis zum Erkalten häufig geschüttelt. Flüchtiges Liniment entspricht in seinen äußeren Eigenschaften den Anforderungen des Arzneibuches.

c) Sesamöl	2,5	Rizinusöl	1,5
	Ammoniakflüssigkeit	1,0.	
d) Sesamöl	3,0	Ammoniakflüssigkeit	1,0
e) Rüböl	4,0	Ammoniakflüssigkeit	1,0.

Linimentum Calcariae. Linimentum Calcis. Linimentum contra combustiones. Brandliniment. Kalkliniment.

Leinöl	100,0	Kalkwasser	100,0

werden gemischt. Kalkliniment soll stets frisch bereitet werden.

Sehr schmerzlindernd und heilend wirkt ein Zusatz einer Tanninlösung zum Liniment, und zwar auf 100,0 Liniment 5,0 Tannin in 5,0 Wasser gelöst. Mit diesem Zusatz verliert aber das Liniment die Freiverkäuflichkeit.

Liquor Aluminii acetici. Essigsaure Tonerdelösung.
Aluminiumazetatlösung.

a) D. A.-B. 6:

Aluminiumsulfat	100,0	Kalziumkarbonat	46,0
verdünnte Essigsäure	120,0'	Wasser	nach Bedarf.

Das Aluminiumsulfat wird in etwa 270 T. Wasser ohne Anwendung von Wärme gelöst, die Lösung filtriert und mit Wasser auf die Dichte von 1,149, gebracht. In 370 T. der klaren Lösung wird das mit 60 T. Wasser angeriebene, völlig magnesiumfreie Kalziumkarbonat allmählich unter beständigem Umrühren eingetragen und dann der Mischung die verdünnte Essigsäure nach und nach zugesetzt. Die Mischung bleibt in einem offenen Gefäß unter wiederholtem Umrühren so lange stehen, und zwar mindestens 3 Tage lang, bis eine Gasentwicklung sich nicht mehr bemerkbar macht. Der Niederschlag wird alsdann ohne Auswaschen von der Flüssigkeit abgeseiht, diese wird filtriert und mit Wasser auf die Dichte von mindestens 1,044 gebracht.

Bei der Herstellung nach Vorschrift des D. A.-B. ist zu beachten, daß das Aluminiumsulfat eisenfrei sein soll und sich in 1, 2 T. Wasser vollständig lösen muß. Die Herstellung selbst muß, gleichwie auch die Aufbewahrung, in einem kühlen Raume geschehen, da sich sonst Trübung oder Niederschlag zeigt.

b) Nach Athenstädt:

Trockenes basisches Aluminiumazetat	12,0

werden zu Pulver zerrieben, dann verreibt man mit

Wasser	6,0

zu einem Brei und fügt

Wasser	25,0
verdünnte Essigsäure (30%)	4,0

hinzu.

Nun setzt man allmählich
konz. Schwefelsäure (spez. Gew. 1,838)   6,0
hinzu und verdünnt, wenn die Lösung vor sich gegangen ist, mit
heißem Wasser . . . .   60,0.
Der klaren, ungefähr 30° warmen Flüssigkeit fügt man nach und nach hinzu
Kalziumkarbonat   6,0,
läßt 15 Minuten unter Umrühren stehen und seiht den entstandenen Gips ab.
Schließlich bringt man auf ein spez. Gew. von 1,044—1,046.

c) Man löse eisenfreies Alumniumsulfat 1000,0
in Wasser . . . . 2000,0.
Von dieser Lösung gieße man auf
Kalziumkarbonat 500,0
soviel, wie zu einem dicken Brei erforderlich. Ist die erste stärkste Kohlensäureentwicklung vorüber, füge man den Rest der Lösung hinzu und ferner
Wasser 1750,0
verdünnte Essigsäure (30%) . . . 1250,0.
Nun lasse man mehrere Tage stehen, bis sich keine Kohlensäureentwicklung mehr zeigt, ziehe die Flüssigkeit mittels Hebers in einen Ballon und
lasse genügend lange absetzen.

Um Trübung der Flüssigkeit zu vermeiden, kann man 1% pul-
verisierte Borsäure zusetzen.

Um trübe gewordene Aluminiumazetatlösung zu filtrieren, lege man
in einen Glastrichter etwas Glaswolle, darauf gut gewaschenen Sand und
schließlich eine Schicht Talk.

Um gallertartig gewordenen Liquor wieder zu verflüs-
sigen, erwärmt man 1 oder mehrere Kilogramm des vorher mit einem
Glasstab umgerührten Liquor mit 1% gepulverter Borsäure kräftig im
Dampfbade bis zur völligen Verflüssigung. Darauf fügt man diese heiße Flüssigkeit in kleinen Mengen, unter beständigem Umrühren, dem gallertartigen
übrigen Liquor hinzu. Man läßt dann unter öfterem Umschütteln mehrere
Tage stehen.

Liquor Cresoli saponatus. Kresolseifenlösung.
a) D. A.-B. 6:

Leinöl . . . . : 120,0   Wasser 41,0
Kaliumhydroxyd 27,0   Weingeist (90%) 12,0
rohes Kresol . . . . 200,0.

Dem Leinöl wird unter Umschütteln die Lösung des Kaliumhydroxyds
in dem Wasser, dann der Weingeist zugesetzt und die Mischung unter häufigem Umschütteln bis zur vollständigen Verseifung bei Zimmerwärme stehengelassen. Darauf wird das rohe Kresol zugegeben und die Seife darin durch
Umschütteln gelöst.

Kresolseifenlösung nach Vorschrift des D. A.-B. 4 lautet:
b)   Kaliseife 1,0
wird im Wasserbade geschmolzen, darauf mit
rohem Kresol 1,0
gemischt und die Mischung bis zur Lösung erwärmt. Klare, gelbbraune
Flüssigkeit.

Liquor Formaldehydi saponatus. Formaldehydseifenlösung.
Ergänzungsbuch zum D. A.-B. 6:
Gehalt mindestens 23 vom Hundert Formaldehyd

Kalilauge (50%) . . . 78,0   Formaldehydlösung . . . 671,0
Ölsäure 200,0   Weingeist (90%) 50,0
Lavendelöl 1,0

Die Ölsäure wird mit dem in dem Weingeist gelösten Lavendelöl gemischt, der Mischung unter Umrühren die Kalilauge hinzugefügt. Der entstandene Seifenleim wird in der Formaldehydlösung gelöst. Nach 24stündi-
gem Stehen wird die Formaldehydseifenlösung filtriert. Eine klare, farblose
bis gelbliche Flüssigkeit, klar löslich in Wasser und Weingeist. Mindest-

gehalt 23% Formaldehyd. Unverträglichkeiten: Sauer reagierende Stoffe, Erdalkalisalze, Schwermetalle (Fällung), Ammoniak (Verbindung). Als Desinfektionsmittel mittlerer Gehalt 4%, von Ausscheidungen und tuberkulös verschmutzter Wäsche 8%.

Mel Consolidae Radicis. Schwarzwurzelhonig.

Zerschnittene Schwarzwurzeln . . . 100,0

werden mit

Weingeist (90%) 60,0   Wasser 1200,0

3 Stunden lang unter öfterem Umrühren mazeriert, dann durchgeseiht und der Seihflüssigkeit von 1000,0 werden hinzugefügt

gereinigter Honig 1500,0   Zucker 500,0

Das Ganze wird zum Sieden erhitzt, kurze Zeit darin erhalten und nach dem Abkühlen filtriert.

    Um Schwarzwurzelmalz zu erhalten, fügt man der Seihflüssigkeit von 1000,0 hinzu

Zucker 1000,0   Malzextrakt 500,0

erhitzt zum Sieden und erhält kurze Zeit darin.

Mel depuratum. M. despumatum. Gereinigter Honig.

a) D. A.-B. 6:

Honig 40,0   Wasser 60,0

          weißer Bolus . . . . 3,0.

Die Lösung des Honigs in dem Wasser wird mit dem durch Behandlung mit Salzsäure und nachheriges Auswaschen mit Wasser von Eisen befreiten Bolus angerührt, ½ Stunde lang auf dem Wasserbade erwärmt, nach dem Absetzen heiß filtriert und durch Eindampfen auf dem Wasserbade bis zum spez. Gew. 1,340 gebracht.

b) In Buchheister-Ottersbach, Drogisten-Praxis I heißt es darüber:

Für die Reinigung des Honigs gibt es eine große Menge verschiedener Vorschriften, z. B. Klärung mittels Eiweiß, oder Zusatz von Gelatinelösung und nachheriges Ausfällen des Leimes durch Gerbsäure usw. Ein einfaches und stets sicheres Verfahren der Reinigung ist das, daß man 1 T. Honig mit 2½ T. Wasser in einem kupfernen Kessel bis zum Sieden erhitzt, nachdem man vorher reines feines Filtrierpapier, in kleine Fetzchen zerrissen und in Wasser aufgeweicht, hinzugetan hat. Man läßt etwa ½ Stunde kochen, fügt dann etwas grob zerstoßene, gut ausgewaschene Holzkohle hinzu, läßt noch einmal aufwallen und filtriert noch heiß durch einen wollenen Spitzbeutel. Anfangs läuft die Flüssigkeit stets trübe durch, man muß sie deshalb so oft zurückgießen, bis das Filtrat völlig klar erscheint. Das gesammelte Filtrat wird dann im Wasserbad unter stetem Umrühren bis zur Sirupdicke eingedampft. War der Honig sauer, tut man gut, sogleich mit dem Papier ein wenig Kalkmilch hinzuzusetzen. Der Zusatz des Papiers beim Kochen hat den Zweck, die beim Erhitzen sich ausscheidenden Unreinigkeiten des Honigs gewissermaßen festzuhalten und in die Höhe zu reißen, so daß sie gegen das Ende des Kochens leicht mit einem Schaumlöffel abgenommen werden können.

Ein so gereinigter Honig erscheint völlig klar, goldgelb, von angenehmem Geruch und Geschmack. Beim Eindampfen ist freies Feuer möglichst zu vermeiden, da der Honig sonst dunkler wird.

Die kalifornischen und hellen chilenischen Honigsorten eignen sich sehr gut zum Reinigen, vorausgesetzt, daß sie nicht zu sauer sind, andernfalls sind sie sehr schwer zu klären. Das D. A.-B. schreibt daher eine Höchstgrenze für den Säuregehalt vor. Es bestimmt, daß zum Neutralisieren von 10,0 gereinigtem Honig nach dem Verdünnen mit der fünffachen Menge Wasser höchstens 0,4 ccm Normal-Kalilauge erforderlich sein sollen.

Sind die Honiglösungen sehr trübe, so daß sie sich schlecht klären lassen. schüttelt man sie zweckmäßig mit etwas Tonerdebrei und filtriert darauf. Den Tonerdebrei erhält man durch Ausfällen einer Aluminiumchloridlösung mit Ammoniakflüssigkeit unter Umrühren. Die erhaltene Mischung verdünnt man reichlich mit Wasser, läßt absetzen und wäscht mit Wasser so lange nach, bis dieses rotes Lackmuspapier nicht mehr bläut.

c) Nach Schröder:
Man löst
Honig . . . . 1000,0 in lauwarmem Wasser . . . 1000,0,
setzt eine Lösung von
trocknem Eiweiß . . . . 5,0 in Wasser 100,0,
in der man   Kalziumkarbonat 2,5
angeschüttelt hat, hinzu, erhitzt auf 100° und filtriert sofort durch Porzellan-
trichter. Der Honig läuft gut durch das Papier hindurch und wird sofort
eingedampft.

Mel Foeniculi. Fenchelhonig.

a)   Fenchelfrüchte 100,0
werden mit   heißem Wasser 500,0
digeriert, dann abgeseiht, die Seihflüssigkeit mit
             gereinigtem Honig 950,0
vermischt und die Mischung auf 1000 T. eingedampft. Nach dem Erkalten
fügt man 10 Tropfen Fenchelöl, die in Weingeist 5,0 gelöst sind, hinzu.
b) Malzextrakt 75,0   roher Honig 1000,0
Wasser 1500,0   Fenchelöl . . . . . . 40 Trpf.
Zucker 1800,0   Weingeist (90%) 25,0
             Natriumbikarbonat . . . . . 40,0.
Man kocht Malzextrakt, Zucker und Wasser zusammen auf, löst darin den
Honig, seiht durch, läßt halb erkalten, fügt unter Umrühren das Natriumbikarbonat hinzu und nach vollständigem Erkalten die Auflösung von
Fenchelöl im Weingeist.
c) Ergzb.:
Gereinigter Honig . . . 495,0   Fenchelsirup 500,0
       Zusammengesetzte Fencheltinktur 5,0 werden gemischt.
d) Gereinigter Honig . . . 300,0   Fenchelöl . . . . 5 Trpf.
weißer Sirup 150,0   gelöst in Weingeist (90%) 5,0.
e) Gereinigter Honig . . . 150,0   weißer Sirup 300,0
fenchelölhaltige Ammoniakflüssigkeit 5,0, bestehend aus
Fenchelöl 0,17   Weingeist (90%) 4,0
       Ammoniakflüssigkeit (0,960) . . 0,83.
f) Gereinigter Honig . . . 600,0   Fenchelöl . . . . . . 10 Trpf.
weißer Sirup 400,0   gelöst in Weingeist . . . 10,0.
g) Gereinigter Honig . . . 500,0   gewöhnl. brauner Sirup . 240,0
weißer Sirup 250,0   Fenchelöl . . . . . . 10 Trpf.
h) Roher Honig 1000,0   Zucker 600,0
       Wasser . . . . 750,0.
Zucker und Wasser werden aufgekocht und darin löst man den Honig. Soll
Kunsthonig verwendet werden, was aber einen geringwertigen Fenchelhonig
gibt, kann man den Kunsthonig etwas mitkochen. Nach dem Erkalten fügt
man hinzu:
Fenchelöl . . . . . . 20 Trpf.   Weingeist (90%) . . . . 30,0.
Ein Zusatz von Kunsthonig muß aber gekennzeichnet werden.
i) Soll der Honig durch Malzextrakt ersetzt werden, Fenchelmalz, erwärmt man mäßig:
Malzextrakt . . . . . 300,0 mit weißem Sirup 700,0
und fügt nach dem Erkalten Fenchelöl 15 Tropfen gelöst in
       Weingeist (90%) 10,0
hinzu.

Mel rosatum. Rosenhonig.

a)   Mittelfein zerschnittene Rosenblütenblätter 1,0
             werden mit verdünntem Weingeist . . . 5,0
24 Stunden in einem geschlossenen Gefäße, unter bisweiligem Umschütteln,
bei 15°—20° stehengelassen; die in eisenfreier Presse abgepreßte und filtrierte
Flüssigkeit dampft man mit
gereinigtem Honig . . . 9,0 und Glyzerin 1,0
bis auf 10,0 ein.

3*

b) **Vorschr. d. Ph. Austr.:**

Gerbsäure 1,0
wird gelöst in gereinigtem Honig 999,0
und darauf hinzugefügt
Rosenöl . . . . 2 Trpf.

c) **Ergzb.:**

Rosenöl 0,05   gereinigter Honig . . . 900,0
Glyzerin . . . . 100,0.

d) Soll anstatt des Rosenhonigs R o s e n s i r u p (Sirupus rosatus) hergestellt
werden, so werden

mittelfein zerschnittene Rosenblütenblätter . . 1,0
mit verdünntem Weingeist 5,0

24 Stunden in einem geschlossenen Gefäße, unter bisweiligem Umschütteln
bei 15°—20° stehengelassen; die in eisenfreier Presse abgepreßte und filtrierte
Flüssigkeit dampft man mit

weißem Zuckersirup 9,0
Glyzerin 1,0

bis auf 10 Teile ein.

Mel rosatum boraxatum. Mel rosatum cum Borace. Mel boraxatum.
Rosenhonig mit Borax.

Boraxpulver 1,0   Rosenhonig 9,0
werden innig miteinander verrieben bzw. unter schwacher Erwärmung gelöst.

Sirupus rosatus boraxatus. Sirupus rosatus cum Borace. Sirupus boraxatus.
Rosensirup mit Borax.

Boraxpulver 1,0
Rosensirup 9,0
werden unter schwacher Erwärmung gelöst.

Mentholwatte.

Man löst in einer Weithalsflasche mit gut schließendem Verschlusse
Menthol 5,0
in Äther 175,0   Weingeist (90%) 25,0,
preßt Verbandwatte 100,0

fest hinein, daß sie gleichmäßig durchtränkt werden, und läßt am anderen Tage
den Äther und Weingeist v o r s i c h t i g verdunsten. Dabei ist zu beachten,
daß Ätherdampf mit Luft gemischt ein explosibles Gasgemisch darstellt.
Schließlich zupft man die Mentholwatte etwas auf und bringt sie am besten in
kleinen Blechschachteln zum Verkauf.

Mixtura oleoso-balsamica. Hoffmannscher Lebensbalsam. D. A.-B. 6.

Lavendelöl 1,0   Zitronenöl 1,0
Nelkenöl 1,0   ätherisches Muskatnußöl . 1,0
Zimtöl 1,0   Perubalsam 4,0
Thymianöl 1,0   Weingeist (90%) . . . 240,0

werden gemischt, an einen kühlen Ort gestellt, öfter umgeschüttelt und nach
einigen Tagen filtriert.

Ohrenwatte.

Man löst in einer Weithalsflasche:

Kampfer 42,0   Nelkenöl 2,0
Kajeputöl 5,0   Alkannin 1,0
in einem Gemische von
Äther 200,0   Weingeist (95%) . . . 25,0,
preßt Verbandwatte 100,0

fest hinein, daß sie gleichmäßig durchtränkt werden, und läßt am andern Tage
den Äther und Weingeist v o r s i c h t i g verdunsten. Zu beachten ist, daß Ätherdampf mit Luft gemengt ein explosibles Gasgemisch darstellt. Schließlich zupft
man die Watte etwas auf.

Oleum phenolatum. Oleum carbolisatum. Phenolöl. Karbolöl.

a) Kristallisiertes Phenol 3,0   Olivenöl oder Erdnußöl . 97,0.
b) **Ergzb.:**
Kristallisiertes Phenol (Karbolsäure) 2,0   Olivenöl . . . . 98,0.
Man löst durch Erwärmen.

Oleum Jecoris aromaticum. Wohlschmeckender Lebertran.

a)　　Ein Geschmackverbesserungsmittel für Lebertran, das den Vorteil bietet, daß es dessen Wirkung und leichter Verträglichkeit keine Einbuße tut, wie dies beim Zusatz von Spir. aeth. nitros. usw. oft der Fall ist, besteht in der Hauptsache in frisch gebranntem Kaffee.

Lebertran ...... 400,0　　　sollen mit gemahl. Kaffee . 20,0
　　　und Tierkohle 10,0

in geschlossenem Gefäße 15 Minuten lang auf 50° erwärmt, darauf einige Tage unter öfterem Umschütteln mazeriert und dann filtriert werden, wonach der Lebertran nur noch schwach gefärbt erscheint und den Geruch und Geschmack des Kaffees angenommen hat. Diesem Lebertran darf aber keine Heilwirkung zugeschrieben werden, da hierfür nur Lebertran mit ätherischen Ölen freigegeben ist.

b) Zum Wohlschmeckendmachen von Lebertran eignet sich ferner eine Mischung aus

Wintergrünöl ...... 4,0　　　Sassafrasöl 2,0
Zitronenöl ...... 2,0　　　Neroliöl 1,0,

von der 3—4 Tropfen für 100,0 Lebertran in Anwendung kommen.

c)　　　Lebertran 1000,0
werden vermischt mit
Zitronenöl ..... 1,0　　　Pfefferminzöl 0,5
　　　Ceylonzimtöl .... .—. ...... 0,5.

Wird der Lebertran nur als Nähr- und Kräftigungsmittel verkauft, so kann man in den ätherischen Ölen auflösen
　　　Vanillin .... 0,1.

Oleum Jecoris ferratum. Eisenlebertran.

a) Nach Neuß:

Lebertran 2000,0 werden in einer geräumigen eisernen oder emaillierten Schale unter Erwärmen und Umrühren mit Weingeist 1500,0 (90%) und Kalilauge 3300,0 verseift und noch w a r m mit einer Mischung von Eisenchloridflüssigkeit 2700,0 und Wasser 5000,0 unter Umrühren versetzt. Man läßt erkalten, wobei sich die gebildete Eisenseife butterartig zusammenballt, die man mit Wasser gründlich auswäscht. Den Rest des Waschwassers entfernt man durch Erwärmen. Die Eisenseife wird warm in der fünffachen Menge Lebertran gelöst und durch weiteren Tranzusatz auf ein Gesamtgewicht von 27 kg gebracht.

Der so erhaltene Eisenlebertran ist von mildem Geschmack, sehr haltbar und hat einen Eisengehalt von rund 1%. Durch Verdünnen mit gleichen Teilen Ol. Jecor. Asell. stellt man ihn auf den Eisengehalt neuzeitlicher Eisenpräparate.

b) Eisenbenzoat ..... 1,0　　　Lebertran 100,0
werden zusammen verrieben und bis zur Auflösung erwärmt.

Oleum Jecoris ferratum concentratum. Konzentrierter Eisenlebertran.

Nach Dieterich.

Flüssiges Eisenoxychlorid 57,5 werden mit Wasser 200,0 vermischt. Anderseits löst man medizinische Seife 3,5 unter Erwärmen in Wasser 200,0, läßt die Lösung erkalten und gießt nun in dieselbe unter Umrühren langsam die Eisenflüssigkeit. — Den Niederschlag sammelt man, ohne ihn auszuwaschen, auf einem Filter, läßt ihn abtropfen und preßt ihn bis auf ein Gewicht von 20,0 aus.

Man vermischt ihn nun in einer Abdampfschale mit Natriumchlorid 5,0, setzt sofort Lebertran 100,0 zu und erhitzt im Dampfbad u n t e r f o r t w ä h r e n - d e m R ü h r e n so lange, bis die anfänglich ockerbraune, trübe Mischung dunkelbraun und klar -geworden ist. Man läßt dann einige Minuten absetzen und filtriert.

Der so gewonnene Eisenlebertran enthält 2% metallisches Eisen und kann durch Zusatz von reinem Lebertran auf die gewünschte Stärke (gewöhnlich ½% Eisen) gebracht werden.

Oleum Jecoris Aselli ferro-jodatum. Jodeisenlebertran.

a) Jod 1,64

werden fein gepulvert in einem Mörser mit

Mandelöl 50,0

verrieben. Nach Lösung des Jods setzt man

Eisenpulver 1,0

und noch so viel Lebertran hinzu, daß das Gesamtgewicht 1000,0 beträgt. Schüttelt öfter um, läßt absetzen und filtriert.

b) Ergzb.:

Zerriebenes Jod	. . .	1,64	Saccharin	0,5
absoluter Alkohol	. . .	5,0	Vanillin	0,1
gepulvertes Eisen	. . .	0,5	Zimtöl	0,4
reduziertes Eisen .	. . .	0,5	Lebertran bis zum Gesamt-	
			gewicht	1000,0.

Das gepulverte und das reduzierte Eisen werden mit dem absoluten Alkohol übergossen und man trägt in dieses Gemisch unter fortwährendem Umschwenken das Jod nach und nach ein. Diese unfiltrierte grünliche Flüssigkeit trägt man in die Mischung von Saccharin, Vanillin, Zimtöl und 990,0 Lebertran und ergänzt mit Lebertran auf 1000,0.

Oleum Jecoris Aselli jodatum. Jodlebertran.

Ergzb.: Jod 1,0

wird verrieben mit Lebertran 1000,0

und die Mischung unter öfterem Schütteln beiseite gestellt, bis das Jod gelöst ist.

Oleum Lini sulfuratum. Balsamum Sulfuris. Geschwefeltes Leinöl. Schwefelbalsam.

In einem hinlänglich weiten eisernen Gefäße werden unter Umrühren

Leinöl 600.0

bis auf 120°—130° erhitzt, dann allmählich

Schwefelblumen 100,0

hinzugefügt und so lange bei gleicher Temperatur erhitzt, bis die Masse dunkelbraun und gleichförmig geworden ist. Man benutze bei der Arbeit das Thermometer. Die Arbeit ist beendet, wenn ein Tropfen des Öles auf eine Porzellanplatte gebracht, schwarzbraun erscheint und keinen Schwefel mehr ausscheidet.

Bei der Arbeit tritt ein unangenehmer Geruch auf.

Oleum Terebinthinae sulfuratum. Harlemer Balsam. H.'er Öl.

a) Zuerst werden in einem hinlänglich weiten, eisernen Gefäße Leinöl 6,0 bis auf etwa 120°—130° erhitzt, dann unter fortwährendem Umrühren ganz allmählich Schwefelblumen 1,0 hinzugefügt und so lange bei gleicher Temperatur erwärmt, bis die Masse dunkelbraun und gleichförmig geworden ist. Darauf wird der Kessel vom Feuer genommen und der nicht völlig abgekühlten Masse erwärmtes Leinöl 7,0 und Terpentinöl 21,0 hinzugefügt. Nachdem die Masse genügend gemischt, wird sie 8 Tage lang zum Absetzen beiseitegestellt und klar abgegossen.

b) Ergzb.: Geschwefeltes Leinöl 100,0

werden in Terpentinöl 300.0

durch Stehenlassen bei 15°—20° gelöst.

Oleum Vitae. Lebensöl. Asiatischer Lebensbalsam.

Nelkenöl	2,5	Sternanisöl	1,0
Pomeranzenschalenöl . .	4,5	Weingeist (90%)	100,0.

Oleum Vitae hamburgense. Hamburgischer Universal-Lebensbalsam.
Hamburgisches Universal-Lebensöl.

Nelkenöl . . . . 3,0　　Sternanisöl 1,0
Pomeranzenschalenöl . . . 3,0　　Alkannin 0,05
　　　Weingeist (90%) . . . . . . 100,0.

Nach Art des Painexpeller.

a) Nach Gerhard:

Pfeffer, spanischer . . . 200,0　　Weingeist (90%) 700,0
　　　　　Kampfer 30,0

werden einige Tage mazeriert und dann filtriert. Anderseits löst man

Seife . . . . 20,0　　Wasser 100,0,

mischt beide Flüssigkeiten und fügt hinzu:

Thymianöl . . . . . . 10,0　　Lavendelöl 10,0
Rosmarinöl . . . . . . 10,0　　Kassiaöl 10,0
Nelkenöl . . . . 10,0　　Ammoniakflüssigkeit (0,960) 500,0.

Das Ganze wird, wenn nötig, mit etwas Zuckerfarbe dunkel gefärbt.

b) Spanischer Pfeffer . . 300,0　　Ratanhiawurzel 18,0
schwarzer Pfeffer . . . 54,0　　Paradiessamen 540,0
Galgant . . . . 36,0　　Guajakholz 150,0

werden mit

　　　Weingeist (90%) 4200,0

ausgezogen oder perkoliert. In der erhaltenen Flüssigkeit löse man:

Kaliseife . . . . 150,0　　Rosmarinöl 15,0
Kampfer . . . . 135,0　　Lavendelöl 15,0
Thymianöl . . . . . . 15,0　　Ammoniakflüssigkeit
Nelkenöl . . . . 15,0　　　　(spez. Gew. 0,910) . . 350,0
　　　　　Wasser . . . . 350,0.

Man lasse mehrere Wochen stehen und filtriere dann.

Während die Zubereitungen nach den Vorschriften a) und b) als Heilmittel weder für Menschen noch für Tiere im Einzelverkauf der Drogerien abgegeben werden dürfen, ist eine Zubereitung nach folgenden Vorschriften angefertigt **für Tiere** auch als Heilmittel frei verkäufich. Es müssen jedoch. auf den Abgabegefäßen die Bestandteile angegeben werden, und außerdem sind die Vorschriften über den Verkehr mit Geheimmitteln und ähnlichen Arzneimitteln zu beachten.

c) Ätherweingeist . . . . 100,0　　Seifenspiritus 200,0
Spanisch-Pfeffer-Tinktur . 150,0　　Kampferspiritus . . . 400,0
　　　Ammoniakflüssigkeit (0,960) . . 150,0.

d) Spanisch-Pfeffer-Tinktur . 150,0　　Kampferspiritus . . . 300,0
Ätherweingeist . . . . 100,0　　Seifenspiritus 250,0
　　　Ammoniakflüssigkeit (0,960) . . . 200,0.

Pastilli. Pastillen.

Von den zahlreichen medizinischen Pastillen sind außer den Pfefferminzplätzchen, Molkenpastillen, Brausepulver-, Natriumbikarbonat- und den Salmiakpastillen nur die aus künstlichen Mineralquellsalzen oder natürlichen Mineralwässern bereiteten als Heilmittel dem freien Verkehr überlassen. Anstatt des Traganthschleims kann oft Tyloseschleim treten.

Pastilli aerophori. Trochisci aerophori. Tabulettae aerophorae.
Brausepulverpastillen. Brausepulvertabletten. Nach Dieterich.

Gepulvertes Natrium-　　　　　　gepulverte Weinsäure . . 250,0
　karbonat . . . . . . 300,0　　gepulverter Zucker . . . 450,0

werden mit so viel Weingeist von 90% angefeuchtet, daß die Masse zusammenballt. Dann wird die Masse gleichmäßig zu einem Kuchen ausgemangelt und mittels des Pastillenstechers werden die Pastillen ausgestochen und vorsichtig getrocknet. Den Pastillenstecher stäubt man leicht mit etwas Talk ein.

Pastilli Bilinenses. Biliner Pastillen. Nach Dieterich.

Natriumbikarbonat . . . 100,0   entwässertes Natriumsulfat   10,0
                gepulverter Zucker 890,0

werden mit einer Mischung aus gleichen Teilen Wasser und Traganthschleim angefeuchtet, darauf wird die Masse auf Pastillen verarbeitet.

Pastilli Emsenses. Emser Pastillen.

Natriumbikarbonat . . . 220,0   entwässertes Natriumsulfat   2,0
Natriumchlorid   90,0   Kaliumsulfat   4,0
                gepulverter Zucker 950,0

werden mit einer Mischung aus gleichen Teilen Wasser und Gummischleim angefeuchtet, darauf wird die Masse zu Pastillen verarbeitet.

Pastilli Menthae piperitae anglici. Englische Pfefferminzpastillen.

a) Ergzb.:   Pfefferminzöl   1,0
                mittelfein gepulverter Zucker . . 200,0
werden mit Traganthschleim zu einer festen Teigmasse angestoßen. Daraus werden 200 Pastillen gefertigt und bei gelinder Wärme getrocknet.

b)   Pfefferminzöl   10,0
                mittelfein gepulverter Zucker . . 800,0

Traganthschleim soviel wie nötig, um eine Pastillenmasse zu erhalten. Der Traganthschleim besteht aus:
Traganth   6,0   Glyzerin   18,0
        Wasser . . . . 76,0.
Häufig setzt man dem Zucker auch Stärkepulver zu, und zwar auf
gepulverten Zucker . . . 100,0   Stärkepulver . . . . . .   10,0.

Pastilli Natrii bicarbonici. Natriumbikarbonatpastillen. Natronpastillen.

a) Natriumbikarbonat . . . 100,0   gepulverter Zucker . . . 900,0
werden mit einer Mischung aus gleichen Teilen Wasser und Traganthschleim angefeuchtet, darauf wird die Masse auf 1000 Pastillen verarbeitet.

Die Pastillen können Geschmackzusätze erhalten, und zwar auf die Pulvermischung von 1000,0:
Englisches Pfefferminzöl . 2,5   oder Ingweröl   1,0
        oder Zitronenöl . . . . 2,5.

b)   Gepulverte Muskatnüsse 10,0
werden innig verrieben mit
gepulvertem Zucker . . 600,0   Natriumbikarbonat . . . 200,0.

Man fügt so viel Traganthschleim hinzu wie zur Pastillenmasse erforderlich und formt daraus 1000 Pastillen.

Pastilli Salis ammoniaci. Pastilli Ammonii chlorati.
Tabulae Liquiritiae cum Ammonio chlorato. Salmiakpastillen.
Salmiaklakritzen.

a) Ergzb.:   Süßholzsaft   9,0
werden in Wasser gelöst. Der durchgeseihten Lösung setzt man zu
                Ammoniumchlorid   1,0,

alsdann wird eingedampft. Die feste Teigmasse wird in dünne Tafeln ausgerollt, nach dem Trocknen mit der Pastillenschneidemaschine in rautenförmige Täfelchen zerschnitten und dann nochmals getrocknet.

b) Ammoniumchlorid . . . 8,0   gepulverter Zucker . . . 68,0
Süßholzsaft 24,0   Anisöl . . . . 2 Trpf.
     Fenchelöl . . . . 2 Trpf.

werden mit einer Mischung aus gleichen Teilen Wasser und Traganthschleim zur Pastillenmasse verarbeitet und daraus werden mit dem Pastillenstecher 100 Pastillen geformt.

c) Süßholzsaft 60,0   Ammoniumchlorid . . . 20,0
     Süßholzpulver 20,0

werden mit einer Mischung aus gleichen Teilen Wasser und Traganthschleim
zur Pastillenmasse verarbeitet. Die Pastillenmasse wird entweder mit dem
Pastillenstecher zu Pastillen geformt oder man walzt die Masse zu dünnen
Tafeln aus, trocknet sie, bestreicht sie mit Weingeist und schneidet mit der
Pastillenschneidemaschine in rautenförmige Täfelchen.

     Salmiakpastillen müssen an trocknem Ort in gut geschlossenen Gefäßen
aufbewahrt werden.

Pastilli Salis Carolini factitii. Künstlich-Karlsbader-Salz-Pastillen.

Getrockn. Natriumsulfat . 44,0   Natriumchlorid. 18,0
Kaliumsulfat 2,0   Natriumbikarbonat . . . 36,0
     gepulverter Zucker 50,0

werden mit einer Mischung aus gleichen Teilen Traganthschleim und Wasser
zur Pastillenmasse verarbeitet. Aus der Masse formt man mittels des Pastillenstechers Pastillen.

Pastilli Salis hungarici artificialis Hunyadi Janos. Künstlich-Ofener,
Hunyadi-Janos-Bitterquelle-Pastillen.

Getrocknetes Natrium-   getrocknetes Natriumsulfat 495,0   karbonat 22,5
getrocknetes Magnesium-   Natriumchlorid 7,0
   sulfat 487,5   Kaliumsulfat 3,3
     gepulverter Zucker 500,0

werden mit einer Mischung aus gleichen Teilen Traganthschleim und Wasser
zur Pastillenmasse verarbeitet. Aus der Masse formt man mittels des Pastillenstechers Pastillen.

Pastilli seripari acidi. Molkenpastillen.

a) Weinsäure 10,0   gereinigter Weinstein . . 15,0
Milchzucker 50,0   Traganthpulver . . . . 0,25.

     Die Pulver werden gemischt und mit einer sehr geringen Menge Wasser
angefeuchtet. Die Masse wird auf weißem Papier gleichmäßig ausgemangelt
und mittels eines Pastillenstechers werden 50 Pastillen daraus geformt.
1 Pastille genügt, um 250,0—300,0 Milch bei 60° zum Gerinnen zu bringen.

b) Nach Dieterich:

Weinsäure 250,0   gepulverter Zucker . . . 250,0
     Milchzucker 500,0

werden mit Gummischleim, der mit gleicher Menge Wasser verdünnt ist,
soviel wie erforderlich (ungefähr 35,0—40,0) zu einer Pastillenmasse verarbeitet, aus der man 1000 Pastillen herstellt.

     5 Pastillen rechnet man auf 1 Liter Milch von 50°—60°.

Pulpa Tamarindorum depurata. Gereinigtes Tamarindenmus. D. A.-B. 6.

Tamarindenmus wird mit heißem Wasser gleichmäßig erweicht, durch ein zur Herstellung grober Pulver bestimmtes Sieb gerieben und in einem P o r - z e l l a n g e f ä ß im Wasserbade bis zur Beschaffenheit eines dicken Extraktes eingedampft.

Darauf wird 5 Teilen dieses noch warmen Muses 1 Teil mittelfein gepulverter Zucker hinzugefügt.

Pulvis aerophorus mixtus. Gemischtes Brausepulver.

a) D. A.-B. 6:

Natriumbikarbonat . . . 26,0   Weinsäure 24,0
              Zucker 50,0
werden in mittelfein gepulvertem und trockenem Zustande gemischt.

b) Natriumbikarbonat 10,0   gepulverte Weinsäure . . 9,0
         gepulverter Zucker . . . . . 19,0.

Zur tadelfreien Darstellung dieser sonst so einfachen Mischung sind verschiedene Bedingungen zu berücksichtigen. Zuerst muß das Natriumbikarbonat frei von neutralem Karbonat und die Weinsäure frei von Schwefelsäure sein. Im ersteren Falle würde das Brausepulver bitterlich schmecken, im letzteren würde es ungemein leicht feucht. Weinsäure und Zuckerpulver werden, jedes für sich, scharf ausgetrocknet und dann in einem erwärmten Porzellanmörser mit dem Natriumbikarbonat innig gemengt. Das Natriumbikarbonat darf nicht vor dem Gebrauch getrocknet werden, da es sonst Kohlensäure verliert, also neutrales Karbonat enthalten würde. Es empfiehlt sich auch, dem Brausepulver einen geringen Zusatz von Magnesiumkarbonat zu geben.

Soll das Pulver mit Z i t r o n e n - o d e r a n d e r e m ä t h e r i s c h e m Ö l vermischt werden, so rechnet man etwa 10 Tropfen auf 100,0 Pulver. Es dürfen aber nur feinste Öle verwendet werden.

Pulvis aerophorus (anglicus). (Englisches) Brausepulver. D. A.-B. 6.

Mittelfein gepulvertes Natriumbikarbonat   2,0
und mittelfein gepulverte Weinsäure . .   1,5
werden getrennt verabfolgt.

Das Natriumbikarbonat wird in gefärbter, die Säure in weißer Papierkapsel abgegeben.

Pulvis Liquiritiae compositus. Brustpulver. D. A.-B. 6.

a) Mittelfein gepulverter Zucker 50,0   fein gepulvertes Süßholz . . 15,0
fein gepulverte Sennesblätter 15,0   mittelfein gepulverter Fenchel 10,0
         gereinigter Schwefel 10,0
werden gemischt. Um ein gleichmäßiges Pulver zu erhalten, muß es nach gründlicher Mischung durch ein feines Sieb gerieben und nochmals innig gemischt werden.

b) Mittelfein gepulverter Zucker 40,0   fein gepulverte Faulbaumrinde 25,0
fein gepulvertes Süßholz . 15,0   mittelfein gepulverter Fenchel 10,0
         gereinigter Schwefel . . . . . 10,0.

Pulvis salicylicus. Salizylstreupulver.

a) D. A.-B. 6. c u m T a l c o :

Salizylsäure 3,0   Weizenstärkenpulver . . 10,0
         fein gepulverter Talk . . . . . 87,0.

Außer dieser vom D. A.-B. gegebenen Vorschrift gibt es eine Menge anderer Mischungen zu gleichem Zwecke, denen entweder einige Prozent Alaunpulver zugesetzt sind, oder es wird ein Teil des Talkes durch Zinkoxyd ersetzt. Hier und da wird das Pulver auch mit Wohlgerüchen vermischt abgegeben. Es ist jedoch zu bemerken, daß viele ätherische Öle durch die Salizylsäure verändert werden. Thymian- und Wintergrünöl eignen sich am besten zur Verleihung von Wohlgeruch. Setzt man dem Pulver Alaun zu, eine Zumischung, die bei Fußschweiß sehr gute Dienste leistet, so muß man e i s e n f r e i e n Alaun anwenden, weil sonst das Pulver sehr rasch rötlich gefärbt wird. Um eine recht innige Mengung des·Pulvers mit der Salizylsäure zu erreichen, tut man gut, die Salizylsäure in Weingeist (1 + 10) aufzulösen und so mit dem übrigen zu verreiben.

b) c u m L y c o p o d i o , L y c o p o d i u m s a l i c y l a t u m :
Salizylsäure 1,0   löst man in Weingeist (90%) 20,0,
                verreibt damit Lykopodium . . .   99,0
und trocknet bei einer Wärme von 20°.

c) c u m Z i n c o , S a l i z y l s t r e u p u l v e r mit Z i n k , Z i n k - S a l i z y l -
s t r e u p u l v e r :

Zinkoxyd	20,0	Weizenstärkenpulver . .	28,5
Salizylsäure .	1,5	Talk	50,0
Rosenöl		. . . . 2 Trpf.	

d) c u m Z i n c o , m i t Z i n k , Münch. Ap.-V.:

Salizylsäure	2,0	Weizenstärkepulver . . .	40,0
Zinkoxyd	18,0	Talkpulver	40,0.

Pulvis sternutatorius Schneebergensis albus. Weißer Schneeberger Schnupftabak.

a) Haselwurzpulver 25,0   Veilchenwurzelpulver . . 65,0
   Maiblumenblütenpulver . 7,0   Nieswurzpulver 3,0
          Bergamottöl . . . . 15 Trpf.
b) Weizenstärkepulver . . 240,0   Nieswurzpulver 10,0
   Veilchenwurzelpulver . . 135,0   Maiblumenblütenpulver . 15,0
          Nelkenöl . . . . 12 Trpf.
c) Fein gepulverte medizini-   Veilchenwurzelpulver . . 30,0
   sche Seife 8,0   gepulverte weiße Bohnen . 60,0
   Nieswurzpulver 2,0   Bergamottöl . . . . . 10 Trpf.
          Nelkenöl . . . . 5 Trpf.

Pulvis sternutatorius Schneebergensis viridis. Grüner Schneeberger Schnupftabak.

a) Maiblumenblütenpulver . 30,0   Veilchenwurzelpulver . . 10,0
   Majoranpulver 60,0   Nieswurzpulver 2,0
          Bergamottöl . . . . 15 Trpf.
b) Majoranpulver 240,0   Nieswurzpulver 10,0
   Veilchenwurzelpulver . . 120,0   Bergamottöl . . . . . . 6 Trpf.
   Maiblumenblütenpulver . 30,0   Nelkenöl . . . . 6 Trpf.
c) Lavendelblütenpulver . . 20,0   Veilchenwurzelpulver . . 10,0
   Salbeiblätterpulver . . 20,0   fein gepulverte medizini-
   Majoranpulver 20,0   sche Seife 8,5
   Steinkleepulver 20,0   Nieswurzpulver . . . . 1,5.

Rotulae Menthae piperitae. Pfefferminzküchelchen.

a)   Zuckerplätzchen 200,0
   werden mit einer Lösung von
   Pfefferminzöl 1,0   Weingeist (90%) 2,0
   benetzt und zum Verdunsten des Weingeistes kurze Zeit an der Luft ausgebreitet.
b) In ein reines, weithalsiges Gefäß mit Stöpsel füllt man auf je 500,0 Zuckerküchelchen 50 Tropfen f e i n s t e s Pfefferminzöl und einige Gramm Essigäther und verteilt diese Mischung durch anhaltendes Rollen des Gefäßes an den Wandungen. Die vorher auf Papier abgewogenen Zuckerküchelchen

schüttet man nun rasch in das Gefäß, setzt den Stöpsel auf und schüttelt so lange, bis alle Flüssigkeit von den Zuckerküchelchen aufgesogen ist. Hierauf werden die Pfefferminzküchelchen auf Papier ausgebreitet und so lange an der Luft abgedunstet, bis der Geruch nach Essigäther verschwunden ist. Die auf diese Weise bereiteten Pfefferminzküchelchen haben einen angenehmeren Geschmack, als wenn das Pfefferminzöl nur in Weingeist gelöst war.

Die für die Darstellung der Pfefferminzküchelchen benötigten Z u c k e r - k ü c h e l c h e n , Zuckerplätzchen, erfordern für eine gleichmäßige Größe eine bedeutende Übung und Geschicklichkeit, werden daher am vorteilhaftesten fertig gekauft.

Will man sie selbst herstellen, so verfährt man a) nach Dieterich vorteilhaft folgendermaßen:

Fein gepulverter Zucker .   95,0   Weizenstärkepulver . . .   5,0
              Traganthpulver   0,5

werden gemischt und mit weißem Zuckersirup zu einer dickflüssigen Masse verrieben. Diese Masse füllt man in einen unten zugebundenen Pergamentpapierdarm von der Länge 20 cm und einem Durchmesser, den man durch ein 108 mm breites Stück Pergamentpapier erhält. In das obere Ende fügt man eine Federpose mit der Spitze nach außen ein, bindet ebenfalls zu und kann nun durch die Federpose hindurch durch Druck auf den Pergamentdarm Tropfen für Tropfen herausfallen lassen. Die auf Pergamentpapier gefallenen Tropfen läßt man erst an der Luft und darauf bei gelinder Wärme trocknen.

b) Man erhitzt fein gepulverten Zucker in einer emaillierten eisernen, mit Ausguß versehenen Schale mit etwas Wasser unter Umrühren, bis die Masse am Rand aufzuwallen beginnt, bzw. so lange, bis ein herausgenommener Tropfen auf einer kalten Eisenplatte sofort erstarrt. Nun reibt man den Ausguß mit Kreide ein und läßt die Zuckermasse tropfenweise an einem erhitzten Glasstab auf eine mit etwas Öl eingeriebene eiserne Platte fallen.

Saccharum Malti tabulatum. Malzextraktbonbons. Malzzuckerchen.

Malzzuckerle. Malz-Brustkaramellen.

Kristallzucker 1500,0   Safrantinktur . . . . . 40 Trpf.
Malzextrakt   75,0   verdünnte Essigsäure (30%)   0,4
              Wasser . . . . 225,0.

Man koche Zucker, Malzextrakt und Wasser in einem geräumigen, nur bis zur Hälfte gefüllten, mit Ausguß versehenen kupfernen Kessel, bis eine durch Eintauchen eines Tonpfeifenrohres herausgenommene und in Wasser gekühlte Probe nicht mehr klebt. Jetzt fügt man die Essigsäure hinzu und kocht weiter bis zur Bonbonbeschaffenheit, d. h. bis sich die in Wasser gekühlte Probe glashart von dem Pfeifenrohr abziehen läßt. Oder man hängt in die Flüssigkeit ein durch heißes Wasser erwärmtes Thermometer, das man durch einen großen Kork gesteckt hat, um die Metallfassung nicht zu stark zu erhitzen, und kocht bis die Temperatur 150° C beträgt. Nun fügt man die Safrantinktur hinzu, stößt den Kochkessel ein paarmal hart auf, damit die Masse in sich zusammenfällt und gießt die Masse in gleichmäßigem Strahl in die Mitte einer mit bestem Erdnußöl eingefetteten Marmorplatte. Nun wartet man, bis die Masse so weit erstarrt ist, daß ein mit einem Messer gemachter Einschnitt nicht wieder zusammenläuft, und schneidet die Masse in die quadratische Form. Nach völligem Erstarren zerbricht man sie in die einzelnen Stücke. Um den Malz-Brustkaramellen eine ganz bestimmte Form geben zu können, muß die halberkaltete Masse durch eine mit Puderzucker bestäubte Form gepreßt werden. Darauf entfernt man den Puderzucker von den erkalteten Karamellen durch einen Blasebalg. Will man ihnen eine ganz bestimmte Färbung geben, so verwendet man dazu die Lösung einer giftfreien Farbe für Lebensmittel.

Im Großbetriebe kocht man die Masse nicht über freiem Feuer, sondern mit Dampf; man kann die Masse auf diese Weise stärker erhitzen und saugt durch eine Vakuumpumpe sämtliche Wasserteile heraus, so daß die Karamellen haltbarer werden.

Wird ein Teil des Kristallzuckers durch Stärkezucker ersetzt, so sterben die Karamellen nicht so leicht ab. Es wird jedoch von manchen Nahrungsmittelchemikern eine Kennzeichnung des Stärkezuckerzusatzes verlangt.

Sollen die Karamellen in mit Paraffin getränktes Papier eingewickelt werden, kann man sie mit einem Gemische von Talk und Milchzucker leicht einpudern.

Saccharum Mellis tabulatum. Honig-Brustkaramellen. Honigzuckerchen. Honigzuckerle.

Gepulverter Zucker . . . 1000,0	Kaliumbitartrat 2,5
Honig 75,0	Safrantinktur . . . . . 15 Trpf.
Wasser . . . . 50,0.

Man verfahre genau wie unter Malz-Brustkaramellen angegeben.

Saccharum tabulatum contra Tussim. Hustenkaramellen. Hustenzuckerle.

Senegawurzeln 5,0	Klatschrosenblüten . . . 10,0
Arnikablüten 5,0	Salbeiblätter 15,0
Spitzwegerichblätter 30,0

übergießt man mit kochendem Wasser 500,0,
läßt ½ Stunde warm stehen, preßt ab, läßt eine Zeitlang absetzen und filtriert. Den erhaltenen Auszug mischt man mit

Kristallzucker 1000,0   Honig 50,0,

erwärmt anfänglich schwach, bis der Zucker geschmolzen ist, kocht darauf zur Masse und fügt der Masse kurz vor dem Ausgießen auf die Marmorplatte unter Umrühren hinzu:

Anisöl 0,5	Salbeiöl 0,5
Fenchelöl 0,5	Thymianöl 0,5
Pfefferminzöl . . . . 0,5.

Auch ist es vorteilhaft, das zum Einfetten der Marmorplatte zu benutzende Erdnußöl mit dem Gemische der ätherischen Öle zu versetzen (1 + 100).

Saccharum tabulatum cum Lacte. Sahnebonbons.

Feinst gepulverter Zucker 500,0	Kapillärsirup 120,0
Kakao 80,0	Sahne 300,0

werden unter beständigem Umrühren so lange erhitzt, bis ein herausgenommener Tropfen, auf eine kalte Platte gebracht, sogleich fest wird. Man gießt nun die Masse auf eine mit bestem Erdnußöl eingefettete Marmorplatte oder in eine Blechform, die man etwas ausgepudert hat, aus, zerschneidet sie in halbfestem Zustand in quadratische Form und wickelt die Täfelchen einzeln in Wachspapier.

Salia Aquarum mineralium factitia. Künstliche Mineralwassersalze.

Aachener Quellsalz.

Natriumchlorid . . . 26,2	Metakieselsäure 0,90
Natriumsulfat 4,29	Strontiumbikarbonat . . 0,057
Natriumbikarbonat . . 9,24	Ammoniumchlorid . . . 0,064
Kaliumchlorid 1,5	Natriumbromid 0,026
Kalziumbikarbonat . . 2,09	Natriumfluorid 0,051
Lithiumbikarbonat . . 0,24	Magnesiumbikarbonat . . 0,437
Metaborsäure . . . . 0,043.

Biliner Josephs-Quellen-Salz. Nach Dieterich.

Natriumbikarbonat . . . 47,0	Kaliumsulfat 2,2
entwässertes Natriumsulfat 4,0	entwässertes Magnesium
Natriumchlorid 4,0	sulfat . . . . . . 3,0.
schweres Kalziumkarbonat 3,0	Salz für 10 Liter.

Emser Salz.

a) Ergzb.:

Natriumjodid	0,02	Natriumchlorid . . .	900,0
Natriumbromid	0,34	Lithiumchlorid	2,9

Natriumbikarbonat 2350,0

werden als mittelfeine Pulver gemischt, ferner werden für sich ebenfalls als mittelfeine Pulver gemischt:

Getrocknetes Natriumsulfat 30,0
getrocknetes Natriumphosphat (Dinatriumphosphat) 1,6
Kaliumsulfat . . . . 44,0.

Beide Pulver werden gemischt.

b) Nach Sandow:

Ammoniumkarbonat . . .	0,05	Natriumsulfat	1,0
Natriumchlorid	32,5	Natriumbikarbonat . . .	65,10
Lithiumkarbonat	0,1	Natriumphosphat (Dinatri-	
Kaliumsulfat	1,2	umphosphat)	0,04

Brom- und Jodnatrium je . . . . . 0,01.

c) Nach Dieterich. Emser Kesselbrunnen:

Natriumchlorid	8,0	Kaliumsulfat	0,5
Natriumbikarbonat . . .	25,0	schweres Kalziumkarbonat	3,0

entwässertes Magnesiumsulfat . . 2,1.

Salz für 10 Liter.

d) Emser Kränchen:

Natriumchlorid	10,0	Kaliumsulfat	0,5
Natriumbikarbonat . . .	30,0	schweres Kalziumkarbonat	3,0

entwässertes Magnesiumsulfat . . 2,0.

Salz für 10 Liter.

Fachinger Salz. Ergzb.

Natriumbromid	0,2	Lithiumchlorid	5,0
Kaliumchlorid	43,0	Natriumchlorid	620,0

getrocknetes Magnesiumsulfat . . 44,0

werden als mittelfeine Pulver gemischt, ferner für sich gleichfalls als mittelfeine Pulver:

Strontiumchlorid . . . . 3,0 Natriumbikarbonat . . . 4000,0.

Beide Pulver werden zusammengemischt.

Friedrichshaller Bitterwassersalz. Nach Dieterich.

Kaliumsulfat	1,0	Natriumbikarbonat . . .	10,0
entwässertes Natriumsulfat	40,0	Natriumbromid	1,4
Natriumchlorid	115,0	schweres Kalziumkarbonat	8,0

entwässertes Magnesiumsulfat . . 133,0.

Künstliches Karlsbader Salz. D. A.-B. 6.
Sal Carolinum factitium. Sal Thermarum Carolinarum factitium.

Getrocknetes Natrium-		Natriumchlorid	18,0
sulfat	44,0	Natriumbikarbonat . . .	36,0

Kaliumsulfat 2,0

werden in mittelfein gepulvertem Zustande gemischt. 6 g dieses Pulvers in 1 Liter Wasser gelöst, geben eine dem Karlsbader Wasser ähnliche Lösung.

Sal Carolinum factitium crystallisatum. Kristallisiertes künstliches
Karlsbader Salz.

Kristallisiertes Natriumsulfat . .	25,0
Natriumchlorid	5,0
kristallisiertes Natriumkarbonat .	10,0
werden in Wasser	60,0

unter Erhitzen gelöst. Die Lösung wird nach dem Filtrieren auf 60,0 eingedampft und bis zum Erkalten gerührt. Die ausgeschiedenen Kristalle werden
gesammelt und bei gelinder Wärme vorsichtig getrocknet.

Kissinger Salz.

a) Nach Hager:

Kaliumchlorid	17,0	entwässertes Magnesium-		
Natriumchlorid	357,0	sulfat		59,0
	Natriumbikarbonat		107,0.	

Durch Auflösen von 1,5 des Salzes in 200 ccm Brunnenwasser erhält
man R a k o c z i.

b) Nach Dieterich:

Kaliumsulfat	1,1	Natriumchlorid	40,0
Natriumbikarbonat	17,0	entwässertes Magnesium-	
entwässertes Natrium		sulfat	13,0
sulfat	9,0	schweres Kalziumkarbonat	5,0
	entwässertes Ferrosulfat	0,3.	

Salz für 10 Liter.

Marienbader Salz.

a) Nach Hager:

Entwässertes Natrium-		entwässertes Natrium-	
sulfat	55,0	karbonat	25,0
Natriumchlorid	20,0	Kaliumsulfat	0,5.

b) Nach Dieterich. K r e u z b r u n n e n :

Lithiumkarbonat	0,15	schweres Kalziumkarbonat	5,0
entwässertes Natriumsulfat	34,0	entwässertes Magnesium-	
Natriumchlorid	23,0	sulfat	7,7
Natriumbikarbonat	33,0	Mangansulfat	0,03
Kaliumsulfat	0,6	entwässertes Ferrosulfat	0,3.

Salz für 10 Liter.

Neuenahrer Salz.

Getrocknetes Natriumsulfat	10,0
Natriumchlorid	30,0
Natriumbikarbonat	60,0.

Ober-Salzbrunner Salz, Kronenquelle.

a) Ergzb.:

Natriumchlorid	59,0	Lithiumchlorid	5,0
Kaliumsulfat	40,0	getrocknetes Magnesium-	
Natriumbikarbonat	978,0	sulfat	237,0

werden als mittelfeine Pulver gemischt.

Ober-Salzbrunner Salz, Oberbrunnen. Ergzb.

Natriumbromid	0,2	Kaliumsulfat	20,0
getrocknetes Natrium-		getrocknetes Magnesium-	
sulfat	20,0	sulfat	50,0

werden als mittelfeine Pulver gemischt, ferner für sich gleichfalls als mittelfeine
Pulver:

Lithiumchlorid	4,4	Natriumchlorid	60,0
	Natriumbikarbonat	750,0.	

Beide Pulver werden zusammengemischt.

Ofener Hunyadi-Janos-Bitterquellensalz. Ergzb.

Getrocknetes Natriumsulfat . . . 198,0
getrocknetes Magnesiumsulfat . . 195,0
getrocknetes Natriumkarbonat . . 9,0
Natriumchlorid 2,8
Kaliumsulfat 1,3

werden als mittelfeine Pulver gemischt.

Saidschützer Bitterwassersalz. Nach Dieterich.

Kaliumnitrat	44,0	entwässertes Magnesium-	
Kaliumsulfat	1,6	sulfat	174,0
entwässertes Natriumsulfat	44,0	schweres Kalziumkarbonat	3,0.
Natriumbikarbonat . . .	13,0	Salz für 10 Liter.	

Einen Eßlöffel voll zweimal täglich.

Salzschlirfer Bonifaziusquellensalz. Nach Dieterich.

Natriumjodid	0,05	entwässertes Magnesium-	
Natriumbromid	0,05	sulfat	15,0
Natriumchlorid	102,0	schweres Kalziumkarbonat	25,0
Kaliumsulfat	1,6	entwässertes Ferrosulfat .	0,15.
Lithiumkarbonat	2,0	Salz für 10 Liter.	

Einen gehäuften Kaffeelöffel voll täglich zwei- bis viermal.

Sodener Salz.

Ergzb.:

Natriumbromid	0,1	Kaliumchlorid	12,0
Natriumchlorid	342,0	Lithiumchlorid	1,0
Kaliumsulfat	4,0	Natriumbikarbonat . . .	20,0

werden als mittelfeine Pulver gemischt.

Vichysalz.

a) Ergzb.:

Natriumchlorid	53,0	Magnesiumchlorid . . .	15,0
Kalziumchlorid	3,0	Strontiumchlorid . . .	0,25
Natriumbikarbonat 550,0			

werden als mittelfeine Pulver gemischt. Ferner werden für sich gemischt
gleichfalls als mittelfeine Pulver:

Getrocknetes Natriumsulfat 27,0
Kaliumbikarbonat 35,0
getrocknetes Natriumphosphat (Dinatriumphosphat) 13,0.

Beide Pulver werden zusammengemischt.

b)　Kaliumbikarbonat 5,0
getrocknetes Natriumphosphat (Dinatriumphosphat) . 2,0
getrocknetes Natriumsulfat 5,0
Natriumchlorid 8,0
Natriumbikarbonat . . . . 80,0.

Wiesbadener Salz, Kochbrunnen. Ergzb.

Natriumchlorid	645,0	Kaliumchlorid	18,0
Lithiumchlorid	2,3	Natriumbromid	0,4
Magnesiumchlorid 13,0			

werden als mittelfeine Pulver gemischt, ferner werden für sich ebenfalls als
mittelfeine Pulver gemischt:

Kalziumchlorid . . . . . 20,0　　Natriumbikarbonat . . . 40,0.

Beide Pulver werden zusammengemischt.

Wildunger Georg-Viktor-Quellen-Salz.

Ergzb.:

Natriumchlorid   6,5   Kaliumsulfat   11,0
      getrocknetes Natriumsulfat . . .   68,0
      schweres Magnesiumkarbonat . .   450,0

werden als mittelfeine Pulver gemischt, ferner werden für sich ebenfalls als mittelfeine Pulver gemischt:

Kalziumkarbonat 500,0   Natriumbikarbonat . . . 66,0.

Beide Pulver werden zusammengemischt.

Wildunger Helenen-Quellen-Salz.

Ergzb.:

Natriumchlorid 104,0   Kaliumsulfat   2,8
getrocknetes Natriumsulfat   1,3   schweres Magnesiumkarbonat 110,0

werden als mittelfeine Pulver gemischt, ferner werden ebenfalls als mittelfeine Pulver gemischt:

Kalziumkarbonat 100,0   Natriumbikarbonat . . . 120,0.

Beide Pulver werden zusammengemischt.

Sebum salicylatum. Salizyltalg.

a) D. A.-B. 6:

Salizylsäure   2,0   Benzoesäure   1,0
werden in   Hammeltalg 97,0,

die im Wasserbade geschmolzen sind, gelöst.

b) Hammeltalg 98,0   Benzoeharz 10,0
digeriert man 1 Stunde im Wasserbade, seiht durch und löst in der Seihflüssigkeit   Salizylsäure . . . . 2,0.

     Der beste Wohlgeruch für Salizyltalg ist Wintergrünöl. Man nimmt auf

Salizyltalg 100,0   Wintergrünöl . . . . . 1 Trpf.

c) Mit Lanolin. Salizyllanolin in Stangan. Lanolinum salicylatum in bacillis.

Salizylsäure   2,0   Hammeltalg 30,0
gelbes Wachs 10,0   Benzoesäure 0,3
      Lanolin (25% Wasser enthaltend) .   60,0.

Serum. Molken.

Läßt man Milch an der Luft stehen, so gerinnt sie nach einiger Zeit, d. h. sie scheidet sich in unlöslichen Käsestoff, Kasein und in eine gelbliche Flüssigkeit, die mit dem Namen Molken bezeichnet wird. Diese Molken enthalten, außer dem Milchzucker der Milch, alle Salze derselben und werden als leicht verdauliches diätetisches Mittel vielfach angewendet. Man unterscheidet für medizinische Zwecke süße und saure Molken. Süße Molken werden hergestellt, indem 1 Liter kalte, am besten abgerahmte Milch mit 5,0 Molkenessenz (siehe diese) versetzt und dann vorsichtig auf 40°—50° erwärmt wird. Hierbei scheiden sich die Molken klar ab, werden dann durch Abseihen vom Kasein getrennt und, wenn nötig, filtriert.

     Saure Molken werden durch Weinsäure, Weinstein (siehe Molkenpastillen), auch durch Tamarinden oder Alaun abgeschieden. Hierbei kann die Flüssigkeit bis nahe zum Sieden erhitzt werden. Von Alaun rechnet man 10,0, von Tamarindenmus 40,0 auf 1 Liter abgerahmte Milch.

Molken sollen jeden Tag frisch bereitet werden.

a)   Frische abgerahmte Kuhmilch . . 1000,0
         Molkenessenz, Labessenz   5,0

werden gemischt, auf 40° erwärmt und die entstandenen Molken durch Durchseihen von dem geronnenen Käsestoff getrennt.

b) Frische abgerahmte Kuhmilch . . 1000,0
Weinstein 10,0

werden bis zum Sieden erhitzt. Nach dem Erkalten seiht man durch und filtriert.

Sirupus simplex. Weißer Sirup.

a) Aus Zucker 300,0   Wasser 200,0

werden 500,0 Sirup bereitet.

Man verwende nur besten Zucker, womöglich besten weißen kristallisierten Kandiszucker, ergänze den durch das Kochen enstandenen Gewichtsverlust durch auf 100° erhitztes Wasser, lasse den Sirup vollständig erkalten und filtriere am andern Tage. Das D. A.-B. 6 läßt den Sirup heiß filtrieren, er wird dadurch aber sicherlich nicht haltbarer. Um den Sirup lange Zeit haltbar zu machen, ist es nötig, ihn zu sterilisieren. Man bewahrt ihn zweckmäßig in kleinen gefüllten Flaschen auf. Verwendet man Zucker, der ultramarinhaltig ist, so tut man gut, dem Sirup, während des Aufwallens, auf 1000,0 Zucker 0,1 Zitronensäure hinzuzusetzen. Das Ultramarin wird hierdurch zersetzt, was man schon am Geruch nach Schwefelwasserstoff wahrnimmt, und es scheidet sich unter Aufschäumen etwas Schwefel ab. Einen besser haltbaren weißen Sirup erhält man bei Verwendung von Zucker 325,0 und Wasser 175,0.

b) auf kaltem Wege:

Beste Raffinade 300,0
kaltes Wasser 199,5
präzipitierte Benzoesäure . . . 0,5.

Man verreibe die Benzoesäure gründlich mit 10,0 der Raffinade, füge die Verreibung dem Wasser unter kräftigem Schütteln hinzu und übergieße den übrigen Zucker mit der Benzoesäurelösung. Nach Lösung des Zuckers, die durch Rühren bzw. Schütteln bewirkt wird, lasse man absetzen und filtriere. Dieser auf kaltem Wege bereitete Sirup ist lange Zeit haltbar. Will man die Benzoesäure fortlassen, muß der Zuckergehalt um 5% erhöht werden, also:

Beste Raffinade, womöglich bester, weißer kristallisierter Kandiszucker 325,0, kaltes Wasser 175,0.

Andere Sirupi siehe Fruchtsirupe.

Species aromaticae. Gewürzhafte Kräuter. D. A.-B. 6.

Pfefferminzblätter . . . 2,0   Thymian 2,0
Quendel 2,0   Lavendelblüten 2,0
Gewürznelken 1,0

werden fein zerschnitten und nach Zusatz von grob gepulverten Kubeben 1,0 gemengt.

Species diureticae. Harntreibender Tee.
D. A.-B. 6.

Grob zerschnittene Liebstöckelwurzel . 1,0
grob zerschnittene Hauhechelwurzel . . 1,0
grob zerschnittenes Süßholz 1,0
zerstoßene Wacholderbeeren 1,0

werden gemischt. An Stelle des geschälten kann auch ungeschältes Süßholz verwendet werden.

Harntreibend wirken z. B. auch Angelikawurzel, Stiefmütterchen, Petersilienfrüchte und -wurzel, Ackerschachtelhalm, Ginster, Bruchkraut und gelbe Katzenpfötchen.

Species emollientes. Erweichende Kräuter. D. A.-B. 6:

Eibischblätter 1,0   Steinklee 1,0
Malvenblätter 1,0   Kamillen 1,0
Leinsamen 1,0

werden grob gepulvert und gemengt.

Species Hamburgenses. Hamburger Tee.

a) Zerschnittene Sennesblätter 960,0   scharf getrocknete Manna 180,0
   zerquetschter Koriander . 120,0   Weinsäure . . . . . . 15,0.

Man löst die Weinsäure in Wasser 30,0, durchtränkt damit gleichmäßig den Koriander, trocknet und mischt unter die übrigen Bestandteile.

b) Ergzb.:

Mittelfein zerschnittene Sennesblätter 200,0
zerquetschter Koriander 50,0
scharf ausgetrocknete und mittelfein zerschnittene Manna . 100,0
Weinsäure . . . . 10,0.

Der Koriander wird mit der Weinsäure, die in Wasser 20,0 gelöst wurde, gleichmäßig durchtränkt, darauf getrocknet und mit den übrigen Stoffen gemischt.

Species laxantes. Abführender Tee. St. Germain-Tee. D. A.-B. 6:

Mittelfein zerschnittene		zerquetschter Fenchel . .	50,0
Sennesblätter	160,0	zerquetschter Anis . . .	50,0
Holunderblüten	100,0	Kaliumtartrat	25,0

Weinsäure . . . . 15,0.

Der zerquetschte Fenchel und Anis werden zunächst mit der Lösung des Kaliumtartrats in Wasser 50,0 gleichmäßig durchfeuchtet und nach ⅓ stündigem Stehen mit der Lösung der Weinsäure in Wasser 15,0 ebenso gleichmäßig durchtränkt, darauf getrocknet und mit den übrigen Stoffen gemengt.

Species Lignorum. Holztee. Blutreinigungstee. D. A.-B. 6.

| Guajakholz . . . . . | 5,0 | Süßholz . . . . | 1,0 |
| Hauhechelwurzel . . . . | 3,0 | Sassafrasholz . . . . . | 1,0 |

werden grob zerschnitten und gemengt.

Species Lini. Leintee.

Sächs. Kr. V.:

| Ganzer Leinsamen . . . | 80,0 | zerquetschter Anis . . . | 10,0 |
| zerquetschter Fenchel . . | 10,0 | fein zerschnittenes Süßholz | 20,0 |

werden gemischt.

Species nervinae. Beruhigender Tee. D. A.-B. 6:

| Bitterklee . . . . . . | 4,0 | Pfefferminzblätter . . . | 3,0 |
| Baldrian . . . . | | 3,0 | |

werden in grob zerschnittenem Zustande gemischt.

Species pectorales. Brusttee. D. A.-B. 6:

Eibischwurzel	8,0	Veilchenwurzel	1,0
Süßholz	3,0	Huflattichblätter	4,0
Wollblumen		2,0	

werden grob zerschnitten und nach Zusatz von zerquetschtem Anis 2,0, gemengt. Es können erforderlichenfalls die Wollblumen durch Flores Primulae, Flores Farfarae oder Flores Helianthi ersetzt und an Stelle des geschälten auch ungeschältes Süßholz verwendet werden.

Spiritus aethereus. Spiritus Aetheris. Ätherweingeist. Hoffmannstropfen.
D. A.-B. 6:

Äther 1,0   Weingeist (90%) 3,0

werden gemischt. Dichte 0,800—0,804.

Mit Ätherweingeist getränktes Filtrierpapier muß nach dem Verdunsten geruchlos sein. Ätherweingeist muß vollständig flüchtig sein.

Spiritus Aetheris chlorati. Versüßter Salzgeist.

Ergzb.:

werden mit

Rohe Salzsäure 250,0
Weingeist (90%) 1000,0

gemischt und in einen Kolben von 5000 ccm Inhalt gegossen, der mit haselnußgroßen Stücken Braunstein vollständig gefüllt ist. Nach 24 Stunden werden aus dem Sandbade 1050,0 überdestilliert. Falls das Destillat sauer ist, was durch blaues Lackmuspapier nachgewiesen wird, wird es mit etwas getrocknetem Natriumkarbonat geschüttelt und aus dem Wasserbade rektifiziert, bis 1000,0 übergegangen sind.

Spiritus Aetheris nitrosi. Spiritus Nitri dulcis. Versüßter Salpetergeist.

D. A.-B. 6:

werden mit

Salpetersäure von 1,153 spez. Gew.　3,0
Weingeist (90%) 5,0

vorsichtig überschichtet und 2 Tage lang, ohne Umschütteln, stehen gelassen. Alsdann wird die Mischung in einer Glasretorte der Destillation im Wasserbad unterworfen und das Destillat in einer Vorlage aufgefangen, welche

Weingeist 5,0

enthält. Die Destillation wird fortgesetzt, so lange noch etwas übergeht, jedoch abgebrochen, wenn in der Retorte gelbe Dämpfe entstehen. Das Destillat wird mit gebrannter Magnesia neutralisiert, nach 24 Stunden im Wasserbade bei anfänglich sehr gelinder Erwärmung rektifiziert und in einer Vorlage aufgefangen, welche Weingeist 2,0 enthält. Die Destillation wird unterbrochen, sobald das Gesamtgewicht der in der Vorlage befindlichen Flüssigkeit 8,0 beträgt. Dichte 0,835—0,845.

Spiritus Angelicae compositus. Zusammengesetzter Angelikaspiritus.

a) D. A.-B. 6:

Angelikaöl	3,2	Kampfer	20,0
Baldrianöl	0,8	Wasser	250,0
Wacholderbeeröl	1,0	Weingeist (90%)	725,0.

Man löst die ätherischen Öle und den Kampfer im Weingeist, mischt das Wasser hinzu, schüttelt kräftig durch, läßt mehrere Tage stehen und filtriert. Dichte 0,880—0,884.

b) Zerschnittene Angelikawurzeln 16,0　　grob gepulverter Baldrian　4,0
zerquetschte Wacholderbeeren　4,0　　Weingeist (90%) . . . .　75,0
Wasser . . . . 125,0.

Nach 24stündiger Mazeration werden 100,0 abdestilliert und hierin 2,0 Kampfer gelöst.

Spiritus Calami. Kalmusspiritus.

Form. magistr. Berol.:
Kalmusöl . . . .　1,0　　Weingeist (von 90%) . .　99,0.

Spiritus camphoratus. Kampferspiritus.

Kampfer . . . .　1,0　　Weingeist (90%) . . . .　7,0
Wasser . . . . 2,0.

Man löst den Kampfer im Weingeist und fügt das Wasser unter Umschütteln nach und nach hinzu. Dichte 0,879—0,883.
Um größere Mengen von Kampferspiritus herzustellen, empfiehlt sich das Deplazierungsverfahren, also die Anwendung eines Deplazierungsapparates. Oder man bringt den zu lösenden zerkleinerten Kampfer in einen Gazebeutel und hängt diesen so weit in den Weingeist hinein, daß er eben von ihm überspült wird. Nach völliger Lösung des Kampfers fügt man unter Umschütteln das

Wasser hinzu. Oder man setzt einen großen Glastrichter auf eine entsprechende Flasche, bringt den zerkleinerten Kampfer in den Trichter und fügt den Weingeist in kleineren Mengen nach und nach hinzu. Nach völliger Lösung des Kampfers mischt man unter Umschütteln das Wasser unter.

Um den Kampfergehalt im Kampferspiritus zu bestim men, verfährt man nach Jumean wie folgt:

Man vermischt Kampferspiritus 10,0 mit Bleiessig 40,0 und schüttelt um. Der Kampfer wird völlig ausgefällt und sammelt sich an der Oberfläche an. Nach dem Filtrieren, gründlichem Auswaschen und völligem Abtropfenlassen wird der Kampfer auf dem Filter durch Äther gelöst, den man in einer tarierten Porzellanschale auffängt. Nach dem Verdunsten des Äthers (vorsichtig!) trocknet man den Kampfer im Exsikkator aus und wiegt dann.

Spiritus camphoratus-crocatus. Gelber Kampferspiritus.

Safrantinktur 1,0   Kampferspiritus 12,0
werden gemischt.

Spiritus Cochleariae. Löffelkrautspiritus.

a) Getrocknetes Löffelkraut . 4,0   weißer zerstoßener Senfsamen 1,0
   Wasser 40,0
   werden in einer Destillierblase 3 Stunden lang stehen gelassen, alsdann mit
   Weingeist (90%) 15,0
   durchgemischt und destilliert, bis 20,0 übergegangen sind. Spez. Gew. 0,908 bis 0,918.

b) Künstliches Löffelkrautöl . 0,5   verdünnter Weingeist (68%) 1000,0.

Spiritus coeruleus. Blauer Spiritus. Zur Muskelstärkung für Sportsleute.

Ammoniakflüssigkeit (0,910) 90,0   Rosmarinspiritus 135,0
Lavendelspiritus 135,0   Grünspan 2,0
Man stellt einige Tage beiseite und filtriert.

Spiritus dilutus. Verdünnter Weingeist. D. A.-B. 6:

Weingeist (90%) 7,0   Wasser 3,0
werden gemischt. Dichte 0,887—0,891. Gehalt 69—68 Volumprozent oder 61—60 Gewichtsprozent Äthylalkohol.

Spiritus Formicarum. Ameisenspiritus. Mierenspiritus. D. A.-B. 6:

Weingeist (90%) 14,0   Wasser 5,0
Ameisensäure 1,0
werden gemischt. Dichte 0,889—0,893. Ameisenspiritus muß möglichst frisch bereitet sein, darf daher nicht in zu großen Mengen vorrätig gehalten werden, da sonst zuviel Äthylformiat entsteht.

Spiritus Juniperi. Wacholderspiritus.

a) D. A.-B. 6:
   Wacholderbeeröl 3,0   Weingeist (90%) 747,0
   Wasser . . . . 250,0.
   Man löst das Wacholderbeeröl im Weingeist, mischt das Wasser hinzu, schüttelt kräftig um und filtriert nach mehrtägigem Stehen.
   Dichte 0,877—0,881.

b) Wacholderbeeren 1,0   Weingeist (90%) . . . . 3,0.

Die Wacholderbeeren werden zerquetscht, mit dem Weingeist 24 Stunden bei mittlerer Wärme, unter bisweiligem Umrühren in einem geschlossenen Gefäße stehen gelassen, alsdann werden mit Wasserdampf 4,0 abdestilliert. Spez. Gew. 0,885—0,895.

Spiritus Lavandulae. Lavendelspiritus.

a) D. A.-B. 6:

Lavendelöl 3,0   Weingeist (90%) 747,0
Wasser . . . . 250,0.

Man löst das Lavendelöl im Weingeist, mischt das Wasser hinzu, schüttelt kräftig um und filtriert nach mehrtägigem Stehen. Dichte 0,877—0,881.

b) Lavendelblüten 1,0   Weingeist (90%) 3,0

werden 24 Stunden bei mittlerer Wärme, unter bisweiligem Umrühren in einem geschlossenen Gefäße stehen gelassen, alsdann werden mit Wasserdampf 4,0 abdestilliert. Spez. Gew. 0,885—0,895.

Spiritus Mastichis compositus. Mutterspiritus. Zusammengesetzter Mastixspiritus (siehe Gewürzhaftes Bad oder Kräuterbad).

Zerstoßenen Mastix . . . 50,0   zerstoßenen Weihrauch . 50,0
zerstoßene Myrrhe . . . 50,0   Weingeist (90%) 1000,0
Wasser 500,0

bringt man in eine Blase, läßt hier 24 Stunden bei 15°—30° C mazerieren und destilliert dann 1000,0 über.

Das spez. Gew. des Destillates soll 0,858—0,862 betragen.

Spiritus Melissae compositus. Karmelitergeist. Melissenspiritus.

a) D. A.-B. 6:

Zitronenöl . . . . 5 Tropfen   Nelkenöl . . . . . 2 Tropfen
ätherisches Muskatöl 5 Tropfen   Wasser 100,0
Zimtöl . . . . . . 2 Tropfen   Weingeist (90%) . . . 300,0.

Man löst die ätherischen Öle im Weingeist, mischt das Wasser hinzu, schüttelt kräftig um und filtriert nach mehrtägigem Stehen.
Dichte 0,877—0,881.

b) Melissenblätter . . . 14,0   Zitronenschalen 12,0
Muskatnuß 6,0   Zimt 4,0
Gewürznelken 2,0

werden zerkleinert, mit Weingeist (90%) 150,0 übergossen und in einem geschlossenen Gefäß unter wiederholtem Umschütteln 24 Stunden lang stehen gelassen, darauf destilliert man durch hindurchgelassenen Dampf 200,0 ab. Spez. Gew. 0,885—0,895.

c) Melissenblätter 250,0   Zimt 30,0
Zitronenschale 120,0   Nelken 30,0
Muskatnüsse 60,0   Weingeist (90%) 3000,0
Koriander 60,0   Wasser . . . . 1500,0.

Nachdem alles zerkleinert, digeriert man 3 Tage lang und destilliert darauf 3000,0 ab.

d) Melissenöl 3,0   Nelkenöl 0,5
Mazisöl 1,5   Korianderöl 0,5
Zitronenöl 1,5   Weingeist (90%) 750,0
Zimtöl 0,5   Wasser . . . . . . 250,0.

Man stellt mehrere Tage beiseite und filtriert.

Spiritus Melissae compositus crocatus. Gelber Karmelitergeist.

Soll Karmelitergeist gelb gefärbt sein, so fügt man auf 1000,0 hinzu

Safrantinktur . . . . 5,0.

Spiritus Rosmarini. Rosmarinspiritus.

a)   Mittelfein zerschnittene Rosmarinblätter   100,0
   werden mit
   Weingeist (90%) 300,0   Wasser 300,0
   übergossen und 24 Stunden stehen gelassen. Darauf destilliert man ab 400,0.

b) Rosmarinöl 0,3   Weingeist (90%) 75,0
          Wasser . . . . 25,0.
   Man mische, stelle einige Tage beiseite und filtriere.

c) Rosmarinöl 2,0   Weingeist (90%) . . . . 98,0.

Spiritus saponato-camphoratus. Linimentum saponato-camphoratum liquidum. Flüssiger Opodeldok.

D. A.-B. 6:
Kampferspiritus 60,0   Ammoniakflüssigkeit (0,960) 12,0
Seifenspiritus 175,0   Thymianöl 1,0
          Rosmarinöl 2,0
werden gemischt und filtriert.

Spiritus saponatus. Seifenspiritus.

a) D. A.-B. 6:
   Olivenöl 6,0   Weingeist (90%) 30,0
   Kalilauge (15%) 7,0   Wasser . . . . 17,0.
   Das Olivenöl wird mit der Kalilauge und einem Viertel der vorgeschriebenen Menge Weingeist in einer gut geschlossenen Flasche unter häufigem Umschütteln beiseite gestellt, bis die Verseifung vollendet ist und eine Probe der Flüssigkeit mit Wasser und Weingeist sich klar mischen läßt. Darauf fügt man der Flüssigkeit die noch übrigen drei Viertel des Weingeistes und das Wasser hinzu und filtriert die Mischung. Dichte 0,920—0,930.
   Es darf nur reines Olivenöl, auch nicht gebleichtes Sulfurolivenöl verwendet werden.
   Zur Verseifung sind 2—3 Tage erforderlich.

b) Kaliumhydroxyd 55,0   Wasser 100,0
   werden gelöst und der Lösung in einer geräumigen Flasche hinzugefügt
   Olivenöl 300,0   Weingeist (90%) . . . . 375,0.
   Die Mischung wird bei einer Wärme von 35° beiseite gesetzt oder im Wasserbad auf diese Wärme erhitzt und alle 10 Minuten kräftig durchgeschüttelt bis die Verseifung vollendet ist. Darauf setzt man hinzu
          Wasser 1045,0
   und so viel Weingeist (90%), daß das Gesamtgewicht beträgt 3000,0.
   Nun stellt man mehrere Tage an einem kühlen Orte beiseite und filtriert. Will man anstatt des Olivenöles L e i n ö l verwenden, so muß die Gewichtsmenge des Kaliumhydroxyds auf 62,0 erhöht werden.

c)   Reine Kaliseife 10,0
   werden gelöst in einem Gemische von
   Weingeist (90%) 30,0   Wasser . . . . 20,0.
   Nach 2 Tagen wird filtriert.

d) Nach Hebra:
   Kaliseife 50,0   Weingeist (90%) 50,0
          Lavendelspiritus 50,0
   werden im Wasserbade bis zur Lösung erwärmt, einige Tage beiseite gesetzt und filtriert.
   Um eine Überfettung von Seifenspiritus zu erhalten, fügt man 2—5% freie Rizinusölsäure hinzu.

Spiritus Saponis kalini. Sapo kalinus liquidus. Kaliseifenspiritus.
Flüssige Kaliseife.

a) D. A.-B. 6:

Kaliseife 10,0   Weingeist (90%) . . . . 10,0.

Man löst und filtriert.

b) Nach Hebra:

Kaliseife 100,0   Weingeist (90%) 50,0
Lavendelspiritus . . . . 4,0.

Man löst und filtriert.

c) Leinöl 100,0   Weingeist (90%) 70,0

mischt man in einer Flasche und stellt diese in warmes Wasser. Ferner löst man

reines Kaliumhydroxyd . 20,2 in Wasser . . . . 33,0.

Die noch warme Lösung setzt man dem Leinöl-Weingeist-Gemisch zu und schüttelt kräftig durch. Nach einer Minute, wenn die Seifenbildung vollendet ist, fügt man hinzu

Weingeist (90%) 166,0   Wasser . . . . 81,0.

Spiritus Serpylli. Quendelspiritus. Quendelgeist.

a) Mittelfein zerschnittener   Weingeist (90%) 300,0

Quendel 100,0   Wasser 300,0

werden 24 Stunden unter bisweiligem Umrühren bei 15°—20° stehen gelassen. Dann destilliert man ab 400,0.

b) Quendelöl 1,0   verdünnt. Weingeist (68%) 98,0.

Man löst, setzt einige Tage beiseite und filtriert.

Spiritus Serpylli compositus. Zusammengesetzter Quendelgeist.

Münch. Ap.:

Quendelspiritus 80,0
Hoffmannscher Lebensbalsam . . 20,0

werden gemischt.

Spiritus Sinapis. Senfspiritus. Senfgeist. D. A.-B. 6.

Ätherisches Senföl . . 1,0   Weingeist (90%) 49,0

werden gemischt. Dichte 0,828—0,832.

Senfspiritus muß möglichst frisch bereitet sein, darf daher nicht in zu großen Mengen vorrätig gehalten werden.

Spiritus Vini gallicus artificialis. Künstlicher Franzbranntwein.

a) Tannin 1,5   versüßter Salpetergeist . 10,0

Önanthäther 0,5   Bayöl . . . . 3 Trpf.

aromatische Tinktur . . . 2,0   Weingeist (90%) 1000,0

Essigäther 3,0   Wasser . . . . 650,0.

Zuckerfarbe soviel wie erforderlich.

b) Vorschr. Berlin:

Aromatische Tinktur . . 0,4   Ratanhiatinktur . . . . 6 Trpf.

versüßter Salpetergeist . . 0,5   Weingeist (90%) 100,0

werden gemischt und mit Wasser soviel wie erforderlich auf ein Gesamtgewicht von 200,0 gebracht.

c) Essigäther 10,0   Weingeist (90%) 2000,0

versüßter Salpetergeist . . 50,0   Wasser 2935,0

Önanthäther 1,0   Vanilletinktur . . . . . 25 Trpf.

Wird eine gelbliche Farbe gewünscht, so fügt man hinzu: Katechutinktur soviel wie erforderlich.

Spiritus Vini gallicus cum Extracto Pini. Fichtennadel-Franzbranntwein.

Franzbranntwein 92,5   terpenfreies Fichtennadelöl   7,5.

Spiritus Vini gallicus salinus. Franzbranntwein mit Salz.

a) Franzbranntwein 100,0   Kochsalz . . . . 2,5.

b) **stark**
   Franzbranntwein 100,0   Kochsalz . . . . 5,0.

Stilus Mentholi. Mentholstift. Migränestift.

Man schmilzt reines Menthol im Wasserbad und gießt es in Zinnformen aus. Nun läßt man unter Anwendung von Kälte erstarren und leimt den Stift in Holzhülsen ein. Verfälschungen mit Paraffin werden dadurch nachgewiesen, daß man mit dem Mentholstift über weißes Papier streicht. Der entstehende Fleck muß verschwinden, bleibt aber, wenn Paraffin im Mentholstift enthalten ist.

Succus Berberidis inspissatus. Berberitzensaft.

Frische, reife, zerquetschte Berberitzenfrüchte   1000,0
werden mit siedendem Wasser   1500,0
übergossen und eine Zeitlang stehen gelassen, darauf preßt man ab. Die Flüssigkeit seiht man durch ein dichtes Flanelltuch durch und dampft zu einem dicken Extrakt ein.
Dem noch warmen Safte fügt man 1/10 des Gewichtes Zuckerpulver hinzu.

Succus Liquiritiae depuratus in bacillis. Gereinigter Lakritzen in Stengeln.

Gereinigter Lakritzen wird in der Weise bereitet, daß man in ein unten mit einem Abflußhahne versehenes Faß schichtweise ausgelaugtes glattes Stroh oder Holzwolle und Baracco-Lakritzen einpackt, das Ganze mit so viel Wasser übergießt, daß es bedeckt ist, 24 Stunden der Ruhe überläßt und dann die klare Lösung durch den Hahn ablaufen läßt. Diese Auslaugung wird noch einmal, wenn nötig noch zweimal wiederholt, die vereinigten Auszüge durchgeseiht und unter stetem Umrühren bis zur Extraktdicke eingedampft. In 400,0 dieses Extraktes werden unter Erwärmung 300,0 Zuckerpulver und 300,0 feinstes Süßholzpulver eingeknetet und dann mittels einer sog. Sukkuspresse in Stengelchen gepreßt, oder die Masse wird mit der Hand zu Stengelchen ausgerollt.
(Siehe auch Buchheister-Ottersbach I. Succus Liquiritiae.)

Succus Liquiritiae depuratus anisatus. Anislakritzen. Cachou.

Wird in derselben Weise wie gereinigter Lakritzen in Stengeln bereitet, nur daß der fertigen Masse auf 1000,0 noch Anisöl 4,0 und Fenchelöl 1,0 hinzugefügt werden.

Succus Myrtilli inspissatus. Heidelbeersaft.

Frische reife Heidelbeeren 1000,0
werden mit   Wasser   500,0
so lange erhitzt, bis alle Beeren zerplatzt sind. Nun wird der Saft abgepreßt, durchgeseiht und zu einem dicken Extrakt eingedampft.
Dem noch warmen Safte fügt man 1/10 des Gewichts Zuckerpulver hinzu.

Succus Sambuci inspissatus. Holundermus. Fliedersaft. Fliederkreide.

Frische, recht reife Holunderbeeren (Fliederbeeren) werden mit etwa der Hälfte ihres Gewichts Wasser in einem kupfernen Kessel so lange gekocht, bis alle Beeren zerplatzt sind. Dann wird der Saft ausgepreßt und bei mäßigem Feuer unter stetem Umrühren so weit eingedampft, bis eine erkaltete Probe Musdicke zeigt. Zur Erhöhung des Wohlgeschmacks fügt man 1/10 des Gewichts der frischen Beeren Zucker hinzu.
Man hüte sich vor dem Anbrennen des Saftes beim Kochen, da er sonst die schön rote Farbe verliert.

Succus Sorborum inspissatus. Ebereschensaft.

Frische, reife zerquetschte Ebereschenbeeren 1000,0
werden mit kochendem Wasser 1000,0

übergossen und ungefähr ¼ Stunde erhitzt. Darauf wird der Saft abgepreßt, durchgeseiht und zu einem dicken Extrakt eingedampft.

Dem noch warmen Safte fügt man $^1/_{10}$ des Gewichts Zuckerpulver hinzu.

Tincturae. Tinkturen.

Die Tinkturen werden, soweit nichts anderes vorgeschrieben ist, in der Weise bereitet, daß die mittelfein zerschnittenen oder grob gepulverten Stoffe mit der zum Ausziehen dienenden Flüssigkeit übergossen und in gut geschlossenen Flaschen an einem schattigen Orte, bei ungefähr 15°—20°, etwa 10 Tage lang stehen gelassen, dabei aber wiederholt umgeschüttelt werden. Alsdann wird die Flüssigkeit durchgeseiht, erforderlichenfalls durch Auspressen von dem nicht gelösten Rückstande getrennt und nach dem Absetzen filtriert. Während des Filtrierens ist ein Verdunsten der Flüssigkeit soviel wie möglich zu vermeiden.

Die Tinkturen müssen klar sein.

Die vom D. A.-B. 6 zur Bestimmung des Alkoholgehaltes bei den einzelnen Tinkturen festgesetzte. Alkoholzahl wird wie folgt gefunden: Man bedient sich folgenden Apparates: Ein Siedekolben, dessen starkwandiges Siederohr 180 mm Höhe und 20 mm lichte Weite hat, ist zu einer Kugelweite von etwa 5 cm Durchmesser aufgeblasen. In diesen Siedekolben bringt man ein Siedestäbchen zur Verhütung des Siedeverzugs. Auf den Siedekolben wird mittels eines durchbohrten Korkes der Siedeaufsatz befestigt. Dieser besteht aus einem Dampfrohre von 9 mm lichter Weite und etwa 210 mm Höhe, dessen oberer Teil von dem angeschmolzenen Dampfmantel von etwa 20 mm Weite und 140 mm Länge umgeben ist. Das obere, etwas verjüngte Ende des Dampfmantels ist mit einem Korke verschlossen, in dem ein Thermometer befestigt wird. An dem unteren Ende des Dampfmantels ist ein Abzugsrohr von etwa 210 mm Länge angebracht. Dieses Abzugsrohr ist während der Destillation mit einem Kühlrohre zu verbinden. Das untere Ende des Kühlers wird mit einem Vorstoß, dessen unterer Teil bei 0,5 cm lichter Weite 15 cm lang ist, derart verbunden, daß der absteigende Teil des. Vorstoßes senkrecht steht. Als Vorlage dient ein in $^1/_{10}$ ccm eingeteilter Glaszylinder von 25 ccm Inhalt. Der Siedekolben wird auf ein Messingdrahtnetz von 3 mm Maschenweite gestellt, das sich in der Mitte einer Asbestplatte von 100 mm Seitenlänge befindet und, sofern nicht besondere Vorschrift gegeben ist, mit einer Mischung von 10,0 der zu prüfenden Tinktur und 5,0 Wasser beschickt. Darauf wird mit schwach exzentrisch gestellter Flamme das in der Mitte der Asbestplatte befindliche Drahtnetz derart erhitzt, daß es in seiner ganzen Ausdehnung rotglühend wird. Bei beginnendem Sieden ist die Höhe der Flamme so einzustellen, daß die Flüssigkeit gleichmäßig und stark siedet. Bei den mit verdünntem Weingeist bereiteten Tinkturen sind etwa 11 ccm, bei den mit Weingeist bereiteten etwa 13 ccm abzudestillieren. Das in dem Glaszylinder aufgefangene Destillat wird mit so viel Kaliumkarbonat kräftig durchgeschüttelt, daß eine mindestens 0,5 cm hohe Schicht von Kaliumkarbonat ungelöst bleibt. Bei den mit verdünntem

Weingeist bereiteten Tinkturen sind etwa 6,0 bis 7,0, bei den mit Weingeist (90 %) bereiteten Tinkturen etwa 3,0 bis 4,0 Kaliumkarbonat erforderlich. Wird zu reichlich Karbonat zugesetzt, so findet keine scharfe Scheidung der Flüssigkeit statt. In diesem Fall ist mit einigen Tropfen Wasser erneut durchzuschütteln, bis bei ruhigem Stehen eine scharfe Scheidung eintritt. Nach dem Abkühlen auf 20° durch halbstündiges Einstellen in Wasser von 20° wird die Anzahl Kubikzentimeter der oberen alkoholischen Schicht abgelesen = A l k o h o l z a h l. Durch Multiplikation der Alkoholzahl mit 7,43 erhält man bei den mit absolutem Alkohol, Weingeist oder Weingeist und Wasser bereiteten Tinkturen den Alkoholgehalt der Tinktur in Gewichtsprozenten.

Tinctura Aloes. Aloetinktur. D. A.-B. 6:

Aloe 1,0   Weingeist (90%) . . . . 5,0.
Alkoholzahl nicht unter 9,5.

Tinctura amara. Essentia amara. Bittere Tinktur. Bittere Essenz.
D. A.-B. 6:

Grob gepulverte Enzianwurzel . . .   3,0
grob gepulvertes Tausendgüldenkraut   3,0
grob gepulverte Pomeranzenschalen .   2,0
grob gepulverte unreife Pomeranzen .   1,0
grob gepulverte Zitwerwurzel . . .   1,0
verdünnter Weingeist (68%) . . . .   50,0..
Alkoholzahl nicht unter 7,5.

Tinctura anticholerica. Choleratropfen.

a) Aromatische Tinktur . . 100,0   Zusammengesetzte China-
   ätherische Baldriantinktur 100,0   tinktur 100,0
         Pfefferminzspiritus (1+19) . . . 75,0.
b) Aromatische Tinktur . . 100,0   Ratanhiatinktur 100,0
   ätherische Baldriantinktur 100,0   Kaskarilltinktur 25,0
         Pfefferminzöl . . . . 7,5.

Tinctura Arnicaë. Arnikatinktur. Wohlverleihtinktur.

a) D. A. B. 6:   Arnikablüten 1,0
                   verdünnter Weingeist (68%) . . . 10,0.
Alkoholzahl nicht unter 7,7.
b) G r ü n e: Frische blühende Arnikapflanzen . 100,0
   werden zerkleinert und mit
                   Weingeist (90%) 500,0
ausgezogen.
c) A u s d e r W u r z e l:
                   Zerkleinerte Arnikawurzel . . . 20,0
                   verdünnter Weingeist (68%) . . . 100,0.

Tinctura aromatica. Essentia aromatica. Aromatische Tinktur.
Aromatische Essenz. D. A.-B. 6:

Grob gepulv. Ceylonzimt .   5,0   grob gepulv. Gewürznelken   1,0
grob gepulv. Ingwer . .   2,0   zerquetschte Malabar-Kar-
grob gepulv. Galgant . .   1,0   damomen   1,0
         verdünnter Weingeist (68%) . . . 50,0.
Alkoholzahl nicht unter 7,7.

Tinctura Asae foetidae. Stink-Asanttinktur. Asanttinktur.

Grob gepulverter Stinkasant 1,0   Weingeist (90%) . . . . 5,0.

Tinctura Aurantii Corticis. Pomeranzentinktur. Orangenschalentinktur.
D. A.-B. 6:

Grob gepulverte, vom schwammigen
inneren Gewebe befreite Pomeranzenschalen   1,0
verdünnter Weingeist (68%) . . . . 5,0.
Alkoholzahl nicht unter 7,4.

Tinctura Aurantii Fructus. Pomeranzentinktur aus Früchten.
Grob gepulverte unreife Pomeranzen   1,0
verdünnter Weingeist (68%) . . . 5,0.

Tinctura Benzoes. Benzoetinktur.
a) D. A.-B 6:

Grob gepulvert. Siam-Benzoe   1,0   Weingeist (90%) . . . .   5,0.
Alkoholzahl nicht unter 9,0.

Auf zimtsäurehaltige Benzoe prüft man die Tinktur wie folgt:
Man verdampft 5 ccm Benzoetinktur im Wasserbade zur Trockne, zerreibt
den Rückstand und erwärmt ihn mit 0,1 Kaliumpermanganat und 10 ccm Wasser. Nun darf auch bei längerem Stehen kein Geruch nach Benzaldehyd, äther.
Bittermandelöl auftreten.

b) v e n a l i s   f ü r   k o s m e t i s c h e   Z w e c k e :

Grob gepulv. Sumatra-Benzoe   1,0   Weingeist (90%) . . . .   5,0.
v e n a l i s   f ü r   t e c h n i s c h e   Z w e c k e :
Grob gepulv. Sumatra-Benzoe   1,0   vergällter Spiritus . . .   5,0.

Tinctura Benzoes composita. Zusammengesetzte Benzoetinktur.
Jerusalemer Balsam.
Grob gepulv. Siam-Benzoe   10,0   Perubalsam   2,0
grob gepulverte Aloe . .   1,0   Weingeist (90%) . . . .   75,0.

Tinctura Calami. Tinctura Acori. Kalmustinktur. D. A.-B. 6:
Grob gepulverter Kalmus .   1,0   verdünnt. Weingeist (68%)   5,0.
Alkoholzahl nicht unter 7,7.

Tinctura Capsici. Spanisch-Pfeffer-Tinktur. D. A.-B. 6:
Grob gepulv. span. Pfeffer   1,0   Weingeist (90%) . . . .   10,0.
Alkoholzahl nicht unter 10,8.

Tinctura Cardamomi. Kardamomentinktur.
Zerquetschte Kardamomen   1,0   verdünnt. Weingeist (68%)   5,0.

Tinctura Caryophyllorum. Nelkentinktur.
Fein zerschn. Gewürznelken   1,0   verdünnt. Weingeist (68%)   5,0.

Tinctura Cascarillae. Kaskarilltinktur.
Grob gepulv. Kaskarillrinde   1,0   verdünnter Weingeist (68%)   5,0.

Tinctura Catechu. Katechutinktur. D. A.-B. 6:
Grob gepulvertes Katechu   1,0   verdünnter Weingeist (68%)   5,0.
Alkoholzahl nicht unter 7,3.

Man mischt zweckmäßig Katechu mit Sand, bringt das Gemisch in ein Säckchen und hängt dieses in den verdünnten Weingeist.

Tinctura Chinae. Chinatinktur. D. A.-B. 6:
Grob gepulverte Chinarinde   1,0   verdünnter Weingeist (68%)   5,0.
Alkoholzahl nicht unter 7,3.

Tinctura Chinae composita. Zusammengesetzte Chinatinktur.
Chinabitteressenz. D. A.-B. 6:

Grob gepulverte Chinarinde 6,0
grob gepulverte, vom schwammigen innern Ge-
    webe befreite Pomeranzenschale 2,0
grob gepulverte Enzianwurzel 2,0
grob gepulverter Ceylonzimt 1,0
verdünnter Weingeist (68%) . . . . . . 50,0.
Alkoholzahl nicht unter 7,3.

Tinctura Cinnamomi. Zimttinktur. Zimtessenz. D. A.-B. 6:

Grob gepulverter Ceylonzimt 1,0   verdünnter Weingeist (68%) 5,0.
Alkoholzahl nicht unter 7,5.

Tinctura Coccionellae ammoniacalis. Ammoniakhaltige Koschenilletinktur.

Koschenillepulver . . . 6,5   Ammoniakflüssigkeit (0,960) 6,5
     verdünnter Weingeist (68%) . . . 100,0:

Tinctura coronata. Altonaer Wunderkronessenz. Hamburger Tropfen.

a)
Lärchenschwamm	. . .	112,5	Myrrhen	. . . . .	37,5
Enzianwurzel	. . . .	112,5	Kaskarillrinde	. . . .	37,5
Sennesblätter	. . . .	112,5	Alantwurzel	. . . . .	37,5
Aloe	. . . . .	150,0	Kalmus	. . . . . .	37,5
Kampfer	. . . . .	14,0	Pimpinellwurzel	. . .	37,5
unreife Pomeranzen	. . .	75,0	chinesischer Zimt	. . .	37,5
Sassafrasholz	. . . .	57,0	Wermut	. . . . .	37,5

     verdünnter Weingeist (68%) . . 6250,0.

b)
Aloe	. . . . .	30,0	Lärchenschwamm	. . .	3,0
Kampfer	. . . . .	4,0	Rhabarber	. . . . .	4,0
Angelikawurzel	. . .	4,0	Enzianwurzel	. . . .	4,0
Galgant	. . . . .	4,0	Zitwerwurzel	. . . .	4,0
Benediktenkraut	. . .	10,0	Myrrhen	. . . . .	5,0

     Lakritzen 20,0
     verdünnter Weingeist (68%) . . 1000,0.

Soll die Farbe dunkler sein, färbt man mit Zuckerfarbe auf. Beide Vorschriften sind Urvorschriften, O r i g i n a l vorschriften für die in großen Mengen, namentlich nach Südamerika, versandte Wunderkronessenz.

Tinctura coronata alba. Weiße Altonaer Wunderkronessenz.
Weiße Hamburger Tropfen.

Nelkenöl	. . . . . .	7,5	Mazisöl	. . . . . .	1,25
Kümmelöl	. . . . .	7,5	äther. Lorbeeröl	. . . .	1,25
Pomeranzenschalenöl	. .	3,75	Pfefferminzöl	. . . .	0,6
Kalmusöl	. . . . .	3,75	versüßter Salzgeist	. . .	90,0
Anisöl	. . . .	2,0	Weingeist (90%)	. . .	630,0.

Man mischt, stellt einige Tage beiseite und filtriert.

Tinctura Croci. Safrantinktur.
Ergzb.:
Fein zerschnittener Safran   1,0   verdünnter Weingeist (68%) 10,0.
Muß vor Licht geschützt aufbewahrt werden.

Tinctura Curcumae. Kurkumatinktur.

Grob gepulv. Kurkuma . .   1,0   Weingeist (90%) . . . . 5,0.

Tinctura episcopalis. Essentia episcopalis. Bischofessenz.
Bischofextrakt.

a) Vom schwammigen innern Gewebe befreite Pomeranzenschale . . 100,0
   vom schwammigen innern Gewebe befreite Zitronenschale 10,0
              einfaches Orangenblütenwasser . 50,0
   Weißwein 500,0   Weingeist (90%) . . . . 600,0.
   Man mazeriert 8 Tage lang, filtriert und setzt einige Wochen beiseite.

b) Vom schwammigen innern Gewebe befreite Pomeranzenschale . . 50,0
   unreife Pomeranzen . . . 50,0   Bittermandelwasser (s. d.) . . 4,0
   Nelken 4,0   Wasser 100,0
   chinesischer Zimt 4,0   Weingeist (90%) . . . . 380,0.

c) Pomeranzenschale,Curaçao 240,0   Mazis 2,0
   unreife Pomeranzen . . . 60,0   chinesischer Zimt 4,0
            Arrak . . . . 960,0.

d) 10 frische grüne Pomeranzen werden fein abgeschält, die gewonnene Schale
   mit Arrak 1000,0 mazeriert und nach einigen Tagen filtriert.

e) Vom schwammigen innern Gewebe befreite Pomeranzenschale . . 80,0
   unreife Pomeranzen 40,0   Nelken 6,0
            chinesischer Zimt 6,0
   werden mit Wasser 450,0 und Weingeist (90%) 450,0
   8 Tage lang mazeriert, dann filtriert. Dem Filtrat fügt man hinzu
         Limonadenessenz ohne Säurezusatz (siehe diese) 200,0
         Bittermandelöl, blausäurefrei . . . . 2 Trpf.

f) Pomeranzentinktur . . . 250,0   Zimttinktur 5,0
   einfaches Orangenblüten-   blausäurefreies Bittermandelöl 2 Trpf.
   wasser 50,0   Weingeist (90%) . . . 400,0
         Wasser . . . . 300,0.

g) G e z u c k e r t , E s s e n t i a e p i s c o p a l i s s a c c h a r a t a :
   24 frische grüne Pomeranzen werden fein abgeschält, die gewonnene
   Schale wird mit
         Madeira 1500,0
   mazeriert, nach einigen Tagen filtriert und das Filtrat darauf gemischt mit
         Pomeranzenschalensirup . . . . 5000,0.

h) Bischofessenz 10,0   weißer Sirup . . . . . 90,0.

Tinctura Eucalypti. Eukalyptustinktur.

Zerschnittene Eukalyptus-   verdünnter Weingeist
blätter 1,0   (68%) . . . . 5,0.

Tinctura Ferri acetico-formicati. Hensels Tonikum.

a)   30,0 Marmorpulver werden in einer Mischung aus 55,0 Ameisensäure
(spez. Gew. 1,20) und 300,0 Wasser aufgelöst. Ebenso werden 21,0 Ferrosulfat nebst 100,0 einer Auflösung Ferrisulfats vom spez. Gew. 1,318 in einer
Mischung aus 100,0 Eisessig und 300,0 Wasser aufgelöst. Beide Lösungen
werden zusammengetan, mit 400,0 Weingeist (spez. Gew. 0,830) vermischt,
und die klare Flüssigkeit vom niedergeschlagenen Kalziumsulfat abfiltriert.
Im fertigen Präparat geht mit der Zeit eine Bildung von Essigäther vor sich,
daher muß man unmittelbar nach der Bereitung 15,0 Essigäther hinzusetzen,
damit der spezifische Geruch von Anfang an nicht fehle.

b) Nach Bad. Ergzb.:
   Kalziumkarbonat 60,0   Ameisensäure (1,06) . . . 200,0
         Wasser . . . . 155,0.

Man bringt die Ameisensäure nebst Wasser in eine Abdampfschale und trägt das Kalziumkarbonat unter Rühren allmählich ein. Anderseits bereitet man eine Lösung aus

kristall. Ferrosulfat . . . 21,0   verdünnter Essigsäure
Ferrisulfatlösung   (spez.   (30%) 320,0
   Gew. 1,43) 80,0   Wasser 80,0,
vereinigt beide Lösungen und fügt
Weingeist (90%) 400,0   Essigäther 15,0
hinzu. Man stellt in geschlossener Flasche 8 Tage kühl und filtriert dann.

Tinctura Foeniculi composita. Tinctura ophthalmica Romershausen.
Zusammengesetzte Fencheltinktur. Romershausens Augenessenz.
Romershausens Augenbadeessenz.

Fenchel 200,0   verdünnt. Weingeist (68%) 1000,0.
werden 8 Tage lang ausgezogen. Nach dem Filtrieren fügt man
      Fenchelöl . . . . 2,0 hinzu
und, wünscht man eine stark grüne Farbe, etwas grünen Pflanzenfarbstoff.

Um Romershausens Augenwasser, Aqua ophthalmica Romershausen, das als Augenbadewasser und zur Erhaltung der Sehkraft Verwendung findet, herzustellen, mischt man

     zusammengesetzte Fencheltinktur . 10,0
     Wasser . . . . 50,0.

Diese Tinktur und das daraus hergestellte Augenbadewasser müssen als Zubereitung zur Herstellung eines Bades, Augenbades, als freiverkäuflich erachtet werden.

Tinctura Formicarum. Brauner Ameisenspiritus.

     Frisch gefangene Ameisen . . . 200,0
werden zerquetscht und mit
     Weingeist (90%) 300,0
ausgezogen.

Tinctura Galangae. Galganttinktur.

Fein zerschnittener Galgant   1,0   verdünnt. Weingeist (68%)   5,0.

Tinctura Gallarum. Galläpfeltinktur. D. A.-B. 6:

Grob gepulverte Galläpfel   1,0   verdünnt. Weingeist (68%)   5,0.
     Alkoholzahl nicht unter 6,5.

Tinctura Gentianae. Enziantinktur. D. A.-B. 6:

Grob gepulv. Enzianwurzel   1,0   verdünnt. Weingeist (68%)   5,0.
     Alkoholzahl nicht unter 7,3.

Es empfiehlt sich, anstatt des vom D. A.-B. vorgeschriebenen verdünnten Weingeistes von gewöhnlicher Wärme diesen heiß zu verwenden, um das auch in getrocknetem Zustande noch wirksame Ferment der Enzianwurzel abzutöten, wodurch sonst das Gentiopikrin zersetzt wird.

Tinctura Jaborandi. Jaboranditinktur.

Mittelfein zerschnittene Jaborandiblätter   1,0
verdünnter Weingeist (68%) . . . . .   5,0.

Tinctura Jodi. Jodtinktur. Jodspiritus.

a) D. A.-B. 6:
Jod 7,0   Kaliumjodid 3,0
     Weingeist (90%) . . . . 90,0.

Man löst ohne Erwärmen. Dichte 0,898—0,902.

b) Jod   1,0   Weingeist (90%) . . . .   10,0.
Das Jod wird durch Einhängen in den Weingeist z. B. in einem durchlöcherten Trichter oder einem Gazebeutel ohne Erwärmen gelöst.

Oder die Jodtinktur ist in einer mit Glasstöpsel versehenen Flasche zu bereiten, ein Verfahren, das etwas länger währt.

Das Auflösen des Jods bedarf einiger Tage.

Jodtinktur ist das einfachste, am schnellsten und sichersten wirkende Desinfektionsmittel für die Haut, auch bei frischen Wunden.

- Jodtinktur in fester Form erhält man durch Hinzufügen von 10% Natriumstearat, fester Natriumstearinseife, die man durch vorsichtiges Erwärmen in der Jodtinktur auflöst und die Auflösung darauf in Formen ausgießt.

Jodana - Tinktur, ein Austauschstoff für Jodtinktur, stellt komplexe Bromeisenrhodanide-methylierte Halogenphenole in alkoholischer Lösung dar. Auch Sepsotinktur ist ein Austauschstoff für Jodtinktur.

Tinctura Jodi decolorata. Spiritus Jodi compositus. Entfärbte Jodtinktur.
Zusammengesetzter Jodspiritus. Frostspiritus.

a) Jodtinktur . .   50,0   Ammoniakflüssigkeit (spez. Gew. 0,960)   50,0.
Die Ammoniakflüssigkeit wird vorsichtig und sehr allmählich der Jodtinktur zugesetzt und die Mischung dem Sonnenlicht ausgesetzt.

b) Ergzb.:
Jod   20,0   Natriumthiosulfat   20,0
          Wasser . . . .   20,0.
Nach erfolgter Auflösung setzt man hinzu
          Ammoniakflüssigkeit (spez. Gew. 0,960)   30,0
und nach einigem Umschütteln
          Weingeist (90%) . . . . . .   150,0.
Nach dreitägigem Stehen an einem kühlen Orte filtriert man.

Die Herstellung der Lösung des Jods und des Natriumthiosulfats muß unter Abkühlung geschehen und die Ammoniakflüssigkeit nur ganz allmählich hinzugesetzt werden.

Will man entfärbte Jodtinktur auf kleine Fläschchen füllen, so schließt man diese mit Glas- oder Kautschukstöpseln.

Tinctura Macidis. Mazistinktur.

Fein zerschnittene Mazis .   1,0   Weingeist (90%) . . . .   5,0.

Tinctura Myrrhae. Myrrhentinktur. D. A.-B. 6:

Myrrhe, grob gepulvert .   1,0   Weingeist (90%) . . . .   5,0.
          Alkoholzahl nicht unter 10,2.

Tinctura Pimpinellae. Bibernelltinktur. Pimpinelltinktur.
Pimpinellmundwasser. D. A.-B. 6:

Grob gepulv. Bibernellwurzel 1,0   verdünnter Weingeist (68%)   5,0.
          Alkoholzahl nicht unter 7,3.

Tinctura Pini composita. Blutreinigungstinktur. Holztinktur. Ergzb.

Fein zersch. Fichtensprossen 90,0   fein zerschn. Sassafrasholz   30,0
fein zerschn. Guajakholz . . 60,0   grob gepulv. Wacholderbeeren 30,0
          verdünnter Weingeist (68%) . . 1050,0.

Tinctura Ratanhiae. Ratanhiatinktur. D. A.-B. 6:

Grob gepulv. Ratanhiawurzel 1,0   verdünnt. Weingeist (68%)   5,0.
Alkoholzahl nicht unter 7,4. Zur Bestimmung der Alkoholzahl nach den unter Tinkturen angegebenen Bestimmungen unterwirft man ein Gemisch von Ratanhiatinktur 10,0, Wasser 5 ccm und Bleiazetatlösung (1+9) 5,0 der Destillation.

Tinctura Rhei vinosa. Rhabarberwein. Weinige Rhabarbertinktur.
D. A.-B. 6:

Zu Scheiben zerschnittener Rhabarber	8,0
zerquetschte Malabar-Kardamomen	1,0
fein zerschnittene, vom schwammigen, inneren Gewebe befreite Pomeranzenschalen	2,0
Xereswein	100,0.

Zucker nach Bedarf.

Man läßt bei Zimmerwärme in gut geschlossener Flasche vor unmittelbarem Sonnenlichte geschützt unter wiederholtem Umschütteln 1 Woche lang stehen, seiht durch, preßt ab, läßt dann mehrere Wochen lang absetzen und filtriert. In diesem Auszuge wird der siebente Teil seines Gewichts Zucker aufgelöst.

Um schneller ein klares Filtrat zu erhalten, mischt man der durchgeseihten und abgepreßten Flüssigkeit Talk 2,0 hinzu und setzt vor dem Filtrieren einige Tage an einem kühlen Orte beiseite.

Tinctura Sacchari tosti. Zuckerkouleurtinktur. Zuckerfarbetinktur.

Zuckerfarbe 100,0   Weingeist (90%) 50,0
Wasser . . . . 50,0.

Will man sich Z u c k e r f a r b e selbst herstellen, so erhitzt man
gepulverten Zucker . . . 100,0   Kaliumkarbonat 2,5
Wasser 25,0

in einem kupfernen oder emaillierten Gefäße so lange, bis der Zucker in eine dunkelbraun gefärbte Masse übergegangen ist. Diese Zuckerkouleur löst sich aber in säurehaltigen Flüssigkeiten nicht klar auf. Soll Säurekouleur hergestellt werden, muß statt des Kaliumkarbonats wasserfreies Natriumazetat 15,0 oder Essigsäure bzw. Mineralsäure 10,0 verwendet werden.

Tinctura Valerianae. Baldriantinktur. D. A.-B. 6:

Grob gepulverter Baldrian   1,0   verdünnter Weingeist (68%) 5,0.
Alkoholzahl nicht unter 7,5.

Tinctura Valerianae aetherea. Ätherische Baldriantinktur. D. A.-B. 6:

Grob gepulv. Baldrian .   1,0   Ätherweingeist · . . . . 5,0.
5 ccm ätherische Baldriantinktur müssen beim Schütteln mit 5 ccm Kaliumazetatlösung (33,3%) 2 bis 2,5 ccm ätherische Flüssigkeit absondern.

Tinctura Valerianae vinosa. Vinum Valerianae. Weinige Baldriantinktur.
Baldrianwein.

Grob zerschnittener, abgesiebter, n i c h t gepulverter Baldrian 1,0
Xereswein 15,0,

Nach dem Ausziehen seiht man nur durch, preßt aber nicht ab. Soll der Baldrianwein süß schmecken, löst man in der Seihflüssigkeit etwa ¹/₁₀ des Gewichtes Zucker auf.

Tinctura Vanillae. Vanilletinktur.

Fein zerschnittene und zerquetschte Vanille   1,0
verdünnter Weingeist (68%) . . . .   5,0.

Tinctura Zingiberis. Ingwertinktur. Ingweressenz. D. A.-B. 6:

Grob gepulverter Ingwer .   1,0   verdünnter Weingeist (68%) 5,0.
Alkoholzahl nicht unter 7,7.

Traumaticinum. Guttaperchalösung. D. A.-B. 6:

Klein zerschn. Guttapercha   1,0   Chloroform . . . . 9,0.
Man schüttelt in gut geschlossener Flasche wiederholt, bis die Guttapercha gelöst ist, läßt absetzen und gießt die Lösung ab.

Unguenta. Salben.

Bei der Bereitung der Salben ist in der Weise zu verfahren, daß die schwerer schmelzbaren Bestandteile für sich oder unter geringem Zusatze der leichter schmelzbaren Körper geschmolzen und diese der geschmolzenen Masse nach und nach zugesetzt werden, wobei jede unnötige Erhöhung der Wärmezufuhr zu vermeiden ist.

Diejenigen Salben, die nur aus Wachs oder Harz und festem Fett oder Öl bestehen, sollen nach dem Zusammenschmelzen der einzelnen Bestandteile bis zum vollständigen Erkalten fortwährend gerührt werden. Wasserhaltige Zusätze werden den Salben während des Erkaltens nach und nach unter Umrühren beigemischt. Sollen den Salben pulverförmige Körper hinzugesetzt werden, so sollen diese als feinstes, wenn nötig, geschlämmtes Pulver zur Anwendung kommen und zuvor mit einer kleinen Menge des erforderlichenfalls etwas erwärmten Salbenkörpers gleichmäßig verrieben werden. Ist am Boden der Reibschale die Glasur bereits abgerieben und so der Boden etwas durchlässig, tut man gut, ehe man den pulverförmigen Körper hineinbringt, eine winzige Menge des zu verwendenden Fettes für sich in dieser Reibschale zu verteilen, um so die Poren zu schließen, damit nicht die festen Körper hineingerieben werden. Wasserlösliche Extrakte oder Salze sind vor der Mischung mit dem Salbenkörper mit wenig Wasser anzureiben oder darin zu lösen.

Werden die Salben in heiße Gegenden versendet, so ersetzt man Schweineschmalz, Öl und Vaselin bis zu einem Drittel ihres Gewichts durch gelbes Bienenwachs, weißes Wachs, Ozokerit oder Zeresin.

Die Salben sollen eine gleichmäßige Beschaffenheit haben und nicht ranzig riechen. —

Große Mengen von Salbe kann man vorteilhaft in Salbenmühlen herstellen, die nach Art der Farbenmühlen als Mühlen mit Mahlstein, und zwar die Reibesteine aus Porzellan, oder als Zweiwalzenmühlen im Handel sind. Oder man benutzt Salbenreibmaschinen, die zugleich als Pulvermischmaschine dienen können. Durch Schwungrad und Übertragung bringt man das Pistill in Bewegung, zugleich auch einen Spatel, der die Salbe beständig in die Mitte streicht. (Siehe Buchheister-Ottersbach: Drogisten-Praxis I.)

Unguentum Acidi borici. Unguentum boricum. Borsalbe.

a) D. A.-B. 6:
   Zu bereiten aus
   fein gepulverter Borsäure . 1,0   weißem Vaselin . . . . 9,0.

b)   Fein gepulverte Borsäure 100,0
      wasserhaltiges Wollfett (D. A.-B. 6) 450,0
      Paraffinsalbe . . . . 450,0.

c) Gelbe Borsalbe, Unguentum Acidi borici flavum, Unguentum boricum flavum.
   Fein gepulverte Borsäure 10,0   gelbes Vaselin . . . . . 90,0.

d) Harte Borsalbe, Unguentum boricum durum.
   Nach Miehle:
   Fein gepulverte Borsäure 10,0   harte Salbengrundlage (s. d.) 90,0.

Unguentum ad Clavos. Hühneraugensalbe.

a) Salizylsäure 10,0   weißes Pech 10,0
   gelbes Bienenwachs . . . 48,0   Lärchenterpentin 10,0
        gelbes Vaselin . . . . 22,0.

Man schmilzt das weiße Pech und das gelbe Wachs auf dem Wasserbade zusammen, fügt den Lärchenterpentin und Vaselin hinzu, darauf die Salizylsäure und rührt solange, bis die Salizylsäure gelöst ist. Dieser Vorschrift kann man 4% Anästhesin (Paraaminobenzoesäureäthylester) und 10% Perubalsam hinzufügen.

b) für Tubenfüllung
   Salizylsäure 10,0   Kaliseife D. A.-B. 6 . . . 90,0
       Wintergrünöl . . . . 0,5.

c) mit Grünspan, Unguentum Aeruginis, Apostelsalbe.
Hamb. Ap.

Grünspan 1,5   gelbes Bienenwachs . . . 2,0
Weihrauchpulver 1,0   gewöhnlicher Terpentin . 8,0
     Olivenöl . . . . 16,0.

Unguentum Adipis Lanae. Wollfettsalbe.

Wollfett 20,0 werden bei gelinder Wärme im Wasserbade mit Wasser 5,0 gemischt und darauf mit Olivenöl 5,0 versetzt.

Unguentum carbolisatum. Unguentum phenolatum. Karbolsalbe. Phenolsalbe.
Ergzb.

     Phenol (Karbolsäure) 2,0
werden durch Erwärmen gelöst in
     Schweineschmalz . . . . 98,0.

Unguentum cereum. Unguentum simplex. Wachssalbe. Einfache Salbe.
D. A.-B. 6:

Erdnußöl 7,0   gelbes Bienenwachs . . . 3,0.

Um eine gleichmäßige Salbe zu erhalten, ist es erforderlich, die Reibschale, worin bis zum vollständigen Erkalten gerührt werden soll, anzuwärmen. Das Erwärmen der Reibschale geschieht zweckmäßig durch Hineingießen von heißem Wasser.

Unguentum Cerussae. Bleiweißsalbe. D. A.-B. 6:

Feingepulv. reines Bleiweiß 3,0   weißes Vaselin . . . . 7,0.

Unguentum diachylon. Bleipflastersalbe. Hebrasalbe. D. A.-B. 6:

Bleipflaster 2,0   Vaselin . . . . 3,0.

Die Bestandteile werden bei gelinder Wärme im Wasserbade zusammengeschmolzen, darauf bis zum völligen Erkalten gerührt und nach 24 Stunden nochmals durchgerührt.

Unguentum durum. Unguentum Paraffini. Harte Salbengrundlage.
Paraffinsalbe.

Zeresin, weiß (D. A.-B. 6, Schmelzpunkt 68°—72°) 4,0
Wollfett 1,0
flüssiges Paraffin (D. A.-B. 6, Dichte mindestens 0,81) . . . 5,0.

Eine sehr haltbare Salbengrundlage, die außerdem den Vorteil hat, Wasser gut aufzunehmen.

Unguentum fuscum Lassar. Lassarsche braune Salbe.

Buchenteer 15,0   gelbes Vaselin 30,0
sehr fein gepulverter   gepulverte Hausseife . . 30,0
   Schwefel 15,0   Schlämmkreide . . . . 10,0.

Unguentum Glycerini. Glyzerinsalbe. D. A.-B. 6:

Weizenstärke 10,0   Wasser 15,0
Glyzerin 100,0   Weingeist 90% 5,0
         fein gepulverter Traganth . . . 2,0.

Man rührt die Stärke mit dem Wasser an und mischt das Glyzerin zu, reibt den Traganth mit dem Weingeist an und fügt die Anreibung dem Gemische zu. Alsdann erhitzt man das Ganze im Wasserbad unter Umrühren so lange, bis der Weingeistgeruch verschwunden und eine durchscheinende Gallerte entstanden ist. Glyzerinsalben mit reichlichem Wassergehalt werden auch als Gewerbe- schutzsalben zum Schutze gegen Fette und Fettlösungsmittel angewendet.

Unguentum Glycerini molle. Weiche Glyzerinsalbe.

Glyzerin 50,0   weiche Salbengrundlage . 50,0.

Unguentum leniens. Kühlsalbe. Cold Cream. Walratsalbe.

a) D. A.-B. 6:
    Weißes Wachs 7,0   Walrat 8,0
    Mandelöl 60,0   Wasser . . . . 25,0.

Wachs und Walrat werden zuerst im Wasserbade geschmolzen, dann das Mandelöl hinzugefügt und schließlich das Wasser, und zwar sehr allmählich, unter fortwährendem Rühren, bis eine weiße, schaumige Salbe entstanden ist. Auf 100,0 dieser Salbe werden 2 Tropfen Rosenöl zugemischt.

Oder man schmilzt Wachs und Walrat im Wasserbade zusammen, fügt das Mandelöl hinzu, seiht in eine Reibschale durch und setzt die Masse 24 Stunden beiseite. Die jetzt erstarrte Masse wird mit leichtem Druck gleichmäßig von oben abgerieben, bis wieder eine gleichmäßige Salbenmasse entstanden ist. Nun wird das Wasser allmählich zugesetzt und so lange gerührt, bis die Salbe schaumig ist.

b) Berliner Vorschr.:
    Neutrale Salbe 55,0   gelbes Vaselinöl 5,0
    Wasser 40,0   Bergamottöl 0,25
         Geraniumöl . . . . 0,25.

Weitere Vorschriften für Cold Cream siehe „Mittel zur Pflege der Haut".

Unguentum molle. Weiche Salbengrundlage. Weiche Salbe.

a) D. A.-B. 6:
    Gelbes Vaselin 10,0   Lanolin . . . . 10,0.
b)
    Festes Paraffin (Schmelzpunkt 74°—80°) 22,0
    Wollfett 10,0
    flüssiges Paraffin (spez. Gew. mindestens 0,880) . . 68,0.

Man vermeidet starke Erhitzung und rührt die durchgeseihte Masse bis zum Erkalten.

Diese Salbengrundlage ist äußerst haltbar und nimmt leicht große Mengen Wasser auf.

Unguentum neutrale. Neutrale Salbe.

Wasserfreies Wollfett 15,0
weißes Zeresin (Schmelzpunkt 68°—72°) 28,0
weißes, geruch- und geschmackloses Vaselinöl (spez. Gew. 0,885) 57,0.

Unguentum Plumbi. Bleisalbe.

a) D. A.-B. 6:
    Bleiessig 1,0   weiche Salbe 9,0
b) Bleiessig 4,0   Wachssalbe 46,0
c) mit Euzerin nach P. Beiersdorf & Co.:
    Bleiessig 10,0   Wasser 40,0
         wasserfreies Euzerin . . . . . 50,0.

Euzerin ist ein Gemisch von 5,0 Oxycholesterin mit 95,0 Vaselin.

Bleiessig und Wasser werden gemischt und nach und nach mit dem Euzerin zu einer gleichmäßigen Salbe vereinigt. Infolge des großen Wassergehaltes übt diese Bleisalbe eine stark kühlende Wirkung aus.

d) nach H e b r a :
Bleiglätte 15,0   Wasser 25,0
         Olivenöl . . . . 60,0.
Man reibt die Bleiglätte mit dem zum Kochen erhitzten Wasser an, fügt das Olivenöl hinzu und erhitzt im kochenden Wasserbade solange unter beständigem Umrühren und unter öfterem Ergänzen des Wassers, bis eine herausgenommene Probe der Masse weiß geworden ist. Schließlich rührt man bis zum Erkalten.

Unguentum Populi. Pappelpomade. Pappelsalbe.

a) Man erwärmt frische Pappelknospen 1,0 mit Schweineschmalz 2,0 so lange sehr gelinde, bis alle Feuchtigkeit verdunstet ist; dann wird abgepreßt und im Heißwassertrichter filtriert. Die auf diese Weise bereitete Salbe ist blaßgrün und von angenehmem, würzigem Geruch.

b)   Trockene, grob zerstoßene Pappelknospen   250,0
werden bei nicht zu großer Wärme einige Stunden mit
gelbem Bienenwachs . . 20,0   Schweineschmalz . . . 750,0
digeriert, dann wird abgepreßt, mit e t w a s grünem Pflanzenfarbstoff **auf**gefärbt und durch Papier im Heißwassertrichter filtriert.

c) Für k o s m e t i s c h e Z w e c k e kann nach folgender Vorschrift verfahren werden:
Wachs, gelbes 40,0   Schweineschmalz 960,0
werden im Wasserbade geschmolzen und mit etwas Chlorophyll grün gefärbt, dann fügt man hinzu
Rosmarinöl 3,0   Wacholderbeeröl 3,0
     Thymianöl . . . . 3,0.

Unguentum Terebinthinae. Terpentinsalbe.

Gewöhnlicher Terpentin .   1,0   gelbes Bienenwachs . . .   1,0
      Terpentinöl . . . . 1,0.
Man schmilzt Wachs und Terpentin im Wasserbade, nimmt aus dem Wasserbade, mischt entfernt vom Feuer das Terpentinöl unter, seiht durch, und reibt mit dem Pistill bis zum Erkalten.

Unguentum Zinci. Zinksalbe. Zinkkreme.

a) D. A.-B. 6:
Rohes Zinkoxyd   1,0   Benzoeschmalz . . . . .   9,0.

b) Rohes Zinkoxyd 10,0   Lanettewachs N   2,0
wasserfreies Euzerin od. Protegin 44,0   Wasser 44,0

c)   Fein gepulvertes rohes Zinkoxyd .   10,0
      wasserhaltiges Wollfett   45,0
      Paraffinsalbe . . . .   45,0.

d) Rohes Zinkoxyd   1,0   neutrale Salbe . . . . .   9,0.

e) H a u t f a r b i g .
Nach Rausch - Ehrlich.
Roter Bolus 0,3   Glyzerin 4,0
werden innig verrieben und mit
     Zinksalbe 94,0
gemischt.

Verbandstoffe usw.

Da die Herstellung von Verbandstoffen für gewöhnlich im kleinen kaum lohnend sein kann, sollen hauptsächlich Vorschriften angeführt werden, wie sie das Ergänzungsbuch des D. A.-B. für die gebräuchlichsten Verbandstoffe gibt. Das zur Herstellung erforderliche destillierte Wasser muß vor der Verwendung durch Kochen steril gemacht werden.

In betreff dessen, was im allgemeinen über Verbandstoffe zu sagen ist, wird auf B u c h h e i s t e r - O t t e r s b a c h B a n d I d e s H a n d b u c h s d e r D r o g i s t e n - P r a x i s verwiesen. Zu beachten ist, daß in allen Vorschriften, wo entfettete Baumwolle vorgeschrieben ist, diese durch ein Gemisch von Baumwollwatte und Zellstoffwatte oder durch Zellstoffwatte ersetzt werden kann, in Deutschland zur Zeit ersetzt werden muß.

Gossypium carbolisatum. Gossypium phenolatum. Karbolwatte. Phenolwatte.

Man tränkt mit einer Lösung von

verflüssigtem Phenol (Karbolsäure)   60,0
in Weingeist (90%) 1300,0
entfettete Baumwolle . . . . . . 1000,0.

Nachdem man durch Druck die gleichmäßige Verteilung der Flüssigkeit in der Baumwolle bewirkt hat, läßt man diese 24 Stunden in einem bedeckten Gefäße stehen und trocknet endlich bei Zimmerwärme.

Gossypium haemostaticum. Eisenchloridwatte. Blutstillende Watte.

Mit einer Lösung von
Eisenchloridlösung . . . 500,0   in Wasser 1100,0
                        tränkt man entfettete Baumwolle 1000,0.

Nachdem man durch Druck die gleichmäßige Verteilung der Flüssigkeit in der Baumwolle bewirkt hat, wird diese bei mäßiger Wärme und vor Licht geschützt getrocknet.

Gossypium Hydrargyri bichlorati. Sublimatwatte.

Mit einer zweckmäßig durch Säurefuchsin rotgefärbten Lösung von
Quecksilberchlorid . . . 3,0   und Natriumchlorid . . . 3,0
            in Wasser 1500,0
tränkt man   entfettete Baumwolle . . . . 1000,0.

Nachdem durch Druck die gleichmäßige Verteilung der Flüssigkeit in der Baumwolle bewirkt worden ist, wird diese bei mäßiger Wärme getrocknet.

Gossypium Ichthyoli. Ichthyolwatte 10%.

Man tränkt mit einer Lösung von
Ichthyolammonium . . . 150,0   in Weingeist (90%) . . . 950,0
und Wasser 1900,0
entfettete Baumwolle . . . . . 1000,0.

Nachdem man durch Druck die gleichmäßige Verteilung der Flüssigkeit in der Baumwolle bewirkt hat, preßt man 1000,0 der Flüssigkeit ab und trocknet die Baumwolle bei mäßiger Wärme.

Gossypium Pyoctanini. Pyoktaninwatte 0,1%.

Man tränkt mit einer Lösung von
Pyoktanin 1,5   in Weingeist (90%) . . . 1000,0
und Wasser 1998,5
entfettete Baumwolle . . . . . 1000,0.

Nachdem man durch Druck die gleichmäßige Verteilung der Flüssigkeit in der Baumwolle bewirkt hat, preßt man 1000,0 der Flüssigkeit ab und trocknet die Baumwolle bei mäßiger Wärme.

Gossypium salicylatum. Salizylwatte.

Mit einer Lösung von
Salizylsäure 55,0

in einem Gemische von

Weingeist (90%) 700,0   Wasser 700,0
　　　　Glyzerin 100,0
tränkt man   entfettete Baumwolle . . . . 1000,0.

Nachdem man durch Druck die gleichmäßige Verteilung der Flüssigkeit in der Baumwolle bewirkt hat, wird diese bei mäßiger Wärme getrocknet.

Tela carbolisata. Tela phenolata. Karbolgaze. Phenolgaze. Karbolmull 10%. Phenolmull 10%.

Mit einer Lösung von

verflüssigtem Phenol . . 120,0   in Weingeist (90%) . . . 1000,0
tränkt man   entfetteten Mull . . . . 1000,0.

Nachdem durch Druck die gleichmäßige Verteilung der Flüssigkeit in dem Mull bewirkt worden ist, wird dieser bei Zimmerwärme getrocknet.

Tela Hydrargyri bichlorati. Sublimatgaze. Sublimatmull.

Mit einer zweckmäßig durch Säurefuchsin rotgefärbten Lösung von

Quecksilberchlorid . . . 3,0   Natriumchlorid 3,0
　　　　in Wasser 1300,0
tränkt man   entfetteten Mull . . . . 1000,0.

Nachdem durch Druck die gleichmäßige Verteilung der Flüssigkeit in dem Mull bewirkt worden ist, wird dieser bei mäßiger Wärme getrocknet.

Tela Jodoformii. Jodoformgaze. Jodoformmull.

Mit einer Lösung von

Jodoform 110,0   flüssigem Paraffin . . . 5,0
in Äther (spez. Gew. 0,720) 800,0   und Weingeist (90%) . . 200,0
tränkt man   entfetteten Mull . . . . . . 1000,0.

Nachdem durch Druck die gleichmäßige Verteilung der Lösung bewirkt worden ist, wird dieser unter Lichtabschluß bei Zimmerwärme getrocknet und alsbald verpackt.

Die durch den Äther bedingte Feuergefährlichkeit der Darstellung ist zu beachten, auch muß der zu verwendende Mull vollständig stärkefrei sein.

Tela Pyoctanini. Pyoktaningaze. Pyoktaninmull 0,2%.

Man tränkt mit einer Lösung von

Pyoktanin 3,0   in Weingeist (90%) . . . 500,0
　　　　und Wasser 1000,0
　　　　entfetteten Mull . . . . . . 1000,0.

Nachdem durch Druck die gleichmäßige Verteilung der Lösung in dem Mull bewirkt worden ist, preßt man 500,0 der Flüssigkeit ab und trocknet bei gewöhnlicher Wärme.

Tela salicylata. Salizylgaze. Salizylmull.

Mit einer Lösung von

Salizylsäure 58,0   in Weingeist (90%) . . . 550,0
Wasser 550,0   Glyzerin 100,0
tränkt man   entfetteten Mull . . . . . . 1000,0.

Nachdem durch Druck die gleichmäßige Verteilung der Lösung in dem Mull bewirkt worden ist, wird dieser bei gewöhnlicher Wärme getrocknet.

Mastisolähnliche Harzlösung.

a) Nach Fießler:

Fichtenharz 30,0   Äther 100,0
　　　　Leinöl . . . . 1,0.

b) Kolophonium 30,0   Benzol 70,0
    venezianischer Terpentin . 2,0   Natriumbikarbonat . . . 6,0
    Rizinusöl 1,0   Birnenäther 0,5

c) Mastixpulver 200,0   venezianischer Terpentin . 70,0
    Kolophonium 100,0   Leinöl 5,0
       Wintergrünöl 1,0

löst man in

       Benzol . . . . 500,0.

d) Mastix 20,0   Kolophonium 20,0
    Rizinusöl 3,0   Wintergrünöl künstl. . . 1,0
       Benzol . . . . 56,0.

Mastix-Chloroformlösung, abgestumpfte.

Nach Dieterich:

Mastix 300,0   Rizinusöl 30,0
Chloroform 700,0   Natriumbikarbonat . . . 50,0.

Man stellt die Mischung unter öfterem kräftigem Umschütteln bei gewöhnlicher Temperatur mehrere Tage beiseite bis der Mastix gelöst ist. Darauf schüttelt man um und filtriert durch ein mit Chloroform angefeuchtetes Filter. Schließlich ergänzt man das verdunstete Chloroform, daß die Gesamtmenge der Lösung 1000,0 beträgt und fügt einige Tropfen Birnenäther hinzu. Sollte die Lösung schlecht filtrieren, schüttelt man sie vor dem Aufgießen auf das Filter mit Talk durch oder reibt Talk mit der Mastixlösung unter allmählichem Zusetzen der Lösung an.

Wird Chloroform durch die gleiche Gewichtsmenge Benzol ersetzt, so ergibt sich die

abgestumpfte Mastix-Benzollösung.

Wird Mastix durch helles Kolophonium ersetzt, erhält man die

Mastix-Ersatzlösung.

Dakinsche Lösung.

       Chlorkalk 200,0
werden mit   Wasser 10 000,0
und   Natriumkarbonat 140,0

gemischt, die Mischung einige Zeit kräftig geschüttelt und nach 30 Minuten filtriert. Darauf fügt man so viel Borsäure in Pulverform hinzu, wie erforderlich ist, um die Lösung zu neutralisieren.

Einheitsverbandkasten des Verbandes der gewerblichen Berufsgenossenschaften.

A. Kleiner Verbandkasten.

1. Für tiefere Wunden: 5 keimfreie Einzelverbände (Verbandpäckchen 7 cm), am besten verbunden mit Jodampulle (5%). Erst unmittelbar vor dem Gebrauch zu öffnen! Gebrauchsanweisung auf der Umhüllung. Die nicht vorgeschriebenen, aber sehr zu empfehlenden Jodampullen können auch getrennt beigegeben werden (6 Stück für Betriebe, auf besondere Bestellung 10 Stück in geeigneter Verpackung). An Stelle der Jodampullen kann auch Jodlösung in kleinen Röhrchen mit geeignetem Verschluß bereitgehalten werden. Die Jodröhrchen müssen die Aufschrift tragen: „Das Jodröhrchen dient zum Bestreichen der Wundumgebung, nicht der Wunde selbst. Nach Gebrauch gut schließen." Keine Jodflasche!

2. Für oberflächliche Wunden (Schnitte, Risse, Abschürfungen, Druckblasen): 15 Pflasterverbände (elastisches Heftpflaster[1]) mit Verbandeinlage: Mullkissen in mittlerer Größe (Mullkissen etwa $2\frac{1}{2} \times 2\frac{1}{2}$ cm), jeder Verband mit vor der Verwendung abzuziehender Gaze bedeckt; je drei dieser Pflasterverbände unter Beigabe einiger Heftpflasterstreifen zum Überkleben der Ränder des Pflasterverbands in einem Briefumschlage mit Gebrauchsanweisung und Aufdruck: „Nur für oberflächliche Wunden (Schnitte, Risse, Abschürfungen, Druckblasen)."

3. Für Verbrennungen: 1 Wismut- oder Pastenbrandbinde in fertiger Form, wie Vasenol-, Antischin-Brandbinde 2 m lang, 10 cm breit, in Schachtel mit aufgedruckter Gebrauchsanweisung.

4. Außerdem: a) Ein dreieckiges Verbandtuch (nach Esmarch, mit aufgedruckter Gebrauchsanweisung), b) 6 Lederfingerlinge in drei Größen, c) 6 Sicherheitsnadeln Nr. 2.

Ferner muß der Verbandkasten enthalten: Die Anleitung zur ersten Hilfe bei Unfällen. Die Schrift: „Erste Hilfe und Rettungswesen in den Betrieben". — Der kleine Verbandkasten hat, wenn er Jodampullen oder Jodröhren enthält, die Aufschrift zu tragen: Mit Jodtinktur.

B. Für mittlere und größere Betriebe.

Großer Verbandkasten:

1. Die unter A angegebenen Materialien in doppelter Menge zum Nachfüllen des kleinen Verbandkastens.

2. 1 Spule Kautschukheftpflaster, 5 m $\times$ 3,75 cm.

3. 6 Mullbinden mit Festkantbinde, 24fädig, 8 cm breit, 4 m lang, einzeln verpackt.

4. 100 g Spitalwatte von mittlerer Faser ohne Knoten und Schalen zum Abrollen in Pappkasten mit Aufdruck: „Zum Polstern".

5. 3 Kramerschienen, je 50 cm lang, 8 cm breit.

6. 1 Schlagaderabbinder (Gurt) 80 cm lang, 2,5 cm breit, mit Aufdruck: „Darf höchstens 3 Stunden liegen bleiben! Nach einer und nach zwei Stunden vorübergehende Lockerung, um festzustellen, ob die Blutung steht".

7. 1 Verbandschere (abgeknickt mit Knopf).

8. 1 Stück Seife.

9. 1 Handbürste.

10. 1 Leitfaden für die Ausbildung in der ersten Hilfe (Laiennothilfe) bei Unfällen.

Nachbestellkarten mit der Inhaltsangabe des Verbandkastens.

Auch der große Verbandkasten hat, wenn er Jodampullen oder Jodröhrchen enthält, die Aufschrift zu tragen: Mit Jodtinktur. Nur Betriebe mit großem Verbrauch dürfen die Jodtinktur in Flasche vorrätig halten.

Ferner müssen in mittleren und größeren Betrieben vorhanden sein: 1 Waschschüssel, 1 Handtuch.

C. Auf Wunsch des Bestellers werden mitgeliefert:

1. 3 gebrauchsfertige Lobelin-Spritzampullen (für gasgefährdete Betriebe erforderlich).

2. 200 g Weinsäurepulver im Weithalsglas mit Gummistöpsel (nur für Betriebe, die ätzende Laugen herstellen oder verwenden) mit Aufdruck: „Ein Eßlöffel auf $\frac{1}{2}$ Liter Wasser zum Abspülen bei Verätzung durch Laugen."

3. 4 Ampullen Lavendel-Ammoniak in Hülsen (zur Anregung bei Ohnmacht).

---

[1] Bis zur Hälfte des Bestandes darf nichtelastisches Heftpflaster (Kautschukheftpflaster) bereitgehalten werden. Verwendung des elastischen Pflasterverbandes namentlich an Fingergelenken.

In solchen Betrieben, in denen ein Arzt regelmäßig oder zeitweise S p r e c h - s t u n d e hält, Wunden versorgt oder behandelt, muß außerdem vorhanden sein:

1. 1 Kochkessel mit Deckel und ausreichender Heizvorrichtung oder ein kleiner einfacher Sterilisationsapparat.

2. keimfreie Seide
3. keimfreier Verbandmull } unter zweckentsprechender Aufbewahrung.

Für den Einzelhandel, Ladenbetriebe ohne Maschinen und nicht mehr als 3 Angestellten.

K l e i n s t - V e r b a n d k a s t e n :

1, F ü r t i e f e r e W u n d e n : 1 keimfreier Einzelverband (Verbandpäck-chen 7 cm).

2. F ü r o b e r f l ä c h l i c h e W u n d e n (Schnitte, Risse, Schrammen, Druckblasen): 3 Pflasterverbände (elastisches Heftpflaster mit Verbandeinlage: Mullkissen) in mittlerer Größe (Mullkissen etwa $2\frac{1}{2} \times 2\frac{1}{2}$ cm).

3. F ü r V e r b r e n n u n g e n : 1 Wismut- oder Vasenol-Brandbinde.

4. A u ß e r d e m : 1 Lederfingerling.

Die Verwendung von sog. blutstillender Watte ist verboten!

Einheitsverbandkasten für Kraftwagen.

1. 4 große (7—8 cm) und 2 kleine (4 cm) keimfreie Einzelverbände, am besten verbunden mit Jodampulle (5%). Erst unmittelbar vor dem Gebrauch zu öffnen! Gebrauchsanweisung auf der Umhüllung.

2. 10 Pflasterverbände (elastisches Heftpflaster mit Verbandeinlage: Mull-kissen) in mittlerer Größe (Mullkissen etwa $2\frac{1}{2} \times 2\frac{1}{2}$ cm), jeder Verband mit vor der Verwendung abzuziehender Gaze bedeckt; je 2 dieser Pflasterverbände unter Beigabe einiger Heftpflasterstreifen zum Überkleben der Ränder des Pflasterverbandes in einem Briefumschlage mit Gebrauchsanweisung und Aufdruck: „Nur für oberflächliche Wunden (Schnitte, Risse, Abschürfungen, Druck-blasen)."

3. 4 Mullbinden mit Festkantbinde, 24fädig, 8 cm breit, 4 m lang, einzeln verpackt.

4. 100 g Spitalwatte von mittlerer Faser ohne Knoten und Schalen zum Ab-rollen in Pappkasten mit Aufdruck: „Zum Polstern!"

5. 1 Wismut- oder Pastenbrandbinde in gebrauchfertiger Form, wie Vasenol-, Antischin-Brandbinde, 2 m lang, 10 cm breit, in Schachtel mit aufgedruckter Gebrauchsanweisung.

6. 1 Verbandschere (abgeknickt mit Knopf).

7. 1 dreieckiges Verbandtuch (nach Esmarch, mit aufgedruckter Gebrauchs-anweisung).

8. 3 Kramerschienen, zwei je 50 cm lang, 8 cm breit, und eine 40 cm lang, 6 cm breit.

9. 1 Spule Kautschukheftpflaster, 5 m $\times$ 3,75 cm.

10. 4 Ampullen Lavendel-Ammoniak in Hülsen (zur Anregung bei Ohnmacht).

11. Die nicht vorgeschriebenen, aber sehr zu empfehlenden Jodampullen können auch getrennt beigegeben werden (6 Stück in geeigneter Verpackung). An Stelle der Jodampullen kann auch Jodlösung in kleinen Röhrchen mit ge-eignetem Verschluß bereitgehalten werden. Keine Jodflasche!

12. 1 Schlagaderabbinder (Gurt), 80 cm lang, 2,5 cm breit, mit Aufdruck: „Darf höchstens 3 Stunden liegen bleiben! Nach einer und zwei Stunden vor-übergehende Lockerung, um festzustellen, ob die Blutung steht."

13. 12 Sicherheitsnadeln Nr. 2.

14. 1 Anleitung zur ersten Hilfe bei Unfällen (herausgegeben vom Verbande der gewerblichen Berufsgenossenschaften).

Luftschutz-Verbandkasten.

Der Luftschutz-Verbandkasten für den Sanitätsdienst (Polizei, Feuerwehr, Verbände usw.) muß folgenden Inhalt haben:

A. Mittel gegen mechanische Verletzungen: 1 Arterienabbinder oder 1 Drahtfederbinde, 1 Preßstück Mullstreifen, 1 Preßstück zu 3 Cambricbinden, 1 Preßstück Polsterwatte, 2 Preßstücke Verbandwatte, 2 dreieckige Verbandtücher, 1 Dutzend Sicherheitsnadeln, 4 Pappschienen, 1 Holzschiene zum Zusammenstecken, 6 Verbandpäckchen, 1 Pappschachtel mit Pflasterschnellverbänden, 1 Spule Kautschukpflaster, 2 Fläschchen aus braunem Hartglas etwa 4,4 ccm Jod- oder Sepsotinktur in Pappschachtel.

B. Mittel gegen Brandwunden: 1 Tube Borsalbe, 3 Wismutbrandbinden, 100 g Natrium bicarbonicum-Pulver D. A.-B. 6 in brauner viereckiger Glasflasche mit Schraubverschluß, 10 g Soda.

C. Mittel gegen Schädigungen: 3 Glas Chlorkalk, je 100 g, 1 Tube alkal. Augensalbe, 2 Augensalbenstäbchen, 1 Augentropfglas, 50 g Kaliumpermanganat, 1 emaill. Meßgerät von 125 ccm, 1 Rolle Borsäuretabletten 10 × 1 g, 1 Natrium-bicarbonicum-Tabl. 50 × 1 g, 1 Lavendel-Ammoniak-Riechfläschchen, 1 Hexamethylentetramintabl. 20 × 50 g, 1 anatom. Pinzette, 1 Verbandschere, 1 Kleiderschere, 1 Block Verwundeten- und Krankentäfelchen, 20,0 Salmiakgeist in weißer sechseckiger Glasflasche mit eingeschliffenem, dichtschließendem Stopfen und mit Pergament überbunden.

Von den angeführten Mitteln dürfen Borsäuretabletten, alkalische Augensalbe und Hexamethylentetramintabletten außerhalb der Apotheken als Heilmittel nicht feilgehalten und verkauft werden.

Luftschutz-Hausapotheke.

10 Verbandpäckchen Mull, 100,0 Verbandwatte gerollt, 2mal 50,0 Verbandwatte gerollt, 50 Stück Natriumbikarbonattabletten 1,0 in Schraubverschlußgläsern, 1 Glasflasche leer 500,0 Inhalt, 2 Glasflaschen je 100,0 Chloraminpuder, 1 Emaillegefäß 1 Liter mit Einteilung, 1 Löffel aus Holz, 1 Kruke 20,0 alkalische Augensalbe, 2 Augensalbenstäbchen in Papphülse, 1 Tube 50,0 Vaselin, 500,0 Kaliseife in Porzellankruke, 250,0 kalzinierte Soda in Pappdose, 1 Glasflasche leer 1000 ccm, 3 Brandbinden 2 m lang, 10 cm breit, 50,0 Baldriantinktur, 12 Stück Würfelzucker in Blechdose, 1 Riechfläschchen aus Glas mit Kunstharzschraubverschluß in nichtrostender Metallhülse mit 6,0 Eukalyptus-Menthol-Gemisch, 2 Dreiecktücher, 6 Mullbinden 24fädig 4 m × 10 cm, Sicherheitsnadeln Größe 2, 1 Anleitung „zur ersten Hilfe", 1 Inhaltsverzeichnis mit Gebrauchsanweisung. Die alkalische Augensalbe darf außerhalb der Apotheken als Heilmittel nicht feilgehalten und verkauft werden.

Wurmmittel.

a) gegen Bandwurm, Taenia:
von der Samenschale befreite möglichst frische zerstoßene
Kürbiskerne 80,0
werden innerhalb zwei Stunden in drei Gaben eingenommen, darauf als Abführmittel nach zwei Stunden zwei Eßlöffel voll Rizinusöl.

b) gegen Madenwürmer, Oxyuren:
Zweimal täglich eine kleine Messerspitze voll
Sulfur praecipitatum,
hinterher etwas
Karlsbader Salz,
ferner öfterer Einlauf einer Abkochung einer Knoblauchzwiebel in reichlich einem halben Liter Wasser, der nach dem Erkalten etwas Essig (2 Teelöffel voll) zugefügt ist.

c) gegen Spulwürmer, Askariden:
gepulverte Rainfarnblüten einen knappen Teelöffel voll morgens nüchtern mehrere Tage hintereinander. Gleich nach dem Einnehmen ein Abführmittel.

Gegen Würmer im allgemeinen werden auch die Flores Pyrethri von Chrysanthemum cinerarii folium infolge des Pyrethringehaltes angewendet, sie wirken auf Würmer schon durch die Berührung ein.

Tiermittel.

Hinsichtlich des Verkehrs mit Futtermitteln sind die Bestimmungen des Gesetzes über den Verkehr mit Futtermitteln zu beachten. Das Gesetz verlangt z. B. daß Futtermittel ihrer Natur entsprechend zu benennen sind, ferner daß Mischungen, die überwiegend oder ganz aus nichtmineralischen Stoffen bestehen, als Mischfutter, wenn überwiegend oder ganz aus mineralischen Stoffen, als Mischungen zu bezeichnen sind. Auch sind die Mischungsverhältnisse anzugeben. Futtermittel, die neu in den Verkehr gebracht werden sollen, unterliegen einem Anmeldezwang. Mischfuttermittel dürfen nur von den Betrieben hergestellt werden, die von der Hauptvereinigung der Deutschen Getreide- und Futtermittelwirtschaft — Hauptvereinigung — durch schriftlichen Bescheid zugelassen worden sind. Dies gilt nicht für die Herstellung von Mischfuttermitteln zum Verbrauch in der eigenen Wirtschaft.

Es dürfen nur solche Mischfuttermittel hergestellt werden, die dem Hersteller in ihrer Zusammensetzung durch schriftlichen Bescheid genehmigt worden sind.

Allgemeine.

Freßpulver.

a) Für Pferde, Rindvieh und Schweine.

Natriumsulfat	200,0	Schwefelblumen	100,0
Spießglanz	100,0	Wacholderfrüchte	100,0
Fenchel	100,0	Bockshornsamen	100,0
Enzianwurzeln	100,0	Natriumchlorid	200,0.

Alles grob gepulvert und gut gemengt. Eßlöffelweise auf das Futter zu streuen. Ein geringer Zusatz von rotem Bolus kann heute, wo der Bolus als Arzneimittel für Menschen bei Darmerkrankungen gern verabreicht wird, nicht mehr als eine Verschlechterung des Freßpulvers angesehen werden.

b) Nach Maerker:

Wermut	100,0	Wacholderfrüchte	100,0
Enzianwurzeln	100 0	Kalmus	100,0
Natiumchlorid	100,0	Natriumsulfat	100,0
Bockshornsamen	200,0	Spießglanz	100,0.

Alles grob gepulvert und gut gemengt.

c) Entwässertes Natrium-

sulfat	200,0	Natriumchlorid	150,0
Natriumbikarbonat	50,0	Enzianwurzeln	100,0.

Alles grob gepulvert und gemengt.

Einem größeren Stück Vieh gibt man zwei Eßlöffel voll, einem kleineren einen Eßlöffel voll täglich zweimal ins Saufen. Man erregt dadurch die Freßlust der Tiere außerordentlich.

d) Korneuburger (nach Hager):

Entwässertes Natrium-		entwässertes Magnesium-	
sulfat	250,0	sulfat	10,0
Schwefelblumen	30,0	Enzianwurzeln	15,0.

Alles grob gepulvert und gut gemengt.

Freßpulver, die mit entwässertem Natriumsulfat hergestellt sind, müssen gut verpackt und sehr trocken aufbewahrt werden.

Futterkalk, nach Art des Brockmannschen.

a) Phosphorsaurer Kalk . . 60,0   Kalmus 4,0
   (gefälltes Knochenmehl,   Fenchel 4,0
   Dikalziumphosphat)   Wacholderfrüchte 4,0
   Süßholzwurzel 6,0   Bockshornsamen 7,0
b) Dikalziumphosphat . . . 50,0   Leinsamenmehl 20,0
   Natriumchlorid . . . 10,0   Fenchel . . . . . . 20,0.
c) Dikalziumphosphat . . . 90,0   Fenchel 6,0
          Natriumchlorid . . . . 4,0.
d) Präzipitiertes Kalzium-   Fenchel 6,0
   karbonat 90,0   Natriumchlorid . . . . 4,0.
   Alles gepulvert und gemengt.

Futtermittel-Dauerfutter-Konservierung und zugleich Werterhöhung.

Schlämmkreide 350,0   Magnesiumphosphat . . . 20,0
Viehsalz 250,0   Kieselsäure 60,0
Dikalziumphosphat . . . 200,0   Kalziumfluorid 10,0
Dinatriumphosphat . . . 100,0   Schwefel . . . . 10,0.

Huffett. Hufsalbe. Hufschmiere.

a)   Für s p r ö d e Hufe nimmt man gelbes Wachs 3,5 Rindertalg 7,0 Fischtran 10,5. Das Ganze wird im Wasserbade geschmolzen und der H u f mit
der Salbe fleißig eingeschmiert. Man kann auch etwas Kienruß zum Schwärzen zusetzen (siehe unten), die Salbe darf aber dadurch nicht dick werden.
Für m ü r b e , brüchige und sogenannte W a s s e r h u f e bereitet man eine
Salbe aus gelbem Wachs 3,5, Terpentin 3,5, hierzu setzt man nach dem
Schmelzen im Wasserbade Schweinefett 7,0 und Leinöl 7,0 und bestreicht
den ganzen Huf, besonders auch die Krone desselben, damit. Als eine Huf-
salbe für Pferde, welche viel im Wasser oder Morast gehen müssen, eignet
sich eine Salbe vorzüglich, die man aus Wagenteer 14,0 und Schweineschmalz
42,0 bereitet. Man mischt die beiden Stoffe gut durcheinander und schmiert
die Hufe täglich ein.

b) Nach Dieterich:
Rindertalg 65,0   Kaliseife 5,0
Rüböl 20,0   Wasser . . . . . . 10,0.
Die Kaliseife wird unter Erwärmung im Wasser gelöst und mit Talg und
Rüböl gemischt.

c) Pferdefett 500,0   Fischtran 400,0
Talg 200,0   Ölsäure 100,0
      blausäurefreies Bittermandelöl   10 Trpf.

d) M i t W o l l f e t t.
Rohes Wollfett 85,0   Rüböl . . . . 15,0.
Man verleiht der Mischung Wohlgeruch durch
     blausäurefreies Bittermandelöl   2 Trpf.
     Zitronellöl . . . .   8 Trpf.

e) M i t S a l i z y l s ä u r e :
Salizylsäure 1,0   Schweinefett 15,0
Fischtran 15,0   Rindertalg . . . . . 69,0.
    Die Fette werden im Wasserbade zusammengeschmolzen, die Salizylsäure
in der Masse gelöst und diese bis zum Erkalten gerührt.
    Will man die H u f f e t t e s c h w a r z h a b e n , setzt man 2% Kienruß
mit etwas Rüböl angerieben, hinzu.

Hufkitt. Guttaperchakitt für Hufe.

a)   Gewöhnlicher Terpentin 1,5
werden vorsichtig im Dampfbad oder Wasserbad erwärmt und darin werden
bei schwacher Erwärmung gelöst.
Ammoniakgummiharz . . 2,0   Guttapercha . . . . . . 2,0.

Beide Stoffe werden sehr allmählich in den erwärmten Terpentin eingerührt, das Ammoniakgummiharz in gepulvertem Zustande, die Guttapercha
möglichst fein zerschnitten.

b) Guttapercha 100,0   Ammoniakgummiharz . . 50,0
werden bei schwacher Hitze im Dampfbad oder Wasserbad unter beständigem
Umrühren geschmolzen und in Stangen ausgerollt oder in Platten ausgegossen. Oder jeder der beiden Stoffe wird für sich geschmolzen und dann
mit dem andern vermengt.

c) Nach Dieterich:

Gereinigtes Ammoniakgummiharz . 30,0
gewöhnlicher Terpentin 10,0

werden im Dampfbade geschmolzen und zu dem Gemische nach und nach
unter beständigem Rühren hinzugesetzt

Guttapercha . . . . 60,0.

Wünscht man schwarzen Hufkitt, so setzt man etwas Ruß hinzu.

Vor dem Gebrauche wird der Hufkitt in heißem Wasser erweicht und in die
vorher gereinigten Hufplatten eingetragen. Die Masse erhärtet nach dem Erkalten sofort und haftet sehr fest an.

Hufwachs.

Venezianischer Terpentin . 45,0   Zeresin 55,0
werden im Wasserbade zusammengeschmolzen.

Stärkungspulver.

Eisenvitriol (Ferrosulfat) . 1,0   Enzianwurzel 1,0
Kümmelfrüchte . . . . 1,0.
Alles grob gepulvert und gut gemengt.
Man gibt je nach Größe des Tieres eine Messerspitze bis einen Teelöffel voll.

Für Pferde.

Augensalbe bei Augenentzündung.

Zinksalbe 50,0
Täglich zweimal eine Kleinigkeit ins Auge zu wischen.

Augenwasser.

a) Bleiessig 1,0   Wasser . . . . . . 99,0.
Täglich fünf - bis sechsmal mit einem Schwamm zu befeuchten.

b) Borsäure 50,0
Einen Teelöffel voll in ¼ Liter lauwarmem Wasser aufzulösen.

Brunstpulver.

Hirschbrunst 20,0   Zimt 5,0
Galgant 5,0   Ingwer 5,0
Kardamomen . . . . 5,0.
Alles grob gepulvert und gemischt auf einmal einzugeben.

Brustseucheneinreibung.

Kampferspiritus . . . . . . 250,0.
Man reibt den Leib kräftig damit und packt warm in Decken ein.

Drusenpulver.

a) Gepulverte Enzianwurzel . . . . 10,0.
Dreimal täglich ein Pulver mit Honig angerührt.
Außerdem

Wacholderfrüchte 50,0
werden zerquetscht, mit Wasser ausgekocht und die Abkochung dem Tier
eingegossen.

b)   Künstliches Karlsbader Salz in Pulverform . 250,0.
Mehrmals am Tage sind 25,0 in Leinsamenaufguß gelöst zu geben.
Es empfiehlt sich in allen Fällen, dem Futter Zusätze von Freßpulver zu
geben.

Drusensalbe gegen Geschwulst im Kehlgange (Kropf, Strengel).

a)   Flüchtiges Liniment . . . . . . 250,0.
Man reibt dreimal täglich die Anschwellungen ein.

b)   Lorbeeröl . . . . 50,0.

Drusenumschlag.

Grob gepulverte Kamillen . . . 500,0
oder   Leinsamenmehl 500,0
werden mit heißem Wasser angerührt.

Druseninhalation. Einatmung bei Druse.

Eukalyptol . . . . 50,0.
Ein Teelöffel voll wird mit siedendem Wasser verdampft.

Durchfalleinreibung zur Einreibung des Bauches, siehe Restitutionsfluid.
Im übrigen gibt man Kalziumkarbonat, Bitter- und würzige Stoffe, wie Kalmus, Enzian, Wermut, oder gerbstoffhaltige, wie Eichenrinde, Tormentillwurzel, ferner Magnesiumoxyd 8,0 oder Ferrosulfat (Eisenvitriol) 2,0 je nach dem Alter ein- bis zweimal.

Fieber als Begleiterscheinung der verschiedenen Krankheiten durch Erkältung.
Kaliumnitrat 4,0
dreimal täglich mit Honig zusammengerührt.
Außerdem
Natriumsulfat 150,0
zweimal täglich in Leinsamenabkochung.

Freßpulver.

a) Enzianwurzel 100,0   Wermut 100,0
Bockshornsamen . . . 100,0   Wacholderfrüchte . . . 100,0
Natriumchlorid . . . . 200,0.
Alles grob gepulvert und gut gemengt. Auch unter Zusatz einer geringen
Menge rotem Bolus (vgl. S. 76).

b) Wacholderfrüchte . . . 150,0   Enzianwurzel 150,0
zerfallenes Natriumsulfat . 250,0   Kalmus 150,0
Natriumchlorid 100,0   Ingwer 50,0
Natriumbikarbonat . . . 100,0   Spießglanz . . . . . . 50,0.

Harnruhr. Lauterstall.

a)   Gepulverter roter Bolus 125,0
werden mit Wasser angerührt und nach und nach zum Saufen gegeben.

b)   Magnesiumoxyd . . . . 30,0.
Zweimal täglich in Wasser.

Harnverhalten.

Gepulverte Petersilienfrüchte 50,0 werden mit 1 Liter Wasser abgekocht.
Den Leib reibt man ein mit einem Gemische von
Spanisch-Pfeffer-Tinktur . 25,0   Kampferspiritus . . . . 100,0.
Diese beiden Bestandteile des Gemisches müssen auf dem Abgabegefäße
deutlich genannt werden.

Knochenweiche.

Kalziumphosphat (aufgeschlossenes Knochenmehl, Dikalziumphosphat) 500,0.
Auf jedes Futter einen Eßlöffel voll.

Kolik.

a) **Verstopfung.**

Aloe 30,0 werden mit grüner Seife soviel wie erforderlich zu einem Bissen verarbeitet. Wenn überhaupt erforderlich, darf diese Gabe erst nach 3 Tagen wiederholt werden.

Oder: Kamillen 50,0

werden in 1000,0 = 1 Liter siedendem Wasser aufgebrüht, nach dem Durchgießen läßt man kalt werden und rührt dazu

Leinöl . . . . 250,0.

Auf einmal dem Pferd einzugeben.

b) **Harnverhaltung.**

Aufgüsse von:

Leinsamen 300,0   Wacholderfrüchte . . . 125,0.

Diese Stoffe werden unzerkleinert gemengt.

c) **Einreibung** siehe **Restitutionsfluid.**

d) **Wind- und Krampfkolik.**

Kampfer 5,0   Ätherweingeist . . . . . 90,0.

Man gibt viertel- bis halbstündlich einen Eßlöffel voll in 500,0 = 0,5 Liter Wasser.

Maukewaschmittel. Maukebademittel.

a)   Kupfervitriol (Kupfersulfat) . . . 40,0.

Man löst in 1000,0 = 1 Liter Wasser auf, wäscht mit Seifenwasser aus, trocknet ab, badet reichlich mit der Kupfervitriollösung nach und verbindet mit einer Binde.

b) Kresolseifenlösung . . . 25,   Seifenspiritus 50,0

Wasser . . . . 200,0.

Räude.

Nach Oberveterinär Dr. J. Schmidt.

Das Tier muß am ganzen Körper, also auch am Schopf, Mähne und Schwanzwurzel entweder ganz kurz oder mindestens so weit geschoren werden, daß die Haut vor Anwendung des Desinfektionsmittels vollständig von Schmutz und Schuppen befreit werden kann. Haare und Putzstaub sind sofort zu verbrennen, Schere und Putzzeug durch Einlegen in eine Lösung von Lysol von Schülke & Mayr in Hamburg zu desinfizieren. Das Tier wird darauf am ganzen Körper mit Schmierseife eingerieben, die nach 1—2 Tagen mit lauwarmem Wasser und Bürsten entfernt wird. Oder man wendet ein Vollbad mit einer 0,5prozentigen warmen Natriumkarbonatlösung an und reibt das Tier gründlich mit Bürsten. Schließlich bürstet man das Tier am ganzen Körper mittels einer Auftragbürste, und zwar gegen den Strich der Haare mit dem Desinfektionsmittel **Wiener Liniment** ein:

Wiener Liniment.

Holzteer 10,0   Weingeist (90%) 20,0

gereinigter Schwefel . . 10,0   Schmierseife . . . . . 20,0.

Diese Einreibung wiederholt man viermal in Zwischenräumen von 5—8 Tagen.

Alle Gegenstände, die mit dem Tier irgendwie in Berührung gekommen sind, müssen sorgfältig durch Einlegen in oder Abwaschen oder Anstreichen mit desinfizierenden Mitteln wie Kreolin oder eine Lösung von Lysol von Schülke & Mayr in Hamburg oder Kalkmilch, der Kresolseifenlösung zugesetzt ist, sorgfältig desinfiziert werden.

Die Tiere selbst mit starken Kreolinlösungen, die an und für sich die Räude tilgen, einzureiben, empfiehlt sich **nicht**, da häufig dadurch Vergiftungen beobachtet wurden, wodurch die Tiere eingingen, **ähnliches gilt für Vaselinöl.**

Um das Desinfektionsmittel wieder zu entfernen, wäscht man das Tier mit Schmierseife und warmem Wasser, mit 0,5prozentiger Natriumkarbonatlösung und reibt mit einem Strohwische trocken.

Während der ganzen Zeit muß das Tier in einem warmen, trocknen, zugfreien Stalle stehen.

Restitutionsfluid gegen Rheumatismus, Lähmungen und Sehnenklapp.

a) Spanisch-Pfeffer-Tinktur . 60,0   Äther 60,0
Kampferspiritus 180,0   Ammoniakflüssigkeit (0,960) 150,0
Weingeist (90%) 330,0   Wasser . . . . 180,0.

Bei dieser Mischung sind Weingeist und Äther vor der Hinzufügung zu Ätherweingeist zu mischen.

b) Spanisch-Pfeffer-Tinktur . 100,0   Seifenspiritus 150,0
Ammoniakflüssigkeit (0,960) 100,0   Ätherweingeist 50,0
Kampferspiritus 200,0   Wasser . . . . 400,0.

c) Ammoniakflüssigkeit (0,960) 50,0   Kampferspiritus 150,0
Ätherweingeist 100,0   Seifenspiritus 200,0
Spanisch-Pfeffer-Tinktur . 150,0   Wasser . . . . 350,0.

Die einzelnen Bestandteile müssen auf den Abgabegefäßen verzeichnet sein. Soll das Restitutionsfluid nur kräftigen, fügt man 10% Kochsalz und 5% Arnikatinktur hinzu.

Russischer Spiritus, Spiritus russicus als kräftigende Einreibung für Pferde.

a) D. A.-B. 6:
Grob gepulverter spani-   Kampfer 2,0
   scher Pfeffer 2,0   Terpentinöl 3,0
Ammoniakflüssigkeit (0,960) 5,0   Äther 3,0
Weingeist (90%) 75,0   Glyzerin 2,0
          Wasser . . . . 10,0.

Man zieht den spanischen Pfeffer bei Zimmertemperatur mit der Ammoniakflüssigkeit und dem Weingeist unter öfterem Umschütteln 10 Tage lang aus, seiht durch und fügt die übrigen Bestandteile hinzu. Nachdem sich der Kampfer gelöst und die Flüssigkeit abgesetzt hat, wird filtriert.

b) Zerstoßenen Senfsamen . 50,0   Wasser 100,0
rührt man zu einem Teig an und fügt dann hinzu:
      mittelfein zerschnittenen spanischen Pfeffer . . . 20,0
Kampfer 20,0   Ammoniakflüssigkeit (0,960) 50,0
Natriumchlorid 20,0   Weingeist (90%) , . . . 800,0.

Nach 8tägiger Mazeration filtriert man und setzt dem Filtrat zu
Terpentinöl 30,0   Äther . . . . 30,0.

c) Natriumchlorid 100,0   Senfpulver 100,0
werden in einer Flasche mit Wasser 100,0 übergossen und ½ Stunde beiseitegestellt. Dann fügt man hinzu:
Spanischen Pfeffer . . 100,0   Weingeist (90%) 800,0

und läßt 8 Tage lang mazerieren; dann wird abfiltriert und auf 900,0 Filtrat
Ammoniakflüssigkeit (0,960) 50,0   Terpentinöl 50,0
hinzugefügt.

d) Spanischer Pfeffer . . . 300,0   Kampfer 100,0
schwarzer Senf 300,0   Lärchenterpentin 100,0
Wasser 300,0   Ammoniakflüssigkeit (0,960) 100,0
Natriumchlorid 100,0   Weingeist (90%) . . . . 3000,0.

Bereitung wie unter a.

Satteldruck.

a) Pappelsalbe 100,0. Morgens und abends dick aufzustreichen. Vor dem Auflegen der Salbe wäscht man mit
Kresolseifenlösung . . . 1,0   Wasser . . . . 100,0.
b) Nachdem gründlich ausgewaschen ist, pudert man mit Zinkoxyd ein und streicht dann dick Salizyltalg auf.

Würmer.

a)   Gepulverte Rainfarnblüten . 15,0—30,0
je nach dem Alter des Tieres, morgens nüchtern, 8 Tage hintereinander, mit Wasser.
    Am neunten Tage
         gepulverte Aloe . . . . . 15,0—30,0
je nach dem Alter des Tieres, mit Seife angerührt.
b)   Terpentinöl . . . . 50,0—100,0
je nach dem Alter des Tieres, mit einigen Litern einer schleimigen Flüssigkeit, wie Leinsamenaufguß oder Haferschleim, vermischt
und darauf s o g l e i c h
           Rizinusöl . . . . 200,0—500,0.

Für Rinder.

Augenwasser.

Bleiessig 2,0   Wasser . . . . 98,0.
    Täglich 6—8mal mit einem Schwamme zu befeuchten.

Augensalbe bei Augenentzündung.

         Zinksalbe . . . . 50,0.
Täglich zweimal eine Kleinigkeit ins Auge zu wischen.

Bleibepulver zur Verhütung des Verkalbens.

         Eisenvitriol (Ferrosulfat) . . . . 2,0.
    Dreimal täglich in Leinsamenaufguß
außerdem
         Kochsalz 10,0
    Dreimal täglich.
    Zweckdienlich ist ein Einlauf von
         Natriumbikarbonat 3,0
in 1 L ter Wasser einige Stunden vor dem Sprung.
    Bei häufiger auftretendem Verkalben der Rinder kann nur Serumbehandlung helfen.

Blutharnen.

Man gibt zwei Tage lang jedem Futter einen Zusatz von
         geschlämmter Kreide . . . . . 20,0.
Außerdem morgens und abends
         Kaliumnitrat 10,0
in Wasser gelöst.

Brunstpulver.

Hirschbrunst 25,0   Bockshornsamen 25,0
Kassiazimt 2,5   Ingwer . . . . 2,5.
    Grob gepulvert und mit Kleie und Wasser gemischt auf einmal zu geben.

Durchfall.

a)   Gepulverte Tormentillwurzel . . 15,0
zweimal täglich in Wasser.

b)
Gepulverte Eichenrinde 25,0
werden in Haferschleim gegeben und dies nach 3 Stunden wiederholt.

c) Bei Kälbern.
Natriumbikarbonat . . . . . . 4,0.
½ Stunde darauf gibt man
gepulverte Eichenrinde 4,0,
die man mit Haferschleim gut gemischt hat.
So verfährt man halbstündlich mehrere Male.
Außerdem schiebt man in den After
Kakaobutter . . . . 15,0.
Oder

d)
gepulverte Tormentillwurzel . . . 8,0.
Zweimal täglich ein Pulver in Wasser.

e) Oder
getrocknete Heidelbeeren 60,0
werden mit Wasser . . . . . . 2000,0 = 2 Liter
so lange gekocht, bis die Flüssigkeit noch 1000,0 beträgt.
Man gibt 2 Tage hintereinander je die Hälfte.

f) Bei Kälbern von ungefähr 14 Tagen.
Magnesiumoxyd . . . . 6,0.
Zweimal täglich mit Wasser.
In die Milch, womit die Kälber getränkt werden, rührt man außerdem
etwas Weizenmehl ein.
Außerdem bei allen Rindern dreimal täglich einen
Teelöffel voll Kalziumkarbonat.

Euterentzündung.

Man badet die Euter in einem lauwarmem Aufguß von
Kamillen 500,0   siedendem Wasser . . . 5000,0
und fettet die Euter mit Borsalbe ein, bestehend aus
fein gepulverter Borsäure . 10,0   weißem Vaselin 45,0
Wollfett . . . . 45,0.

Fieber.
Kaliumnitrat . . . . 5,0.
Zweimal täglich mit Honig zusammengerührt.
Außerdem
Natriumsulfat . . . . 125,0.
Zweimal täglich in Wasser oder Leinsamenaufguß gelöst.

Freßpulver. Milchpulver. Nutzenpulver. Mastpulver.

a) Gepulverter Anis 150,0   gepulverter Fenchel . . . 150,0
gepulverte Eberwurzeln . 150,0   gepulv. Schwarzkümmel . 200,0
entwässertes Natriumsulfat 250,0   Natriumchlorid . . . . 100,0.

Dreimal täglich einen gehäuften Eßlöffel voll. Freßpulver, die mit entwässertem Natriumsulfat hergestellt sind, müssen gut verpackt und durchaus
trocken aufbewahrt werden.

b) Gepulverter Kalmus . . 150,0   entwässertes Natriumsulfat 150,0
Natriumchlorid 200,0   Natriumbikarbonat . . . 150,0
gepulverter Fenchel . . 200,0   gepulverter Anis . . . . 150,0.

Dreimal täglich einen Eßlöffel voll.

c) Nach Hager:
Kaliumnitrat 30,0   Alaun 30,0
Schwefelblumen 30,0   Kreide 30,0
weißer Bolus 60,0   gepulverter Anis 150,0
gepulverter Fenchel . . 150,0   gepulverter Bitterklee . . 150,0
Natriumchlorid . . . . 370,0.

d) Gepulverte Anisfrüchte . 200,0   gepulv. Petersilienfrüchte   50,0
   gepulverte Enzianwurzeln 100,0   Natriumchlorid   150,0
   gepulverter Kalmus . . . 100,0   Natriumbikarbonat . . . 400,0.

Gelbsucht.

Gepulverte Aloe . . . . 15,0.

Alle 3 Tage ein Pulver in Wacholderaufguß, jedoch nicht öfter als dreimal.

Geschlechtstrieb, gesteigerter. Reichliches Rindern der Kühe.

Kampferpulver . . . . ⸴   2,0.

Dreimal täglich 2 Tage hintereinander ins Maul zu streuen.

Außerdem   Natriumsulfat . . . . 200,0.

Geschwüre im Ohr.

Man reinigt das Ohr mit schwachem Seifenwasser und pinselt es alle Tage mit Terpentinöl aus.

Halsentzündung.

Man reibt den Hals ein mit
             flüchtiger Salbe 100,0,
außerdem gibt man dreimal täglich
             Kaliumnitrat   . . . .   3,0.

Knieschwamm.

Man macht öfter am Tage Umschläge mit Bleiwasser, bestehend aus
             Bleiessig   30,0
             Wasser   2000,0
und reibt öfter ein mit
             Kampferspiritus . . . . . . 100,0.
Ist der Knieschwamm verhärtet, reibt man ein mit
             flüchtiger Salbe 100,0
oder mit Restitutionsfluid s. S. 81.

Magenentzündung.

Entwässertes Natriumsulfat . . . 20,0.

Mehrmals täglich in Leinsamenaufguß.

Maul- und Klauenseuche-Desinfektion.

Die Tiere sind mit e i n prozentiger Natronlauge, der Verätzungsgefahr halber, mit Vorsicht zu desinfizieren.

Zum Desinfizieren von Fußboden, Wänden und Geräten müssen der Natronlauge 5% Kalk hinzugesetzt werden. Bei Frost fügt man zu 10 Liter der Flüssigkeit 0,5—1 kg Kochsalz, Natriumchlorid hinzu.

Maulschwämme der Kälber.

Alaun   7,5

löst man in 1000,0 = 1 Liter Wasser, setzt einen Löffel voll Honig hinzu und wäscht dreimal täglich das Maul damit aus.

Melkfett.

a) Chemisch reines Osmaron .   5,0   wasserfreies Wollfett . . 150,0
             weißes Vaselin . . . . . . 800,0.
b) Chem. reines Osmaron . .   5,0   weißes Zeresin 200,0
   wasserfreies Wollfett . . 150,0   weißes Vaselinöl (völlig
                                         geschmack- u. geruchlos) 600,0.

Die Stoffe werden bei mäßiger Erwärmung im Wasserbade zusammengeschmolzen, bis das Osmaron in Lösung ist, und dann wird bis zum völligen Erkalten gerührt.

Entfernung der Nachgeburt.
Gepulverter Borax 40,0
in nicht zu schwachem Kaffee.

Rheumatismus.
Einreibung.
Spanisch-Pfeffer-Tinktur . 25,0   Kampferspiritus . . . . 250,0.
Die Bestandteile der Mischung sind auf dem Abgabegefäße zu verzeichnen.

Als Abführmittel gibt man bei Vorhandensein von Fieber künstliches Saidschützer Bitterwassersalz 250,0, im übrigen
gepulverte Aloe 30,0,
die mit grüner Seife zu einem Bissen angerührt werden, jedoch darf Aloegabe erst nach drei Tagen wiederholt werden.

Ruhr.
Alaunpulver 15,0 werden in zwei Teile geteilt.
Man gibt zweistündlich ein Pulver in einem Aufgusse von Pfefferminze, den man mit Leinöl 250,0 vermischt.
Siehe auch Durchfall.

Säuern der Milch.
Natriumbikarbonat . . . . . . 50,0.
Täglich mehrere Tage hintereinander.
Außerdem auf das Futter mehrere Male täglich
Fenchelpulver . . . . 25,0.

Scheidenkatarrh.
Getrocknete Bierhefe, die eingeblasen wird.

Trommelsucht.
a) Man gibt halbstündlich
Ammoniakflüssigkeit (spez. Gew. 0,960) . 15,0
zusammen mit Kalkwasser . . . . . 600,0.
Die beiden Stoffe dürfen aber nicht gemischt abgegeben werden.

b) Als Einreibung dient folgende Mischung:
Spanisch-Pfeffer-Tinktur . 50,0   Ammoniakflüssigkeit(0,960) 50,0
Die Bestandteile der Mischung sind auf dem Abgabegefäße zu verzeichnen.

Verdauungspulver zum Anregen des Wiederkauens.
Gepulverter Enzian . . . 15,0   gepulv. Wacholderfrüchte . 10,0
gepulverter Kalmus . . . 15,0   gepulv. Tausendgüldenkraut 10,0
gepulv. Bockshornsamen . 10,0   gepulv. Magnesiumsulfat . 40,0.

Vergehen der Milch.
Entwässertes Natriumsulfat . . . 100,0.
3 Tage hintereinander, morgens nüchtern, in Wasser aufgelöst.
Darauf zweimal täglich
gepulverte Kümmelfrüchte . . . 10,0.
Ferner streut man zwischen das Futter
gepulverte Enzianwurzeln . . . 10,0.

Verstopfung.

a) Gepulverte Aloe 30,0
werden mit Leinöl 500,0
gut gemischt und auf einmal verabreicht. Die beiden Stoffe müssen getrennt abgegeben werden.

b) Entwässertes Natriumsulfat . . . 500,0
werden in einer Abkochung von
ganzem Leinsamen . . . 500,0 Wasser 1000,0
aufgelöst und lauwarm eingegeben. Die beiden Stoffe müssen getrennt abgegeben werden.

Würmer.

Gepulverte Rainfarnblüten . 10,0—20,0
je nach dem Alter des Tieres, morgens nüchtern mehrere Tage hintereinander. Hat man dies mehrere Tage gegeben, dann bekommt das Tier
gepulverte Aloe . . . . . 15,0—30,0
je nach dem Alter des Tieres, mit Seife angerührt.

Für Schweine.
Augenentzündung.

Bleiessig . . . . 4,0 Wasser . . . . 250,0.

Ausschlag bei Ferkeln.

Kalkwasser . . . . . . 100,0 Leinöl . . . . 100,0.
Innig gemischt öfter am Tage aufzustreichen.

Durchfall.
Man gibt dreimal täglich
Alaunpulver 1,0,
das mit arabischem Gummi . . . 9,0
vermischt und mit lauwarmem Wasser oder Kamillentee aufgelöst wird. Alaunpulver und Gummiarabikum müssen gesondert abgegeben werden.

Fieber.
Kaliumnitrat . . . . 1,5.
Viermal täglich mit Honig oder Sirup angerührt.
Außerdem kristallisiertes Natriumsulfat . . 30,0,
zweimal täglich.

Freß-Mastpulver.

a) Gefälltes Kalziumphosphat
   (Dikalziumphosphat) . . 4,0   gepulverte Haselwurz . . 1,0
   Holzkohlenpulver 1,0   Spießglanz 1,0
   Schwefelblüte 1,0   Natriumchlorid . . . . 2,0.

b) Spießglanz 30,0   gepulverte Enzianwurzeln 70,0
   gefälltes Kalziumphosphat   Natriumchlorid . . . 100,0
   (Dikalziumphosphat) . . 200,0   entwässertes Natriumsulfat 100,0.

c) Natriumbikarbonat . . . 500,0   gepulverter Kalmus . . 250,0
   Spießglanz 100,0   gepulvertes Quassienholz . 100,0
   gepulverte Enzianwurzeln 300,0   gefälltes Kalziumphosphat
                                    (Dikalziumphosphat) . . 600,0
   Natriumchlorid . . . . . . 150,0.

Kräftigungsmittel bei Knochenschwäche.
a) Gefälltes Kalziumphosphat (Dikalziumphosphat) . 5,0.
Zwischen jedes Futter zu rühren.

b)   Gefälltes Kalziumphosphat (Dikalziumphosphat) . .   40,0
          grob gepulverter Eisenvitriol (Ferrosulfat)   4,0
          Milchzucker . . . .   40,0.
Man gibt zweimal täglich einen Teelöffel voll zwischen das Futter.

Krämpfe.

Je nach der Größe des Tieres
          Kaliumbromid . . . .   1,5.
Zwei- bis dreimal täglich.

Räude.

Gepulvertes Schwefelkalium 10,0   Holzteer   5,0
          Schmierseife   85,0
werden gemischt. Mit dieser Seife bestreicht man die mit etwas Rüböl eingefetteten Stellen und wäscht sie am anderen Tage ab, um darauf das Bestreichen
zu wiederholen.

Rotlauf.

          Kaliumnitrat . . . .   2,0.
Dreimal täglich mit Honig oder Sirup angerührt.
Außerdem   kristallisiertes Natriumsulfat . .   30,0.
Zweimal täglich.
Zugleich reibt man mit Kampferspiritus oder mit flüchtiger Salbe ein.
R o t l a u f i s t e i n e a n m e l d e p f l i c h t i g e K r a n k h e i t.

Verfangen.

          Kaliumnitrat . . . .   2,5.
Zweimal täglich mit Honig oder Sirup angerührt.
Außerdem   kristallisiertes Natriumsulfat . .   25,0.
Zweimal täglich.

Für Hunde.

Appetitlosigkeit. Freßlustmangel.

          Entwässertes Natriumsulfat . . .   5,0.
Zweimal täglich in Wasser aufgelöst.

Aufblähen.

          Natriumbikarbonat . . . . . .   2,5.
Nach ½ Stunde gibt man dieselbe Menge nochmals. Man schüttet das Pulver
trocken auf die Zunge.

Augenentzündungen.

a) Bleiessig   2,0   b) Kreolin   1,0
   Wasser   198,0   Wasser . . . .   99,0.

Blutharnen.

          Kristallisiertes Natriumsulfat . .   10,0.
Dreimal täglich in Wasser gelöst.

Durchfall.

a)   Kalziumkarbonat
   Dreimal täglich einen Teelöffel voll, abwechselnd mit dreibasischem Kalziumphosphat.
b)   Enzianwurzel   50,0
werden abgekocht mit
          Wasser . . . .   250,0.
Der Abkochung fügt man hinzu
          kristallisierten Alaun . . . . .   2,5.
   Alle 2 Stunden einen Kaffeelöffel voll zu geben. Man gibt beide Stoffe gesondert ab, und zwar die Enzianwurzel nicht zerkleinert.

Als Nahrungsmittel werden Salep 50,0 abgegeben, die zum Salepschleim zubereitet werden müssen. Als Einreibung für den Leib dient eine Mischung aus
Kampferspiritus 50,0   Spanisch-Pfeffer-Tinktur . 10,0.
Die Bestandteile der Mischung sind auf dem Abgabegefäße zu verzeichnen.

Ekzem. Trockne und nässende Flechte.

Man wäscht die Stellen bzw. den ganzen Körper mit w e i c h e r T e e r -
s c h w e f e l s e i f e, wie sie unter R ä u d e angegeben, und fettet dann mit
einer Zinksalbe ein, bestehend aus
rohem Zinkoxyd 10,0   Wollfett 20,0
         Schweineschmalz . . . . 20,0.

Erbrechen.

a)   Zitronensaft . . . . 50,0.
   Teelöffelweise zu geben.
b) Wenn krampfartig,
         Kaffee-Extrakt . . . . 25,0.
Teelöffelweise zu geben.

Fettsucht.

Entwässertes Natriumsulfat . . . 5,0.
Jeden zweiten Tag ein Pulver in Wasser gelöst zu geben.

Gelbsucht.

Wacholdersaft . . . . 100,0.
Zweimal täglich einen Teelöffel voll. Daneben
       künstliches Karlsbader Salz . . . 100,0.
Täglich einen Teelöffel voll in Wasser. Dem Trinkwasser fügt man einige Tropfen Salzsäure hinzu.

Haarausfall, übermäßiger.

Hiergegen eignet sich sehr gut die unter Räude angegebene w e i c h e T e e r -
s c h w e f e l s e i f e.
Oder man wäscht mit einer Auflösung von
Kresolseifenlösung . . . 2,5   Schmierseife 25,0
       in lauwarmem Wasser . . . . . 1000,0.

Halsentzündung.

Zerschnittene Salbeiblätter . . . 100,0
werden mit kochendem Wasser 1000,0 übergossen. Mit diesem Aufgusse spritzt
man stündlich den Hals aus. Außerdem reibt man den Hals ein mit
       flüchtigem Liniment . . . . . . 100,0.

Hautröte.

Ichthyol 1,0   Kaliseife . . . . 9,0.
Mit dieser Seife wäscht man die geröteten Stellen. Ist große Hitze vorhanden, so kühlt man vorher mit
       Bleiwasser . . . . 200,0.

Hundekuchen. Nach Dr. Weil.

Fleischmehl	200,0	Hafermehl	100,0
Weizenmehl	400,0	Natriumchlorid	20,0
Maismehl	100,0	Backpulver	25,0

Wasser soviel wie nötig, um einen festen Teig zu bekommen. Man bäckt in
viereckigen Formen zu Kuchen von etwa 200,0.

Husten.

Fenchelhonig . . . . 100,0.
Alle 2 Stunden einen Teelöffel voll.
Außerdem äußerlich eine Einreibung der Kehlkopfgegend mit
Lorbeeröl . . . . 50,0.
Auch empfiehlt sich ein Priesnitzscher Umschlag um den Hals.

Knochenschwäche.

Gefälltes Kalziumphosphat (Dikalziumphosphat) . 0,5.
Viermal täglich.

Krämpfe.

Kaliumbromid 1,0
Man verabreicht 12 Pulver und läßt dreimal täglich ein Pulver in Wasser
geben.

Kropf.

Schwammkohle . . . . 0,25.
Dreimal täglich, zwei Wochen hintereinander.

Magen- und Darmkatarrh.

Wenn Verstopfung, gepulverte Aloe 5,0 werden im Lauf eines Tages
in Wasser gegeben, und zwar zur Zeit der dritte Teil; oder 6 Rizinusölkapseln
zu je 2,5, oder Natriumsulfat 10,0—20,0.
Wenn Durchfall, siehe S. 87.
Außerdem werden Natriumbikarbonat 10,0 im Lauf eines Tages gegeben.

Ohrkrankheiten.

a) Blutohr.
Die Geschwulst wird aufgeschnitten und öfter am Tage mit Kamillenaufguß ausgewaschen.
Dann spritzt man hinein Myrrhentinktur.
Man bedient sich dazu einer Glasspritze.
b) Ohrkatarrh. Ohrzwang.
Das Ohr wird mit Kamillenaufguß ausgewaschen, dann etwas Bleiwasser
eingeträufelt und schließlich eine kleine Messerspitze voll basisch salpetersaures Wismut eingestäubt. Fette Ernährung ist zu vermeiden.
c) Ohrkrebs.
Waschungen mit Bleiwasser und darauffolgende Einstäubung mit basisch
salpetersaurem Wismut.
Wenn schon zu weit vorgeschritten, sind scharfe Ätzmittel oder Kou-
pieren mit der Koupierzange erforderlich.
d) Ohrräude.
Die Ohrmuschel wird gründlich mit grüner Seife ausgewaschen, darauf streut
man sublimierten Schwefel hinein.
Oder man pinselt die Borken mit Perubalsam ein.

Räude.

Zu beachten ist, daß die Räude ansteckend ist und sogar auf den
Menschen übertragen werden kann. Sie beginnt am Kopf und Pfoten und geht
schließlich über den ganzen Körper. Die Hauptmittel dagegen sind Desinfektionsmittel, wie grüne Seife, Holzteer, Salizylsäure, Schwefel, Karbolöl (Phenolöl) und Perubalsam.

a) Die kranken Stellen werden gründlich mit grüner Seife abgewaschen und
darauf mit Karbolöl (Phenolöl) oder Perubalsam eingepinselt.
b) Nach Abwaschen mit grüner Seife streicht man auf die Stellen
Salizylsäure 5,0   Benzoetalg . . . . . . 95,0.

c) Anstatt grüner Seife verwendet man vorteilhaft eine w e i c h e T e e r -
s c h w e f e l s e i f e :
Gepulvertes Schwefelkalium 10,0   Holzteer 10,0
grüne Seife . . . . 80,0.

Rheumatismus.

a) Kampferspiritus 80,0   Spanisch-Pfeffer-Tinktur . 20,0.
Die Bestandteile der Mischung sind auf dem Abgabegefäße zu verzeichnen.
Öfter am Tage damit einzureiben.

b)   Ameisenspiritus . . . . . . 100,0.

c) Innerlich gibt man Salizylsäure 0,25—0,5 je nach der Größe des Tieres, und
zwar diese Menge viermal täglich.

Rutengeschwür.

Man reinigt die erkrankte Stelle mit einer Mischung von
Kresolseifenlösung . . .   2,5 und Wasser 250,0
und streicht auf das Geschwür
Zinksalbe . . . . 50,0.

Skorbut.

Die Geschwüre werden mit einem Mundwasser eingepinselt bestehend aus
Myrrhentinktur . . . . 25,0 oder Löffelkrautspiritus . . . 25,0.
Außerdem spritzt man die Rachenhöhle mit einer Lösung von
Kaliumpermanganat . . . 0,5   Wasser 100,0
aus, wobei man darauf achtet, daß der Hund nicht zuviel davon verschluckt.

Staupe.

a) Wenn k a t a r r h a l i s c h , wendet man die Mittel an, die unter H u s t e n
angegeben sind.

b) Wenn g a s t r i s c h , wendet man die Mittel an, die unter M a g e n - u n d
D a r m k a t a r r h angegeben sind.

c) Wenn n e r v ö s ,
ätherische Baldriantinktur . . . 50,0.
Man gibt dreimal täglich einen Teelöffel voll mit Wasser vermischt.
Außerdem reibt man den Rücken von Zeit zu Zeit ein mit
flüchtiger Salbe 100,0
und den Kopf ganz gelinde mit
Kampferspiritus . . . . 100,0.

d) wenn H a u t s t a u p e . Man bestäubt die räudeähnlichen Stellen mit Zinkoxyd und Talkpulver. Bei Heilung erweicht man die Krusten mit Vaselin
oder Glyzerin. (Siehe auch Ekzem).

e) wenn A u g e n s t a u p e : Man wäscht die Augen mit Kamillenaufguß, streicht
Borsalbe auf und macht öfter Umschläge mit 0,5prozentigem Kreolinwasser.

f) a l l g e m e i n : Magnesiumperhydrol.
Mehrmals täglich 1,0 in Milch.

Verbrennung.

Leinöl 100,0   Kalkwasser 100,0
werden gemischt.
Löst sich die Haut ab, so wäscht man, bevor das Brandliniment aufgelegt
wird, die Stellen mit
Kresolseifenlösung . . . 2,5   Wasser . . . . 250,0.
In allen Fällen muß ein Verband (Watte und Binde) umgelegt und der Hund
gehindert werden, den Verband abzureißen.

Verstopfung (siehe Magen- und Darmkatarrh).
Außerdem Einlauf von Seifenwasser (10+1000).

Verwundung an den Ballen.

a) Bleiessig   2,5   Wasser . . . . 200,0.
    Zu Umschlägen.

b)   Essigsaure Tonerdelösung . . . 100,0.
    Mit Wasser verdünnt zu Umschlägen.

c) Nach Reinigung der Wunde wird basisch salpetersaures Wismut messerspitzenweise (n i c h t   m e h r) eingestreut und ein regelrechter Verband angelegt.

Würmer.

a)   Gepulverte Rainfarnblüten . . .   5,0
    (kleineren Hunden weniger) zweimal täglich mit Leinöl 30,0 angerührt.
    Außerdem gibt man jeden dritten Tag
           gepulverte Aloe   4,0
    (kleineren Hunden weniger), und setzt dieses eine Woche fort.

b)   Naphthalin . . . .   0,05.
    Drei Tage hintereinander, jedoch nicht länger, zweimal täglich mit etwas weicher Wurst vermengt. Größere Mengen sind auf jeden Fall zu vermeiden, sie können d u r c h a u s   s c h ä d l i c h   w i r k e n ,   s o g a r   z u m   T o d e   f ü h r e n .
    Nach drei Tagen obige Menge Aloe als Abführmittel.

Für Ziegen.

Auflaufen. Blähsucht. Trommelsucht.

a) Ammoniakflüssigkeit (0,960) 5,0 gibt man in einem Glase Wasser.

b) Paraffinöl 15,0 gibt man gut verrührt mit einem Glase Wasser, dem man etwas Mehl zugesetzt hat.

c)   Kampfer   1,0
    Gibt man mehrmals in einem Eßlöffel eines Gemisches von 2 Teilen Weingeist und 1 Teil Wasser.

Augenentzündung.

           Kamillen 50,0
werden mit siedendem Wasser übergossen und ausgezogen. Nach dem Abkühlen und Durchseihen des Aufgusses wäscht man mit diesem die Augen öfter aus.

Durchfall.

a)   Kalziumkarbonat
    Dreimal täglich einen Teelöffel voll, abwechselnd mit dreibasischem Kalziumphosphat.

b)   Zerschnittene Eichenrinde 30,0
werden mit   Wasser 1000,0
abgekocht und durchgeseiht. Von der Abkochung gibt man zweimal täglich je den vierten Teil. Ist Blutabgang vorhanden, außerdem
           Magnesiumoxyd 10,0
auf einmal mit einem Eßlöffel voll Leinöl angerührt.

Eutergeschwulst.

Lorbeeröl 50,0. Dreimal täglich vorsichtig einzureiben.

Gerinnen der Milch.

Man fügt der Milch eine Kleinigkeit Natriumbikarbonat hinzu.
Die Euter des Tieres sind öfter mit etwas warmem Kamillenaufguß abzuwaschen.
Innerlich einzugeben
           Magnesiumsulfat . . . .   5,0.
Mehrere Male am Tage.
Außerdem ist Wechsel im Futter vorzunehmen.

Haarausfall.

Man wäscht mit einer Lösung von
Kresolseifenlösung . . . 2,5 grüner Seife 25,0
    in lauwarmem Wasser 1000,0
und streicht die kahlen Stellen ein mit
    Sesamöl . . . . 50,0.
  Innerlich gibt man dreimal täglich
    gepulverte Wacholderfrüchte . . 5,0
und täglich einmal
    entwässertes Natriumsulfat . . . 20,0.

Husten.

    Süßholzpulver . . . . 25,0.
Morgens und abends je die Hälfte. Außerdem täglich
    Schwefelblumen 5,0,
die man mit etwas braunem Sirup oder Honig anmengt und auf die Zunge streicht.

Kolik.

    Entwässertes Natriumsulfat . . . 25,0.
Alle 2 Stunden diese Menge in Kamillenaufguß bis Wirkung eintritt. Außerdem öfter Einlauf aus Kamillenaufguß, dem man 10% Leinöl hinzufügt.

Räude.

Innerlich: Gepulverte Wacholderfrüchte . . 15,0.
Zweimal täglich mit Sirup oder Honig angerieben. Ferner Schwefelblumen. Täglich einen Teelöffel voll.
Äußerlich: Terpentinöl 40,0
    grüne Seife . . . . 80,0.
Mit dieser Seife reibt man solange ein, wie sich noch räudige Stellen zeigen.

Verstopfung.
Siehe Kolik.

Vergehen der Milch.

    Fein zerstoßener Kümmel . . . 25,0.
Jeden Morgen ein Pulver.

Wassersucht.

    Gepulverte Wacholderfrüchte . . 15,0.
Zweimal täglich mit Sirup oder Honig angerührt. Um die Freßlust zu heben, gibt man täglich gepulverte Enzianwurzeln . . . 5,0.

Wunden an den Strichen.

Fein gepulverte Borsäure . 5,0 Wollfett 15,0
    weißes Vaselin . . . . 30,0.
Jedesmal nach dem Melken mit der Salbe einzureiben.

Für Schafe.

Augenwasser.

Bleiessig . . . . . . 2,0 Wasser 98,0
Mehrere Male täglich die Augen auszuwaschen.

Bandwurm.

    Gereinigtes Naphthalin 0,20
3 Pulver, alle 3 Tage eins. Als Abführmittel gibt man jedesmal sogleich
    gepulverte Aloe . . . . 6,0.
Vor größeren Mengen Naphthalin ist zu warnen, sie können durchaus schädlich wirken, sogar zum Tode führen.

Blutharnen. Rotes Wasser.
Kalisalpeter (Kaliumnitrat) . . . 2,0.
Zweimal täglich in Wasser. Zwischen das Futter streut man täglich
Tormentillwurzelpulver . . . . 20,0.

Durchfall.
a) Getrocknete Heidelbeeren 40,0 c) Magnesiumoxyd . . . . 5,0.
werden mit Wasser abgekocht.   Zweimal täglich.

b) Schlämmkreide . . . . 2,5. d) Gepulv. Tormentillwurzel . 4,0.
Zweimal täglich.   Zweimal täglich mit Wasser.

Fäule. Bleichsucht.
a) Grob gepulverte Wachol-   b) Handelt es sich um ganze Schaf-
derfrüchte 5,0   herden, so mischt man, um die
Täglich einmal über das Lecksalz. Freßlust anzuregen, unter das
Um die Freßlust anzuregen, gibt   Futter für 60 Schafe
man zwei bis dreimal wöchentlich Natriumchlorid 500,0
grob gepulv. Enzianwurzeln 5,0.   grob gepulv. Wacholder-
                                  früchte 180,0
                                  grob gepulverte Enzian-
                                  wurzeln . . . . . . 120,0.

Grind, bei Lämmern.
Magnesiumoxyd . . . . 5,0.
Zweimal täglich einzugeben.
Äußerlich reibt man ein:
Borsäure 5,0   Wollfett 15,0
weißes Vaselin 30,0
und wäscht mit milder Teerschwefelseife.

Husten. Schnupfen.
Holundermus (Fliedermus) . . . 100,0.
Einen Teelöffel voll öfter am Tage in gewärmtem Bier. Außerdem reibt man
den Kehlkopf vorsichtig mit Lorbeeröl 50,0 ein.

Klauenfäule.
Kupfersulfat . . . . 50,0.
Man läßt in Wasser . . . . 1 Liter auflösen.
Zum Einpinseln.

Kolik.
Entwässertes Natriumsulfat . . . 50,0.
Im Lauf eines Tages in warmem Wasser gelöst zu geben, dem man einen
Löffel voll Leinöl zufügt.

Räude. Nach Dieterich.
Man wendet folgendes Bad an:

I. Zerschnittenen Landtabak 1000,0   zerschnittener Wermut . . 100,0
mischt man und gibt die Mischung in einem Papierbeutel mit der Bezeichnung I ab.

II. Schmierseife 500,0   Holzteer 300,0
grob gepulvertes Schwefelkalium . . 200,0
Terpentinöl 400,0   rohe Karbolsäure (20%) . 200,0.

Man erhitzt zuerst die Seife mit dem Teer und arbeitet, wenn beide gleichmäßig gemischt sind, die anderen Bestandteile nach und nach darunter. Man
füllt die bis zum Erkalten gerührte Mischung in eine Steingut- oder Blech-
büchse und bezeichnet diese mit II.

Die mit I bezeichnete Mischung übergießt man mit 20 Liter kochend heißem
Wasser, läßt ½ Stunde ziehen und seiht dann die Brühe durch ein altes Sieb
ab. In den noch heißen Auszug trägt man den Inhalt der mit II bezeichneten
Büchse ein und rührt mit einem Scheite, bis sich alles gelöst hat. Diese Masse
des Desinfektionsmittels reicht für 10 Schafe aus. Man legt jedes einzelne Stück
auf die Seite, am besten auf eine Bank, macht in der Mittellinie des Leibes, d. h.
vom Ohr über die Mitte des Leibes weg bis zum Schenkel einen Scheitel in die
Wolle, gießt in diesen seiner ganzen Länge nach ¼ Liter des noch warmen
Räudemittels, so daß dasselbe auf der Haut breitläuft. Man dreht nun das Schaf
auf die andere Seite und verfährt ebenso. Schließlich stellt man das Tier auf,
macht einen Scheitel vom Hinterkopf an über den ganzen Hals und Rücken weg
bis zum Schwanz und gießt ½ Liter warmes Räudemittel in dünnem Strahle
den Scheitel entlang ein. Nach 8 Tagen wiederholt man das Verfahren. Nach
der Behandlung bringt man die Schafe in einem recht warmen Stall unter.

Wenn die Kur vorüber ist, müssen alle Teile des Stalles mit Kalkmilch gescheuert, die Wände aber mit Kalkmilch geweißt werden.

Rheumatismus.

Spanisch-Pfeffer-Tinktur .	10,0	Kampferspiritus	90,0
Ammoniakflüssigkeit(0,960)	10,0	Seifenspiritus	90,0

zum Einreiben. Die Bestandteile der Mischung müssen auf dem Abgabegefäße
vermerkt werden. Außerdem innerlich eine Woche lang jeden dritten Tag

gepulverte Aloe . . . . . . 3,0.

Zweimal täglich ein Pulver in Leinsamenaufguß. Für Lämmer die Hälfte.

Scharbock. Skorbut.

Myrrhentinktur . . . . . . 50,0.

Einen Eßlöffel voll vermischt man mit einer Tasse Wasser und reinigt damit
das Maul. Darauf pinselt man tüchtig mit Rosenhonig und Borax aus. So verfährt man mehrmals des Tages.

Trommelsucht. Auftreiben. Auflaufen.

a) Petroleum 8,0

gibt man in einem Eßlöffel voll Seifenspiritus.

b) Ammoniakflüssigkeit (0,960) . . . 5,0

gibt man in einem Glase Wasser oder Milch und wiederholt dies halbstündlich. Tritt nicht binnen weniger Stunden Änderung ein, so muß ein Stich mit
dem Trokar vorgenommen werden.

Verstopfung.

Kristallisiertes Natriumsulfat . . 25,0.

Dreimal täglich in warmem Wasser aufgelöst. Auch tut man gut, öfter am Tage

Leinöl 75,0

zu geben.

Für Kaninchen.

Auflaufen. Auftreiben. Trommelsucht.

Ammoniakflüssigkeit (0,960) . . 5 Trpf.

in etwas Wasser.

Oder Kalkwasser . . . . 20,0.

Dreimal täglich mit etwas Wasser verdünnt.

Außerdem etwas frische Petersilie mit Brot vermischt.

Augenentzündung.

a)   Kamillen 50,0
werden mit siedendem Wasser übergossen und ausgezogen. Nach dem Abkühlen wäscht man die Augen mit diesem Aufguß öfter aus.

b) Borsäurelösung 2prozentig. Man badet die Augen öfter damit.

Durchfall.

a)   Kalziumkarbonat 2,5
Dreimal täglich, abwechselnd mit dreibasischem Kalziumphosphat.

b)   Gerbsäure . . . . 1,0.
 Mehrere Male täglich.

Euterentzündung.

Essigsaure Tonerdelösung . . . 100,0.
Einen Teelöffel voll auf eine Tasse Wasser zu Umschlägen.
Außerdem pinselt man die Warzen ein mit
     Lanolin-Coldcream.

Ohrenräude.

Perubalsam . . . . 10,0.
Zum Einpinseln der Borken.

Schnupfen.

Kamillen 50,0
werden mit siedendem Wasser ausgezogen. Nach dem Abkühlen wäscht man mit dem Auszuge mehrmals am Tage den Nasenschleim ab.

Speichelfluß.

a)   Alaun 25,0
werden in 250,0 = ¼ Liter Wasser gelöst. In die Lösung taucht man die Schnauze ein.

b)   Kaliumchlorat 10,0
 werden in 250,0 = ¼ Liter heißem Wasser gelöst. In die lauwarme Lösung taucht man die Schnauze.

Verstauchung.

Man kühlt mit Bleiwasser und reibt darauf mit flüchtiger Salbe nach.

Verstopfung.

Rizinusöl . . . . 30,0.
Einen Teelöffel voll mehrmals.

Wundsein der Läufe.

Kreolin 2,0   Wasser 98,0,
oder
Kresolseifenlösung . . . 1,5   Wasser 98,5
zum Auswaschen.
Darauf streicht man auf
     Borsalbe . . . . 30,0.

Für Hühner und anderes Geflügel.

Augenkrankheit.

Man wäscht täglich mehrmals mit
     Kresolseifenlösung 0,5
     Wasser 100,0
und streicht   Zinksalbe . . . . 20,0 auf.
Hängt die Augenerkrankung mit Diphtheritis zusammen, siehe diese.

Bandwurm.

Gepulverte Arekanüsse . . . . 1,0.

Zweimal am Tage ein Pulver mit etwas Butter zusammengeknetet. Dies wiederholt man am dritten Tag. Man gebe nicht mehr und nicht öfter. Gänse sind schon nach 3,0 eingegangen. Außerdem ein Abführmittel.

Bei anderen Würmern:

Gepulverte Rainfarnblüten . . . 1,0.

Man verfährt genau so wie unter Bandwurm angegeben.

Diphtherie.

a) Zitronensaft . . . . 100,0.
Zum Auspinseln der Rachenhöhle.

b) Kreolin 25,0   Glyzerin 50,0
Wasser . . . . 50,0.
Zum Auspinseln der Rachenhöhle.

c) Kreolin 5,0   Wasser . . . . 95,0.
Zum Auswaschen der Augen.

Außerdem Desinfektion der Stallungen und des Auslaufes, sowie auch der gesunden Hühner, die man bis zum Hals in eine 5prozentige Kresolseifenlösung eintaucht. Man beachte die Giftigkeit.

Durchfall.

a) Gepulverte Muskatnüsse . . . . 1,0.
Täglich ein Pulver in Wasser.

b) Grob gepulverter Eisenvitriol (Ferrosulfat) 10,0.
Auf 1000,0 = 1 Liter Trinkwasser.

Eierlegepulver.

a) Nach Otto:

Schwarzer gepulv. Pfeffer   25,0   Eisenoxyd 50,0
gepulverter Ingwer . . . 50,0   Dikalziumphosphat . . . 100,0
Brennesselsamen 75,0   Kalziumkarbonat . . . . 200,0.

Dieses Eierlegepulver ist sehr zu verbessern durch Hinzufügen von

Miesmuschelmehl . . . . 1500,0.

Man gibt für ein Huhn täglich etwa 30,0 in Weichfutter, ohne Miesmuschelmehl etwa 7,5.

b) Eisenoxyd 50,0   Dikalziumphosphat . . . 150,0
Kalziumkarbonat 200,0   gepulverter Ingwer . . . 100,0.

Durch diese Pulvermischungen erzielt man zugleich tief dunkelgelbe Dotter.

Eileitervorfall.

Gepulverter Alaun 10,0
oder Tannin 10,0

werden in 1 Liter Wasser gelöst. Von der Lösung spritzt man öfter am Tage etwas in den Darm.

Die Ställe und Nester sind mit Kresolseifenlösung zu desinfizieren; man fügt dem Futter viel frisches Grün hinzu.

Emulsion für Hühner.

Leinöl oder Rüböl . . . 50,0   Kalziumhypophosphit . . 1,0
Kalkwasser 50,0   rohes Dikalziumphosphat . 10,0
Eisenlaktat . . . . 0,5.

Federfressen.

Man bestreicht die Federn mit Aloetinktur.

Fußkrankheit. Fußgeschwulst.

a) Glyzerin . . . . 50,0.
Man pinselt die Geschwulst, nachdem man die Füße in lauwarmem Wasser gebadet hat, mit Glyzerin ein.

b) Bei Vorhandensein von Hitze kühlt man zuerst mit

Bleiwasser . . . . 250,0.

c) Bei Entzündung oder Eiterbildung

Leinsamenmehl. 125,0

werden zu heißem Brei angerührt. Wenn die Geschwulst erweicht ist, schneidet man ein, wäscht mit

Kresolseifenlösung . . . 1,0   Wasser 99,0

aus und pinselt in die Höhlung Myrrhentinktur.

Kalkbeine.

Man erweiche die Borke mit einem Gemische von

Kreolin 2,0   grüner Seife 48,0,

entferne die Borke und streiche

Perubalsam 10,0

auf. Nach einigen Tagen reibt man den ganzen Lauf mit Glyzerin ein, das man mit etwas Wasser verdünnt hat.

Kalkmangel.

Kristallisiertes Kalziumchlorid . . 1,0.

Täglich in Wasser.

Kamm, erfrorener.

Wenn wunde Stellen vorhanden sind, streicht man zuerst Zitronensaft auf. Darauf pinselt man mit Kampferspiritus ein oder badet mit Gerbsäure 10,0, die man in 1000,0 = 1 Liter Wasser auflöst.

Kammgrind. Kamm, weißer.

Man wäscht mit

Kreolin 2,5   Wasser 200,0

öfter am Tage reichlich ab und fettet darauf mit Borsalbe 30,0 ein.

Kropfentzündung. Harter Kropf.

Man gebe Rizinusöl 5,0 auf einmal.

Außerdem Salzsäure dreimal täglich 2 Tropfen in einem Löffel voll Wasser. Ferner suche man durch vorsichtiges Streichen den Kropf zu entleeren.

Lungenentzündung.

Salizylsäure 2,5

löse man in 250,0 = ¼ Liter heißem Wasser auf und pinsele sorgfältig Nasenlöcher, Mund und Schlund damit aus.

Mauser.

Ein natürlicher Vorgang, den man durch folgendes Freßpulver unterstützt.

Zerquetschter Hanf . . . 150,0   Ameiseneier 100,0

zerquetschte Anisfrüchte . 100,0   präpar. Austernschalen . . 350,0

Dikalziumphosphat . . . . . 300,0.

In das Trinkwasser gibt man grob gepulverten Eisenvitriol (Ferrosulfat) 1,0, gelöst in 1000,0 = 1 Liter Wasser.

Nasenkatarrh. Schnupfen. Luftröhrenkatarrh.

Man pinselt die Nasenöffnungen und den Schlund mit

Kaliumpermanganat oder Kaliumchlorat 1,0   Wasser 100,0

öfter aus und streicht etwas Borsalbe auf.

Innerlich gibt man Fenchelhonig, mehrere Male täglich einen Teelöffel voll.

Außerdem fügt man dem Trinkwasser einige Tropfen Kampferspiritus oder etwas Kalziumchlorid hinzu.

Pips.

a)   Zitronensaft . . . . 100,0.
    Zum Auspinseln der Rachenhöhle.
b) Kreolin 3,0   Glyzerin 10,0
                   Wasser . . . . 87,0.
    Zum Auspinseln.
    Die hart gewordene Zungenspitze darf nicht abgelöst werden. Dagegen
muß desinfiziert werden, wie unter D i p h t h e r i e angegeben.

Rheumatismus.

Man reibe Lauf und Zehen ein mit
Spanisch-Pfeffer-Tinktur . 5,0   Kampferspiritus . . . . 20,0.
Die Bestandteile der Mischung sind auf dem Abgabegefäße zu vermerken.
Ferner bade man in folgendem Bade:
    Arnikatinktur 50,0   Schmierseife 10,0
    Salizylsäure 2,0   warmes Wasser . . . . 1000,0.

Ruhr.

Als Mittel dagegen empfiehlt sich, saure dicke Milch in größeren Mengen zu
geben.

Verdauungsbeschwerden. Mangelnde Freßlust.

        Gepulverte Muskatnüsse . . . .   1,0.
Täglich ½—1 Pulver in Wasser.

Verstopfung.

        Rizinusöl . . . . 30,0.
Zweimal täglich einen Teelöffel voll.

Taubenstein zur Kräftigung.

Gewöhnlicher Lehm . . . 500,0   gepulverter Anis 200,0
            präparierte Austernschalen . . . 200,0
werden kräftig durchgearbeitet, in Formen gepreßt und nach dem Umstülpen
getrocknet.

————————

Silberfüchse, Wurmmittel für.

        Gepulverte Arekanüsse . . . .   1,0.
Zweimal täglich ein Pulver zwischen Fleischstückchen. M a n g e b e n i c h t
m e h r !

Diätetische Nähr-, Kräftigungs- und Genußmittel.

Hierher gehören vor allem die zahlreichen Kindernahrungsmittel, die Kindermehle, die Malzextrakte, die Lebertran-, Kalk- und Eisenpräparate, alles Zubereitungen, die für die Ernährung des menschlichen Körpers erforderliche Stoffe in starker Konzentration und in leicht aufnehmbarer Form enthalten. Kindernahrungsmittel und Malzextrakte können vorteilhaft nur im großen dargestellt werden, da ihre Bereitung bedeutende maschinelle Einrichtungen erfordert. Die Kindernahrungsmittel sind größtenteils Gemenge von kondensierter oder zu einem Pulver eingetrockneter Milch mit Mehlstoffen, die durch Erhitzen unter hohem Druck in eine lösliche Form übergeführt wurden. Andere sind Malzpräparate, die sich in ihrer Zusammensetzung den Malzextrakten nähern. Wieder anderen sind noch mineralische Bestandteile, wie Dikalziumphosphat usw., hinzugefügt, um die Knochenbildung bei den Kindern zu fördern, oder um andere besondere Zwecke zu erreichen.

Die Malzextrakte sind Malzauszüge, die im Vakuum bis zu einer gewissen Dicke eingedampft sind, und denen dann vielfach noch andere medizinische Stoffe hinzugefügt werden. Hierher gehören auch die sog. Malzbiere. Es sind dies sehr konzentrierte, malzreiche, aber alkoholarme Biere, denen zuweilen Pflanzenauszüge hinzugefügt werden (Mumme, Malzkräuterbier u. a. m.)

Auch die gedämpften Mehle, wie präpariertes Hafermehl, präpariertes Gerstenmehl sind Mehle, welche durch anhaltendes Erhitzen in einem geschlossenen Gefäß aufgeschlossen, d. h. zum Teil löslich gemacht worden sind.

Diese Nährmittel lassen sich ebenfalls auch im kleinen darstellen. Man verfährt dann folgendermaßen: Das betreffende Hafer- oder Gerstenmehl wird zuerst gut ausgetrocknet und dann in ein zinnernes oder verzinntes Gefäß derart eingestampft, daß es etwa zu 3/4 damit angefüllt ist. Dann wird der Deckel aufgesetzt, das Gefäß in einen Dampfapparat eingehängt und bis zu 20 Stunden darin erhitzt. Nach dieser Zeit nimmt man das Mehl heraus, mengt es gut durcheinander, drückt es wiederum in das Gefäß und wiederholt die Erhitzung ein bis zweimal in derselben Weise. Je nach der Zeitdauer der Erhitzung erhält man ein gelbes bis bräunliches, süßlich schmeckendes Mehl, das durch einfaches Aufkochen eine höchst kräftige und leichtverdauliche Nahrung gibt.

Es gehen bei dieser Behandlung ähnliche Umwandlungen vor sich wie bei der Malzbereitung. Das Stärkemehl wird zum Teil in Dextrin und Zucker übergeführt, und dadurch eine weit größere Verdaulichkeit des Mehles erreicht.

Diesem präparierten Hafermehl kann man auch einen Zusatz von Voll-milchpulver und Milchzucker geben und erhält so ein wirksames K i n d e r - m e h l z. B.:

Präpariertes Hafermehl . 750,0   Vollmilchpulver 200,0
                 Milchzucker . . . . 50,0.

Zu den diätetischen Mitteln gehören, genau genommen, auch entölter und löslicher Kakao. Bei dem ersteren ist der größte Teil des Ölgehaltes der gebrannten Kakaobohnen durch Pressung entfernt, bei dem letzteren ist außerdem durch Erhitzen im geschlossenen Raume der Stärkemehlgehalt der Bohnen in die lösliche Form übergeführt. Beide Arten sind dadurch leichter verdaulich geworden.

Es gehören ferner hierher die mannigfachen Schokoladen, denen man arzneilich wirksame Stoffe hinzugefügt hat. Wir nennen z. B. E i c h e l - s c h o k o l a d e mit einem Zusatze von Eichelkaffee-Extrakt; E i c h e l - m a l z s c h o k o l a d e, der außerdem noch trockenes Malzextrakt hinzu-gefügt ist, E i c h e l m a l z k a k a o, ein Gemenge aus trockenem Eichel-kaffee-Extrakt, trockenem Malzextrakt und löslichem Kakaopulver; M a l z - e x t r a k t s c h o k o l a d e mit Zusatz von trockenem Malzextrakt; G e r - s t e n m e h l s c h o k o l a d e mit Zusatz von präpariertem Gerstenmehl; E i s e n s c h o k o l a d e mit löslichem Eisenzucker; I s l ä n d i s c h - M o o s - S c h o k o l a d e mit Zusatz von eingetrockneter, gezuckerter Isländisch-Moos-Gallerte.

Auch die Darstellung dieser Schokoladen wird nur im großen lohnend, so daß wohl nur wenige Drogisten sich mit ihr beschäftigen werden. Im übrigen verweisen wir auf die Abhandlung S c h o k o l a d e n.

Zur Herstellung von diätetischen Nähr-, Kräftigungs- und Genußmitteln ist überall dort, wo es sich um chemische Vorgänge handelt, bzw. wo die im gewöhnlichen Wasser enthaltenen Stoffe irgendeinen nicht erwünschten oder gar die Gesundheit schädigenden Einfluß ausüben könnten, s t e t s d e s t i l l i e r t e s W a s s e r z u v e r w e n d e n.

Amylum Solani. Kartoffelstärke für den eigenen Hausgebrauch herzustellen.

Die Kartoffeln werden geschält, in Stücke zerschnitten und durch eine Zer-kleinerungsmaschine, sog. Wolf, zermalmt. Den erhaltenen möglichst feinen Brei rührt man mit viel kaltem Wasser an und treibt ihn unter beständigem Rühren durch ein grobes Haarsieb. Darauf mengt man das im Haarsieb Zurückgebliebene nochmals mit Wasser an und reibt wiederum unter Rühren durch das Haarsieb. Die gesammelten durchgetriebenen Massen läßt man absetzen, entfernt das darüberstehende Wasser, wäscht so oft mit Wasser aus, indem man immer wieder von Zeit zu Zeit das Wasser ab- und frisches zugießt, bis das über der Masse stehende Wasser völlig klar und die grobe zusammengeballte Masse ziem-lich weiß ist. Schließlich trocknet man bei gelinder Wärme zur groben Pulverform.
Die Ausbeute beträgt bei stärkereicher Kartoffel etwa 12—13%.

Aqua albuminata. Eiweißwasser.

1 Eiweiß schüttelt man mit einer Lösung von Natriumchlorid 10,0 in Wasser 980,0, läßt ungefähr 1 Stunde beiseitestehen und seiht durch. Bei Verwendung als Nährmittel erwärmt man die Flüssigkeit schwach.

Biotonische Kalk-Eisen-Nahrung.

Gepulvertes Eisen . . .	4,3	Dinatriumphosphat . . .	1,0
Phosphorsäure (80proz.) .	48,0	Koschenille	3,5
Kalziumkarbonat	13,6	Zucker	700,0
Kaliumbikarbonat . . .	1,0	Orangenblütenwasser . .	50,0.

Wasser bis zu 1000 ccm der Gesamtmenge.

Man wiegt von der Phosphorsäure 20,0 in einen Kolben, verdünnt mit Wasser 25,0, fügt das Eisen hinzu und erwärmt gelinde im Wasserbade, bis Lösung erfolgt ist. In die erhaltene Flüssigkeit bringt man vorsichtig das Kalziumkarbonat, das Kaliumbikarbonat, das Dinatriumphosphat und die restliche Phosphorsäure, gemischt mit 80,0 Wasser. Darauf zieht man die Koschenille mit 375,0 siedendem Wasser 15 Minuten lang aus, filtriert und löst in dem Auszuge den Zucker durch 15 Minuten langes Kochen. In den abgekühlten rot gefärbten Sirup filtriert man die Kalk-Eisen-Lösung, wäscht mit dem Orangenblütenwasser nach und bringt das Ganze mit Wasser auf 1 Liter. Man läßt 24 Stunden stehen und filtriert.

Blutbildendes Knochenmehl von Pfarrer Kneipp.
Vorschr. von Landauer und Oberhäuser.

Ferrolaktat (Eisenlaktat)	1,0
Manganophosphat oder Manganolaktat	0,5
frische weißgebrannte Knochen . . .	100,0.

Tee-Ersatz. Teeähnliches Erzeugnis.

Erdbeerblätter	150,0	Waldmeister	25,0
Brombeerblätter . . .	150,0	Lindenblüten	25,0
Himbeerblätter	100,0	Nußblätter	50,0.

Will man dem Tee einen größeren Duft verleihen, müssen die Blätter, gleichwie beim chinesischen schwarzen Tee, f e r m e n t i e r t werden. Zu diesem Zwecke werden die im Mai und Juni geernteten frischen, stielfreien Blätter zum leichten Welken gebracht, indem man sie auf Hürden bei einer Temperatur von etwa 25° einen Tag liegen läßt. Darauf quetscht man die Blätter mit einem Rundholze, bis sie etwas feucht werden, schichtet sie zu einem 10—12 cm hohen Haufen und läßt sie so bei einer Wärme von 25°—40° gären, fermentieren. Darauf trocknet man sie scharf, bis zum Brüchigwerden, aus. Bei dieser Mischung ist die folgende Verordnung zu beachten, siehe auch S. 105 Frühstückstee-Ersatz.

Über Tee und teeähnliche Erzeugnisse.

§ 1. Als Tee oder als Teemischung dürfen im gewerblichen Verkehr nur die nach dem in den Ursprungsländern üblichen Verfahren zubereiteten Blattknospen, jungen Blätter und jungen Triebe des Teestrauches (Gattung Thea) bezeichnet werden.

§ 2. Andere Erzeugnisse, die in der Art wie Tee (§ 1) verwendet werden sollen (teeähnliche Erzeugnisse), dürfen nur mit Genehmigung gewerbsmäßig hergestellt, zum Verkauf vorrätig gehalten oder in den Verkehr gebracht werden. Die Genehmigung kann jederzeit zurückgenommen werden.

§ 3. Teeähnliche Erzeugnisse (§ 2) dürfen nur mit solchen Bezeichnungen, Aufmachungen und Angaben in den Verkehr gebracht werden, die jede Verwechslung mit Tee ausschließen.

§ 4. Teeähnliche Erzeugnisse, die nur aus Bestandteilen einer einzigen Pflanzenart hergestellt und keiner chemischen Behandlung unterzogen worden sind, unterliegen nicht der Genehmigungspflicht. Sie dürfen als Tee nur in solchen Wortverbindungen bezeichnet werden, welche die verwendeten Pflanzen oder Pflanzenbestandteile kennzeichnen, z. B. als Brobeerblättertee, Apfelschalentee. Apfelrestertee.

§ 5. Tee und teeähnliche Erzeugnisse dürfen nicht mit solchen Bezeichnungen, Aufmachungen oder Angaben angeboten oder in den Verkehr gebracht werden, die auf eine diätetische oder gesundheitliche Wirkung hinweisen.

§ 6. Teeähnliche Erzeugnisse dürfen nur in Packungen oder Behältnissen in den Verkehr gebracht werden.

§ 7. Erzeugnisse, die überwiegend als Arzneimittel verwendet werden, fallen nicht unter die Vorschriften dieser Verordnung.

Diätsalz, frei von Natriumchlorid.

a) Natriumformiat	60,0	Dinatriumphosphat . . .	15,0
Kalziumzitrat	17,5	Magnesiumtartrat . . .	7,5.
b) Natriumformiat	65,0	Natriummalat	25,0
Selleriepulver		10,0.	

Electuarium theriaca. Theriak zur Herstellung von Branntwein.

Fein gepulverte Angelikawurzel 6,0 fein gepulverte Schlangenwurzel 4,0
fein gepulverte Baldrianwurzel . 2,0 fein gepulverte Zitwerwurzel . . 2,0
fein gepulverter Kassiazimt . . 8,0 fein gepulverte Kardamomen . . 1,0
fein gepulverte Nelken . . . . 1,0 fein gepulverter Ingwer 3,0
spanischer Wein . . . . . . 3,0 gereinigter Honig 40,0
weißer Sirup . . . . 30,0.

Nachdem alles gut durchgearbeitet, erwärmt man im Dampfbade zu einem dicken Mus.

Elixir Aurantii compositum. Pomeranzenelixir zur Herstellung von Branntwein.
Nach D. A.-B. 6:

Fein zerschnittene Pomeran- Bitterklee-Extrakt (S. 104) . . 2,0
zenschalen . . . . . . 20,0 Wermutextrakt . . . . . . ·2,0
Kaliumkarbonat . . . . 1,0 fein zerschnittener Ceylonzimt 4,0
Enzianextrakt (S. 104) . . 2,0 Xereswein . . . . 100,0.

Die Pomeranzenschalen, der Ceylonzimt und das Kaliumkarbonat werden mit dem Xereswein eine Woche lang bei Zimmerwärme unter wiederholtem Umrühren stehen gelassen und alsdann ausgepreßt. In der abgepreßten Flüssigkeit, die durch Xereswein auf 94,0 zu bringen ist, werden die Extrakte gelöst. Nach dem Absetzen wird die Mischung filtriert.

Emulsio Olei Jecoris Aselli composita. Lebertranemulsion.

a) D. A.-B. 6:

Lebertran . . . . . 400,0 Zimtwasser 100,0
fein gepulvertes arabisches Glyzerin 75,0
Gummi . . . . . . 5,0 Wasser 409,0
fein gepulverter Traganth 5,0 lösliches Saccharin . . . 0,1
weißer Leim (Gelatine) . 1,0 Benzaldehyd . . . . . 0,15.
Kalziumhypophosphit . . 5,0

Das arabische Gummi und der Traganth werden in einer geräumigen trockenen Flasche in dem Lebertran gleichmäßig verteilt, dann wird die 80° bis 100° heiße Lösung des weißen Leims in 250,0 Wasser sowie das Glyzerin hinzugefügt. Darauf wird bis zur erfolgten Emulgierung kräftig geschüttelt. Der erkalteten Emulsion werden allmählich unter Umschütteln die Lösung des Kalziumhypophosphits und des löslichen Saccharins in dem Zimtwasser und der Benzaldehyd zugesetzt. Nach einigen Stunden wird die Mischung nochmals kräftig durchgeschüttelt.

b) In einer geräumigen völlig trockenen Flasche werden

Lebertran . . . . . 420,0 blausäurefreies Bitterman-
Zimtöl . . . . 0,3 delöl 0,1
Wintergrünöl 0,1
mit einem klumpenfreien Gemisch aus
fein gepulvertem Traganth . . . 7,5
und fein gepulvertem arabischem Gummi 15,0
angeschüttelt, bis ein gleichmäßiges Gemisch entstanden ist. Hierauf schüttet man mit Hilfe eines hinreichend großen Trichters eine vorher auf kaltem Wege bereitete und dann auf 50° C erwärmte Lösung von

Kalziumhypophosphit . . 12,0 Natriumhypophosphit . . 6,0
in Wasser 390,0
und Glyzerin 134,0,
sowie eine solche von
Vanillin . . . . . . 0,04 in Wasser 16,0
auf einmal zu und schüttelt nach sofortigem Verschlusse der Flasche einige Minuten durch.

c) Lebertran . . . . . . 150,0 fein gepulvertes arabisches
Glyzerin . . . . . . 50,0 Gummi 7,0
Kalziumhypophosphit . . 4,3 Wasser 140,0
Natriumhypophosphit . . 2,0 Zimtöl . . . . 2 Trpf.
fein gepulverter Traganth 7,0 blausäurefreies Bitterman-
 delöl . . . . 2 Trpf.
Wintergrünöl . . . . 2 Trpf.

d) Nach Pharmac. Helvet.:

Lebertran 1000,0
schüttelt man in einer geräumigen Flasche mit
Traganth 10,0,
fügt hierauf eine fast erkaltete Lösung von
Gelatine . . . . 2,0 in Wasser 700,0
hinzu und schüttelt kräftig bis zur Emulsionsbildung. Alsdann setzt man
allmählich und unter Umschütteln
Pomeranzenblütenwasser . . . 40,0,
eine Lösung von
Vanillin 0,2   Natriumhypophosphit . . 5,0
Kalziumhypophosphit . . 5,0   in Wasser 178,0
zu und zuletzt eine Lösung von
Zimtöl . . . . 4 Trpf. in Weingeist (90%) . . . . 50,0.
Die Mischung wird nach einigen Stunden nochmals kräftig geschüttelt.

e)   Lebertran . . . . 500 ccm
werden mit   arabischem Gummi 125,0
gemischt, dann setzt man
Wasser . . . . 150 ccm
hinzu und rührt, bis die Emulsion erfolgt ist. Nun fügt man
weißen Sirup . . . . 100 ccm   Wintergrünöl . . . . . 4 ccm
hinzu und ergänzt mit Wasser bis zum Gesamtgewicht 1000,0.

Man neigt aber der Ansicht zu, Gummi arabicum der darin enthaltenen
Oxydasen halber aus den Emulsionen fortzulassen, um eine Oxydation der
Fettsäuren des Lebertranes zu vermeiden.

Um eine etwaige Oxydation der Emulsion durch Gummi arabicum zu verhindern, ersetzt man es durch entsprechende Mengen weißen Leims oder
man erhitzt das Gummi arabicum, um die Oxydasen unwirksam zu machen.

f) Mit Karragheen:

Karragheen 10,0 kocht man eine halbe Stunde mit Wasser 500,0, seiht ohne
Druck durch und bringt auf ein Gewicht von 450,0.

Anderseits werden
Lebertran 500,0   Essigäther 1,0
fein gepulverter Traganth   1,0   blausäurefreies Bitterman-
Anethol 2,0   delöl 0,5
gemischt, die Karragheenabkochung und
Glyzerin 50,0
hinzugefügt und tüchtig durchgeschüttelt.

g) Mit Emulgen Hanning:

Lebertran 400,0   Zimtöl . . . . 4 Trpf.
Wintergrünöl . . . . . 4 Trpf.   Emulgen 80,0
blausäurefreies Bitterman-   Glyzerin 125,0
delöl . . . . . . 4 Trpf.   Weingeist (90%) 20,0
werden mit der zuvor bereiteten klaren Lösung von
Kalziumhypophosphit . . 10,0   Natriumhypophosphit . . 5,0
Wasser 400,0
durchgeschüttelt, bis die Emulsion so weiß wie Milch ist.

h) Ersatz für Emulgen, nach Riebe:

Fein gepulverten Traganth   8,0   fein gepulvertes arabisches
Wasser 55,0   Gummi 5,0
mischt man innig.

i) Mit Methylzellulose, nach Deutsch. Apoth.-Ztg.:

Lebertran 400,0   Zimtwasser 100,0
Tylose S. L. 400 der S. 400   Glyzerin 75,0
(4%) 275,0   Wasser 50,0
Kalziumhypophitlösung   Benzaldehyd 0,15
(5%) 100,0   Saccharin . . . . . . 0,1.

Für die Bereitung der Emulsionen bedient man sich, wenn kein Apparat zur
Verfügung steht, ein Schütteln in einer geräumigen Flasche aber nicht befriedigt, zweckmäßig eines Schneeschlägers, wie ihn die Hausfrau verwendet. Man

reibt die Mischung in einer·Reibschale an, bringt sie in einen Steinguttopf, der sich nach oben verengert, und schlägt mit dem Schneeschläger, dessen Stiel man gehörig verlängern muß, bis die Emulsion erfolgt ist, und wiederholt dies nach einigen Stunden.

Kalkwasser soll zur Bereitung einer Lebertranemulsion n i c h t verwendet werden, da sich damit eine Tran-Kalkseife bildet, die selbstverständlich auf den Körper anders einwirkt als eine Emulsion, wo das Fett nicht verseift ist. Das Kalkwasser findet sich in manchen Vorschriften, da infolge der entstehenden Kalkseife die Herstellung der Emulsion erleichtert und die Emulsion selbst beständiger wird.

Die Flaschen, worin Lebertranemulsion abgefüllt ist, müssen, um Luftzutritt und dadurch bedingtes Gelbwerden der Oberfläche der Emulsion zu verhindern, dunkel sein und mit besten, fest eingepreßten, mit dem Daumen nicht herunterdrückbaren Korken versehen werden; die man durch Eintauchen des Flaschenhalses in geschmolzenes Paraffin mit einer Paraffinschicht bedeckt.

Will man der Lebertranemulsion E i g e l b hinzufügen, rechnet man auf 1000 g Emulsion 4 Stück Eigelb.

Als Konservierungsmittel für Emulsionen dient Natriumbenzoat, und zwar auf 1000 g Emulsion 1 g. Auch Nipagin eignet sich gut, auf 1000 g Emulsion 0,5.

P r ü f u n g d e r L e b e r t r a n e m u l s i o n a u f G e h a l t a n L e b e r t r a n.

Man schüttelt Lebertranemulsion 50,0 kräftig mit Benzin 50,0 aus, läßt absetzen, gießt die Lebertran-Benzin-Lösung in eine tarierte Schale ab, schüttelt nochmals die Emulsion mit Benzin 50,0 aus und verdampft u n t e r d e r n ö t i - g e n V o r s i c h t, d e r F e u e r g e f ä h r l i c h k e i t bzw. E x p l o s i o n s - g e f a h r d e s B e n z i n s w e g e n, das Benzin. Zeigt sich beim Verdampfen keine Gewichtsminderung mehr, so stellt man das Gewicht des zurückbleibenden Lebertrans fest; es muß etwa 25,0 betragen, da eine vorschriftsmäßige Lebertranemulsion zur Hälfte, mindestens zu 40% aus Lebertran bestehen soll.

Oleum Jecoris Aselli solidificatum, Lebertran in trockener Form, in Pulverform.

Lebertran 400,0   Magnesiumoxyd 280,0
Kartoffelstärkepulver . . . . . 320,0.

Extractum Gentianae. Enzianextrakt.
D. A.-B. 6.:

Grob zerschnittene Enzianwurzel . 1,0
Chloroformwasser (1 + 199) . . . 8,0
Weingeist (90%) . . . . 1,0.

Die staubfreie Enzianwurzel zieht man bei Zimmerwärme 48 Stunden lang mit 5,0 Chloroformwasser aus, wobei man öfter umrührt, und preßt dann aus, den Rückstand behandelt man ebenso 12 Stunden mit 3,0 Chloroformwasser und preßt aus. Die vereinigten Auszüge werden im luftverdünnten Raume auf 3 Teile eingedampft und nach dem Erkalten mit 1 Teil Weingeist vermischt. Man läßt die Flüssigkeit 2 Tage lang kühl stehen, filtriert und dampft im luftverdünnten Raum zu einem dicken Extrakt ein.

Extractum Graminis. Queckenextrakt.
Man zieht
Queckenwurzeln . . . . 100,0 mit heißem Wasser 500,0
an warmem Ort aus, seiht nach einigen Stunden durch, dampft zur Sirupdicke ein, läßt erkalten, löst in der fünffachen Menge kalten Wassers auf und dampft zu einem halbflüssigen Extrakt ein.

Extractum Malti cum Haemoglobino. Hämoglobinmalzextrakt.
Nach Rodwell.
Hämoglobin 12,5
flüssiges Malzextrakt (siehe dieses) 87,5.

Extractum Trifolii fibrini. Bitterkleeextrakt.
D. A.-B. 6.:
Grob gepulverter Bitterklee 1,0   Wasser 8,0
Weingeist (90%) . . . . 1,0.

Bitterklee 1,0 wird mit siedendem Wasser 5,0 übergossen, 6 Stunden lang bei 35°—40° Wärme unter öfterem Umrühren ausgezogen und darauf ausgepreßt. Den Rückstand übergießt man mit 3,0 siedendem Wasser und zieht 3 Stunden lang aus. Die abgepreßten gemischten Flüssigkeiten werden im luftverdünnten Raume zu 2,0 eingeengt. Nach dem Erkalten fügt man Weingeist 1,0 hinzu, läßt 2 Tage stehen, filtriert und dampft zu einem dicken Extrakt ein.

Fleischbrühwürfel.

Eine gut durchgearbeitete Mischung von Natriumchlorid, Fleischextrakt, auch unter Zusatz von Fleisch, eingedickter Fleischbrühe, tierischen und pflanzlichen Fetten, Würzen, Gemüseauszügen, Kräuterauszügen oder Gewürzen trocknet man im Trockenschrank in dünner Schicht und unter öfterem Umrühren aus. Die darauf zu einem groben Pulver verriebene Masse mischt man mit frischem Rinderfett, fügt eine Würze hinzu, erwärmt bis das Fett schmilzt und sich so innig verteilen läßt, und verreibt die Mischung bis zum völligen Erkalten zu einem gröblichen Pulver.

Darauf preßt man die Masse, im großen mit der Würfelpresse, in Würfel von reichlich 4,0.

Der Gehalt der Fleischbrühwürfel an Gesamtkreatinin, das aus dem verwendeten Fleisch oder Fleischextrakt stammen muß, soll mindestens 0,45 vom Hundert und an löslichem Stickstoff mindestens 3 vom Hundert betragen. Der Kochsalzgehalt darf 65 vom Hundert nicht übersteigen. Zucker, Sirup, Stärke, Gelatine, Pektin oder andere Verdickungsmittel sowie Farben und Konservierungsmittel dürfen als Zusätze überhaupt nicht verwendet werden. Würzen dürfen nur aus hygienisch einwandfreien Fleischmehlen, Blutmehlen, Rückständen der Fischverarbeitung, Knochenbrühextrakt, Kasein, Hefe, Hefeextrakt, Getreidekleber, Preßrückständen der Speiseölgewinnung, Sojabohnen und entbitterten Lupinen durch Abbau des Eiweißes, auch mit Zusatz von Gemüseauszügen, Kräuterauszügen und Gewürzen hergestellt werden.

H ü h n e r b r ü h w ü r f e l müssen so angefertigt werden, daß so viel Hühnerfleisch verwendet wird, daß mindestens ein Drittel des Extraktes und ein Drittel des Fettes dem Huhn entstammt.

Erzeugnisse, die ohne Fleisch, Fleischextrakt oder Hefeextrakt hergestellt sind, dürfen nur als B r ü h w ü r f e l bezeichnet werden.

Fleischsaft. Succus Carnis.

a)   Mageres Ochsenfleisch 1000,0
zerkleinert man mit einer Fleischhackmaschine oder einem Wiegemesser, übergießt mit einer Lösung von
Natriumchlorid . . . . 5,0 in Wasser 1200,0
          reiner Salzsäure 1,0,
setzt unter öfterem Umrühren 1 Stunde beiseite, preßt dann durch ein festes genäßtes Leinentuch und füllt den Saft auf kleine Fläschchen, die man kühl, am besten auf Eis und nicht länger als 24 Stunden aufbewahrt.

b) Feingehacktes, fett- und sehnenfreies Ochsenfleisch 500,0 übergießt man mit einer Mischung von
          Wasser 625,0
chemisch reiner Salzsäure (Dichte 1,122—1,123) 1,0
und läßt unter öfterem Umrühren eine Stunde lang an kühlem Orte stehen. Darauf filtriert man die Flüssigkeit von der Fleischfaser ab und fügt dem Filtrat hinzu:
          Natriumchlorid . . . . 6,0.

Frühstückstee-Ersatz.
(Siehe **Tee-Ersatz** S. 101.)

a) Erdbeerblätter 175,0   Nußblätter 25,0
   Waldmeister 25,0   Brombeerblätter 175,0
   Lindenblüten 25,0   entharzte Sennesblätter . 25,0
          Pfefferminzblätter . . . . . . 50,0.

b) Brombeerblätter 75,0   Schafgarbe mit Blüten . . 50,0
   Lindenblüten 25,0   Birkenblätter 50,0
   Holunderblüten 25,0   Pfefferminzblätter . . . 50,0
   Kamillen 25,0   Erdbeerblätter 100,0
   Melissenblätter 50,0   Waldmeister 50,0

Nach den Richtlinien über Tee und teeähnliche Erzeugnisse ist es unzulässig, die Konservierung teeähnlicher Erzeugnisse mit chemischen Mitteln sowie ihre künstliche Färbung, abgesehen von Karamel (Zuckerkouleur), die ausreichend kenntlich zu machen ist, vorzunehmen.

Die Verarbeitung größerer Mengen von Stoffen mit arzneilicher Wirkung oder von Bestandteilen, die für die Beschaffenheit des Erzeugnisses wertlos sind, zu teeähnlichen Erzeugnissen ist unzulässig.

Bezeichnungen wie Brombeerblätter-Mischung u. dgl. sind nur gestattet, wenn der namengebende Bestandteil mehr als 50 Gewichtshundertteile der verkaufsfertigen Mischung ausmacht.

Bezeichnungen wie Tee-Ersatz, Ersatztee, Kunsttee, sind zulässig, ebenfalls in zutreffenden Fällen auch Alpenkräutertee und Kräutertee.

Gelatina Lactis. Milchgallerte. Nach Sigmund-Liebreich.

Frische Kuhmilch . . . 1000,0 und bester Raffinadezucker . 500,0
werden auf ein Gewicht von 1200,0 eingekocht.
Anderseits werden
                    Gelatine 30,0
durch Aufquellen und gelindes Erwärmen in
                    Weißwein 200,0
gelöst und mit der halbwarmen Milch-Zucker-Lösung vermischt. Nach völligem Erkalten fügt man den Saft von 4 Zitronen hinzu und läßt fest werden.

Gelatina vinosa. Weingallerte.

                    Weiße Gelatine 8,0
werden unter Anwendung von Wärme in
                    Wasser 80,0
gelöst.
Darauf fügt man hinzu
weißen Sirup 250,0   Zitronensäure 1,0,
gelöst in   gutem Rheinwein 661,0,
erwärmt gelinde, bis alles gleichmäßig ist, seiht durch und läßt erkalten.

Lac Ferri pyrophosphorici. Eisenmilch. Pyrophosphorsaure Eisenmilch.
Nach Dieterich.

                    Natriumpyrophosphat 20,0
werden in   Wasser 450,0
gelöst. Nun fügt man hinzu
                    Glyzerin 50,0
und filtriert.
Anderseits verdünnt man
                    Eisenchloridlösung (von 10% Eisen)   30,0
                    mit Wasser . . . . 450,0.
Man kühlt beide Lösungen möglichst stark in Eis, das man mit Kochsalz bestreut hat, ab und setzt die Eisenlösung unter langsamem Rühren dem zuerst bereiteten Filtrat ganz allmählich hinzu.

Liquor Ferri albuminati saccharatus. Versüßte Eisenalbuminatessenz. Ergzb.

                    Natronlauge 8,0
werden mit   Wasser 580,0
vermischt und darin
                    trocknes Eisenalbuminat (13—14% Eisen) 30,0
gelöst. Die Lösung bleibt unter öfterem Umschütteln 2 Tage stehen, dann fügt man eine vorher bereitete Mischung von
Weinbrand 100,0   Pomeranzentinktur 3,0
Weingeist (90%) 75,0   aromatischer E s s e n z (S. 107) 1,0
weißem Sirup 200,0   Vanilletinktur 1,5
                    Ceylonzimttinktur 1,0
hinzu.

Liquor Ferri oxydati cum Lecithino. Eisentinktur mit Lezithin.

Kalziumhypophosphit . .	2,5	Spiritus (96%)	160,0
Natriumhypophosphit . .	2,5	weißer Sirup	240,0
Lezithin (aus Pflanzen) .	2,0	Pomeranzenschalentinktur	3,0
Eisenzucker (Ferr. oxydat.		Zimttinktur	1,0
saccharat.)	25,0	aromatische Tinktur . .	1,0
Wasser	562,0	Vanilletinktur	1,0

Die Phosphite und der Eisenzucker werden in 500,0 Waser gelöst. Andererseits löst man das Lezithin in 62,0 Wasser. Darauf gibt man die Mischung aus Sirup, Spiritus und den Tinkturen zu der Eisenlösung, fügt zuletzt die Lezithinlösung hinzu, läßt 8 Tage kühl stehen und filtriert.

Liquor Ferri peptonati. Eisenpeptonatessenz.

a) Ergzb.

Eisenpeptonatsirup . . .	300,0	aromatische Essenz . . .	5,0
Weingeist	100,0	Wasser bis zum Gewicht von 1000,0.	

Der Eisenpeptonatsirup wird mit dem Weingeist, der aromatischen Essenz und so viel Wasser gemischt, daß das Gesamtgewicht 1000,0 beträgt. Die hierzu erforderliche: Aromatische Essenz Essentia aromatica stellt man her aus:

Essigäther	20,0	Vanilletinktur	180,0
aromatischer Tinktur . .	125,0	Pomeranzentinktur . . .	550,0
Zimttinktur		125,0.	

Eisenpeptonatsirup, Sirupus Ferri peptonati

wird hergestellt aus:

Kochsalzfreiem trock. Pepton	27,0	grob gepulvertem Zucker .	400,0
dialysierter Eisenoxychlorid-		Weingeist	70,0
lösung	585,0	Wasser . . . . . nach Bedarf	

verdünnter Natronlauge aus 1 Teil Natronlauge und 9 Teilen Wasser hergestellt nach Bedarf.

Das Pepton wird in 1700 Teilen warmem Wasser gelöst. Der erkalteten Lösung wird eine Mischung aus der dialysierten Eisenoxychloridlösung und 1400 Teilen Wasser zugesetzt und die Flüssigkeit mit der verdünnten Natronlauge genau neutralisiert. Der Niederschlag wird möglichst so lange ausgewaschen, bis das Waschwasser nach dem Ansäuern mit Salpetersäure durch Silbernitratlösung nur noch getrübt wird. Dann wird er auf einem leinenen Tuche gesammelt, nach dem Abtropfen gelinde ausgedrückt, mit dem Zucker verrieben und unter Zusatz von etwa 150 Teilen verdünnter Natronlauge, durch anhaltendes Erwärmen im Wasserbade zur Lösung gebracht. Nach vollständiger Lösung wird diese Flüssigkeit auf 930 Teile eingedampft und mit dem Weingeist versetzt.

Die hierzu erforderliche Eisenoxychloridlösung, Liquor Ferri oxychlorati stellt man her:

	Eisenchloridlösung (10% Eisen) .	35,0
werden mit	Wasser	160,0

verdünnt. Darauf wird das Gemisch in eine aus

	Ammoniakflüssigkeit (0,960) . . .	35,0
und	Wasser	320,0

bestehende Mischung unter Umrühren eingegossen.

Der entstandene Niederschlag wird vollständig ausgewaschen, ausgepreßt und mit reiner Salzsäure (spez. Gew. 1,124) 3,0 versetzt. Nach dreitägigem Stehen wird die Mischung bis zur Lösung des Niederschlages auf etwa 40° C erwärmt, die Lösung filtriert und dann durch Zusatz von Wasser auf das spez. Gew. von 1,050 gebracht. Die Flüssigkeit muß vor Licht geschützt aufbewahrt werden.

Liquor Ferro-Mangani peptonati. Eisenmanganpeptonat-Essenz.

Verdünnte Salzsäure   0,9

werden in einem Glaskolben mit

dialysierter Eisenflüssigkeit (s. d.)   180,0

vermischt und im Wasserbad erwärmt, dann setzt man nach und nach eine filtrierte Auflösung von

kochsalzfreiem trock. Pepton .   7,0   in heißem Wasser 63,0

zu. Unter Umschütteln erwärmt man noch so lange im Wasserbade, bis die anfänglich trübe Flüssigkeit klar geworden ist. Inzwischen mischt man in einem größeren Glaskolben eine vorher bereitete filtrierte Auflösung von

kochsalzfreiem trock. Pepton .   18,0   in Wasser 162,0

mit einer Lösung von

Manganchlorür (Manganochlorid) 3,75 in Wasser 33,75

und erwärmt diese Flüssigkeit ebenfalls im Wasserbade. Dann gießt man die heiße Eisenpeptonatlösung nach und nach unter häufigem Umschütteln in die manganhaltige Peptonlösung und erwärmt das Gemisch noch so lange im Wasserbade, bis eine herausgenommene Probe nach dem Verdünnen mit der zwanzigfachen Menge Wasser vollständig klar erscheint. Hierauf verdünnt man mit Wasser auf 694,0.

Dieser Flüssigkeit fügt man eine vorher bereitete Mischung aus

Weingeist (90%)	100,0	Pomeranzentinktur . . .	3,0
weißem Sirup	200,0	aromatischer E s s e n z . .	1,5
Vanilletinktur	1,5		

zu und setzt der fertigen Essenz auf je 1000,0 fünf Tropfen Essigäther zu.

Die hierzu erforderliche d i a l y s i e r t e E i s e n f l ü s s i g k e i t, L i q u o r F e r r i o x y d a t i d i a l y s a t i stellt man her:

Eisenoxychloridlösung werde der Dialyse unterworfen, bis mittels dieser freie Salzsäure nicht mehr zu entfernen ist. Die erhaltene Flüssigkeit werde im Wasserbade bei einer 30° C nicht übersteigenden Wärme bis zu einem spez. Gew. von 1,042—1,046 gebracht. Die Flüssigkeit enthält in 100 T. 3,35—3,5 T. Eisen. Um die D i a l y s e a u s z u f ü h r e n, schließt man das Ende eines zylindrischen Gefäßes recht straff mit angefeuchtetem Pergamentpapier, bringt die zu dialysierende Flüssigkeit in das Gefäß und taucht dieses in ein zweites Gefäß, in dem sich Wasser befindet. Nun überläßt man den Apparat sich selbst.

Liquor Ferro-Mangani saccharati. Eisenmanganessenz.

Dialysierte Eisenflüssigkeit (s. d.)   172,0

werden mit   weißem Sirup   210,0

vermischt und auf einmal mit einer Mischung aus

Natronlauge (spez. Gew. 1,168—1,172, etwa 15%)   10,0

Wasser   40,0

versetzt und umgeschüttelt.

Der klaren Flüssigkeit werden

Mangansirup . . . . . . 50,0 und Wasser 387,0

zugefügt. Hierauf setzt man eine Mischung aus

Weingeist (90%)	125,0	aromatischer E s s e n z . .	1,5
Pomeranzentinktur . . .	3,0	Vanilletinktur	1,5

hinzu und fügt der fertigen Essenz auf je 1000,0 fünf Tropfen Essigäther zu.

Der hierzu erforderliche M a n g a n s i r u p, S i r u p u s M a n g a n i o x y-d a t i wird hergestellt:

Kaliumpermanganat 87,5
werden in   heißem Wasser 5000,0

gelöst und der auf 15° C abgekühlten Lösung

Stärkezucker (käuflicher Traubenzucker)   50,0,
welche in   Wasser 100,0

gelöst sind, hinzugefügt.

Nachdem die rote Farbe verschwunden ist, wird der erhaltene Niederschlag durch Dekantieren getrennt, mit kaltem Wasser ausgewaschen, bis das Waschwasser durch Kalziumchloridlösung nur noch schwach getrübt wird, dann auf einem Tuche gesammelt. Nach dem Abtropfen wird der Niederschlag mit

gepulvertem Zucker . . . 850,0   Natronlauge (15%) . . . 50,0
und   Wasser 1000,0

durch anhaltendes Erwärmen auf dem Wasserbade gelöst und schließlich auf ein Gesamtgewicht von 1500,0 im Wasserbad eingedampft.

Liquor Haemalbumini. Hämalbuminessenz.
Hamb. Ap.-V.

Hämalbumin 30,0
werden in   Wasser 650,0

unter Erwärmen gelöst. Der Lösung wird eine vorher bereitete Mischung aus

Arrak	10,0	weißem Sirup	200,0
Vanilletinktur	5,0	Kumarinzucker (1 = 1000)	0,2
versüßtem Salpetergeist .	2,0	Bittermandelölzucker . .	0,4
Weingeist (90%)	100,0	Rosenölzucker	0,4

zugefügt. Nach dem Absetzen wird filtriert. Die hierzu erforderlichen Ölzucker, Elaeosacchara, werden bereitet:

Ätherisches Öl 1,0
wird mit   mittelfein gepulvertem Zucker . . 50,0
innig verrieben.

Liquor Haemoglobini. Hämatogen.

a) Münch. Ap.-V.:

Hämoglobinextrakt Sicco . . .	100,0
löst man in Wasser	150,0
und fügt hinzu Glyzerin (spez. Gew. 1,23) . . .	30,0
deutschen Weinbrand	20,0
Benediktineressenz	0,3.

Man schüttelt die Lösung von Zeit zu Zeit um und füllt nach 24 Stunden ab. Beim Abfüllen durchtränkt man die Korke zweckmäßig mit Salizylsäure.

b) Nach Schmidt:

Defibriniert. Rinderblut 3000 ccm   Äther . . . . 1000 ccm

werden in einer Flasche gemischt, dann läßt man mehrere Tage stehen und trennt darauf im Scheidetrichter. Das Blut wird nun unter beständigem Rühren im Wasserbade bei einer Wärme von nicht über 35° C auf drei Viertel seines Raumes eingedampft und darauf auf 100,0

Glyzerin (spez. Gew. 1,23)   30,0   deutscher Weinbrand . . 10,0

hinzugemischt. Das Defibrinieren erreicht man durch kräftiges Schlagen des Blutes.

Anstatt des Rinderblutes kann auch Pferdeblut verwendet werden. Nach Mitteilung des Reichsgesundheitsamtes haben die bereits während des Krieges 1914—1918 vorgenommenen Untersuchungen ergeben, daß gegen die Verarbeitung von Pferdeblut zu diätetischen Präparaten weder gesundheitliche noch technische Bedenken bestehen.

Liquor Haemoglobini c. Calcio hypophosphoroso. Hämatogen mit Kalk.

Kalziumhypophosphit . .	20,0	Glyzerin	30,0
heißes Wasser	50,0	Hämatogen	900,0.

Liquor Pepsini. Pepsinlösung.

Pepsin 4,0 werden in

Glyzerin 40,0   Wasser 54,8

chemisch reiner Salzsäure 1,2

gelöst und filtriert.

Marzipan. Panis Martis.

Süße Mandeln 500,0   bittere Mandeln 20,0

Zuckerpulver . . . . 500,0.

Die Mandeln werden nach Einlegen in heißes Wasser von der Samenschale befreit und am einfachsten durch einen Wolf feinst zerkleinert. Darauf arbeitet man unter Zusatz von sehr wenig frisch gemischtem Rosenwasser den Zucker mit einem Pistill bis zu einer gleichmäßigen Masse unter. Schließlich trocknet man bei geringer Wärme etwas an.

Mel artificiale. Kunsthonig.

Kunsthonige sind im Sinne des Lebensmittelgesetzes aus mehr oder weniger stark invertierter Saccharose (Zucker aus Zuckerrüben oder Zuckerrohr) mit oder ohne Verwendung von Stärkezucker oder Stärkesirup hergestellte aromatisierte, meist künstlich gefärbte, in Aussehen, Geruch und Geschmack dem Honig ähnliche Erzeugnisse, die von ihrer Herstellung her organische Nichtzuckerstoffe, Mineralstoffe und Saccharose (Zucker aus Zuckerrüben oder Zuckerrohr) sowie stets Oxymethylfurfurol enthalten. Kunsthonig, der unter Verwendung von Stärkezucker oder Stärkesirup hergestellt ist, enthält auch die hieraus entstammenden Dextrine.

Bei der Herstellung von Kunsthonig dürfen nur folgende Säuren verwendet werden: Ameisensäure, Kohlensäure, Milchsäure, Phosphorsäure, Salzsäure, Schwefelsäure, Weinsäure und Zitronensäure. Die Säuren müssen chemisch rein sein. Kunsthonig darf nicht mehr als 22 Hundertteile Wasser, nicht mehr als 30 Hundertteile Saccharose enthalten, darf nicht mehr als 0,4 Hundertteile Asche liefern und auf 100 Teile des fertigen Erzeugnisses dürfen bei der Herstellung nicht mehr als 20 Teile Stärkezucker oder Stärkesirup oder von diesen beiden Erzeugnisse zusammen verwendet sein.

Der Säuregrad darf die Zahl 2 nicht übersteigen. Unter S ä u r e g r a d versteht man die Anzahl Kubikzentimeter Normallauge, die erforderlich ist, um die in 100 Gramm des Kunsthonigs vorhandene freie Säure zu neutralisieren.

Kunsthonig muß deutlich mit u n g e t r e n n t e n Buchstaben von g l e i c h e r G r ö ß e mit dem Worte K u n s t h o n i g als solcher gekennzeichnet sein, eine andere Bezeichnung dafür darf nicht angewendet werden. So sind Bezeichnungen wie „künstlicher Honig, Blütenkunsthonig, Kunstschleuderhonig" und andere nicht gestattet. Bezeichnungen, in denen das Wort Honig in anderer Verbindung als Kunsthonig, oder der Name einer Honigsorte oder das Wort Biene, oder das Wort Extrakt vorkommt, sowie Umhüllungen mit Abbildungen von Bienen, Bienenstöcken, Honigwaben od. dgl. sind als irreführend verboten. Außerdem darf der Kunsthonig nicht als besonders wertvoll bezeichnet werden, man darf ihm nicht eine besondere diätetische oder gesundheitliche Wirkung zuschreiben. So dürfen Bezeichnungen wie Gesundheitskunsthonig, Nährkunsthonig und ähnliche nicht gemacht werden. Auch darf auf den Schildern, Umhüllungen oder Anpreisungen weder in Wort noch im Bild auf Bienen, bienenähnliche Insekten, Bienenzucht oder Honiggewinnung hingewiesen werden.

a) Nach Sauer.

Zucker 1000,0

werden in   Wasser 2000,0

gelöst. Man fügt darauf Milchsäure 1,0 hinzu und dampft auf freiem Feuer bis auf 1300,0 ein. Honigfarbe und Honigduft hinzuzufügen, ist hierbei unnötig.

b) Nach Bodinus.

$$\text{Zucker} \dots\dots\dots 1000,0$$

werden in Wasser 500,0

gelöst und zum Sieden erhitzt. Darauf wird abgeschäumt, und der kochenden Zuckerlösung werden nach und nach unter beständigem Umrühren

$$\text{Buttermilch} \dots\dots\dots 2000,0$$

zugesetzt. Darauf dampft man unter Umrühren anfänglich über freiem Feuer, zuletzt im Wasserbad in einem gut emaillierten Eisengefäß ein.

c) Nach Sauer.

Zucker 1000,0 werden in einem Gemische von Milchsäure 1,0 und Wasser 400,0 gelöst, zum Kochen erhitzt und abgeschäumt. Man läßt nun unter Warmstellen z. B. in einer Kochkiste allmählich auf 20°—25° C erkalten, fügt f e s t e n zerdrückten Natur- oder Kunsthonig 50,0 hinzu, stellt kalt und rührt am ersten Tag öfter um. Darauf gießt man in die Aufnahmegefäße. Nach 2—5 Tagen ist der Kunsthonig erstarrt. Will man mit Honigfarbe auf-färben oder Honigduft, Honigaroma zufügen, so setzt man diese gleich dem zuzufügenden festen Honig zu.

d) Nach Evers.

Zucker 5000,0   Wasser 1650,0

reine Salzsäure 5,0

werden bei einer Wärme von 70° acht Stunden lang erhitzt, dann mit einer Lösung von kalzinierter Soda 1,5 in heißem Wasser 5,0 unter Umrühren fast neutralisiert. Dann fügt man reine Ameisensäure (50%) 3,5 hinzu, ferner Weinsäure 6,0 gelöst in etwas heißem Wasser und Honigduft 15,0. Schließ-lich färbt man mit etwas Zuckerfarbe oder Honigfarbe gelblich. Um den Kunsthonig schneller zum Erstarren zu bringen, was sonst über 1 Woche währt, fügt man etwas f e s t e n Kunsthonig hinzu.

Bei der Bereitung des Kunsthonigs ist ganz genau nach den Vorschriften zu verfahren, da bei unvollständiger Inversion das Erstarren behindert wird.

Kunsthonigpulver.

Zuckerpulver 25,0   Weinsäure 2,0

etwas Kunsthonigfarbe und Honigduft werden gemischt. Zur Bereitung des Kunsthonigs kocht man Zucker 500,0 mit Wasser 150,0 zum Sirup und rührt der kochenden Masse die Pulvermischung unter.

Kunsthonigduft.

F r i s c h e Lindenblüten 100,0

werden mit Weingeist (50%) 500,0

ausgezogen, dem Filtrat fügt man hinzu

Geraniumöl . . . . 5 Trpf.

Nährklistier.

a) Nach Ewald. 4—6 Eigelb

Wasser . . . . 200 ccm   reine Salzsäure (25%) . . 1,2

Pepsin . . . . 3,0—5,0

werden 10 Stunden lang im Brutschrank auf 40° erhitzt, dann 6 Stunden an einen kühlen Ort gestellt und schließlich durch ein Tuch durchgeseiht.

b) 2 Eigelb

Pepton 30,0   weißer oder roter Wein . 100,0

fettfreie Fleischbrühe . . . . . 300,0.

Nährsalz, physiologisches nach Art von Hensel.

a) Kalziumbiphosphat . . . 40,0   Dinatriumphosphat . . . 20,0

   Magnesiumbiphosphat . . 5,0   amorphe Kieselsäure . . 10,0

   Kaliumsulfat 2,5   präzipitierter Schwefel . . 5,0

   künstl. Karlsbader Salz . 60,0   Kalziumfluorid 2,5

Natriumchlorid . . . . 60,0.

112   Diätetische Nähr-, Kräftigungs- und Genußmittel.

b) Nach Beythin:

Natriumchlorid	53,56	Natriumsulfat	6,46
Dinatriumphosphat	20,69	Magnesiumsulfat	2,20
Natriumbikarbonat	15,13	Kaliumsulfat	1,96.

c)

Natriumchlorid	34,0	Natrium-Ammoniumphosphat	8,0
Natriumsulfat	38,0	Natrium-Kaliumtartrat	12,0.

d) Nach Bilz:

		Kalziumbiphosphat	16,0
Natriumbikarbonat	50,0	Natriumbiphosphat	9,0
Magnesiumbiphosphat	15,0	amorphe Kieselsäure	2,0.

Zur Herstellung aller Nährsalze dürfen nur völlig chemisch reine, völlig trockene Stoffe verwendet werden.

Nerven-Nährpulver.

Natriumhypophosphit	40,0	Natriumchlorid	30,0
Kalziumhyphosphit	40,0	Hafermehl	300,0
Eiereiweiß	70,0	Kakaopulver	200,0
Lezithin	10,0	Zuckerpulver	210,0

Milchzucker . . . . 100,0.

Pastilli Colae. Kolapastillen. Münch. Ap.-V.

Kolanußpulver 50,0   Kakaomasse 25,0

feinstes Zuckerpulver . . . . . 25,0.

Hieraus stellt man 100 Pastillen zu 1,0 her.

Man verreibt die gepulverten Kolanüsse innig mit dem Zuckerpulver, fügt die geschmolzene Kakaomasse hinzu und bearbeitet die Masse in einem erwärmten Mörser eine Zeitlang kräftig mit dem Pistill. Darauf wiegt man die einzelnen Mengen ab, streicht sie in Blechformen und klopft diese, um die Masse gleichmäßig zu verteilen, auf einer Tischplatte auf. Darauf setzt man an einem trockenen, nicht zu warmem Orte beiseite.

Pflanzensäfte.

Frische, gut verlesene und völlig gereinigte Pflanzen werden mit einem Wiegemesser oder einem Wolf zerkleinert und ausgepreßt. Der erhaltene filtrierte Saft wird z. B. im Rex-Kochapparat keimfrei gemacht, in keimfreie Flaschen gefüllt, diese mit keimfreien Korken geschlossen und mit Paraffin oder Flaschenlack überzogen.

Mistelsaft, wie er für kosmetische Mittel, Gesichtswässer und Hautsalben verwendet wird, gewinnt man dementsprechend wie folgt: Man schneidet die frische auf Laub-, aber auch auf Nadelhölzern schmarotzende Pflanze während der Blütezeit bis auf die Wurzel ab, reinigt sie, verwendet alle Teile, zerkleinert sie z. B. in einem Wolf, preßt gut aus, vermischt den Preßsaft s o g l e i c h mit demselben Raumteile 90prozentigem Weingeist, schüttelt tüchtig durch und läßt den Saft vor Licht geschützt kühl stehen. Nach etwa 10 Tagen filtriert man ihn dann.

Soll der Mistelsaft aber als Natursaft genossen werden, so darf nur so viel Weingeist zugesetzt werden, als zur Haltbarmachung erforderlich ist. Dieser Zusatz muß auf dem Bezeichnungsschild angegeben sein.

Anderseits bereitet man für kosmetische Zwecke auch einen weingeistigen Auszug. Man zieht die eingeernteten zerschnittenen Pflanzenteile mit 70prozentigem Weingeist 10 Tage lang aus, preßt ab und filtriert.

Pulvis galactopaeus. Ammenpulver. Milchpulver. Die Milchabsonderung vermehrendes Pulver. V. d. Sächs. Kr. V.

Fein gepulv. Pomeranzen-		mittelfein gepulverter Fenchel	20,0
schalen	20,0	mittelfein gepulverter Zucker	20,0

Magnesiumkarbonat . . . . 40,0.

Salepschleim. Mucilago Salep.
a) D. A.-B. 6:
Mittelfein gepulverter Salep 1,0   Weingeist (90%) 1,0
      siedendes Wasser . . . . . . 98,0.
    Man schüttet das Saleppulver in eine völlig trockene Flasche, fügt den Weingeist hinzu und schüttelt rasch gut um. Dann setzt man etwa 10,0 siedendes Wasser hinzu, schüttelt kräftig durch und fügt den Rest des siedenden Wassers hinzu. Darauf schüttelt man in kurzen Zwischenräumen bis zum Erkalten.

b)   Mittelfein gepulverten Salep . . .   1,0
schüttet man in eine Flasche, die
          kaltes Wasser 9,0
enthält, verteilt den Salep gleichmäßig im Wasser durch Umschütteln, fügt
          siedendes Wasser 90,0
hinzu und schüttelt dann bis zum Erkalten.

c) Oder man verfährt unter Beibehaltung der Gewichtsmengen so, daß man den gepulverten Salep in eine völlig t r o c k e n e Flasche schüttet, das kalte Wasser zusetzt, schnell gründlich anschüttelt, das siedende Wasser hinzufügt und bis zum Erkalten schüttelt.

Sirupus Calcii hypophosphorosi. Kalziumhypophosphitsirup. Ergzb.

Kalziumhypophosphit . .   1,0   Wasser 30,0
  mittelfein gepulv. Zucker   64,0   Kalkwasser   6,0
werden bis zur Lösung auf 40°—50° C erwärmt. Man filtriert sogleich und bewahrt den Sirup in kleinen, gut geschlossenen Flaschen kühl auf.

Sirupus Calcii hypophosphorosi ferratus. Kalkeisensirup. Ergzb.

Kalziumhypophosphitsirup   2,0   Ferrohypophosphitsirup .   1,0
werden gemischt.
    Den hierzu erforderlichen F e r r o h y p o p h o s p h i t s i r u p , S i r u p u s F e r r i h y p o p h o s p h o r o s i stellt man dar nach Ergzb.:
          Ferrosulfat 3,0
werden in einer Verdünnung von
          reiner Phosphorsäure (spez. Gew. 1,154) 3,0
          mit Wasser 4,5
gelöst. Dieser Lösung trägt man ein
          Kalziumhypophosphit 2,05,
läßt die Mischung 5 Minuten stehen und entfernt den entstandenen Niederschlag durch Abseihen und Pressen. Die Preßflüssigkeit wird filtriert und davon 1 T. mit 8 T. weißem Sirup vermischt.

Sirupus Calcii phospholactici. Kalziumlaktophosphatsirup. Kalksirup. Ergzb.

Zerriebenes lösliches Kalziumphospholaktat 20,0
Zuckersirup aus 2 Teilen Zucker und 1 Teil Wasser bereitet . . . 800,0
Wasser 180,0   Vanillin . . . . . nach Bedarf
Rosenöl . . . . nach Bedarf   Weingeist . . . . nach Bedarf.
    Das zerriebene Kalziumphospholaktat wird unter Erwärmen in dem Wasser gelöst und die filtrierte Lösung mit dem Sirup gemischt. Je 1000,0 des Sirups werden 1 Tropfen Rosenöl und 0,05 Vanillin gelöst in 1,0 Weingeist hinzugefügt.

Sirupus Calcii phospholactici cum Ferro et Mangano.
Kalkeisenmangansirup. Ergzb.

Zerriebenes lösl. Kalzium-   Zuckersirup aus 2 T. Zucker
  phospholaktat 20,0   u. 1 Teil Wasser bereitet 900,0
zerriebenes Ferrolaktat .   5,0   Rosenöl . . . . . . nach Bedarf
zerriebenes Manganolaktat   1,0   Vanillin . . . . . nach Bedarf
Wasser 74,0   Weingeist . . . . nach Bedarf

Kalziumphospholaktat, Ferrolaktat und Manganolaktat werden unter Erwärmen im Wasser gelöst, darauf wird die filtrierte Lösung mit dem Sirup gemischt. Je 1000,0 des fertigen Sirups versetzt man dann mit 1 Tropfen Rosenöl und 0,05 Vanillin, in 1,0 Weingeist gelöst.

Sirupus Ferri peptonati. Eisenpeptonatsirup. Hamb. Ap.-V.

	Trockenes Pepton	8,0
löst man in	heißem Wasser	100,0

und setzt der Lösung nach dem Erkalten

Eisenoxychloridlösung (3,5% Eisen) . . . 174,0

unter fortwährendem Umrühren und allmählich zu. Den durch genaues Neutralisieren mit zehnfach verdünnter Natronlauge (15%) erhaltenen Niederschlag wäscht man möglichst schnell durch Dekantieren mit Wasser so lange aus, bis eine Probe des Waschwassers durch Silbernitratlösung nicht mehr verändert wird. Den Niederschlag sammelt man auf einem genäßten leinenen Tuch, verreibt ihn nach dem Abtropfen in einer Schale mit

weißem Sirup 100,0,

bringt ihn durch Erwärmen mit verdünnter 15proz. Natronlauge (1+9), wozu etwa 90,0 erforderlich sind, in Lösung und dampft auf ein Gesamtgewicht von 125,0 ein.

Species gynaecologicae. Martinscher Frauentee. Schwangerschaftstee, zur Erzielung einer leichten Entbindung. Ergzb.

Faulbaumrinde	. . . 25,0	Sennesblätter	 25,0
Schafgarbe	 25,0	Queckenwurzel	 25,0

werden grob zerschnitten gemischt.

Walratzucker. Cetaceum saccharatum. Ergzb.

In einer Reibschale schmilzt man im Dampfbade

Walrat 25,0

und fügt nach und nach

mittelfein gepulverten Zucker . . 75,0

hinzu. Mischt gründlich, läßt erkalten und pulvert. Walratzucker muß in gut geschlossenem Gefäß aufbewahrt werden, da er sonst leicht ranzig wird.

Yoghurt.

Man dampft Vollmilch bis zur Hälfte des Raumteils ein, kühlt rasch auf etwa 45° ab, fügt das Ferment Maya, das in Form von Pastillen oder als Pulver im Handel ist, hinzu und erhitzt darauf in Töpfen in einer türkischen Kochkiste oder anderen Vorrichtung oder in einem Wasserbad in geschlossenem Gefäß auf etwa 45°. Nach 8—12 Stunden ist die Masse fest geworden, hat einen süßsäuerlichen Geschmack angenommen, wird nun mit Zucker bestreut und mit geriebenem Brot genossen.

Will man die Yoghurtmilch trinkflüssig haben, so erhitzt man Milch zum Sieden, dampft sie jedoch nicht ein, sondern läßt sie nach dem Sieden auf 45° abkühlen. Darauf mischt man das Mayaferment sorgfältig darunter, füllt in eine gut verschließbare Flasche, die man auf einer Wärme von 45° hält, schüttelt nach etwa 1 Stunde kräftig durch und überläßt nun die Flasche bei Zimmerwärme der Ruhe. Nach etwa 6 oder mehr Stunden ist die Yoghurtmilch trinkfähig. Um sie im Geschmack zu verbessern, kühlt man sie ab.

Wird Yoghurt aus Magermilch hergestellt, so muß das Erzeugnis deutlich als Magermilch-Yoghurt gekennzeichnet sein.

Es ist verboten, Milcherzeugnissen Frischerhaltungsmittel oder Neutralisierungsmittel hinzuzufügen.

Obstsäfte, Fruchtsäfte und Obstsirupe, Fruchtsirupe.

Die Bereitung der Obst- oder Fruchtsäfte oder Fruchtroh-
säfte oder Fruchtmuttersäfte ist für viele Drogisten, die in Gegenden wohnen, wo die Früchte billig sind, häufig ein recht lohnender Er-
werb, jedoch ist ihre Herstellung in tadelfreier Beschaffenheit nicht ganz
leicht, sie erfordert große Aufmerksamkeit und ganz besondere Sorgfalt.

Der frische Saft der Himbeeren, Kirschen, Johannisbeeren, Erdbeeren,
Maulbeeren usw. enthält eine große Menge Pflanzenschleim, Pektin, der die
Filtration unmöglich macht und den Saft nach dem Kochen mit Zucker zu
einer Gallerte erstarren läßt. Man muß daher für die Bereitung der Fruchtsäfte das Pektin durch eingeleitete schwache Gärung entfernen. Die frischen
Früchte werden zuerst zerquetscht, dann vorsichtig, aber kräftig ausgepreßt.
Vielfach wird die Pressung erst vorgenommen, nachdem man die gepreßten
Früchte hat gären lassen. Dieses Verfahren gibt allerdings eine etwas
größere Menge Saft, liefert aber niemals ein so feines Erzeugnis. Mitunter
wird eine Nachpresse vorgenommen, die Preßrückstände werden mit
etwas Wasser gemengt und nochmals ausgepreßt. Der auf diese Weise aus
der Nachpresse schließlich erhaltene Saft darf aber nicht als Obst- oder
Fruchtsaft in den Handel kommen, er wird zur Herstellung von Obstkraut
oder Obstgelee verwendet. Der gewonnene trübe Saft wird, mit 1—2%
Zucker versetzt, bei einer Wärme von höchstens 20°—25° sich selbst überlassen. Die Masse beginnt nach kurzer Zeit zu gären, an der Oberfläche wird
sie infolge der austretenden Kohlendioxydbläschen schaumig, bis nach
einigen Tagen die Entwicklung von Kohlensäure aufhört und die Flüssigkeit sich in eine untere trübe und in eine darüberstehende klare Schicht
teilt. Diese letztere wird entweder mittels eines Hebers oder durch Abgießen
klar abgenommen und der Rest durch ein gut angefeuchtetes Filter filtriert.
Läßt man die Gärung in offenen Gefäßen vollziehen, so tritt sehr leicht
Schimmelbildung und dadurch Beeinträchtigung des Geschmacks ein, oder
die Gärung wird nicht zur rechten Zeit unterbrochen und die Flüssigkeit
durch weitergehende Zersetzung stark sauer. Das D. A.-B. 6 läßt die Beendigung der Gärung dadurch feststellen, daß 10 ccm des filtrierten Saftes
mit 5 ccm Weingeist vermischt, keine Trübung zeigen dürfen. Alles dies
läßt sich leicht vermeiden, wenn man die Gärung in geschlossenen Gefäßen
vornimmt. Diese werden, gleichgültig ob man Flaschen, Ballone oder Fässer
dabei anwendet, nur zu ²/₃—³/₄ mit Saft gefüllt und die Öffnung mit einem
guten Kork geschlossen, durch den ein zweischenklig gebogenes Glasrohr,
ein Gärrohr, geht. Unter den einen offenen Schenkel wird ein mit Wasser gefülltes Gefäß gestellt oder angehängt, so daß das Glasrohr durch das
Wasser abgeschlossen ist. Sobald die Gärung eintritt, wird die sich entwickelnde Kohlensäure bzw. das Kohlendioxyd durch das Glasrohr entweichen und in Blasen durch das Wasser getrieben werden. Nach einigen
Tagen wird die Gasentweichung schwächer; endlich steigen keine Blasen
mehr auf. Jetzt wird der Vorgang unterbrochen und Abgießen und Filtration sofort vorgenommen. Ein derartig bereiteter Saft ist von feinstem Duft
und tadelfreiem Geschmack. Soll er als Saft (Succus) aufbewahrt werden,
tut man gut, ihn nach dem Filtrieren auf 80°—100° zu erhitzen und noch
heiß in bis an den Kork gefüllte Glasflaschen zu tun. Besser ist es jedoch,

ihn sofort zu Sirup zu verkochen. Hierzu gehört vor allem ein gut raffinierter Zucker (Saccharose, Rübenzucker, Zucker aus Zuckerrohr). Man läßt Zucker und Saft weichen, bis der Zucker gelöst ist, und kocht schnell in einem blank gescheuerten kupfernen Kessel auf und erhält kurze Zeit im Sieden, daß der Sirup gut durchgekocht und so der Rohrzucker (Saccharose) reichlich in Invertzucker, ein Gemenge von Traubenzucker und Fruchtzucker, übergeführt wird. Durch solche Inversion wird ein Auskristallisieren des Sirups vermieden. Bei zu langem Kochen, was aber unbedingt zu vermeiden ist, muß das verdunstete Wasser ersetzt werden. Eiserne, mit Schmelz versehene, emaillierte oder verzinnte Gefäße sind zu vermeiden, da sie die Farbe verändern.

Beim Kochen etwa entstandener Schaum wird abgenommen, der Sirup siedendheiß in vorher erwärmte Flaschen gefüllt und sofort verkorkt. Es darf also wohl der Saft in dem blank gescheuerten Kupferkessel gekocht werden, der fertige Sirup muß dann aber sofort daraus entfernt werden. Er darf keinesfalls in dem kupfernen Kessel erkalten, denn es würde Luft hinzutreten und nun die in dem Sirup enthaltene Fruchtsäure Kupfer angreifen, während das Kupfer beim Kochen, wo die Luft vertrieben wird, von der Fruchtsäure kaum angegriffen wird, so daß höchstens die zulässige „technisch nicht vermeidbare Menge" Kupfer im Fruchtsirup enthalten ist. So bereiteter Sirup hält sich jahrelang; jedoch pflegt der Himbeersirup im zweiten oder dritten Jahre an Farbe zu verlieren, diese läßt sich durch ein wenig Succus Cerasorum (Kirschsaft) wieder herstellen. Solcher Zusatz muß aber auf dem Bezeichnungsschilde durch die Worte „Himbeersirup mit Zusatz von Kirschsaft" kenntlich gemacht werden.

Stehen Waldhimbeeren zu Gebote, so liefern sie allerdings etwas weniger Succus, der Saft aber ist von kräftigerer Farbe und feinerem Duft. Zur Bereitung des Kirschsafts, des Kirschmuttersafts wählt man die große süße schwarze Kirsche, außerdem dunkle und helle Sauerkirschen sowie die Schattenmorellen und zerquetscht sie auf einer Kirschmühle mit den Steinen. Die sich hierdurch aus den Kernen entwickelnde geringe Menge Bittermandelöl verleiht dem Saft einen angenehmen, kräftigen Geschmack. Nach der Art der verwendeten Kirschen unterscheidet man:

1. Kirschsaft oder dunklen Sauerkirschsaft, Sauerkirschmuttersaft, aus dunklen Sauerkirschen unter Ausschluß von Schattenmorellen, deren Saft hell ist.

2. Hellen Kirschsaft, hellen Sauerkirschmuttersaft aus hellen Sauerkirschen sowie Schattenmorellen gewonnen.

3. Süßkirschsaft, Süßkirschmuttersaft aus Süßkirschen gewonnen.

4. Gespriteten Kirschsaft, mehr oder weniger vergorener dunkler Sauerkirschsaft mit einem Gehalte bis zu 18 Raumhundertteilen Alkohol, von denen bis zu 15 Raumhundertteile in Form von Sprit zugesetzt sind. Diesen gespriteten Kirschsaft erhält man durch Zusatz von Sprit zu dem abgepreßten mehr oder weniger vergorenen Saft, es werden dadurch die Pektinstoffe ausgefällt. Dieses Verfahren ist aber nur anwendbar, wenn der Saft zur Herstellung von Likören verwendet wird, zur Bereitung von Fruchtsirup ist er nicht geeignet, da mit gespritetem Saft hergestellte Sirupe herb von Geschmack sind und bei längerem Lagern die Farbe einbüßen.

Zu diesen allgemeinen Bemerkungen wollen wir noch hinzufügen. Will man den Saft nicht sofort abpressen, sondern, um die Pressung zu erleichtern und die Ausbeute zu vergrößern, zuerst die Gärung einleiten, so tut man gut, diese, je nach der Wärme, nach 24—28 Stunden zu unterbrechen, um den schon bedeutend dünner gewordenen Saft abzupressen und in oben angegebener Weise völlig vergären zu lassen.

Bei der Pressung ist noch zu bemerken, daß der Saft nicht mit Blei-, Zink- oder Eisenteilen in Berührung kommen darf, da er sonst leicht nachdunkelt, und daß die Pressung anfangs sehr langsam geschehen muß, weil sonst bei so saftreichem Stoff, die Preßbeutel unfehlbar platzen würden. Erst gegen Ende der Pressung darf das Anziehen der Presse in kürzeren Zwischenräumen und mit größerer Kraft vorgenommen werden.

Hat man größere Mengen von Saft zu vergären, so benutzt man am besten ein aufrecht stehendes, sehr gut ausgebrühtes Faß. Man gießt den Saft von oben ein und schließt diese Öffnung später mit Kork und Glasrohr. Unten, eben über dem Boden des Fasses, ist ein Abflußhahn angebracht. Läßt man nun bis zur Beendigung der Gärung das Faß recht ruhig stehen, so klärt sich die Flüssigkeit schon während dieses Vorgangs. Durch vorsichtiges Öffnen des Hahnes läßt man zuerst den noch trüben Saft abfließen, schließt, sobald der Saft anfängt klar zu laufen, den Hahn und fängt nun den übrigen, schon völlig blanken Saft gesondert auf. Hierdurch wird es möglich, den weitaus größten Teil des Saftes ohne Filtration klar zu erhalten. Es ist dies ein großer Vorteil, da einmal die Filtration des Saftes, wegen der schleimigen Beschaffenheit des Bodensatzes, sehr schwierig ist, anderenteils aber bedingt eine lange andauernde Filtration eine bedeutende Verschlechterung des Saftes. Die schleimigen Bestandteile zersetzen sich durch den Einfluß der Luft weiter und verursachen dadurch eine Veränderung der Farbe des Saftes und durch weitergehende Gärung eine Verschlechterung des Geschmackes. Es ist also die Hauptaufgabe des Herstellers, die Filtration soviel wie möglich zu vermeiden, und da dies nicht völlig angeht, sie auf das äußerste zu beschleunigen. Es wird auch dem Safte, um eine weitergehende Gärung zu verhüten, ein wenig eines Frischerhaltungsmittels, eines Konservierungsmittels zugesetzt. Und zwar dürfen für Obstsäfte, ausgenommen Kirschsäfte aller Art sowie Orangensaft und Zitronensaft folgende Stoffe und Mengen zugesetzt werden: Benzoesaures Natrium auf hundert Teile Saft bis zu 180 Milligramm oder 25%ige Ameisensäure ois bis zu 1 Gramm oder schweflige Säure bis zu 125 Milligramm Schwefeldioxyd (SO_2) oder Kaliumpyrosulfit bis zu 435 Milligramm oder Ester bis zu 90 Milligramm, worunter man die Para-Oxybenzoesäureäthyl- und -propylester, auch in Form der Natriumverbindungen und in Mischungen untereinander versteht.

Kirschsäften aller Art, auch Zitronensaft und Orangensaft können an Frischerhaltungsmitteln zugesetzt werden: Benzoesaures Natrium bis zu 180 Milligramm oder 25%ige Ameisensäure bis zu 1 Gramm 600 Milligramm, oder schweflige Säure bis zu 125 Milligramm Schwefeldioxyd (SO_2) oder Kaliumpyrosulfit bis zu 435 Milligramm oder Ester bis zu 90 Milligramm. Ein solcher Zusatz muß aber auf den Behältnissen durch die Angabe „Chemisch konserviert" gekennzeichnet werden. Außerdem ist noch folgendes zu beachten: Es darf den Fruchtsäften und Fruchtsirupen, abgesehen von

dem beim Aufkochen verdampften Wasser bei der Bereitung der Fruchtsirupe, niemals Wasser zugesetzt werden. Ebenfalls darf einem Fruchtsaft
oder Fruchtsirup kein anderer Fruchtsaft oder Fruchtsirup zugemischt werden, abgesehen vom Himbeersirup, wie schon oben gesagt, der mit kleinen
Mengen Kirschsaft, und zwar höchstens im Verhältnis Kirschsaft 1 Teil
Himbeersaft 9, Teile versetzt werden kann. Frucht s ä f t e n Säuren oder
Aromastoffe oder Farbstoffe zuzusetzen, sofern es sich nicht um die Ameisen-
säure oder schweflige Säure als Frischerhaltungsmittel, sogen. Konservie-
rungsmittel handelt, ist durch das Lebensmittelgesetz bzw. die infolge dieses
Gesetzes erlassene Verordnung auch bei Kenntlichmachung nicht zulässig.
Dagegen können Frucht s i r u p e bis zu 1 Hundertteil zugesetzte Weinsäure
oder Milchsäure enthalten. Ist der Gehalt an zugesetzter Weinsäure oder
Milchsäure größer als 0,3 Hundertteile, muß dies durch die Worte „mit
Weinsäure“ oder „mit Milchsäure“ gekennzeichnet sein. Solcher Fruchtsirup
darf aber niemals als „rein“ bezeichnet werden. Nicht gestattet ist es,
Frucht s i r u p e n Farbstoffe oder Aromastoffe zuzufügen, abgesehen von
den Aromastoffen, die beim Kochen entwichen und mit Hilfe von Kondensationsvorrichtungen wiedergewonnen und demselben Erzeugnis zugesetzt
worden sind, jedoch dürfen Orangensirupe und Zitronensirupe durch natürliches, aus den Schalen durch Pressung oder Destillation gewonnenes Scha-
lenaroma verstärkt werden, wobei also Zitral und ähnliche Stoffe nicht in
Betracht kommen. Zur Herstellung von Fruchtsirup darf nur reiner weißer
Saccharosezucker verwendet werden, Stärkezucker, Kandis und gelber
Zucker sind auch bei Kenntlichmachung keinesfalls zulässig. Die Gesamtmenge an Zucker, und zwar Saccharosezucker und Invertzucker zusammen-
genommen, darf in dem fertigen Fruchtsirup höchstens 68 Hundertteile
betragen.

Zur raschen Filtration des Saftes bedient man sich mit Vorteil, statt der
senst gebräuchlichen Filter, eines F a s e r b r e i e s aus F i l t e r p a p i e r.
Man erhält diesen, indem man Filterpapier, es können dazu alle Abfälle
verwendet werden, zuerst in möglichst wenig Wasser einweicht, dann mit
mehr Wasser übergießt und nun durch Schlagen oder Quirlen eine faserige
Masse herstellt. Am besten ist es, wenn man sich aus verschiedenen Papier-
sorten feineren und gröberen Faserbrei herstellt. Soll nun mit solchem
Faserbrei filtriert werden, so wird der Trichterausfluß zuerst mit einem entfetteten Wattepfropfen lose geschlossen, auf diesen Wattepfropfen bringt
man zuerst den feineren Faserbrei, läßt durch langsames Abtropfen des
Wassers eine einige Zentimeter hohe, möglichst dicke Faserschicht, die man
mittels des Fingers ein wenig festdrückt, entstehen und bringt auf diese so
viel gröberen Faserbrei, daß auch hiervon eine gleichhohe Schicht entsteht.
Sobald auch diese dicht geworden ist, kann die Filtration beginnen; doch
ist es nötig, daß man den Saft mit Vorsicht auf das Filter bringt, damit die
Masse nicht zu sehr aufgerührt wird. Um diesen Übelstand zu vermeiden,
kann man auch den Faserbrei mit einer Schicht gut ausgewaschenem, nicht
zu feinem Sand, oder mit gröberem Glaspulver bedecken. Selbstverständlich geht die Filtration am schnellsten vor sich, je größer die Flüssigkeits-
säule ist, die auf das Filter drückt, mit anderen Worten, je voller der
Trichter ist. Da nun das fortwährende Nachgießen bei einer großen Anzahl
zu beaufsichtigender Trichter ziemlich lästig ist, so kann man sich auch

diesen Vorgang in folgender Weise bedeutend erleichtern und die Filtration Tag und Nacht ohne Aufsicht fortsetzen, wenn nur das Gefäß, welches das Filtrat aufnehmen soll, hinlänglich groß ist. Angenommen, wir wollen fünf Filter beschicken, so werden in den Deckel eines unten mit Hahn versehenen Fasses fünf Löcher gebohrt, in diese die fünf Trichterrohre luftdicht eingekittet und die Trichter mit Filter oder Faserbrei beschickt. Etwa 30 bis 40 cm oberhalb der Trichterränder steht auf einem Gestell ein zweites, gleich großes Faß wie das untere, in dessen Boden fünf kurze Glasrohre eingekittet sind. Über diese zieht man Gummischläuche, die so lang sind, daß die Enden 2—3 cm in die Trichter hineinreichen. Man schließt diese Schläuche mittels eines Quetschhahns. Beide Fässer werden ferner durch einen Gummischlauch derartig miteinander verbunden, daß in die Deckel derselben je ein kurzes Glasrohr eingekittet ist, über die der betreffende Gummischlauch gezogen wird. Auf diese Weise stimmen die Luftsäulen der beiden Fässer miteinander überein. Das obere Faß wird jetzt durch einen im Deckel befindlichen Spund etwa zu $^4/_5$ gefüllt, dann die Spundöffnung lose geschlossen. Man läßt nun durch Entfernen der Quetschhähne und vorsichtiges Öffnen des Spundes die Filter so weit vollaufen, daß der Gummischlauch in die Flüssigkeit eintaucht. Sind alle Filter auf diese Weise beschickt, wird der Spund fest geschlossen, und die Filtration geht jetzt ruhig vor sich, indem aus den Gummischläuchen nur so viel nachläuft, wie unten abfiltriert. Noch einfacher als dieser Vorgang ist das folgende Verfahren.

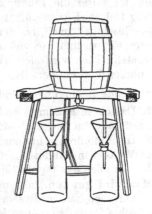

Die obenstehende Abbildung wird am besten die Bauart des Apparates versinnbildlichen, wobei von vornherein gesagt sein mag, daß die Zahl der Filter, die hier, um die Zeichnung nicht zu verwickelt zu machen, nur zwei beträgt, durch Verlängerung bzw. Verzweigung der Röhren beliebig auf vier, sechs oder mehr gebracht werden kann.

Der Aufbau ist folgender:

In den Boden eines guten, dichten Fasses wird ein Abflußrohr, das mit Hahn versehen ist, luftdicht eingeschraubt oder sonst gut befestigt. In passender Entfernung verzweigt sich das Rohr in nicht ganz waagerechter, sondern etwas geneigter Weise nach zwei oder vier Seiten.

An diese seitlichen Rohre werden kurze, etwa 12—15 cm lange Stutzen angelötet, und zwar in der Weise, daß die Enden der Stutzen alle in gleicher Höhe liegen. Sehr vorteilhaft ist es, wenn die Enden der Stutzen abgeschrägt abgeschnitten sind. Soll nun das ganze arbeiten, so stellt man das Faß auf ein passendes Gestell, schließt den unteren Hahn und füllt es mit der zu filtrierenden Flüssigkeit an. Jetzt wird die obere Einflußöffnung durch einen Gummistopfen oder einen Spund luftdicht geschlossen. Um dies zu erreichen, tut man gut, die Öffnung mit Kitt, Lehm oder einer sonstigen Masse zu verschmieren. Jetzt werden unter die Stutzen Flaschen mit Filtern gestellt, und zwar in der Weise, daß sämtliche Stutzen gleichmäßig, etwa

ein Viertel der Trichterhöhe, in sie hineinreichen. Nun wird der Hahn geöffnet, und die Flüssigkeit läuft aus dem oberen Faß etwas ruckweise in
die Filter, und zwar so lange, bis die Stutzen von der Flüssigkeit abgeschlossen sind, so daß keine Luft mehr durch diese in das Faß gelangen
kann. Noch vorteilhafter ist es, wenn man die Filter zuerst aus einem anderen Gefäß so weit füllt, bis die Stutzen abgeschlossen sind, und erst dann
den Zuflußhahn öffnet. Der Verlauf ist nun folgender: Sobald in irgendeinem der Filter die Flüssigkeit so weit abfiltriert ist, daß die Stutzen-
öffnung frei wird, tritt Luft durch diese in das obere Faß, und es fließt so
lange Flüssigkeit nach, bis der Stutzen wieder geschlossen ist. Auch in den
anderen Filtern fließt so viel nach, daß die Flüssigkeit in allen auf gleicher
Höhe steht. Dies wird sich wiederholen, bis die sämtliche Flüssigkeit aus
dem oberen Faß entleert ist.

Folgende Bedingungen sind für das Gelingen der Arbeit notwendig:

1. Das obere Faß muß völlig luftdicht abgeschlossen sein, so daß keine
Luft auf anderem Wege als durch die unteren Rohre hineingelangen kann.

2. Die Abflußrohre und auch die Durchbohrung des Hahnes müssen eine
lichte Weite von mindestens 13—15 mm haben, eine geringere Weite verhindert nämlich das regelmäßige Einströmen der Luft.

Man wird gut tun, falls man nicht jeden einzelnen Stutzen mit einem
Hahn versehen hat, in diesem Falle kann selbstverständlich der Hahn des
Hauptrohrs fortfallen, neben jedes Filter einen vorher eingepaßten Gummistopfen zu legen, um mit diesem im Notfall die einzelnen Stutzen schließen
zu können.

3. Der gesamte Rauminhalt der untergesetzten Flaschen muß etwas
größer sein als der Inhalt des Fasses. Auf diese Weise wird vermieden, daß
bei ungleicher Geschwindigkeit in der Filtration der einzelnen Filter ein
Überlaufen irgendeiner Flasche vorkommt.

Die Vorteile sind folgende:

1. Eine Beaufsichtigung ist, sobald die obenangeführten Bedingungen
erfüllt sind, unnötig.

2. Die Filtration geht ungleich rascher vonstatten, weil sie ununter-
brochen Tag und Nacht gleichmäßig fortgeht, andernteils, weil das Filter,
da es immer gleichmäßig angefüllt ist, sich niemals durch Austrocknen in
den Poren verstopft, und endlich, weil die stets gleich hohe Flüssigkeits-
säule im Filter einen höheren Druck ausübt, als wenn das Filter nur zum
geringen Teil angefüllt ist.

3. Ein Zerreißen des Filters wird, da die Flüssigkeit stets ruhig nachläuft, niemals vorkommen.

Benutzt man nun noch die in der Drogisten-Praxis I bei der Abhandlung
F i l t r i e r e n beschriebenen Trichtereinsätze, so wird man eine Geschwindigkeit der Filtration erreichen, die alle Erwartungen übersteigt.

Kommt es darauf an, Fruchtsäfte ohne Zucker haltbar zu machen, so
gelingt dies nur, wenn man die Säfte durch Erhitzen sterilisiert. Es ist für
diesen Zweck nicht unbedingt notwendig, daß die Säfte vollständig klar
filtriert werden, es ist im Gegenteil zweckmäßiger, diesen Vorgang erst
später, vor der Verarbeitung der Säfte, vorzunehmen; die Filtration geht

dann sehr leicht vor sich. Der frisch vergorene und oberflächlich geklärte Saft wird in Flaschen, noch besser in steinerne Selterskrüge gefüllt, und diese dann in einen großen Kessel mit Heu oder Holzwolle eingepackt. Der Kessel wird jetzt mit so viel kaltem Wasser gefüllt, daß es $3/4$ der Flaschenhöhe beträgt; nun wird bis zum Sieden erhitzt, und das Kochen etwa eine Stunde fortgesetzt. Die noch heißen Krüge oder Flaschen werden schließlich am besten mit einer Korkmaschine verkorkt, und zwar mit Korken, die kurz vorher kurze Zeit mit siedendem Wasser abgebrüht wurden.

Auf diese Weise bereiteter Saft hält sich, an kühlem Ort aufbewahrt, jahrelang unverändert.

Soll nun der so gewonnene klare Saft zu Sirup verkocht werden, so sind zwei weitere Bedingungen für die Güte des fertigen Erzeugnisses erforderlich. Einmal muß ein sehr guter und vor allem ultramarinfreier Zucker (Saccharose, Rübenzucker, Zucker aus Zuckerrohr) angewendet werden, da andernfalls die Säure des Saftes das Ultramarin zersetzt und Schwefelwasserstoff entwickelt. Weiter muß das Kochen möglichst eingeschränkt werden. Man kocht rasch auf, schäumt gut ab und füllt den Sirup sofort in die betreffenden Gefäße.

Nach dem D. A.-B. 6 sollen die aufgenommenen Fruchtsirupe aus 7 T. geklärtem Saft und 13 T. Zucker hergestellt werden. Für den Handel ist eine so große Zuckermenge nicht immer erforderlich; die Käufer lieben im ganzen einen etwas weniger süßen Himbeersirup. Bei Himbeer- und Erdbeersirup, wenn sie nur zu Genußzwecken dienen sollen, wird der Wohlgeschmack noch erhöht, wenn man auf 1 kg Sirup etwa 5,0 Weinsäure hinzufügt. Ein solcher Zusatz ist aber auf dem Schild durch die Worte „mit Weinsäure" kenntlich zu machen, da er mehr als 0,3 Hundertteile beträgt. Einen Zusatz von Weinsäure bis zu 0,3 Hundertteilen kann man des Wohlgeschmackes halber einem reinen Fruchtsirup geben, ohne solchen Zusatz kenntlich machen zu müssen. Fruchtsirupe, die Weinsäure enthalten, dürfen aber nicht als „rein" bezeichnet werden.

Im Himbeersirup scheiden sich häufig mikroskopisch kleine Kristalle aus, von Elligsäure herrührend. Die dadurch bedingte Trübung entfernt man durch Absetzenlassen und Abziehen vom Bodensatz. Eine Filtration führt nicht zum gewünschten Ziele.

Nach dem oben angegebenen Verfahren werden folgende Fruchtsäfte bzw. Fruchtsirupe bereitet:

Succus bzw. Sirupus Cerasorum. Kirschsaft bzw. Kirschsirup.

Succus bzw. Sirupus Cydoniarum. Quittensaft bzw. Quittensirup.

Succus bzw. Sirupus Mororum. Maulbeersaft bzw. Maulbeersirup.

Succus bzw. Sirupus Myrtilli. Heidelbeersaft bzw. Heidelbeersirup.

Succus bzw. Sirupus Rhamni catharticae. Kreuzdornsaft bzw. Kreuzdornsirup.

Succus bzw. Sirupus Ribium. Johannisbeersaft bzw. Johannisbeersirup.

Succus bzw. Sirupus Rubi fruticosi. Brombeersaft bzw. Brombeersirup.

Succus bzw. Sirupus Rubi Idaei. Himbeersaft bzw. Himbeersirup.

Ein anderes Verfahren der Fruchtsirupbereitung, das sich aber weniger für den Verkauf als f ü r d e n H a u s h a l t eignet, das aber, weil alle Gärung dabei vermieden wird, einen vorzüglich duftenden Saft liefert, ist folgendes:

3 kg Himbeeren = 3 Liter werden zerquetscht, mit 2 Liter Wasser, worin 40,0 Weinsäure gelöst sind, vermischt und 24 Stunden beiseite gestellt. Dann wird der Saft durch ein Tuch gegeben, ausgedrückt und durch Absetzenlassen und schließlich durch Filtration geklärt. In dem geklärten Safte löst man unter Vermeidung jeden Kochens auf 1 Liter Saft 1 kg Zucker und füllt den fertigen Sirup auf Flaschen, gibt obenauf ein wenig eines Konservierungsmittels und schließt mit einem Wattepfropfen.

Dieses Verfahren eignet sich auch für alle übrigen Fruchtsirupe.

Für die Bereitung von

Sirupus Fragariae, Erdbeersirup

eignet sich das Verfahren der Gärung nicht gut, weil durch dieses der Duft der Früchte leidet. Man bereitet den Sirup nach der eben beschriebenen Art oder für den Haushalt auf folgende Weisen:

a) Man kocht Zucker (Saccharose) 5 kg, Wasser 1 Liter und Weinsäure 25,0 bis zum Perlen ein, rührt darin 2,5 kg von den Stielen befreite, sandfreie, aber nicht gewaschene Erdbeeren vorsichtig, ohne sie zu zerdrücken, hinein, nimmt das Gefäß sofort vom Feuer, läßt an einem warmen Ort oder im Wasserbade noch etwa eine Stunde ziehen und seiht dann, ohne die Früchte zu zerquetschen, durch ein wollenes Tuch, füllt den Sirup sofort auf Flaschen und bewahrt an kühlem Ort auf. Werden Walderdbeeren verwendet, so ist der Sirup schön rot gefärbt, bei Gartenerdbeeren dagegen erscheint er ziemlich blaß; hier kann man, da es sich nicht um Verkauf, sondern nur für den Haushalt handelt, mit einer sehr geringen Menge Kirschsirup oder mit ein wenig Himbeerfarbe (siehe diese) auffärben, oder man ersetzt einen Teil des weißen durch giftfrei gefärbten roten Zucker.

Die auf dem Seihtuch zurückbleibenden Erdbeeren lassen sich noch sehr gut zu Nachspeisen verwenden.

b) Frischgepflückte Erdbeeren schichtet man in einem weiten Glas abwechselnd mit Zuckerpulver, ohne Wasser hinzuzufügen. Nach einigen, bei Gartenerdbeeren ungefähr 10 Tagen, hat sich der entstandene Erdbeersirup abgesondert. Man seiht durch und kocht den gewonnenen Sirup einmal auf. Den fertigen Sirup füllt man auf kleine Flaschen, gibt obenauf ein wenig eines Konservierungsmittels und verkorkt sorgfältig.

Prüfungen der Fruchtsäfte und Fruchtsirupe.

Prüfung auf Stärkezucker: 10 ccm Fruchtsirup werden mit 10 ccm Wasser vermischt und durch Kochen mit Tierkohle entfärbt. Versetzt man 1 ccm des wasserhellen Filtrats mit 2 Tropfen rauchender Salzsäure, schüttelt gut um und mischt mit 10 ccm absolutem Alkohol, so darf das Gemisch nicht milchig getrübt werden.

Prüfung auf Salizylsäure: Schüttelt man 50 ccm Fruchtsirup, die mit verdünnter Schwefelsäure angesäuert sind, mit einem Gemische von gleichen Raumteilen Äther und Petroleumäther aus und läßt die ätherische Schicht verdunsten, so darf der Rückstand auf Zusatz von Eisenchloridlösung (1 + 99) sich nicht rotviolett färben.

Zur Prüfung auf Teerfarbstoffe eignet sich sehr gut eine dreigewichtsprozentige Wasserstoffsuperoxydlösung. Nicht aufgefärbter Fruchtsirup entfärbt sich innerhalb 2—48 Stunden vollständig, während aufgefärbter die Farbe beibehält.

Oder man prüft auf Teerfarbstoffe mittels eines weißen Wollfadens. Man verdünnt den zu prüfenden Fruchtsaft oder Fruchtsirup mit dem vierten Teil Wasser, fügt einige Tropfen Schwefelsäure und einen weißen Wollfaden hinzu und hält etwa 10 Minuten im Sieden. Der nun herausgenommene Wollfaden wird darauf in Wasser nochmals einige Minuten gekocht, herausgenommen und an der Luft getrocknet. Der Wollfaden darf nun nicht gefärbt sein.

Beim Kauf von ausländischen Fruchtsäften ist besonders zu beachten, daß in manchen Ländern, z. B. der Tschechoslowakei, das Auffärben der Fruchtsäfte mit Teerfarbstoffen als „handelsüblich" gilt.

Sirupus ad Limonadam. Limonadensirup.

a) Einen Sirup zur Bereitung einer angenehmen Limonade für heiße Tage gewinnt man, indem man Himbeersirup 8 kg und Kirschsirup 1 kg mischt und so viel reine Phosphorsäure, etwa 100,0—150,0 zusetzt, daß der Sirup schwach säuerlich schmeckt. Anstatt der reinen Phosphorsäure können auch Weinsäure 55,0—85,0 genommen werden.

Champagnerlimonadensirup.

b) Nach Geßler:
Önanthätherlösung (1 Tropfen auf 67,0 Weingeist) 24 Tropfen, Perubalsamtinktur (1 + 6) 10 Tropfen, Sellerietinktur (1 + 5) 10 Tropfen, Ananasäther 50 Tropfen, Vanilletinktur (1 + 9) 3,4, Holunderblütentinktur (1 + 9) 100,0, Zitronensäurelösung (1 + 4) 350,0, Sprit von 90% 600,0, Zuckersirup 4000,0 und von Heidelbeersaft so viel, wie zur schwach rötlichen Färbung erforderlich.

Sirupus Amygdalarum. Mandelsirup.

Süße Mandeln   15,0   bittere Mandeln   3,0
werden geschält, abgewaschen und mit Wasser 40,0 zur Emulsion angestoßen. Aus 40,0 der nach dem Durchseihen erhaltenen Flüssigkeit und Zucker 60,0 werden durch Aufkochen 100,0 Sirup bereitet. Der Mandelsirup muß vor der Abgabe bzw. dem Gebrauche gut umgeschüttelt werden.

Sirupus Amyli. Stärkesirup. Kapillärsirup. Glukosesirup.

Kartoffelstärke wird mit Wasser und 2% Schwefelsäure unter Dampfdruck bis zu 6 Atmosphären so lange erhitzt, bis die Flüssigkeit vollkommen klar geworden, und eine Probe mit Jodwasser die gänzliche Überführung der Stärke in Zucker anzeigt, d. h. bis sie durch Jodwasser nicht mehr blau gefärbt wird. Die Säure wird nun mittels kohlensauren Kalkes abgestumpft, der entstandene schwefelsaure Kalk durch Absetzenlassen entfernt, die Flüssigkeit durch Tierkohle oder Pflanzenkohle entfärbt und nun über freiem Feuer oder im Vakuum bis zur Sirupdicke eingedampft. In Amerika stellt man den Stärkesirup aus Maisstärke her.

Sirupus Ananas artificialis. Künstlicher Ananassirup.

Nicht auskristallisierender weißer Sirup 980,0
Zitronensäure   7,5   Ameisenäther   0,5
Ananasessenz   13,0   Echtgelb . . . .   0,2.
Die hierzu erforderliche A n a n a s e s s e n z , E s s e n t i a A n a n a s wird folgendermaßen hergestellt:

In kleine Würfel zerschnittene Ananas 800,0
werden mit   Ungarwein 250,0
zu einem gleichmäßigen Brei verarbeitet. Diesen spült man mit

      Wasser 1000,0
in einen geräumigen Glaskolben und überläßt 2—3 Stunden der Ruhe. Darauf fügt man   Weingeist (90%) 850,0
hinzu und destilliert 1000,0 ab.

Sirupus Aurantii Corticis. Sirupus Aurantii. Pomeranzenschalensirup.
Orangenschalensirup.

a) D. A.-B. 6:
Von dem inneren schwammigen Mark befreite, fein zerschnittene Pomeranzenschale   1,0
wird mit   Weißwein 9,0
2 Tage lang bei 15°—20° unter wiederholtem Umrühren in einem gut geschlossenen Gefäß ausgezogen und hierauf ausgepreßt.

Aus der filtrierten Flüssigkeit . .   8,0
und   Zucker   12,0
werden   Sirup   20,0
bereitet.

b) Pomeranzentinktur . . . 10,0   weißer Sirup 100,0
werden gemischt.

Sirupus Aurantii Florum. Pomeranzenblütensirup. Orangenblütensirup.

Man kocht   Zucker   60,0
mit   Wasser   20,0

zu einem Sirup und fügt nach dem Erkalten

Orangenblütenwasser   20,0
hinzu.
Das Gesamtgewicht betrage nach dem Ergänzen mit

Wasser . . . .   100,0.

Sirupus Aurantii Fructuum. Orangenfruchtsirup.

Frische Orangen werden zerquetscht und ausgepreßt. Den Saft läßt man
einige Stunden bei erhöhter Temperatur stehen, filtriert dann und bereitet aus
Saft 40,0 und Zucker 60,0

Sirup . . . .   100,0.

Sirupus Aurantii sinensis factitius. Künstlicher Apfelsinensaft.

a) Apfelsinenessenz   40,0   Zitronensäurelösung (1+1)   60,0
weißer Sirup . . . . 1900,0.

Die anfangs etwas trübe Mischung klärt sich innerhalb einer Woche und
gibt. namentlich mit Selterwasser, ein äußerst angenehmes Getränk. Farbezusatz ist nicht zu empfehlen, höchstens eine Spur Zuckerfarbe.

Die erforderliche **Apfelsinenessenz, Essentia Aurantii sinensis** wird folgendermaßen bereitet.

Apfelsinen werden fein geschält und die Schalen fein zerschnitten, in
einem geeigneten Glase mit so viel Rum übergossen, daß sie einen Finger
breit überdeckt sind. Nach 4—5 Tagen gießt man ab und filtriert. Statt Rum
kann man auch Weinbrand nehmen, hier entscheidet der Geschmack. Nur
gute Ware ist zu verwenden. Sollen Kosten erspart werden, können Rum
und Weinbrand durch eine Mischung von feinstem Weingeist 5,0 und Wasser
4,0 ersetzt werden.

b) Weißer Sirup   940,0   Apfelsinenessenz   50,0
Zitronensäure   9,0   Echtgelb   0,2
Weinsäure   1,0   Himbeerrot   0,01,

die hierzu erforderliche **Apfelsinenessenz, Essentia Aurantii sinensis**
wird folgendermaßen hergestellt:

Frische, vom inneren schwammigen Gewebe befreite Apfelsinenschalen 250,0
werden ganz fein zerschnitten und mit

Weingeist (90%) 500,0
und   Wasser 2000,0

einen Tag lang ausgezogen, mit

terpenfreiem Zitronenöl . . . . 2 Trpf.
und   terpenfreiem süßen Pomeranzenöl 4 Trpf.

versetzt und in einen Glaskolben gebracht.

Man destilliert 1000,0 ab, versetzt mit einer Mischung aus

Vanilletinktur 5,0   Safrantinktur 1,0

und färbt mit einigen Tropfen Zuckerfarbe. Eine etwa eintretende Trübung entfernt man nach zehntägigem Stehen durch Filtration über Kieselgur. Verpflichtung zur Kenntlichmachung siehe unter Erdbeeressenz.

Sirupus Berberidis. Berberitzensirup. Sauerdornsirup. Saurachsirup.

Die reifen Früchte, die den ersten Herbstfrost erlitten haben, werden zerquetscht, mit etwa einem Viertel des Gewichtes Wasser vermischt und bei gelindem Feuer erhitzt, bis die Früchte weich geworden sind. Darauf wird der Saft gelinde abgepreßt und mit dem doppelten Gewicht Zucker zum Sirup eingekocht. Der Berberitzensirup wird in der Küche anstatt des Zitronensaftes verwendet.

Sirupus Caricae. Feigensirup.

Zerschnittene Feigen 20,0

werden mit   Wasser 80,0

solange im Kochen erhalten, daß die Pressung

Feigensaft 40,0

ergibt. Dieser Feigensaft wird, durch kurzes Absetzenlassen geklärt, durch ein ganz dichtes Seihtuch so durchgeseiht, daß Teile der echten Nüßchenfrüchte nicht hindurchgehen und darauf mit

Zucker 60,0

zum Sirup gekocht.

Sirupus Carnis. Fleischsirup.

Fleischextrakt 50,0

werden durch schwaches Erwärmen in

weißem Sirup 950,0

gelöst. Dann setzt man hinzu

Zitronensäure 1,0,

gelöst in   Wasser 5,0

und   reine Salzsäure . . . . 2,0.

Sirupus Cinnamomi. Zimtsirup. D. A.-B. 6

Fein zerschnittener Ceylonzimt 2,0   Wasser 10,0

Weingeist (90%) 1,0   Zucker . . . . 12,0.

Ceylonzimt wird mit dem Weingeist und Wasser bei 15°—20° zwei Tage lang unter wiederholtem Umschütteln in einem gut geschlossenen Gefäß ausgezogen und dann abgepreßt. Aus 8 Teilen der filtrierten Flüssigkeit wird mit dem Zucker der Sirup bereitet.

Sirupus Citri. Zitronensirup.

a) Ergzb.

Geklärter und filtrierter Zitronensaft 40,0 geben mit Zucker 60,0 gelblichen Sirup 100,0.

b) Frisch gepreßter Zitronensaft wird zuerst durchgeseiht, dann mit etwas Talkpulver gemischt, unter öfterem Umschütteln einige Tage beiseite gesetzt und filtriert. Auf 10 T. des Filtrats löst man 16 T. Zucker durch Aufkochen. Die Flüssigkeit wird noch heiß auf Flaschen gefüllt und sofort verkorkt.

Man verwendet zweckmäßig nur gut mit Paraffin durchtränkte Korke. Will man ein Frischerhaltungsmittel, ein Konservierungsmittel, zusetzen, das aber mit den Worten „chemisch konserviert" zu kennzeichnen ist, so genügt 1% einer 25prozentigen Ameisensäure. Auch benzoesaures Natrium dient zur Frischerhaltung (0,1%). Einen nachgedunkelten Sirup oder Saft hellt man durch Filtrieren über frische Tierkohle auf.

Um nachzuweisen, daß es sich um natürlichen Zitronensaft und nicht um künstlichen handelt, benutzt man die Formoltitration. 10 ccm Saft vermischt man mit etwas Phenolphthalein als Indikator und neutralisiert anfänglich mit Normalnatronlauge, schließlich mit $^1/_{10}$-Normalnatronlauge. Darauf fügt man 10 ccm einer 40prozentigen Formaldehydlösung hinzu, die man mit Phenolphthalein vermischt una mit $^1/_{10}$-Normalnatronlauge neutralisiert hatte. Ist durch den Zusatz der Formaldehydlösung zum Saft die Rosafärbung verschwunden, so zeigt sie sich bei Titration mit $^1/_{10}$-Normalnatronlauge bei 2,6 bis 6 ccm wieder.

Sirupus Citri artificialis. Künstlicher Zitronensaft.

a) In Invertzucker 1000,0 werden Zitronensäure 15,0 gelöst, dann Orangenblütenwasser 30,0 und Zitronenessenz (siehe diese) 15,0 hinzugefügt. Ein so bereiteter Sirup ist von wunderbar feinem Geschmack und übertrifft den aus echtem Zitronensaft oder mit Hilfe von Zitronenöl bereiteten Sirup. Steht kein Invertzucker zur Verfügung, so muß, wie schon beim Erdbeersaft gesagt, die Zitronensäure mit dem Zuckersaft aufgekocht werden, da hierdurch ein Teil des Zuckers in Invertzucker umgesetzt wird.

b) Nach Schimmel & Co.:

Weißer Sirup 1000,0   Zitronensäure 15,0
      Zitrallösung . . . . 0,3.
                     Z i t r a l l ö s u n g :
Zitral 75,0   Weingeist (95%) . . . 925,0.

c) Zitronensäure 8,0 und Weinsäure 4,0 werden in einer Mischung von Weingeist 12,0 und Wasser 25,0 aufgelöst und Zitronenessenz 40,0 sowie heißer Sirup 1000,0 hinzugefügt. Die **Zitronenessenz, Essentia Citri** bereitet man auf folgende Weise: 25 Stück mittelgroße frische Zitronen und eine Apfelsine werden dünn geschält und die feinzerschnittene Schale mit 1500,0 Weingeist (95%) etwa 6 Stunden maceriert. Man filtriert ohne zu pressen, verdünnt mit 7,5 kg Wasser, löst 0,1 g Vanillin in dem Gemische, schüttelt während einiger Tage öfter um und läßt einige Zeit absetzen.

d) Zitronenessenz 15,0   Zitronensäurelösung (1+1)   15,0
      weißer Sirup . . . . 470,0.

Die anfangs etwas trübe Mischung klärt sich innerhalb einer Woche und gibt, namentlich mit Selterwasser, ein äußerst angenehmes Getränk. Farbezusatz ist nicht zu empfehlen, höchstens eine Spur von Zuckerfarbe.

Die erforderliche **Zitronenessenz, Essentia Citri** wird folgendermaßen bereitet.

Zitronen werden fein geschält und die Schalen fein zerschnitten, in einem geeigneten Glase mit so viel Rum übergossen, daß sie einen Finger breit überdeckt sind. Nach 4—5 Tagen gießt man ab und filtriert. Statt Rum kann man auch Weinbrand nehmen, hier entscheidet der Geschmack. Sollen Kosten erspart werden, können Rum und Weinbrand durch eine Mischung von feinstem Weingeist (95%) 5,0 und Wasser 4,0 ersetzt werden.

e) Nicht auskristallisierender   Zitronensäure 12,0
      weißer Sirup 940,0   Zitronenessenz 50,0
      Echtgelb . . . . 1,0.

Die hierzu erforderliche **Zitronenessenz, Essentia Citri** wird folgendermaßen hergestellt:
          Frische, vom inneren schwammigen
          Gewebe befreite Zitronenschalen 200,0
werden aufs feinste zerschnitten mit
          Weingeist (90%) 500,0
und   Wasser 1000,0
einen Tag ausgezogen, mit
          terpenfreiem bitterem Pomeranzenöl 1 Trpf.
gemischt und in einen Glaskolben gebracht.

Man destilliert 1000,0 ab und versetzt mit einem Gemisch aus

Vanilletinktur 3,0   Kurkumatinktur . . . 15 Trpf.
Zuckerfarbetinktur . . . . 20 Trpf.

Man entfernt eine entstehende Trübung nach zehntägigem Stehenlassen durch Filtration über Kieselgur. Verpflichtung zur Kenntlichmachung siehe unter Erdbeeressenz.

Sirupus Coffeae. Kaffeesirup. Nach Dieterich.

Möglichst fein gepulverter, gerösteter Kaffee . 200,0
werden mit warmem Wasser 250,0
und   Weinbrand 50,0
angefeuchtet und dann mit
                kochend heißem weißem Sirup . . 800,0
übergossen. Das Gefäß wird bedeckt und ¼ Stunde an einen mäßig warmen Ort gestellt. Darauf läßt man 24 Stunden bei Zimmerwärme stehen und filtriert.

Sirupus Croci. Safransirup.

Safrantinktur 15,0   weißer Sirup 85,0
werden gemischt.

Sirupus Foeniculi. Ergzb.

Zerquetschter Fenchel . . 100,0   Wasser 500,0
Weingeist 50,0   Zucker . . . . . . 600,0.

Man durchfeuchtet den Fenchel mit dem Weingeist und darauf mit dem Wasser, läßt unter öfterem Umrühren 24 Stunden bei Zimmerwärme stehen, preßt ab und filtriert. Aus 400,0 der erhaltenen Flüssigkeit und dem Zucker stellt man darauf 1000,0 Sirup her.

Sirupus Fragariae vescae artificialis. Künstlicher Erdbeersirup.

Nicht auskristallisierender   Zitronensäure 3,0
     weißer Sirup 975,0   Erdbeeressenz 30,0
                Erdbeerrot . . . . 2,0.

Die hierzu erforderliche **Erdbeeressenz, Essentia Fragariae** wird folgendermaßen hergestellt:

Walderdbeeren 1000,0, Gartenerdbeeren sind nicht zu verwenden, werden in einem Gemische von

Ungarwein . . . . . . 300,0 und Weingeist (90%) . . . 100,0
zu einem Brei zerknetet, dieser mit

Weingeist (90%) . . . . 300,0 und Wasser 750,0
in einen Glaskolben gespült,
                zerschnittene Vanille 2,0
zugesetzt und nach 48 Stunden 1000,0 abdestilliert.

Das Destillat färbt man mit Safranin T extra (Badische Anilin- und Sodafabrik) 0,5.

Soll die Erdbeeressenz als solche verkauft werden, so ist die Auffärbung auf dem Flaschenschilde kenntlich zu machen.

Sirupus Ribium artificialis. Künstlicher Johannisbeersirup.

Nicht auskristallisierender   Weinsäure 5,0
     weißer Sirup 965,0   Johannisbeeressenz . . . 30,0
                Erdbeerrot . . . . 0,5.

Die hierzu erforderliche **Johannisbeeressenz, Essentia Ribium** wird folgendermaßen hergestellt:

Frische, weiße oder rote, von den Stielchen befreite Johannisbeeren 4000,0 werden zerquetscht oder in einer Fruchtsaftpresse abgepreßt. Der Saft bzw.

Fruchtbrei wird während 48 Stunden in einem mäßig warmen Raume (20° C) vergoren, dann in einen Glaskolben gebracht und davon 700,0 in eine Vorlage abgezogen. worin sich Weingeist (90%) 300,0 befinden.

Das Destillat wird mit

Safranin T extra . . . .   0,1 und Safrantinktur . . . . . 3 Trpf.

gefärbt.

Soll die Johannisbeeressenz als solche verkauft werden, so ist die Auffärbung auf dem Flaschenschilde kenntlich zu machen.

Sirupus Rubi Idaei artificialis. Künstlicher Himbeersirup.

Nicht auskristallisierender		Ameisensäure (25%) . .	2,0
weißer Sirup	975,0	Himbeeressenz	25,0
Weinsäure	3,0	Himbeerrot	1,0.

Die hierzu erforderliche **Himbeeressenz, Essentia Rubi Idaei** wird folgendermaßen hergestellt:

Ganz frische Himbeeren 3000,0

werden zerquetscht und 48 Stunden an einem mäßig warmen Orte der Gärung überlassen.

Alsdann fügt man

Iriswurzeltinktur . . . .   20,0 und Vanilletinktur   10,0

hinzu, bringt das Ganze in einen Glaskolben und destilliert 700,0 in eine Vorlage, die Weingeist (90%) 300,0 enthält. Das Destillat färbt man mit

Safranin T extra   0,25

Zuckerfarbetinktur . . . 10 Trpf.   Safrantinktur . . . . 1 Trpf.

Soll die Himbeeressenz als solche verkauft werden, so ist die Auffärbung auf dem Flaschenschilde kenntlich zu machen.

Sirupus Sacchari invertati. Flüssige Raffinade. Invertzucker.
Nicht auskristallisierender Sirup.

a) Nach Holfert:

Beste ungebläute Raffinade 10 kg   Wasser . . . .   5 kg

werden unter Abschäumen und Umrühren bis auf ein Gewicht von 13 kg eingekocht. Nun fügt man

Zitronensäure   10,0

hinzu und kocht weiter bis auf ein Gewicht von 12 kg ein.

Dieser Sirup kristallisiert nicht aus.

b) Ungebläute Raffinade . . 30 kg   Wasser . . . .   20 kg

Stärkesirup . . . .   5 kg

kocht man unter Hinzufügen von Filtrierpapierschnitzeln und gutem Abschäumen klar und seiht noch heiß durch ein Flanelltuch durch. Nach vollständigem Erkalten bringt man den Sirup durch Ergänzen mit Wasser auf 50 kg.

Die Verwendung von Stärkesirup ist kenntlich zu machen.

Sirupus Theae. Teesirup.

Schwarzen Tee 100,0 übergießt man mit kochend heißem Wasser 500,0, läßt eine Zeitlang stehen, seiht durch und filtriert.

Vom filtrierten Auszuge 400,0 kocht man mit Zucker 600,0 zu Sirup 1000,0. Dem erkalteten Sirup setzt man vor dem Filtrieren Vanilletinktur 2,5 hinzu.

Sirupus Vanillae. Vanillesirup.

Vanilletinktur   10,0   weißer Sirup   90,0

werden gemischt.

Sirupus Zingiberis. Ingwersirup.

a) Ingwertinktur 10,0   weißer Zuckersirup . . . 90,0.

b) Ergzb.:

Fein zerschnittener Ingwer . . . 10,0

werden nach Durchfeuchtung mit

Weingeist (90%) 10,0   Wasser 90,0

2 Tage bei 15°—20° C unter öfterem Umschütteln stehen gelassen.

Von der abgepreßten und filtrierten Flüssigkeit 80,0 geben mit Zucker 120,0
Sirup . . . . 200,0.

Succus Citri artificialis. Künstlicher Zitronensaft.

Bleifreie Zitronensäure . . 40,0   Wasser 35,0
Weingeist (90%) . . . . 25,0.

Süßmost.

Unter Süßmost versteht man naturreine unvergorene, alkoholfreie Obstsäfte aus frischen Früchten. Die Früchte, die reif, aber nicht überreif sein müssen, werden verlesen und mit Reisigbesen und reichlich Wasser und Nachspülen gut gesäubert, Fallobst, das sich an und für sich für Süßmost gut eignet, da es mehr Säure enthält und so einen klaren Süßmost gibt, muß sehr sorgfältig ausgeschnitten werden, da durch faulige Stellen Geschmack und Haltbarkeit des Süßmostes stark beeinträchtigt werden. Man mischt zweckmäßig süßere mit saureren Früchten, zerkleinert sie, aber nicht zu fein in Obstmühlen, die keine Eisenteile haben, oder gut verzinnten Fleischwölfen und preßt sie in Fruchtsaftpressen aus. Alle Geräte, die zur Verarbeitung der Früchte dienen, müssen unbedingt vollständig sauber und keimfrei sein, was durch gründliche Behandlung mit siedendem Wasser zu erreichen ist. Eiserne, nicht gut verzinnte, emaillierte Geräte, die etwas beschädigt sind, so daß Eisenteile offen liegen, sind nicht zu benutzen, da Farbe und Geschmack darunter leiden. Der erhaltene ausgepreßte Fruchtsaft wird nun entweder geklärt, oder man läßt ihn auch gern ungeklärt, da in den Trübungsteilchen wichtige Nährstoffe enthalten sind. Will man ihn klären, geschieht dies am besten durch eine etwa zweiprozentige kalte Gelatinelösung. Die erforderliche Menge stellt man durch einen Vorversuch fest. Sollte die Gelatinelösung nicht kräftig genug wirken, versucht man mit Agar-Agarlösung, muß aber davon bedeutend mehr nehmen. Tannin soll man nur zusetzen, wenn der Süßmost sehr gerbstoffarm ist.

Früchte, die weiches Fruchtfleisch haben und demgemäß leicht schimmeln, wie Kirschen und Stachelbeeren, und bald in Gärung geraten, müssen schnell verarbeitet werden. Man fügt dem Rohsaft etwas Wasser hinzu, kocht einmal ganz kurz auf, filtriert heiß, versüßt durch 10% Zuckersirup und sterilisiert. Sollte das Filtrieren des Rohsaftes Schwierigkeiten bieten, preßt man den Saft ab, seiht ihn durch einen Spitzbeutel durch und filtriert ihn. Der geklärte oder ungeklärte Süßmost wird nun keimfrei gemacht, sterilisiert, pasteurisiert. Zu diesem Zwecke füllt man ihn in Weißweinflaschen, weil Rotweinflaschen infolge ihrer Form nicht so leicht vollständig keimfrei zu machen sind. Die Flaschen legt man einen Tag vorher über Nacht in warmes Sodawasser oder in eine Lösung von Trinatriumphosphat oder 2 Tage in Waser, das mit 1% reiner Salzsäure angesäuert ist, reinigt sie gründlich mit Flaschenbürsten, spült gut aus und unmittelbar vor dem Füllen nochmals mit heißem Wasser, das man gut auslaufen läßt. Auch die Korken, die nicht Spitzkorken sein dürfen, müssen keimfrei gemacht sein; sie werden zweckmäßig über Nacht in 2prozentige schweflige Säure oder in Wasser, das mit 1% reiner Salzsäure angesäuert ist, gelegt. Die Flaschen dürfen höchstens bis 3 cm unter dem Kork gefüllt sein, dann wird der Kork mit der Korkmaschine eingetrieben und, um ein Herausspringen infolge der Erhitzung zu vermeiden, mit einem Korkschieber, der darüber angebracht wird, gesichert. Will man die gefüllten Flaschen offen, nicht verkorkt, keimfrei machen, müssen sie etwas höher gefüllt sein und werden erst nach dem Erhitzen mit einer Kautschukkappe, die durch siedendes Wasser oder durch kurzes Einlegen in 70prozentigen Spiritus keimfrei gemacht ist, geschlossen. Die Sterilisierung wird gewöhnlich im Haushalt in sog. Weck- oder Rex-Einkochtöpfen, Dampftöpfen oder bei größeren Mengen in Waschkesseln vorgenommen. Um ein Zerspringen der Flaschen zu vermeiden, werden sie so auf einen Einsatz gestellt, daß sie sich nicht berühren. In der Mitte bringt man ein Thermometer an, um den Erwärmungsgrad abzulesen. In das Einkochgefäß wird nun soviel kaltes oder höchstens lauwarmes Wasser gefüllt, daß dieses in Safthöhe steht und darauf langsam auf 72°—75° erhitzt. Das Wasser darf keinesfalls kochen, da dadurch der Süßmost an Geschmack und Bestandteilen einbüßt. Man erhitzt eine kurze Zeit bei 75° und läßt die Flaschen langsam und zugfrei abkühlen. Man legt sie zu diesem Zwecke in einen reinen Korb oder reine Kiste und bedeckt sie mit Tüchern. Schließlich überzieht man die verkorkten Flaschen am Kopfe mit Paraffin oder Siegellack.

Verkorkte Flaschen mit Süßmost müssen liegend, Flaschen mit Kautschukkappe stehend aufbewahrt werden.

Anschließend an die Fruchtsäfte sei hier der Gallerten, der Gelees oder des Krauts, der Marmeladen oder Muse und Konserven gedacht.

Fruchtgallerte, Fruchtgelee, läßt sich aus den meisten Beerenfrüchten, die, wie die Himbeeren und Erdbeeren, eine große Menge Pektin enthalten, auf sehr leichte Weise dadurch herstellen, daß man den frisch gepreßten Saft der betreffenden Früchte mit höchstens 70 Hundertteilen Zucker rasch aufkocht; hierdurch gerinnt das Pektin, und die Masse erstarrt nach dem Erkalten zu einer Gallerte. Sind die Früchte arm an Säure, so kann man dem Safte bis zu 0,3 Teilen Weinsäure oder Milchsäure zusetzen. Will die Masse nicht genügend gallertartig werden, gelieren, so verstärkt man das Gelieren durch Zusatz von bis zu 0,5 Hundertteilen Obstpektin. An etwaigen Konservierungsmitteln dürfen nur, und zwar unter Kenntlichmachung auf 100,0 hinzugefügt werden: Benzoesaures Natrium bis zu 180 Milligramm oder Ameisensäure (25 proz. Lösung) bis zu 1 Gramm oder schweflige Säure bis zu 125 Milligramm SO_2 oder Kaliumpyrosulfit bis zu 435 Milligramm oder Ester, d. h. die Para-Oxybenzoesäureäthyl-und -propylester auch in Form der Natriumverbindungen und in Mischungen untereinander bis zu 90 Milligramm.

So bereitet man

Brombeergallerte. Brombeergelee. Gelatina Rubi fruticosi.

Himbeergallerte. Himbeergelee. Gelatina Rubi Idaei.

Johannisbeergallerte. Johannisbeergelee. Gelatina Ribium.

Schwarze Johannisbeergallerte. Schwarzes Johannisbeergelee. Gelatina Ribium nigrorum.

Apfelkraut.

Von Apfelkraut muß unterschieden werden:

1. **Apfelkraut** aus frischen Äpfeln ohne jeden Zusatz hergestellt,

2. **Gesüßtes Apfelkraut** aus Äpfeln und weißem Saccharosezucker oder anstatt des Zuckers mit einer geringen Menge Birnen hergestellt,

3. **Apfel-Birnenkraut**, aus Äpfeln und Birnen oder durch Vermischen von Apfelkraut oder gesüßtem Apfelkraut und Birnenkraut hergestellt.

a) **Apfelkraut** wird hauptsächlich im Rheinland hergestellt. Nicht völlig reife Äpfel, am besten eine Mischung verschiedener Sorten, die möglichst saftig und nicht zu sauer sind, werden sauber gewaschen, zerquetscht und mit etwa 10% des angewandten Gewichts Wasser gemischt. Darauf kocht man sie in völlig blank gescheuerten kupfernen Kesseln weich und preßt sie durch Pressen aus, wobei man möglichst vermeidet, den Saft mit Eisen in Berührung zu bringen. Schließlich dampft man den Saft zur Extraktdicke ein. Dieses A p f e l - k r a u t darf keinen Zuckerzusatz erhalten. Vielfach gibt man aber den Äpfeln einen Zusatz von Birnen, auch von Zucker und erhält so das g e s ü ß t e A p f e l k r a u t. G e m i s c h t e s O b s t k r a u t kann unter der Verpflichtung der Kennzeichnung bis zu 50% Zucker, auch Stärkesirup oder Rübensirup enthalten.

Im g e s ü ß t e n Apfelkraut darf der Zusatz von weißem Zucker (Saccharose) 25 Teile auf 100 Teile gesüßtes Apfelkraut ohne jede Kenntlichmachung betragen. Ein Zusatz von über 25 bis höchstens 40 Teilen muß dagegen durch die Worte „mit mehr als 25 Hundertteilen Zucker" gekennzeichnet sein. Von Birnen dürfen nicht mehr als 20 Hundertteile in dem gesüßten Apfelkraut enthalten sein.

A p f e l - B i r n e n k r a u t stellt man aus einem beliebigen Gemische von Äpfeln und Birnen oder aus einem beliebigen Gemische von Apfelkraut, gesüßtem Apfelkraut und Birnenkraut her.

G e s ü ß t e s A p f e l k r a u t und A p f e l b i r n e n k r a u t werden auch unter Verwendung von getrockneten Äpfeln, Apfelschalen und Apfel-Nachpresse hergestellt, müssen dann aber durch die Worte „Apfelkraut gesüßt" bzw. „Apfel-Birnenkraut aus Trockenäpfeln" oder „aus Apfelschalen" oder „mit Nachpresse" kenntlich gemacht sein. N a c h p r e s s e wird dadurch erhalten, daß man die Preßkuchen, die nach dem Abpressen des Obstsaftes zurückbleiben, mit Wasser behandelt und wiederum auspreßt. Andererseits aber sind es auch die Obstauszüge, die durch Zusatz von zuviel Wasser entstanden sind.

Häufig fügt man dem Apfelkraut Stärkezucker hinzu. Dies kann o h n e j e d e K e n n t l i c h m a c h u n g bis zu einem Gehalte von 5 Hundertteilen geschehen. Bei einem Zusatz aber von über 5 Hundertteilen bis höchstens 12 Hundertteilen muß dieser durch die Worte „mit Stärkesirup" deutlich gekennzeichnet sein.

Konservierungsmittel, Frischerhaltungsmittel, ferner Agar-Agar, Gelatine und andere nicht im Obst enthaltenen Gelierstoffe, sowie Aromastoffe und Farbstoffe dürfen Apfelkraut nicht zugesetzt werden.

Der Wassergehalt darf höchstens 35 Hundertteile betragen.

G e m i s c h t e s K r a u t stellt man aus frischen oder getrockneten Äpfeln oder Birnen, Apfel- oder Birnenschalen, Apfel- oder Birnennachpresse und Rübenkraut (Zuckerrübensirup) oder Speisesirup aus zurückbleibender Melasse mit oder ohne Saccharosezucker oder Stärkezucker her. Im g e m i s c h t e n K r a u t muß mindestens 1 Teil Obstkraut auf 1 Teil Rübenkraut oder Speisesirup oder auf beide zusammen kommen. Im gemischten Kraute dürfen dieselben Stoffe nicht enthalten sein, die für Apfelkraut nicht zugelassen sind.

b) 30 mittelgroße, nicht völlig reife Äpfel, am besten Gravensteiner, werden ungeschält in kleine Stücke zerschnitten, mit 1 Liter Wasser und ½ Liter Weißwein zu Brei gekocht. Dieser wird darauf durch ein leinenes Tuch gegeben; nachdem die Flüssigkeit oberflächlich abgetropft, bindet man das Tuch zusammen, hängt den so entstandenen Beutel auf und läßt 24 Stunden abtropfen. Die so erhaltene Flüssigkeit wird mit der gleichen Gewichtsmenge Zucker gekocht und dann in passende Gefäße gegossen. Das vollständige „Gelieren" tritt häufig erst nach mehreren Tagen ein. Anstatt des Rohrzuckers kann auch bis 12 Hundertteilen Stärkesirup verwendet werden, es muß der Stärkesirup jedoch kenntlich gemacht werden (siehe oben).

Rübenkraut. Rübensaft. Rübensirup.

Zuckerrüben werden sorgfältig von schlecht gewordenen Stellen befreit, gewaschen, in dicke Scheiben zerschnitten und mit etwa 10% des angewandten Rübengewichtes Wasser in einem völlig blank gescheuerten kupfernen oder emaillierten Kessel weich gekocht. Darauf werden sie zerquetscht, in Pressen ausgepreßt, und der erhaltene Saft wird unter Abschäumen und darauf beständigem Umrühren zu einem nicht zu dicken Extrakt eingedampft.

Obstmarmeladen, Marmeladen, Fruchtmarmeladen, Fruchtmuse sind dickbreiige, streichfähige Zubereitungen, die durch Einkochen von frischem Obstfruchtfleisch, bei Kernobst entkerntem, bei Steinobst entsteintem Obstfruchtfleisch, oder von Obstpülpe oder Obstmark und technisch reinem weißen Zucker (Saccharose, Rübenzucker oder Zucker aus Zuckerrohr) hergestellt sind. O b s t p ü l p e ist ein nicht zum unmittelbaren Genuß geeignetes Halberzeugnis aus ungeteiltem oder großstückigem frischem Obst, zur Frischerhaltung auch unter Zusatz von bis zu 0,15 Hundertteilen Benzoesäure oder benzoesaurem Natrium oder bis zu 0,25 Hundertteilen Ameisensäure oder bis zu 0,125 schwefliger Säure oder Kaliumpyrosulfit.

O b s t m a r k ist ein nicht zum unmittelbaren Genusse geeignetes Halberzeugnis aus mehr oder weniger fein zerteiltem frischen Obste, das zur Frischerhaltung dieselben Stoffe in denselben Mengen enthalten darf wie die Obstpülpe.

Von Marmeladenarten unterscheidet man: E i n f r u c h t m a r m e l a d e n , die aus einer Obstart hergestellt sind, sie müssen mit dem Namen dieser Obstart bezeichnet werden. M e h r f r u c h t m a r m e l a d e n , die aus 2 bis höchstens 4 verschiedenen Obstarten hergestellt sind. Werden zur Herstellung Äpfel oder Birnen oder beide zusammen verwendet, so dürfen von diesen Früchten einzeln oder gemischt nur 50 Hundertteile in der Mehrfruchtmarmelade enthalten sein. Mehrfruchtmarmeladen müssen mit den Namen der verwendeten Obstsorten bezeichnet sein. G e m i s c h t e M a r m e l a d e n werden aus verschiedenen, in der Zahl nicht beschränkten Obstarten hergestellt. Werden zur Herstellung Äpfel oder Birnen oder beide zusammen verwendet, so dürfen von diesen Früchten einzeln oder gemischt nur 50 Hundertteile in der gemischten Marmelade enthalten sein. Um Marmelade herzustellen, werden von dem Obstfruchtfleisch, dadurch erhalten, daß man die f r i s c h e n Früchte durch ein grobes Sieb gerieben hat oder der Obstpülpe oder dem Obstmark mindestens 45 Teile mit 55 Teilen Saccharosezucker, der gesetzlich als V e r b r a u c h s z u c k e r bezeichnet wird, vermischt und unter beständigem Umrühren sehr vorsichtig so weit eingedampft, daß eine Probe nach dem Erkalten ein dickbreiiges streichfertiges Mus darstellt. Marmeladen dürfen nicht mehr als 35 Hundertteile Wasser enthalten. Der Zucker kann bis zu 5 Hundertteilen durch Stärkesirup ersetzt werden, man tut dies gern, um die Marmelade etwas sämiger zu machen. Will man mehr als 5 Hundertteile des Saccharosezuckers, und zwar höchstens bis zu 12 Hundertteilen durch Stärkesirup ersetzen, so muß dies deutlich durch die Worte „mit Stärkesirup" gekennzeichnet sein. Um säurearme Marmeladen etwas aufzufrischen, kann man ihnen bis zu 0,3 Hundertteilen Weinsäure oder Milchsäure hinzusetzen. Auch künstliche Farbstoffe, sofern sie gesundheitsunschädlich sind, können der Marmelade hinzugefügt werden, die Marmeladen müssen aber dann deutlich als „g e f ä r b t" gekennzeichnet werden. Sollen pektinarme Früchte verarbeitet werden, kann bis zu 0,3 Hundertteilen der fertigen Marmelade Obstpektinstoff zum Verdicken genommen werden. Dagegen darf Gelatine, Agar-Agar oder andere nicht im Obst enthaltene Gelierstoffe nicht verwendet werden. Ebenso ist es verboten, der Marmelade durch andere Aromastoffe, als diejenigen, die beim Einkochen entwichen und durch Kondensationsvorrichtungen wiedergewonnen sind, kräftigeren Geruch und Geschmack zu geben. Frischerhaltungsmittel, Konservierungsmittel dürfen Marmeladen nicht enthalten, wenn sie nicht unter Verwendung von Obstpülpe oder Obstmark hergestellt sind und dann nur in den vorgeschriebenen kleinen Mengen. Dagegen kann die Oberfläche der Marmelade in den Aufbewahrungsgefäßen mit Pergamentpapier bedeckt werden, das mit einer alkoholischen Lösung von Benzoesäure oder einer wässerigen Lösung von benzoesaurem Natrium oder mit Ameisensäure durchtränkt ist.

Während Steinobst und Kernobst meist ungeschält und stets in frischem Zustande verarbeitet werden, schält man die Zitrusfrüchte, Apfelsinen zur Herstellung der Orangenmarmelade und mischt auch Teile der Schale darunter. Dieses gilt nicht als ein nicht erlaubter Zusatz eines Aromastoffes. Aprikosenmarmelade wird gewöhnlich unter Mitverarbeitung getrockneter Aprikosen bereitet, muß aber als „A p r i k o s e n m a r m e l a d e a u s g e t r o c k n e t e n A p r i k o s e n" gekennzeichnet werden.

Ist im H a u s h a l t Marmelade dünnflüssig geworden, so muß man etwas Obstpektin, ein Geliermittel, hinzusetzen und nochmals aufkochen. Obstpektin wird aus Äpfeln oder Zitrusfrüchten hergestellt. Das im Handel befindliche

Trockenpektin wird vor allem bei der Apfelsüßmostherstellung aus den Trestern gewonnen.

Im Gegensatz zu Marmeladen, die aus e i n e r und auch v e r s c h i e d e n e n Obstarten hergestellt werden, sind **Obstkonfitüren** oder **Jams** immer nur' Zubereitungen aus einer Fruchtart. Sie sind dickbreiig-stückig, streichfähig und weisen in der Regel Obststücke auf. Herstellung und Zuckergehalt sind dieselben wie bei Marmeladen, nur bei Verarbeitung der Zitrusfrüchte, O r a n g e n - j a m s , ist der Zuckergehalt größer, indem auf 30 Teile Fruchtfleisch bis zu 70 Teilen Saccharosezucker verwendet werden. Obstkonfitüren, Jams, werden nur aus in Stücke geschnittenen, ausnahmslos frischem, bei Steinobst entsteintem, bei Kernobst entkerntem Fruchtfleisch oder aus Obstpülpe, nicht aber aus Obstmark, e i n e r Obstart hergestellt. Im übrigen gelten alle Bedingungen wie bei Marmeladen.

Obstkonfitüren müssen mit dem Namen der verwendeten Obstart bezeichnet sein.

Marmeladen und Obstkonfitüren darf entgegen den Tatsachen keine besondere diätetische Wirkung zugeschrieben werden.

Für **Hagebuttenmarmelade, Hagebuttenmus** verwendet man am besten die wilden Hagebutten, kann aber auch die Gartenhagebutte verarbeiten, nur müssen sie schön rot und dürfen nicht weich sein. Man entfernt die Fruchtstiele, Kelchzipfel, und nach dem Durchschneiden die Nüßchenfrüchte, reinigt sie peinlichst innen und außen und läßt sie einige Tage bedeckt in einem warmen Raum unter öfterem kräftigem Umrühren stehen, bis man sie leicht zerquetschen kann. Darauf treibt man sie durch ein Sieb, übergießt den Brei mit zäh eingekochtem Zucker und rührt bis zum Erkalten.

Fruchtkonserven. Die Grundbedingungen zur Erzielung ebenso schmackhafter und haltbarer, als schön aussehender Fruchtkonserven sind folgende:

1. Die natürliche Beschaffenheit — Form und Bau — der Früchte ist so viel wie möglich zu erhalten. Zu diesem Behuf sind die Früchte frisch und sorgfältig zu pflücken, nur gute, fehlerfreie Erdbeeren, Kirschen usw. zu verwenden, die zu trockner Zeit, also in der Mittagssonne, zu ernten sind. Sie werden entstielt oder, wie bei sauren Kirschen vielfach beliebt ist, mit kurz abgeschnittenen Stielen verarbeitet.

2. Den frisch zu erhaltenden Früchten muß der kennzeichnende Fruchtgeschmack und der ihnen eigene Duft erhalten bleiben, ebenso die natürliche Färbung.

3. Es ist der höchste Wert darauf zu legen, daß die Konserven gegen Eintritt von Luft, Schimmelbildung und Gärung geschützt sind.

Die Verwendung des flüssigen Fruchtzuckers gestattet, nach den hier folgenden Vorschriften, dieses alles auf eine sehr leichte und einfache Weise vollkommen zu erreichen.

Form und Bau der Früchte bleiben hierbei unverändert d u r c h d a s g l e i c h z e i t i g e u n d g l e i c h m ä ß i g e E r w ä r m e n k a l t e r F r ü c h t e i n k a l t e r F r u c h t z u c k e r l ö s u n g , während durch die plötzliche Berührung der kochenden Zuckerlösung mit der kalten Frucht ein Zerreißen der Zellen unvermeidlich ist, und somit die Früchte entweder platzen oder doch weich werden. Die milde Fruchtsüße des Fruchtzuckers verdeckt weder den Duft noch den Fruchtgeschmack der frisch zu erhaltenden Früchte. Das Einmachen von Früchten nehme man bei kleinen Mengen oder bei sehr weichen Früchten, wie z. B. Erdbeeren, unmittelbar im Einmacheglase, bei größeren Mengen in einem gut emaillierten Kochtopfe vor, jedoch in beiden Fällen n i e - m a l s über freiem Feuer oder unmittelbar auf der Herdplatte, s o n d e r n s t e t s i m W a s s e r b a d e . Hierdurch wird ein Anbrennen vermieden, das stets Karamelgeschmack erzeugt. Im Wasserbade wird die erforderliche Siedehitze ohne weiteres Zutun erreicht. Zwischen den Boden des Wasserbades und den des Einmachegefäßes wird vorteilhaft ein vielfach durchlochtes schwaches Brett oder ein niedriger Dreifuß gebracht, um das Springen der Glasgefäße zu verhindern. Hierauf wird das Einmachegefäß mit Früchten angefüllt und so viel Fruchtzucker aufgegossen, daß dieser die Früchte bedeckt, dann das Wasserbad so weit mit Wasser angefüllt, daß das Wasser nicht herauskochen kann. Das Einmachegefäß halte man bedeckt. Das Wasser im Wasserbade wird nun zum Sieden erhitzt, und es teilt sich die Siedehitze dem Inhalte des Einmachegefäßes bald mit. Nach Ablauf einer Stunde ist das Einsiedeverfahren beendet. Während dieser Zeit ist es notwendig, mittels eines stumpfen Holzspatels die Früchte in der Zuckerlösung umzuwenden und das verdampfte Wasser im Wasserbade durch Zusatz von warmem oder kochendem Wasser zu ergänzen. Mitunter gibt man den Früchten einen geringen Zusatz von Weinsäure, es ist aber, abgesehen von Preiselbeeren, nicht nötig, dies besonders kenntlich zu machen. Wird jedoch der Zucker zum Teil durch Stärkesirup ersetzt, so gilt über das Kenntlichmachen dasselbe, was bei Fruchtmarmelade gesagt ist.

Auf die **n o c h h e i ß e n F r ü c h t e**, die bis etwa 1 cm unter den Rand des Gefäßes reichen müssen, gebe man einige Teelöffel Weingeist, so daß die hierbei entweichenden Alkoholdämpfe den noch leeren Raum über der Flüssigkeit anfüllen, schließe alsbald **l u f t d i c h t** und lasse erkalten.

Vom sorgfältigen Verschlusse hängt die Haltbarkeit der Konserven ab. Das vielfach übliche Zubinden der Gefäße mit Pergamentpapier oder Blase ist zu verwerfen, da ein luftdichter Verschluß hiermit kaum möglich ist. Gut passende, mit geruchfreiem Paraffin getränkte Korkstopfen, die sich dicht an die Glaswandungen anschließen, sind mehr zu empfehlen, ebenso Verschlußkappen aus elastischem Gummi, wie solche jede Gummiwarenfabrik preiswert vorrätig hält oder anfertigt. Vor Verwendung sind letztere jedoch mit Wasser mehrfach auszubrühen. Dieser ebenso saubere wie zweckmäßige Verschluß läßt sich Jahre hindurch immer wieder benutzen. Das Austrocknen läßt sich durch gelindes Abreiben auf der Oberfläche mit Glyzerin verhindern. Für alle Fruchtkonservengefäße gilt, daß man einen sicheren luftdichten und keimdichten Verschluß dadurch erhält, daß man die Gefäße umgekehrt mit Deckel, Kautschukring und etwas darüber hinaus in eine Mischung von geschmolzenem Paraffin von niedrigerem Schmelzpunkte und 1% Paraoxybenzoesäureäthylester eintaucht.

Will man **F r u c h t k o n s e r v e n ohne Z u c k e r** herstellen, reinigt man die dazu nötigen Flaschen oder Konservengläser gründlich und legt sie schließlich in mit 1% reiner Salzsäure angesäuertes Wasser, worin sie etwa 2 Tage bleiben. Die Früchte selbst werden ebenfalls zunächst mit gewöhnlichem Wasser abgewaschen, dann, um die Keime, die ein Verderben der Früchte hervorrufen würden, abzutöten, etwa 10 Minuten in mit 1% reiner Salzsäure angesäuertes Wasser gelegt. Darauf gießt man in die Flaschen etwas abgekochtes kaltes Wasser, füllt sie mit den Früchten unter öfterem Aufklopfen fest an und ergänzt durch abgekochtes kaltes Wasser, daß die Gefäße fast voll sind. Nun stellt man die Flaschen in einen Rex- oder ähnlichen Einkochtopf, worin sich kaltes Wasser bis fast zum Rande der Flaschen befindet und erwärmt bei geringem Feuer auf 70° C. Die herausgenommenen Flaschen werden dann durch gut passende, ebenfalls mit salzsäurehaltigem Wasser behandelte Korke geschlossen, mit Bindfaden zugebunden, von neuem in den noch warmen Einkochtopf gestellt, dessen Wasserstand man durch Hinzufügung von warmem Wasser so erhöht, daß das Wasser etwas über die Flaschen hinüberragt, und eine Stunde lang auf 65° C erwärmt. Dann nimmt man heraus, läßt abkühlen und dreht während dieser Zeit die Flaschen öfter leicht um; die etwas eingefallenen Früchte erhalten dadurch ihre volle Form wieder. Um die Früchte zum Gebrauch zu süßen, gießt man den entstandenen Saft ab, löst darin durch Erwärmung die nötige Menge Zucker auf und füllt den warmen Sirup wieder auf die Früchte. Diese ursprünglich von Sauer ausgearbeitete Vorschrift hat sich im Laufe der Zeit durchaus bewährt; zumal die Salzsäurebehandlung ist einer Ausschwefelung der Gefäße vorzuziehen, auch bleiben die Früchte besser im Geschmack. Gleichwie bei der Herstellung von Fruchtkonserven ist die Waschung mit 1% Salzsäure enthaltendem Wasser auch bei der **B e r e i t u n g v o n D ö r r g e m ü s e** sehr zu empfehlen, es werden auch hierbei die Bakterien abgetötet, die eine Gärung und so einen schlechteren Geschmack der Gemüse bedingen.

O b s t s ä f t e, O b s t s i r u p e, O b s t s ü ß m o s t, O b s t g e l e e, O b s t kraut, R ü b e n s a f t, O b s t m u s, O b s t m a r m e l a d e n, O b s t k o n serven und auch T r a u b e n s ü ß m o s t, T r a u b e n d i c k s a f t un-

t e r l i e g e n d e r V e r o r d n u n g ü b e r d i e ä u ß e r e K e n n z e i c h n u n g
v o n L e b e n s m i t t e l n , w e n n s i e i n P a c k u n g e n o d e r B e h ä l t -
n i s s e n a n d e n V e r b r a u c h e r a b g e g e b e n w e r d e n. A u f d e n
P a c k u n g e n u n d B e h ä l t n i s s e n m ü s s e n a n e i n e r i n d i e A u g e n
f a l l e n d e n S t e l l e i n d e u t s c h e r S p r a c h e u n d i n d e u t l i c h
s i c h t b a r e r , l e i c h t l e s b a r e r S c h r i f t a n g e g e b e n s e i n :

1. D e r N a m e o d e r d i e F i r m a u n d d e r O r t d e r g e w e r b l i c h e n
H a u p t n i e d e r l a s s u n g d e s s e n , d e r d a s L e b e n s m i t t e l h e r -
g e s t e l l t h a t , b r i n g t e i n a n d e r e r a l s d e r H e r s t e l l e r d a s L e -
b e n s m i t t e l u n t e r s e i n e n N a m e n i n d e n V e r k e h r , s o i s t a n -
s t a t t d e s H e r s t e l l e r s d i e s e r a n d e r e a n z u'g e b e n ,

2. d e r I n h a l t n a c h h a n d e l s ü b l i c h e r B e z e i c h n u n g ,

3. d e r I n h a l t n a c h d e u t s c h e m M a ß o d e r G e w i c h t z u r Z e i t
d e r F ü l l u n g.

Fruchtweine. Obstweine. Beerenweine.

Vinum Betulae. Birkenwein.

Diese Bezeichnungen dürfen im Handelsverkehr nicht gebraucht werden, da
das Erzeugnis aus Birkensaft nach dem Weingesetz nicht als Wein gilt.

Man bohrt in der Zeit von Mitte März bis Mitte April kräftige, nicht zu
dünne Birken etwa 3 cm, höchstens 5 cm tief an der Südseite an und sammelt
den Saft durch ein in das Bohrloch eingekittetes dünnes Rohr. Nach Gewinnung
des Saftes schließt man das Bohrloch durch einen eingeschlagenen runden Holz-
pfropfen und verschmiert alles mit Lehm. Man zapft durchschnittlich, ohne dem
Baume zu schaden, 2 Liter, bei dickeren Bäumen auch mehr Saft ab, muß aber
den Bäumen eine mehrjährige Ruhezeit gönnen. Es darf nicht ohne Erlaubnis
der zuständigen Forstbeamten abgezapft werden.

Man fügt nun auf 10 Liter Birkensaft 1—1,5 kg Zucker, etwa 15,0 Weinsäure
hinzu und bringt in einem Faß oder einer Korbflasche unter Zusatz von Hefe,
am besten frischer reiner Weinhefe, Reinzuchthefe, zur Gärung. Nach Beendigung der Gärung läßt man einige Wochen liegen und füllt dann auf Flaschen,
die gut verkorkt wiederum einige Monate liegen müssen.

Die genaue Behandlung während der Gärung siehe unter Johannisbeerwein.

Vinum Cynosbati. Hagebuttenwein. Hifftenwein.

Frische Hagebutten werden, nachdem die Blüten- und Stielreste entfernt,
durchgeschnitten und in einer Steingutschüssel beiseitegestellt, bis man sie
leicht zerdrücken kann. Alsdann wird die Masse unter Zusatz von Wasser zu
einem gleichmäßigen dünnen Brei angerührt und unter öfterem weiteren Umrühren wieder 8—10 Tage beiseite gestellt. Jetzt wird die Masse ausgepreßt
und in jedem Liter Saft 300,0 Zucker aufgelöst. Die Lösung wird bei einer
Wärme von 15°—20° bis Mitte Februar der Gärung überlassen, dann geklärt
und auf Flaschen gefüllt.

Der Zusatz von reinem Wasser oder wäßrigen Auszügen der Preßrückstände
darf nur in der technisch erforderlichen Menge geschehen. Bei süß vergorenen
Hagebutten ist ein Zusatz von höchstens 3,0 Milchsäure auf 1 Liter laut Verordnung gestattet.

Bei Verwendung frischer Hagebutten ist ein Zusatz von Weinhefe nicht erforderlich, wohl aber bei getrockneten Hagebutten, die keine lebende Hefe enthalten.

Durch längeres Lagern gewinnt der Wein bedeutend an Duft und Würze.

Die genaue Behandlung siehe unter Johannisbeerwein.

Vinum Malorum rubrum. Roter Apfelwein.

Man setzt, um roten Apfelwein zu erhalten, dem Apfelmost von vornherein auf das Hektoliter 12 Liter frische, mit den Kernen zerquetschte, reife Schlehen (Prunus spinosa) zu, welche noch keinen Reif bekommen, aber 2 Tage lang vor dem Quetschen gelegen haben, und läßt sie mit dem Apfelmoste gären. Die Schlehen färben nicht allein den Wein helleuchtend rot, sondern machen ihn auch feurig und würzig. Fehlt es an Schlehen, so kann man an deren Stelle auch ausgepreßten Brombeer- oder Heidelbeersaft dem Moste zusetzen, es wird mit 1—1½ Liter Saft auf 40—50 Liter Most schon eine stark rote, dem Auge wohlgefällige Farbe erzielt. Um einen haltbaren Apfelwein zu bekommen, muß in dem Moste schon vor dem Gären genügend Zucker, Säure und auch Gerbsäure, die der Klärung dient, enthalten sein. Man mischt deshalb süße Äpfel mit sauren und herbe schmeckenden und umgekehrt. Angegangene und unreife Früchte sind unbedingt auszulesen. Die Äpfel müssen mit Reisigbesen und reichlich Wasser und durch öfteres Nachspülen gründlich gereinigt werden. Darauf werden sie zerkleinert, am besten in Obstmühlen, die keine Eisenteile haben, und stellen so die Maische dar. Diese kommt in Pressen, wird gekeltert, und man erhält so den Most, der ohne Verdünnung in die Gärfässer kommt. Will man die Gärung unter Zusatz von Reinhefe, reingezüchteter Weinhefe vornehmen, was sich durchaus empfiehlt, so fügt man die Reinhefe zweckmäßig bereits der Maische zu. Diese Weinhefen erzeugen sehr schnell so große Mengen von Alkohol, daß Gärungsschädlinge zugrunde gehen.

Nach der Verordnung vom 16. Juli 1932 kann bei der Bereitung von Apfel- oder Birnenwein ein Zusatz von technisch reinem, nicht färbendem Rüben-, Rohr-, Invert- oder Stärkezucker bis zur Erreichung eines Mostgewichtes von höchstens 55° Oechsele (s. Oechselesche Mostwaage S. 139), ferner ein Zusatz eines wäßrigen Auszuges der abgepreßten Apfel- oder Birnentrester, sofern dadurch nicht mehr Wasser hinzukommt als einem Zehntel der gesamten Flüssigkeit entspricht, sowie ein Zusatz von höchstens 3 Gramm reiner Milchsäure auf 1 Liter gegeben werden.

Im übrigen siehe unter Johannisbeerwein.

Sollte der Apfelwein d i c k oder s c h l e i m i g geworden sein, eine Folge nicht genügender Gärung, so bearbeitet man ihn tüchtig mit einem Reisigbesen, läßt absetzen und füllt ihn mehrmals um. Kommt man hierdurch nicht genügend zum Ziel, so ist man gezwungen, den Wein 5 Minuten lang bis 75°—80° C zu pasteurisieren und unter Zusatz von Zucker und Hefe von neuem gären zu lassen. Verändert der Wein an der Luft die Farbe, wird er s c h w a r z , so muß er durch Tannin, Hausenblase und Filtration geschönt werden. Oder er muß ebenfalls unter Zusatz von Hefe von neuem der Gärung unterworfen werden.

Man b e s c h l e u n i g t d i e G ä r u n g , wenn man eine Kleinigkeit, auf 100 Liter Most etwa 20,0 Ammoniumchlorid hinzufügt.

Vinum Mellis. Honigwein.

Man löst für ein Hektoliter 25 kg Honig in der genügenden Menge Wasser, jedoch dürfen nach der Verordnung vom 20. Juli 1932 auf 1 Gewichtsteil Honig höchstens 2 Gewichtsteile Wasser kommen, setzt ein wenig Kreide hinzu und klärt durch Kochen und Abschäumen. Die klare und erkaltete Flüssigkeit wird in ein Faß gefüllt, mit 1 Liter Reinhefe versetzt und in einem mäßig warmen Keller der Gärung überlassen. Um den Geschmack noch angenehmer und kräftiger zu machen, kann man ein Säckchen mit Ingwer, etwa 100,0 etwas Muskatnuß, Zimt oder Nelken, beschwert durch einige saubere Steinchen oder Steinkugeln (Marmeln) in die Mitte des Fasses hängen. Nach etwa 3 Monaten ist die Gärung vollendet und der Honigwein trinkbar.

Noch weit schöner wird das Getränk, wenn man es jetzt auf starke Flaschen füllt, diese gut verbindet und noch 6—12 Monate stehend lagern läßt.

Der Spund des Gefäßes muß, wie bei der Obstweinbereitung, leicht bedeckt sein. Im übrigen siehe unter Johannisbeerwein.

Vinum Myrtilli. Heidelbeerwein.

Die Bereitung ist dieselbe wie unter Johannisbeerwein angegeben. Nur fügt man von vornherein, um die an und für sich langsam verlaufende Gärung zu beschleunigen, auf 100 Liter 20,0 Ammoniumchlorid hinzu. Man nimmt

a) 5 kg Heidelbeeren, zerstampft sie gut und mischt sie mit 20 Liter Wasser, läßt unter öfterem Umrühren 2 Tage stehen und preßt ab. Dem Safte fügt man 4 kg Zucker und, wenn der Heidelbeerwein nicht in den Handelsverkehr kommt, 0,5 kg in warmem Wasser eingeweichte und zerdrückte Rosinen oder Zibeben zu und verfährt weiter wie bei Johannisbeerwein.

b) 10 Liter Preßsaft, 20 Liter Tresterauszug, der sog. Nachsaft oder auch Wasser und je nach der gewünschten Stärke 5—10 kg Zucker.

c) 12 Liter Preßsaft, 20 Liter Tresterauszug, worin 5 kg Zucker gelöst sind, werden mit Wasser in ein 40-Liter-Faß spundvoll gemischt.

d)   Heidelbeeren . . . . 100 kg
wäscht man mit kaltem Wasser ab, läßt gut abtrocknen, versetzt mit

  ultramarinfreier Raffinade . . . 2 kg

Holunderblüten 10,0   gepulvertem chines. Zimt 4,0
Nelkenpulver 2,0   gepulvertem Ingwer . . 10,0,
zerquetscht gut und preßt nach 2 Tagen aus. Den Preßrückstand knetet man mit ebensoviel Wasser als man Saft erhalten hat, durch, preßt nach 12—24 Stunden abermals aus und bezeichnet diese Flüssigkeit als N a c h s a f t.

Zum Gären des Weines hält man folgende Verhältnisse ein:

Saft erster Pressung . . 30 Liter   Wasser . . . . 10 Liter
Nachsaft . . . . . 10 Liter   ultramar.-freie Raffinade 10 kg

Will man ihn herber und leichter machen, so nimmt man statt der vorgeschriebenen 10 Liter Wasser 15 Liter.

e) nach Normativbestimmung:
h e r b :
Heidelbeersaft . . . 40 Liter   Wasser . . . . 51 Liter
  Zucker . . . . 13 kg.
Nach der Gärung Nachsüßung durch 3 kg Zucker,
s ü ß :
Heidelbeersaft . . . 40 Liter   Wasser . . . . 47 Liter
  Zucker . . . . 13 kg.
Zur Nachsüßung 10 kg Zucker,
g e s ü ß t , s c h w e r (Dessertwein):
Heidelbeersaft . . . 50 Liter   Wasser . . . . 31 Liter
  Zucker . . . . 22,5 kg.
Zur Nachsüßung 10 kg Zucker.

Vinum Rhei. Rhabarberwein.

Vollständig von der Blattfläche befreite, recht frische Blattstiele bzw. Hauptrippen, 75 kg, werden sauber gewaschen, in kleine Würfel zerschnitten und mit Wasser, 1 hl, übergossen, 10 Tage unter öfterem Umrühren in offenem Gefäß an einem kühlen Orte stehen gelassen. Darauf fischt man die zerschnittenen Blattstiele, am besten mit einem Florsiebe, heraus und füllt den zurückgebliebenen Saft, den Rhabarbermost, mit Zucker, 40 kg, gelöst in Wasser, 20 Liter, in ein Faß zur Gärung. Die abgeschöpften Rhabarberstiele preßt man mit etwas Wasser gemischt aus, bringt den Preßsaft mit Zucker ebenfalls zur Gärung und benutzt ihn zum Nachfüllen. Die weitere Behandlung siehe unter Johannisbeerwein. Rhabarberwein braucht mehrere Jahre zur Klärung. Zu beachten ist, daß sich in den Rhabarberblattrippen vor allem Oxalsäure befindet.

Vinum Ribis. Johannisbeerwein.

a) Die bei trockenem Wetter gepflückten Trauben werden abgebeert, und die Beeren in großen Schüsseln mit den Händen zerdrückt; hierauf wird die Masse in ein Haartuchsieb geschüttet, so daß der Saft ablaufen kann. Die im Siebe zurückbleibenden Trester werden darauf in einem geeigneten Gefäße mit ein wenig Wasser übergossen und bleiben zum Auslaugen an einem kühlen Orte 24 Stunden stehen, worauf sie ebenfalls abgepreßt werden. Zu beachten ist, daß die Presse gleichwie alle anderen zur Herstellung des Weines nötigen Geräte vollständig sauber sein muß und vor allem keine Reste von sauer gewordenen Fruchtresten daran haften, auch dürfen sie nicht den geringsten Geruch von Schimmelpilzen oder Moder aufweisen. Der gewonnene Saft muß nun mit einem entsprechendem Wasser- und Zuckerzusatz in einem r e i n e n , a b e r n i c h t g e s c h w e f e l t e n Weinfäßchen vergären. Auf je 1 Liter nimmt man 2 Liter Wasser und, je nach der Stärke des zu erzielenden Weines, 500,0—800,0 Hutzucker. Der Zucker wird für sich unter Erhitzung in Wasser aufgelöst und gut abgeschäumt. Zu beachten ist, daß Traubenweinhefe, die durch Zersetzung des Zuckers die Gärung der Flüssigkeit bedingt und dabei aus dem Zucker Alkohol und Kohlendioxyd (Kohlensäure) erzeugt, und zwar aus einem Teil Zucker etwa ½ Alkohol und ½ Kohlendioxyd, bis zu 12% Alkohol im Wein entstehen läßt, so daß 24% Zucker vergoren werden. Auch Spiritus-, Rum- und Branntweinfässer können im Notfall Verwendung finden, müssen aber erst mit kochender Sodalauge ausgebrüht und mit reinem heißem Wasser nachgespült werden. Ist das Faß ganz geruchlos und rein, so bringt man den Most hinein, und zwar soviel, daß das Faß fast voll ist, legt das Faß in einen Raum, wo die Wärme mindestens 15°—25° C beträgt, bedeckt das Spundloch mit einem umgekehrten Weinglas und wartet nun ruhig den Beginn der Gärung ab, die gewöhnlich in einigen Tagen eintritt. Läßt man bei zu großer Wärme gären, so verlangsamt sich später die Klärung des Weines. Ist die Gärung in vollem Gange, so wird das Spundloch mit einer Gärröhre geschlossen, die man sich leicht selbst herstellen kann. Ein gut passender Kork wird durchbohrt und durch die Öffnung eine gebogene Glasröhre gesteckt, deren einer Schenkel kürzer ist als der andere. Den kürzeren Schenkel steckt man so weit in den Kork, daß er mit der unteren Fläche abschließt und nicht in die Flüssigkeit hineinreicht. Den längeren Schenkel führt man in ein Gefäß mit Wasser, so daß durch das Wasser die Öffnung des Schenkels abgeschlossen ist. Ist der Schenkel so kurz, daß ein Gefäß mit Wasser nicht gut anzubringen ist, so befestigt man an dem Schenkel ein genügend langes Stück Gummischlauch. Die Anwendung der Gärröhre ist nötig, weil sonst Essigbildung eintreten würde. Will man die Gärung nach dem Verfahren unter Anwendung von Reinhefe, Reinzuchthefe vornehmen, was sehr zu empfehlen ist, so muß diese dem abgepreßten Safte zugesetzt werden. Sollte die Gärung, was mitunter eintritt, eine Unterbrechung erleiden, so fügt man auf 100 Liter 20,0 Ammoniumchlorid hinzu. Hat das Zischen und Brausen im Faß aufgehört (Oktober, November), so füllt man das Faß mit Wein, in Ermangelung mit Zuckerwasser ganz voll, spundet es fest zu und bringt es in den kühlen Keller. Damit es stets spundvoll bleibe, was unbedingt nötig ist, um Essigbildung und Kahmbildung zu vermeiden, muß man häufig nachfüllen. Durch Einwirkung der Luft auf die Oberfläche der zerstampften Früchte und der gärenden und vergorenen Flüssigkeiten kann leicht Essigsäure entstehen, der Wein wird dann e s s i g s t i c h i g , die zerstampften Früchte sind deshalb vor Luft zu schützen, die gärenden Flüssigkeiten sind in fast vollen und die gegorenen, solange sie nicht im Verzapfe sind, in ganz vollen Gefäßen aufzubewahren. Während der Gärung kann man auch auf die Öffnung des Gefäßes einen mit Sand gefüllten Sack legen, um die Luft abzuhalten. — Daß bei dem ganzen Verfahren auf größte Reinlichkeit zu achten ist und die Flüssigkeiten nur in ganz reine Gefäße zu bringen sind, versteht sich von selbst. — Im März ist der Wein völlig klar geworden, die Hefe hat sich zu Boden gesenkt, und es ist nun Zeit, ihn von dem Bodensatz abzuziehen, um ihn getrennt von der Hefe, in einem eigenen Fäßchen, das man zweckmäßig schwach mit Schwefel eingebrannt hat und das ebenfalls immer spundvoll gehalten werden muß, der vollkommenen Ausbildung entgegenzuführen. Um das Fäßchen anzuschwefeln, hängt man den Schwefelfaden oder das Schwefelband, und zwar am zweckmäßigsten Asbestband, in einen teilweise zu schneckenförmigen Windungen gedrehten Draht.

Süße Weine mit geringem Alkoholgehalt, ein Obstwein, der nicht nachgärt, soll mindestens 13,5 Volumprozent Alkohol enthalten, fangen infolge eines Gehaltes an Hefe bei größerer Wärme öfter an von neuem zu gären. Man verhindert dies durch nachträgliches starkes Schwefeln, d. h. durch Umfüllen und Aufbewahren in stark geschwefelten Fässern. Oder man fügt dem Wein so viel Spiritus hinzu, daß er einen Alkoholgehalt von 15—16% bekommt, da bei solchem Alkoholgehalt die Hefe den Zucker nicht mehr zersetzt.

Schon abgefüllte Flaschen erhitze man im Rex-Topf.

Hat man, um einen geringeren Alkoholgehalt des Weines zu bekommen, nur wenig Zucker zum Vergären verwendet, und so einen säuerlich schmeckenden Wein erhalten, kann man, aber nur für den Hausgebrauch, dem fertigen Wein etwas Saccharin hinzusetzen.

Weine, die eine dunkle Farbe angenommen haben, die blau oder schwarz geworden sind, enthalten meist zu wenig Säure, man kann diesen Fehler, das Kranksein, durch Zusatz von etwas Weinsäure, Milchsäure oder Gerbsäure. Behandeln mit Hausenblase und Filtration vielfach aufheben. Die Filtration hat durch Membranfilter, Zellulosefilter, Holzkohle oder durch mehrmals ausgekochten Filterpapierbrei zu geschehen. Nützen diese Verfahren nicht, so ist man gezwungen, den Wein unter Zusatz von Hefe von neuem der Gärung zu unterwerfen. Ist die Gärung zu weit gegangen, der Wein infolgedessen etwas essigstichig geworden, schwefelt man den Wein ein, indem man ein Stück Asbest-Schwefelband an einem Drahte befestigt, anbrennt und tief in das Faß hineinhält oder der Wein muß pasteurisiert oder kalt durch Entkeimungsfilter von den Essigsäurebakterien befreit werden. Tritt der Fehler zu stark auf, ist gewöhnlich nichts mehr zu machen, und der Wein nur auf Fruchtessig zu verarbeiten. Kahm bei noch zuckerhaltigem Obstwein sucht man durch starke Schwefelung der über dem Wein lagernden Luft abzutöten. Nach etwa ½ Stunde läßt man den Wein recht vorsichtig, daß nichts von der Kahmschicht mit abfließt, in ein geschwefeltes Faß ab und vergärt den Wein unter Zusatz von Sulfithefe weiter. Schleimbildung im Wein rührt infolge zu geringer Gärung von einem Pilze her. Der Wein muß mit einem Reisigbesen gründlich geschlagen werden, daß die Pilzfäden auseinandergerissen werden und sich absetzen können, dann füllt man mehrmals um, oder, wenn dies nicht genügend nützt, pasteurisiert man den Wein etwa 5 Minuten lang bei einer Temperatur von 75°—80° C.

Ob ein Wein flaschenreif ist, erkennt man nach Timm auf folgende Weise:

Man füllt zwei reine Weingläser mit dem Wein an und tröpfelt in das eine Glas einige Tropfen einer sehr verdünnten Lösung von feinster Gelatine, in das andere Glas einige Tropfen einer sehr verdünnten Tanninlösung. Bilden sich innerhalb 24 Stunden in den Gläsern keinerlei Trübungen, Flimmerteilchen oder Strahlungen, so darf der Wein als vollkommen flaschenreif gelten.

Um einen Überblick über den zu verarbeitenden Most zu bekommen, benutzt man die

Oechselesche Mostwaage. Die Waage sinkt in dem Moste bis zu einem bestimmten Grad ein. Taucht man die Waage in 1 Liter Most, zählt die Gradzahl der Mostwaage zu 1000, so erhält man das absolute Gewicht des Liters Most, bzw. das spezifische Gewicht des Mostes, wenn man die Gradzahl hinter 1, setzt. Zeigt die Mostwaage z. B. die Gradzahl 50, so hat der Most das spezifische Gewicht 1,500, und das Liter Most wiegt 1500,0. Weiter erhält man (nach Kulisch) den Zuckergehalt des Mostes, indem man die Oechsele-Gradzahl durch 5 teilt und dem Ergebnis 1 hinzuzählt, 50 : 5 = 10 + 1 = 11. Demnach hätte der Most 11% Zucker. Da erfahrungsgemäß 2 Gewichtsteile Zucker 1 Teil Alkohol geben, erhielte man einen Wein mit 5,5 Gewichtsprozenten Alkoholgehalt. Will man die Gewichtsprozente in Volumprozente umrechnen, hat man sie mit 1¼ zu multiplizieren und erhält 6,875 Volumprozent.

b) 5 kg Johannisbeeren mit den Kämmen werden gut zerstampft, mit 25 Liter Wasser gemischt und unter öfterem Umrühren zwei Tage stehen gelassen, und der Rückstand in einem Tuche mit der Hand oder mittels einer Presse abgepreßt. In die Flüssigkeit bringt man jetzt 250,0 zerstampfte Johannisbeeren mit den Kämmen und 5 kg Zucker.

Die Kämme der Johannisbeeren enthalten Nährstoffe der Hefe; setzt man sie zu, so fördert man dadurch den richtigen Verlauf der Gärung.

c) Johannisbeer-Schaumwein:

18 Liter Preßsaft, 20 Liter Tresterauszug, 11,5 kg Zucker füllt man in ein 50-Liter-Faß, ergänzt mit Wasser und läßt schnell bei 20°—25° C vergären. Wenn die heftige Gärung beendet ist, wird der Most in ein reines anderes Faß spundvoll gefüllt und gut verspundet. Alsdann wird er öfter im Jahre durch Umfüllen in andere Fässer geklärt, wenn möglich mit Hausenblase und Filtrieren blank gemacht und schließlich mit Kohlensäure getränkt. Dieses ist sehr wichtig, da nach dem Gesetz vom 14. Juni 1912 Nahrungs- und Genußmittel nicht so hergestellt werden dürfen, daß sie Methylalkohol enthalten. Es muß hierbei demnach auf den Absatz 2 des Gesetzes verwiesen werden, der lautet: Die Vorschriften finden keine Anwendung auf Zubereitungen, in denen geringe Mengen von Methylalkohol durch mit der Herstellung verbundene natürliche Vorgänge entstanden sind.

Es muß ganz besonders hervorgehoben werden, daß nach den Angaben von Jules Wolf, die von H. Bauer und R. Engler nachgeprüft und als richtig befunden worden sind, im Johannisbeerwein als Gärungserzeugnis Methylalkohol, wenn auch nur in geringen Mengen, die aber je nach dem Jahrgang schwanken können, vorkommt und nachgewiesen worden ist. Dieses ist sehr wichtig, da nach dem Gesetz vom 14. Juni 1912 Nahrungs- und Genußmittel nicht so hergestellt werden dürfen, daß sie Methylalkohol enthalten. Es muß hierbei demnach auf den Absatz 2 des Gesetzes verwiesen werden, der lautet: Die Vorschriften finden keine Anwendung auf Zubereitungen, in denen geringe Mengen von Methylalkohol durch mit der Herstellung verbundene natürliche Vorgänge entstanden sind.

Vinum Ribis grossulariae. Stachelbeerwein.

a) Man nimmt größere Früchte, säubert sie von Stielen, Blättern usw., zerquetscht 20 kg Beeren in einem sauberen Kübel, setzt 20 Liter Wasser zu, mischt alles tüchtig mit den Händen, läßt den Brei 24 Stunden bedeckt stehen, preßt ihn hierauf durch ein grobes, reines Tuch, gibt zu dem Breirückstande noch einmal 5 Liter Wasser, um alles Lösliche herauszupressen, setzt der so gewonnenen Flüssigkeit 10 kg Zucker zu und bringt das Ganze in einen zu bedeckenden Kübel, den man 1—2 Tage in den Keller stellt (etwa 15° C). Darauf wird sich die Gärung einstellen, und man füllt den Wein in ein Faß, das stets spundvoll sein soll. Das Weitere dann genau wie bei anderen Fruchtweinen (siehe Johannisbeerwein), nur ist zu beachten, daß der Stachelbeerwein nach der Vollendung der Gärung, etwa im Februar, von der Hefe abgelassen und in Flaschen verfüllt wird.

b) Eine andere Vorschrift: 10 Liter Saft, 18 Liter Wasser, 8 kg Zucker.

c) 12 Liter Preßsaft, 20 Liter Tresterauszug, in dem 5 kg Zucker gelöst sind, werden gemischt und in einem 40-Liter-Faß mit Wasser spundvoll gemacht. Soll der Wein sehr alkoholreich sein, so nimmt man 13 Liter Preßsaft, 20 Liter Tresterauszug, worin 8 kg Zucker gelöst sind.

d) Fügt man etwas Johannisbeersaft hinzu, so erhält der Wein eine schöne Farbe und sehr angenehmen Geschmack. 12 Liter Preßsaft von Stachelbeeren, 3 Liter Preßsaft von Johannisbeeren, 20 Liter Tresterauszug, worin 5,5 kg Zucker gelöst sind, bringt man in ein 40-Liter-Faß und macht es mit Waser spundvoll.

Vinum Rubi Idaei. Himbeerwein.

Die Bereitung ist dieselbe wie unter Johannisbeerwein angegeben. Man nimmt 10 Liter Saft, 20 Liter Wasser bzw. Tresterauszug und 5—8 kg Zucker, je nach der gewünschten Schwere des Weines.

Vinum Rubi fruticosi. Brombeerwein.

Die Brombeeren werden zerquetscht, bei mittlerer Wärme stehengelassen und nach 48 Stunden gut ausgepreßt. Die Rückstände behandelt man nicht weiter, sondern verwendet nur den ausgepreßten Saft.

Man rechnet auf 10 Liter Saft 2 kg Zucker und verfährt wie unter Johannisbeerwein angegeben.

Vinum Sambuci. Holunderbeerwein. Fliederbeerwein.

Frische, völlig reife Holunderbeeren werden zerquetscht und gut ausgepreßt. Die Rückstände werden nicht weiter verwendet, sondern man füllt später mit Zuckerlösung (1 + 2) nach. Auf 10 Liter Preßsaft rechnet man, je nach der gewünschten Schwere des Weines, 5—8 kg Zucker und 20 Liter Wasser und verfährt wie unter Johannisbeerwein angegeben. Da die Gärung sehr langsam verläuft, fügt man sogleich auf 100 Liter 20,0 Ammoniumchlorid hinzu.

Klärung von Fruchtweinen. Weinschönung.

Zum Klären oder Schönen trüber Fruchtweine wendet man zweckmäßig beste russische Hausenblase an. Zu einem Hektoliter sind etwa 2,0—5,0 Hausenblase erforderlich. Die Hausenblase wird in möglichst kleine Stückchen zerschnitten, wobei man die sehnigen Teile aussondert, darauf mit kaltem Wasser, das alle 5 Stunden zu erneuern ist, etwa 24 Stunden aufgeweicht, alsdann das abgegossene Wasser durch Fruchtwein ersetzt und kräftig durchgeschüttelt bzw. mit einem breiten Holzspatel so lange bearbeitet, bis man eine gleichmäßige dicke Flüssigkeit erhält. Die gleichmäßige Lösung wird durch Leinen gepreßt, mit noch einigen Liter Fruchtwein verdünnt und nun dem zu klärenden Reste Fruchtwein zugesetzt und kräftig durchgearbeitet.

Bei richtig geleitetem Verfahren setzen sich die trübenden Bestandteile des Weins nach einigen Tagen flockig am Boden ab, während der darüber stehende Wein klar ist.

Soll mit Kaliumferrozyanid geschönt werden, um Eisengehalt auszufällen, muß der Eisengehalt vorher ganz genau festgestellt und nur soviel Kaliumferrozyanid zugesetzt werden, wie gerade erforderlich ist, um das Eisen auszufällen. Ein Überschuß von Kaliumferrozyanid gibt dem Wein einen Gehalt an giftiger Zyanwasserstoffsäure, ein solcher Wein darf selbstverständlich nicht verwertet werden. Um mit Kaliumferrozyanid zu klären, löst man die bestimmte Menge in etwas Wasser auf, vermischt die Lösung mit einigen Liter Wein und setzt diese Mischung dem übrigen Wein zu.

Prüfung des Weins auf Zusatz von Teerfarben.
Nach Prof. Husemann.

Der fragliche Wein wird mit etwas Ammoniakflüssigkeit versetzt, gut gemischt und ein dicker weißer Wollfaden hineingetaucht. Nach einiger Zeit nimmt man den Faden heraus und läßt an ihm einen Tropfen Essigsäure hinabfließen. Je mehr der Faden hiernach rot gefärbt erscheint, um so mehr Teerfarbstoff ist in dem Wein enthalten, bleibt der Faden farblos, so ist der Wein frei von Beimischung. Diese Probe ist um so schärfer, wenn die Mischung im Probierröhrchen erhitzt wird. Teerfarbstoff 1,0 auf Wein 400 000,0 läßt sich noch nachweisen.

Honigbier. Met.

Man verfährt hierbei ebenso wie beim Honigwein, nur läßt man nach dem Klären des Honigs ½ kg Hopfen mit aufkochen und kann auch etwas weniger Honig (16—20 kg) verwenden. Nach ungefähr 3 Monaten zieht man die abgegorene Masse auf ein reines Faß ab und läßt mehrere Monate weiter lagern.

Nach § 10 des Weingesetzes fällt die Herstellung von dem Weine ähnlichen Getränken aus dem Safte von frischem Stein-, Kern- oder Beerenobst, sowie aus Hagebutten oder Schlehen, aus frischen Rhabarberstengeln, aus Malzauszügen oder aus Honig n i c h t unter das Weingesetz, wonach es (§ 9) verboten ist, Wein, der nach § 1 aus frischen Weintrauben hergestellt sein muß, nachzumachen.

Essig.

Unter E s s i g ist zu verstehen: Das durch Essiggärung aus weingeisthaltigen Flüssigkeiten oder durch Verdünnen von gereinigter Essigsäure oder Essigessenz mit Wasser gewonnene Erzeugnis oder das Gemisch beider mit einem Gehalte von m i n d e s t e n s 3,5 und höchstens 15,0 wasserfreier Essigsäure in 100 ccm. Der Essig des D. A.-B. 6 ist 6prozentig.

G ä r u n g s e s s i g ist das ausschließlich durch Essiggärung aus weingeisthaltigen Flüssigkeiten gewonnene Erzeugnis mit einem Gehalt von m i n d e -
s t e n s 3,5 und höchstens 15,0 wasserfreier Essigsäure in 100 ccm.

So darf E s s i g , S p e i s e - o d e r T a f e l e s s i g unter 3,5 Hundertteilen
Essigsäuregehalt nicht in den Verkehr kommen.

E i n m a c h e e s s i g muß mindestens 5,0 wasserfreie Essigsäure in 100 ccm
enthalten.

D o p p e l e s s i g mindestens 7,0, d r e i f a c h e r E s s i g mindestens 10,5
wasserfreie Essigsäure.

Gärungsessig oder B r a n n t w e i n e s s i g muß als S p r i t e s s i g mindestens 3,5prozentig sein, als E s s i g s p r i t aber mindestens 10,5prozentig.

W e i n e s s i g ist Gärungsessig, dessen Maische ausschließlich aus verkehrs-
fähigem oder zur Weinessigbereitung zugelassenem Wein bestanden hat.

5 0 p r o z e n t i g e r W e i n e s s i g kann durch Verschneiden von Weinessig
mit Branntweinessig hergestellt werden, der Anteil an Weinessig muß mindestens die Hälfte des Gemisches betragen.

2 5 p r o z e n t i g e r W e i n e s s i g kann durch Verschneiden von Weinessig
mit Branntweinessig hergestellt werden; der Anteil an Weinessig muß mindestens ein Viertel des Gewichtes betragen.

50- und 25prozentiger Weinessig werden auch als W e i n e s s i g v e r -
s c h n i t t mit 50 bzw. 25% Weinessiggehalt bezeichnet.

W e i n e s s i g m u ß m i n d e s t e n s 6,0 w a s s e r f r e i e E s s i g s ä u r e
in 100 ccm e n t h a l t e n , 5 0 p r o z e n t i g e r und 2 5 p r o z e n t i g e r
W e i n e s s i g m i n d e s t e n s 5,0.

K r ä u t e r e s s i g , K r ä u t e r e s s i g e s s e n z , F r u c h t e s s i g und
F r u c h t e s s i g e s s e n z , G e w ü r z e s s i g und G e w ü r z e s s i g e s s e n z
und ähnlich bezeichnete Erzeugnisse werden durch Ausziehen von Pflanzenteilen mit Essig oder Essigessenz oder durch Vermischen von Essig oder Essigessenz mit Pflanzen- oder Fruchtsäften oder Fruchtsirupen hergestellt.

Sind sie unter Verwendung von ätherischen Ölen oder natürlichen Essenzen
bereitet, so werden sie als E s s i g u n d E s s i g s ä u r e m i t K r ä u t e r n ,
F r u c h t - o d e r G e w ü r z g e s c h m a c k bezeichnet.

E s s i g s ä u r e ist eine gereinigte wasserhaltige Essigsäure mit einem Gehalt von mehr als 15,0 wasserfreier Essigsäure in 100,0. Enthält sie mindestens
50,0 wasserfreier Essigsäure in 100,0 nennt man sie auch E s s i g e s s e n z . Mitunter fügt man der Essigessenz Wein zu. Wird diese „Essigessenz mit Wein-
gehalt" oder ähnlich bezeichnet, muß sie mindestens 20 Raumhundertteile Wein
enthalten.

Essig und Essigsäure dürfen n u r m i t g e b r a n n t e m Z u c k e r gefärbt
werden, sie dürfen k e i n e K o n s e r v i e r u n s m i t t e l , k e i n W e i n -
b e e r ö l o d e r Ö n a n t h ä t h e r , k e i n e f r e m d e n S ä u r e n , und nicht
mehr als 0,5 Ameisensäure in 100,0 wasserfreier Essigsäure enthalten. So d a r f
S a l i z y l s ä u r e e s s i g n i c h t i n d e n V e r k e h r g e b r a c h t w e r d e n .
Will man Essig mit gebranntem Zucker auffärben, so darf das zur Herstellung
des Essigs verwendete Wasser weder kalk- noch magnesiumhaltig sein, da diese
durch den gebrannten Zucker ausgefällt werden, oder man muß den gefärbten
Essig absetzen lassen und filtrieren.

Zucker und Süßstoff können Essig und Essigsäure zugesetzt werden, jedoch
sind bei Verwendung von Süßstoff die Bestimmungen der Verordnung über den
Verkehr mit Süßstoff zu beachten, vor allem, daß vom Dulcin in 1 Liter nicht
mehr als 0,3 Dulcin enthalten sein dürfen und daß die Umhüllungen die Aufschrift „mit künstlichem Süßstoff bereitet" tragen müssen.

Essig darf nicht in erheblichem Maße Essigälchen oder gallertartige oder
andere durch Kleinlebewesen gebildete Wucherungen oder Trübungen aufweisen
oder kahmig sein.

Acetum. Speiseessig.

a) Schwach, 4%:

Essigessenz (80%) . . . 50,0 Wasser . . . . 950,0.

b) Stark, 6%:

Essigessenz (80%) . . . 75,0 Wasser . . . . 925,0.

Acetum Apii. Sellerieessig.

In dünne Scheiben zerschnittene Selleriewurzel 50,0
grob zerstoßener Senfsamen 10,0
Weingeist (90%) 50,0
Speiseessig (6%) . . ., ... 950,0.

Acetum aromaticum. Gewürzessig.

a) Speiseessig (6%) . . . . 10 Liter Ingwer 10,0
Nelken . . . . 10,0 Koriander 10,0
Piment . . . . 10,0 schwarzer Senfsamen . . 10,0,
alles grob zerstoßen. Man läßt die Stoffe in einer geschlossenen Flasche
10—12 Tage hindurch an einem mäßig warmen Orte stehen und filtriert
dann, damit der Essig Glanz erhält, durch Papier.

b) Grob gepulverte Mazis . . 1,0 zerschnittenes Estragon-
grob gepulverte Nelken . 1,0 kraut 120,0
grob gepulverte Lorbeer- Weingeist (90%) 100,0
blätter . . . . . . 1,0 Speiseessig (6%) . . . . 1900,0.

c) Grob gepulverter schwar- grob gepulverter Piment . 5,0
zer Pfeffer . . . . . 50,0 Kochsalz 2,5
grob gepulverter Ingwer . 25,0 Speiseessig (6%) . . . . 1000,0.

Acetum Capsici. Kapsikumessig.

Zerschnittener spanischer Weingeist (90%) 50,0
Pfeffer . . . . 50,0 Speiseessig (6%) . . . 950,0.

Acetum Dracunculi. Dragon-Essig. Estragon-Essig.

a) Frischer zerschnittener Estragon 550,0
frisches zerschnittenes Kerbelkraut (Herba Chaerophylli) 270,0
frische zerschnittene Becherblumenblätter (Folia Sanguisorbae) . 360,0
frische zerschnittene Krauseminze 22,5
zerschnittener Knoblauch 11,0
grob gepulverter schwarzer Pfeffer 35,0
grob zerstoßene Nelken 45,0
grob zerstoßener chinesischer Zimt 11,0
Kochsalz 35,0
Speiseessig (6%) . . . . 10 Liter.
Man digeriert einige Wochen und filtriert dann. Nach dieser Vorschrift
erhält man einen vorzüglichen Essig.

b) Frischer zerschnittener Weingeist (90%) 50,0
Estragon . . . . . . 100,0 Speiseessig (6%) . . . . 950,0.

c) Zerschnittener Estragon . 500,0 grob gepulverte Muskat-
Zerschnittene Lorbeer- nüsse 5,0
blätter . . . . . . 50,0 grob gepulverte Nelken . 5,0
Weingeist (90%) . . . . 100,0 Speiseessig (6%) . . . . 5 Liter
werden 4—5 Tage lang bei mäßiger Wärme digeriert, ausgedrückt und filtriert.

Essig mit Estragongeschmack.

d) Essigessenz (80%) . . . 75,0   ätherisches Estragonöl . . 15 Trpf.
    Wasser . . . . 925,0.

Man mischt, färbt mit etwas Zuckerfarbe auf und filtriert.

Das Estragonöl ist dem Verharzen sehr ausgesetzt, man tut daher gut, sobald man frisches, gutes Öl gekauft hat, es mit der gleichen Menge Alkohol zu verschneiden, es behält dann seinen feinen, erfrischenden Geschmack.

Acetum Fructuum. Fruchtessig. Obstessig.

a) Zerquetschte Früchte (Himbeeren, Johannisbeeren) 1000,0 stellt man 24 Stunden beiseite und setzt darauf Speiseessig (6%) 10 Liter hinzu, läßt wiederum 24 Stunden stehen, preßt ab und filtriert. Die Flaschen sind gut zu schließen. Siehe auch Himbeeressig.

b) Fallobst, angestochene oder faulige Früchte werden gereinigt, zu einem Brei zerquetscht, unter öfterem Umrühren etwa 2 Tage stehengelassen und abgepreßt. Der erhaltene Saft wird unter Zufügung von $1/10$ des Gewichtes Zucker in nicht geschwefeltem, offenem Gefäße, das mit Gaze bedeckt wird, um Insekten abzuhalten, bei etwa 23°—25° der Gärung ausgesetzt. Durch die Gärung entsteht zuerst ein Wein, was in 1—2 Wochen geschehen ist, und was an dem ruhigen Verhalten der Flüssigkeit festgestellt wird. Man zieht nun den Wein von der Hefe ab, bringt ihn in ein sauberes, nicht geschwefeltes Faß, fügt auf 1 hl Wein etwa 5 Liter fertigen Obstessig hinzu und läßt die Essigbildung vor sich gehen, was nach einigen Wochen beendet ist. Während der Oxydation des Alkohols zu Essigsäure darf der Spund des Fasses nicht geschlossen werden, man bedeckt die Spundöffnung nur mit etwas Gaze. Der fertige Essig dagegen muß in gut geschlossenen Gefäßen aufbewahrt werden. Sollte sich nach einiger Zeit auf dem Essig Kahm zeigen, eine weiße Schicht, von einem Pilze herrührend, so füllt man durch einen Glastrichter unter die Kahmdecke eine Schicht von Weingeist (90%).

Acetum Rubi Idaei. Himbeeressig.

a) Mit Zucker:
    Himbeersirup 100,0   Speiseessig (6%) 200,0
werden gemischt und nach einigen Tagen filtriert. Da die rote Farbe nach kurzer Zeit verblaßt, färbt man mit ein wenig Kirschsaft auf.

b) Ohne Zucker:
    Gegorener und filtrierter Himbeersaft und Weinessig werden zu gleichen Teilen gemischt und in gleicher Weise wie der vorige behandelt.

Acetum Sinapis. Senfessig. Nach Dieterich.

Schwarzer Senf . . . 200,0   frisches Estragonkraut . . 200,0
frische Meerrettichwurzel . 200,0 Zwiebeln 100,0
frische Selleriewurzel . . 200,0   frische Zitronenschalen . 50,0
            Knoblauch 10,0
sämtlich zerkleinert, werden mit
            Weinessig 9000,0
übergossen. Man läßt 24 Stunden stehen und fügt
            Weingeist (90%) 1000,0
hinzu. Man läßt nun 8 Tage bei Zimmerwärme stehen, preßt zwischen Holzschalen oder zwischen Pergamentpapier aus, löst
            Zuckerpulver 500,0
in der Flüssigkeit auf und füllt auf nicht zu große Flaschen.

Acetum Zingiberis. Ingweressig.

Grob gepulv. schwarz. Ingwer 50,0   Weingeist (90%) 50,0
    Speiseessig (6%) . . . . 950,0.

Tafelsenf. Speisesenf. Mostrich.

Speisesenf (Mostrich) ist eine aus entöltem oder nicht entöltem braunem oder gelbem Senfsamen, oder Gemischen dieser Samen, unter Verwendung von verschiedenen Zusätzen wie Essig, Speisesalz und den Geschmack verfeinernden Stoffen (Gewürze, Sardellen, feine Kräuter, Zuckerarten) hergestellte breiartige Zubereitung. Ohne Kenntlichmachung sind die in vorstehender Erklärung genannten Zusätze erlaubt.

Nur unter Kenntlichmachung erlaubte Zusätze:

I. Natürliche oder künstliche unschädliche Farbstoffe (Lebensmittelfarben). Die Erzeugnisse sind als gefärbt zu kennzeichnen.

II. Konservierungsmittel, und zwar Benzoesäure oder sonstige, soweit sie durch Verordnung zugelassen werden.

Auch bei Kenntlichmachung nicht erlaubte Zusätze:

1. Sog. Füllungen, wie Maismehl, Weizenmehl, Weizenkleie, Kartoffelmehl, Sojamehl,

2. natürliches oder synthetisches Senföl,

3. künstliche Süßstoffe (Saccharin, Dulzin),

4. Essig mit künstlichem Süßstoff.

Als irreführend sind folgende Bezeichnungen, Angaben oder Aufmachungen verboten:

1. Die Bezeichnungen rein, naturrein und gleichsinnige für Speisesenf, der gefärbt oder konserviert ist;

2. der Hinweis in Wort oder Bild auf eine den Tatsachen nicht entsprechende Güte des Erzeugnisses;

3. die Bezeichnung von Senf, dessen Essigsäure nicht ausschließlich aus Wein gewonnen ist, als Weinsenf.

Bei der Bereitung des Tafelsenfs im kleinen kann niemals die Feinheit des Kornes erreicht werden, wie dies von den Fabriken geliefert wird. Eine solche Feinheit ist nur zu erhalten durch anhaltendes Mahlen von gequollenem Senfsamen mit Essig zwischen waagerecht liegenden Granitsteinen. Stehen aber sehr feine und entölte Senfpulver zu Gebote, so wird das Aussehen dem Fabriksenf ziemlich ähnlich.

Die Gewürzzusätze, die man der Senfmischung hinzufügt, können, je nach der Geschmacksrichtung, verändert werden. In den Düsseldorfer Tafelsenffabriken benutzt man vielfach Paradieskörner als Würze; zu den französischen Tafelsenfen kommen häufig Zusätze von Sardellen, Kapern und Knoblauch. Knoblauch soll dem französischen Tafelsenf den eigentümlichen Geschmack verleihen. Die Schärfe des englischen Tafelsenfs erzielt man durch Zusatz von feinst gepulvertem Kayennepfeffer.

Kapern und geschälter Knoblauch werden fein zerquetscht, Sardellen vor dem Zerquetschen abgehäutet und sorgfältig entgrätet und darauf mit heißem Essig mehrere Stunden stehengelassen, ehe sie den übrigen Bestandteilen des Tafelsenfs zugesetzt werden. Von Kapern und Sardellen rechnet man etwa 5% Zusatz, von Knoblauch nur 0,25%. Auch wird gewöhnlich Weinessig oder ein Gemisch von Weinessig und Wein verwendet.

Man färbt Tafelsenf mit dem entsprechenden unschädlichen Teerfarbstoff; es darf Tafelsenf dann aber nicht als rein oder in ähnlicher Weise bezeichnet werden.

Als Konservierungsmittel, das deutlich durch die Worte „chemisch konserviert" kenntlich gemacht werden muß, darf für Tafelsenf Benzoesäure verwendet werden, und zwar auf 800,0 Tafelsenf nur bis 150 Milligramm.

Tafelsenf. Mostrich.

a) Schwarzes Senfmehl   . . 320,0   weißes Senfmehl 450,0
   Zuckerpulver 225,0   Nelkenpulver   1,0
   Zimtpulver   3,0   fein gepulv. Kardamomen .   1,0
            Speiseessig etwa 1 Liter.

Man mengt zuerst mit etwa ½ Liter an, setzt einige Stunden beiseite und rührt nun so viel Essig weiter hinzu, bis die Teigmasse erreicht ist.

Sehr gut ist ein Zusatz von Kochsalz, etwa 40,0—60,0 auf 1000,0. Um den Tafelsenf schärfer zu bekommen, fügt man etwa 50,0 gepulverten schwarzen Pfeffer oder nach englischer Art 3,0—5,0 Kayennepfeffer hinzu. Um eine Gärung des Tafelsenfs zu vermeiden, kann man dem fertigen Tafelsenf Benzoesäure hinzufügen (siehe oben). Die freie Benzoesäure löst man in heißem Essig auf und rührt die Lösung dem fertigen Speisesenf gründlich unter.

b) Schwarzes Senfmehl . . . 160,0   gelbes Senfmehl 320,0
   Zuckerpulver   400,0   Zimtpulver   8,0
   Nelkenpulver   4,0   Etragonessig . . . .etwa 1 Liter.
   Bereitung wie bei a.

c) entöltes Sarepta-Senfmehl. 500,0   Pfefferpulver   5,5
   Wasser 240,0   Nelkenpulver   1,0
   Essig 600,0   Zuckerpulver 120,0
            Kochsalz . . . . 80,0.
Alles wird gut gemischt und nach 14tägigem Stehen, wenn nötig, mit etwas Essig verdünnt.

d) Nach Dieterich:

        Schwarzes Senfmehl 250,0
        weißes Senfmehl 250,0
rührt man mit Essigsprit. 500,0 an, mischt nach 24 Stunden
   Zuckerpulver 250,0   Wasser 250,0
hinzu und läßt in offenem, flachem Gefäß unter öfterem Umrühren unbedeckt mehrere Tage stehen, bis die Schärfe etwas abgenommen hat. Man setzt dann noch Wasser 250,0 hinzu.

e) M i t W e i n :

   Gelbes Senfmehl 650,0   Weißwein oder Most . . 250,0
   schwarzes Senfmehl . . . 350,0   Kochsalz   80,0
   Speiseessig 250,0   Wasser . . . . 500,0.
Senfmehl und Kochsalz werden zuerst mit dem Speiseessig und Weißwein angemengt, und erst nach einigen Stunden wird das Wasser allmählich zugerührt.

f) M i t W e i n :

   Feinst gepulvertes weißes   feinst gepulverter Zucker . 240,0
     Senfmehl 540,0   Kochsalz   60,0
   schwarzes Senfmehl . . . 180,0   heißes Wasser 720,0

werden zu einem Brei angemengt. Darauf werden allmählich zugemischt

   Speiseessig 420,0   Weißwein 300,0
   feinst gepulverter Zimt .   8,0   feinst gepulverte Nelken .   4,0.

Tafelsenfpulver, Mostrichpulver zur Selbstbereitung. Senfpulver.

a) Schwarzes Senfpulver . . 300,0   weißes Senfpulver . . . 500,0
Zuckerpulver 200,0   alles ä u ß e r s t f e i n gepulvert
werden gemischt. Zur Bereitung des Tafelsenfs rührt man das Pulver mit
Speiseessig an, läßt einige Zeit offen stehen und füllt dann ab.

b) Schwarzes Senfpulver . . 320,0   Kochsalz 60,0
weißes Senfpulver . . 380,0   gepulverter Zimt . . . 8,0
Zuckerpulver 228,0   gepulverte Nelken . . . 4,0.

Gewürzmischungen.

Anchovisgewürz.

Fein gepulverter chinesi-   fein gepulv. Katzenkraut . 75,0
scher Zimt 20,0   fein gepulverter Piment . 120,0
fein gepulverte Mazis . . 20,0   fein gepulverter schwarzer
fein gepulverte Nelken . 25,0   Pfeffer 135,0
fein gepulverter Ingwer . 30,0   fein gepulvert. Koriander 100,0
fein gepulvert. spanischer   fein gepulverter Zucker . 150,0
Hopfen 75,0   Kochsalz 250,0
werden gemischt.

Aqua Amygdalarum amararum. Bittermandelwasser.

Blausäurefreies ätherisches   heißes Wasser 100,0
Bittermandelöl . . . . 1 Trpf.
mischt man unter Hinzufügen einer Messerspitze voll gebrannter Magnesia,
stellt etwas beiseite und filtriert.

Aqua Anethi. Dillwasser.

Dillöl . . . . . . 1 Trpf.   heißes Wasser 100,0
mischt man unter Hinzufügen einer Messerspitze voll gebrannter Magnesia,
stellt etwas beiseite und filtriert.

Aqua Anisi. Aniswasser.

Annisöl . . . . . 1 Trpf.   heißes Wasser 100,0
mischt man unter Hinzufügen einer Messerspitze voll gebrannter Magnesia,
stellt etwas beiseite und filtriert.

Aqua Asae foetidae. Stinkasantwasser.

Stinkasantöl . . . . 1 Trpf.   heißes Wasser 1000,0
mischt man unter Hinzufügen einer Messerspitze voll gebrannter Magnesia,
stellt etwas beiseite und filtriert.

Aqua Aurantii Corticis. Pomeranzenschalenwasser.

Bitteres Pomeranzenöl . 1 Trpf.   heißes Wasser 100,0
mischt man unter Hinzufügen einer Messerspitze voll gebrannter Magnesia,
stellt etwas beiseite und filtriert.

Aqua Aurantii Florum. Aqua Naphae. Orangenblütenwasser.

Orangenblütenöl . . . 1 Trpf.   heißes Wasser 500,0
mischt man unter Hinzufügen einer Messerspitze voll gebrannter Magnesia,
stellt etwas beiseite und filtriert. Dieses gemischte Orangenblütenwasser zeigt
aber einen anderen Geruch als das durch Destillation gewonnene.

Aqua Calami. Kalmuswasser.

Kalmusöl . . . . . 1 Trpf.   heißes Wasser 100,0
mischt man unter Hinzufügen einer Messerspitze voll gebrannter Magnesia,
stellt etwas beiseite und filtriert.

10*

Aqua Carvi. Kümmelwasser.

Kümmelöl . . . . . . 1 Trpf.   heißes Wasser 100,0
mischt man unter Hinzufügen einer Messerspitze voll gebrannter Magnesia,
stellt etwas beiseite und filtriert.

Aqua Cinnamomi. Zimtwasser.

a) Zimtöl . . . . 3 Trpf.   heißes Wasser 100,0
mischt man unter Hinzufügen einer Messerspitze voll gebrannter Magnesia,
stellt etwas beiseite und filtriert.

b) D. A.-B. 6:
Zimtöl 1,0   Weingeist (90%) 99,0
     Wasser von 35°—40° . . . . . 900,0.
Man löst das Zimtöl in Weingeist und schüttelt die Lösung wiederholt mit
dem Wasser durch. Darauf stellt man mehrere Tage beiseite und filtriert dann.

Aqua Citri. Zitronenwasser.

Zitronenöl . . . . . . 2 Trpf.   heißes Wasser 100,0
mischt man unter Hinzufügen einer Messerspitze voll gebrannter Magnesia,
stellt etwas beiseite und filtriert.

Aqua Cochleariae. Löffelkrautwasser. Rettichwasser.

Löffelkrautspiritus . . . 10,0   heißes Wasser 90,0
mischt man unter Hinzufügen einer Messerspitze voll gebrannter Magnesia,
stellt etwas beiseite und filtriert.

Aqua Foeniculi. Fenchelwasser.

a) Fenchelöl . . . . . . 1 Trpf.   heißes Wasser 100,0
mischt man unter Hinzufügen einer Messerspitze voll gebrannter Magnesia,
stellt etwas beiseite und filtriert.

b) D. A.-B. 6:
Fenchelöl 1,0   Talk 10,0
     Wasser von 35°—40° . . . . . . 999,0.
Man verreibt das Fenchelöl mit dem Talk sehr fein und schüttelt die Verreibung mit dem Wasser wiederholt durch. Darauf stellt man mehrere Tage
beiseite und filtriert.

Aqua Juniperi. Wacholderbeerwasser.

Wacholderbeeröl . . . 1 Trpf.   heißes Wasser 500,0
mischt man kräftig durch Schütteln unter Hinzufügen einer Messerspitze voll
gebrannter Magnesia, stellt etwas beiseite und filtriert.

Aqua Lavandulae. Lavendelwasser.

Lavendelöl . . . . . 1 Trpf.   heißes Wasser 250,0
mischt man unter Hinzufügen einer Messerspitze voll gebrannter Magnesia,
stellt etwas beiseite und filtriert.

Aqua Menthae piperitae. Pfefferminzwasser.

a) Pfefferminzöl . . . . . 1 Trpf.   heißes Wasser 100,0
mischt man unter Hinzufügen einer Messerspitze voll gebrannter Magnesia,
stellt etwas beiseite und filtriert.

b) D. A.-B. 6:
Pfefferminzöl 1,0   Talk 10,0
     Wasser von 35°—40° . . . . . . 999,0.
Man verreibt das Pfefferminzöl mit dem Talk sehr fein und schüttelt die
Verreibung mit dem Wasser wiederholt durch. Darauf stellt man mehrere Tage
beiseite und filtriert.

Aqua Petroselini. Petersilienwasser.

Petersilienfruchtöl . . . 1 Trpf.   heißes Wasser 500,0
mischt man unter Hinzufügen einer Messerspitze voll gebrannter Magnesia,
stellt etwas beiseite und filtriert.

Aqua Rosae. Rosenwasser.

D. A.-B. 6:

Rosenöl . . . . 4 Trpf.
werden mit   lauwarmem Wasser (35°—40°) . 1 Liter
eine Zeitlang geschüttelt, darauf wird filtriert.

Aqua Rorismarini. Rosmarinwasser.

Rosmarinöl . . . . . 1 Trpf.   heißes Wasser 100,0
mischt man unter Hinzufügen einer Messerspitze voll gebrannter Magnesia,
stellt etwas beiseite und filtriert.

Aqua Sinapis. Senfwasser.

Senföl, ätherisches . . . 1 Trpf.   heißes Wasser 250,0
mischt man unter Hinzufügen einer Messerspitze voll gebrannter Magnesia,
stellt etwas beiseite und filtriert.

Kayennepfeffer.

Löslicher:

Fein zerschnittener Kayennepfeffer 100,0
werden mit   Weingeist (90%) 150,0
ausgezogen. Mit dem filtrierten Auszuge reibt man
Kochsalz 100,0
an und verdampft den Weingeist unter beständigem Umrühren. Das kristallinische Pulver bewahrt man in gut verkorkten, vollständig ausgetrockneten Flaschen auf.

Es ist erforderlich, auf der Umhüllung kenntlich zu machen, daß es sich um einen Auszug handelt.

Curry-powder. Indisches Gewürz. Ragoutpulver.

a)				
Spanischer Pfeffer . . .	75,0	Kardamomen	75,0
Ingwer	75,0	Piment	100,0
Kurkuma	100,0	schwarzer Pfeffer	125,0
Kassiazimt	150,0	Koriander	300,0.

Alles in nicht zu feiner Pulverform gemischt.

b)				
Kurkumapulver	230,0	Korianderpulver	230,0
gepulv. schwarzer Pfeffer .	150,0	Ingwerpulver	100,0
Kassiazimtpulver	30,0	Mazispulver	30,0
Nelkenpulver	30,0	Kardamomenpulver . . .	60,0
Kümmelpulver	15,0	gepulv. spanischer Pfeffer	125,0.

c)				
Spanischer Pfeffer . . .	60,0	Mutterkümmel	15,0
Ingwer	30,0	schwarzer Pfeffer	22,5
Kurkumawurzel	30,0	Piment	22,5
Korianderfrüchte . . .	30,0	Muskatnüsse	15,0
schwarzer Senf	15,0	Nelken	15,0
Kardamomen	15,0	Asa foetida	2,5.

Bereitung wie unter a.

Englische Tunken.

a) Sauce superlative ähnlich:

Claretwein (Bordeauxwein)	600,0	Meerrettich	60,0
Pilzsoja	600,0	Piment	16,0
eingelegte Walnüsse . .	300,0	schwarzer Pfeffer . . .	16,0
Anschovis	120,0	Kayennepfeffer	12,0
frische Zitronenschale . .	30,0	Selleriesamen	4,0
Schalotten	30,0	Soja (Japan)	150,0.

Mazeriere 14 Tage und seihe ab.

b) Somersetsauce ähnlich:

Geschält. und zerschnitten.		Kochsalz	30,0
Knoblauchzwiebeln	24,0	Portwein	600,0
geschält. und zerschnitten.		indische Soja	1500,0
Schalotten	30,0	eingelegte Walnüsse	1500,0
Kayennepfeffer	20,0	Kapsikumessig	2700,0

Pilzsoja . . . . 2700,0.
Mazeriere 14 Tage und seihe ab.

c) Brightonsauce ähnlich:

Geschält. und zerschnitten.		Kochsalz	90,0
Knoblauch	120,0	indische Soja	750,0
Kayennepfeffer	45,0	Pilzsoja	750,0
Senfkörner	90,0	Essig	900,0

Wasser . . . . 900,0.
Digeriere 8 Tage und seihe durch.

Essentia Amygdalarum amararum. Bittermandelessenz für Back- und Küchenzwecke.

a) Alkoholfrei:

Benzaldehyd, chlorfrei . .   3,0   heißes Wasser . . . . .'. 100,0

mischt man unter Hinzufügen von etwas gebrannter Magnesia, stellt einige Tage unter öfterem Umschütteln beiseite und filtriert.

b) Alkoholhaltig:

Benzaldehyd, chlorfrei . .   5,0   Weingeist (95%)   50,0
Wasser . . . . 45,0.

Zur Verfeinerung des Geschmackes fügt man ein wenig Rosenölspiritus (s. d.) hinzu.

Gewürzessenzen für Bäcker und Zuckerbäcker.

a) Anisessenz. Essentia Anisi.
Anistinktur (1 + 4 bereitet mit 80 volumprozentigem Spiritus) . . 100,0
Anethol . . . .   5,0.

b) Ingweressenz. Essentia Zingiberis.
Jamaikaingwertinktur (1 + 4 — 80prozentiger Spiritus) 100,0
terpenfreies Ingweröl . . .   5,0.

c) Kardamomenessenz. Essentia Cardamomi.
Kardamomentinktur (1 + 4 — 80prozentiger Spiritus) 100,0
terpenfreies Kardamomenöl.   2,5.

d) Korianderessenz, Essentia Coriandri.
Koriandertinktur (1 + 4 — 80prozentiger Spiritus) 100,0
terpenfreies Korianderöl . .   5,0.

e) Mazisessenz, Essentia Macidis.
Mazistinktur (1 + 4 — 80prozentiger Spiritus). 100,0
terpenfreies Mazisöl . . .   3,0.

f) Muskatessenz, Essentia Myristicae.
Muskattinktur (1 + 4 — 80prozentiger Spiritus) 100,0
terpenfreies Muskatöl . . .   3,0.

g) Nelkenessenz, Essentia Caryophyllorum.
Nelkentinktur (1 + 4 — 80prozentiger Spiritus) 100,0
terpenfreies Nelkenöl . . .   4,0.

h) Zimtessenz, Essentia Cinnamomi.
Zimttinktur (1 + 4 — 80prozentiger Spiritus) 100,0
terpenfreis Zimtöl . . . .   4,0.

Gewürzöl für Backzwecke.

a) Zitronenöl . . . . . . 300,0 Zimtsäurealdehyd,
   Nelkenöl 75,0   Schimmel & Co. . . . 75,0
   blausäurefr. Bittermandelöl 35,0 Mazisöl 75,0
   Anisöl 20,0   Kardamomenöl 35,0
   Safrantinktur 75,0   Veilchenwurzeltinktur . . 320,0.

b) blausäurefr. Bittermandelöl 2,5 Mazisöl 2,5
   Nelkenöl 10,0   Kardamomenöl 5,0
   Zimtsäurealdehyd,   Zitronenöl 115,0
   Schimmel & Co. . . . 15,0   absoluter Alkohol . . . 300,0.

c) Billig, für Bäcker:
   Zitronenöl 125,0   Zimtsäurealdehyd,
   Mazisöl . . . . . : . 50,0   Schimmel & Co. 50,0
   absoluter Alkohol . . 800,0   Safrantinktur . . . . . 25,0.

d) Zimtsäurealdehyd,   Kardamomenöl 5,0
   Schimmel & Co. . . . 5,0   Safrantinktur 25,0
   Nelkenöl 5,0   Zitronenöl 250,0
   Mazisöl 10,0   absoluter Alkohol . . . 600,0.

Gewürzpulver für Backzwecke.

a) Fein gepulverte Nelken . 50,0 fein gepulverter Zimt . . 200,0
   fein gepulverte Mazis . . 50,0 Zitronenöl 10,0
   fein gepulv. Kardamomen . 50,0 fein gepulverter Zucker . 640,0.

b) Fein gepulverte Karda-   fein gepulverte Nelken . 60,0
   momen 25,0   Zitronenöl 10,0
   fein gepulverte Mazis . . 40,0 Orangenblütenöl . . . . 10Trpf.
   fein gepulverter Piment . 50,0 Reismehl 400,0
   fein gepulverte Zimtblüte 75,0 fein gepulverter Zucker . 300,0.

c) Für Pfefferkuchen, Lebkuchen oder Honigkuchen:
   Fein gepulverte Nelken . 10,0 fein gepulverter Anis . . 10,0
   fein gepulverter Piment . 10,0 fein gepulverter Koriander 5,0
                fein gepulverter Zimt . . . . . 65,0.

d) Fein gepulverte Nelken . 10,0 fein gepulverte Pomeran-
   fein gepulverter Zimt . . 25,0   zenschalen 10,0
   fein gepulv. Kardamomen . 5,0 fein gepulverter Anis . . 50,0.

e) Fein gepulverte Karda-   fein gepulverter Ingwer . 10,0
   momen 5,0   fein gepulverte Nelken . 15,0
   fein gepulv. Muskatnüsse . 5,0 fein gepulverter chinesi-
   fein gepulverter Piment . 5,0   scher Zimt . . . . . 60,0.

f) Fein gepulv. Nelkenpfeffer 10,0 fein gepulverte Nelken . 20,0
   fein gepulverte Mazis . . 10,0 fein gepulverter chinesi-
   fein gepulverter Koriander 10,0   scher Zimt . . . . . 50,0.

g) Für Stollen:
   Fein gepulverter Zimt . . 35,0 fein gepulverter Galgant . 8,0
   fein gepulv. Gewürznelken 8,0 fein gepulverter Ingwer . 15,0
                fein gepulverte Kardamomen . . 15,0.
   Alles gut gemischt.

h) Gewürznelken . . . . . 8,0 Muskatnuß 4,0
   Mazis 4,0   Galgant 4,0
   Zimt 21,0   Ingwer . . . . 15,0.
   Alles fein gepulvert und gut gemischt.

Gewürz für Gulasch.

Fein gepulverter spanischer Pfeffer   96,0
fein gepulverter Piment . . . .   4,0.

Gewürz für Gurken.

a) E s s i g g u r k e n :

Nelken	6,0	weißer Pfeffer	60,0
Lorbeerblätter	6,0	Jamaikaingwer	120,0
Dill	24,0	Perlzwiebeln	240,0
Beifuß	24,0	Meerrettich	180,0

Estragon . . . . 340,0.

b) P f e f f e r g u r k e n :

Lorbeerblätter	6,0	Pfefferkraut	150,0
Mazisblüte	12,0	spanischer Pfeffer . . .	346,0
Schalotten	36,0	weißer Pfeffer	450,0.

c) S a l z g u r k e n :

Nelken	12,0	Basilikum	90,0
Lorbeerblätter	18,0	weißer Pfeffer	130,0
Estragon	90,0	Dill	660,0.

d) S e n f g u r k e n :

Lorbeerblätter	30,0	Estragon	150,0
Muskatnüsse	30,0	weißer Pfeffer	200,0
spanischer Pfeffer . . .	90,0	Meerrettich	200,0

weißer Senf . . . . 300,0.

e) S ü ß g u r k e n :

Nelken	200,0	Zeylonzimt	400,0

Jamaikaingwer . . . . 400,0.

Gewürz für saure Lebensmittel.

Lorbeerblätter	5,0	weißer Pfeffer	13,0
Koriander	2,0	Piment	10,0
Kayennepfeffer	2,0	Jamaikaingwer	6,0
Dillfrüchte	12,0	weißer Senf	50,0.

Gewürzpulver für Wurst.

a) Fein gepulverter Majoran .   50,0   fein gepulverter Thymian .   50,0.

b) Fein gepulverter Majoran .   50,0   fein gep. schwarzer Pfeffer   15,0
fein gepulverter Thymian .   24,0   fein gepulverter Piment .   10,0

fein gepulverte Kardamomen . .   1,0

c) f ü r L e b e r w u r s t :

Fein gepulverter Majoran   7,5   fein gepulverter Mazis . .   15,0
fein gepulverter Thymian   7,5   fein gepulv. Zimtblüte . .   10,0

fein gepulverter weißer Pfeffer . .   60,0.

d) Fein gepulverter Majoran   3,0   fein gepulv. Muskatnüsse .   4,0
fein gepulverter Piment   6,0   fein gepulverter schwarzer

Pfeffer . . . .   87,0.

F l ü s s i g e W u r s t g e w ü r z e s i n d A u s z ü g e d e r W u r s t g e w ü r z e,
d i e m i t e n t s p r e c h e n d e n ä t h e r i s c h e n Ö l e n v e r s t ä r k t s i n d.

Grünes Fett. Adeps viridis.

Chlorophyll   1,0   Schweinefett . . . . . . 250,0.

Man löst das Chlorophyll unter Anwendung von Wärme in 50,0 Schweinefett,
filtriert die Lösung, und zwar, wenn erforderlich, im Warmwassertrichter und
fügt das übrige Schweinefett hinzu.

Kaisergewürz.

Zitronenschalen	180,0	Kochsalz	80,0
Senfmehl	40,0	schwarzer Pfeffer	40,0
Nelkenpfeffer	20,0	Ingwer	20,0
Muskatnuß	20,0	Kayennepfeffer	10,0.

Alles fein gepulvert und gemischt.

Krebsbutter.

a) Die Schalen von ungefähr 20 Stück 5 Minuten lang in Wasser ohne Salzzusatz rot gekochten Krebsen werden im Mörser mit 200,0 Butter zu grobem Pulver zerstoßen, die erhaltene Masse wird auf freiem Feuer unter zeitweiligem Umrühren vorsichtig erhitzt, bis dieselbe rot wird und zu steigen beginnt. Man fügt 1 Liter Fleischbrühe zu, läßt aufkochen und gießt durch ein Haarsieb in ein tiefes Gefäß. Nach völligem Erkalten kann die Krebsbutter abgenommen werden; der Rest der Seihflüssigkeit, ebenfalls von Krebsgeschmack, läßt sich gleichfalls zur Suppe verwerten.

b) K r e b s b u t t e r e r s a t z , A d e p s r u b e r :

Alkannin 1,5   frisches Schweineschmalz. 1000,0.

Man löst das Alkannin durch Erwärmen.

Pastetengewürz.

a) Zimt 7,5   Ingwer 25,0
   Lorbeerblätter 7,5   Piment 20,0
   Mazis 15,0   weißer Pfeffer . . . . . 25,0.

Alles fein gepulvert.

b) Piment 22,5   weißer Pfeffer 22,5

   Lorbeerblätter . . . . 5,0.

Alles fein gepulvert.

Pflaumenmusgewürz.

Pflaumenmus, das einen Zusatz von Pflaumenmusgewürz erhalten hat, muß durch das Wort „g e w ü r z t" gekennzeichnet sein.

a) Sehr fein gepulv. Ingwer   15,0   Sehr fein gepulverte Nelken .   20,0
   sehr fein gepulverter chi-   sehr fein gep. Kardamomen .   5,0
   nesischer Zimt   25,0   sehr fein gepulv. Koriander .   35,0.

b) Sehr fein gepulv. Mazis .   5,0   sehr fein gepulv. chines. Zimt   30,0
   sehr fein gep. Kardamomen   10,0   sehr fein gepulv. Piment . .   40,0
   sehr fein gepulv. Nelken .   10,0   sehr fein gepulv. Ingwer . .   50,0
   sehr fein gepulv. Sternanis   30,0   sehr fein gep. Zitronenschalen   75,0.

Safransirup. Sirupus Croci.

Man mische

Safrantinktur 10,0   weißen Sirup . . . . . 90,0.

Selleriesalz, Celery salt.

a)   In Scheiben zerschnittenen, gereinigten, nicht gar zu feuchten

Selleriewurzeln, Sellerieknollen 50,0

werden vorsichtig

feines Kochsalz 150,0

untergemischt. Oder man bedeckt die Selleriewurzelscheiben schichtweise mit dem Kochsalz. Man läßt einige Tage stehen, bis das Salz mit dem Safte durchtränkt ist, nimmt das Salz vorsichtig ab, trocknet die Selleriescheiben vorsichtig an, siebt das jetzt noch daranhängende Salz ab, trocknet die Gesamtausbeute, zerreibt das Salz und bewahrt es in gut schließenden Gefäßen auf.

b)   Fein zerschnittene Selleriewurzeln, Sellerieknollen   50,0
übergießt man mit
                    siedendem Wasser 250,0,
läßt einige Zeit stehen, seiht durch und fügt der Seihflüssigkeit
                    Kochsalz 250,0
hinzu. Nun verdampft man unter beständigem Rühren die Flüssigkeit, trocknet das Salz vorsichtig, mischt
                    feinst gepulverten Ingwer 2,5
darunter und bewahrt in gut schließenden Gefäßen auf.

c)   Bei gelinder Wärme gedörrte, fein gepulverte Sellerie-
                    wurzeln, Sellerieknollen 100,0
            fein gepulverter trockener Selleriesamen 100,0
            Kochsalz 100,0
werden gemischt und in gut schließenden Gefäßen aufbewahrt.

Soja, deutsche oder Pilzsoja. Pilzsoße.

a) Frische Champignons oder   Kochsalz 500,0
        Steinpilze 4000,0   Weinessig 500,0
Weingeist (95%) . . . 500,0   Nelkenpulver 30,0
weißes Pfefferpulver . . 10,0   Pimentpulver . . . . 10,0.

Die Pilze, wozu man, wenn vorhanden, auch etwas Pfifferlinge nehmen
kann, werden gewaschen, dann möglichst zerkleinert, mit obigem Gemische,
dem man 4 Liter Wasser hinzugesetzt hat, übergossen, einige Stunden beiseitegesetzt und schließlich 2 Stunden lang gekocht. Hierauf wird durch ein
Haarsieb abgeseiht, und der Rückstand, nach vollständigem Abtropfen, noch
einmal mit 2 Liter Wasser ausgekocht. Man läßt wieder abtropfen und preßt
den Rückstand aus. Die gesamten Flüssigkeiten werden dann, nachdem man
sie mit etwas Zuckerfarbe aufgefärbt, auf dem Wasserbad oder über sehr
gelindem Feuer, unter beständigem Rühren, bis zur Sirupdicke eingedickt
und dann noch heiß in kleine Gläser gefüllt und sogleich verkorkt. Die
Fläschchen sind liegend aufzubewahren. Soja hält sich, wenn nicht ange-
brochen, jahrelang.

Diese Pilzsoja ist im Geschmack anders als die von Japan eingeführte
Soja, die aus Sojabohnen, Weizen und anderen Bestandteilen durch Gärung
hergestellt wird.

b) Nach Dormeir:
            Champignons, Steinpilze oder Pfifferlinge   4000,0
werden gewaschen. Nachdem das Waschwasser abgetropft ist, fügt man
zerkleinerte Schalotten . . 500,0   fein gepulv. weißen Pfeffer   8,0
Kochsalz 200,0   fein gepulverte Nelken . .   6,0
fein gepulv. Nelkenpfeffer 10,0   12 Lorbeerblätter
und eine Handvoll zerschnittenen frischen Dragon hinzu. Nun bringt man
das Gemisch auf gelindes Feuer und rührt beständig um, bis genügend Saft
entstanden ist. Dieser Saft wird abfiltriert, bis zur Sirupdicke eingedampft
und nach dem Erkalten auf Flaschen gefüllt, die gut verkorkt werden müssen. Diese Soja ist sehr stark und darf nur in kleinen Mengen verwendet
werden.

Die zurückbleibenden Pilze legt man in Speiseessig und kann sie so noch
in der Küche verwenden.

c)   Champignons, Steinpilze, Trüffel, Leberpilze, echte Reizker
                    oder Pfifferlinge 500,0
werden gewaschen, möglichst zerkleinert und zerquetscht. Nun übergießt
man sie mit einer Lösung von

Kochsalz . . . . . . 50,0 in Wasser 500,0,
fügt   Weingeist (95%) 60,0
hinzu, stellt 3 Tage beiseite und preßt ab. Den Preßrückstand übergießt
man mit   Wasser 250,0,
stellt 1 Tag beiseite, preßt dann ab, vereinigt die beiden Flüssigkeiten und
dampft bis zur Sirupdicke ein. Man füllt in kleine Gläser, die man zweckmäßig sterilisiert.

Suppenwürze.

a)   1. 6—8 Stück gelbe Wurzeln (Mohrrüben), eine große Sellerieknolle und
2—3 Petersilienwurzeln werden in kleine Würfel zerschnitten und in 1 Liter
Wasser tüchtig aufgekocht. Man seiht durch ein Leinentuch, drückt die
Wurzelrückstände möglichst aus und stellt die Abkochung beiseite.

2. Eine Handvoll Sellerieblätter, ein wenig Schittlauch und eine nicht zu
große Stange Porree werden gröblich zerkleinert und mit ¼ Liter Wasser
und ¼ Liter Weingeist (95%) 2 Tage lang mazeriert, dann preßt man ab,
mischt die Flüssigkeit mit der Abkochung Nr. 1 und dampft das Gemisch,
wenn nötig, so weit ein, daß ³/₄ Liter Flüssigkeit verbleiben.

3. In dieser nun erhaltenen Flüssigkeit löst man auf: Liebigs Fleischextrakt 125,0, Zucker 20,0, Kochsalz 20,0 und Pilzsoja 20,0—30,0 (siehe diese),
fügt schließlich so viel Wasser hinzu, daß das Ganze 1000,0 beträgt, und
färbt, wenn erwünscht, mit etwas Zuckerfarbe auf. Man läßt einige Tage absetzen, filtriert, wenn nötig, und füllt auf nicht zu große Flaschen.

b) Nach Dr. Evers:

Mohrrüben 1000,0   Schnittlauch (Porree) . . 100,0
Sellerieknollen 500,0   Sellerieblätter 100,0
          Weißkohl 100,0
werden gewaschen und zerschnitten und darauf mit Wasser 4000,0 eine
Stunde lang unter Ergänzug des Wassers gelinde gekocht. Nach dem Abpressen stellt man von der erhaltenen Flüssigkeit 2000,0 beiseite, die übrigen
2000,0 dampft man zur Extraktdicke ein und mischt mit den zurückgestellten
2000,0. Schließlich fügt man

Kochsalz . . . . . . 50,0 ˙   Fleischextrakt 100,0

und bis zur Braunfärbung Zuckerfarbe hinzu und filtriert nach dem Absetzen.
Zur Frischerhaltung kann man in der Flüssigkeit Natriumbenzoat 2,0 auflösen.

c) Blumenkohl . . . . . 5 kg   reife Tomaten . . . . . 3 kg
frischen Sellerie . . . . 5 kg   frische Zwiebeln . . . . 0,3 kg,
etwas Lorbeerblätter, Knoblauch, Karotten, Muskatnüsse und Petersilie zerkleinert man und erhitzt langsam mit 3 kg reiner Salzsäure mehrere Stunden,
bis sich die Masse bräunt. Dann digeriert man noch einige Stunden, fügt
7 kg Wasser hinzu, kocht nochmals auf, neutralisiert mit Soda, filtriert und
dampft im Vakuum ein. Ausbeute 5—5,5 kg.

Will man den Suppenwürzen einen fleischbrüheähnlichen Geschmack verleihen (Bouillongeschmack), muß man ihnen flüssiges Hefeextrakt oder
glutaminsaures Natrium hinzufügen.

Fabrikmäßig werden die Suppenwürzen in ihrem Grundstoff viel durch
Hydrolyse von Eiweißstoffen, pflanzlichen und tierischen Ursprungs, mittels
Salzsäure und späterer Neutralisation mit Natriumcarbonat hergestellt. Dieser
Grundstoff wird darauf mit Auszügen von Mohrrüben, Sellerie, Petersilienwur-
zeln, Zwiebeln, Schnittlauch usw. vermischt.

In je 100 g Suppenwürze sollen mindestens 18 g organische Stoffe, mindestens
2,5 g Gesamtstickstoff, mindestens 1,8 g Aminosäurestickstoff und höchstens
23 g Kochsalz enthalten sein.

Tafelsalz. Sogenanntes Cerebos-Tafelsalz oder Fürstensalz.

a) Reines Kochsalz 95,0   Dinatriumphosphat . . . 5,0.

Durch Mischen der ausgetrockneten Bestandteile erhält man noch nicht ein einwandfreies, d. h. trocken bleibendes Tafelsalz. Hierzu ist erforderlich, daß das Dinatriumphosphat mit der doppelten Menge heißem Wassers vermengt und das Kochsalz allmählich darunter gearbeitet wird. Darauf muß das Salz in dünner Schicht ausgearbeitet, getrocknet und schließlich fein verrieben werden.

b) Reines Kochsalz 97,36   Dikalziumphosphat . . . 2,64.

c) Reines Kochsalz 95,0   Dinatriumphosphat . . . 2,5
          Ammoniumchlorid . . . . . . 2,5.
   siehe unter a.

d) Man löst Kochsalz in der doppelten Menge Wasser auf und fügt der Lösung so lange Natriumkarbonatlösung (1 + 4) zu, als noch ein Niederschlag, aus Kalziumkarbonat und Magnesiumkarbonat bestehend, erfolgt. Die Lösung wird abfiltriert, auf dem Wasserbad eingedampft und das erhaltene Kochsalz in dünner Schicht ausgebreitet, getrocknet und schließlich fein verrieben.

Vanillezucker. Vanilla saccharata.

a)   Vanille 10,0
schneidet man mit einer Schere in möglichst kleine Stückchen, feuchtet sie mit   Weingeist (90%) 10,0
an und zerquetscht sie nach ungefähr 15 Minuten. Nun fügt man nach und nach
          Stückenzucker 40,0
hinzu und stößt die Vanille mit dem Zucker möglichst fein, fügt dann nochmals nach und nach Stückenzucker 50,0
zu, verfährt genau wie vorher, reibt dann durch ein Sieb, zerreibt den Rückstand gründlich mit einer kleinen Menge des erhaltenen Vanillezuckers, fügt diese Verreibung dem Vanillezucker hinzu und mischt schließlich
          gepulverten Zucker 100,0
darunter.

Dieser Vanillezucker ist sehr kräftig und kann durch Hinzumischung von gepulvertem Zucker abgeschwächt werden, so daß er dadurch billiger wird.

b) Ergzb.:
          Fein zerschnittene Vanille . . . 10,0
werden mit etwas Weingeist befeuchtet und nach ½ Stunde mit
          Zucker in Stücken 20,0
fein zerstoßen. Das Pulver wird durch ein Sieb geschlagen und der Rückstand nach und nach mit
          Stückenzucker 70,0
in gleicher Weise behandelt und zuletzt das weißlichgraue, gesiebte Pulver dem zuerst erhaltenen Pulver zugemischt.

Vanillinzucker (in Stärke dem gleichen Gewichte bester Vanille entsprechend).

Vanillin 25,0   feinstes Zuckerpulver . . 975,0.

Das Vanillin wird zuerst in 100,0 Weingeist (95%) gelöst, dann mit dem Zuckerpulver innig gemengt, die Mischung am warmem Ort völlig ausgetrocknet und schließlich zerrieben und durchgesiebt.

Für den Verkauf wird die Mischung meistens schwächer dargestellt.

Man mischt.

Vanillinzucker 40,0   Zuckerpulver . . . . . 60,0.

Dieser Vanillinzucker enthält dementsprechend 1% Vanillin. Ein geringerer Vanillingehalt ist unzulässig. Auch ist es verboten, den Zucker ganz oder teilweise durch Stoffe wie Kalziumkarbonat und andere Mineralstoffe zu ersetzen.

Will man durch Fortlassen des Weingeistes die Herstellung verbilligen, verreibt man zunächst das Vanillin in einer Porzellanreibschale lose für sich, fügt darauf eine kleine Menge des Zuckerpulvers hinzu, verreibt das Vanillin gründlich damit, und wenn dieses geschehen, nimmt man die doppelte Menge Zuckerpulver wie vorher, verreibt wieder gründlich und fährt so fort bis aller Zucker untergemischt ist.

Vanillinessenz. Essentia Vanillini.

Vanillin 25,0   Weingeist (95%) 490,0
            Wasser . . . . 485,0.

Vanillin wird zuerst im Weingeist gelöst und dann erst das Wasser hinzugefügt.

Von dieser 2½prozentigen Vanillinessenz verwendet man so viel, wie man Vanille verwenden würde.

Vanillinsalz.

Vanillin 2,0   Kochsalz . . . . 98,0.
Ein geringerer Vanillingehalt ist unzulässig.

Worcestershiresoße-ähnlich.

Schwarzer Pfeffer . . .	10,0	schwarzer Senf	100,0
spanischer Pfeffer . . .	10,0	zerkleinerte Schalotten . .	100,0
Ingwer	7,5	Kochsalz	100,0
Nelken	5,0	Zucker	100,0
Piment	15,0	Tamarinden	250,0
Curry-Powder	50,0	Weinessig	2350,0
	Sherry	1200,0.	

Man kocht die zerkleinerten Stoffe mit dem Essig 1 Stunde lang, ergänzt den verdampften Weinessig, fügt darauf den Sherry hinzu, setzt einige Tage beiseite, seiht dann durch und füllt auf Flaschen. Wünscht man die Farbe dunkler, so färbt man mit Zuckerfarbe auf.

Zimt, künstlicher. Zimt-Ersatz.

Feingepulverte Haselnußschalen färbt man mit brauner Lebensmittelfarbe auf und vermischt sie getrocknet mit Zimtaldehyd und Eugenol.

Für Backaromen findet in kleinen Mengen Verwendung Tylose S, Tylose SL und Tylose KN der Firma Kalle & Co AG., Wiesbaden-Biebrich, Fondin Nr. 2518 und 2520 der Sichel-Werke AG., Hannover-Limmer, und Ultraquellzellulose der Firma Gebrüder Haake, Medingen bei Dresden.

Zitronenzucker. Saccharum Citri.

Man reibt mit einem Stück Zucker, etwa 125,0, die Fruchtschale einer frischen mittelgroßen Zitrone vollständig ab, und entfernt hierbei von Zeit zu Zeit die obere Schicht des Zuckers. Der erhaltene Zitronenzucker wird darauf zu einem nicht zu feinen Pulver verrieben und mit Zuckerpulver auf ein Gesamtgewicht von 500,0 gebracht. Gleichwie Zitronenöl muß auch Zitronenzucker vor Licht geschützt aufbewahrt werden.

Morsellen.

Zur Anfertigung der Morsellen bedarf man sog. Morsellenformen, d. h. ungefähr 1 m langer und 6—7 cm breiter Kästen, deren Boden und Seitenwände lose durch Falze ineinander gefügt und durch Klammern und Keile zusammengehalten werden. Gewöhnlich werden zwei solcher Kasten durch ein und dieselbe Klammer verbunden. Am besten eignet sich Eichenholz zur Herstellung, da das weichere Tannenholz sich durch die Nässe zu sehr wirft.

Das Kochen der Morsellen erfordert eine gewisse Geschicklichkeit oder doch Übung, da der Zeitpunkt, bis zu dem der Zucker eingekocht werden muß, nicht ganz leicht zu treffen ist. Der geübte Arbeiter erkennt ihn an der Art des Blasenwerfens, der minder geübte muß durch stetes Prüfen erkennen, ob der richtige Augenblick gekommen ist. Zu diesem Zwecke läßt man von Zeit zu Zeit einen Tropfen der kochenden Zuckermasse auf eine kalte Metall- oder Porzellanplatte fallen, sie ist gut, sobald der Zuckertropfen rasch zu einer festen, weißen, kristallinischen Masse erstarrt. Eine andere Probe ist die, daß man einen Spatel in den kochenden Zucker eintauscht, dann den Spatel rasch von oben nach unten durch die Luft schlägt. Ist die Masse gut, so erstarrt der herabfliegende Zucker in der Luft sofort zu einer schäumigen, federigen Masse. Der Zucker f e d e r t, wie der technische Ausdruck lautet.

Oder man benutzt zum Feststellen der richtigen Dicke der Zuckermasse nicht die F e d e r p r o b e, sondern ein chemisches Thermometer, das man, um ein Zerspringen zu verhüten, in heißem Wasser stehen hat. Siedet die Zuckermasse, so hängt man das Thermometer hinein und kocht weiter, bis das Thermometer genau 123° C anzeigt. Bei dieser Wärme ist die richtige Morsellenmasse erreicht, und man muß sie sogleich vom Feuer entfernen und weiter verarbeiten. Um das Thermometer bequem in die siedende Zuckermasse einhängen zu können, befestigt man es an einem größeren Kork, der auf dem Rand der Kochpfanne ruht, und taucht das Thermometer so tief ein, daß über dem Kork die Skala von dem Temperaturgrad 115° an sichtbar ist. Das Thermometerrohr unterhalb des Korkes umwickelt man zur Sicherheit mit einem Streifen Papier.

Ist die richtige Dicke erreicht, so müssen die vorher abgewogenen und bereitgehaltenen Mandeln und Gewürze oder etwaige andere Zutaten rasch in die kochende, vom Feuer genommene Zuckermasse gerührt werden, und das Ganze wird in die vorher stark angefeuchteten Formen gegossen. Diese werden, um die Masse möglichst gleichmäßig zu verteilen, kräftig auf einem Tische gerüttelt und geklopft, bis die Masse erstarrt. Nun läßt man einige Minuten stehen, löst die Keile und damit die Seitenwände, und schneidet die Morsellenmasse rasch mit einem dünnen, scharfen Messer in 1½—2 cm breite Streifen. Werden mehrere Mengen hintereinander verarbeitet, so müssen die Formen jedesmal sehr sorgfältig von anhaftenden Zuckerteilchen gereinigt werden. Das Kochen der Zuckermasse geschieht am besten in kupferner, mit Ausguß versehener Stielpfanne.

Früher pflegte man die Morsellen stets dadurch recht bunt zu machen, daß man neben den weißen Mandeln auch grüne und gelbe Pistazienkerne anwandte. Auch wurden zerhackte, farbige Blumenblätter, wie Kornblumen, Pfingstrosen und Ringelblumen eingerührt. Heute erreicht man ein solches Buntsein meistens dadurch, daß man einen Teil der in dünne Scheiben zerschnittenen, geschälten Mandeln bunt färbt. Die rote Farbe erzielt man durch Karminlösung, Gelb durch Kurkumatinktur, Blau durch Indigokarmin, Grün durch eine Mischung der beiden letzten. Die auf diese Weise gefärbten Mandeln müssen vor der Anwendung gut getrocknet werden. Etwa zuzusetzende Sukkade wird in kleine Würfel zerschnitten, das Gewürz dagegen in feiner Speziesform, vom feinen Pulver befreit, verwendet.

Zu den für Morsellen gebräuchlichen Gewürzmischungen können, je nach Geschmack, die Zusätze verändert werden. Man benutzt aber namentlich kräftige Gewürze, wie Ingwer, Galgant, Nelken, Kassia und ähnliche.

Eine gute Gewürzmischung ist folgende:

Morsellengewürz. Species pro Morsulis.

a)
Chinesischer Zimt	10,0	Nelken	2,0
Muskatnuß	2,0	Mazis	2,0
Ingwer	1,0	Galgant	1,0.

b)
Chinesischer Zimt	165,0	Nelken	45,0
Ingwer	60,0	Mazis	30,0
Muskatnüsse			30,0.

Nachdem wir in dem Vorhergehenden die allgemeinen Regeln der Anfertigung gegeben haben, lassen wir die Zusammensetzung der einzelnen Morsellenarten folgen. Wir bemerken, daß die gegebenen Mengenverhältnisse immer für zwei Kastenformen berechnet sind.

Ingwermorsellen. Morsuli Zingiberis.

Zucker	1000,0	Wasser	220,0
Ingwer	20,0	Muskatnuß	2,0
	Nelken	2,0.	

Magen- oder Kaisermorsellen. Morsuli imperatorii.

Zucker	1000,0'	gefärbte Mandelschnitte	80,0
weiße Mandelschnitte	40,0	überzuckerte Pomeranzen-	
Zitronat	15,0	schale	15,0
Rosenwasser	250,0	Morsellengewürz	10,0.

Schokoladenmorsellen. Morsuli Cacao.

Zucker	1000,0	Wasser	250,0
	geraspelte Schokolade	125,0.	

Zitronenmorsellen. Morsuli Citri.

Zucker	1000,0	Orangenblütenwasser	250,0
weiße Mandelschnitte	40,0	gefärbte Mandelschnitte	80,0
Zitronat	15,0	überzuckerte Pomeranzen-	
gepulverte Zitronensäure	10,0	schale	15,0
	frische Zitronenschale	10,0—15,0.	

Die Zitronenschale muß sehr dünn von einer frischen Zitrone geschält und fein gewiegt werden. Die Zitronensäure darf nicht mit dem Zucker gekocht werden, weil dieser sich sonst in Invertzucker verwandelt und die Morsellen klebrig macht, sie wird erst mit den Mandeln usw. eingerührt.

Für Süßwaren findet in kleinen Mengen gleichwie für Backwaren Verwendung Tylose S, Tylose SL und Tylose KN der Firma Kalle & Co. AG., Wiesbaden-Biebrich, Fondin N 2518 und 2520 der Sichel-Werke AG., Hannover-Limmer, und Ultraquellzellulose der Firma Gebrüder Haake, Medingen bei Dresden.

Gebrannte Mandeln. Amygdalae tostae.

Gute, glatte, süße Mandeln werden zuerst in einem eisernen Kessel oder in einem reinen Kaffeebrenner ganz schwach geröstet. Nun kocht man

Zucker	1000,0	Wasser	250,0,

mit Karminlösung schön rot gefärbt,

bis zu gleicher Dicke wie bei den Morsellen, rührt dann rasch hinzu

geröstete Mandeln	625,0	Kassiapulver	25,0
Nelkenpulver	5,0	Kardamomenpulver	1,0.

Danach nimmt man vom Feuer und rührt so lange, bis die Mandeln sich mit einer dicken Zuckerkruste überzogen haben.

Süßholzpaste. Lakritzgallerte. Pasta Liquiritiae.

(S. oben Tylose.)

Grob zerschnittene Süßholzwurzel	1,0

läßt man mit

Wasser	30,0

12 Stunden bei 15°—20° C stehen, seiht darauf die Flüssigkeit ab und filtriert. In dem Filtrat löst man kalt

arabisches Gummi	15,0
Zucker	9,0,

fügt etwas zu Schaum geschlagenes Eiweiß hinzu, kocht einmal auf und gießt durch ein aufgefeuchtetes wollenes Tuch. Die völlig klare Lösung dampft man unter Umrühren im Dampfbad ein bis auf

40,0,

dann weiter, ohne umzurühren, bis ein auf eine kalte Metallplatte gebrachter Tropfen gallertartig erstarrt. Hierauf gießt man die Masse in Formen und trocknet bei gelinder Wärme genügend aus.

Türkischer Honig. Nußhonig.

a)   Grob zerstoßene Walnußkerne . . 200,0
   verreibt man mit
                grobem Zuckerpulver 1000,0,
fügt   rohen Honig . . . . 1000,0, hinzu,

erwärmt vorsichtig unter Umrühren im Wasserbade, bis der Zucker einigermaßen gelöst ist und arbeitet das zu Schnee geschlagene Eiweiß von 15 Stück mittelgroßen Hühnereiern, dem man Traganthpulver 10,0 hinzugefügt hat, darunter. Schließlich bäckt man bei Ofenwärme.

b) Geringwertiger:

Seifenwurzel 500,0   Wasser 1500,0
kocht man 10 Minuten, läßt absetzen, löst in der durchgeseihten, etwas abgekühlten Flüssigkeit
                weiße Gelatine . . . . . . 4 Blätter
und bearbeitet die Lösung mit einem Eiweiß-Schlagbesen so lange, bis die Masse steif geworden ist. Dieser Masse fügt man

Zucker . . . . . . 11 kg   gewöhnlichen Sirup . . . 5 kg,

die auf 115° erhitzt sind, unter beständigem Rühren hinzu, mischt einen Geschmackszusatz wie Bittermandelessenz, Zitronenöl oder Vanille darunter und erhitzt etwa eine Viertelstunde über Koksfeuer, bis sich die Masse rauh anfühlt und in kaltem Wasser brüchig ist. Gewöhnlich wird ein Teil der Masse durch Karminlösung schwach rot gefärbt. Die Masse wird dann auf einer Platte ausgewalzt und zu Stangen zerschnitten. Schließlich verpackt man in Wachspapier oder Stanniol.

    Die kleinen Mengen Saponin, die durch die Seifenwurzelabkochung in diese Zuckerware gelangt sind, sind der Gesundheit kaum schädlich, und so ist auch ein solcher Zusatz in Deutschland nicht wie in anderen Ländern, z. B. der Schweiz, verboten.

Über Verwendung von Tylose, Fondin und Ultraquellzellulose siehe S. 157 und 159.

Schokolade. Pasta Cacao.

    Für die Schokoladen gilt das nämliche, was auch an anderen Stellen gesagt ist, ihre Herstellung lohnt im kleinen nicht. Da aber doch mancher Drogist Schokoladen selbst anfertigt, geben wir im nachstehenden einzelne erprobte Vorschriften und allgemeine Anleitungen. Die Kakaomasse wird heute niemand selbst herstellen, diese kauft man, auch wenn man die Schokolade selbst anfertigt, billiger und besser aus den großen Fabriken. Der Preis der Kakaomasse schwankt, je nach den Kakaosorten, aus denen sie hergestellt wurde. Man sieht schon hieraus, wie man es durch richtige Auswahl in der Hand hat, feinere und billigere Schokoladen herzustellen.

    Ebenso bedingt der größere oder kleinere Zusatz von Zucker bedeutende Preisunterschiede. Allgemein gilt für feinere Trinkschokoladen die Regel, daß man auf 1 T. Kakaomasse 1 T. Zucker verwendet. Bei sog. Eßschokoladen wird der Zuckergehalt vergrößert, dies gelingt durch Zuschmelzen von Kakaobutter. Der Zucker muß als allerfeinstes, gut ausgetrocknetes Staubpulver angewendet werden, da andernfalls die Schokolade grobkörnig erscheint. Eine weitere Vorsichtsmaßregel ist die, daß man die Kakaomasse beim Schmelzen nicht zu weit erhitzt. Man nimmt die Schmelzung am besten im Wasserbade bei 40°—50° C vor.

Zusätze von Gelatine, Kakaoschalenpulver, Mehl und Traganth müssen deutlich gekennzeichnet werden.

Tafelschokolade darf im Einzelhandel nur in Tafeln mit einem Reingewicht von 500,0, 250,0; 200,0, 125,0; 100,0; 50,0 oder 25,0 gewerbsmäßig verkauft oder feilgehalten werden. Diese Vorschrift gilt nicht für die Abgabe von Stücken unter 25,0, für den Verkauf von Teilen (Riegeln, Rippen) einer Tafel, für die Abgabe durch Automaten und für Schokolade, die zugewogen wird.

Die Bereitung der Schokolade an und für sich ist sehr einfach. Man schmilzt zuerst die Kakaomasse in einem passenden, halbrunden Kessel und rührt das vorher gut getrocknete und am besten erwärmte Zuckerpulver und die Gewürze hinzu. Sobald die Masse durch kräftiges Bearbeiten mit einer runden Keule gleichmäßig und schön blank erscheint, wiegt man die gewünschte Menge in Blechformen, streicht mit einem Löffel ein wenig glatt und klopft sie nun so lange kräftig auf den Tisch, bis die Masse glatt in der Form verteilt und die Oberfläche völlig blank ist. Dann werden die Formen an kühlem Orte beiseitegesetzt, bis die Schokolade vollständig erkaltet und die Tafel durch gelindes Biegen der Form sich löst. Um sie recht blank erscheinen zu lassen, bzw. um ein Ausschlagen, durch Pilzbildung hervorgerufen, zu vermeiden, werden die Tafeln zuweilen, zumal, wenn es sich um billigere Ware handelt, mit Benzoelack oder Sandaraklack (siehe diesen), überzogen. Die Formen müssen vor dem Gebrauch jedesmal gut ausgewaschen und ausgetrocknet werden.

Eichelschokolade. Pasta Cacao Extracti Glandium Quercus.

a) Verzuckertes Eichelkaffee-Extrakt Helfenberg 100,0

Zuckerpulver 300,0   Kakaomasse . . . . . 600,0.

b) In P u l v e r f o r m , nur durch Mischen herzustellen.   Eichelkakao.

Trockenes Eichelkaffee-   Zuckerpulver 200,0
  Extrakt 15,0   geröstetes Weizenmehl . . 185,0
        entölter Kakao . . . . . . 600,0.

Der Mehlgehalt muß kenntlich gemacht werden, z. B. „mit eigens hierzu zubereitetem Mehl hergestellt".

c) Eichelkaffee-Extrakt . . . 25.0   geröstetes Weizenmehl . 175,0
   entölter Kakao . . . 600,0   Zuckerpulver . . . . 200,0.

Der Mehlgehalt muß kenntlich gemacht werden, siehe unter b.

Eichel-Malz-Schokolade. Pasta Cacao Extracti Glandium maltosi.

Nach Dieterich:

Eichelmalzextrakt Helfen-   Zuckerpulver 350.0
  berg 200,0   Kakaomasse . . . . . 450,0.

Eisenschokolade. Pasta Cacao ferrata.

Diese wird bereitet wie Gewürzschokolade, nur daß auf 980,0 fertiger Schokoladenmasse 20,0 Eisenzucker, Ferrum carbonicum saccharatum, hinzugefügt werden.

Fleischextraktschokolade. Pasta Cacao Extracti Carnis.

Fleischextrakt 50,0
löst man bei gelinder Wärme in
Wasser 30,0,
fügt allmählich Zuckerpulver 450,0
hinzu und verarbeitet das Gemisch gründlich mit
Kakaomasse . . . . 500,0.

Die Tafeln müssen, um Pilzbildung zu vermeiden, mit Benzoelack oder Sandaraklack überzogen werden.

Gerstenschokolade. Pasta Cacao Hordei praeparata.

a) Kakaomasse 500,0   Zuckerpulver 400,0
gedämpftes Gerstenmehl . . . . 100,0.

Die Tafeln müssen mit Benzoelack oder Sandaraklack überzogen werden.

b) In Pulverform, nur durch Mischen herzustellen.
Entölter Kakao 500,0   gedämpftes Gerstenmehl . 250,0
Zuckerpulver . . . . 250,0.

Gesundheitsschokolade. Pasta Cacao saccharata.

a) Kakaomasse 500,0   Zuckerpulver . . . . . 500,0.

b) In Pulverform, Puderschokolade. Durch Mischen herzustellen.
Entölter Kakao 500,0
Zuckerpulver 500,0
feinst gepulverte Marantastärke . 90,0
feinst gepulvert. chinesischer Zimt 3,75.

Der Stärkemehlgehalt muß kenntlich gemacht werden.

Soll die Puderschokolade billiger hergestellt werden, nimmt man vom
entölten Kakao 425,0   Zuckerpulver . . . . 562,5.
Vanillezucker 12,5
hinzu

Gewürzschokolade. Pasta Cacao aromatica.

a) I a.

Kakaomasse 500,0   feinst gepulverte Nelken . 0,5
feinstes Zuckerpulver . . 500,0   feinst gepulv. Muskatnuß . 1,5
feinst gepulverter Zimt . 9,0   feinst gepulv.Kardamomen 0,2.

b) II a. Eßschokolade.

Kakaomasse . . . 350,0   feinst gepulv. Muskatnuß . 1,5
Kakaobutter 50,0   feinst gepulverter Zimt . 8,0
Zuckerpulver 592,0   feinst gepulverte Nelken . 0,5.

Hafermalzkakao. Pasta Cacao Avenae cum Extracto Malti Avenae pulverata.

Entölter Kakao 550,0   geröstetes Hafermehl . . 390,0
Hafermalzextrakt . . . . 60,0.

Hafermehlkakao. Haferkakao. Pasta Cacao Avenae pulverata.

a) Entölter Kakao 600,0   geröstetes Hafermehl . . 400,0.
Dem Haferkakao können etwas Kochsalz und Gewürzstoffe zugesetzt werden.

b) Mit Zucker. Pasta Cacao Avenae saccharata pulverata.
Entölter Kakao 500,0   Zuckerpulver 250,0
geröstetes Hafermehl . . . . . 250,0.

Die Mischungen müssen gut gesiebt werden.

An Gewürz kann man entweder auf 1000,0 Hafermehlkakao von Nelken 1,0 und Kardamomen 2,0 hinzufügen oder Vanillezucker 2,5. Im gezuckerten Haferkakao müssen mindestens 2 Teile Haferkakao und höchstens 1 Teil Zucker (Saccharose, Zucker aus Rüben oder Zuckerrohr) vorhanden sein.

Hämoglobinschokolade. Pasta Cacao cum Haemoglobino.

Getrocknetes gepulvertes		Zuckerpulver	485,0
Hämoglobin	25,0	Kakaomasse	485,0
Natriumchlorid (Kochsalz)	5,0	Gewürz nach Belieben.	

Man mischt Hämoglobin, Natriumchlorid und Zuckerpulver, verarbeitet das Gemisch innig mit der geschmolzenen Kakaomasse und streicht die noch warme Masse in die Tafelform. Schließlich überzieht man die Tafeln mit Benzoelack.

Isländisch-Moos-Schokolade. Pasta Cacao Lichenis islandici.

Versüßte trockene Islän-		Saleppulver	30,0
disch-Moos-Gallerte . .	70,0	Zuckerpulver	450,0
Kakaomasse		450,0.	

Die Tafeln müssen mit Benzoelack oder Sandaraklack überzogen werden.

Der Gehalt an Isländisch-Moos-Gallerte und an Salep muß kenntlich gemacht werden.

Die hierzu erforderliche versüßte trockene Isländisch-Moos-Gallerte, Gelatina Lichenis islandici saccharata siccata, wird nach Vorschr. d. Ergzb. folgendermaßen hergestellt:

Grob zerschnittenes isländisches Moos . 15,0

versetzt man mit so viel Wasser, daß das isländische Moos davon bedeckt wird. Darauf gibt man

Kaliumkarbonat 1,0

hinzu und läßt 24 Stunden unter öfterem Umrühren stehen. Sodann trennt man die Flüssigkeit durch Abseihen vom isländischen Moos und wäscht letzteres mit Wasser wohl aus, bis ein bitterer und laugenhafter Geschmack nicht mehr wahrzunehmen ist. Darauf übergießt man das isländische Moos mit

Wasser 200,0,

läßt damit im Dampfbad unter bisweiligem Umrühren 4 Stunden lang stehen und seiht durch. Das Erhitzen im Dampfbade wird mit neuem

Wasser 200,0,

wiederholt. Die durchgeseihten vereinigten Flüssigkeiten versetzt man mit

Zucker 5,0

und dampft zu einer nicht mehr klebenden Masse ein, die dann zerrissen und ausgetrocknet in ein mittelfeines Pulver verwandelt wird. Dies mischt man mit so viel gepulvertem Zucker, daß das Gesamtgewicht 10,0 beträgt.

Kolaschokolade. Pasta Cacao Nucum Colae.

Feinst gepulv. Kolanüsse .	50,0	Kakaomasse	475,0
Vanillin	1,0	Zuckerpulver	475,0.

Kuvertüre. Überzugsmasse für Backwaren und Zuckerwaren.

Kakaomasse	20,0	Kakaobutter	35,0
Zuckerpulver		45,0.	

Man schmilzt zum Gebrauch die erhaltene Masse, taucht die zu überziehenden Waren hinein und läßt sie auf einem sehr weitmaschigen Drahtgitter abtropfen.

Malzextraktschokolade. Pasta Cacao Extracti Malti.

Trockenes Malzextrakt 100,0

werden mit

Zuckerpulver . . . . . . 450,0 und Vanillin 1,0

verrieben und mit im Dampfbad geschmolzener

Kakaomasse 450,0

gemischt.

Die fertigen Tafeln sind mit Sandaraklack oder mit einer Mischung von gleichen Teilen Benzoetinktur und Weingeist (90%) zu bestreichen.

Nährsalzkakao.

Entölter Kakao	750,0	Natriumchlorid	10,0
gedämpftes Hafermehl . .	70,0	Natriumhypophosphit . .	10,0
Zuckerpulver	150,0	Kalziumhypophosphit . .	10,0.

Um den Kakaogeschmack, der durch Zusatz der Salze gelitten hat, wieder hervorzuheben, kann man auch Trockenmagermilchpulver hinzufügen. Bei der Bezeichnung darf kein besonderer Wert auf den Zusatz der Salze gelegt werden, da der Begriff „Nährsalz" amtlich bestritten wird.

Nährsalzschokolade.

Kakaomasse	400,0	getrocknetes Malzextrakt .	30,0
Kalziumhypophosphit . .	10,0	Lezithin	10,0
Natriumhypophosphit . .	10,0	Natriumchlorid	9,8
Vanillin	0,2	Zuckerpulver	530,0.

Nußschokolade. Pasta Cacao Nucum.

Geröstete grob gepulverte		Kakaomasse	400,0
Haselnüsse	300,0	Zuckerpulver	300,0.

Racahout. Pulvis Cacao compositus.

a)
Entölter. Kakao	500,0	fein gepulverter chinesi-	
fein gepulverte Reisstärke	250,0	scher Zimt	5,0
Zuckerpulver	240,0	Vanillezucker	5,0.

Der Stärkemehlgehalt muß kenntlich gemacht werden.

b)
Entölter Kakao . . .	500,0	fein gepulv. Marantastärke	200,0
Saleppulver	50,0	Vanillezucker	5,0
Zuckerpulver . . . . 245,0.			

Der Gehalt an Salep und Marantastärke muß gekennzeichnet werden.

Rizinusölschokolade. Pasta Cacao Olei Ricini.

Rizinusöl . . . . 250,0 und entölter Kakao 400,0

werden erwärmt, darauf

feines Zuckerpulver . . . 337,5   Vanillinzucker 10,0

feinst gepulverte Nelken 2,5

hinzugefügt, kräftig durchgearbeitet und in Tafeln geformt.

Salepschokolade. Pasta Cacao Salep.

Saleppulver 100,0   Kakaomasse 450,0

Zuckerpulver . . . . 450,0.

Die fertigen Tafeln sind mit Benzoelack oder Sandaraklack zu bestreichen. Der Gehalt an Salep muß kenntlich gemacht werden.

Schokoladenmilch.

Vollmilch oder Magermilch, tiefgekühlt, mischt man mit 20—30% Schokolade, indem man zunächst die Schokolade mit 1 Teile der Milch anrührt und darauf die übrige Milch hinzufügt. Nachdem die Schokoladenmilch in Flaschen gefüllt ist und diese gut geschlossen sind, pasteurisiert man, d. h. man erhitzt auf 60° eine halbe Stunde lang. Höhere Hitze muß vermieden werden, da sonst die in der Milch enthaltenen Vitamine unwirksam werden.

Vanilleschokolade. Pasta Cacao c. Vanilla. Pasta Cacao vanillata.

a) I a.

Kakaomasse	500,0	feinst gepulverte Nelken .	0,5
feinstes Zuckerpulver . .	500,0	feinst gepulv. Muskatnuß	1,5
feinst gepulverter Zimt .	9,0	Vanillezucker (1 + 9) . .	30,0.

b)

Kakaomasse	500,0	feinstes Zuckerpulver . .	500,0
Vanille			10,0,
die mit Zucker			90,0
sehr fein verrieben sind.			

c) II a.

Kakaomasse	400,0	feinst gepulverte Nelken .	0,5
Kakaobutter	50,0	feinst gepulverte Muskat-	
Zuckerpulver	510,0	nuß	1,5
feinst gepulverter Zimt .	8,0	Vanillezucker (1 + 9) . .	30,0.

Puddingpulver. Custardpowder.

Auf den Packungen müssen an einer in die Augen fallenden Stelle in deutscher Sprache und in deutlich sichtbarer, leicht lesbarer Schrift der Name oder die Firma und der Ort der gewerblichen Hauptniederlassung des Herstellers, der Inhalt nach handelsüblicher Bezeichnung, sowie der Inhalt nach Gewicht zur Zeit der Füllung, sowie die Menge Flüssigkeit, die zur Herstellung des Puddings erforderlich ist, angegeben sein.

Fein gepulverte Mais-		Vanillezucker	25,0
stärke	500,0	Eierkonserve	50,0.

Für die Maisstärke kann auch ein Gemisch von Maisstärke und sehr fein gepulverter Reisstärke oder auch sehr fein gepulvertem Weizengrießpulver zu gleichen Teilen verwendet werden. Kartoffelstärke macht das Puddingpulver geringwertig. Durch Zusatz einer geringen Menge Fruchtäther, etwa 2,5—5,0, erzielt man verschiedenen Fruchtgeschmack. Wenn gewünscht, färbt man mit einem entsprechenden giftfreien unschädlichen Farbstoff. Diese künstliche Färbung muß aber deutlich angegeben werden, sobald die Bezeichnung auf eine bestimmte Fruchtart hinweist. Soll die Speise mehr gallertartig sein, so nimmt man als Grundkörper nicht Stärke, sondern Speisegelatinepulver, dem man etwa 10% gepulverte Weinsäure zusetzt. Zusätze von Mineralstoffen sind unter Ausschluß von Kochsalz unzulässig. Puddingpulver müssen fein gesiebt werden.

Neben Milch ist bei der Verarbeitung im Haushalt auch Zucker nötig; es muß dies auf der Gebrauchsanweisung deutlich vermerkt werden. Man rechnet auf 50,0 Puddingpulver etwa ½ Liter Milch und etwa 20,0 Zucker. Das Puddingpulver rührt man mit etwas kaltem Wasser oder kalter Milch zu einem Brei an, den man der zum Sieden erhitzten Milch, worin der Zucker gelöst ist, unter gründlichem Rühren zufügt. Darauf erhitzt man noch einige Minuten und gießt in die mit kaltem Wasser ausgespülte Form aus.

Mandelpudding.

Maisstärke	250,0	feinst zerrieb. süße Mandeln	
Reisstärke	250,0	(einige bittere darunter)	50,0
Eierkonserve	50,0	Vanillezucker	12,0.

Rote Grützepulver.

Maisstärke	475,0	Himbeeressenz	45,0
Reisstärke	450,0	Himbeerfarbe	2,5
Weinsäurepulver	25,0	Essigäther	2,5.

Kenntlichmachung des Farbstoffzusatzes siehe oben.

Schokoladenpudding.

Maisstärke	250,0	Vanillezucker	35,0
Reisstärke	250,0	Kakaopulver	250,0
	Eierkonserve	150,0.	

Zitronenpudding.

Maisstärke	250,0	Vanillezucker	30,0
Reisstärke	250,0	Zitronenölzucker	30,0
	Eierkonserve	50,0.	

Vanillekrempulver.

Maisstärke	250,0	Eierkonserve	50,0
Reisstärke	250,0	Vanillezucker	50,0.

Ei-Sparpulver.

Die Bezeichnung **Ei-Ersatz** darf nur gewählt werden, sofern die Zubereitung das Ei sowohl im Nährwert, als auch im Gebrauchswert im wesentlichen zu ersetzen vermag. Ist dies nicht der Fall, dürfen auf den Packungen auch nicht Abbildungen von Eiern oder Geflügel benutzt werden. Gelatine oder Leim dürfen im Eiersatz nicht enthalten sein. Künstliche Färbung ist jedoch auch ohne Kennzeichnung erlaubt. Auch findet in kleinen Mengen Verwendung T y l o s e, und zwar T y l o s e S. T y l o s e SL und T y l o s e KN der Firma Kalle & Co. AG., Wiesbaden-Biebrich, F o n d i n Nr. 2518 und 2520 der Sichel-Werke AG., Hannover-Limmer, und U l t r a q u e l l z e l l u l o s e der Firma Gebrüder Haake, Medingen bei Dresden.

Getrocknetes Eigelb	10,0	Maisstärke	20,0
Milcheiweiß (Kasein)	66,5	Natriumbikarbonat	3,0
	giftfreier eigelber Teerfarbstoff	0,5.	

Backpulver oder Hefepulver.

Auf den Packungen müssen an einer in die Augen fallenden Stelle in deutscher Sprache und in deutlich sichtbarer, leicht lesbarer Schrift der Name oder die Firma und der Ort der gewerblichen Hauptniederlassung des Herstellers, sowie die Gewichtsmenge Mehl, zu deren Verarbeitung der Inhalt der Packung auch noch nach der im Verkehr vorauszusehenden Lagerzeit ausreicht, angegeben sein.

Backpulver, deren gasentwickelnder Bestandteil Natriumbikarbonat ist, sollen in der für 500,0 Mehl bestimmten Menge Backpulver wenigstens 2,35 und nicht mehr als 2,85 wirksames Kohlendioxyd enthalten, und soviel kohlensäureaustreibende Stoffe, daß bei der Umsetzung nicht mehr als 0,8 Natriumbikarbonat im Überschuß verbleiben.

Als kohlensäureaustreibende Stoffe sind für Backpulver verboten Sulfate, Bisulfate, Bisulfite, Alaun und andere Aluminiumsalze, auch Milchsäure, sofern sie in einem mineralischen Aufsaugemittel enthalten ist.

Ein Zusatz mineralischer Füll- oder Trennungsmittel ist auch unter Kennzeichnung unzulässig. Kalziumsulfat und Trikalziumphosphat sind als Verunreinigungen saurer Kalziumphosphate gestattet, jedoch darf die Menge des Kalziumsulfats und des Trikalziumphosphats im Backpulver je 10 vom Hundert des Gesamtgewichts nicht übersteigen.

Ammoniumverbindungen sind mit Ausnahme des Ammoniumsulfats gestattet, wenn der gesamte Ammoniakgehalt beim Backverfahren freigemacht wird, unbeschadet geringer Mengen, die durch die zulässigen sauren Salze gebunden werden.

Während früher von den Ammoniumverbindungen das starkriechende Hirschhornsalz, das sogenannte Ammoniumkarbonat, ein Gemenge von Ammoniumbikarbonat und Ammoniumkarbaminat vorwiegend verwendet wurde, zieht man heute das unter der Bezeichnung A-B-C-Trieb in den Handel gebrachte, auch von dem D. A.-B. 6 als Ammoniumkarbonat zugelassene schwachriechende **reine Ammoniumbikarbonat** vor. Der größere Ammonikgehalt des Hirschhornsalzes verhindert das Entweichen der Kohlensäure und hinterläßt im Gebäck Ammoniakgeruch, was bei Verwendung von A-B-C-Trieb vermieden wird.

Auf 500,0 Mehl rechnet man je nach der Art des Teiges 7,0—15,0.

Backpulver darf weder gefärbt noch mit einem Aromastoff vermischt werden.

a)   Kaliumbitartrat, gereinigter Weinstein (D. A.-B. 6) 188,0
Natriumbikarbonat . . . . . . 84,0.

Diesem Gemische können
Weizenmehl oder Stärkemehl . . 128,0
hinzugefügt werden.

Die zur Verwendung gelangenden Stoffe werden jeder für sich gesiebt, das Natriumbikarbonat mit dem Weizenmehl bzw. dem Stärkemehl gemischt, zuletzt der gut ausgetrocknete Weinstein untergemengt und das ganze Gemisch nochmals gesiebt.

Von dem Gemisch **ohne** Weizenmehl bzw. Stärkemehl sind für 500,0 Mehl 15,0 erforderlich, um die erforderliche Menge Kohlensäureanhydrid zu entwickeln. Dementsprechend von dem Gemisch **mit** Mehlzusatz 22,0. Will man auf eine geringe Menge Verunreinigungen im gereinigten Weinstein Rücksicht nehmen, so nimmt man nicht 84 Teile Natriumbikarbonat, sondern nur 80 Teile und dafür 132 Teile Mehl.

In vielen Gegenden sind die gemischten Backpulver nicht gebräuchlich, sondern die Hausfrauen lieben es, gereinigten Weinstein (Kremortartari) und Natriumbikarbonat getrennt zu verwenden. In diesem Falle verabfolgt man für 0,5 kg Mehl gereinigten Weinstein 10,4 und Natriumbikarbonat 4,6. Das Natriumbikarbonat wird mit ein wenig Milch angerührt und dem Teige zuletzt zugerührt.

b) Chemisch reines Kalziumbiphosphat (zweifachsaures Kalziumphosphat, einbasisches Kalziumphosphat, Monokalziumphosphat $Ca(H_2PO_4)_2$ 150,0
Natriumbikarbonat 225,0
Weizenmehl oder Stärkemehl . . . . 75,0.

Auf 500,0 Mehl rechnet man 15,0 Backpulver.

Backpulver mit Kalziumbiphosphat hergestellt, darf nicht zu lange gelagert werden, da es sonst infolge vorzeitiger Einwirkung des Biphosphats auf das Bikarbonat, an Triebkraft einbüßt. Man kann die Haltbarkeit dadurch verlängern, daß man das Kalziumbiphosphat ganz dünn mit völlig geschmacklosem flüssigem Paraffin überzieht oder man arbeitet nach folgender Vorschrift:

c) Chemisch reines Kalziumbiphosphat (zweifach saures Kalziumphosphat, einbasisches Kalziumphosphat, Monokalziumphosphat $Ca(H_2PO_4)_2$.   250,0
Natriumbikarbonat 200,0
chemisch reines präzipitiertes Kalziumkarbonat . . . . 450,0.

Auf 500,0 Mehl rechnet man 18,0 Backpulver.

d) Brausepulver
auf 500,0 Mehl . . . . :   20,0.

e)   Kaliumbitartrat (gereinigter Weinstein)   220,0
präzipitiertes Kalziumkarbonat . . . .   80,0.

Diesem Gemische können
Weizenmehl oder Stärkemehl   50,0
hinzugefügt werden.

Von dem Gemisch **ohne** Weizenmehl bzw. Stärkemehl sind für 500,0 Mehl 30,0 erforderlich, **mit** Mehlzusatz 35,0.

f)   Saures Natriumpyrophosphat ($Na_2H_2P_2O_7$) . .   39,6
Natriumbikarbonat   33,6
Maisstärkepulver . . . .   28,8.

Auf 500,0 Mehl rechnet man 17,0 Backpulver.

Liebigs Backmehl.

Weizenmehl 500,0
Kaliumbitartrat (gereinigter Wein-
stein, Kremortartari) D. A.-B. 6 .   10,4
Natriumbikarbonat . . . . . .   4,6.

Gewürz nach Belieben, z. B. Vanillezucker oder einige Tropfen Gewürzöl.

An Stelle des Kaliumbitartrats kann man auch chemisch reines Kalziumbiphosphat 6,0 nehmen, muß dann aber die Menge des Natriumbikarbonats auf
9,0 erhöhen.

Backwachs.

Zum Bestreichen der Backformen oder Kuchenbleche. Hierfür dient ein chemisch reines Bienenwachs.

Limonaden.

Unter Limonaden versteht man säuerliche Erfrischungsgetränke — der
Name hängt zusammen mit Limonen, Zitronen —, die in fertiger Form, mit
Ausnahme der sog. Brauselimonaden, nur selten Handelsware bilden. Brauselimonaden sind vorteilhaft nur fabrikmäßig herzustellen. Sie sind Limonaden, dargestellt aus beliebigem Limonadensaft und kohlensaurem Wasser,
sie werden daher stets in Mineralwasserfabriken bereitet.

Anders liegt die Sache mit den Zutaten zur Herstellung der einfachen
Limonaden; diese bilden in Form von Limonadenpulvern, Limonaden-
pastillen und Limonadensaft gute Handverkaufszubereitungen.

Apfelsinenessenz.

a) 100 Stück frische Apfelsinen werden auf das feinste geschält, die Schale wird
zerschnitzelt, mit 7 Liter Weingeist (90%) 3 Tage lang, nicht länger, ausgezogen, dann abdestilliert, das Destillat mit 3 Liter Wasser vermischt und
von dieser Mischung werden 6 Liter Apfelsinenessenz abdestilliert.

b) 100 Stück frische Apfelsinen werden auf das feinste geschält, die Schale zerschnitzelt, mit einem Gemische von
Weingeist (90%) 4200,0
und   Wasser 1800,0
übergossen und 3 Tage ausgezogen. Darauf wird die Flüssigkeit abfiltriert.

c) K ü n s t l i c h e , m i t S ä u r e z u s a t z .

a)   Auf das feinste abgeschälte frische Apfelsinenschale 500,0
Weingeist (90%) 1500,0   Wasser . . . . 2500,0.
Die Apfelsinenschale wird mit Weingeist und Wasser übergossen, darauf
3 Tage lang ausgezogen und die Flüssigkeit, ohne zu pressen, abfiltriert. Dem
Filtrat fügt man zu:
Zitronensäure . . . . 200,0.

b) Zitronensäure 60,0   verdünnter Weingeist (68%) 940,0
Apfelsinenschalenöl . . . . . . 10 Trpf.

Lemon Squash.

a)   Zucker, frei von jeder Bläue . . . 6000,0
werden mit   Wasser 3500,0
in blankem Kessel erhitzt und einige Zeit im Sieden erhalten. Alsdann
schäumt man ab. Man erhält so
Zuckersirup . . . . 9000,0.
Nach dem Erkalten mischt man
konzentrierten Zitronensaft . . . 3500,0
hinzu.

b) Aus Zucker 450,0   Zitronensäure 30,0
    Wasser 850,0
wird ein Sirup bereitet, dem man zusetzt
Zitronenöl 1,5   Zitronenschalentinktur . . 30,0
   benzoesaures Natrium . . . . . 0,6.
  Man färbt gelb. Ein nach dieser Vorschrift hergestellter Lemon Squash
unterliegt der Pflicht der Kennzeichnung.

Limonade, abführende. Limonada purgans cum Magnesio citrico.

a) Nach Patsch:
    Zitronensäure 170,0
werden in heißem Wasser 800,0
gelöst, darauf Magnesiumkarbonat 78,0
hinzugefügt und nun bis zum Erkalten gerührt. Darauf setzt man
    Zitronensirup 480,0
hinzu, filtriert und wäscht mit Wasser nach, bis zu einem Gesamtgewicht
von 1500,0.
  Je 250,0 dieser Lösung kommen in eine Champagnerflasche, worauf man
80,0 Wasser mit der Vorsicht zugießt, daß sich dieses mit der Lösung nicht
mischt, um schließlich 30,0 einer 10prozentigen Kaliumkarbonatlösung darüber zu schichten, mit Wasser vollzufüllen, und die Flasche wohlverkorkt
und mit Draht überbunden an einem kühlen Ort aufzubewahren.

b) Ergzb.:
    Zitronensäure 80,0
werden in heißem Wasser 750,0
gelöst und allmählich
    Magnesiumkarbonat 50,0
zugefügt. Nachdem sich dieses gelöst hat, wird die Lösung filtriert und zum
Erkalten beiseite gestellt. Man bringt nun eine Mischung von
Natriumbikarbonat . . . 6,5   Zitronenölzucker 2,5
in eine trockene, starkwandige, etwa 1000,0 Wasser fassende Flasche, gießt
in dieselbe
    weißen Sirup 125,0,
so daß die Pulvermischung von dem Sirup bedeckt wird, eine Mischung aber
nicht erfolgt. Über den Sirup schichtet man vorsichtig obige völlig erkaltete,
saure Magnesiumzitratlösung, füllt die Flasche nahezu mit Wasser, schließt
sie mit einem gut passenden Kork und bindet diesen fest. Durch vorsichtiges,
langsames Bewegen der Flasche bewirkt man die Auflösung der Pulver und
die Mischung des Inhalts.

c) Zitronensäure 30,0   Zitronensirup 50,0
Magnesiumkarbonat . . . 18,0   Wasser . . . . . . 200,0.
  Die Abführlimonade ist stets frisch zu bereiten.

Limonadebonbons, brausende. Limonadezuckerle, brausende. Limonade-
täfelchen, brausende. Limonadebrausewürfel, brausende. Limonadebrause-
pastillen, brausende.

a) Nach Dieterich:
Zuckerpulver 800,0   Natriumbikarbonat . . . 100,0
Weinsteinsäure 100,0   Zitronenöl . . . . . . 6 Trpf.

werden gut gemischt und mit Weingeist (95%) 200,0 verrieben. Von der noch
feuchten Masse werden je 20,0 in kleine, vorher mit geschmolzenem Kakaoöl
auspolierte Schokoladenformen fest eingedrückt und im Trockenschrank
scharf ausgetrocknet. Die trockenen Tafeln gehen leicht aus der Form und
werden dann in Aluminiumfolie oder Wachspapier verpackt.
  Ein solches Täfelchen in einem Glase Wasser gelöst, gibt eine angenehme
brausende Zitronenlimonade.

b) Natriumbikarbonat . . . 325,0 Weinsäure 300,0
Zuckerpulver 500,0
werden mit einer Mischung aus
Weingeist (95%) . . . . 100,0 und Fruchtäther bzw. wasserfreie
Fruchtessenz 10,0
verrieben. Aus dieser Masse preßt man Würfel von 2,0—4,0 und trocknet sie
bei gelinder Wärme aus. Die trockenen Würfel werden dann sogleich in
Aluminiumfolie oder Wachspapier verpackt.

c) in getrennten Täfelchen.
Man mischt zunächst 1. für sich
Natriumbikarbonat . . . 2,0 Zuckerpulver 5,0
und, wenn gewünscht, ein wenig alkalibeständigen Farbstoff für Genuß-
zwecke. Dieses Gemisch formt man z. B. mit einem Pastillenstecher, besser
mit einer Tablettenmaschine zu einem Täfelchen, das man in eine gefärbte
Verpackung, außen gefärbte Aluminiumfolie oder Wachspapier bringt.

2. Weiter mischt man
Weinsäure . . . . . . 1,5 Zuckerpulver 5,5
und ein wenig wasserfreie Fruchtessenz, formt zu einem Täfelchen und verpackt in ungefärbte Aluminiumfolie.
Diese beiden Täfelchen werden darauf, getrennt durch eine Scheidewand,
ein Stückchen Cellophan, zusammen verpackt. Bei der Herstellung der Limonade muß zuerst der Inhalt der gefärbten Verpackung in Wasser gelöst werden und darauf fügt man den Inhalt der ungefärbten Verpackung hinzu.
Siehe auch Limonadebrausesalz.

Limonadebrausesalz. Limonadebrausepulver.

Soll die Masse zu Limonadebrausepastillen verarbeitet werden, so formt man
sie feucht mittels des Pastillenstechers zu Pastillen. Wünscht man Würfelform, Limonadebrausewürfel, so preßt man die feuchte Masse gleichmäßig
zusammen und schneidet sie in Würfelform. Nach dem Trocknen wickelt man
Pastillen und Würfel in Wachspapier oder Aluminiumfolie.

a) Ananas.
Natriumbikarbonat . . . 192,0 Zuckerpulver 208,0
Weinsäure, gepulverte . . 208,0 wasserfreie Ananasessenz . 15,0
absoluter Alkohol . . . . . 185,0.
Natriumbikarbonat, Weinsäure und Zucker mischt man, befeuchtet sie
darauf in einer Porzellanschale mit der Mischung von Essenz und Alkohol
und reibt die feuchte Masse mittels einer Keule durch ein grobes verzinntes
Metallsieb. Nun trocknet man bei einer Wärme von 25° aus und füllt in gut
schließende Gefäße.

b) Apfelsinen oder Orangen.
Bereitung wie unter Ananas, nur verwendet man
wasserfreie Apfelsinenessenz . . 40,0.

c) Himbeer. d) Zitronen
Wasserfreie Himbeeressenz 40,0. Wasserfreie Zitronenessenz 40,0.
Wünscht man die Brausesalze etwas gefärbt, so löst man die entsprechen-
den Farbstoffe in dem Alkohol auf.

Limonadenessenz (Esprit de Grénadine).

a) 50 Stück frische Apfelsinen und 50 Stück frische Zitronen werden auf das
feinste geschält, die Schale wird zerschnitzelt, mit 7 Liter Weingeist (95%)
3 Tage lang ausgezogen, dann abdestilliert, das Destillat mit 3 Liter Wasser
vermischt, und von dieser Mischung werden 6 Liter Limonadenessenz abdestilliert.

b) 50 Stück frische Apfelsinen und 50 Stück frische Zitronen werden auf das feinste geschält, die Schale wird zerschnitzelt, mit einem Gemische von Weingeist (90%) . . . . 4200,0 und Wasser . . . . 1800,0 übergossen und drei Tage lang, nicht länger, ausgezogen. Darauf wird die Flüssigkeit abfiltriert.

Limonadenessenz mit Säure.

Limonadenessenz (s. diese) 500,0   Weingeist (90%) 400,0
Zitronensäure . . . . 100,0.
Ein Teelöffel voll zu einem Glase Zuckerwasser gibt eine sehr angenehme Limonade.

Limonadepastillen, nicht brausend.

Gepulverte Zitronensäure . 30,0   Zuckerpulver 920,0
fein gepulv. arab. Gummi 50,0   Zitronenöl . . . . . . 10 Trpf.
werden gemischt und mit verdünntem Weingeist (68%) angefeuchtet. Die erhaltene Pastillenmasse formt man mittels des Pastillenstechers zu 1,0 schweren Pastillen. An Stelle von Zitronenöl kann Zitronenessenz 15,0 verwendet werden oder auch eine je nach dem Geschmacke zu wählende andere Fruchtessenz oder ein Fruchtäther (10 Tropfen).

Limonadepulver.

a) Z i t r o n e.
Gepulverte Zitronensäure . 40,0   Zuckerpulver 960,0
Zitronenöl . . . . 20 Trpf.
An Stelle des Zitronenöles verwendet man auch
Zitronenessenz . . . . 15,0.
In diesem Falle verreibt man zuerst den Zucker mit der Essenz, läßt den Alkohol abdunsten und mischt dann die Zitronensäure zu. Das Pulver muß in gut schließenden Gefäßen aufbewahrt werden.

b) Um A n a n a s -, A p f e l s i n e n - oder H i m b e e r l i m o n a d e p u l v e r zu erhalten, setzt man anstatt des Zitronenöles bzw. der Zitronenessenz zu
Ananasessenz 15,0
bzw.   Apfelsinenessenz 15,0
bzw.   Himbeeressenz . . . . 15,0.
Wünscht man das Limonadepulver gefärbt, so löst man die entsprechenden Farbstoffe in der Essenz auf.

Limonadesaft. Limonadesirup.

Hierzu eignet sich vorzüglich der schon früher angeführte künstliche Zitronensirup, Sirupus Citri artificialis, oder der künstliche Apfelsinensirup, Sirupus Aurantii sinensis artificialis, am besten aber eine Mischung beider. Einen derartigen Saft bereitet man in gleicher Weise wie den künstlichen Zitronensaft bzw. -sirup (siehe diesen), nur daß man dem Zuckersirup statt Zitronenessenz
Limonadenessenz 15,0
zusetzt.
Die Franzosen nennen eine solche Limonade **Grenadine**. (Siehe auch Limonadenessenz S. 170.) Weniger gut eignen sich die eigentlichen Fruchtsirupe als Limonadensirupe; nur der Johannisbeersirup, vermischt mit ein wenig Zitronenessenz, gibt eine sehr angenehme Limonade.

Zitronenessenz.

a) 100 Stück frische Zitronen werden auf das feinste geschält, die Schale wird zerschnitzelt, mit 7 Liter Spiritus (95%) 3 Tage lang, nicht länger, ausgezogen, dann abdestilliert, das Destillat mit 3 Liter Wasser vermischt, und von dieser Mischung werden 6 Liter Zitronenessenz abdestilliert.

b) 100 Stück frische Zitronen werden auf das feinste geschält, die Schale zerschnitzelt, mit einem Gemische von
Weingeist (90%) 4200,0
und   Wasser 1800,0
übergossen und 3 Tage, nicht länger, ausgezogen. Darauf wird die Flüssigkeit
abfiltriert.
c) K ü n s t l i c h e.
Terpenfreies Zitronenöl . .   50,0   Weingeist (90%) 850,0
Wasser . . . . 100,0.
d) K ü n s t l i c h e, m i t S ä u r e z u s a t z.
Frische   Zitronenschalen,   Weingeist (90%) 1500,0
auf das feinste abgeschält 500,0   Wasser . . . . 2500,0.
Die Zitronenschale wird mit dem Gemische von Weingeist und Wasser übergossen, darauf 3 Tage lang, nicht länger, ausgezogen und die Flüssigkeit,
ohne zu pressen, abfiltriert. Dem Filtrat fügt man hinzu
Zitronensäure . . . . 200,0.
e)   Zitronensäure   60,0
verdünnter Weingeist (68%) . . . 940,0
Zitronenöl . . . . 10 Trpf.
f) Nach Scheerer:
Frische Zitronenschalen und Weingeist (95%) zu gleichen Teilen werden
12 Stunden mazeriert und dann abdestilliert. Auf 500 T. Destillat fügt man
250 T. Zitronensäure und 500 T. Orangenblütenwasser hinzu. Die Mischung
wird nach einigen Tagen filtriert und in gut geschlossenen Gefäßen aufbewahrt. Man rechnet 10,0—15,0 auf 100,0 Zuckersirup.
Wir fügen hier einige Vorschriften zu guten G e t r ä n k e n, B o w l e n bei.

Ananasgetränk. Ananasbowle.

Mosel- oder Rheinwein .   6 Fl.   Schaumwein . . . . . . 1 Fl.
Zucker . . . .   500,C   eingem. Ananas, etwa ½ Frucht.

Ananas und Zucker werden einige Stunden vor dem Gebrauch mit 1 Flasche
gekühltem Wein übergossen und das übrige ebenfalls gekühlt erst unmittelbar
vor der Benutzung hinzugegeben. Der zu verwendende Wein darf nicht zu sauer
sein. Das Getränk muß sehr gut gekühlt werden.
Der Zusatz von Weinbrand, Arrak oder Rum zu kalten Bowlen sollte stets
vermieden werden. Wünscht man die Getränke kräftiger, so fügt man ihnen
½—¹/₁ Flasche schweren Wein, Ungarwein, Xeres, Burgunder oder ganz schweren Bordeaux hinzu. Um das Getränk zu verbilligen, verwendet man statt Mosel-
oder Rheinwein Obstwein und ersetzt den Schaumwein durch Mineralwasser.

Erdbeergetränk. Erdbeerbowle.

Weinmischung wie bei Ananasgetränk, der Zucker dagegen wird als Pulver
über etwa 1000,0—1250,0 einwandfrei gute, gewaschene Erdbeeren gestreut, diese
1 Stunde beiseite gestellt und dann mit dem Wein gemischt.

Maiweingetränk. Maiweinbowle. Waldmeisterbowle.

Weinmischung und Zucker wie bei Ananasgetränk, Maiweinessenz (siehe
diese) 2—3 Teelöffel voll. Steht frischer Waldmeister zu Gebote, so läßt man die
Spitzen einiger zum Welken gebrachter Bündel, die man vor der Blüte pflückt,
5—10 Minuten im Wein ziehen und entfernt sie dann.
Alte abgelagerte Maiweinessenz gibt übrigens einen feineren würzigeren Duft
als frisches Kraut.

Pfirsichgetränk. Pfirsichbowle.

Weinmischung und Zucker wie bei Ananasgetränk. Hierzu nimmt man 6 saf-
tige, reife, aber nicht überreife Pfirsiche, schält sie, schneidet sie in Streifen und
verfährt wie bei Ananasgetränk.
Schlechte Stellen an der Pfirsichfrucht müssen unbedingt herausgeschnitten
werden.

Selleriegetränk. Selleriebowle.
Weinmischung und Zucker wie bei Ananasgetränk. Auf die angegebene Menge rechnet man eine große Selleriewurzel. Diese wird gut geschält, in kleine Würfel zerschnitten und mehrere Stunden vor dem Gebrauch mit einer Flasche Wein übergossen und zugedeckt beiseite gestellt. Die Selleriewürfel kommen nicht mit in das Getränk.

Schaumwein für Getränke, Bowlen. Theaterschaumwein. Theatersekt.
Bühnenschaumwein.

Zitronensäure	10,0	Natriumbikarbonat	8,0
Zuckersirup	30,0	guter deutscher Weinbrand	15,0
	Wein	1 Fl.	

Man verfährt in folgender Weise: Zuerst wird das Natriumbikarbonat auf den Boden einer völlig trockenen Champagnerflasche geschüttet, dann wiegt man den Zuckersirup dazu, so daß dieser das Natriumbikarbonat ganz bedeckt. Jetzt werden Weinbrand, allenfalls kann dieser auch wegfallen, und der Wein so vorsichtig nachgegossen, daß der Zuckersirup nicht aufgerührt wird. Nun schüttet man die kristallisierte Zitronensäure in die Flasche, setzt rasch einen vorher eingepaßten, angefeuchteten Kork darauf und verbindet diesen kreuzweise mittels eines sog. Champagnerknotens. Die Flasche wird jetzt gelegt, zuweilen umgeschüttelt, bis die Lösung der Säure vor sich gegangen, und dann an einem kühlen Ort aufbewahrt. Ein auf diese Weise bereiteter Wein perlt und schäumt, wenn der Kork gut schließt, vorzüglich und hat einen feinen Geschmack. Als Wein benutzt man am besten leichten, aber blumenreichen Mosel- oder Rheinwein. Bei Wein mit größerem Säuregehalt kann die Menge des Zuckersirups bis auf das Doppelte erhöht werden.

Essenzen für alkoholfreie Getränke. Nach Hänsel.
Pfefferminzessenz.

Terpenfreies Pfefferminzöl	10,0	Wasser	700,0
Weingeist (95%)	300,0	Zitronensäure	80,0.

Pomeranzenessenz.

Terpenfreies süßes Pomeranzenöl	5,0	Weingeist (95%)	3000,0
		Wasser	7000,0
	Zitronensäure	800,0.	

Zitronenessenz.

Terpenfreies Zitronenöl	5,0	Zitronensäure	800,0
Weingeist (95%)	3000,0	Orangenblütenwasser	1500,0.

Diese Essenzen werden, um ein alkoholfreies Getränk zu erhalten, einer genügenden Menge versüßtem Wasser zugesetzt. Von **alkoholfreien Heißtränken** sind alkoholfreie **Aroma-Heißtränke** und **alkoholfreie künstliche Heißtränke** zu unterscheiden. Die Bezeichnung „Alkoholfreier Aroma-Heißtrank" darf nach den festgelegten Begriffsbestimmungen für Zubereitungen gebraucht werden, die unter Verwendung von Essenzen natürlicher Herkunft, ohne jede künstliche Verstärkung hergestellt sind. Zur Süßung kann Zucker allein als auch in Verbindung mit künstlichem Süßstoff verwendet werden. Ein Hinweis auf die verwendeten Obst- oder Pflanzenstoffe ist gestattet, Abbildungen sind unzulässig. Als alkoholfreier **künstlicher** Heißtrank sind Erzeugnisse zu bezeichnen, zu deren Herstellung ganz oder teilweise künstliche Geschmackstoffe Verwendung gefunden haben. Zur Süßung dieser Erzeugnisse findet künstlicher Süßstoff auch in Verbindung mit Zucker Verwendung.

Alkoholfreie Weine werden gewöhnlich so hergestellt, daß der Beerensaft, der Most pasteurisiert und so sterilisiert wird, oder aber der ganze Zuckergehalt wird zur Gärung gebracht und der dadurch entstandene Alkohol gänzlich abdestilliert. Vielfach wird die Flüssigkeit dann mit Kohlensäure durchtränkt.

Alkoholfreie brausende Milchlimonade.

	Kalter Milch	180,0
mischt man	gekühlte Brauselimonade	70,0

hinzu. Der Geschmack kann verfeinert werden durch Zusatz zur Milch von einem bis zwei Eßlöffel voll Erdbeer-, Himbeer-, Johannisbeer-, Kirsch- oder Orangensirup. Diese Milchlimonade darf nur mittels eines Trinkrohres genossen werden.

Herstellung alkoholfreier bitterer Schnäpse.

Man verwendet die unter Essenzen zur Selbstbereitung weingeistiger Getränke angeführten Vorschriften zur Herstellung von Bitteressenzen, zieht die Drogen aber nicht mit 50prozentigem Weingeist aus, sondern mit einem Gemische von 1 Teil 90prozentigem Weingeist und 9 Teilen Wasser und erhält so die sog. alkoholfreien Bitteressenzen. Um einen alkoholfreien Bittern herzustellen, mischt man

alkoholfreie Bitteressenz 200,0

mit einer nicht ganz abgekühlten Abkochung von

Zucker . . . . 1500,0 mit Wasser 7000,0,
fügt eine Auflösung von
Zitronensäure . . . . . 20,0 in Wasser 1280,0
hinzu und färbt nach Belieben mit Zuckerfarbe oder Chlorophyll auf.

Schaumerzeugungsmittel. Gummikreme. Schaumkreme.

a)   Quillajarinde 250,0
übergießt man mit
                      Wasser 750,0,
läßt einige Stunden stehen und erwärmt darauf einige Stunden. Darauf preßt man ab, filtriert, dampft auf 400,0 ein und fügt
                      Glyzerin 100,0
zu.

b)   Quillajarinde 100,0
werden mit   Wasser 750,0
einige Stunden stehen gelassen. Darauf erhitzt man eine Zeitlang im Dampfbad unter öfterem Umrühren, preßt ab, fügt der Preßflüssigkeit
                      Weingeist (90%) 50,0
zu, bringt auf ein Gesamtgewicht von 500,0 und filtriert.

c)   Saponin 12,5
löst man in   Wasser 375,0,
fügt der Lösung Weingeist (90%) 125,0
zu und filtriert die Flüssigkeit. An Stelle des Wassers und des Weingeistes kann man auch von weißem Zuckersirup 500,0 nehmen.

Nachweis von Saponin.

Man fügt der Flüssigkeit so viel Salzsäure zu, daß sie etwa 2,5% enthält, filtriert und erwärmt im Dampfbade, bis die Flüssigkeit nicht mehr schäumt. Nach dem Erkalten schüttelt man mit Essigäther aus und verwendet hierbei halb soviel Essigäther als Flüssigkeit. Die Essigätherlösung bringt man unter der nötigen Vorsicht zur Trockne und vermischt den Rückstand mit Schwefelsäure. Das Saponin färbt sich blaurot.

Trinkwasserverbesserung. Trinkwasserkorrigens.

a) Weinsäure 150,0   Glyzerin 150,0
   Zucker 150,0   Pfefferminzöl 3,5
                Amorphes Quassiin . . . . . . 1,0.
      Auf 1 Liter Wasser 3,0.

b) Reine Phosphorsäure . . 75,0   Wasser 2725,0
   Weingeist (90%) 50,0   Zitronenöl 2,5
                Glyzerin . . . . 150,0.
      Auf 1 Liter Wasser 10,0.

c) Stockrosen, ohne Kelche   2,5   chinesischer Zimt 5,0
   Nelken   5,0   Ingwer 10,0
                Essig (10%) . . . . 1000,0.
      Man läßt 8 Tage ausziehen und filtriert dann ab.

d) Reine Phosphorsäure . .   75,0   Wasser   25,0
    Weingeist (90%) . . .   50,0   Zitronenöl   2,5
           Glyzerin . . . . 150,0.
e) Reine Phosphorsäure . .   80,0   Wasser 100,0
    Weingeist (90%) 220,0   terpenfreies Zitronenöl . .   0,75
    Soll die Flüssigkeit gefärbt sein, fügt man eine Kleinigkeit Stockrosen
ohne Kelche zu, läßt einige Tage ziehen und filtriert ab, oder man färbt mit
etwas Himbeerfarbe auf.

Diätetische und Kräuterweine.

Gleich den bitteren Schnäpsen werden auch vielfach bittere Weine als
magenstärkende und die Verdauung fördernde Getränke angewendet. Solange diese nicht als Heilmittel angepriesen werden und sie keine stark-
wirkenden Stoffe enthalten, sind sie dem freien Verkehr überlassen, wir
führen daher im nachstehenden eine Anzahl von Vorschriften auf, die leicht
nach verschiedenen Seiten hin verändert werden können. Pepsinwein ist
gemäß der Verordnung betreff. Verkehr mit Heilmitteln auch als Heilmittel
freigegeben.

Zur Bereitung derartiger Weine, die auch Gewürzweine genannt
werden, wählt man meistens schwere, alkohol- oder zuckerreiche Weine,
wie Xeres, Madeira, Alikante, sowie überhaupt süße spanische, italienische,
ungarische und griechische Sorten. Mosel- und Rheinweine eignen sich ihres
geringen Alkoholgehalts wegen nicht besonders dazu. Will man sie benutzen, bringt man sie mit Weinbrand auf einen Alkoholgehalt von 15 bis
20 %. Hier und da werden auch Rotweine angewendet; für solche eignen
sich besonders schwere Burgunderweine. Burgunder- und Bordeauxweine
haben einen Alkoholgehalt von 9—12 %; spanische Rotweine von 10—13.
Samosweine von 15—18, Tarragonaweine von 14—18; Madeira von 18—21;
Malaga von 14—18; Xeres von 18—23; Marsala von 19—23; Mosel- und
Rheinweine von 8—11 %.

Bei den Weinen, die Chinarindenauszüge enthalten, wurde vielfach der
Übelstand bemerkbar, daß sie sich, selbst wenn sie anfangs völlig klar
waren, nach längerem Lagern wieder trübten. Es hat dies seinen Grund
darin, daß sich Gerbstoffverbindungen der Chinaalkaloide bilden, die erst
nach und nach ausfallen. Hier verfährt man so, daß man den Gerbstoff des
Weines durch Gelatine ausfällt. Es genügt hierzu auf 1 kg Wein 1,0 Gelatine, die man vorher in 20,0 warmem Wasser gelöst hat. An Stelle von
Gelatine verwendet man auch gern in Wein gelöste Hausenblase. Oder man
vermischt den Wein mit Eiereiweiß, läßt unter öfterem Umschütteln etwa
zwei Tage stehen und filtriert.

Vinum Absinthii. Wermutwein.

Zur Herstellung von Wermutwein dürfen nur folgende Stoffe verwendet
werden:

Wein, außer Hybridenwein, in solcher Menge, daß der fertige Wermutwein
in 1000 Raumteilen mindestens 750 Raumteile Wein enthält. Wird Obstwein verwendet, muß der Wermutwein die Bezeichnung Wermutfruchtwein oder Obst-
wermutwein tragen.

Wermutkraut, allein oder im Gemisch mit anderen aromatischen Pflanzenteilen, auch in Auszügen, zu einem Liter Wein dürfen jedoch höchstens 50 Kubikzentimeter wäßriger Auszug zugesetzt werden; reiner, mindestens 90 Raumhundertteile Alkohol enthaltender Sprit, jedoch nur in solcher Menge, daß der
fertige Wermutwein mindestens 119 und nicht mehr als 145 g Alkohol in 1 Liter

enthält; technisch reiner Rüben-, Rohr- oder Invertzucker; kleine Mengen gebrannter Zucker; Zitronensäure und die Klärmittel: in Wein gelöste Hausen-, Stör- oder Welsblase, Gelatine, Agar-Agar, Tannin bis zur Höchstmenge von 10,0 auf 100 Liter, Eiereiweiß, spanische Erde, weiße Tonerde (Kaolin), mechanisch wirkende Filterdichtungsstoffe (Asbest, Zellulose u. dergl.) und entrahmte Milch bis zur Höchstmenge von 1 Liter auf 100 Liter zur Beseitigung von Geschmacksfehlern. Auf dem Flaschenschild von Wermutwein muß in deutlicher und unverwischbarer Schrift das Land der Herstellung angegeben sein, ebenfalls der Name oder die Firma des Herstellers, sowie der Ort der gewerblichen Hauptniederlassung. Wermutwein darf zur Herstellung von weinhaltigen Getränken anderer Art, mit Ausnahme von Trinkbranntweingemischen (Mixgetränken, Cocktails u. dergl.), nicht verwendet werden. Jeder Hersteller von Wermutwein ist verpflichtet, ein Lagerbuch zu führen, in das einzutragen sind der Tag, an dem der Wermutwein angesetzt ist, die Art, Herkunft und Menge des verwendeten Weines, die Menge der verwendeten Kräuter- und Gewürzauszüge, des Zuckers, der Ausgang an Wermutwein und ein Lagerstandsnachweis an gefüllten Flaschen und Fässern.

Dieses Getränk, das ursprünglich aus Italien, als Vermouth di Torino, zu uns kam, wird auch in Deutschland hergestellt, wir bringen im nachstehenden verschiedene Vorschriften. Der ganz eigentümliche würzige Duft des italienischen Wermutweines hat nicht darin seinen Grund, daß man außer Wermut noch andere würzige Stoffe hinzufügt, sondern darin, daß man nicht den gewöhnlichen Wermut (Artemisia absinthium), sondern die am Meeresstrande wachsende Abart desselben, Artemisia maritima oder auch A. pontica verwendet. Artemisia maritima wächst z. B. auch an den Ufern der Nordsee, A. pontica, außer in Südeuropa, auch in Thüringen und Sachsen; beide sind weniger bitter von Geschmack und von ungemein feinem, kräftigem, würzigem Duft, der genau dem Geruche des echten Wermutweines entspricht.

a) Auf 1 Liter w e i ß e n W e i n genügt ein Zusatz von etwa 30,0—40,0 Wermutessenz (s. diese), womöglich aus frisch getrocknetem Kraut bereitet. Steht keine Artemisia maritima oder pontica zu Gebote, so kann man einen geringen Zusatz würziger Kräuter machen, namentlich eignen sich Melisse, Dragon und Minze in sehr geringen Mengen gut dazu.

Als Wein kann man jeden beliebigen Weißwein oder hellen Südwein außer Hybridenwein benutzen, der, wenn erforderlich, noch durch etwa 90 Raumteile Alkohol enthaltenden Weingeist kräftiger zu machen ist, jedoch darf der fertige Wermutwein nicht mehr als 145,0 Alkohol in 1 Liter enthalten. Ein zu großer Zuckerzusatz ist zu vermeiden. Kleine Mengen gebrannter Zucker, auch Zitronensäure können hinzugefügt werden.

b)

Wermutspitzen	300,0	Ingwer	3,0
Ceylonzimt	4,0	Invakraut	100,0
	Muskatnuß	2,0	

werden mit Weingeist (90%) 2400,0
ausgezogen und der Auszug mit
　　　　　weißem Wein oder hellem Süßwein 20 000,0
vermischt.

c) Nach Dieterich:

Wermut	50,0	Kraut von Achillea mo-	
Galgant	20,0	schata	50,0
Kassiazimt	10,0	Ingwer	10,0
Angelikawurzeln	1,0	Mazis	1,0
Anis	1,0	Lupulin	1,0

werden mit Weingeist (90%) 1000,0

8 Tage mazeriert, dann abgepreßt und der Seihflüssigkeit hinzugefügt

Wermutöl	5 Trpf.	Galgantöl	5 Trpf.
Zitronenöl	5 „	Weißwein	7000,0
	Zucker	2000,0.	

Nach mehrtägigem Stehen an kühlem Orte wird filtriert.

Vinum Angosturae. Angosturawein.

Angosturaessenz (s. d.) . .   30,0   Weißer Sirup 120,0
Rotwein . . . . 850,0.

Als irreführende Bezeichnung wird bei einem Kräuterwein angesehen, wenn er als Medizinal-, Gesundheits-, Kranken-, Blut-, Magen-, Stärkungs-, Kraftwein oder mit ähnlichen Wortbildungen bezeichnet wird oder wenn auf der Beschriftung oder zur Werbung Angaben oder Abbildungen verwendet werden, die eine heilende oder stärkende Wirkung andeuten.

Vinum aromaticum. Würziger Wein. Ergzb.

Gewürzhafte Kräuter 100,0
werden mit   weingeistigem Wundwasser . . . 200,0
und   Rotwein 800,0
gemischt.

Man mazeriert unter öfterem Umschütteln 8 Tage bei 15°—20° C, preßt dann aus und filtriert die Flüssigkeit nach mehrtägigem Stehen.

Das hierzu erforderliche **weingeistige Wundwasser, Aqua vulneraria spirituosa**, auch **Arquebusade** genannt, wird folgendermaßen hergestellt.

Wermutöl   0,2   Rautenöl   0,5
Lavendelöl   0,5   Salbeiöl   0,5
Pfefferminzöl   0,5   Weingeist (90%) . . .   350,0
Rosmarinöl   0,5   warmes Wasser . . .   647,0.

Man löst die ätherischen Öle in dem Weingeist, fügt die Lösung unter Schütteln dem Wasser zu, schüttelt eine Zeitlang, setzt einige Tage unter öfterem Umschütteln beiseite und filtriert durch ein mit Wasser angefeuchtetes Filter.

Vinum Aurantii Corticis. Orangenwein. Pomeranzenwein.

Fein zerschnittene, von dem inneren schwammigen Mark befreite Pomeranzenschalen . .   50,0
weißer Sirup   50,0
Xereswein 950,0

Man läßt unter öfterem Umschütteln 8 Tage stehen, preßt aus, läßt die Preßflüssigkeit wiederum einige Tage stehen und filtriert dann.

Vinum Cascarae sagradae. Sagradawein.

a) Ergzb.

Entbittertes Sagradafluidextrakt .   50,0

werden im Wasserbad auf 20,0 eingedampft und in

süßem Südwein (Gold-Malaga) . .   80,0

gelöst.

b) Sächs. K.:

Entbittertes Sagradafluidextrakt .   30,0
Malagawein   65,0
Pomeranzentinktur . . . .   5,0.

c) Münch. Ap.-V.:

Cascara-Sagradafluidextrakt . . .   50,0
Xereswein   50,0

werden gemischt.

Das hierzu erforderliche **entbitterte Sagradafluidextrakt, Extractum Cascarae sagradae examaratae fluidum** wird hergestellt: Ergzb.:

Mittelfein gepulverte a m e r i k a n i s c h e Faulbaumrinde . 100,0
und   gebrannte Magnesia 5,0

werden mit 65,0 einer Mischung aus gleichen Teilen Weingeist (90%) und Wasser gleichmäßig durchfeuchtet. Nach zwölfstündigem Stehen in einem geschlossenen Gefäße wird das Gemisch im Perkolator mit der nötigen Menge einer Mischung aus gleichen Teilen Weingeist und Wasser erschöpft.

Die zuerst abfließenden 85 T. des Perkolates werden für sich aufgefangen, die übrigen Auszüge werden auf 15 T. eingedampft und in dem zurückgestellten Teile des Perkolates gelöst, so daß das Ganze 100,0 eines dunkelbraunroten Fluidextraktes ergibt.

Vinum Chinae. Chinawein.
a) D. A.-B. 6:

Chinafluidextrakt . . ⸱ . .   5,0   Pomeranzentinktur . . .   1,0
Xereswein   80,0   Zucker   15,0
            Zitronensäure . . . .   0,1.

Man mischt die Flüssigkeiten und filtriert nach einer Woche. In dem Filtrat löst man den Zucker und die Zitronensäure.

Das hierzu erforderliche C h i n a f l u i d e x t r a k t , E x t r a c t u m C h i n a e f l u i d u m wird wie folgt bereitet:

Mittelfein gepulverte Chinarinde .   100,0
verdünnte chemisch reine Salzsäure   17,0
Glyzerin   10,0
Weingeist (90%)   10,0
Wasser . . . .   nach Bedarf.

Die Chinarinde wird mit der Mischung von 10,0 verdünnter Salzsäure, 10,0 Glyzerin und 30,0 Wasser gleichmäßig durchfeuchtet und 12 Stunden lang in einem bedeckten Gefäße stehengelassen. Dann wird die Masse durch ein Sieb von annähernd 0,75 mm Maschenweite geschlagen, in den Perkolator eingedrückt und mit einer Mischung von 5,0 verdünnter Salzsäure und 100,0 Wasser durchtränkt. Nach 48 Stunden werden nach dem bei F l u i d e x t r a k t e n S. 179 beschriebenen Verfahren zunächst 70,0 Vorlauf gewonnen. Mit dem Ausziehen durch Wasser wird sodann so lange fortgefahren, bis eine Probe des Auszugs nach Zusatz von Natronlauge nicht mehr getrübt wird. Die täglich gewonnenen Auszüge sind baldigst auf dem Wasserbade zur Sirupdicke einzudampfen und insgesamt auf 18,0 einzuengen. Diese sind mit dem Vorlauf zu vereinigen, worauf das Ganze durch Zusatz einer Mischung von 2,0 verdünnter Salzsäure und 10,0 Weingeist (90%) auf 100,0 ergänzt wird.

b) Grob gepulv. Chinarinde .   20,0   reine Salzsäure   1,0
verdünnterWeingeist(68%)   20,0   Xereswein   500,0
        Zucker . . . .   50,0.

Die Chinarinde wird mit der Mischung von Salzsäure und verdünntem Weingeist übergossen, 24 Stunden beiseite gestellt. Nach Zusatz des Xereswein läßt man das Gemisch 8 Tage lang bei Zimmerwärme unter zeitweiligem Umschütteln stehen und preßt dann aus. In der Flüssigkeit löst man unter Schütteln den Zucker, läßt die Lösung 8 Tage lang an einem kühlen Orte ruhig stehen und filtriert. Sollte die Filtration nicht glatt vonstatten gehen, klärt man wie unter Vinum Pepsini (S. 180) angegeben ist.

Vinum Colae. Kolawein.
a) Ergzb.:

Kolafluidextrakt   50,0   Xereswein   850,0
und   weißer Sirup   100,0
werden gemischt und filtriert.

Das hierzu erforderliche **Kolafluidextrakt, Extractum Colae fluidum** stellt man her nach Ergzb.:

Aus mittelfein gepulv. Kolanüssen 100,0

und einem Gemisch aus

Weingeist (90%) . . . 7 T. und Wasser . . . . 3 T.

Aus der mit 45 Teilen des Gemisches aus Weingeist und Wasser angefeuchteten Kolanuß werden nach dem im Deutschen Arzneibuch bei Extracta fluida angegebenen Verfahren 100,0 eines braunen Fluidextraktes hergestellt.

Das Deutsche Arzneibuch 6 sagt über die Bereitung der **Fluidextrakte, Extracta fluida** folgendes: Fluidextrakte sind Auszüge aus Pflanzenteilen, die so hergestellt sind, daß die Menge des Fluidextraktes gleich der Menge der verwendeten, lufttrockenen Pflanzenteile ist.

100 T. der nach Vorschrift gepulverten Pflanzenteile werden mit der zur Befeuchtung angegebenen Menge des Lösungsmittels gleichmäßig durchfeuchtet und in einem gut geschlossenen Gefäße 12 Stunden lang beiseite gestellt. Das Gemisch wird darauf durch ein Sieb von 3 mm Maschenweite geschlagen und in einen Perkolator, dessen untere Öffnung mit einem Mullbausch lose verschlossen wird, so fest eingedrückt, daß größere Lufträume sich nicht bilden können. Darüber wird eine Lage Filtrierpapier gedeckt und so viel des Lösungsmittels aufgegossen, daß der Auszug aus der unteren Öffnung abzutropfen beginnt, während die Pflanzenteile noch von dem Lösungsmittel bedeckt bleiben. Nunmehr wird die untere Öffnung geschlossen, der Perkolator zugedeckt und das Ganze 48 Stunden lang bei 15°—20° stehen gelassen. Nach dieser Zeit läßt man unter Nachfüllen des Lösungsmittels den Auszug in eine enghalsige Flasche in der Weise abtropfen, daß bei Anwendung von

1 kg	Droge und darunter	10 bis 15 Tropfen
2 „	„ „ „	20 „ 25 „
3 „	„ „ „	30 „ 35 „
10 „	„ „ „	40 „ 70 „

in einer Minute abfließen.

Den zuerst erhaltenen, einer Menge von 85 T. der trockenen Pflanzenteile entsprechenden Auszug, den Vorlauf, stellt man beiseite und gießt in den Perkolator so lange von dem Lösungsmittel nach, bis die Pflanzenteile vollständig ausgezogen sind. Die bis zur Erschöpfung der Pflanzenteile gewonnenen weiteren Auszüge, die Nachläufe, werden, sofern bei den einzelnen Artikeln nichts anderes vorgeschrieben ist, mit dem letzten Auszug beginnend, bei möglichst niederer Temperatur, am besten im luftverdünnten Raume, zu einem dünnen Extrakt eingedampft. Dieses wird mit dem Vorlaufe gemischt und dem Gemische so viel des vorgeschriebenen Lösungsmittels zugesetzt, daß 100 T. Fluidextrakt erhalten werden.

Das fertige Fluidextrakt wird 8 Tage lang bei Zimmertemperatur der Ruhe überlassen und filtriert.

b) Münch. Ap.-V.:

Kolafluidextrakt 5,0   Xereswein . . . . . . 95,0.

Vinum Condurango. Kondurangowein.

a) D. A.-B. 6:

Kondurangofluidextrakt . 10,0   aromatische Tinktur . . . 1,0

Xereswein 80,0   Zucker . . . . 9,0.

Man mischt die Flüssigkeiten und filtriert nach einer Woche. In dem Filtrat löst man dann den Zucker unter Umschütteln. Das erforderliche K o n d u r a n g o f l u i d e x t r a k t, E x t r a c t u m C o n d u r a n g o f l u i d u m, wird aus mittelfein gepulverter Kondurangorinde und einer Mischung aus 1,0 Weingeist (90%) und 3,0 Wasser, und zwar aus der mit 65,0 der Weingeistwassermischung befeuchteten Kondurangorinde nach dem bei F l u i d e x t r a k t (siehe oben) vorgeschriebenen Verfahren hergestellt.

12*

b) Zu bereiten aus

fein geschnittener Kondurangorinde . .   1,0
Xereswein . . . .   10,0.

Die Mischung läßt man 8 Tage lang unter wiederholtem Umschütteln bei 15°—20° C stehen und preßt dann aus. Die Flüssigkeit wird filtriert.

c) Nach Proskauer:

Kondurangorinde   75,0

von der Markschicht befreite

Pomeranzenschale . . .   2,5   Enzianwurzel   1,5
chinesischer Zimt . . .   2,5   verdünnte Salzsäure . . .   1,5
Xereswein . . . .   750,0.

Man mazeriert 8 Tage, preßt ab und fügt

weißen Sirup   60,0

hinzu.

Vinum episcopale. Bischofwein.

Bischofessenz (s. d.) . 15,0—20,0   Zucker   100,0
Rotwein . . . .   880,0.

Vinum Extracti Malti. Malzextraktwein.

Malzextrakt   100,0   Xereswein . . . . . .   900,0.

Man läßt einige Tage stehen und filtriert.

Vinum ferratum. Eisenwein.

Ferriammoniumzitrat   0,5
löst man in   Xereswein   100,0
und filtriert.

Vinum Gentianae. Enzianwein.

a) Enzianfluidextrakt . . .   50,0   Xereswein . . . . . .   950,0.

Man mischt, stellt einige Tage beiseite und filtriert.

b)   Fein zerschnittene Enzianwurzel .   50,0

übergießt man mit

Xereswein   1000,0,

stellt 8 Tage beiseite, preßt aus, stellt wiederum einige Tage beiseite und filtriert.

Vinum Gentianae compositum. Zusammengesetzter Enzianwein.

Enzianwein   920,0   aromatische Tinktur . . .   30,0
Pomeranzenschalentinktur . . .   50,0

mischt man und filtriert nach einigen Tagen.

Vinum Pepsini. Pepsinwein.

a) D. A.-B. 6:

Pepsin   24,0
werden in   Glyzerin   20,0
und   Wasser   20,0

gelöst. Hierauf fügt man

reine Salzsäure   3,0   Pomeranzentinktur . . .   2,0
weißen Sirup . . . . .   92,0 und Xereswein   839,0

hinzu, filtriert nach dem Absetzen und wäscht nötigenfalls das Filter mit so viel Xereswein nach, daß das Gesamtgewicht 1000,0 beträgt.

Diese Vorschrift des D. A.-B. 6 muß man zweckmäßig so abändern, daß man die Salzsäure erst zusetzt, wenn alles andere gemischt ist. Das D. A.-B. 6 läßt die Wertbestimmung wie folgt ausführen: von einem Hühnerei, das 10 Minuten in kochendem Wasser gelegen hat, reibt man nach sofortigem Abkühlen in kaltem Wasser das E i w e i ß durch das Sieb für grobe Pulver. Von diesem

Eiweiß zerteilt man 10,0 gleichmäßig in einem Gemische von 100 ccm Wasser von 50° und 0,5 ccm Salzsäure und fügt 5 ccm Pepsinwein hinzu. Dieses Gemisch wird, indem man alle Viertelstunden umschwenkt, 3 Stunden bei 45° stehengelassen. Das Eiweiß muß sich nun bis auf wenige Häutchen lösen.

b)   Weiße Gelatine   1,0
löst man in   heißem Wasser   20,0,
mischt   Weißwein   752,0
               Weinbrand   100,0
hinzu und läßt 24 Stunden absetzen, fügt dann eine durch Anreiben bereitete Lösung von
Pepsin . . . .   25,0 mit weißem Sirup   100,0
hinzu und, wenn alles gemischt ist,
              verdünnte Salzsäure . . . . .   3,0.
Man läßt unter öfterem Umschütteln 8 Tage stehen und filtriert dann.

Sollte Pepsinwein kein klares Filtrat geben, so reibt man den Pepsinwein mit etwas Talk oder Bolus, die aber eisenfrei sein müssen, nach und nach an und filtriert von neuem. Sollte auch dies keine völlige Klarheit ergeben, muß man dem Pepsinwein auf 10 kg Wein 50,0 frische Milch zusetzen, einige Tage kalt stehenlassen und möglichst kalt filtrieren.

Pepsinwein muß vor Sonnenlicht geschützt aufbewahrt werden.

Pepsinwein ist auch als Heilmittel freigegeben.

Vinum Peptoni. Peptonwein.

       Kochsalzfreies trockenes Pepton .   5,0
       Südwein . . . .   95,0.
Man löst das Pulver unter Anreiben und allmählichem Zusatz von Wein, stellt einige Tage beiseite und filtriert.

Vinum Ullrich ähnlich. Ullrichs Kräuterwein ähnlich.

a) Fenchel 10,0   Anis 10,0
   Alantwurzeln 10,0   Ginsengwurzeln . . . 10,0
   Enzianwurzeln 10,0   Kalmus 10,0
werden grob zerschnitten und ausgezogen mit einer Mischung aus

   Malagawein 875,0   Rotwein 250,0
   Weingeist (90%) . . . 50,0   Weißer Sirup 200,0,
nach 8 Tagen abgepreßt und filtriert.

b) Nach Twisselmann:
   Galgant 40,0   Zitronenschale 45,0
   Enzian 32,0   Pomeranzenschale . . . 45,0
   Ingwer 32,0   Wacholder 25,0
   Kümmel 20,0   Zimt 50,0
   Pfefferminze 30,0   Rosmarin 14,0
   Thymian 15,0   Rotwein oder Ungarwein . 3000,0
werden einige Tage ausgezogen, abgepreßt und nach einigen Tagen filtriert.

Im Anschluß an die diätetischen und Magenweine sollen die Eierkreme berücksichtigt werden.

Eierweinbrand. Eierkrem.

a) 10 Eigelb werden mit 150,0—200,0 Zuckerpulver und ein wenig Vanilletinktur tüchtig geschlagen, dann wird ganz allmählich 1 Liter Weinbrand hinzugerührt.

b) 40 Stück Hühnereier schlägt man aus in eine geräumige Schale, verrührt sie hier gleichmäßig mit 2000,0 Zuckerpulver und setzt dann nach und nach recht behutsam unter flottem Rühren
       Weinbrand   2700,0

hinzu und seiht hierauf durch. Eine Hauptsache bei der Herstellung ist, daß man die Eier mit dem Zucker sehr gut verrührt und dann den Weinbrand in kleinen Mengen recht langsam zufügt.

Es ist nicht zulässig Verdickungsmittel, wie Traganth, Gummiarabikum, Tylose und ähnliches anzuwenden.

Eisenweinbrand. Spiritus Vini usti ferratus. Nach Dieterich.

83,0 Weinbrand und 2,9 Gelatinelösung (1+100) mischt man, läßt 24 Stunden in kühlem Raume stehen und filtriert. Zu dem Filtrat setzt man eine Lösung von 1,0 Eisensaccharat (10% Fe) in 10,0 weißem Sirup und 4,0 Wasser, stellt einige Tage kalt und filtriert nötigenfalls.

Stockes Nährflüssigkeit. Stockes Nährmischung.

Eigelb	2 Stück	Weinbrand	60,0
Zimtsirup	30,0	Wasser soviel wie nötig zum Gesamtgewicht	200,0.

Spirituosen. Weingeistige Getränke.

Die Anfertigung von weingeistigen, spirituösen Getränken, Branntweinen, bitteren Schnäpsen, Likören und Punschextrakten bildet für viele Drogisten, namentlich in kleinen Städten, einen lohnenden Nebenerwerb, so daß wir in dem nachstehenden etwas ausführlicher auf die Herstellung eingehen wollen. Wir berücksichtigen hierbei nur die Anfertigung auf kaltem Wege, während die eigentliche Destillation unberücksichtigt bleibt.

Die Kenntnis der Rohstoffe, die hierbei in Anwendung kommen, müssen wir bei einem Drogisten voraussetzen. Wer sich über einzelnes genauer unterrichten will, den verweisen wir auf Buchheister-Ottersbach, Handbuch der Drogisten-Praxis I.

Hinsichtlich der Herstellung seien folgende besondere Winke gegeben.

1. Der zu verwendende Spiritus muß ganz besonders fein, d. h. frei von Fuselölen sein. Es eignet sich hierzu am besten der hochfeine Kartoffelspiritus, sog. Weinsprit. Kornbranntweine, das sind Branntweine, die aus Roggen, Weizen, Buchweizen, Hafer oder Gerste hergestellt sind, eignen sich ihres starken Geruches halber nur für einzelne Spirituosen, wie Kümmel und Nordhäuser, für andere sind sie geradezu unbrauchbar. Sulfitspiritus ist völlig ungeeignet, da er Methylalkohol enthält. Was die Alkoholgrade der weingeistigen Getränke betrifft, so rechnet man für Rum, Arrak und Weinbrand auf 100 Raumteile 45—60 Raumteile Alkohol, mindestens aber 38. Bei Weinbrand und Weinbrandverschnitt müssen in 100 Raumteilen mindestens 38 Raumteile Alkohol enthalten sein; so wird man den Alkoholgehalt auf mindestens 40 Raumteile bringen, da sich bei längerem Lagern der Alkoholgehalt verringert, schwindet. Wird jedoch der Branntwein in gut verkorkten Flaschen, mit Kapsel versehen, fachgemäß in einem kühlen Raum oder gar im Keller vor Sonne geschützt aufbewahrt, tritt ein Alkoholschwund kaum ein. Für Branntweine und bittere Schnäpse rechnet man 35 bis 45 Raumteile Alkohol und für feine Liköre 32—33.

Das den weingeistigen Getränken hinzuzusetzende Wasser darf nicht kalkhaltig, sondern muß enthärtet sein. Das Enthärten kann durch das Kalk-Sodaverfahren oder durch Permutitfilter geschehen.

Gefrierpunkte von Alkohol-Wasser-Mischungen
nach Landolt-Börnstein:

Bei	7,5 Gew. %	=	9,3 Vol.-%	. . . .	3,2° C
„	13,2 „	=	18,7 „	. . . .	7,5° C
„	26,7 „	=	32,4 „	. . . .	16° C
„	33,8 „	=	40,5 „	. . . .	23,55° C
„	46,3 „	=	54,0 „	. . . .	34,0° C

2. Wo Zucker zur Verwendung kommt, muß dieser stets zuvor durch
Aufkochen und Abschäumen geläutert werden. Gebläute Zucker sind gänz-
lich zu verwerfen. Seit der flüssige Invert- oder Fruchtzucker oder flüssige
Raffinade (siehe diese) im Handel ist, sollte man diesen immer an Stelle des
Rohrzucker bzw. Rübenzuckers verwenden, um so mehr, als sein Preis
wenig oder gar nicht höher als der des gewöhnlichen Zuckers ist. 1 Liter
Invertzucker entspricht 1 kg gewöhnlichem Zucker. Vor dem letzteren hat
er für die Zwecke der Likörbereitung folgende Vorzüge: a) Das bei großen
Mengen höchst lästige Aufkochen und Abschäumen fällt weg. b) Er gibt
dem Getränk, ohne es zu süß zu machen, eine große Rundung und Fülle.
c) Das lästige Auskristallisieren bei sehr zuckerreichen Likören und Punschextrakten kommt bei Benutzung des Invertzuckers niemals vor. d) Der
Duft der Getränke tritt im Geschmack stärker hervor, weil er durch die
mildere Süße des Invertzuckers weniger beeinträchtigt wird.

3. Die zur Anwendung kommenden sonstigen Stoffe müssen von aller-
bester Beschaffenheit sein. Von den ätherischen Ölen sollten nur die hoch-
feinsten Marken verwendet werden; denn es ist, um nur ein Beispiel anzuführen, ein großer Unterschied, ob ein Pfefferminzlikör mit feinstem
deutschen bzw. Mitcham- oder amerikanischem Pfefferminzöl bereitet ist.

Wo Kräuter und Wurzeln zur Verwendung kommen, müssen diese frisch,
gut getrocknet und von allem Schmutz befreit sein. Gerade der letzte Umstand ist bei Massenwaren, wie Kalmus usw. sehr zu beachten, da beim
Trocknen auf dem Boden oft die widerlichsten Dinge hineingeraten und
das ganze Erzeugnis verderben können. Frische, ungetrocknete Pflanzenteile geben allerdings sehr kräftige Auszüge, aber die damit bereiteten Getränke haben leicht einen krautigen Geschmack, ein Übelstand, der bei vorsichtig getrockneten Pflanzenteilen wegfällt.

Wer sich also mit der Herstellung im größeren befaßt und in der Lage
ist, die betreffenden Kräuter und Wurzeln frisch erhalten zu können, der
wird gut tun, sie vorsichtig zu trocknen und dann sofort starke Tinkturen
oder Essenzen daraus zu bereiten. Auf diese Weise wird er imstande sein,
Erzeugnisse von gleichmäßiger und höchster Feinheit des Geschmackes zu
liefern.

4. Spirituosen sollen niemals frisch verbraucht werden; erst nach hinreichender Lagerzeit runden sich Geruch und Geschmack völlig ab. Dann
erst werden sie auf Flaschen gefüllt und an einem mäßig warmen Orte, vor
unmittelbarem Sonnenlicht geschützt, aufbewahrt. Sonnenlicht wirkt sehr
schädigend auf Geruch und Geschmack ein, daher sollte man für das Schau-
fenster bestimmte Flaschen nur mit gefärbtem Wasser bzw. im Winter mit
einem Gemische von Wasser und Brennspiritus füllen.

Um die Abrundungszeit abzukürzen, wendet man ein künstliches
Altern an; man führt den Spirituosen Sauerstoff oder Ozon zu, indem
man Luft oder ozonisierte Luft durch die erwärmte Flüssigkeit streichen

läßt und dabei die Flüssigkeit beständig in Bewegung hält. Schließlich filtriert man nach Wochen. Das Erwärmen der Flüssigkeit kann man zweckmäßig dadurch erreichen, daß man in den Flüssigkeitsbehälter ein Schlangenrohr bringt und durch dieses heißes Wasser fließen läßt. Oder man setzt auf 1 Liter Flüssigkeit etwa 10 Tropfen dreigewichtsprozentige Wasserstoffsuperoxydlösung zu, füllt auf Flaschen und lagert stehend, möglichst dunkel und bei mittlerer Wärme von etwa 25°.

5. Hochfeine Liköre und sogenannte Kreme werden sehr im Geschmack verbessert, wenn man einen Teil des Spiritus durch Weinbrand, Arrak oder Rum ersetzt. Wo dies der Preis erlaubt, wird durch einen derartigen Zusatz Vorzügliches erreicht.

6. Läßt man die Spirituosen hinreichend ablagern, wird man selten oder nie eine Klärung nötig haben; nur wenn farblose Getränke, Pfefferminz, Kümmel usw. sehr frisch verbraucht werden müssen, ist eine Klärung zuweilen erforderlich. Man hat hierfür verschiedene Verfahren, **Klärmittel**.

a) Auf je 10 Liter Spirituosen setzt man eine Lösung von 15,0 gebranntem oder 20,0 ungebranntem Alaun in der nötigen Menge heißen Wassers zu, schüttelt gut durch und läßt 12—14 Stunden absetzen. Alaun darf jedoch niemals bei gefärbten Spirituosen angewendet werden, weil er die Farben niederschlägt.

b) Durch Tonerdehydrat. Dieses erhält man, indem eine heiße Alaunlösung durch eine heiße Sodalösung gefällt wird. Der Niederschlag von Tonerdehydrat wird ausgewaschen und noch feucht mit den Spirituosen gemischt. Man läßt 12—24 Stunden ablagern. Darf ebenfalls nicht bei gefärbten Spirituosen angewendet werden.

c) Durch Eiweiß. Auf 10 Liter Spirituosen schlägt man 1 Eiweiß zu Schaum, mischt gut durch und läßt absetzen.

d) Durch Hausenblasenlösung. Die Klärung erfolgt hier weit langsamer als durch Alaun.

e) Durch Zumischen von gepulvertem Talk. Hier ist die Klärung rein mechanisch, indem die Trübung durch die niederfallenden Talkteilchen mitgerissen wird.

f) Durch Filtration über Kieselgur oder neutralen Asbest.

g) Sollen durch die Klärung Farbstoffe oder nicht gewünschte Gerüche oder Geschmack entfernt werden, so erreicht man dies durch nicht allzulanges Behandeln mit reiner abgelagerter Holzkohle oder auch Tierkohle.

Trübungen können aber auch in den abgefüllten Flaschen davon kommen, daß die Flaschen unter Anwendung von Natriumkarbonat, Soda gereinigt und nicht gut gespült worden sind.

7. **Färbung der Spirituosen.** a) **Rot.** Karminlösung (siehe diese). Himbeerfarbe (siehe diese), **Heidelbeertinktur.** Man stellt sie sehr einfach dadurch her, daß man gegorenen Heidelbeersaft mit $^1/_{10}$ seines Gewichts Weingeist mengt, absetzen läßt und filtriert. b) **Gelb.** Kurkumatinktur oder eine wässerige Lösung von Safransurrogat. **Kurkumatinktur. Tinctura Curcumae.** Fein zerschnittene Kurkuma 20,0, Weingeist (90%) 100,0. c) **Blau.** Indigokarmin in wässeriger Lösung. d) **Violett.** Mischung aus Rot und Blau. e) **Grün.** Chlorophyll spritlöslich. Wo es auf Billigkeit der grünen Farbe ankommt, verwendet man eine Mischung von Safransurrogat mit Indigokarmin. Auf 1 kg Wasser 40,0

Indigokarmin und 15,0 Safransurrogat. f) B r a u n. Zuckerfarbe in verdünnter, wässeriger Lösung. Auch Teerfarbstoffe, sofern sie keine Stoffe enthalten, die durch das Gesetz betr. die Verwendung gesundheitsschädlicher Farben bei der Herstellung von Nahrungsmitteln, Genußmitteln und Gebrauchsgegenständen vom 5. Juli 1887 verboten sind.

8. Schließlich ist die Verwendung von sog. B r a n n t w e i n s c h ä r f e n verboten.

I. Unter Branntweinschärfen sind solche Stoffe und Zubereitungen zu verstehen, die vermöge ihres Geschmacks oder ihrer berauschenden Wirkungen geeignet und bestimmt sind, den damit versetzten Trinkbranntwein, einschließlich der Liköre und Bitterbranntweine (Bittern), den Anschein eines höheren Alkohohlgehaltes zu geben.

II. Als Branntweinschärfen sind insbesondere anzusehen:

1. Mineralsäuren,   5. Salpeteräther (Salpetersäureester),
2. Oxalsäure,   6. Essigäther (Essigsäureester),
3. gebrannter Kalk,   7. Fuselöl und fuselölhaltige Zubereitungen,
4. Äthyläther,   8. Kampfer
9. nachstehende Pflanzenstoffe und deren Auszüge:

    a) Pfeffer   e) Ingwer,
    b) Capsicumfrüchte (spani-   f) Senfsamen,
       scher Pfeffer, Paprika,   g) Meerrettich,
       Kayennepfeffer),   h) Meerzwiebeln,
    c) Paradieskörner,   i) Seidelbast,
    d) Bertramwurzel,   k) Sabadillsamen.

10. Gemische, die unter Verwendung eines der vorgenannten Stoffe hergestellt sind.

III. Als Branntweinschärfen sind jedoch n i c h t anzusehen
a) bei der Herstellung von Trinkbranntweinen, die als Kunstbranntweine in den Verkehr gebracht werden, Essigäther (Essigester),
b) bei Likören und Bitterbranntwein (Bittern) die unter II Nr. 9 a—e genannten Stoffe sowie deren Auszüge und Mischungen, s o f e r n s i e n i c h t z u r E r s p a r u n g v o n A l k o h o l, s o n d e r n n u r z u r E r z i e l u n g d e r b e s o n d e r e n E i g e n a r t d i e s e r G e - t r ä n k e u n d o h n e Ü b e r s c h r e i t u n g d e r d a z u e r f o r - d e r l i c h e n M e n g e z u g e s e t z t w e r d e n. Als Liköre im Sinne dieser Bestimmungen sind alle Trinkbranntweine anzusehen, die in 100 Raumteilen mindestens 10 Gewichtsteile Zucker, berechnet als Invertzucker, enthalten.

9. Hinsichtlich der Wahl der Bezeichnung ist zu beachten, ob nicht die eine oder andere Bezeichnung gesetzlich geschützt ist. (S. auch S. 211.)

Auf jeden Fall müssen aber Spirituosen in Flaschen mit einem Schild versehen sein, worauf deutlich der Hersteller, der Herstellungsort, die Art und Herkunft der Flüssigkeit und der Rauminhalt an Alkohol verzeichnet sind. So müssen die in Deutschland hergestellten weingeistigen Getränke die Bezeichnung: „Deutsches Erzeugnis" tragen.

Einfache und Doppelbranntweine, bittere Schnäpse.

Die Vorschriften zu Spirituosen sind durchschnittlich auf 10 Liter berechnet.

Alle in dieser Abteilung unter den einzelnen Branntweinbezeichnungen aufgeführten Pflanzenteilmischungen können für sich mit der erforderlichen Gebrauchsanweisung versehen als

Kräutermischungen zur Herstellung von Branntweinen, bitteren Schnäpsen, sogenannten Magenbittern,
abgegeben werden.

Alter Schwede.

Lärchenschwamm	35,0	Enzian	17,0
Kardamomen	15,0	Zitwerwurzeln	10,0
Aloe	10,0	Angelikawurzeln	10,0
Kalmus	10,0	Rhabarber	10,0
Safran		4,0	

werden mittelfein zerschnitten bzw. zerstoßen mit 2 Liter 65prozentigem Weingeist 3 Tage mazeriert und filtriert.

Dem Filtrat fügt man hinzu

Weingeist (95%)	2,8 Liter	Madeira	0,2 Liter
Arrak	0,2 Liter	Zucker	250,0
	Wasser zu 10 Liter.		

Ist mit Zuckerfarbe dunkelbraun zu färben.

Angosturabitter. Nach Hager.

Chinarinde	60,0	Angosturarinde	125,0
Galgant	40,0	Zimt	40,0
Zimtblüte	40,0	Orangenschale	60,0
Sandelholz	40,0	Kardamomen	15,0
Nelken	3,0	Enzianwurzeln	10,0

werden bis auf die Nelken, die zerquetscht werden müssen, mittelfein zerschnitten bzw. zerstoßen 8 Tage lang mazeriert mit

Weingeist (50%)	4½ Liter	Rum	4½ Liter.

Im Filtrat werden gelöst

Zucker	1000,0	Waldmeisteressenz	40,0.

Anis.

a)	Anisöl	4,0	Weingeist (95%)	4 Liter
	Wasser	5½ Liter	Zucker	500,0.
b)	Anisöl	0,3	Fenchelöl	0,5
	Sternanisöl	0,5	Weingeist (95%)	4 Liter
	Wasser	5½ Liter	Zucker	500,0.

Anisette.

Sternanisöl	5,0	Vanilletinktur	3,0
blausäurefreies Bittermandelöl	12 Trpf.	Weinbrandverschnittessenz	2,0
		Wasser	5 Liter
Weingeist (95%)	4 Liter	Zucker	1000,0.

Apothekerbitter.

a)	Orangenschale	120,0	Kalmus	15,0
	Enzianwurzeln	10,0	Tausendgüldenkraut	20,0
	Zimt	10,0	Kardamomen	10,0
	getrocknete Heidelbeeren		80,0	

werden mittelfein zerschnitten bzw. zerstoßen mit

Weingeist (95%)	4 Liter	Wasser	4 Liter

8 Tage lang digeriert. Der Seihflüssigkeit setzt man Zucker 1250,0 hinzu und bringt das Ganze auf 10 Liter.

b)	Aromatische Essenz	100,0	Pomeranzenessenz	50,0
	Kalmusessenz	50,0	zusammenges. Chinaessenz	40,0
	Enzianessenz	50,0	Zucker	1260,0
	Ingweressenz	50,0	Weingeist (95%)	4 Liter.

Das Ganze bringt man durch Wasser auf 10 Liter.

Magenbitter nach Art von Bergelt.

Orangenschale	50,0	Nelken	4,0
Heidelbeeren	50,0	Muskatnüsse	4,0
Zitronenschale	25,0	Galgant	12,0
Enzianwurzeln	5,0	Zimtblüte	1,5
Paradieskörner	3,0	Weingeist (90%)	4½ Liter
Kardamomen	3,0	Wasser	5½ Liter.

Die Nelken werden zerquetscht, die übrigen Pflanzenteile mittelfein zerschnitten bzw. zerstoßen verwendet.

Magenbitter nach Art von Boonekamp of Magbitter.
(Siehe Einl. 9, Bezeichnung S. 185.)

Boonekampessenz (s. d.) . . ¼ Liter Weingeist (90%) . . . . 4¼ Liter
Wasser . . . . 5½ Liter.
Wird braun gefärbt.

Bramaelixier (nach Brama Ayen), sogenannter Asiatischer Magenbitter.

Kardamomen	75,0	Nelken	75,0
Zimt	75,0	Galgant	150,0
Ingwer	150,0	Zitwerwurzeln	150,0
Pfeffer	150,0	Wermutöl	3,0
Weingeist (90%)	4½ Liter	Wasser	5½ Liter.

Die Nelken werden zerquetscht, die übrigen Pflanzenteile mittelfein zerschnitten bzw. zerstoßen verwendet. Das ätherische Öl muß in dem Weingeist gelöst sein, ehe das Wasser zugesetzt wird.

Carmelitergeist. Karmelitergeist.

Pomeranzenschalenöl	3,0	Melissenöl	1,0
Mazisöl	0,5	Zitronenöl	0,5
Korianderöl	1,0	Weingeist (90%)	4½ Liter
Zucker	1000,0	Wasser	5 Liter.

Man kocht Zucker mit Wasser und fügt dem heißen Sirup die Lösung der ätherischen Öle in dem Weingeist hinzu.

Chinabitter.

a) Chinabitteressenz   Zucker 500,0
(D. A.-B. 6) . . . . . ½ Liter Weingeist (90%) . . . 4¼ Liter
Wasser . . . . 5¼ Liter.
Wird braun gefärbt.

b) Chinarinde 500,0   Curaçaoschale 60,0
Zimt 20,0
werden mit Weingeist (90%) . . . . . 4½ Liter
und Wasser . . . . 4½ Liter
8 Tage digeriert, dann preßt man aus, fügt
Zucker 1000,0
hinzu und bringt das Ganze auf 10 Liter.
Wird braun gefärbt.

c) Chinaessenz (D. A.-B. 6) . 400,0   Zucker 1000,0
Pomeranzenschalentinktur 75,0   Weingeist (90%) . . . 4¼ Liter
Ingweressenz (D. A.-B. 6) . 25,0   Wasser . . . . 5¼ Liter.

Cholerabitter.

a) Hopfen 500,0   unreife Pomeranzen . . . 200,0
Galgant 10,0   Zimt 5,0
Kalmus 15,0

werden mittelfein zerschnitten bzw. zerstoßen mit einer Mischung von 4½ Liter Weingeist (90%) und 5½ Liter Wasser 8 Tage digeriert und die Seihflüssigkeit auf 10 Liter gebracht.

b) Cholerabitteressenz (s. d.) . ¼ Liter　Weingeist (90%) . . . . 4¼ Liter
　　　　　Wasser . . . . 5½ Liter.
　　Wird braun gefärbt.

Curaçao.

a) Curacaoschalen . . . . 500,0　　Ceylonzimt 60,0
　　Mazis . . . . 30,0　　Weingeist (90%) . . . 4½ Liter
　　　　　Wasser . . . . 4½ Liter.

Man läßt die mittelfein zerschnittenen Pflanzenteile mit Weingeist und Wasser 8 Tage digerieren, preßt aus, fügt 1000,0 Zucker hinzu und bringt das Ganze auf 10 Liter.

b) Nach Art des f r a n z ö s i s c h e n :

Curaçaoöl . . . . . . 5,0　　Vanilleessenz 0,5
Himbeeressenz . . . . . 0,5　　Jamaikarum 250,0
Weingeist (90%) . . . . 4½ Liter　　Zucker 1000,0
　　　　　Wasser zu 10 Liter.

Wird Rohrzucker bzw. Rübenzucker und nicht Invertzucker verwendet, so läutert man den Zucker durch Kochen in dem Wasser und fügt dem heißen Sirup die Lösung der übrigen Bestandteile im Weingeist zu.

Doktorbitter.

Doktorbitteressenz (s. d.) . ¼ Liter　Weingeist (90%) . . . . 4¼ Liter
　　　　　Wasser . . . . 5½ Liter.
　　Wird braun gefärbt.

Dr.-Ahrens-Bitter.

Wie der vorige, nur mit Dr.-Ahrens-Bitteressenz (siehe diese).

Eisenbahnbitter.

Eisenbahnbitteröl (s. d.) . 6,0　　Weingeist (90%) . . . . 4½ Liter
Zucker . . . . 750,0　　Wasser zu 10 Liter.
Bereitung siehe unter Curaçao b.

Englischbitter.

Kalmus . . . . 100,0　　Orangenschalen **80,0**
Wermut . . . . 15,0　　Veilchenwurzeln 20,0
Galgant . . . . 50,0　　Angelikawurzeln 80,0
Kardobenediktenkraut . . 15,0　　Piment 15,0
Tausendgüldenkraut . . . 25,0　　Weingeist (90%) . . . 4½ Liter
　　　　　Wasser . . . . 5½ Liter.

Die mittelfein zerschnittenen bzw. zerstoßenen Pflanzenteile werden mit dem Weingeist und Wasser 8 Tage digeriert, abgepreßt, und dann wird die Seihflüssigkeit auf 10 Liter gebracht. Englischbitter wird vielfach auch versüßt abgegeben, und zwar gewöhnlich mit Kirschsirup.

Gastrophan.

Quassiaholz . . . . . . 100,0　　Galgant 500,0
unreife Pomeranzen . . . 600,0　　Kardamomen 50,0
Pomeranzenschalenöl . . 3,0　　Sternanisöl 1,0
Weingeist (90%) . . . . 4½ Liter　　Wasser . . . . 5½ Liter.

Die mittelfein zerschnittenen bzw. zerstoßenen Pflanzenteile werden mit der Lösung der ätherischen Öle im Weingeist und dem Wasser 8 Tage digeriert, abgepreßt und dann wird die Seihflüssigkeit auf 10 Liter gebracht.

Nach Art von „Genever".

a) Wacholderbeeröl 6,0   Weingeist (90%) . . . . 5 Liter
    Zucker 125,0   Wasser . . . . 5 Liter
      Man löst das ätherische Öl in dem Weingeist, ehe man das Wasser und den Zucker hinzufügt.

b) Essenz nach Art des Genever 33,0   Johannisbrot 100,0
    Zucker 125,0   Weingeist· (90%) . . . . 5 Liter.
      Wasser . . . . 5 Liter.

Für die Bereitung eignet sich der Kornbranntwein gut. Um den eigentümlich brenzligen Geschmack mancher Genever nachzuahmen, setzt man ganz kleine Mengen von Holzessig oder Spuren von Birkenteeröl zu.

Genever nach diesen Vorschriften hergestellt, muß als Kunst-Genever bezeichnet werden, da er nicht unmittelbar aus Wacholderbeeren gewonnen ist.

Grüner Bitter.

Grüne Bitteressenz . . . ¼ Liter   Weingeist (90%) . . . . 4¼ Liter
      Wasser . . . . 5½ Liter.
Wird grün gefärbt.

Hamburger Bitter.

Hamburger Bitteröl . . . 5,0   Kalmusöl 0,5
Zucker 500,0   Weingeist (90%) . . . . 4½ Liter
      Wasser . . . . 5¼ Liter.
Man löst die ätherischen Öle in dem Weingeist, ehe man das Wasser zusetzt.
Wird braun gefärbt.

‚Nach Art von „Heldrasteiner Magenbitter".

Koriander	12,5	Zitwerwurzeln	12,5
Mariendistelsamen . . .	12,5	Meisterwurzeln	25,0
Orangenschalen . . .	12,5	unreife Pomeranzen . . .	25,0
Enzianwurzeln	12,5	Tormentillwurzeln . . .	25,0
Galgant	12,5	Ingwer	25,0
Nelken	12,5	Zucker	1,5 kg
Veilchenwurzeln	12,5	Weingeist (95%)	4 Liter
Kardobenediktenkraut . .	12,5	Wasser	6 Liter.

Die Nelken müssen zerquetscht, die übrigen Pflanzteile mittelfein zerschnitten bzw. zerstoßen ausgezogen werden.

Jagdbitter.

Jagdbitteressenz 100,0   Weingeist (90%) . . . . 4¼ Liter
Zucker 500,0   Wasser . . . . 4¼ Liter.
Wird braun gefärbt.

Ingwer.

Ingweressenz (siehe diese) ¼ Liter   Weingeist (90%) . . . 4¼ Liter
Zucker 500,0   Wasser . . . . 5¼ Liter.
Wird bräunlich gefärbt.

Kaiserbitter.

Curaçaoschalen 250,0   unreife Pomeranzen . . . 60,0
werden mittelfein zerschnitten bzw. zerstoßen mit 4½ Liter Weingeist (90%) 8 Tage digeriert, und dem Filtrat hinzugefügt
      Sternanisöl 0,5,
und, wenn dieses gelöst ist,
      Zucker . . . . 1,5 kg
      Wasser zu 10 Liter.
Wird nicht Invertzucker verwendet, so muß der Zucker mit dem Wasser gekocht werden. Man fügt dann dem heißen Sirup die weingeistige Flüssigkeit hinzu.
Wird braun gefärbt.

Kalmus.

a) Kalmusöl   4,0   Weingeist (90%) . . . . 4½ Liter
       Wasser . . . . 5½ Liter.
    Wird schwach bräunlich gefärbt.

b) Nach Art von Magdeburger:
    Kalmusöl   6,0   Angelikaöl   0,5
    Zitronenöl   1,0   Weingeist (90%) . . . . 4½ Liter
    Zucker 500,0   Wasser . . . . 5¼ Liter.

Die ätherischen Öle müssen in dem Weingeist gelöst sein, ehe das Wasser und der Zucker hinzugefügt werden.

Wird schwach bräunlich gefärbt.

Kirsch.

Kirschsaft . . . . 2 Liter	blausäurefreies Bitterman-	
Zitronenöl . . . . 5 Trpf.	delöl . . . . 5 Trpf.	
Weingeist (95%) . . . . 4 Liter	Nelkenöl . . . . 5 Trpf.	
Wasser . . . . 3½ Liter	Zucker . . . . 1000,0.	

Man löst zuerst die ätherischen Öle in dem Weingeist. Wenn statt des Kirschsaftes Kirschsirup genommen wird, fällt der Zucker fort, der Weingeist dagegen wird auf 4½ Liter erhöht.

Kirsch nach dieser Vorschrift hergestellt, darf nicht als Schwarzwälder Kirsch oder Schwarzwälder Kirschwasser bezeichnet werden. Diese Erzeugnisse müssen aus Schwarzwälder Kirschen durch Brennen, und zwar im Schwarzwald selbst, hergestellt werden. Andernfalls muß der Ort der Verarbeitung von Schwarzwälder Kirschen angegeben sein.

Kräuterbitter.

a) Kräuterbitteressenz (s. d.) . ¼ Liter   Weingeist (90%) . . . . 4¼ Liter
       Wasser . . . . 5½ Liter.
    Wird braun gefärbt.

b) Kalmus 25,0   Angelikawurzeln 25,0
    Krauseminze 20,0   Fenchel 10,0
    Rosmarin 25,0   Galgant 50,0
    Wermut 50,0   Nelken 5,0
    Kardamomen 2,0   Zitronenöl 1,5
    Weingeist (90%) . . . . 4½ Liter   Wasser . . . . 5½ Liter.

Die Nelken werden zerquetscht, die übrigen Pflanzenteile mittelfein zerschnitten bzw. zerstoßen verwendet. Man digeriert 8 Tage, preßt ab, versetzt mit 500,0 Zucker und bringt das Ganze auf 10 Liter. Braun zu färben. Wird vielfach auch mit Kirschsirup versüßt.

Krambambuli.

Ingweressenz 50,0	Zimtöl . . . . 10 Trpf.	
Anisöl . . . . 5 Trpf.	Nelkenöl . . . . 5 Trpf.	
Kümmelöl . . . . . . 5 Trpf.	Zitronenöl . . . . . . 10 Trpf.	
Lavendelöl . . . . . 8 Trpf.	Mazisöl . . . . 5 Trpf.	
Kardamomenöl . . . . . 4 Trpf.	Weinbeeröl . . . . . . 5 Trpf.	
Weingeist (90%) . . . . 4¼ Liter	Zucker 1000,0	

       Wasser . . . . 5 Liter.

Man kocht den Zucker mit dem Wasser und fügt dem heißen Sirup die unter Zumischung der Ingweressenz hergestellte Lösung der ätherischen Öle im Weingeist hinzu. Wird meistens rot gefärbt.

Kümmel.

a) Kümmelöl . . . . . .   4.0   Weingeist (90%) . . . 4½ Liter
    Zucker 250,0   Wasser . . . . 5½ Liter.

b) Nach Art von B e r l i n e r , G e t r e i d e k ü m m e l :

Kümmelöl	6,0	Veilchenblütenessenz	5,0
Weinbrandverschnittessenz	2,0	Weingeist (90%)	4½ Liter
Zucker	1250,0	Wasser	4½ Liter.

c) Nach Art von B r e s l a u e r·, D o p p e l :

Kümmelöl	6,0	Korianderöl	10 Trpf.
Fenchelöl	5 Trpf.	Anisöl	8 Trpf.
Weingeist (90%)	4½ Liter	Zucker	1500,0
	Wasser	4½ Liter.	

d) Nach Art von D a n z i g e r :

Kümmelöl	4,5	Korianderöl	5 Trpf.
Pomeranzenöl, bitteres	3 Trpf.	Weingeist (95%)	4 Liter
Zucker	300,0	Wasser	5 Liter.

Bei der Bereitung des Kümmelbranntweins kann man mit Vorteil Korn-branntwein verwenden. Der Zuckerzusatz ist überall verschieden, man hat sich hiermit nach dem Ortsgebrauch zu richten. Während in manchen Gegenden nur so viel Zucker zugesetzt wird, um den Geschmack milde erscheinen zu lassen, liebt man an anderen Orten den Kümmel stark versüßt. Verwendet man Rohr-bzw. Rübenzucker, so kocht man den Zucker im Wasser auf und fügt dem heißen Sirup die Lösung der übrigen Bestandteile im Weingeist hinzu. Gerade beim Kümmel macht die Beschaffenheit des Öles sehr viel aus; nie verwende man die billigen Öle, die immer Kümmelspreuöl enthalten. Die feinsten Getränke erhält man, wenn man K a r v o l , d. h. ein von dem Terpen befreites Kümmelöl, auch K a r v o n genannt, anwendet. In diesem Falle muß die Menge des Öles ent-sprechend vermindert werden. Kümmel gewinnt ungemein durch Lagerung.

Kujawischer Magenbitter.

Unreife Pomeranzen	150,0	Nelken	30,0
Orangenschalen	50,0	Sternanis	30,0
Enzianwurzeln	36,0	Kardamomen	15,0
Galgant	36,0	Kümmel	15,0
Zitwerwurzeln	36,0	Fenchel	7,5
Zimtkassia	45,0	Zucker	1500,0
Bitterklee	30,0	Weingeist (90%)	4½ Liter
	Wasser	5½ Liter.	

Die Nelken müssen zerquetscht, die übrigen Pflanzenteile mittelfein zerschnit-ten bzw. zerstoßen verwendet werden. Mit Zuckerfarbe braun zu färben.

Lebenselixier.

Aloe	100,0	Lärchenschwamm	15,0
Enzianwurzeln	15,0	Rhabarber	15,0
Safran	10,0	Galgant	7,5
Weingeist (90%)	4½ Liter	Zitwerwurzeln	7,5
	Wasser	5½ Liter.	

Die Pflanzenteile müssen mittelfein zerschnitten bzw. zerstoßen verwendet werden. Wird 8 Tage digeriert und abgepreßt.

Magenbitter.

a)
Magenbitteröl (s. d.)	4,0	Weingeist (90%)	4½ Liter
Zucker	500,0	Wasser	5¼ Liter.

Man löst das Magenbitteröl im Weingeist und fügt diese Lösung dem aus Zucker und Wasser bereiteten heißen Sirup zu. Bleibt entweder weiß oder wird rot gefärbt.

b) Kalmus	25,0	unreife Pomeranzen	30,0
Zitronenschalen	25,0	Kardamomen	25,0
Galgant	15,0	Lavendelblüten	10,0
Majoran	15,0	Mazis	15,0
Zimt	15,0	Rosmarin	15,0
Nelken	10,0	Weingeist (90%)	4½ Liter
Wasser		5 Liter.	

Die Nelken werden zerquetscht, die übrigen Pflanzenteile mittelfein zerschnitten bzw. zerstoßen verwendet. Wird 8 Tage digeriert, ausgepreßt, der Seihflüssigkeit 1000,0 Zucker zugefügt und das Ganze auf 10 Liter gebracht.

c) Bittere Tinktur	250,0	Kirschsirup	1000,0
zusammengesetzte China-		Weingeist (95%)	4 Liter
tinktur	150,0	Wasser	5 Liter
aromatische Tinktur		100,0.	

d) Bittere Tinktur	250,0	weißer Sirup	1500,0
aromatische Tinktur	50,0	Weingeist (90%)	4¼ Liter
Wasser		4¼ Liter.	

Magentropfen nach Art von Dr. Mampe. (Siehe Einl. 9 Bezeichnung S. 185.)

Zimtkassia	125,0	Orangenschalen	125,0
Galgant	125,0	Enzianwurzeln	200,0
unreife Pomeranzen	250,0	Nelken	60,0
Weingeist (90%)	4½ Liter	Wasser	5½ Liter.

Die Nelken werden zerquetscht, die übrigen Pflanzenteile mittelfein zerschnitten bzw. zerstoßen verwendet. Man digeriert 8 Tage, preßt ab, filtriert die Seihflüssigkeit und bringt auf 10 Liter.

Nordhäuser.

Nordhäuseressenz	¼ Liter	Weingeist (90%)	4¼ Liter
Wasser	5½ Liter	Zucker	125,0.

Wird schwach gelb gefärbt.

Nach Art von Nordhäuser Korn.

Butteräther	2,0	Rumäther	3,0
Weingeist (90%)	4½ Liter	brauner Kandis	50,0
Wasser		5 Liter.	

Dieser Mischung fügt man hinzu ½ Liter Malzabkochung, bereitet aus 80,0 Malz. Der Nordhäuser wird schwach gelb gefärbt, zuweilen auch mit einer Spur von Birkenteeröl oder Eichenlohe versetzt.

Pfefferminz.

Feinstes Pfefferminzöl	4,0	Weingeist (90%)	4½ Liter
Zucker	500,0	Wasser	5¼ Liter.

Wird Rohr- bzw. Rübenzucker verwendet, so kocht man den Zucker mit dem Wasser und fügt dem heißen Sirup die Lösung des ätherischen Öles im Weingeist zu. Wird zuweilen grünlich gefärbt.

Pomeranzen.

Orangenschalen	50,0	unreife Pomeranzen	250,0
Nelken	4,0	Zitronenschalen	8,0
Kassia	4,0	Wacholderbeeren	8,0
Weingeist (90%)	4½ Liter	Wasser	5½ Liter
Zucker		500,0.	

Die Nelken werden zerquetscht, die übrigen Pflanzenteile mittelfein zerschnitten bzw. zerstoßen verwendet. Man digeriert 8 Tage, preßt ab, bringt das Ganze auf 10 Liter und färbt braun. Schließlich wird filtriert.

Nach Art des „Schlesischen Bitter, des Kynastbitter".

Grüne Bitteressenz (s. d.) ⅛ Liter   Maitrankessenz (s. d.) . . . ⅛ Liter
Weingeist (90%) . . . . 4¼ Liter   Himbeersirup 1000,0
              Wasser . . . . 4½ Liter.

Schweizer mit Absinthgeschmack.

a) Wermutöl 4,0   Korianderöl 1,5
   Anisöl 1,0   Weingeist (90%) . . . 4½ Liter
   Zucker 500,0   Wasser . . . . 5¼ Liter.

   Wird Rohr- bzw. Rübenzucker verwendet, so kocht man den Zucker mit
Wasser und fügt dem heißen Sirup die Auflösung der ätherischen Öle im
Weingeist hinzu. Bei Verwendung von Invertzucker löst man die ätherischen
Öle im Weingeist und vermischt die Lösung mit dem erwärmten Gemische
von Invertzucker und Wasser. Wird grün gefärbt.

b) Wermutöl 4,5   Orangenblütenöl 0,5
   bitteres Pomeranzenscha-   Zitronenöl 1,0
      lenöl 2,0   Zucker 500,0
   Sternanisöl 1,25   Weingeist (90%) . . . 4½ Liter
            Wasser . . . . 5¼ Liter.

Schweizer aus Alpenkräutern.

Schweiz. Alpenkräuter-   Weingeist (90%) . . . 4¼ Liter
   essenz (siehe diese) . . ¼ Liter   Wasser . . . . 5¼ Liter
              Zucker . . . . 500,0.
   Wird grün gefärbt.

Spanischbitter.

Spanischbitteröl (s. dieses) 4,0   Weingeist (90%) . . . 4½ Liter
Wasser . . . . . . 5¼ Liter   Zucker . . . . 750,0.
Bereitung siehe unter Schweizer mit Absinthgeschmack.

Wacholder.

Wacholderbeeren 250,0   Pomeranzenschalen . . . 10,0
Piment 10,0   Angelikawurzeln . . . 15,0
Zimt 8,0   Weingeist (90%) . . . 4½ Liter
            Wasser . . . . 5½ Liter.

   Die Pflanzenteile werden mittelfein zerschnitten bzw. zerstoßen verwendet.
Man digeriert 8 Tage, preßt ab, versetzt mit 500,0 Zucker und bringt das Ganze
auf 10 Liter. Wird braun gefärbt. Schließlich filtriert man.
   Dieser Wacholder darf nicht als Steinhäger bezeichnet werden, da Steinhäger
nur durch Destillation unter Verwendung von Wacholderlutter aus vergorener
Wacholdermaische ohne Zusatz von ätherischen Ölen hergestellt werden muß.
E c h t e r   S t e i n h ä g e r muß in Steinhagen selbst destilliert sein.

Zitronen.

Zitronenöl 4,0   süßes Pomeranzenöl . . . 0,5
Zimtöl . . . . 5 Trpf.   Weingeist (90%) . . . 4½ Liter
Zucker 500,0   Wasser . . . . 5½ Liter.
   Bereitung siehe unter Schweizer mit Absinthgeschmack. Wird schwach gelb
gefärbt.

Liköre — Kreme.

   Unter dieser Bezeichnung versteht man die geistigen Getränke, welche
einen hohen Zuckergehalt besitzen. Man hat Kreme, die bis zu 600,0 Zucker
auf 1 Liter enthalten. Sie müssen voll und rund, gewöhnlich von etwas
schwächerem Alkoholgehalt als Schnäpse und von schöner, völlig klarer

Färbung sein. Sie verlangen für ihre Bereitung einen besonders feinen Weingeist und unbedingt längere Lagerung. Verwendet man keinen Fruchtzucker, so muß der Zuckersaft auf das sorgfältigste geläutert und sehr lange gekocht werden. Ist man gezwungen, die Lagerzeit abzukürzen, so muß man den Zuckersirup h e i ß zumischen. Vergleiche auch „Einleitung" von Spirituosen, auch hinsichtlich der Bezeichnungen.

Sollen die Liköre auskristallisieren, so nimmt man große Mengen Zucker, die in wenig Wasser aufgekocht und einige Minuten im Sieden erhalten werden, und mischt sie heiß der Lösung der ätherischen Öle in Weingeist zu.

Will man, um den Likör zu verdicken, einen Teil des Zuckers durch „Kapillärsirup für Likörbereitung" ersetzen, was aber nur in geringem Maße geschehen soll, da sonst leicht Trübungen auftreten, ist zu beachten, daß Kapillärsirup nur ein Fünftel der Süßkraft des Zuckers besitzt und nur ein Gehalt von 7,5% der Gesamtflüssigkeit angebracht ist.

Der Zitronensäuregehalt in gewissen Likören kann durch geruch- und geschmackfreie reine Milchsäure ersetzt werden, nur ist zu beachten, daß für 10,0 Zitronensäure von 100proz. Milchsäure 12,85, von 80proz. dementsprechend 16,1 und von 50proz. 25,7 verwendet werden müssen.

Ananaslikör.

2—3 Ananas, es können eingemachte verwendet werden, werden zerschnitten, mit 4 Flaschen Mosel- oder Rheinwein und 3 Liter Weingeist (90%) ausgezogen. Zu dem Filtrat fügt man 3,5 kg Zucker und so viel Wasser, daß das Ganze 10 Liter beträgt.

Angelikakreme.

Angelikaöl	10,5	Korianderöl	5 Trpf.
Fenchelöl	1,5	Weingeist (90%)	4 Liter
Zucker			5½ kg.

Wird mit Wasser auf 10 Liter gebracht und gelb gefärbt.

Anislikör.

Anisöl	4,0	Weingeist (90%)	4 Liter
Zucker			3 kg.

Mit Wasser auf 10 Liter zu bringen.

Anisette.

a)
Anisöl	2,0	Sternanisöl	6,0
Fenchelöl	0,5	Korianderöl	2 Trpf.
Veilchenessenz (s. diese)	10,0	Weingeist (90%)	4 Liter
Zucker			5 kg.

Mit Wasser auf 10 Liter zu bringen.

b) H o l l ä n d i s c h :
Anisöl	5,0	Sternanisöl	5,0
blausäurefreies Bittermandelöl	15 Trpf.	Korianderöl	2 Trpf.
		Rosenöl	4 Trpf.
Fenchelöl	4 Trpf.	Angelikaöl	8 Trpf.

Weingeist, Zucker und Wasser wie beim vorigen.

Aromatiquelikör nach Art von Dietendorfer.

Curaçaoschalen	125,0	Zimtkassia	50,0
Kardamomen	12,5	Nelken	37,5
Kubeben	50,0	Enzianwurzeln	30,0
Kaskarillrinde			6,0

werden mittelfein zerschnitten bzw. zerstoßen, die Nelken zerquetscht, mit 60prozentigem Weingeist 6 Liter ausgezogen, abgepreßt und dem Filtrat hinzugefügt

Zuckersirup . . . . 2 Liter

und Wasser zu 10 Liter Gesamtmenge.

Der fertige Likör wird mit Zuckerfarbe braun gefärbt.

Likör nach Art des Benediktinerlikörs.

(Das Wort Benediktiner ist gesetzlich geschützt, siehe Einleitung Bezeichnung.)

a) Wermut 50,0   Kalmus 40,0
   Pfefferminzkraut . . . 100,0   Melissenkraut 100,0
   unreife Pomeranzen 100,0

und die Schalen von 10 Apfelsinen und 2 Zitronen werden mittelfein zerschnitten bzw. zerstoßen mit

Weingeist (90%) . . . 5 Liter   Wasser . . . . . . 1,4 Liter
   Weinbrand . . . . 2 Liter

ausgezogen, abgepreßt und dem Filtrat hinzugefügt heißer Sirup, bereitet aus 1,5 kg Zucker, 0,5 kg Wasser und dem Safte der oben angeführten Apfelsinen und Zitronen. Zuletzt wird so viel Wasser zugesetzt, daß das Ganze 10 Liter beträgt.

b) Nach Dieterich:
   Benediktineressenz (s. d.) 75,0   Weingeist (90%) 1750,0

werden in einem Gefäße, das mindestens 10 Liter faßt, gemischt. Hierzu gießt man langsam unter Rühren eine kochend heiße Lösung von

Zucker . . . . 1750,0 in Wasser . . . . 1550,0.

Likör nach Art von Chartreuse. Nach Graeger. (Siehe Einl. 9. Bezeichnung.)

a) Melissenöl . . . . . . 6 Trpf.   Ysopöl . . . . 6 Trpf.
   Angelikaöl . . . . . 30 Trpf.   Mazisöl . . . . . . 6 Trpf.
   Nelkenöl . . . . . . 6 Trpf.   Zimtöl . . . . . . 6 Trpf.
   bestes Pfefferminzöl . . 40 Trpf.   Weingeist (90%) . . . 4 Liter
   Zucker . . . . 5 kg   Wasser soviel wie nötig zu 10 Liter.

Chartreuse wird teils gelb, teils grün gefärbt, jedoch in beiden Fällen nicht zu dunkel.

b) Essenz nach Art. v. Chartreuse ¼ Liter Weingeist (95%) . . . . 4 Liter.
   (siehe diese) . . . . .   Wasser soviel wie nötig zu 10 Liter.
   Zucker . . . . 5 kg

c) Melissenkraut 15,0   Mazis 7,0
   Pfefferminzblätter . . . 5,0   einfaches Orangenblüten-
   Angelikawurzeln . . . 32,0   wasser 700,0
   Zimt 32,0   Weingeist (90%) . . . . 4 Liter.
   Himbeersaft 100,0

Die Pflanzenteile müssen mittelfein zerschnitten werden. Man mazeriert 8 Tage, filtriert und fügt dem Filtrat

Zucker . . . . 5 kg.

und so viel Wasser hinzu, daß das Ganze 10 Liter beträgt.

d) 1. G e l b.
   Angelikaöl 20,0   Ysopöl 3,0
   Kajeputöl 2,5   Mazisöl 4,0
   Kalmusöl 1,0   Melissenöl 3,0
   Korianderöl 2,0   Weingeist (90%) . . . 3000,0
   Nelkenöl 2,0   Zucker 1200,0
   Wasser 1800,0

Safrantinktur soviel wie zur Färbung erforderlich.

Man löst die Öle im Weingeist, kocht einen Sirup aus Zucker und Wasser, mischt die Lösung der ätherischen Öle hinzu und filtriert noch heiß.

2. G r ü n. Man nimmt nur 900,0 Zucker und färbt mit Indigolösung bis zur gelbgrünen Färbung.

3. W e i ß. Man nimmt nur 600,0 Zucker.

Bei allen Vorschriften zu Chartreuse ähnlichen Getränken wird der Zucker mit Wasser zu einem Sirup gekocht und die Lösungen der ätherischen Öle werden dem heißen Sirup zugesetzt.

Chinalikör.

Chinarinde	300,0	Orangenschalen	175,0
Curaçaoschalen	75,0	Enzianwurzeln	90,0
Zimt	50,0	Nelken	1,0
Kardamomen	1,0	Moselwein	2¼ Liter.
	Weingeist (90%)	4 Liter.	

Die Nelken werden zerquetscht, die übrigen Pflanzenteile mittelfein zerschnitten, bzw. zerstoßen, man digeriert 8 Tage, filtriert und fügt dem Filtrat 3 kg Zucker und so viel Wasser hinzu, daß das Ganze 10 Liter beträgt.

Nach Art von Curaçao-Likör.

Curaçaoschalen	300,0	frische Orangenschalen	300,0
Mazis	2,5	Zimt	10,0
Vanille	1,0	Weingeist (90%)	3¼ Liter.

Die Pflanzenteile werden bis auf die ganz fein zerschnittene und überdies zerquetschte Vanille, mittelfein zerschnitten bzw. zerstoßen, 8 Tage digeriert, abgepreßt, filtriert und dem Filtrat ³/₄ Liter Jamaikarum, 2½ kg Zucker und so viel Wasser hinzugefügt, daß das Ganze 10 Liter beträgt. Den Zucker kocht man am besten mit Wasser zu einem Sirup und fügt den weingeistigen Auszug dem heißen Sirup hinzu.

Wird hellbraun gefärbt.

Eisenbahnlikör.

Zimtöl	2,0	bestes Pfefferminzöl	2,0
Nelkenöl	1,0	blausäurefreies Bittermandelöl	0,5
Anisöl	10 Trpf.	Rosenöl	2 Trpf.
Weingeist (90%)	4 Liter	Zucker	2½ kg
	Wasser zu 10 Liter.		

Die Auflösung der ätherischen Öle im Weingeist fügt man dem heißen aus Zucker und Wasser bereiteten Sirup hinzu. Bei Verwendung von Invertzucker erwärmt man die Mischung des Invertzuckers mit Wasser.

Wird rot gefärbt.

Erdbeerlikör.

Weingeist (90%)	4 Liter	Erdbeersirup	4 kg
Kirschsirup	½ kg	Wasser zu 10 Liter.	

Darf nicht künstlich rot gefärbt werden.

Likör nach Art des Danziger Goldwassers. Nach Graeger.
(Siehe Einl. 9, Bezeichnung.)

a) Blausäurefreies Bittermandelöl	5 Trpf.	Kalmusöl	8 Trpf.
		Nelkenöl	8 „
Kümmelöl	8 „	Zitronenöl	15 „
Zimtkassiaöl	8 „	Orangenschalenöl	15 „
Korianderöl	15 „	Sternanisöl	3 „
Orangenblütenöl	8 „	Mazisöl	8 „
Wacholderbeeröl	6 „	Majoranöl	6 „
Krauseminzöl	6 „	Kardamomenöl	6 „
Sassafrasöl	6 „	Vanilleessenz	3,0
Fenchelöl	4 „	Zucker	2½ kg
Weingeist (90%)	4 Liter	Wasser zu 10 Liter.	

Bleibt ungefärbt und wird mit einigen Flittern von echtem Blattgold vermischt. Bereitungsweise wie bei Eisenbahnlikör.

b) **Einfach:**

Zitronenöl	4,0	Kassiaöl	25 Trpf.
Korianderöl	20 Trpf.	Mazisöl	20 „
Neroliöl	12 „	Orangenschalenöl	12 „

Weingeist, Zucker, Wasser usw. wie beim vorigen.

Hagebuttenlikör.

Entkernte getrocknete grob		zerquetschte Nelken	2,5
zerkleinerte Hagebutten	3000,0	zerschnittener Ceylonzimt	10,0

werden mit 4 Liter Weingeist (90%) einige Wochen mazeriert. Dem Filtrat fügt man 2000,0 Zucker hinzu und ergänzt auf 10 Liter.

Heidelbeerlikör.

Völlig reife Heidelbeeren werden zerquetscht und etwa 8 Tage zum Gären beiseite gesetzt. Darauf wird der Saft abgepreßt und auf je 1 Liter Saft mit

mittelfein zerstoßenem Zimt	4,0	zerquetschten Nelken	1,0
zerquetschtem Koriander	1,0	Zucker	200,0

schwach erwärmt. Nach dem Durchseihen fügt man auf 1 Liter Flüssigkeit Weingeist (90%) 0,5 Liter hinzu.

Himbeerlikör.

a)

Weingeist (90%)	4 Liter	Himbeersirup	5 kg
Zitronensäure	10,0	Orangenblütenwasser	250,0

Wasser zu 10 Liter.

Darf nicht künstlich rot gefärbt werden.

b) **Künstlich:**

Himbeeressenz (s. diese)	40,0—60,0	Zitronensäure	15,0
Weingeist (90%)	4 Liter	Zucker	2 kg

Wasser zu 10 Liter.

Wird mit Himbeerfarbe (siehe diese) schön rot gefärbt.

Soll dieser Likör etwas verfeinert werden, so wird ½ kg Zucker durch Himbeersirup ersetzt.

Jagdlikör.

Jagdliköressenz (s. diese)	¼ Liter	Weingeist (90%)	4 Liter
Zucker	2 kg	Wasser zu 10 Liter.	

Wird goldgelb gefärbt.

Johannisbeerlikör, schwarzer.

Schwarze, völlig reife Johannisbeeren 500,0
werden zerquetscht, dann werden hinzugefügt

mittelfein zerstoßener Zimt	4,0
zerquetschte Nelken	2,0
zerquetschter Koriander	2,0.

Darauf wird mit einer Mischung von

Weingeist (90%)	600,0	Wasser	400,0

etwa 8 Tage mazeriert. Nach dieser Zeit seiht man ab, löst in der etwa 1 Liter betragenden Seihflüssigkeit 375,0—500,0 Zucker und filtriert.

Bei schwarzen Johannisbeeren, die s e h r v i e l Pektin enthalten, mazeriert man mit dem Weingeist allein und fügt den Zucker und Wasser erst nach dem Durchseihen hinzu.

Ingwerlikör.

Ingweressenz (siehe diese) ¼ Liter   Vanilleessenz   8,0
Weingeist· (90%) . . . 4 Liter   Zucker . . . . 2½ kg
Wasser zu 10 Liter.
Wird bräunlich gefärbt.

Ingwerlikör gewinnt sehr, wenn ihm etwas guter Rum zugesetzt wird. Hier und da wird auch w e i ß e r I n g w e r l i k ö r verlangt. In diesem Falle muß man statt der Ingweressenz Ingweröl 4,0 verwenden. Der Geschmack ist aber dann ein anderer.

Ivalikör.

Ivaöl   20,0   Angelikawurzeltinktur . .   20,0
Wermutessenz   30,0   Weingeist (90%) . . . . 4 Liter
Zucker . . . . 2½ kg   Wasser zu 10 Liter.
Wird blaßgrün gefärbt.

Das Öl von Iva moschata liefert für sich allein keinen Likör.von angenehmem Geschmack. Dagegen besitzt obige Mischung einen äußerst angenehmen, dabei eigentümlichen Geschmack. Das Ivaöl wirkt wie kaum ein anderes ätherisches Öl erwärmend auf den Magen.

Kaffeelikör.

500,0 gebrannter und gemahlener Kaffee werden mit 4 Liter Weingeist (90%) und 3 Liter Wasser erschöpfend ausgezogen. Dem Filtrat fügt man 3 kg Zucker und so viel Wasser hinzu, daß das Ganze 10 Liter beträgt.
Wird braun gefärbt.

Kaffeelikör wird sehr verfeinert durch einen Zusatz von Rum, noch besser feinem Weinbrand. Außerdem verlangt er auch eine gute Kaffeesorte.

Kakaolikör.

a)   Entölter Kakao 250,0
       mittelfein zerschnittene Mazis   6,0
       mittelfein zerschnittene Zimtkassia   30,0
       zerquetschte Nelken   3,0
       ganz fein zerschnittene und zerquetschte Vanille   5,0.

Man digeriert mit 6 Liter Weingeist (50%) 8 Tage, filtriert und fügt dem Filtrat 2½ kg Zucker und so viel Wasser hinzu, daß das Ganze 10 Liter beträgt.

b)   Entölter Kakao 350,0
       zerquetschte Nelken   8,0
       ganz fein zerschnittene und zerquetschte Vanille   4,0
       mittelfein zerschnittener Zimt 20,0
werden mit

Weingeist (90%) . . . . 4 Liter und Wasser . . . . 1 Liter

8 Tage ausgezogen. Darauf filtriert man und fügt dem Filtrat hinzu einen Sirup, den man aus

Zucker . . . . 2½ kg und Wasser . . . . 3 Liter

bereitet hat. Schließlich ergänzt man mit Wasser, daß das Ganze 10 Liter beträgt.

c) Fein zerschnittene und zer-   geröstete Kakaobohnen . 450,0
    quetschte Vanille . . .   8,0   Weingeist (90%) . . .   3 Liter
       Wasser . . . . 2 Liter

digeriert man 8 Tage, seiht durch und fügt hinzu

       Zucker . . . . 2½ kg

und Wasser so viel, daß das Ganze 10 Liter beträgt.

Kalmuslikör.

a) Nach Art von D a n z i g e r :

Kalmusöl	3,0	Angelikaöl		1,0
Korianderöl	6 Trpf.	Weingeist (90%)		4 Liter
Zucker	2½ kg	Wasser zu 10 Liter.		

Wird rot gefärbt.

b) Nach Art von M a g d e b u r g e r :

Kalmusöl	5,0	Angelikaöl		0,5
Zitronenöl	1,0	Weingeist (90%)		4 Liter
Zucker	2 kg	Wasser zu 10 Liter.		

Bleibt ungefärbt.

Bereitung siehe Eisenbahnlikör.

Kirschlikör. Cherry-Brandy.

a) Blausäurefreies Bittermandelöl 0,5   Weingeist (90%) . . . . 4 Liter
   Kirschsirup . . . . 5 kg   Wasser zu 10 Liter.

Kirschlikör wird vielfach durch einen kleinen Zusatz von Nelken- und Zimtöl, zuweilen auch von Rosenöl verfeinert. Kirschlikör darf nicht künstlich gefärbt werden.

b)   Saure Kirschen 2500,0 werden schnell und gründlich mit Wasser abgewaschen, entsteint, etwa ein Drittel der Steine wird im Porzellanmörser zerstoßen und zu den Kirschen getan. Dann fügt man ohne Erhitzen

ungewaschene fein zerschnittene Sultaninen . 125,0
Zucker 2000,0
Wasser 2000,0

hinzu und läßt das Gemisch an möglichst warmem Orte zugebunden 14 Tage gären. Darauf preßt man ab, löst in der Flüssigkeit

Stärkezucker 1500,0   Raffinadezucker 1000,0

auf, fügt   Weingeist (96%) 1500,0

hinzu und läßt mehrere Tage absetzen.

Kolalikör.

a) Nach Dieterich:

Zerkleinerte Kolanüsse	. 250,0	fein zerriebene Koschenille	2,0
gerösteten Kaffee	. . . 25,0	Arrak	100,0
	Kornsprit (90%) 3500,0		

digeriert man in einer Ansatzflasche 8 Tage, filtriert und gießt dann eine kochend heiße Lösung von

Zucker . . . . 4000,0 in Wasser 3500,0

dazu. Zuletzt fügt man

Vanilletinktur 5,0
blausäurefreies Bittermandelöl . . 3 Trpf.

hinzu. Soll der Likör nicht so süß schmecken, verringert man die Zuckermenge.

Kümmellikör, nach Art von Magdeburger.

Kümmelöl	6,0	Anisöl	0,5
Fenchelöl	2 Trpf.	Zitronenöl	2 Trpf.
Weingeist (90%)	4 Liter	Zucker	5½ kg
	Wasser zu 10 Liter.		

Bereitungsweise siehe Eisenbahnlikör.

Die feineren Kümmelliköre werden noch mit verschiedenen anderen Zusätzen, wie Mazisöl, Weinbrandverschnittessenz u. a. m. verbessert. Es wird also leicht sein, hier neue und wohlschmeckende Mischungen zusammenzusetzen. Gerade zur Bereitung dieser feinen Kümmelliköre empfiehlt sich die Anwendung von Karvol (Schimmel & Co.) ganz besonders.

Magenbitterlikör.

a) Unreife Pomeranzen . . . 40,0   Quassiaholz 20,0
    Muskatblüte 20,0   Angelikawurzeln 30,0
    Galgant 10,0   Enzianwurzeln 100,0
         Weingeist (90%) . . . . . 4 Liter.

Die mittelfein zerschnittenen Pflanzenteile digeriert man 8 Tage, preßt ab und fügt dem Filtrat 4 kg Zucker und so viel Wasser hinzu, daß das Ganze 10 Liter beträgt.

Wird braun gefärbt

b) Orangenschalenöl . . . 0,5   Angelikaöl 0,5
    Pfefferminzöl 0,5   Nelkenöl 0,5
    Wacholderbeeröl 1,0   Wermutöl 0,5
    Kalmusöl 1,0   Zitronenöl 0,5
    Anisöl 0,5   Fenchelöl 0,5
    Weingeist (90%) . . . . 4 Liter   Zucker . . . . 2 kg
         Wasser zu 10 Liter.

Wird hellgrün gefärbt. Bereitungsweise siehe Eisenbahnlikör.

Maraschinolikör.

Blausäurefreies Bittermandelöl 1,0   Neroliöl . . . . 10 Trpf.
Vanilleessenz 2,0   Zitronenöl 1,0
Himbeeressenz . . . . . 10 Trpf.   Weingeist (90%) . . . . 4 Liter
Zucker . . . . 4 kg   Wasser zu 10 Liter.

Diesem Likör setzt man vielfach noch Spuren von Jasmineextrakt und Rosenwasser hinzu.

Nußlikör. Walnußlikör

Unreife Walnüsse 150,0   Zimt 15,0
Nelken 5,0   Mazis 5,0
Orangenschalen 20,0   Weingeist (90%) . . . . 4 Liter

Die unreifen Walnüsse und Nelken werden zerquetscht, die übrigen Pflanzenteile mittelfein zerschnitten bzw. zerstoßen. Man digeriert 8 Tage, filtriert und fügt dem Filtrat Zucker 1500,0 und so viel Wasser hinzu, daß das Ganze 10 Liter beträgt.

Parfait d'Amour.

Kassiaöl 2,0   Lavendelöl 0,5
Mazisöl 0,5   blausäurefreies   Bitter-
Zitronenöl 0,5   mandelöl . . . . . 3 Trpf.
Nelkenöl 0,5   Weingeist (90%) . . . . 4 Liter
Kardamomenöl 0,5   Zucker . . . . 2½ kg
Fenchelöl 0,5   Wasser zu 10 Liter.

Wird meistens blaßrosa gefärbt. Bereitungsweise siehe Eisenbahnlikör.

Persikolikör.

Blausäurefreies Bittermandelöl 4,0   Kardamomenöl . . . . 5 Trpf.
Orangenblütenöl . . . 2 Trpf.   Zitronenöl . . . . . . 5 „
Weingeist (90%) . . . . 4 Liter   Zucker . . . . 2,5 kg
         Wasser zu 10 Liter.

Pfefferminzlikör.

a) Feinstes Pfefferminzöl . . 4,0   Weingeist (90%) . . . . 4 Liter
    Zucker . . . . 2 kg   Wasser zu 10 Liter.

b) Feinstes Pfefferminzöl . . 4,5   Zucker . . . . 2 kg
    Zitronenöl 0,5   Weingeist (90%) . . . . 4 Liter
         Wasser zu 10 Liter.

Bereitungsweise siehe Eisenbahnlikör.

Um ihn, wenn nötig, zu klären, mischt man ein wenig Magnesiumkarbonat hinzu und filtriert. Soll er grün gefärbt sein, färbt man ihn mit Indigokarmin und Safran oder Safransurrogat auf (siehe Einleitung).

Punschlikör.

Limonadenessenz (s. diese)	50,0	Weingeist (90%)	3 Liter
Jamaika-Rum	1 Liter	Zucker	2½ kg

Wasser zu 10 Liter.

Quittenlikör.

a) Die Schalen von 30 frischen Quitten werden mit 4 Liter Weingeist (90%) ausgezogen und das Filtrat mit 5 kg Zucker und so viel Wasser vermischt, daß das Ganze 10 Liter beträgt.

Kann mit etwas Vanille, Nelken und Kardamomen gewürzt werden. Darf aber nicht künstlich gelb gefärbt werden.

b) Quittensaft	5 Liter	zerquetschte Nelken . . .	2,5
zerschnittener Ceylonzimt	10,0	zerschnittene Mazis . . .	2,5
Weingeist (90%) . . . . 4 Liter			

werden einige Wochen stehen gelassen. Nach dem Durchseihen fügt man Raffinadezucker . . . . 2 kg hinzu und ergänzt mit Wasser auf 10 Liter.

Rosenlikör.

Rosenöl	1,0	Orangenblütenwasser . .	250,0
Weingeist (90%)	4 Liter	Zucker	5 kg

Wasser zu 10 Liter.

Rot zu färben.

Bereitungsweise siehe Eisenbahnlikör.

Rosogliolikör.

Anisöl	1,5	Fenchelöl	0,5
blausäurefreies Bittermandelöl	2,0	Rosenöl	1,0
Moschustinktur	5 Trpf.	Weingeist (90%)	4 Liter
Zucker	5 kg	Wasser zu 10 Liter.	

Bereitungsweise siehe Eisenbahnlikör.

Schlehenlikör.

Schlehen, völlig reife, 1000,0 werden zerquetscht und mit 4 Liter Weingeist (90%) 8 Tage mazeriert. Dem Filtrat fügt man hinzu eine Lösung von Kandiszucker . . . . . 2½ kg in Wasser . . . . 4 Liter. Wasser zu 10 Liter. Nach einigen Tagen zu filtrieren.

Zur Bereitung des Schlehenlikörs ist es nicht nötig, daß die Schlehen erst am Strauch einen gelinden Frost überdauert haben.

Sellerielikör.

4 Sellerieknollen werden geschält, mit Wasser weich gekocht, dann in Würfel zerschnitten und mit 4 Liter Weingeist (90%) 8 Tage digeriert. Man filtriert und fügt dem Filtrat hinzu

Zitronenöl	1,0	Vanilleessenz	10,0
Angelikaöl	1 Trpf.	Zimtöl	0,5
Zucker	4 kg	Wasser zu 10 Liter.	

Teelikör.

Pekkotee	125,0	Weingeist (90%)	3 Liter

werden 8 Tage digeriert, und dem Filtrat werden hinzugefügt

Zucker	3 kg	Vanilleessenz	1,0
Jamaika-Rum	1 Liter	Wasser zu 10 Liter.	

Wird schwach bräunlich gefärbt.

Vanillelikör.

a) Vanilleessenz 50,0   Orangenblütenöl 1,0
   Weingeist (90%) . . . . 4 Liter   Zucker . . . . 5 kg
                    Wasser zu 10 Liter.
   Wird rot gefärbt.

b) Vanilleessenz 50,0   Rosenwasser 25,0
   Weingeist (90%) . . . . 4 Liter   Zucker . . . . 5 kg
                    Wasser zu 10 Liter.

Zitronenlikör.

Die Schale von 10 Zitronen wird sehr fein geschält und zerschnitten, dann mit 4 Liter Weingeist (90%) 3 Tage lang ausgezogen. Dem Filtrat fügt man hinzu: Orangenblütenwasser 250,0, Zucker 2½ kg und so viel Wasser, daß das Ganze 10 Liter beträgt.

Darf nicht künstlich gelb aufgefärbt werden.

Punschextrakte. Punschessenzen.

Die Bereitung der Punschextrakte geschieht nach denselben Grundsätzen, wie solche bei Beginn der Abhandlung über Spirituosen angegeben worden sind. Gerade für die Punschextrakte oder, wie sie in manchen Gegenden genannt werden, Punschessenzen, die einen hohen Zuckergehalt haben müssen, eignet sich der flüssige Invertzucker ganz besonders.

Er gibt von vornherein Fülle und Rundung. Punschextrakte sollten niemals frisch verwendet werden, sie erlangen immer erst nach längerem Lagern ihre volle Feinheit.

Zur Färbung der Punschextrakte, die weinähnliche Getränke geben sollen, darf nach dem Weingesetze n u r e i n e k l e i n e Menge gebrannten Zuckers, Zuckerfarbe verwendet werden, a l l e a n d e r e n F a r b s t o f f e s i n d v e r b o t e n. Selbst ein Zusatz von Kirschsaft oder Heidelbeersaft würde, als Färbemittel aufgefaßt, strafbar sein.

Vielleicht bei keiner anderen Zubereitung wird in betreff der Zutaten mehr gesündigt, als gerade bei den Punschextrakten; eigentlich sollten diese niemals aus anderen Stoffen bestehen als Rum, Arrak, Weinbrand, Wein, Zucker und den gewünschten würzigen Zusätzen. Leider ermöglichen die Preise, die die Käufer anlegen wollen, nicht immer die Benutzung dieser reinen Stoffe, und so ist der Hersteller vielfach gezwungen, Rum, Arrak und Weinbrand zum Teil durch Weingeist zu ersetzen. Wir geben im folgenden Vorschriften in verschiedener Güte und bemerken, daß gerade die geringen Sorten der längsten Lagerzeit bedürfen. Kann man die Mischungen 6—12 Monate auf dem Faß lagern lassen, so verbessert sich der Geschmack, selbst bei den ganz billigen Sorten, sehr, so daß sie immer noch ein leidliches Getränk abgeben. Für die hochfeinen Sorten benötigt man nicht nur reinen Rum, Arrak oder Weinbrand, sondern auch von diesen sehr feine Ware. Als Wein, wo dieser zur Verwendung kommt, nimmt man für weiße Sorten einen blumenreichen Rhein- oder Moselwein, für rote Sorten am besten Burgunder. Wird kein Invertzucker angewendet, so muß der gewöhnliche Zucker nach dem Klären noch eine halbe bis eine ganze Stunde kochen. Soll ein Teil des Zuckers durch Kapillärsirup für Likörbereitung ersetzt werden, so darf dies nur in geringem Maße geschehen, überdies besitzt Kapillärsirup nur ein Fünftel Süßkraft des Zuckers. Soll die Zitronensäure durch geruch- und geschmacklose Milchsäure ersetzt werden, so ist zu beachten, daß für 10,0 Zitronensäure von 100proz. Milchsäure 12,85, von 80proz. dementsprechend 16,1 und von 50proz. 25,7 verwendet werden müssen.

Die Punschextrakte müssen so viel Alkoholgrade haben, und zwar mindestens 35 Volumprozente, daß sich bei einer Verdünnung mit 1—2 Teilen siedendem Wasser ein kräftiges Getränk ergibt, nur der sog. „Schwedische Punsch" wird meist kalt getrunken, entweder für sich als Likör oder mit gleichen Teilen kaltem Wasser, oder mit Vanille- oder Fruchteis gemischt.

Ananaspunschextrakt.

Eine Ananasfrucht (eingemachte Frucht genügt) wird in Würfel zerschnitten und durch 1—2 Tage mit

Rum . . . . 3 Liter   Wein . . . . 2 Liter

ausgezogen; dem Filtrat fügt man hinzu

Zucker . . . . 5 kg   Wasser zu 10 Liter.

Arrakpunschextrakt.

a) Arrakverschnittessenz . . 15,0   Ananasessenz 15,0

    Arrak . . . . ¼ Liter   Weingeist (90%) . . . . 4¾ Liter

    Zucker . . . . 4 kg   Wasser zu 10 Liter.

     Bleibt ungefärbt.

b) **Feiner:**

    Eine Ananasfrucht wird in Würfel zerschnitten und mit

    Weingeist (90%) . . . . 3 Liter   Arrak . . . . 2 Liter

ausgezogen; dem Filtrat fügt man hinzu

    Zucker . . . . 5 kg   Wasser zu 10 Liter.

c) 4 Zitronen werden fein geschält, die Schale mit

    Arrak 500,0   Weingeist 500,0

einige Stunden mazeriert. Inzwischen kocht man

    Zucker . . . . 10 kg   Wasser . . . . 3½ kg

zu Sirup und setzt dem nur wenig abgekühlten Sirup hinzu

    Weingeist (90%) . . . 2500,0   Arrak 5500,0

        Maraschinolikör . . . . . . 1000,0.

    Dann eine Lösung aus

    Zitronensäure 120,0   Wasser 360,0

und die zuerst bereitete Zitronenessenz.

d) Arrak 1000,0   weißer Sirup 750,0

    Weißwein 500,0   Zitronensäure 20,0

        Zitronenschalenessenz . . . . 20,0.

    Anstatt der Zitronenschalenessenz können im Notfall wenige Tropfen Zitronenöl verwendet werden, die mit Zucker fein verrieben sind.

e) **Mit Rotwein, Rotweinpunschextrakt:**

    Rotwein 500,0   Zuckerpulver 350,0

    Arrak 500,0   schwarzer Tee 10,0

    Sauerkirschsirup 200,0   frische Zitronenschalen . 2,5

        Saft einer Zitrone.

    Man erhitzt auf 70°—80° C, läßt dann 24 Stunden im Kühlen stehen und filtriert. Der Zusatz von Sauerkirschsirup darf keinesfalls als Färbemittel aufgefaßt werden, es würde dies gegen das Weingesetz verstoßen. Der Zusatz wird lediglich des Geschmackes wegen gemacht.

Kaiserpunschextrakt.

Arrak	4½ Liter	blausäurefreies Bitter-	
Portwein	½ Liter	mandelöl	1 Trpf.
Zucker	4 kg	Rosenöl	½ „
Zitronensäure	50,0	Zitronenöl	3 „

Wasser zu 10 Liter.

Kardinalpunschextrakt.

Rotwein	2½ Liter	Arrak	2½ Liter
Zitronensäure	5,0	Zitronenöl	5 Trpf.
Bischofessenz	15,0	Zucker	5 kg

Wasser zu 10 Liter.

Milchpunsch.

a) Nach Hegenbarth. Kalt:

Die Schale von einer Zitrone wird auf

Zucker 100,0

abgerieben. Darauf gieße man ½ Liter kochende Milch darüber und rühre ¼ Liter Rum oder Weinbrand hinzu.

b) Sahnenpunsch:

Der Saft von 5 Zitronen und 5 Orangen werde unter Zusatz von etwas Bischofessenz mit 1 kg Zucker, 1½ Liter kochendem Wasser, 2 Liter kochender Milch und ½ Flasche Rum gut verrührt.

c) Man koche Zucker 300,0 mit 1 Liter Milch und 1 Liter Wasser und rühre ½ Flasche Rum hinzu. Nach dem Abkühlen kann man auf Flaschen füllen.

Punschgeschmack-Heißgetränk, alkoholfrei, Kirsch- und Himbeersaft enthaltend.

(Siehe S. 173 alkoholfreie Heißgetränke.)

Zum Vermischen mit heißem Wasser.

Zitronenessenz für alkohol-		Kirschsirup	150,0
freie Getränke	13,0	Himbeersirup	50,0
Vanilleessenz	5,0	weißer Sirup	782,0.

Punschextrakt ff.

Pekkotee	30,0	Bischofessenz	60,0
mittelfein zerschnittener		Rum	3500,0
Ceylonzimt	10,0	Rotwein	2500,0
fein zerschnittene und zer-		Zucker	4000,0
quetschte Vanille	60,0	Wasser zu 10 Liter.	

Man erhitzt auf 70°—80°, läßt dann etwa 3 Tage kühl stehen und filtriert.

Punschextrakt von Rum.

a)
Rumverschnittessenz	30,0	Zitronensäure	20,0
Zitronenöl	1,0	Jamaika-Rum	¼ Liter
Weingeist (90%)	4¾ Liter	Zucker	5 kg

Wasser zu 10 Liter.

Wird mit Zuckerfarbe bräunlich gefärbt.

b) Besser:

Rumverschnittessenz	15,0	Zitronensäure	20,0
Zitronenöl	1,0	Rum	2 Liter
Weingeist (90%)	3 Liter	Zucker	5 kg

Wasser zu 10 Liter.

Mit Zuckerfarbe zu färben.

c) Mittelfein:

Rum	2 Liter	Weingeist (95%)	1³/₄ Liter
Moselwein	1¼ Liter	Zitronensäure	20,0
Zitronenöl	1,0	Zucker	5 kg

Wasser zu 10 Liter.

d) Fein:

Rum	3 Liter	Moselwein	2 Liter
Orangenblütenwasser	250,0	Zitronenöl	0,5
Zucker	5 kg	Wasser zu 10 Liter.	

Dieser hochfeine Punschextrakt kann beliebig im Duft verändert werden, z. B. lassen sich durch sehr geringe Mengen feiner Blumenauszüge, z. B. Jasmin oder Tuberose oder Veilchen ungemein feine Blumen erreichen.

In allen Vorschriften kann das Zitronenöl durch Zitronenschalenessenz ersetzt werden. Der Geschmack wird dadurch noch angenehmer.

Royalpunschextrakt.

Zucker	3 kg	Wasser	1 kg

werden zu Sirup gekocht und noch warm zu einer Mischung aus

Kirschsaft	0,4 Liter	Himbeersaft	0,1 Liter
Weingeist (90%)	1,3 Liter	Rotwein	0,4 Liter
Arrak	0,6 Liter	Rum	0,8 Liter
Zitronensäure	13,0	Zitronenöl	6 Trpf.
Rosenöl	1 Trpf.	Vanilleessenz	0,5

gegossen. Den fertigen Punschextrakt färbt man mit etwas Zuckerfarbe auf. Der Zusatz von Kirschsaft und Himbeersaft hat nicht als Färbemittel zu gelten, ein solches Färbemittel wäre nach dem Weingesetze verboten. Der Zusatz wird des Geschmackes halber gemacht.

Schwedischer Punsch.

a)

Arrak	2 Liter	Weinbrand	½ Liter
Rheinwein	1½ Liter	Zucker	5 kg
Zitronensäure	20,0	Zitronenöl	5 Trpf.

Wasser zu 10 Liter.

Der Zusatz von Zitronenöl kann auch fortbleiben, ohne daß der Duft beeinträchtigt wird. Der Geschmack wird durch ein Fortlassen des Zitronenöls eher noch verfeinert.

b)

Arrak	3 Liter	Zucker	2000,0
Wasser	5000,0.		

Man kocht Zucker und Wasser zu einem Sirup und mischt diesen heiß mit dem Arrak.

Teepunschextrakt.

a)

Teeaufguß (1+9)	500,0	Limonadenessenz (s. diese)	15,0
Zitronensäure	20,0	Rum	3 Liter
Arrak	2 Liter	Zucker	5 kg

Wasser zu 10 Liter.

Auch bei diesem Punschextrakt kann der Duft beliebig verändert werden, namentlich Vanille eignet sich sehr gut dazu.

b)

	Pekkotee	60,0

werden mit heißem Wasser 3 Liter übergossen. Man läßt fünf Minuten ziehen, seiht durch und löst in der Seihflüssigkeit

Zucker	4 kg	Zitronensäure	25,0

Nachdem die Flüssigkeit halb erkaltet ist, fügt man zu
Arrak . . . . 6 Liter,
worin gelöst sind
Orangenblütenöl . . . . 10 Trpf.   Pomeranzenschalenöl . .   5 Trpf.
Zitronenöl . . . . . . 15 „   Pomeranzentinktur . . 250,0.

Grogessenz.

Flüssiger Invertzucker . . 200,0   Rum . . . . 800,0.
Will man den Grog verfeinern, so nimmt man statt Rum ein Gemisch von
gleichen Teilen Weinbrand und Rum oder Arrak und Rum.

Herstellung von Weinbrand, Arrak und Rum.

Der Weinbrand, wie er durch Destillation von reinem Wein erhalten
wird, hat einen Gehalt von 60—65 Raumteilen Alkohol, kann jedoch in
dieser Stärke nicht genossen werden.

Trinkbranntwein, dessen Alkohol ausschließlich aus Wein gewonnen
und der nach Art des Kognaks hergestellt ist, darf als W e i n b r a n d bezeichnet werden.

Trinkbranntwein, der neben Weinbrand Alkohol anderer Art enthält,
darf als W e i n b r a n d v e r s c h n i t t bezeichnet werden, wenn mindestens
$^1/_{10}$ des Alkohols aus Weinbrand stammt. Andere Getränke und Grundstoffe
zu Getränken dürfen nicht als Weinbrand oder mit einer das Wort Weinbrand enthaltenden Wortbildung bezeichnet werden, auch darf das Wort
Weinbrand kein Bestandteil anderer Angaben der Flaschenaufschrift sein;
auf Eierweinbrand findet dieses Verbot keine Anwendung.

Weinbrand, der nach französischem Rechte die Bezeichnung Kognak
tragen darf und in. trinkfertigem Zustand, entweder in Frankreich oder
unter deutscher Zollaufsicht auf Flaschen gefüllt, mit den für den Verkehr
innerhalb des Ursprungslandes vorgeschriebenen Begleitscheinen zur Ein-
fuhr gelangt und unverändert geblieben ist, darf als Kognak bezeichnet
werden. Andere Getränke .und Grundstoffe zu solchen dürfen nicht als
Kognak oder mit einer das Wort Kognak enthaltenden Wortbildung bezeichnet werden, auch darf das Wort Kognak kein Bestandteil anderer Angaben der Flaschenaufschrift sein.

Weinbrand und Weinbrandverschnitt müssen in 100 Raumteilen mindestens 38 Raumteile Álkohol enthalten. So liegt die handelsübliche Alkohol-
stärke zwischen 38—45 Raumteilen.

Trinkbranntwein, der in Flaschen oder ähnlichen Gefäßen unter der
Bezeichnung Kognak, Weinbrand oder Weinbrandverschnitt gewerbsmäßig
verkauft oder feilgehalten wird, muß zugleich eine Bezeichnung tragen, die
das Land erkennbar macht, in dem er für den Verbrauch fertiggestellt
worden ist.

Die in den Ausführungsbestimmungen vorgeschriebenen Bezeichnungen
sind auch in die Preislisten, Weinkarten und Rechnungen sowie in die sonstigen im geschäftlichen Verkehr üblichen Angebote mit aufzunehmen.
Trinkbranntwein, der in Flaschen oder ähnlichen Gefäßen unter der Bezeichnung Kognak, Weinbrand oder Weinbrandverschnitt gewerbsmäßig
verkauft oder feilgehalten wird, muß zugleich eine Bezeichnung tragen,
welche das Land erkennbar macht, in dem er hergestellt ist; ein deutscher,
französischer usw. Weinbrand bzw. Weinbrandverschnitt.

Hat im Ausland hergestellter Weinbrand oder Weinbrandverschnitt in Deutschland lediglich einen Zusatz von reinem Wasser erhalten, um den Alkoholgehalt auf die übliche Trinkstärke herabzusetzen, so ist er als „Französischer" usw. Weinbrand bzw. Weinbrandverschnitt in D e u t s c h - l a n d f e r t i g g e s t e l l t zu bezeichnen.

Die Bezeichnung muß bei Weinbrand in schwarzer, bei Weinbrandverschnitt in roter Farbe auf weißem Grunde deutlich und nicht verwischbar auf einem bandförmigen Streifen in lateinischer Schrift aufgedruckt sein. Die Schriftzeichen müssen bei Flaschen, die einen Raumgehalt von 350 Kubikzentimeter oder mehr haben, mindestens 0,5 Zentimeter hoch und so breit sein, daß im Durchschnitt je 10 Buchstaben eine Fläche von mindestens 3,5 Zentimeter Länge einnehmen. Die Inschrift darf, falls sie einen Streifen von mehr als 10 Zentimeter Länge beanspruchen würde, auf zwei Zeilen verteilt sein. Der Streifen, der eine weitere Inschrift nicht tragen darf, ist an einer in die Augen fallenden Stelle der Flasche, und zwar gegebenenfalls zwischen dem den Flaschenkopf bedeckenden Überzug und der die Bezeichnung der Firma enthaltenden Inschrift, dauerhaft zu befestigen. Wird der Streifen im Zusammenhang mit dieser oder einer anderen Inschrift hergestellt, so ist er gegen diese durch einen mindestens 1 Millimeter breiten Strich deutlich abzugrenzen.

Bei der Herstellung von Weinbrand bzw. Weinbrandverschnitt dürfen nur nachbezeichnete Stoffe verwendet werden:

1. Weindestillat, dem die den Weinbrand kennzeichnenden Bestandteile nicht entzogen sind und das nicht mehr als 86 Raumteile Alkohol enthält.
2. reines Wasser,
3. technisch reiner Rüben- oder Rohrzucker in solcher Menge, daß der Gesamtgehalt an Zucker, einschließlich des durch sonstige Zusätze hineingelangenden (als Invertzucker berechnet) in 100 Kubikzentimeter des gebrauchsfertigen Weinbrandes bei 20° C nicht mehr als 2 g beträgt,
4. gebrannter Zucker (Zuckerkouleur) hergestellt aus technisch reinem Rüben- oder Rohrzucker,
5. im eigenen Betriebe durch Lagerung von Weindestillat (Nr. 1) auf Eichenholz oder Eichenholzspänen auf kaltem Wege hergestellte Auszüge,
6. im eigenen Betriebe durch Lagerung von Weindestillat (Nr. 1) auf Pflaumen, grünen (unreifen) Walnüssen oder getrockneten Mandelschalen auf kaltem Wege hergestellte Auszüge, jedoch nur in so geringer Menge, daß die Eigenart des verwendeten Weindestillats dadurch nicht wesentlich beeinflußt wird,
7. Dessertweine, jedoch nur in solcher Menge, daß in 100 Raumteilen des gebrauchsfertigen Weinbrandes nicht mehr als 1 Raumteil Dessertwein enthalten ist.
8. mechanisch wirkende Filterdichtungsstoffe (Asbest, Zellulose oder dergleichen),
9. technisch reine Gelatine, Hausenblase, Eiereiweiß,
10. Sauerstoff oder Ozon.

Zur Herstellung von Weinbrandverschnitt dürfen nur folgende Stoffe verwendet werden: dieselben Stoffe, die für die Herstellung von Weinbrand unter 2—10 aufgeführt sind, außerdem Weinbrand und reiner, mindestens 90 Raumhundertteile Alkohol enthaltender Sprit.

Verschnittware ist, wenn feiner Weingeist und feiner Weinbrand bzw. bei der Rum- und Arrakbereitung guter Rum und guter Arrak verwendet wurden, nach längerer Lagerung kaum von reinem Destillat zu unterscheiden. Das Altern des Weinbrandverschnittes, das auf Oxydation des Alkohols bzw. Veresterung beruht, kann man durch die auf S. 183 unter 4 angegebenen Verfahren beschleunigen.

Die späterhin anzuführenden Essenzen für Rum und Arrak liefern gute Verschnittware. Am wenigsten gelingt die Nachahmung des Arraks; der Duft des echten Arrak de Goa ist so fein und zart, daß seine Nachbildung nur schwer gelingt.

Echter Arrak hat einen Gehalt von 58—60 Raumteilen Alkohol, echter Rum von 75 Raumteilen. Um beide genußfähig zu machen, setzt man den Alkoholgehalt durch Zumischen von Wasser auf 45—50 Raumteile Alkohol herunter. Verschnitt- und Kunstware müssen einen Mindestgehalt von $^1/_{10}$ Arrak- bzw. Rumalkohol haben.

Bei der Herstellung von Rum und Arrak ist außer der Verschnittware noch Kunstware, Fassonware zu unterscheiden. Es sind dies nur Mischungen aus Weingeist, Wasser und den betreffenden Essenzen. Derartige Erzeugnisse müssen als Kunstrum bzw. Kunstarrak bezeichnet werden.

Der geringe Zuckerzusatz, den die Vorschriften zeigen, ist notwendig, um den Geschmack milder erscheinen zu lassen.

Arrak de Goa — Kunsterzeugnis unter Zusatz von Essenzen.

Weingeist (90%) . . .	18½ Liter	Arrak	6 Liter
Butteräther	4,0	Arrakessenz	42,0
sehr fein zerschnittene		Essigäther	8,0.
u. zerquetschte Vanille	4,0		

Man stellt mehrere Tage beiseite und filtriert. Nach der Filtration wird der Kunst-Arrak mit 6 Liter einer Abkochung mit Wasser von 250,0 Honig und 125,0 zerschnittenem Johannisbrot versetzt.

Siehe auch Vorschrift f zu Rum.

Rumverschnitt bzw. Kunstrum unter Zusatz von Essenzen.

Jeder Rum, der einen Zusatz von Essigäther erhalten hat, muß als Kunstrum bezeichnet werden.

a)

Weingeist (90%)	15 Liter	Jamaika-Rum	6 Liter
Rumverschnittessenz . .	100,0	Perubalsam	3,0
Butteräther	7,0	Wasser	9 Liter
Eichenlohe	133,0	(Essigäther	10,0).

Man zieht die Eichenlohe mit einem Teil des Weingeistes mehrere Tage aus, filtriert und fügt dem Rest des Weingeistes, den Perubalsam, dann die übrigen Bestandteile und zuletzt das Wasser hinzu.

b)

Weingeist (90%) . . .	18¾ Liter	Jamaika-Rum	6 Liter
fein zerschnittene und		grüner Tee	25.0
zerquetschte Vanille .	8,0	Kandiszucker	250,0
zerschnitten. Johannisbrot	250,0	Rosinen	250,0
(Essigäther	16,0)	Wasser	5 Liter.

Vanille, Johannisbrot, grüner Tee und Rosinen werden mit Wasser 2 Liter auf 70°—80° erhitzt, man läßt dann einige Stunden im Kühlen stehen, filtriert und fügt das Filtrat dem Gemische von Weingeist, Rum (und Essigäther) hinzu. Der Kandiszucker wird mit dem noch fehlenden Wasser zu einem Sirup gekocht und dieser heiß mit den übrigen Bestandteilen vereinigt.

c) M i t t e l :

Weingeist (95%)	17 Liter	Jamaika-Rum	6 Liter
Rumverschnittessenz . .	100,0	Vanilleessenz	3,5
zerschnittenes Johannis-		Rosinen	250,0
brot	250,0	Wasser	9 Liter.

Das zerschnittene Johannisbrot und die Rosinen werden mit Wasser 2 Liter auf 70°—80° erhitzt, man läßt dann einige Stunden im Kühlen stehen, filtriert und fügt das Filtrat dem Gemische der übrigen Stoffe hinzu.

d) F e i n :

Weingeist (90%) . . .	17½ Liter	Jamaika-Rum	7½ Liter
Rumverschnittessenz . .	60,0	zerschnittenes Johannisbrot	250,0
Rosinen	250,0	Wasser	5 Liter.

Bereitungsweise siehe unter c.

e) F e i n - f e i n :

Weingeist (90%)	7³/₄ Liter	Jamaika-Rum	20 Liter
Rumverschnittessenz . .	30,0	Vanilleessenz	3,0
zerschnittenes Johannis-		Rosinen	25,0
brot	25,0	Wasser	2¼ Liter.

Bereitungsweise siehe unter c.

Die hier angeführten Vorschriften geben Getränke von 60—70%, können also, da eine solche Stärke häufig nicht gewünscht wird, mit Wasser entsprechend herabgesetzt werden.

f) Rumverschnittessenz . . 30,0   Weingeist . . . . 3³/₄ Liter
   Jamaika-Rum . . . . . 2 Liter   Zucker 60,0
Wasser zu 10 Liter.

Wird mit Zuckerfarbe braun gefärbt.

Diese Mischung kann beliebig verfeinert werden, indem man einen Teil des Weingeistes durch mehr oder weniger großen Rumzusatz ersetzt und dementsprechend die anzuwendende Rumessenz verringert. Doch ist darauf Rücksicht zu nehmen, daß die Menge des Wassers ebenfalls derart verändert werden muß, daß das Ganze etwa einen Alkoholgehalt von 45% hat.

Die gleichen Mischungsverhältnisse und das übrige hier Gesagte gelten auch für A r r a k v e r s c h n i t t. (Siehe auch Einleitung.)

Essenzen zur Selbstbereitung weingeistiger, spirituöser Getränke.

Die Bereitung dieser Essenzen ist so einfach, daß sie ohne irgendwelche größeren Vorrichtungen für jedermann leicht ausführbar ist, und dabei ist ihr Vertrieb z. B. an Branntweinhersteller und Wirte oft sehr lohnend. Derartige Essenzen sind nichts weiter als höchst zusammengedrängte Tinkturen, bereitet aus den verschiedenen Stoffen, die den Branntweinen oder Likören den betreffenden Geschmack verleihen. Allerdings wird ja vielfach den Spirituosen nur durch ätherische Öle Geschmack und Geruch gegeben, aber es muß bemerkt werden, daß durch die alleinige Anwendung von ätherischen Ölen durchaus nicht immer das gleiche erreicht wird, wie durch die Anwendung von Essenzen, d. h. weingeistigen Auszügen der verschiedenen Pflanzenteile wie Kräuter, Wurzeln, Samen usw. Die ätherischen Öle verleihen den Spirituosen vielfach nur den Geruch der Pflanzenteile, nicht aber immer ihren vollen Geschmack. Dieser wird noch bedingt durch einen

Gehalt an Harzen und Bitterstoffen. Ätherische Öle liefern nur in solchen Fällen ein feineres Erzeugnis als Auszüge, wenn es eben darauf ankommt, nur den durch das ätherische Öl bedingten würzigen Duft zu gewinnen. Ein Pfefferminzlikör z. B. wird viel feiner schmecken, wenn er durch die Auflösung des Pfefferminzöles bereitet ist, als wenn man zu seiner Herstellung eine Essenz von Pfefferminzkraut benutzt hätte. Der erfahrene und denkende Hersteller wird also stets zu entscheiden wissen, ob man besser Essenzen oder ätherische Öle zur Verwendung bringen muß. Wir bringen im nachstehenden zuerst die wichtigsten der durch Extraktion zu bereitenden Essenzen, um dann später die sog. gemischten ätherischen Öle aufzuführen.

Die Bereitung der Essenzen darf aus Zweckmäßigkeitsgründen nicht mit starkem 90—95prozentigem Weingeist geschehen; eine solche Essenz würde sich trüben, sobald sie mit der nur 40prozentigen Weingeistmischung, wie sie zum Likör oder Schnaps benutzt wird, zusammengegossen würde. Aus diesem Grunde darf nur ein Weingeist von ungefähr 50 % zur Extraktion benutzt werden. Man verwende eine Mischung von etwa 2 Raumteilen Weingeist (95%) mit 2 Raumteilen Wasser. Man verfährt vielfach in der Weise, daß man die Pflanzenteile zuerst mit starkem Weingeist und dann mit der nötigen Menge Wasser auszieht, die beiden Auszüge mischt und zur Klärung beiseite setzt. Man erreicht dadurch ein sehr vollständiges Ausziehen, auch wird der Weingeist, der immer in ziemlich bedeutender Menge in den ausgezogenen Pflanzenteilen zurückgehalten wird, durch das nachfolgende Wasser fast gänzlich verdrängt.

Über die Extraktion selbst sagt der Verfasser in seinem „Handbuch der Drogisten-Praxis I" folgendes:

Bei der Darstellung von Essenzen zur Bereitung weingeistiger Getränke, ferner in allen den Fällen, wo es darauf ankommt, die Rohstoffe möglichst erschöpfend auszuziehen, z. B. bei der Extraktbereitung, bedient man sich mit Vorteil eines sog. Deplazierungsgefäßes. Ein solches kann man sich in beliebiger Größe selbst herstellen, indem man in einem hölzernen Fasse, das oben offen ist, drei Zahnleisten oder in verschiedenen Höhen Vorsprünge anbringt, so daß man einen nicht zu großlöcherigen Siebboden auflegen kann, und eben über dem Faßboden einen Hahn. Die auszuziehenden zerkleinerten Stoffe werden auf den Siebboden geschüttet, zunächst die Flüssigkeit in das Gefäß gefüllt, und nun hängt man das Sieb so weit in das Gefäß hinein, daß die Flüssigkeit über den Siebboden reicht. Das Faß wird darauf mit einem Deckel gut geschlossen und sich selbst überlassen.

Nach dem Gesetz der Schwere werden diejenigen Schichten der Flüssigkeit, die durch Auflösung der löslichen Bestandteile schwerer geworden sind, sich zu Boden senken, während die leichteren Schichten, nach oben steigend, sich dort gleichfalls durch das Ausziehen des Rohstoffes verdichten und ebenfalls zu Boden sinken. Dieser Kreislauf wird sich so lange wiederholen, bis die ganze Flüssigkeit gleichmäßig gesättigt ist. Darauf wird sie abgezapft und, wenn nötig, noch ein oder mehrere Male durch neue Flüssigkeit ersetzt. Auf diese Weise lassen sich die Rohstoffe so vollständig erschöpfen, daß die Pressung überflüssig wird. In Fabriken, wo es oft darauf ankommt, große Mengen auszuziehen, bedient man sich vielfach der sogenannten Kolonnenapparate. Hier wird eine ganze Reihe von Ex-

t.raktionsgefäßen staffelförmig in der Weise übereinander aufgestellt, daß der Abflußhahn des ersten Gefäßes das Zuflußrohr des zweiten
bildet und so fort. Sind alle Gefäße mit Rohstoff gefüllt, so pumpt man in
das oberste und erste Gefäß die Flüssigkeit ein und läßt sie, wenn das Gefäß gefüllt, langsam in das zweite ablaufen und so fort bis zum letzten.
Wenn der Zufluß nach dem Abfluß geregelt wird, läßt sich der ganze Vorgang ohne Unterbrechung ausführen. Jedoch müssen die Gefäße, wenn die
zum Ausziehen erforderliche Flüssigkeit flüchtig ist, gut geschlossen sein.
Die Flüssigkeit wird im ersten Gefäß von den löslichen Bestandteilen auflösen und sich im zweiten, dritten, vierten usw. derartig verstärken, daß sie
zuletzt in höchst gesättigtem Zustand abfließt. Ist das erste Gefäß erschöpft,
wie eine abfließende Probe zeigt, so wird es entweder mit frischem Rohstoff
gefüllt oder aus der Reihe entfernt und der Zufluß unmittelbar in das zweite
geleitet, bis auch dieses erschöpft ist usw.

Die bei der Extraktion bleibenden Rückstände lassen sich vielfach, wenn
sie noch nicht völlig erschöpft sind, wie eine Probe zeigt, noch einmal ausziehen. Diese schwachen Auszüge werden dann entweder für die nächst-
malige Bereitung der gleichen Essenz zurückgestellt, oder für beliebige geringere bittere Schnäpse verwendet.

Essenzen müssen unbedingt einige Zeit lagern; erst dadurch runden sich
Geruch und Geschmack ab. Wer irgendwie größeren Bedarf hat, sollte daher immer zwei Vorratsgefäße haben, damit die Essenz, sobald das eine
Gefäß verbraucht ist, sofort wieder frisch angesetzt werden kann. Sie sind
ferner vor Licht und Luft zu schützen. Man bewahrt sie am besten an einem
mäßig warmen Ort auf und beschränkt die Filtration auf das Notwendigste.
Hat man zwei Gefäße, so wird sich die Klärung bei ruhigem Lagern ganz
von selbst vollziehen, und die Filtration ist nur für den allerletzten Rest
nötig. Im großen und ganzen sind die hier angeführten Essenzen von der
Stärke, daß ein Liter genügt, um 40—50 Liter Getränk zu bereiten. Nur
Rum, Arrak-, Himbeer- und einige andere Essenzen sind stärker.

Schließlich soll darauf hingewiesen werden, daß
manche Bezeichnungen der weingeistigen Getränke
gesetzlich geschützt sind; z. B. Benediktiner. Man hat
sich also der gesetzlich geschützten Bezeichnungen zu
enthalten und dafür andere zu wählen. Bei der Auffüh-
rung der betreffenden Vorschriften ist jedoch hierauf
nicht Rücksicht genommen, und zwar um dem Hersteller
die Zusammensetzung des betreffenden weingeistigen
Getränks zu geben.

Ananasessenz.

a) Starke:

Butteräther	250,0	Chloroform	50,0
Ananasessenz (s. b)	700,0	Zitronenöl	2 Trpf.
	Vanilleessenz	5,0.	

b) Schwächere:

Auf 1 kg fertige Essenz rechnet man 500,0 Ananas. Die Frucht wird zerkleinert, mit starkem Weingeist übergossen, 8 Tage mazeriert, abgepreßt und
das Filtrat mit einigen Gramm Vanilleessenz versetzt.

Diese Essenz läßt sich ganz vorzüglich benutzen, um Punschextrakten
würzigen Duft zu geben, während die erste sich zu diesem Zwecke besser für
Rum eignet.

14*

Angosturaessenz.

Für 1 Liter Essenz verwendet man

Kardamomen	30,0	Enzianwurzeln	50,0
Angosturarinde	50,0	Piment	25,0
Mazis	25,0	Kassiazimt	25,0
Nelken	25,0	rotes Sandelholz	25,0.

Die Pflanzenteile sind bis auf die Nelken, die zerquetscht werden müssen, mittelfein zu zerschneiden bzw. zu zerstoßen.

Arrakessenz zu Kunstarrak.

Ungefärbte Rumverschnitt-		Essigäther	25,0
essenz	500,0	Weingeist (90%)	475,0
Sellerieöl	5 Trpf.	Weinbeeröl	10 Trpf.
Maraschinoöl	5,0	rektifiz. Birkenteeröl	5 Trpf.
	Vanilleessenz	5,0.	

Arrakduftessenz. Arrakaromaessenz.

Birkenteeröl	15,0	Weinbeeröl	15,0
Maraschinoöl	25,0	Sellerieöl	15,0
Rumverschnittessenz	250,0	Weingeist (90%)	680,0

Bischofessenz.

a) Für 1 Liter Essenz verwendet man:

Mittelfein zerschnittene Orangenschalen (ohne Mark)	80,0
mittelfein zerstoßene unreife Pomeranzen	40,0
zerquetschte Nelken	6,0
mittelfein zerschnittenen Kassiazimt	6,0.

Diese Stoffe werden mit Weingeist (50%) 900,0 acht Tage lang mazeriert, dann filtriert und dem Filtrat hinzugefügt:

Limonadenessenz (siehe dort)	200,0
blausäurefreies Bittermandelöl	1—2 Trpf.

b) Aus frischen Früchten:

Auf 1 Liter Essenz verwendet man 10 Stück frische, grüne Pomeranzen; diese werden geschält und mit soviel feinem Arrak einige Tage mazeriert, daß das Filtrat 1 Liter beträgt.

Boonekampessenz.
(Siehe Einleitung S. 185 unter 9.)

Auf 1 Liter Essenz zieht man aus:

a)

Safran	4,0	Süßholz	60,0
Enzianwurzeln	50,0	Rhabarber	15,0
Galgant	20,0	Lärchenschwamm	10,0
Wermut	30,0	Tausendgüldenkraut	30,0.

Dem Filtrat fügt man hinzu:

Fenchelöl	0,5	Anisöl	1,0.

Die auszuziehenden Stoffe müssen mittelfein zerschnitten sein.

b) Nach Hoffmann:

Lärchenschwamm	12,5	Tausendgüldenkraut	12,5
Bitterklee	25,0	Fenchel	25,0
Enzianwurzeln	25,0	Galgant	25,0
Alantwurzeln	12,5	Wermut	50,0
Ingwer	50,0	Safran	6,0.

Die auszuziehenden Stoffe müssen mittelfein zerschnitten, der Fenchel zerquetscht sein.

Breslauer-Bitter-Essenz.

Für 1 Liter Essenz zieht man aus:

Enzianwurzeln	40,0	Galgant	60,0
Tausendgüldenkraut	25,0	Kardobenediktenkraut	25,0
Bitterklee	20,0	Brennessel	1,0
	Quassiaholz	1,0.	

Die auszuziehenden Stoffe müssen mittelfein zerschnitten sein.

Essenz nach Art der Chartreuse.

Für 1 Liter Essenz zieht man aus in mittelfein zerschnittenem Zustand:

Zitronenmelisse	100,0	Pfefferminze	100,0
Angelikawurzeln	75,0	Ysop	10,0
Thymian	15,0	Wermut	10,0
Arnikablüten	8,0	Zimt	8,0
	Mazis	8,0.	

Cholerabitteressenz.

a)

Boonekampessenz	500,0	Pfefferminzöl	0,5
Ingweressenz	60,0	Dr.-Ahrens-Bitter-Essenz	250,0
Wermutessenz	125,0	Rumverschnittessenz	60,0
	Tannin	5,0.	

b) Nach Hoffmann:

Auf 1 Liter Essenz werden, mittelfein zerschnitten bzw. grob zerstoßen, ausgezogen:

Unreife Pomeranzen	75,0	Pfefferminzkraut	50,0
Ingwer	25,0	Enzianwurzeln	25,0
Galgant	12,5	Bitterklee	12,5
Tausendgüldenkraut	12,5	Zitwerwurzeln	12,5
Wermut	12,5	Baldrian	25,0
	Quassiaholz	8,0.	

Danziger-Tropfen-Essenz.

Auf 1 Liter werden ausgezogen:

Enzianwurzeln	100,0	Aloe	25,0
Tausendgüldenkraut	25,0	Galgant	25,0
Zitwerwurzeln	25,0	unreife Pomeranzen	25,0
Rhabarber	15,0	Safran	2,0.

Aloe und unreife Pomeranzen werden grob zerstoßen, die übrigen Bestandteile mittelfein zerschnitten verwendet.

Essenz nach Art des Daubitz.

Auf 1 Liter Essenz werden in mittelfein zerkleinertem Zustand ausgezogen:

Faulbaumrinde	40,0	Enzianwurzeln	20,0
Rhabarber	10,0	Zitwerwurzeln	10,0
Lärchenschwamm	6,0	Aloe	6,0.

Dr.-Ahrens-Bitter-Essenz.

Auf 1 Liter Essenz werden in mittelfein zerkleinertem Zustand ausgezogen:

Enzianwurzeln	60,0	Aloe	15,0
rotes Sandelholz	12,0	Lärchenschwamm	12,0
Myrrhen	12,0	Rhabarber	12,0
Galgant	12,0	Zitwerwurzeln	12,0
Theriak	5,0	Safran	2,0.

Doktor-Bitter-Essenz.

Auf 1 Liter Essenz werden in mittelfein zerkleinertem Zustand ausgezogen:

Aloe	50,0	Orangenschalen	30,0
Galgant	30,0	Enzianwurzeln	30,0
Wermut	30,0	Tausendgüldenkraut	30,0
Ingwer	20,0	Zitwerwurzeln	20,0.

Essenz nach Art des Dr.-von-Oosten-Bitter.

Auf 1 Liter Essenz werden in mittelfein zerkleinertem Zustand ausgezogen:

Orangenschalen	75,0	Zitwerwurzeln	30,0
Enzianwurzeln	15,0	Rhabarber	15,0
Wermut	15,0	Aloe	15,0.

Dem Filtrat werden hinzugefügt:

Pomeranzenöl	0,5	Kalmusöl	5 Trpf.

Englisch-Bitter-Essenz.

Auf 1 Liter Essenz werden ausgezogen:

Wermut	25,0	Tausendgüldenkraut	25,0
Kardobenediktenkraut	25,0	Paradieskörner	25,0
Pomeranzenschalen	15,0	Enzianwurzeln	15,0
Veilchenwurzeln	15,0	Chinarinde	15,0
Kalmus	15,0	Galgant	15,0
	Nelken	10,0.	

Paradieskörner und Nelken müssen zur Verwendung zerquetscht, die übrigen Pflanzenteile mittelfein zerschnitten werden.

Erdbeeressenz.

Vollkommen reife, frische Erdbeeren werden zerquetscht, mit dem gleichen Gewicht Weingeist (90%) 14 Tage hindurch mazeriert, schwach abgepreßt und dann filtriert.

Gewürzbitteressenz.

Auf 1 Liter Essenz werden ausgezogen:

Zimt	75,0	Galgant	60,0
Kardamomen	25,0	Nelken	40,0
Ingwer	30,0	Pomeranzenschalen	30,0.

Die Nelken müssen zerquetscht, Kardamomen zerstoßen, die übrigen Pflanzenteile mittelfein zerschnitten werden.

Grüne Bitteressenz.

Auf 1 Liter Essenz werden in mittelfein zerschnittenem Zustand ausgezogen:

Orangenschalen	30,0	Galgant	30,0
Enzianwurzeln	30,0	Wermut	30,0
Tausendgüldenkraut	30,0	Ingwer	20,0
	Zitwerwurzeln	20,0.	

Die Essenz wird dunkelgrün gefärbt.

Grunewaldessenz.

Auf 1 Liter Essenz werden ausgezogen:

Ingwer	40,0	unreife Pomeranzen	40,0
Galgant	20,0	Wermut	10,0
Bitterklee	10,0	Kardobenediktenkraut	10,0
Pfefferminze	10,0	Nelken	20,0
Zimt	20,0	Piment	15,0.

Die unreifen Pomeranzen und Piment müssen zerstoßen, Nelken zerquetscht, die übrigen Pflanzenteile mittelfein zerschnitten werden.

Hamburger-Bitter-Essenz. Nach Hoffmann.

Auf 1 Liter Essenz werden in mittelfein zerschnittenem Zustand ausgezogen:

Tausendgüldenkraut	80,0	Kardobenediktenkraut	80,0
Enzianwurzeln	80,0	Galgant	120,0.

Dem Filtrat werden hinzugefügt:

Kubebenöl	0,6	Kardamomenöl	0,6
Zimtöl	1,2	süßes Pomeranzenöl	0,6
bitteres Pomeranzenöl	1,2	Korianderöl	1,2.

Hamburger-Tropfen-Essenz. Nach Hoffmann.

Auf 1 Liter Essenz werden ausgezogen:

Galgant	125,0	Ingwer	40,0
Lorbeeren	40,0	Muskatnüsse	25,0
Zimtblüten	20,0	schwarzer Pfeffer	12,0
Veilchenwurzeln	12,0	Nelken	10,0
Liebstöckelwurzeln	12,0	spanischer Pfeffer	1,0.

Lorbeeren, Muskatnüsse und schwarzer Pfeffer müssen mittelfein zerstoßen, Nelken zerquetscht, die übrigen Pflanzenteile mittelfein zerschnitten werden.

Himbeeressenz.

Birnenäther	30,0	Veilchenblütenessenz	50,0
Chloroform	8,0	Zitronenöl	1 Trpf.
Rosenöl	2 Trpf.	Himbeerspiritus	300,0
Portugalöl	2 Trpf.	Weingeist (90%)	650,0.

Der erforderliche Himbeerspiritus wird am besten von den betreffenden Fabriken bezogen.

Holländisch-Bitter-Essenz. Nach Hoffmann.

Auf 1 Liter Essenz werden in mittelfein zerkleinertem Zustand ausgezogen:

Pomeranzenschalen	60,0	Aloe	60,0
Enzianwurzeln	80,0	Safran	5,0.

Jagdliköressenz.

Auf 1 Liter Essenz werden in mittelfein zerkleinertem Zustand ausgezogen:

Zimt	55,0	Ingwer	50,0
Kardamomen	25,0	Nelken	25,0
	Galgant	25,0.	

Die Nelken müssen zerquetscht werden.

Ingweressenz.

Auf 1 Liter Essenz werden ausgezogen:

Zerklopfter Ingwer 500,0
mittelfein zerschnittener spanischer Pfeffer   5,0.

Die Rückstände sind noch nicht erschöpft und können bei anderen Essenzen mit verwendet werden.

In amerikanischen Staaten sind Verfälschungen des Ingwerauszuges mit Triorthokresylphosphat vorgekommen, wodurch Vergiftungen, die tödlich verliefen, verursacht worden sind.

Kardinalessenz.

Für diese werden die Vorschriften der Bischofessenz (S. 212) verwendet. Nur fügt man dem Wein bedeutend weniger von der Essenz zu.

Kornessenz.

Weinbeeröl	1,0	blausäurefreies Bittermandelöl	0,1
Vanilleessenz	1,0	retifizierter Holzessig	1 Trpf.
Eichenrindenauszug	6,5	Rumäther	25,0

Weingeist (90%) zu . . . . . . 1 Liter.

Die hierzu erforderliche **Eichenrindenessenz Tinctura Corticis Quercus** wird hergestellt aus:

Zerschnitt. Eichenrinde . 100,0 verdünnt Weingeist (68%) 500,0.

Ein Branntwein, der mit dieser Essenz hergestellt ist, darf nicht als Kornbranntwein bezeichnet werden. Die Bezeichnung darf nicht das Wort „Korn" enthalten. Nach dem Branntweinmonopolgesetz muß Kornbranntwein aus Roggen, Weizen, Buchweizen, Hafer oder Gerste hergestellt sein.

Kräuterbitteressenz.

Auf 1 Liter Essenz werden ausgezogen:

Wermut	35,0	Anis	35,0
Orangenschalen	25,0	Pfefferminze	25,0
Kalmus	25,0	Wacholderbeeren	12,0
Nelken	12,0	Angelikawurzeln	18,0
Lavendelblüten	18,0	Salbei	12,5.

Nelken, Anis und Wacholder müssen zerquetscht, die übrigen Bestandteile, die Lavendelblüten ausgenommen, mittelfein zerschnitten werden.

Kräutermagenbitter-Essenz. Nach Hoffmann.

Auf 1 Liter Essenz werden in mittelfein zerkleinertem Zustande ausgezogen:

Wermut	75,0	römische Kamillen	50,0
Krauseminze	50,0	Sternanis	30,0
Zimt	25,0	Ingwer	25,0
Nelken	12,0	Muskatnüsse	12,0.

Die Nelken müssen zerquetscht werden.

Lebenselixieressenz (schwedische).

Auf 1 Liter Essenz werden in mittelfein zerkleinertem Zustande ausgezogen:

Enzianwurzeln	40,0	Zitwerwurzeln	40,0
Myrrhen	40,0	Theriak	40,0
Angelikawurzeln	40,0	Aloe	10,0
Rhabarber	10,0	Safran	5,0

Weinbeeröl . . . . 2 Tropfen.

Magenbitteressenz.

a) **Rote:**

Auf 1 Liter Essenz werden in mittelfein zerkleinertem, Nelken in zerquetschtem Zustande, ausgezogen:

Enzianwurzeln	200,0	Galgant	30,0
Orangenschalen	25,0	Kassiazimt	12,0
Nelken	6,0	rotes Sandelholz	10,0.

b) **Weiße:**

Auf 1 Liter Essenz werden aufgelöst:

Kümmelöl	15,0	Wacholderbeeröl	15,0
Orangenschalenöl	30,0	Pfefferminzöl	8,0
Kassiaöl	3,0	Wermutöl	2,0.

c) **Nach Hoffmann:**

Auf 1 Liter Essenz werden in mittelfein zerkleinertem Zustande ausgezogen:

Enzianwurzeln	60,0	Galgant	25,0
Quassiaholz	3,0	Bitterklee	40,0

Brennesselkraut . . . . 3,0.

Maitrankessenz. Maiweinessenz. Waldmeisteressenz.

a) Auf 1 Liter Essenz werden ausgezogen:

Frisches, kurz vor der Blüte eingesammeltes, von den Stengeln befreites und während 24 Stunden zum Welken gebrachtes, zerkleinertes Waldmeisterkraut, und zwar am besten nur die Spitzen 250,0
mit Weingeist (95%) . . 400,0   Wasser 600,0
Nach 3 Tagen wird ohne Pressung abfiltriert und dem Filtrat hinzugefügt:
Limonadenessenz (siehe diese) . . 50,0.

b) Künstlich:
Kumarin 5,0   Weingeist (90%) 950,0
Limonadenessenz (siehe diese) . . 50,0.
Wird mit gebranntem Zucker gefärbt.

Diese Essenz gibt, wenn sie längere Zeit lagert, einen weit feineren Duft als die mit frischem Kraut bereitete, weil dieses der Essenz leicht einen krautigen Geschmack verleiht.

Zu beachten ist, daß zur Auffärbung von Maitrankessenz kein anderer Farbstoff als gebrannter Zucker, also auch nicht Chlorophyll, verwendet werden darf, da die Maitrankessenz hauptsächlich dazu dient, den Maiwein, ein weinähnliches Getränk, herzustellen.

Soll die Maitrankessenz gesüßt sein, so fügt man ihr die entsprechende Menge weißen Zuckersirup hinzu.

Essenz nach Art von Mampes-Tropfen. (S. Einleitung unter 9 und S. 211.)

Auf 1 Liter Essenz werden in mittelfein zerkleinertem, Nelken in zerquetschtem Zustand, ausgezogen:

Kardobenediktenkraut . . 25,0   Galgant 25,0
Enzianwurzeln 25,0   Orangenschalen 25,0
Kassiazimt 25,0   unreife Pomeranzen . . . 50,0
Nelken . . . . 12,0.

Essenz nach Art von Nordhäuser Korn.

Auf 1 Liter Essenz werden ausgezogen:
Mittelfein zerschnittenes Süßholz 20,0
ganz fein zerschnittene und zerquetschte Vanille 3,0.
In dem Filtrat werden dann gelöst:
Kümmelöl 5,0   Fenchelöl . . . . 0,5.

Pfefferminzessenz. Pfefferminzgeist. Pfefferminzspiritus. Spiritus Menthae piperitae.
a) D. A.-B. 6
Pfefferminzöl 1,0   Weingeist (90%) . . . . 9,0.

b) Pfefferminzöl 3,5   Weingeist (90%) . . . . 80,0.

c) Pfefferminzöl 1,0   Weingeist 75,0
Melissentinktur . . . . 2,5.

Pomeranzenessenz.

Auf 1 Liter Essenz werden ausgezogen:
Mittelfein zerschnittene Pomeranzenschalen (ohne Mark) . . 250,0
grob zerstoßene unreife Pomeranzen . . . . 60,0.

Rachenputzeressenz.

Auf 1 Liter Essenz werden in mittelfein zerschnittenem Zustand ausgezogen:

Wermut	100,0	Kardobenediktenkraut	100,0
Bitterklee	100,0	Tausendgüldenkraut	25,0
Quassiaholz	25,0.		

Roter-Bittern-Essenz.

Auf 1 Liter Essenz werden in mittelfein zerkleinertem, Nelken in zerquetschtem Zustande ausgezogen:

Orangenschalen	60,0	Galgant	30,0
Enzianwurzeln	30,0	Ingwer	20,0
Angelikawurzeln	20,0	Kalmus	20,0
unreife Pomeranzen	20,0	Kassiazimt	20,0
Bitterklee	10,0	Chinarinde	10,0
Nelken	6,0	rotes Sandelholz	6,0.

Rumverschnittessenz.

a) Fein-fein:

Rumäther	240.0	Waldmeisteressenz	15,0
Zimtessenz	10,0	Vanilleessenz	10,0
Katechu	1,0	Angelikaessenz	2,0
Orangenblütenöl	2 Trpf.	Weingeist (90%)	600,0
Ameisenäther	100,0	Butteräther	20,0.

b) Fein:

Auf 1 Liter Essenz werden ausgezogen:

Ganz fein zerschnittene und zerquetschte Vanille	5,0,
mittelfein geraspeltes Franzosenholz	10,0
Safran	1,0
Weingeist (90%)	620,0.

Nach achttätiger Mazeration wird filtriert und dem Filtrat hinzugefügt:

Rektifizierter Holzessig	10,0	Veilchenessenz	5,0
Rumäther	250,0	Ameisenäther	125,0.

c) Nach Hoffmann:

Rumäther	1 Liter	Rumduftessenz	10,0
Maitrankessenz		6,0.	

d)

Rumäther	1 Liter	Benzoetinktur	20,0
Neroliöl	2 Trpf.	retifiz. Birkenöl	2 Trpf.
Zimtöl	0,5	Vanilleessenz	6,0.

Die Rumverschnittessenzen verlangen eine möglichst lange Lagerzeit. Sie werden, wenn nicht besonders weiße Essenz verlangt wird, fast immer mit gebranntem Zucker in der Farbe des Rums gefärbt. Vielfach wird von ihnen ein gewisser Rauchgeschmack verlangt, diesen erreicht man am besten, wenn man ein wenig Glanzruß in der Essenz auflöst. Da dieser aber nur selten zu haben ist, kann man etwa das gleiche durch geringen Zusatz von rektifiziertem Birkenteeröl erreichen. Hier und da setzt man auch noch, um die Blume zu erhöhen, Rumduft (siehe diesen) hinzu.

Rumduftessenz. Rumaromaessenz.

a)

Rumverschnittessenz	500,0	Vanilleessenz	250,0
Safrantinktur	125,0	Zimtöl	30,0
Weingeist (90%)	95,0.		

b)

Benzoe	100,0	Styrax	100,0
Tolubalsam		100,0	

werden mit Weingeist (95%) 600,0 ausgezogen, der Auszug mit Wasser 400,0 versetzt und dann filtriert.

Schweizer Alpenkräuteressenz.

Auf 1 Liter Essenz werden, bis auf die Lavendelblüten in mittelfein zerkleinertem, Anis, Wacholder und Nelken in zerquetschtem Zustande ausgezogen:

Anis	45,0	Pomeranzenschalen	30,0
Kalmus	40,0	Wacholderbeeren	25,0
Salbei	30,0	Wermut	45,0
Angelikawurzeln	20,0	Pfefferminze	30,0
Lavendelblüten	20,0	Nelken	15,0.

Spanisch-Bitter-Essenz.

Auf 1 Liter Essenz werden in mittelfein zerkleinertem Zustande ausgezogen:

Tausendgüldenkraut	30,0	Wermut	30,0
Kalmus	30,0	Alantwurzeln	15,0
Veilchenwurzeln	15,0	Angelikawurzeln	15,0
Kardobenediktenkraut	15,0	Piment	6,0.

Stettiner-Bitter-Essenz.

Auf 1 Liter Essenz werden in mittelfein zerkleinertem Zustande ausgezogen:

Tausendgüldenkraut	50,0	unreife Pomeranzen	50,0
Enzianwurzeln	50,0	Zitwerwurzeln	25,0
	Alkannawurzeln	8,0.	

Tollenessenz.

Auf 1 Liter Essenz werden in mittelfein zerkleinertem, Nelken in zerquetschtem Zustande, ausgezogen:

Pomeranzenschalen	36,0	unreife Pomeranzen	18,0
spanischer Pfeffer	12,0	Kalmus	24,0
Ingwer	5,0	Veilchenwurzeln	10,0
Aloe	10,0	Kassiazimt	12,0
Nelken	6,0	Angelikawurzeln	24,0
Enzianwurzeln	25,0	Alantwurzeln	12,0
	Rhabarber	8,0.	

Vanilleessenz.

Auf 1 Liter Essenz werden ausgezogen:

Ganz fein zerschnittene und zerquetschte Vanille 75,0.

Veilchenblütenessenz. Veilchenessenz.

Auf 1 Liter Essenz werden ausgezogen:

Fein zerschnittene Veilchenwurzeln 200,0.

Nach achttägigem Stehen wird abfiltriert und dem Filtrat zugefügt:

Orangenblütenöl	1,0	Apfeläther	2,0
Zitronenöl	1,0.		

Wermutessenz.

a) Auf 1 Liter werden ausgezogen:

Zerschnittenes Wermutkraut . . . 500,0.

Wird grün gefärbt.

b) D. A.-B. 6. Tinctura Absinthii.

Grob gepulverter Wermut 100,0 verdünnt. Weingeist (68%) 500,0.

Ein Wermutbitter darf aus dieser Essenz nicht hergestellt werden. Diese Essenz dient nur dazu, anderen Branntweinen einen bestimmten bitteren Geschmack zu geben.

Weinbrandverschnittessenzen. Weinbrandtypagen.

Sie dürfen nur im eigenen Betriebe des Herstellers von Weinbrandverschnitten angefertigt werden. Es sind entweder Auszüge auf kaltem Wege von Eichenholz oder Eichenholzspänen mit Weindestillat, dem die den Weinbrand kennzeichnenden Bestandteile des Weines nicht entzogen sind und das nicht mehr als 86 Raumteile Alkohol enthält.

Oder es sind Auszüge auf kaltem Wege von Pflaumen, grünen (unreifen) Walnüssen oder getrockneten Mandelschalen mit obigem Weindestillat.

Gemischte ätherische Öle.

Wir geben in dem nachstehenden eine Reihe von Vorschriften für sog. gemischte Öle zur Bereitung weingeistiger, spirituöser Getränke. Wir bemerken dabei, daß auch hier ein längeres Lagern, wenigstens von einigen Wochen, den Geruch und Geschmack abrundet. Wenn man also irgendwie Verwendung für derartige Ölmischungen hat, tut man immer gut, sie vorrätig zu halten und nicht erst bei Bedarf zu mischen. Noch besser ist es, die gemischten Öle in starkem Weingeist, etwa 50,0 Öl auf 1 Liter Weingeist zu lösen und diese Mischung vorrätig zu halten. Man erreicht dadurch, daß die mit solchen alkoholischen Lösungen bereiteten Liköre weit schöner von Geschmack und fast unmittelbar nach der Mischung genußfähig sind.

Allaschkümmel.

Kümmelöl	990,0	Angelikaöl	5,0
	Korianderöl	5,0.	

Der eigentümliche Geruch des Allasch wird auch dadurch erreicht, daß man zu der Ölmischung einige Tropfen Olein, Ölsäure, gibt. Andere fügen noch einige Gramm Kuminöl hinzu.

Öl nach Art von Holländischer Anisette.

Anisöl	465,0	Sternanisöl	465,0
Fenchelöl	20,0	Angelikaöl	30,0
Korianderöl	10,0	blausäurefreies Bittermandelöl	8,0
	Rosenöl	2,0.	

Öl nach Art von Berliner-Bitter.

Zitronenöl	265,0	Nelkenöl	200,0
Zimtöl	135,0	Pomeranzenöl	335,0
	Veilchenessenz	65,0.	

Öl nach Art von Berliner-Getreidekümmel.

Kümmelöl	930,0	Anisöl	15,0
Korianderöl	4,0	Weinbeeröl	1,0.

Öl nach Art von Chartreuse.

Maraschinoöl	910,0	Zitronenöl	15,0
Fenchelöl	10,0	Mazisöl	10,0
Orangenblütenöl	10,0	Sellerieöl	10,0
Melissenöl	5,0	Zimtöl	10,0
Krauseminzöl	4,0	Estragonöl	4,0
	Angelikaöl	5,0.	

Curaçaoöl.

Curaçaoschalenöl . . .	895,0	Pomeranzenöl	100,0
Mazisöl	2,0	Kassiaöl	2,0
Nelkenöl		1,0.	

Doppelkümmelöl.

Kümmelöl	960,0	Anisöl	15,0
Olein		10 Trpf.	

Eisenbahnliköröl.

Kassiaöl	350,0	Pfefferminzöl	350,0
Nelkenöl	125,0	blausäurefreies Bittermandelöl	60,0
Anisöl	100,0	Rosengeraniumöl	15,0.

Wird rot gefärbt.

Öl nach Art von Englisch-Bitter.

Pomeranzenöl	470,0	Zitronenöl	320,0
Nelkenöl	100,0	Kassiaöl	20,0
Kalmusöl	20,0	römisches Kamillenöl . .	20,0
Korianderöl	20,0	Kardamomenöl	20,0
Angelikaöl		10,0,	

Geneveröl, Kunsterzeugnis.

a) I a:

Wacholderbeeröl . . .	720,0	Weinbeeröl	10,0
Korianderöl	10,0	absoluter Alkohol . . .	115,0.

b) Nach Hoffmann:

Wacholderbeeröl . . .	940,0	Weinbeeröl	10,0
Essigäther		50,0.	

Öl nach Art von Goldwasser.

a) B r e s l a u e r :

Apfelsinenschalenöl . . .	180,0	Zitronenöl	180,0
Rosmarinöl	180,0	Wacholderbeeröl	100,0
Anisöl	100,0	Korianderöl	100,0
Kassiaöl	100,0	Mazisöl	160,0.

b) D a n z i g e r :

Zitronenöl	520,0	Korianderöl	180,0
Kassiaöl	125,0	Rosmarinöl	125,0
Mazisöl	20,0	Kardamomenöl	15,0
Kubebenöl		15,0	

Öl nach Art von Hamburger-Bitter.

a)

Pfefferminzöl	200,0	Kalmusöl	200,0
Wermutöl	200,0	Orangenschalenöl . . .	100,0
Nelkenöl	100,0	Kassiaöl	100,0
Zitronenöl		100,0.	

b) Nach Hoffmann:

Spanisch-Bitter-Öl (s. d.) .	500,0	Curaçaoöl (siehe dieses) .	500,0.

Jagdliköröl. Nach Hoffmann.

Pomeranzenöl	150,0	Angelikaöl	120,0
Kümmelöl	150,0	Ingweröl	125,0
Korianderöl	125,0	blausäurefreies Bitterman-	
Sternanisöl	80,0	delöl	40,0
Kardamomenöl	40,0	Pfefferminzöl	10,0
Wacholderbeeröl . . .	150,0	Wermutöl	10,0.

Kalmüseröl.

Kalmusöl	700,0	Wacholderbeeröl	60,0
Kümmelöl	60,0	Mazisöl	60,0
Pomeranzenöl	60,0	Angelikaöl	60,0

Kräutermagenbitteröl.

Pomeranzenöl	175,0	Zitronenöl	175,0
Kalmusöl	120,0	Wacholderbeeröl	65,0
Ingweröl	65,0	Angelikaöl	65,0
Korianderöl	65,0	Nelkenöl	40,0
Galgantöl	40,0	Majoranöl	40,0
Rosmarinöl	40,0	Kamillenöl	40,0
Krauseminzöl	40,0	Kubebenöl	30,0.

Krambambuliöl.

Pomeranzenöl	500,0	Zitronenöl	330,0
Pfefferminzöl	75,0	Kalmusöl	50,0
Kardamomenöl	10,0	Fenchelöl	10,0
Anisöl	10,0	Mazisöl	10,0
Rosenöl			5,0.

Magenbitteröl.

Zitronenöl	185,0	Angelikaöl	185,0
Korianderöl	90,0	Mazisöl	90,0
Kassiaöl	90,0	Salbeiöl	90,0
Anisöl	90,0	Wermutöl	90,0
Nelkenöl			90,0.

Öl nach Art von Maraschino.

Apfelsinenschalenöl	650,0	Petitgrainöl	120,0
blausäurefreies Bitterman-		Nelkenöl	35,0
delöl	40,0	Neroliöl ff.	10,0
Kassiaöl	30,0	Rosenöl	10,0
Mazisöl	20,0	Vanilleessenz	80,0
Kardamomenöl			5,0.

Öl nach Art von Nordhäuser-Korn.

Fenchelöl	225,0	blausäurefreies Bittermandelöl	0,25
Weinbeeröl	2,5	rektifizierter Holzessig	1 Trpf.
Vanilleessenz	2,0	Rumverschnittessenz	450,0
Eichenrindenessenz [Eichen-		Ananasessenz	50,0
rinde 1, Weingeist (68%) 5]	15,0	absoluter Alkohol	205,0.

Parfait d'Amour-Öl.

Kassiaöl	500,0	Zitronenöl	150,0
Kardamomenöl	25,0	Nelkenöl	100,0
Mazisöl	50,0	Rosmarinöl	50,0
Lavendelöl	50,0	Anisöl	50,0
Sellerieöl			25,0.

Persiko-Likör-Öl.

Blausäurefreies Bitterman-		Pomeranzenöl	150,0
delöl	800,0	Nelkenöl	25,0
Kassiaöl			25,0.

Öl nach Art von Spanisch-Bitter.

a) Pomeranzenöl 350,0   Wermutöl 75,0
   Kalmusöl 170,0   Nelkenöl 125,0
   Kassiaöl 75,0   Wacholderbeeröl 30,0
   Angelikaöl 2,5   absoluter Alkohol . . . 175,0.

b) Nach Hoffmann:
   Pomeranzenöl 335,0   Wermutöl 65,0
   Kalmusöl 165,0   Nelkenöl 130,0
   Kassiaöl 80,0   Wacholderbeeröl 30,0
   Angelikaöl 2,0   Wermutessenz 75,0
       absoluter Alkohol . . . . . . 118,0.

Öl nach Art von Steinhäger. Nach Hoffmann.

Wacholderbeeröl . . . 990,0   Angelikaöl . . . . . . 10,0.

Öl nach Art von Stonsdorfer-Bitter, Kunsterzeugnis.

Wermutöl 500,0   Ingweröl 25,0
bitteres Pomeranzen-   Tausendgüldenkraut-
   schalenöl 125,0   tinktur (1+4) . . . 250,0
       Kalmusöl 100,0

Öl nach Art von Teichmeyer. Nach Hoffmann.

Rosmarinöl 250,0   Wacholderbeeröl 250,0
Pomeranzenöl 250,0   Zitronenöl 120,0
Krauseminzöl 60,0   Nelkenöl 50,0
       Kalmusöl . . . . 20,0.

Whiskyöl.

Kornäther 400,0   blausäurefreies Bittermandelöl 0,2
Weinbeeröl 2,0   absoluter Alkohol . . . 155,0
Vanilleessenz 2,0   Holzessig 400,0
Eichenrindenessenz (S. 222) 15,0   Eugenol . . . . 25,0.

Fruchtäther.

Der Name Fruchtäther wird für eine Reihe gemischter Äther angewendet, durch die man den würzigen Duft der frischen Früchte nachzuahmen sucht. Der Duft der Früchte wird abweichend von denen der Blumen und sonstigen Pflanzenteile, nicht durch ätherische Öle, sondern durch zusammengesetzte Äther, sog. Ester, bedingt. Die Menge dieser in den Früchten ist aber so unendlich gering, daß es selbst der heutigen, so ungemein fortgeschrittenen Chemie noch nicht immer gelungen ist, diese analytisch festzustellen. Man ist bei der künstlichen Nachbildung der Fruchtgerüche gezwungen, auf empirischem Wege vorzugehen und so lange zu versuchen, bis man eine ähnliche Geruchsmischung erreicht hat. Es dienen hierzu vor allem die Ester des Äthyl- und Amylalkohols, in Verbindung mit einer großen Reihe verschiedener Säuren, namentlich solcher aus der sog. Fettsäurereihe. In erster Linie sind es die Ester des für sich so eigentümlich riechenden Amylalkohols (Fuselöls), die sehr angenehme und liebliche Gerüche besitzen, allerdings nur in sehr bedeutender Verdünnung. Unverdünnt riechen sie streng und reizen meist zum Husten.

Es kann hier nicht die Aufgabe sein, Vorschriften für die Darstellung der einzelnen Ester zu geben, diese bezieht man vorteilhafter aus chemischen Fabriken. Nur die Mischungen der Ester, die bestimmte Gerüche nachahmen, sollen hier aufgeführt werden.

Die Fruchtäther dienen vor allem zur Darstellung der meist sauren Fruchtbonbons (Drops usw.): ferner für die Bereitung von Fruchteis und endlich, wenn auch in weit geringerem Maße, zur Herstellung weingeistiger Getränke. Für diesen letzten Zweck dürfen keine Estermischungen verwendet werden, die Fuselöl, Essigsäureester oder Salpetersäureester enthalten.

Früher kamen die Fruchtäther fast ausschließlich von England, und daher werden noch heute die besonders starken Sorten vielfach als e n g - l i s c h e bezeichnet.

Ananasäther.

a) Apfeläther (siehe diesen) . 40,0   Butteräther 55,0
   Vanilleessenz 15,0   Ananasessenz aus Früchten 100,0
   Weingeist (90%) 775,0   Birnenäther (siehe diesen) 15,0.

b) Nach Hoffmann:
   Baldriansaurer Amylester 130,0   Butteräther 30,0
   Weingeist (90%) . . . . . . 840,0.

c) Nach Hager:
   Chloroform 10,0   buttersaurer Amylester . . 100,0
   Azetaldehyd 10,0   Glyzerin 30,0
   buttersaurer Äthylester . 50,0   Weingeist (90%) . . . . 800,0.

Apfeläther.

Baldriansaurer Amylester . 100,0   Azetaldehyd 7,5
Weingeist (90%) . . . . . . 892,5.

Aprikosenäther. Nach Hoffmann.

Buttersaurer Amylester . 190,0   blausäurefreies Bittermandelöl 35,0
Weingeist (90%) . . . . . . 775,0.

Birnenäther.

Essigsaurer Amylester . . 300,0   Weingeist (90%) . . . . 700,0.

Erdbeeräther.

a) Chloroform 40,0   Himbeeressenz (s. diese) . 50,0
   buttersaurer Amylester . 50,0   Weingeist (90%) . . . . 860,0.

b) E n g l i s c h e r , nach Hoffmann:
   Ameisensaurer Amylester . 9,0   essigsaurer Amylester . . 27,0
   buttersaurer Amylester . 9,0   Veilchenessenz (s. diese) . 9,0
   baldriansaurer Amylester . 18,0   Weingeist (90%) . . . . 928,0.

Himbeeräther.

a) Birnenäther 60,0   Veilchenessenz 100,0
   Chloroform 16,0   Zitronenöl . . . . . . 2 Trpf.
   Rosenöl . . . . 6 Trpf.   Himbeerspiritus 600,0
   Apfelsinenschalenöl . . . 2 „   Weingeist (90%) . . . . 224,0.

b) **Englischer**, nach Hoffmann:

Essigsaurer Amylester . .	75,0	Veilchenessenz	100,0
Chloroform	20,0	Himbeerspiritus	500,0
Rosenöl	40 Trpf.	Weingeist (90%)	305,0.

Der Himbeerspiritus ist gleich den Estern aus chemischen Fabriken für Alkoholpräparate zu beziehen.

Johannisbeeräther. Nach Hoffmann.

Himbeeräther	975,0	essigsaurer Amylester . .	25,0.

Kirschäther.

a)

Chloroform	5,0	blausäurefreies Bittermandelöl	2,0
benzoesaurer Äthylester .	25,0	Weingeist (90%)	973,0.

b) **Englischer**, nach Hoffmann:

Essigsaurer Amylester . .	15,0	buttersaurer Amylester .	8,0
blausäurefreies Bittermandelöl	10,0	Zitronenöl	2,0
Apfelsinenschalenöl . . .	1,0	Nelkenöl	2,0
Zimtöl	2,0	Weingeist (90%)	960,0.

Pfirsichäther, englischer. Nach Hoffmann.

Baldriansaurer Amylester	110,0	blausäurefreies Bittermandelöl	10,0
buttersaurer Amylester .	110,0	Weingeist (90%)	770,0.

Cosmetica. Mittel zur Körper- und Schönheitspflege.

Kosmetische Mittel. Mittel zur Pflege, Reinigung und Färbung der Haut, der Haare, der Mundhöhle, der Zähne und der Nägel.

Kosmetik im engeren Sinne des Wortes ist die Lehre von der Verschönerung des menschlichen Körpers. Kosmetische Mittel sind daher vor allem solche, die zur unmittelbaren Verschönerung des Körpers dienen. Schminke, indem sie die zu blasse Hautfarbe verdeckt, oder eine Haartinktur, die weiß gewordenes Haar wieder auffärbt, ist ein kosmetisches Mittel. Im weiteren Sinn aber gehören dazu alle die Mittel zur Pflege und Reinigung der Haut, der Haare, der Mundhöhle, der Zähne und der Nägel, indem sie mittelbar erhaltend oder verbessernd auf die äußere Schönheit des menschlichen Körpers einwirken sollen. Sie sind zum Teil Erhaltungs-, zum Teil Vorbeugungsmittel, teils aber sollen sie auch vielfach geradezu heilend auf krankhafte Zustände der betreffenden Teile einwirken. Nach der Verordnung vom 22. Oktober 1901 sind alle kosmetischen Mittel auch als Heilmittel dem freien Verkehr überlassen, wenn sie nicht Mittel enthalten, die auch in den Apotheken nur auf ärztliche Verordnung abgegeben werden dürfen, oder wenn sie nicht Kreosot, Phenylsalizylat (Salol) oder Resorzin enthalten. Die Verordnung versteht unter kosmetischen Mitteln: „Mittel zur Reinigung, Pflege oder Färbung der Haut, des Haares oder der Mundhöhle." Nach einer Entscheidung des Oberlandesgerichts Dresden vom 4. März 1938 sind kosmetische Mittel alle Mittel, welche nach den Erfahrungen der Wissenschaft und des täglichen Lebens zur Reinigung, Pflege oder Färbung der Haut, des Haares und der Mundhöhle bestimmt sind und verwendet werden. Bei der Beurteilung dieser Frage ist die Anschauung der beteiligten Kreise maßgebend. Zu diesen gehören die Hersteller, die Drogisten, die Ärzte und das an solchen Mitteln interessierte Publikum. Dabei ist es nicht erforderlich, daß das Mittel nach der Anschauung der beteiligten Kreise überwiegend den genannten kosmetischen Zwecken dient. Die Eigenschaft als kosmetisches Mittel ist einer Zubereitung nur dann abzusprechen, wenn sie nach der Anschauung der beteiligten Kreise für die Reinigung, Pflege oder Färbung der Haut, des Haares oder der Mundhöhle nur nebensächliche Bedeutung hat und in der Hauptsache anderen Zwecken, insbesondere Heilzwecken dient.

Es haben sich namhafte Ärzte wie Dr. H. Paschkis und Dr. E. Saalfeld mit dem Studium des kosmetischen Gebietes befaßt und haben Werke über Kosmetik herausgegeben. Dem Werke von Paschkis entnehmen wir zum Teil unter nachstehendem das Wissenschaftliche, das wir den einzelnen Abteilungen vorausschicken.

Mittel zur Pflege der Haut.

Die menschliche Haut besteht aus zwei Schichten, der unteren oder Lederhaut und der oberen, der sog. Oberhaut, welche wiederum aus zwei Schichten besteht, der sog. Schleimschicht und der obersten sog. Hornschicht. Diese letztere ist einer fortwährenden Nachbildung unterworfen und stirbt in ihren obersten Schichten stetig ab. Diese abgestorbenen Teilchen werden als kleine Schüppchen abgestoßen und bilden z. B. den sog. Schinn der Kopfhaut.

Fast sämtliche Teile der Haut sind mit ganz feinen Flaumhärchen besetzt, und nur an einzelnen Stellen wie Kopfhaut, Augenbrauen usw., sowie an den Wangen und auf der Oberlippe des männlichen Geschlechts treten stärkere und längere Haare hervor.

Die Haut ist an ihrer Oberfläche von feinen Grübchen und Furchen durchzogen, die ihr, solange sie, wie dies bei den jüngeren Menschen der Fall ist, sehr schwach sind, den sammetartigen Glanz verleihen. Die Haut ist ferner durchsetzt von kleinen Öffnungen, Poren, welche die Ausdünstung der Feuchtigkeit, Schweiß, vermitteln, ferner von schlauchartigen Zellen, von sog. Talgdrüsen, die fortwährend geringe Mengen von Fett absondern und dadurch die Haut geschmeidig erhalten und zugleich etwas glänzend erscheinen lassen.

Bei der kaukasischen Rasse ist die Färbung der Haut eine mehr oder minder blasse, vom hellen Gelblichrot der Nordländer bis zum Bronzeton der Italiener und Spanier. Bei den anderen Völkerrassen ist sie durch dunkle Farbstoffe, Pigmente, mehr oder minder gefärbt, bis zu dem fast Schwarz des Negers.

Durch größere oder geringere Füllung der Gefäße mit Blut entsteht eine ebenfalls größere oder geringere Rötung der Haut, die an einzelnen Stellen, z. B. den Wangen, bei den gesunden Menschen beständig ist; nur bei krankhaften Zuständen verliert sich auch hier das Rot der Gesundheit.

Diese regelrechten, normalen Zustände der Haut können aber auch, ohne daß Krankheitserscheinungen des Körpers vorhanden sind, mancherlei Abweichungen erfahren. Die Färbung der Haut kann durch Farbstoffe verändert werden, die Absonderung der Schweiß- und Talgdrüsen ist bald zu groß, bald zu gering, so daß eine zu große Trockenheit der Haut oder das Gegenteil davon, eine zu große Fettigkeit der Haut, vorhanden ist usw.

Mit der Behandlung dieser Abweichungen von der regelrechten Beschaffenheit hat sich eine vernunftgemäße Kosmetik zu befassen. Vieles läßt sich bei einer richtigen Auswahl der Mittel erreichen; wenn auch die Grenzen des Ereichbaren, durch die natürlichen Veränderungen der Haut, die das höhere Alter bedingt, ziemlich eng gezogen sind. In späteren Jahren läßt sich vieles nicht mehr erhalten, sondern nur verdecken; dann beginnt die Zeit der Verschönerungsmittel, der Schminken, Puder, Haarfärbemittel usw., obwohl man neuerdings bei der Entfernung von Falten der Haut, die durch das Altern bedingt sind, durch Hauthormone enthaltende Fettsalben, sogen. H o r m o n k r e m e , Erfolge erzielt hat. Diese Hauthormone gewinnt man in Form eines Extraktes aus dem Hautgewebe frisch getöteter Eidechsenarten und Schildkröten und verarbeitet es mit Fettgemischen, denen bis zu 10 % Hormonextrakt zugesetzt wird. Auch durch vorsichtige Massage

erreicht man mancherlei, doch ist dabei zu beachten, daß durch unange-
brachte Massage öfter viel geschadet wird, die Gesichtshaut sollte, abgesehen von der Stirnhaut, durch Klopfen mit den Fingern massiert werden,
nur bei der Stirnhaut ist Streichmassage angebracht.

Die zur Anwendung kommenden Mittel sind sehr verschiedener Natur,
teils sind es wässerige oder weingeistige Lösungen, oder Seifen, Fette,
Salben, Pomaden, teils Alkalien, teils Säuren und vieles andere mehr. Was
Dr. Paschkis in seinem Werk über die vernunftgemäße Behandlung der
Haut sagt, ist auch für den Drogisten wichtig, schon um ihn zu befähigen,
unter der großen Anzahl der kosmetischen Mittel im gegebenen Fall eine
geeignete Auswahl zu treffen.

Wir führen im folgenden einiges mit an:

Eine regelwidrige Blässe der Haut ist fast immer eine Folge von krankhaften Störungen im menschlichen Körper. Blutarmut, Bleichsucht und
mangelhafte Ernährung sind die Hauptursachen. Hier muß selbstverständlich eine innere Behandlung der Krankheitsursache Platz greifen, und von
eigentlich kosmetischen Mitteln sind höchstens Waschungen mit recht
kaltem Wasser wirksam. Ganz ähnlich verhält es sich mit den Störungen
in der Färbung der Haut, wie sie infolge von Gelbsucht und einigen anderen Krankheiten auftreten. Auch hier kann nur die innere Behandlung
der Krankheit selbst helfen, indem die regelwidrige Färbung der Haut verschwindet, sobald die Krankheit gehoben ist. Auch die örtliche Anhäufung
von Farbstoffen, sog. Muttermale, Leberflecke usw., die vielfach auch mit
stärkeren Haaren bedeckt sind, weichen meist den kosmetischen Mitteln
nicht; hier muß ebenfalls der Arzt eintreten, um durch Ätzmittel oder chi-
rurgische Operationen eine Entfernung der Flecken zu versuchen, eine Aufgabe, die übrigens nur gelingt und ungefährlich ist, wenn die Muttermale
usw. nicht zu groß sind.

Anders dagegen liegt die Sache bei der leichten Form der Farbstoff-
flecken, den sog. S o m m e r s p r o s s e n, den Epheliden. Sie entstehen unter der katalysatorischen Mitwirkung des Sonnenlichtes durch die violetten
und ultravioletten Strahlen bei vorhandener Neigung zur Bildung von Sommersprossen. Hier führen hautreizende Mittel und solche, welche die Aufweichung und Aufquellung der Oberhaut bedingen und ein schnelleres Abstoßen der oberen Hautschichten ermöglichen, zum Ziele. Zu solchen Mitteln
gehören Alkalien, Borax, Quecksilberamidochlorid, Kummerfeldsches Waschwasser, Säuren wie Zitronensäure, sauerstoffabgebende Präparate, Waschungen mit Lösungen von Alkalien und Borax, Auflegen von Zitronenscheiben,
oder von einer Paste aus Essig, Honig und Mandelmehl; Bestreichen mit
weingeistiger Salizylsäurelösung oder mit Rettichsaft; ebenso werden durch
Waschungen mit boraxhaltiger Schmierseife häufig gute Erfolge erzielt. Zu
beachten ist, daß die anzuwendenden Mittel niemals zu scharf wirken, es
darf sich die Haut nicht unter Schmerzen abschälen. Bei geringster Schmerz-
empfindung muß die Anwendung des Sommersprossenmittels einige Tage
ausgesetzt werden und an seiner Stelle eine fetthaltige Hautsalbe aufgelegt werden. Als S c h u t z m i t t e l gegen die Wirkung der violetten und
ultravioletten Strahlen eignen sich vor allem das M e t h y l u m b e l l i -
f e r o n, das Ä s k u l i n und das C h i n i n b i s u l f a t sehr gut.

Der eigentümliche Glanz der Haut beruht auf verschiedenen Ursachen.

In der Hauptsache ist er bedingt durch die richtige Spannung der Haut; hervorgerufen durch einen kräftigen Kreislauf der Säfte und durch eine genügende Anhäufung von Fettpolstern unter der Haut. Diese Bedingungen werden aber nur bei jungen und gesunden Menschen völlig erfüllt. Mit zunehmendem Alter wird der Kreislauf der Säfte schwächer, infolge davon die Haut, namentlich im Gesicht und an den Händen schlaffer, und es treten Falten und Runzeln auf. Diese zu entfernen ist leider noch niemand gelungen. Die Kosmetik hat allerdings allerlei Pasten erfunden und zusammengestellt, mit welchen die Runzeln und Falten ausgefüllt und so geglättet werden, um dann auf dieser glatten Oberfläche die Farben durch Schminken und Puder aufzutragen. Eine solche Behandlung wird d a s E m a i l l i e r e.n genannt. Dr. Paschkis sagt sehr richtig, daß durch derartige Verfahren die Haut auf das ärgste verdorben und die Bildung von neuen Runzeln beschleunigt wird. Andere Störungen des Hautglanzes werden bedingt durch zu starke oder mangelhafte Fettung der Haut durch die Talgdrüsen. Im ersten Fall entsteht der sog. Schmeerfluß, welcher durch Waschungen mit Weingeist oder mit Borax und Seifen entfernt werden kann. Im letzteren Fall entsteht meist eine starke Abschuppung der Oberhaut, Schinn, Schuppen, hier sind die abgestoßenen Schichten zuerst durch kräftige Waschungen zu entfernen, dann die Haut gehörig zu fetten.

Durch Verstopfung der Talgdrüsen, der eigentliche Grund derartiger Verstopfungen ist noch nicht bekannt, entstehen die sog. M i t e s s e r. Es sind dies erhärtete Talgzapfen, an der Spitze meist schwärzlich gefärbt durch Schmutz oder durch Veränderungen in sich selbst durch sog. Verhornung. Man entfernt sie durch Ausdrücken z. B. mit einem K o m e d o n e n - q u e t s c h e r, einem kleinen Metallstäbchen, das an dem einen, etwa rechtwinklig gebogenen Ende eine kleine runde Verbreiterung mit einem Loch in der Mitte trägt, oder durch kräftiges.Waschen mit Sand- oder Bimssteinseifen oder durch die Haut abschälende Mittel; hinterher ist eine richtige Behandlung der Haut mit Wollfett und öfteren Waschungen mit boraxhaltigem Wasser angezeigt.

Auch die Schweißdrüsen verrichten ihre Arbeit nicht immer regelmäßig; namentlich das zu starke Auftreten des Schweißes kann oft sehr lästig werden. Wo derartige starke Schweißabsonderungen über den ganzen Körper verbreitet sind, sind sie fast immer die Folgen krankhafter Störungen und können nur durch innere Mittel behoben werden. Örtlich begrenzte Schweißabsonderungen dagegen, z. B. an den Händen, Füßen und in den Achselhöhlen, treten bei vollständig gesundem Körperzustand auf und lassen sich sehr gut durch äußere, kosmetische Mittel behandeln. Hier sind vor allem häufige Waschungen mit alkoholischen Flüssigkeiten anzuwenden. Außerdem Behandlung der Haut durch zusammenziehende, gerbstoffhaltige, Formaldehyd enthaltende Mittel oder durch tonisierende, z. B. Säuren wie Salizylsäure, Borsäure und Hautpflegeessig. Bei Füßen und Achselhöhlen sind Streupulver mit derartigen Zusätzen sehr empfehlenswert.

Die bei den Damen so beliebten Schweißblätter, die das Entfärben der Kleider durch die saure Beschaffenheit des Schweißes verhindern sollen, sind äußerst unzweckmäßig, weil sie den Schweiß aufsaugen und das Übel verstärken. Wo ein tägliches Einpudern der Achselhöhlen mit Borsäure-Salizylsäure-Streupulver das Übel nicht beseitigt, werden am besten kleine

Kissen mit einem solchen Streupulver (siehe später) eingenäht. Hierdurch wird der Schweiß aufgesogen und der strenge Geruch beseitigt.

Der starke und so unangenehme Geruch des Schweißes tritt hauptsächlich nur dort auf, wo er stockt und infolgedessen die abgestoßenen Oberhautschichten rasch zur Fäulnis bringt. Es ist dies namentlich zwischen den Fußzehen der Fall. Häufiges Waschen der Füße, öfteres Wechseln der mit Schweiß getränkten Strümpfe, Anbringen von eingepuderter Watte zwischen den Zehen sind zu empfehlen, und beseitigen die unangenehmen Folgen des Übels fast gänzlich.

Andere Regelwidrigkeiten der Haut sind die W a r z e n und H ü h n e r - a u g e n. Die Entstehung der ersteren ist noch völlig unaufgeklärt, wenn man auch heute die Übertragbarkeit auf andere nicht mehr bezweifelt, bei den letzteren wird allgemein Druck als die Ursache angenommen, obgleich auch Hühneraugen an Stellen entstehen, die einem unmittelbaren Drucke gar nicht ausgesetzt sind.

Die Beseitigung der Warzen ist oft nicht leicht; denn während sie zuweilen ganz plötzlich von selbst verschwinden, widerstehen sie in anderen Fällen auf das hartnäckigste allen angewandten Mitteln. Abbeizen mittels starker Laugen oder Salpetersäure und konzentrierter Essigsäure, nach öfterer Entfernung der von den Alkalien oder Säuren zerstörten Schichten, führen noch am besten zum Ziele. Doch ist bei Anwendung von Salpetersäure die größte Vorsicht am Platze, da schon öfter infolge Beizens mit Salpetersäure Blutvergiftungen vorgekommen sind. Auch ist zu beachten, daß Salpetersäure n i e m a l s i n F l a s c h e n m i t K a u t s c h u k s t o p - f e n a b g e g e b e n w e r d e n d a r f, da hierdurch Explosionen entstehen, man verwendet Flaschen mit Glasstopfen. Das Abbeizen mittels Höllenstein sollte wegen ungewissen Erfolges und der Unmöglichkeit, die Ätzung zu begrenzen, unterbleiben bzw. sehr vorsichtig vorgenommen werden. Als Volksheilmittel für die Warzen wird vielfach ein Betupfen mit Milchsäften verschiedener Pflanzen, wie Schöllkraut (Chelidonium), Wolfsmilch (Euphorbium), des Feigenbaumes u. a. m. angewendet. Alle diese Milchsäfte enthalten scharfe hautreizende Stoffe, die möglicherweise eine günstige Einwirkung haben können.

Die Behandlung der Hühner- und Krähenaugen ist ähnlich wie bei den Warzen. Das anzuwendende Mittel muß in die Tiefe wirken. Nach Entfernung der oberen Schichten muß die Wurzel des Hühnerauges erfaßt werden. Ätzung durch starke Säuren oder Laugen ist allerdings wenig empfehlenswert; besseres erreicht man durch die vierzehntägige Anwendung von Salizylsäure, als Salizylsäure-Kollodium oder als Salizylsäure-Kautschukmull oder durch erweichende Salben und Pflaster und öftere warme Bäder unter Seifenzusatz. Eine operative Entfernung der Hühneraugen durch Schneiden und Auskratzen gelingt bei sachgemäßer Behandlung ebenfalls; jedoch bleibt diese Behandlung nicht ganz ungefährlich; dabei auftretende Blutungen sollten stets mit Höllenstein ausgebeizt werden.

Für die Behandlung der F r o s t b e u l e n empfiehlt sich neben lauwarmen Bädern in Kamillenaufguß vor allem die Anwendung adstringierender und tonisierender, d. h. die Hauttätigkeit reizender Mittel wie Einreiben mit Kampferzubereitungen, Pinseln mit gerbsäurehaltigen Flüssigkeiten, Jodtinktur, Säuren, namentlich Mineralsäuren, vor allem Salpetersäure, 1 Teil

Salpetersäure mit 5 Teilen Wasser, Auszug aus spanischem Pfeffer oder Senf, Mischungen mit Terpentinöl und Fichtennadelöl, essigsaure Tonerdelösung usw.

Nach Antrocknen der Einpinselungen muß eine starke Einfettung der Frostbeulen erfolgen.

Sehr wichtig ist eine vorbeugende Behandlung; wer von Frostbeulen heimgesucht wird, soll bereits im September mit Wechselbädern beginnen, denen man etwas Alaun oder Tannin oder essigsaure Tonerdelösung hinzufügt. Die Wechselbäder sind alle zwei bis 3 Tage zu nehmen und bis in den November fortzusetzen, und zwar heißes Bad und warmes Bad abwechselnd je 1/2 Minute und dies 1/2 bis 1 Stunde lang.

Es ist für den Drogisten sehr beachtenswert, daß gleich Herrn Dr. E. Saalfeld Herr Dr. Paschkis, der als Arzt und Dozent als durchaus maßgebend anzusehen ist, die Mittel zur Beseitigung von Warzen und Frostbeulen ohne jede Einschränkung zu den kosmetischen Mitteln zählt.

Viele Mittel zur Pflege der Haut werden unter Verwendung von Spiritus (Weingeist, Äthylalkohol) hergestellt. Bei den hohen Preisen, die für Äthylalkohol bezahlt werden müssen, ist das Bestreben erklärlich, an Ersatz für den Äthylalkohol zu denken. So kommen hierfür vielfach die Propylalkohole in den Handel, zwei isomere Verbindungen, der primäre Propylalkohol, auch Äthylkarbinol genannt, und der sekundäre Propylalkohol, auch Dimethylkarbinol oder Isopropylalkohol genannt. Zwei farblose Flüssigkeiten, die viele Eigenschaften mit dem Äthylalkohol gemein haben, nur einen eigentümlichen Geruch aufweisen, der sich schlecht verdecken läßt, was besonders für den primären Propylalkohol zutrifft. Nach einem Gutachten der wissenschaftlichen Deputation für das Medizinalwesen in Berlin ist der Propylalkohol zur Herstellung von Nahrungs- und Genußmitteln, sowie innerlich anzuwendenden Heil-, Vorbeugungs- und Kräftigungsmitteln nicht geeignet. Gegen eine Verwendung in Riechmitteln oder Mitteln zur Pflege der Haut, Haare und Nägel bestehen dagegen vorläufig keine begründeten Bedenken. Zur Herstellung von Mundwässern ist er keinenfalls zu verwenden. Auch für Haarwässer ist eine gewisse Vorsicht angezeigt, zumal Isopropylalkohol viel schwerer verdunstet und so leichter vom Körper aufgenommen wird.

Für alle Mittel, die hauptsächlich für den Ankleidetisch der Frauenwelt bestimmt sind, ist eine geschmackvolle Aufmachung unbedingt erforderlich. Gefäß, Schild und Verpackung müssen geschmackvoll sein, eine Forderung, die für derartige Erzeugnisse leicht zu erfüllen ist. Gefäße aus Bakelit eignen sich nicht, wohl aber aus Pollopas. Auch die Färbung und der Wohlgeruch der Zubereitungen müssen hübsch und gediegen sein.

Waschmittel.

Birkenbalsam, künstlicher, für Schälverfahren.

Diese Bezeichnung ist vorteilhaft durch einen anderen beliebigen Namen zu ersetzen.

a) Kaliumkarbonat	5,0	arabisches Gummi		10,0
venezianische Seife	3,0	Glyzerin		25,0
Wasser			960,0.	

Man vermeide bei der Lösung jedes Erwärmen.

b) Nach Dr. Lengyel:

Kaliumkarbonat	16,0	flüssiges Natronwasserglas	40,0
Seife	8,0	Gummischleim	40,0
Glyzerin	80,0	Wasser	816,0.

Als Wohlgeruch füge man etwas Bittermandel- oder Neroliöl zu.

Waschmittel nach diesen beiden Vorschriften eignen sich gut für sog. Schälverfahren z. B. bei Sommersprossen.

Lilienmilch. Eau de Lys. Lilionese.

Von alters her ist es gebräuchlich, ein nach folgenden Vorschriften bereitetes Schönheitswasser als Lilienmilch zu bezeichnen, obwohl es keine aus Lilien bereitete Stoffe enthält. Es muß eine solche Bezeichnung als handelsüblich erachtet werden.

a)
Zinkoxyd	10,0	Talk	10,0
Glyzerin	20,0	Rosenwasser	960,0.

Zinkoxyd und Talk müssen mit dem Glyzerin ganz fein angerieben werden. Es ist auch zweckmäßig, die fertige, gut umgeschüttelte Mischung durch ein Haarsieb zu gießen.

b)
Borax	20,0	Kaliumkarbonat	10,0

werden in   Rosenwasser 800,0
gelöst und darauf hinzugefügt:

Benzoetinktur	20,0	Kölnisch-Wasser	20,0.

Diese Mischung fügt man allmählich einer Verreibung von
Talkpulver . . . . . 25,0 mit Glyzerin 50,0
zu und schüttelt vor dem Abfüllen kräftig um.

c)
Talkpulver	25,0	Benzoetinktur	20,0
Borax	10,0	Rosenwasser	1385,0
Seifenspiritus	50,0	Weingeist (90%)	10,0.

Man löst den Borax in dem Rosenwasser auf, reibt das Talkpulver gründlich mit ein wenig der Boraxlösung an, fügt allmählich die übrige Boraxlösung unter Verreibung zu und vermischt die Anreibung mit dem Gemische der weingeistigen Bestandteile.

d)
         Borax 5,0
werden in   Rosenwasser 1250,0
gelöst und darauf hinzugefügt:
Glyzerin 100,0   Benzoetinktur . . . . . 125,0.

Prinzessinnen-Schönheitswasser. Eau de Princesses.

Benzoetinktur	15,0	reines Kaliumkarbonat	3,0
Kampferspiritus	3,0	Moschustinktur	0,5
Kölnisch-Wasser	750,0	Wasser	230,0.

Man löst das Kaliumkarbonat im Wasser, fügt der Lösung die übrigen Stoffe bis auf die Benzoetinktur hinzu und diese zuletzt in kleinen Mengen und unter Umschütteln. Nach mehrtägigem Stehen zu filtrieren.

Schönheitswasser zur Reinigung der Haut nach Sportbetätigung und Automobilfahrten, Gesichtswasser.

a)
Borax	20,0	Glyzerin	40,0

         Rosenwasser . . . . 940,0.
Anstatt des Rosenwassers kann auch wohlriechend gemachtes destilliertes Wasser mit jedem beliebigen Blumenduft verwendet werden.

b)
Borax	15,0	Weingeist (95%)	450,0
Glyzerin	60,0	Wasser	475,0

         Wohlgeruch nach Belieben.

c) Sauer, salizylsäure- bzw. milchsäurehaltig:

Salizylsäure	2,0	Weingeist (95%)	400,0
Glyzerin	40,0	Wasser	558,0.

         Wohlgeruch nach Belieben. Anstatt der Salizylsäure kann auch chemisch reine Milchsäure zugesetzt werden.

d) Borsäure 2,5   Weingeist (90%) 50,0
           Wasser . . . . 50,0.

e) **Mit Pudergeruch, n. Parf.-Ztg.:**
   Glyzerin 10,0   Alaun 3,0
   Milchsäure 2,0   Weingeist (35%) 975,0
   Menthol 5,0   Opopanax Riechstoff . . 3,0
           Iriswurzelstocköl . . . . 2,0.

Eukalyptus-Schönheitswasser.

Perubalsam 1,0   Moschustinktur 5,0
Tolubalsamtinktur . . . 4,0   Eukalyptusöl 1,0
Benzoetinktur 4,0   Orangenblütenöl . . . . 4 Trpf.
Tonkabohnentinktur . . 6,0   Rosenwasser 185,0
Vanilletinktur 8,0   Orangenblütenwasser . . 185,0
           Weingeist (90%) . . . . 600,0.

Perubalsam, die Tinkturen und Öle löst man in Weingeist auf, fügt die Wässer hinzu, stellt einige Tage beiseite und filtriert.

Glyzerinmilch.

a) Traganthpulver 10,0   Glyzerin 500,0
           Rosenwasser. . . . . 500,0.

Das Traganthpulver wird zuerst mit etwas Kölnisch-Wasser durchfeuchtet und dann durch kräftiges Schütteln mit dem Glyzerin und Rosenwasser vereinigt.

b) Stärke 80,0   Glyzerin 1150,0
werden innig gemischt und unter beständigem Umrühren auf dem Dampfbade bis zur Kleisterbildung erhitzt. Der erkalteten Mischung rührt man weiter hinzu:
           Stärke 80,0
und zuletzt   Wasser . . . . 400,0.

Mit Benzoetinktur wohlriechend zu machen.

c) **Mit Quittenschleim bereitet:**
           Zerquetschte Quittensamen . . . 15,0
mazeriert man 24 Stunden mit
           Wasser 500,0,
worin   Borsäure 15,0
gelöst sind. Darauf seiht man, ohne zu pressen, durch und fügt hinzu:
           Glyzerin 500,0
und ferner   Benzoetinktur 15,0
           Vanillin 0,25
           Bergamottöl . . . . 2,0.

Man läßt das Gemisch 24 Stunden stehen und seiht nochmals durch.

Glyzerinmilch, mit Quittenschleim bereitet, eignet sich vorzüglich als Hautpflegemittel.

d) Anstatt der Quittensamen können auch
           fein zerschnittenes Karragheen . . 20,0
verwendet werden. Man mazeriert etwa 6 Stunden, erwärmt darauf mehrere Stunden im Dampfbad und seiht ebenfalls durch, ohne zu pressen.

Hamamelisgesichtswasser.

a) Borsäure 5,0   Spiritus (95%) 445,0
Hamameliswasser 50,0   Wasser . . . . 500,0.
Wohlgeruch nach Belieben.

Man löst die Borsäure und den Wohlgeruch in dem Spiritus auf und fügt die übrigen Stoffe hinzu.

b) **Mit Kampfer:**

Kampfer	5,0	Spiritus (95%)	350,0
Glyzerin	50,0	Hamameliswasser	250,0
Rosenwasser			345,0.

Auch ein Zusatz von Vanillin oder Heliotropin eignet sich gut.

Man löst den Kampfer im Weingeist auf, fügt Glyzerin, darauf in kleinen Mengen unter Umschütteln nach und nach das Hamameliswasser und schließlich das Rosenwasser hinzu. Man stellt einige Wochen beiseite und filtriert.

Honigwasser. Honey water.

a)

Gereinigter Honig	50,0	Weingeist (90%)	150,0
Wasser	780,0	Bergamottöl	15 Trpf.
Borax	20,0	Neroliöl	8 „
Ambratinktur			8 Trpf.

Man löst den Borax im Wasser, in dieser Lösung den Honig und fügt die Riechstoffe, in dem Weingeist gelöst, hinzu. Mit Safrantinktur gelb zu färben.

b)

Roher Honig	30,0	Bergamottöl	2,0
Weingeist (90%)	500,0	Orangenblütenöl	1,0
Rosenwasser			1000,0.

Mit Safrantinktur gelb zu färben.

Jungfernmilch. Lait virginal.

a)

Benzoetinktur	15,0	Tolubalsamtinktur	20,0
Wasser			965,0.

Wohlgeruch nach Belieben. Man kann diesem Gemisch auch einen Zusatz von Glyzerin geben, etwa 50,0 auf 1000,0 Flüssigkeit.

Der Name der Jungfernmilch richtet sich meist nach dem zugesetzten Wohlgeruche, z. B. Rosen-Jungfernmilch, Orangen-Jungfernmilch, Lait virginal à la rose, à la fluer d'orange usw.

Bei der Bereitung ist zu beachten, daß man dem Wasser die Tinkturmischung sehr allmählich und unter starkem Schütteln zusetzt; andernfalls scheidet sich das Harz so rasch ab, daß es zusammenballt, während es bei richtiger Behandlung so fein im Wasser verteilt wird, daß es in der Flüssigkeit schwebend bleibt.

b)

Benzoesäure	1,0	Weingeist (90%)	50,0
Benzoetinktur	25,0	Glyzerin	50,0
Wasser			875,0.

Die Benzoesäure löst man in dem Gemische von Wasser und Glyzerin und fügt der Lösung allmählich das Gemisch von Benzoetinktur und Weingeist zu. Wohlgeruch nach Belieben.

c) **Rosenmilch:**

Benzoetinktur	90,0	Rosenwasser	480,0
Glyzerin			240,0.

Die Benzoetinktur wird unter kräftigem Schütteln in kleinen Mengen mit Glyzerin 120,0 vermischt. Darauf fügt man allmählich unter starkem Schütteln

Rosenwasser 30,0

hinzu und gießt die Mischung drei- bis viermal durch ein feinmaschiges Preßtuch. Die Seihflüssigkeit läßt man einige Stunden stehen und fügt schließlich die Mischung unter kräftigem Umschütteln dem fehlenden Rosenwasser und Glyzerin zu.

Kampferessig.

Kampfer	1,0	Weingeist (90%)	9,0
Essig (6%)			90,0.

Der Zusatz eines Wohlgeruches kann beliebig gewählt werden, sehr geeignet dafür ist Rosenöl.

Kampferwasser.

Kampferspiritus 2,5   Wasser . . . . 100,0.

Man mischt durch kräftiges Schütteln und filtriert. Als Wohlgeruch eignen sich vortrefflich etwas Rosenöl oder Rosenspiritus, auch süßliche Riechstoffe wie Vanille oder Heliotrop. Will man dem Kampferwasser einen Gehalt an Glyzerin geben, fügt man 5,0—10,0 Glyzerin hinzu.

Kummerfeldsches Waschwasser, gegen unreine Haut und Sommersprossen.
Kampfermilch. Kampferhaltiges Gesichtswasser.

a) Schwefelmilch oder besser   Glyzerin 75,0
   kolloidaler Schwefel . . 12,5   Kölnisch-Wasser 125,0
   Kampferspiritus 25,0   Wasser . . . . 762,5.

Vor dem Gebrauch umzuschütteln. Man benutzt es am besten in der Weise, daß man das Gesicht damit befeuchtet, ohne nachzutrocknen, oder das Wasser wird unmittelbar dem Waschwasser zugesetzt. Bereitungsart s. unter d).

K o l l o i d a l e n S c h w e f e l erhält man nach Mamlok, indem man von kristallisiertem Natrium s u l f i d 5,0 in destilliertem Wasser 45,0 löst und mit einer Lösung von Natrium s u l f i t 2,6 in destilliertem Wasser 50,0 mischt, darauf etwa 10 Minuten lang mit frisch geschlagenem Eiweiß von zwei Eiern kräftig schüttelt und mit einem Gemische von chemisch reiner Salzsäure 9,0 und destilliertem Wasser 13,5 versetzt. Muß in farbigem Glase abgegeben werden.

b) Nach Dr. Saalfeld:
   Schwefelmilch 12,0   arabisches Gummi . . . 2,0
   Kampfer 1,0   Kalkwasser 150,0
              Rosenwasser . . . . 150,0.

Kampfer, arabisches Gummi und Schwefelmilch werden sehr fein und allmählich mit dem Rosenwasser verrieben, dann fügt man das Kalkwasser in kleinen Mengen unter Reiben hinzu. Muß in farbigem Glase abgegeben werden.

c) Sächs. Kr. V.:
   Kampfer 1,0   arabisches Gummi . . . 2,0
          gefällten Schwefel 10,0
   verreibt man sehr fein mit
   Glyzerin 5,0   Rosenwasser . . . . . 82,0.
   Abgabe unter a und b.

d) Schwefelmilch oder besser   Lavendelspiritus 30,0
   kolloidaler Schwefel . . 20,0   Glyzerin 30,0
   Kampferspiritus 20,0   Kölnisch-Wasser 40,0
              Wasser . . . . 640,0.

Man verreibt die Schwefelmilch mit dem Glyzerin, fügt allmählich die Mischung aus Kampferspiritus, Lavendelspiritus und Kölnisch-Wasser hinzu und schließlich ebenso allmählich unter beständigem Reiben das Wasser. Muß in farbigem Glase abgegeben werden.

e) Berlin. Vorschr.:
   Kampfer 6,0   arabisches Gummi . . . 6,0
          Schwefelmilch 20,0
   verreibt man sehr fein mit
          Kalkwasser . . . . 168,0.
   Abgabe unter d.

f) m i t L e z i t h i n :
   Kampfer 5,0   Glyzerin 75,0
   Borax 10,0   Wasser 400,0
   Lezithin 10,0   Spiritus (95%) . . . . 500,0.
   Wohlgeruch nach Belieben. Abgabe unter d.

g) mit Zitronensaft:

Kampferspiritus	25,0	Wasser	500,0
Borax	40,0	Spiritus (95%)	285,0
Zitronensaft	100,0	Kölnisch-Wasser	50,0.

Für alle Vorschriften gilt, daß sich der Kampfer durch Hinzufügen einiger Tropfen Äthyläther leicht verreiben läßt.

Antiseptischer Rosentau. Antiseptische Rosenmilch.

Salizylsäure	1,0	Glyzerin	50,0
Benzoesäure	1,0	Weingeist (90%)	50,0
Rosenwasser	850,0	Benzoetinktur	50,0.

Wohlgeruch nach Belieben. Man löst die Säuren im Weingeist auf, mischt Glyzerin und Wasser und darauf in kleinen Mengen die Benzoetinktur hinzu.

Simiähnliches Hautpflegemittel.

a) Borsäure 5,0   Weingeist (90%) 95,0
              Vanillin . . . . 0,2.

b) Borax 4,0   Weingeist (90%) 100,0
    Wohlgeruch nach Belieben.

Sommersprossenwasser.

Die Sommersprossenwässer werden zweckmäßig mit einem kleinen Pinsel zweimal täglich und über Nacht aufgetragen, dabei muß man beachten, daß nichts in die Augen kommen darf. Oder man tränkt kleine Läppchen mit der Flüssigkeit und legt sie auf die Stellen. Siehe auch Kampfermilch S. 235.

a) Nach Paschkis:

Reines Kaliumkarbonat	60,0	Kaliumchlorat	20,0
Borax	15,0	Zucker	60,0
Glyzerin	150,0	Rosenwasser	342,5

        Orangenblütenwasser . . . . 342,5.

b) Nach Dr. Saalfeld, scharf wirkend:

Schwefelmilch	20,0	Kaliseifenspiritus	80,0.

c)
Borax	5,0	Glyzerin	15,0
Natriumsulfit	8,0	Rosenwasser	272,0.

    Die Salze sind einzeln zu lösen.

d)
Borax	12,5	Glyzerin	50,0
Natriumsulfit	25,0	Rosenwasser	912,5.

    Die Salze sind einzeln zu lösen.

e) Hufelands Schönheitswasser gegen Sommersprossen:

Borax	80,0	Rosenwasser	460,0

        Orangenblütenwasser . . . . 460,0.

f)
Borax	10,0	Kaliumchlorat	20,0
Blumenduft nach Wahl	40,0	Rosenwasser	420,0

        Orangenblütenwasser . . . . 420,0.

g) Perhydrol 10,0   Wasser . . . . 90,0.
    Die Lösung muß in einem dunklen Glas abgegeben werden.

h) Zitronensäure 6,0   Natriumperborat . . . 13,0
        Wasser 81,0

i) Die Sommersprossen verhütend.

Saures schwefelsaures Chi-		Talkpulver	50,0
nin (Chininbisulfat)	2,5	Glyzerin	50,0
Zinkoxyd	50,0	Wasser	50,0.

Waschwasser gegen fette Haut, Hautfinnen, Mitesser.

a) Nach Paschkis:

Natriumkarbonat	32,5	Glyzerin	125,0
Rosenwasser	840,0	Wohlgeruch nach Belieben	2,5.

b)
Borax	10,0	Glyzerin	40,0
Natriumsulfid (Schwefel-		Rosenwasser	930,0.
natrium)	20,0		

c) Nach Dr. v. Oosten:

Magnesiumkarbonat . . .	1,0	verdünnt. Weingeist (68%)	60,0
Schwefelmilch	2,5	Wasser	150,0
Benzoetinktur	30,0	Nelkenöl	2,0
Seifenspiritus	30,0	Lavendelöl	2,0.

Man reibt Schwefelmilch und Magnesiumkarbonat mit dem verdünnten Weingeist an, setzt allmählich das Wasser unter beständigem Reiben zu und schließlich ebenso allmählich die Mischung von Benzoetinktur, Seifenspiritus und den ätherischen Ölen.

d) Nach Dr. Saalfeld, k r ä f t i g w i r k e n d :

Schwefelmilch	10,0	Kaliseifenspiritus . . .	90,0.

e)

Kampfer	5,0	Schwefelmilch	10,0
Lavendelspiritus	5,0	Kaliseifenspiritus . . .	80,0.

Man verreibt den Kampfer fein unter Hinzufügung einer Kleinigkeit Äthyläther, löst ihn in dem Spiritusgemisch auf und verreibt mit dieser Lösung die Schwefelmilch sehr fein.

f)

Eisessigsäure	6,0	Kampferspiritus	8,0
Benzoetinktur	4,0	Weingeist (90%)	82,0.

g)

Thiol	10,0
Hebrascher Kaliseifenspiritus . .	90,0.

h) Nach Hebra. H e b r a s k o s m e t i s c h e s L i n i m e n t :

Kaliumkarbonat	20,0
werden gelöst in Glyzerin	20,0.

Mit der Lösung verreibt man

	Schwefelmilch	20,0
und fügt	verdünnten Weingeist (68%) . .	20,0
	Äther	20,0

hinzu.

Die Waschwässer b—f und h gibt man in einem farbigen Glase ab.

Man unterstütze die Wirkung sämtlicher Mittel durch häufige Waschungen mit h e i ß e m Wasser oder Umschläge mit heißem Wasser oder Gesichtsdampfbäder.

Zu den kosmetischen Waschwässern sind auch die Zubereitungen zu rechnen, die unter dem Namen M i l c h oder v e g e t a b i l i s c h e Milch zusammengefaßt werden, sie bilden den Übergang zu den fetthaltigen Zubereitungen. Gleich der Milch der Tiere ist in ihnen das Fett mittels irgendeines Bindemittels in so feiner Verteilung enthalten, daß sich die unendlich kleinen Fettkügelchen lange Zeit schwebend halten, und so eine weiße, im Äußern der gewöhnlichen Milch völlig gleichende Flüssigkeit entsteht. Es sind Fettemulsionen. Stößt man z. B. irgendeinen fetthaltigen Samen, wie Mandeln, Mohnsamen usw., unter allmählichem Zusatze von Wasser äußerst fein und seiht die Flüssigkeit durch, so erzielt man eine rahmartige Emulsion, die sog. Mandel- oder Mohnmilch. Die auf diese Weise entstandene Emulsion eignet sich, wegen der ungemein feinen Verteilung des darin enthaltenen Öles, zur Waschung und mäßigen Einfettung der Haut. Leider ist eine derartige Mandelmilch so wenig haltbar, daß sie nach wenigen Tagen völlig verdorben ist. Man ist daher gezwungen, um haltbare Handelsware herzustellen, noch weitere Zusätze zu machen. Hierher gehören Wachs, Walrat, Seife, Triäthanolamin bei Gegenwart geringer Mengen freier Fettsäuren wie Stearinsäure, ferner ein Zusatz von 8—10% Glyzerin, auch Zucker, etwas Weingeist und am besten eine geringe Menge von Salizylsäure oder Benzoesäure oder Paraoxybenzoesäure-Methylester (Nipagin). Der Zusatz von Wohlgeruch geschieht ganz nach Belieben und verleiht der Zubereitung meist den Namen.

Zur Darstellung der vegetabilischen Milch verfährt man nach Askinson folgendermaßen:

Man schmilzt Seife bei sehr geringer Wärme mit Wachs und Walrat zusammen, bereitet aus den Pflanzenstoffen und den duftenden Wässern, z. B. aus unabgepreßten süßen Mandeln und Rosenwasser durch sorgfältiges Zerreiben eine Milch, seiht diese durch feine Seidengaze in das Gefäß, das die Mischung aus Seife, Wachs und Walrat enthält, verrührt auf das innigste, läßt das Ganze vollständig abkühlen und fügt nun unter beständigem Rühren Weingeist zu, in dem man ätherische Öle, Glyzerin und Salizylsäure aufgelöst hat. Beim Zumischen des Weingeistes hat man die Vorsicht zu beachten, daß man ihn nur in einem dünnen Strahle zufließen läßt, indem sonst leicht ein Teil der Masse gerinnt. Die nun fertige Milch enthält noch gröbere Teile; man gießt sie in ein größeres Gefäß, das man einen Tag ruhig stehen läßt, und zieht dann mittels eines kleinen Hebers die Milch von dem Bodensatz in die Flaschen ab, in welchen sie in den Handel gebracht wird.

Dieser Darstellung nach Askinson ist hinzuzufügen, daß sich die Herstellung bedeutend erleichtert, wenn etwa 5% des Fett- bzw. Wachsgemisches die Base Triäthanolamin und etwa das Doppelte an reiner Stearinsäure oder Ölsäure zugesetzt werden. Anderseits erleichtern auch kleine Mengen Zetylalkohol bzw. Cetiol extra, etwa 4% der Gesamtgewichtsmenge sowie das Lanettewachs des Handels, ein Gemisch höherer gesättigter Fettalkohole, von Stearinalkohol ($Oktodezylalkohol$ $C_{16}H_{37}OH$) und Palmitinalkohol ($Hexadezylalkohol$ $C_{16}H_{33}OH$), bzw. Lanettewachs N, den Vorgang des Emulgierens ungemein. Werden ungesättigte Alkohole mit organischen Säuren, Fettsäuren verestert, bildet sich der flüssige Ester, Cetiol extra, ein Ester von sehr großer Haut-Tiefenwirkung. Lanettewachs N enthält durch Natronlauge neutralisierte Schwefelsäureester der höheren Fettalkohole. Das Lanettewachs bietet überdies den Vorteil, den Fettglanz der Haut abzumildern. Bei Verwendung aller dieser emulgierenden Mittel ist zu beachten, daß bis zum Dickwerden beständig gerührt bzw. geschüttelt werden muß.

Aus Lanettewachs N und Cetiol extra läßt sich nach Dr. H. Baumann und Stada eine sehr vorteilhafte Grundsalbe herstellen, deren Konsistenz sich durch Zusatz von etwas mehr Wasser weicher gestalten läßt.

Lanettewachs-Salbe nach Dr. H. Baumann und Stada:

Lanettewachs N	24,0
Cetiol extra	6.0
Paraffinöl	10,0
Wasser	60,0.

Sie ist sehr gut geeignet als Grundlage für Zubereitungen zur Hautpflege.

Es mögen hier einige Vorschriften folgen, nach denen ein jeder, wenn er die Grundsätze der Bereitung innehält, beliebige andere Zusammenstellungen bereiten kann.

Alle diese milchartigen Flüssigkeiten gibt man in farbigen Gläsern ab.

Fliedermilch. Lait de lilas.

Seife	18,0	Wachs	18,0
Walrat	18,0	süße Mandeln	150,0
Wasser	646,0	Weingeist (90%) . . .	200,0
Glyzerin	80,0	Fliederduft	20,0.

Bereitungsverfahren siehe oben.

Gurkenmilch. Lait de concombre.

a) Seife	10,0	Olivenöl	10,0
Wachs	10,0	Walrat	10,0
süße Mandeln	100,0	frisch gepreßter ·Gurken-	
Weingeist (90%) . . .	250,0	saft	500,0
Wasser	160,0	Glyzerin	50,0.

Bereitung siehe Einleitung. Soll der Gurkensaft nicht sogleich verwendet, sondern aufbewahrt werden, so fügt man ihm etwa 25% Weingeist zu und bewahrt ihn in gut geschlossenem Gefäße kühl auf.

b) **Nach Mann:**

Rosenwasser 2500,0   Gurkensaft 800,0
          Benzoetinktur 100,0
    [bereitet aus Benzoe 28,0 und Weingeist (90%) 72,0]
Glyzerin 400,0   Robinia Schimmel & Co. . 10,0
Quillajarindentinktur . . 50,0   Terpineol . . . . . . 30,0.

Den erforderlichen G u r k e n saft erhält man wie folgt: Klein zerschnittene frische Gurken werden zu einem Brei zerquetscht und ausgepreßt. Den erhaltenen Preßsaft mischt man mit 25% des Gewichtes Weingeist. Verwendet man den Gurkensaft nicht sogleich, muß er in gut geschlossenen Flaschen kühl aufbewahrt werden.

c)   Wasserfreies Wollfett 25,0

schmilzt man im Wasserbade und mischt nach und nach eine Auflösung von

Kaliseife 10,0   Glyzerin 25,0
          Wasser 250,0
und darauf
          Benzoetinktur 25,0
und schließlich
frisch gepreßten, etwas angewärmten Gurkensaft . 665,0 darunter.

Wohlgeruch nach Belieben.

d) **G u r k e n m i l c h e r s a t z :**

Borax 25,0   Natriumazetat 25,0

löst man einzeln in einem Gemische von

Glyzerin 50,0   Seifenspiritus 30,0
und   Rosenwasser 840,0
und fügt allmählich unter kräftigem Schütteln
          Benzoetinktur 30,0
hinzu.

Lanolinmilch. Lanolinhautmilch. Borlanolinmilch.

a) Fein gepulverte medizi-   Wasser 70,0
   nische Seife 20,0   Kokosöl 30,0
gepulverter Borax . . . 10,0   wasserfreies Wollfett . . 70,0
verreibt man in einer Reibschale mindestens 10 Minuten lang und verdünnt dann die Mischung ganz allmählich mit
         warmem Rosenwasser von 40° C . 800,0.

Man schüttelt sodann kräftig durch und verleiht Wohlgeruch mit

Bergamottöl . . . . . 10 Trpf.   Rosenöl . . . . 5 Trpf.
Orangenblütenöl . . . 10 „   Wintergrünöl . . . . . 1 „

b) Borax 10,0   wasserfreies Wollfett . . 100,0
        Rosenwasser . . . . 890,0.
Man löst den Borax in dem Rosenwasser bei 35°—40° C, bringt das Wollfett in eine Reibschale, verreibt es eine Zeitlang tüchtig mit 100,0 der erwärmten Boraxlösung und fügt unter beständigem Reiben allmählich den Rest der Boraxlösung hinzu.

Es entsteht eine Emulsion, in welcher das Wollfett sehr fein verteilt ist und schnell von der Haut aufgenommen wird. Sie kann beliebig mit Wohlgeruch versehen werden.

c) **Nach Mann:**
        Wasserfreies Wollfett 400,0
schmilzt man, fügt
        Glyzerin 500,0
sowie   Rosenwasser 750,0

hinzu, bringt in ein Weithalsgefäß und setzt unter fortwährendem heftigem Schütteln zu

> Benzoetinktur 250,0
> [bereitet aus Benzoe 70,0 und Weingeist (90%) 180,0]
> Gummischleim 250,0

und versetzt mit

> Terpineol 20,0
> Hyazinthin 5,0
> synthet. Bergamottöl . . . . 20,0.

d) Triäthanolamin 5,0   Stearinsäure 15,0
> Wasser 250,0

erwärmt man unter beständigem Rühren, bis gleichmäßige Verseifung eingetreten ist, fügt

wasserfreies Wollfett . . 75,0   Glyzerin 25,0

hinzu, rührt bis zum Erkalten und ergänzt mit Wasser bis zur erforderlichen Flüssigkeit.

e) Nach Winter:

Weißes Wachs	6,0	weißes Vaselinöl	25,0
Zetylalkohol (Lanettewachs)	4,0	Wasser	40,0
wasserfreies Wollfett . .	25,0	Natriumbenzoat	0,3.

f) Kampferhaltig:

Man fügt der Lanolinmilch 2% Kampfer, der in etwas Weingeist (90prozentig) gelöst ist, hinzu.

Löwenzahnmilch. Lait de Pissenlit.

Seife	18,0	Rosenwasser	744,0
gelbes Wachs	18,0	Glyzerin	50,0
Olivenöl	18,0	Löwenzahnsaft	30.0
süße Mandeln	150,0	Tuberosenextrakt	25,0
Weingeist (90%) . . . . 125,0.			

Die Löwenzahnmilch wird meistens schwach grün gefärbt, wozu man am besten etwas Chlorophyll verwendet. Der Löwenzahnsaft soll aus den frischen Wurzeln des Löwenzahns gepreßt werden. Die Bereitungsweise siehe Einleitung vegetabilische Milch.

Paraffinemulsion.

Triäthanolamin	10,0	flüssiges Paraffin	700,0
Stearinsäure	20,0	Wasser	270,0.

Man erwärmt unter beständigem Rühren Triäthanolamin und Stearinsäure unter Hinzufügen von 70,0 Wasser, löst das entstandene Triäthanolaminstearat unter schwacher Erwärmung in dem flüssigen Paraffin auf, arbeitet den Rest des Wassers nach und nach unter und schlägt so lange mit einem Schaumbesen, bis eine gleichmäßige Emulsion erreicht ist.

Alle diese milchartigen Flüssigkeiten gibt man in farbigen Gläsern ab.

Mandelkleien und Mandelpasten.

An die oben angeführten Fettemulsionen schließen sich in ihrer Wirkung unmittelbar die fetthaltigen Pulver und Pasten an. Erstere stellen hauptsächlich die Pulver ölhaltiger Samen, wie Mandeln und Pistazien dar; gewöhnlich mit Wohlgerüchen vermischt und mit anderen Zusätzen, welche reinigend oder auch, wie der Sand-, Bimsstein- oder Marmorzusatz, hautreizend wirken sollen, vermengt. Besonders ist zu beachten, daß Sand und ähnliche Zusätze nur in ganz feinem Zustand, am besten als staubfeines Pulver verwendet werden dürfen. Die Pasten sind nur durch einen Zusatz von Honig, Traganth oder ähnlichen Stoffen in Pastenform gebrachte Pulver der vorher genannten Gattung.

Die Mandelkleien und -pasten gehören zu den mildesten Reinigungsmitteln; sie machen durch ihren Ölgehalt die Haut ungemein weich und eignen sich daher vorzüglich zum Waschen des Gesichts und sehr empfindlicher Hände. Selbst kleine Zusätze von Alkalien oder Borax, die die Reinigung der Haut sehr beschleunigen, wirken hier nicht schädlich, weil sie durch den Fettgehalt des Pulvers bei dem Waschen verseift werden.

Für die Bereitung der Mandelkleien werden nur selten frisch geschälte Mandeln, sondern meist die bei dem Pressen des Mandelöls zurückbleibenden Preßkuchen verwendet. Stammen diese Preßkuchen von süßen Mandeln, so können sie ohne weiteres verarbeitet werden. Preßkuchen von bitteren Mandeln dagegen, die noch Amygdalin enthalten und demgemäß Blausäure entwickeln, müssen erst durch Gärung und Destillation von der Blausäure befreit werden. Die Preßkuchen werden gepulvert und durch Absieben von gröberen Teilen befreit, so bilden sie das M a n d e l m e h l. Sie enthalten, wenn kalte Pressung vorgenommen war, noch immer etwa 10% Öl, bei warmer Pressung dagegen höchstens 5%. Dieses schwankenden Ölgehaltes und der schlechten Farbe der aus Preßkuchen bereiteten Mandelkleie wegen, verwendet man häufig in der Hauptsache kein Preßkuchenmehl, sondern eine Mischung aus feinstem Weizenmehl oder Hafermehl und Mandel- oder Olivenöl. Um eine bessere Emulsionsbildung beim Waschen zu bewirken, setzt man der Mischung etwas Borax zu. Soll die Mandelkleie stärker schäumen, so erreicht man dies durch einen Zusatz von 1% Saponin.

Mandelkleie.

a) Mandelmehl 917,0   Veilchenwurzelpulver . . 65,0
   Zitronenöl 12,0   blausäurefreies Bittermandelöl 2,0
   Bergamottöl . . . . 4,0.

b) Nach Paschkis:

   Mandelmehl 700,0   Reisstärke 160,0
   Veilchenwurzelpulver . . 70,0   gepulverte Seife 60,0
   blausäurefreies Bittermandelöl . . 1,0.

c) Mandelmehl 500,0   Borax 25,0
   Veilchenwurzelpulver . . 100,0   blausäurefreies Bittermandelöl 2,0
   Reisstärkepulver 375,0   Geraniumöl . . . . . . 1,0.

d) F ü r s p r ö d e H ä n d e nach Paschkis:

   Kastanienpulver 490,0   Mandelmehl 250,0
   Veilchenwurzelpulver . . 200,0   Natriumbikarbonat . . . 50,0
   Bergamottöl . . . . 10,0.

e) Weizenmehl 790,0   Lavendelöl 2,0
   Mandelmehl 100,0   fettes Mandelöl 100,0
   Borax 10,0   Portugalöl 5,0
   blausäurefreies Bittermandelöl . . 0,5.

Man mischt Borax innig mit dem Weizenmehl und Mandelmehl, fügt das Mandelöl zu, verreibt und mischt innig, fügt schließlich die ätherischen Öle zu und reibt durch ein Sieb.

f) Kalzinierte Soda 20,0   Borax   40,0
   Veilchenwurzelpulver . . 90,0   Weizenmehl 700,0
   blausäurefreies Bitterman-   Mandelmehl   100,0
   delöl . . . . . . 20 Trpf., gelöst in fettem Mandelöl . 50,0.
   Bereitungsweise siehe unter e.

g) Weizenmehl 700,0   Bergamottöl   2,0
   Mandelmehl 100,0   Lavendelöl   2,0
   Veilchenwurzelpulver . . 92,0   Olivenöl   75,0
                  blausäurefreies Bittermandelöl . . 0,6.
   Bereitungsweise siehe unter e.

h) **Bleichende, sauerstoffhaltige:**
   Man fügt auf   Mandelkleie 1000,0
                   Natriumperborat . . . . 80,0.
   hinzu.

i) **Bleichende Pulvermischung „Gesichtsmaske":**
   Weizenmehl 650,0   weißer Ton   50,0
   Mandelmehl 200,0   Natriumperborat . . . . 100,0.
   Das Pulver wird mit verdünntem, aromatischem Essig angerührt.

Mandelkleie mit Sand. Sandmandelkleie.

a) Mandelmehl 240,0   Weizenmehl 240,0
   Borax 100,0   Glyzerin 100,0
   Veilchenwurzelpulver . . 50,0   Kieselgur 250,0
                    Talk . . . . 20,0.
   Wohlgeruch nach Bedarf.

b) Feinst gepulverter und ge-   Glyzerin   80,0
   siebter weißer Sand . . 100,0   Borax   40,0
   Mandelmehl 250,0   blausäurefreies Bitterman-
   Kartoffelmehl 100,0   delöl   0,5
   Weizenmehl 300,0   Rosenöl   0,5
   Veilchenwurzelpulver . . 80,0   Lavendelöl   0,6
   fettes Mandelöl 50,0   Bergamottöl . . . . . .   1,5.
   Man mischt den Borax innig mit dem Sande, den verschiedenen Mehlen
   und dem Veilchenwurzelpulver, indem man dem Borax zuerst eine Kleinig-
   keit des Gemisches, allmählich aber immer mehr zumischt, fügt das fette
   Mandelöl bei, verreibt und mischt innig, verfährt nach Hinzusetzen des Glyzerins genau so, arbeitet die ätherischen Öle darunter und reibt mehrere
   Male durch ein Sieb.

c) Nach Mann:
   Mandelmehl 230,0   Borax   14,0
   Iriswurzelpulver 50,0   Glyzerin 12,0
   fein gemahlen. Quarzpulver 440,0   blausäurefreies Bittermandelöl 8,0.
   Soll die Sandmandelkleie **bleichende** Kraft haben, fügt man auf
   1000,0 Mandelkleie Natriumperborat 80,0 hinzu.

Mandelpasta.

   Zu Mandelpasta dürfen keine bitteren Mandeln verwendet werden, wie
manche Vorschriften angeben, denn durch Entstehung von blausäurehaltigem
Bittermandelöl kann leicht unter Umständen eine Blutvergiftung hervorgerufen
werden. Sehr zweckmäßig ist die Vorschrift nach Mann:

   Mandelkuchenpulver, Mandelmehl, amygdalinfrei . 1000,0
   Iriswurzelpulver 500,0   gepulverte Seife 400,0
   Kreidepulver 100,0   Traganth . . . . . . 5,0—10,0
                  Rosenwasser . . . . etwa 800,0.

Man arbeitet die Masse am besten mit einer Knetmaschine gründlich durcheinander und, wenn gleichmäßig, verleiht man Wohlgeruch durch

blausäurefreies Bitterman-		Bergamottöl	10,0
delöl	9,0	künstliches Neroliöl . . .	3,0
Geraniumöl		8,0.	

Anstatt des Traganths kann auch Tyloseschleim verwendet werden.

Essige für die Haut- und Schönheitspflege (Toiletteessig).

Hautpflegeessige. Schönheitspflegeessige.

Darunter versteht man wohlriechende, verdünnte Essigsäure, meistens entstanden durch die Mischung alkoholischer Lösungen von Wohlgerüchen mit Essigsäure oder auch unter Zusatz von gerbstoffhaltigen Auszügen von Drogen. Sie werden dem gewöhnlichen Waschwasser zugesetzt und erfüllen einen doppelten Zweck. Einmal dienen sie dazu, der Haut angenehmen, lieblichen Duft zu verleihen, dann aber durch die Essigsäure und die in ihnen enthaltenen ätherischen Öle die Haut zu erfrischen bzw. durch die gerbstoffhaltigen Zutaten zusammenzuziehen und die Hauttätigkeit zu beleben.

Man bereitet sie entweder durch Ausziehen frischer oder getrockneter, würzig riechender Pflanzenteile mittels Essig, oder am häufigsten durch Auflösen von Riechstoffen in Weingeist und Mischen dieser Lösung mit mehr oder minder verdünnter Essigsäure. Die nach letzterem Verfahren bereiteten Hautpflegeessige gewinnen ungemein durch längeres Lagern infolge des sich hierdurch bildenden Essigäthers.

Aromatischer Essig. Würziger Essig.

Zimtöl	8 Trpf.	Wacholderöl	8 Trpf.
Lavendelöl	8 „	Pfefferminzöl	8 „
Rosmarinöl	8 „	Zitronenöl	15 „
Nelkenöl	15 „	Weingeist (90%)	150,0
verd. Essigsäure (30%) .	220,0	Wasser	630,0.

Nach dem Lösen der Öle in dem Weingeist werden die übrigen Stoffe zugefügt, 8 Tage beiseitegesetzt und dann filtriert.

Eukalyptusessig.

Essigäther	5,0	Eukalyptusöl	15,0
Essigsäure (30%)	100,0	Kölnisch-Wasser	880,0.

Fichtennadel-Hautpflegeessig.

a)
Fichtennadelöl	20,0	Lavendelöl	2,0
Zitronenöl	1,0	Bergamottöl	0,5
Essig (10%)	375,0	Weingeist (80%)	600,0.

Man löst die ätherischen Öle in dem Weingeist auf und fügt den Essig hinzu.

Nach 8 Tagen zu filtrieren.

b) Nach Mann:
Weingeist (90%)	1000,0	Lavendelöl	3,0
Eisessig	100,0	synthetisch. Bergamottöl .	6,0
Bornylazetat	10,0	Wasser	300,0
Essigäther		16,0.	

Hamamelisessig.

Essigsäure (96%) 35,0   Weingeist (90%) 165,0
Hamameliswasser 800,0   Wohlgeruch nach Belieben.
Der Hamamelisessig muß längere Zeit gelagert werden, um klar zu bleiben.
Das Hamameliswasser stellt man her:
Möglichst frische Hamamelisblätter 1000,0 werden mit
Weingeist (90%) . . . . 200,0 und Wasser 2000,0
durchfeuchtet, dann 24 Stunden stehen gelassen, worauf 1000,0 abdestilliert
werden.

Kampferessig. — Kampferhautpflegeessig.

Kampfer 10,0
werden gelöst in
Weingeist (90%) 90,0,
darauf fügt man hinzu
Essigsäure (90%) 50,0   Wasser . . . . 850,0.
Wohlgeruch nach Belieben, z. B. etwas Rosenöl.
Anstatt der Essigsäure und Wasser kann auch Weinessig (5prozentig) verwendet werden.

Lavendelessig. Rasieressig. Vinaigre de lavande.

Lavendelöl 5,0   Rosen-Geraniumöl . . . 1,0
Eisessig 50,0   Wasser 444,0
Weingeist (90%) . . . . . . 500,0.
Dieser Essig verhindert durch Neutralisation von alkalischer Rasierseife
eine Reizung der Haut. Öfter fügt man ihm ein wenig Menthol und etwas Glyzerin hinzu. Größere Mengen Glyzerin sind zu vermeiden, man ersetzt Glyzerin
durch weißes Vaselinöl.

Orangenblütenessig. Vinaigre des fleurs d'orange.

Orangenblütenwasser . . 940,0   Eisessig . . . . 50,0.

Rosenessig. Vinaigre à la rose.

Rosenöl 1,0   Eisessig 80,0
Geraniol 8,0   Wasser 361,0
Weingeist (90%) . . . . . . 1050,0.
Statt des Rosenduftes können alle anderen Wohlgerüche gewählt werden.
Der Name wird dann nach der Auswahl des vorherrschenden Riechstoffes verändert.

Sollen die Zubereitungen verbilligt werden, so nimmt man entsprechend
weniger Weingeist und mehr Wasser. Die Mischung muß dann aber längere Zeit
lagern, ehe sie filtriert wird.

Schönheitspflegeessig. Hautpflegeessig. Vinaigre de toilette.

a) Perubalsam 7,0   Benzoetinktur 35,0
Lebensbalsam 320,0   Weingeist (90%) . . . 380,0
Rosenwasser 200,0   verd. Essigsäure (20%) . 70,0.
Man mischt die Stoffe bis auf das Rosenwasser und fügt dieses unter
kräftigem, fortwährendem Umschütteln in kleinen Mengen zu.

b) Nach Paschkis:
Kölnisch-Wasser 975,0   Eisessig . . . . 25,0.

c) Verd. Essigsäure (20%) . 200,0   Weingeist (80%) . . . 664,0
Benzoetinktur 15,0   Tolubalsamtinktur . . . 15,0
Bergamottöl 3,0   Zitronenöl 3,0
Neroliöl . . . . 15 Trpf.   Lavendelöl . . . . . . 6 Trpf.
Portugalöl 0,5   Rosmarinöl . . . . . 6 „
Moschustinktur . . . . . . 6 Trpf.

d) Französischer Hautpflegeessig, Vinaigre de toilette française, nach Askinson:

Bergamottöl	7,5	Zitronenöl	7,5
Rosenöl	1,5	Orangenblütenöl	1,0
Benzoetinktur	100,0	Vanillin	4,0
Eisessig	50,0	Weingeist (90%)	880,0.

e) Präventivessig:
Auf 1 Liter werden ausgezogen

Benzoe	20,0	Lavendelblüten	7,0
Nelken	4,0	Majoran	7,0

Zimt 4,0
mit einem Gemisch aus ⅓ Weingeist (90%) und ⅔ Essig (6%).

f) Nach Mann:

Eisessigsäure	100,0	verd. Weingeist (68%)	1000,0
Isoeugenol	1,5	Zitronenöl	5,0
synthetisches Bergamottöl	13,0	künstliches Neroliöl	1,0
Wasser	300,0	Essigäther	16,0.

Vierräuberessig. Vinaigre des quatre voleurs.

Auf 1 kg zieht man aus

Lavendelblüten	45,0	Pfefferminze	45,0
Raute	45,0	Rosmarin	45,0
Zimt	45,0	Kalmus	5,0
Muskatnuß	5,0	Mazis	5,0

Kampfer 10,0
mit einem Gemisch aus

Weingeist (90%)	100,0	Essig (6%)	1000,0.

Frostmittel. Hautsalben. Hautpomaden. Kreme.

Bei der Behandlung von Froststellen kommt es darauf an, ob nur Hautrötung und Beulen vorhanden, oder ob die Stellen schon offen sind. Im ersteren Falle wendet man meist Pinselungen mit hautreizenden Flüssigkeiten an, z. B. Bestreichen mit verdünnter Salpetersäure (1+11), Baden in heißem Essig, in Abkochung von Eichenrinde, Bestreichen mit Terpentinöl, Kampferspiritus oder Ameisenspiritus u. a. m., oder nach Dr. Saalfeld Umschläge mit essigsaurer Tonerde, einen Eßlöffel voll auf ein halbes Liter Wasser. Nach dem Abtrocknen werden die Stellen stets mit Fett (Kakaobutter, Cold Cream, Lanolin usw.) eingerieben. Ist der Frost schon offen, badet man die Stellen öfter mit Kamillenaufguß und wendet Pinselungen mit Perubalsam, Ichthyol, Collodium elasticum, Waschungen mit Tannin usw. an. Immer ist auch hierbei für reichliche Einfettung der Haut zu sorgen. Siehe auch Einleitung Cosmetica.

Unter Kremen versteht man weiche, wasserhaltige Salbenmischungen, meist mit einem beliebigen Wohlgeruch versehen. Sie unterscheiden sich im allgemeinen in Emulsionen mit viel Fettgehalt, sog. Wasser in Öl-Emulsionen und in solche mit wenig oder fast keinem Fettgehalt in Öl in Wasser-Emulsionen. Wasser in Öl-Emulsionen dringen tief in die Haut ein, Öl in Wasser-Emulsionen üben ihre Wirkung dagegen hauptsächlich auf die äußeren Hautschichten aus. Eine besondere Art von Kremen gibt das Wollfett, das infolge seines Aufnahmevermögens von dem 200-fachen Gewicht Wasser trotz geringerem Zusatz von Wollfett Wasser in Öl-Emulsionen liefert. Kreme werden durch den Wassergehalt von der Haut leichter aufgenommen.

Der Name Pomade stammt von Poma, Äpfel, weil die ursprünglich so bezeichnete Salbe mit Apfelsaft bereitet wurde. Zu den Hauteinreibungen dienen sowohl tierische als auch pflanzliche Fette.

Von den ersteren sind es namentlich das Schweineschmalz, Talg, Bienenwachs, Walrat und das Wollfett. Von den pflanzlichen Fetten: Mandelöl, Olivenöl, Behen-, Erdnußöl und Kakaobutter. Hinzu kommen die Kunstwachse, wie das Lanettewachs.

Die erste Bedingung zur Herstellung einer guten Hautsalbe ist ein tadelfreies, nicht ranziges Fett. Da namentlich Schmalz und Talg dem Ranzigwerden leicht unterworfen sind, muß bei ihrer Verwendung besondere Vorsicht angewendet werden. Nachdem man erkannt hat, daß die Benzoesäure ein vorzügliches Erhaltungsmittel für die Fette ist, benutzt man als Grundkörper für die kosmetischen Salben gewöhnlich Schmalz und Talg, sowie zuweilen auch Olivenöl, nur in der Weise, daß man ihnen vorher 1 % Benzoesäure hinzugeschmolzen hat (siehe später).

Über die Einwirkung der Fette auf die Haut sagt Paschkis in seiner Kosmetik u. a. folgendes: Sie dienen vor allem zur Fettung trockener und daher rauher Haut, zur Beseitigung zu großer Spannung der Haut und ferner zur Verhinderung allzu großer Feuchtigkeitsabsonderung durch die Haut, Schweißbildung, indem sie die Poren oberflächlich schließen. Die Fette sind in kosmetischer Beziehung vor allem ein Schutzmittel für die Haut, und nur ihre ü b e r m ä ß i g e A n w e n d u n g kann schaden. Zu vermeiden sind sie in den Fällen, wo die Fettabsonderung der Haut schon an und für sich sehr groß ist und namentlich dort, wo die Haut zur Bildung von sog. Mitessern neigt. In ganz gleicher Weise wie die eigentlichen Fette wendet man auch einzelne verschiedene Kohlenwasserstoffe, wie Vaselin und Paraffin, an. Diese sogenannten Mineralfette haben den Vorteil, daß sie nie ranzig werden, dagegen den Nachteil, von der Haut nicht gut aufgenommen zu werden, sie wirken nur als Deckmittel. Endlich wird in gleicher Weise und zu gleichen Zwecken auch das Glyzerin verwendet.

Über die Natur der Fette, ihre Eigenschaft und Darstellung siehe des Verfassers Handbuch der Drogisten-Praxis I. Nur darauf sei auch hier aufmerksam gemacht, daß von allen Fetten das Wollfett dasjenige ist, das von der Haut am besten aufgesogen wird. Auch hat es den Vorteil, daß es nicht so leicht ranzig wird, und daß es ferner eine sehr große Menge Wasser bindet. Der Verwendung zu Hautsalben steht nur etwas hindernd im Wege, daß selbst den besten Sorten ein eigentümlicher Geruch eigen ist, der sich schlecht verdecken läßt und daß Gemische von Wollfett mit Wasser das Wasser auf der Haut nicht so leicht verdunsten lassen, wie ein Gemisch von Bienenwachs, Walrat und Öl.

Frostmittel gegen Frostbeulen.

a)   Gepulverter Kampfer   3,0
            Lanolin, wasserhaltiges Wollfett .   27,0.

Den Kampfer löst man zweckmäßig in etwas Äthyläther auf und mischt mit dem Lanolin so lange, bis der Äther verdunstet ist.

Soll die Salbe höhere Hitzegrade aushalten, tropenfest sein, muß das Lanolin durch eine nicht zu weiche Kaliseife ersetzt werden, es wird dadurch allerdings das Eindringungsvermögen in die Haut verringert.

b) Gepulverter Kampfer . . 3,0   wasserhaltiges Wollfett, Lanolin 15,0
    gelbes Vaselin 15,0   reine Salzsäure . . . . . . 2,0.
    Bereitungsart vergleiche a.

c) Arnikatinktur 2,5   Tannin 1,0
    Kampfer 2,5   Myrrhentinktur 10,0
            Glyzerin . . . . 34,0.
    Kann auch angewendet werden, wenn in den Frostbeulen kleine Risse sind.

d) Kampfer 10,0   Kaliumjodid 4,0
    Jod 2,0   Glyzerin 10,0
          Galläpfeltinktur . . . . 74,0.

e) Nach Binz:
    Chlorkalk 1,0   Paraffinsalbe . . . . . 9,0.

f) Nach Husemann:
    Alaun 4,0   Glyzerin 2,0
          das Gelbe eines gekochten Eies.

g) Alaun 2,5   Borax 2,5
    Benzoetinktur 10,0   Wasser . . . . 85,0.

h) Alaun 5,0   Wasser . . . . 100,0.
    Zu Umschlägen.

i) Ichthyol 10,0   Wasser 10,0
    Glyzerin 10,0   Zinkoxyd 10,0
          Talk . . . . 10,0.

k) I c h t h y o l b a l s a m nach Hamb. Ap.-V. anzuwenden, wenn in den Frost-
    beulen kleine Risse sind.
    Weingeist (90%) 12,0   Rizinusöl 30,0
    Glyzerin 15,0   Ichthyol-Ammon . . . . 43,0.

l) Nach Dr. Saalfeld:
    Jodtinktur 10,0   Galläpfeltinktur . . . . 10,0.

m) Nach Dr. Saalfeld: J o d k o l l o d i u m.
    Jodtinktur 1,5   elastisches Kollodium . . 8,5.

n)   Zusammengesetzter Jodspiritus . 30,0.
    Man gibt entweder in Flaschen mit Glasstöpsel ab, oder verwendet statt
    des Korkes einen Gummistöpsel, oder tränkt den Kork reichlich mit Paraffin.

o) J o d s a l b e gegen F r o s t, U n g u e n t u m J o d i.
    Jod 2,0   Wasser 6,0
    Kaliumjodid 8,0   Schweinefett . . . . . 84,0.

p) Nach Paschkis:
    Tannin 2,0   Weingeist (95%) . . . 5,0
    Kollodium 20,0   Benzoetinktur . . . . . 2,0.
    Zum Einpinseln.

q) Perubalsam 5,0   Lebensbalsam 30,0
          Kölnisch Wasser . . . . 30,0.
    Zum Einpinseln.

r) Essigweinsteinsaure Tonerde 50,0   Wasser . . . . 100,0.
    Unverdünnt zum Bepinseln von Frostbeulen; 3—4 Eßlöffel als Zusatz zu
    kühlenden Fußbädern bei Fußschweiß.

s) Eingedickte Ochsengalle . 100,0   Glyzerin 50,0
    Benzoesäure 1,0   heißes Wasser 850,0
          Geraniumöl . . . . 5 Trpf.

t) Nach Dieterich:
    Salzsäure (25%) 5,0   Wasser 85,0
          Zimttinktur . . . . 10,0.
    Zu Umschlägen auf die Frostbeulen. Man umwickle darauf dicht mit
    Flanell.

u) **Mentholbalsam D. A.-B. 6.**

Menthol	3,0	Wasser	3,0
Methylsalizylat	3,0	gelbes Bienenwachs	2,0
	wasserfreies Wollfett	9,0	

Man schmilzt das Wachs, rührt kurz vor dem Schmelzen das Wollfett darunter, rührt eine Zeitlang und mischt noch warm das Wasser innig darunter. Darauf fügt man die Lösung des Menthols im Methylsalizylat hinzu.

v) Monochlorbenzol 10,0   Weingeist . . . . . . 90,0, beseitigt gleichzeitig den Juckreiz.

w) **Methylsalizylat Frostbalsam.**

Methylsalizylat	5,0	Stearinsäure	5,5
Triäthanolamin	2,5	Menthol	0,5
	Wasser	86,5.	

Man erwärmt das Triäthanolamin, fügt dieses der geschmolzenen Stearinsäure unter beständigem Rühren hinzu, darauf eine Lösung des Menthols im Methylsalizylat und setzt darauf das Wasser unter Emulgieren in kleineren Mengen zu, bis sich eine Emulsion gebildet hat. Der Zusatz von Triäthanolamin zeigt eine sehr gute Tiefenwirkung.

x) Chloramin 10,0   Vaselin . . . . . . 90,0.

y)   Harnstoff 20,0
            Lanolin, wasserhaltiges Wollfett . 80,0.

Kaliumjodidsalbe gegen Frost. Unguentum Kalii jodati.

D. A.-B. 6:

Kaliumjodid	20,0	Natriumthiosulfat	0,25
Wasser	15,0	Schweineschmalz	165,0.

Nimmt man für Schweineschmalz Vaselin oder Unguent. neutrale, fügt man zweckmäßig etwas weißen Bolus hinzu, um das Wasser zu binden.

Froststifte.

Kampfer	25,0	festes Paraffin	40,0
flüssiges Paraffin	35,0	Alkannin	0,5.

Man schmilzt die Paraffine, fügt Alkannin und Kampfer hinzu und gießt, wenn halb erkaltet, in Stangenform aus.

Amandine.

Fettes Mandelöl	900,0	weiche Kaliseife	20,0
Bergamottöl	5,0	blausäurefreies Bittermandelöl	2,0
Zitronenöl	2,0	Nelkenöl	2,0
Wasser	50,0	Zucker	20,0.

Zucker und Seife werden zuerst im Wasser gelöst und dieser Lösung wird ganz allmählich das Öl zugerührt. Das Ganze muß eine ziemlich dicke, weiße Salbe sein, die nicht durchscheinend ist. Ist sie durchscheinend, so muß der Zusatz von Seife ein wenig erhöht werden.

Arnikagallerte. Arnikakreme. Unguentum Glycerini c. Arnica. Gelatina Arnicae.

a) Glyzerinsalbe 100,0   Arnikatinktur . . . . . 20,0 sind im Wasserbade so lange zu erwärmen, bis der Alkohol verdunstet ist.

b) Hess. Ap.-V.:

Weizenstärke	60,0	Borsäure	15,0

werden gemischt, dann mit

            Wasser 100,0

angerieben, hierauf mit

Glyzerin	400,0	Arnikatinktur	45,0

versetzt und im Wasserbade so lange erhitzt, bis der Alkohol verdampft und eine durchscheinende Gallerte entstanden ist. Alsdann wird dieselbe mit

Fuchsinlösung (5%) . . . . . 3 Trpf.

gefärbt und nach dem Erkalten mit

Veilchenessenz . . . . . 3,0 und Rosenöl . . . . 6 Trpf.

wohlriechend gemacht.

Arnikaglyzerin. Glycerinum Arnicae.

a) Arnikablüten 10,0   Glyzerin 100,0

Man zieht die Blüten 8 Tage aus, preßt ab und filtriert.

b) Arnikatinktur 75,0   Glyzerin 80,0

mischt man und dampft unter beständigem Umrühren im Dampfbad auf 100,0 ein.

Arnikazubereitungen dürfen nicht aus der Arnikawurzel hergestellt werden, da diese hautreizend wirkt.

Benzoeschmalz. Adeps benzoatus.

a) In den Fällen, wo kein völlig geruchfreies Schmalz zur Verfügung steht, tut man immer gut, dieses selbst zu bereiten, und zwar durch Ausschmelzen bester Flomen im Wasser- oder Dampfbade. Freies Feuer ist hierbei zu vermeiden, weil das Schmalz dadurch leicht einen schwer zu verdeckenden Bratengeruch annimmt. Ein derart im Wasserbad ausgelassenes Schmalz ist fast geruchfrei, enthält aber immer noch eine gewisse Menge Wasser, die das Ranzigwerden sehr beschleunigt. Man tut also gut, wenn man das Schmalz, das längere Zeit aufbewahrt werden soll, von dem Waserbadfreit. Es geschieht dies in der Weise, daß man das Schmalz unter Umrühren einige Zeit mit 5 bis 10% entwässertem Natriumsulfat erwärmt und dem absetzen läßt. Aus einem so gereinigten Schmalz ist ein ungemein lange naltbares Benzoefett in der Weise zu bereiten, daß man in dem geschmolzenen Fett 1% Benzoesäure auflöst.

Für alle Hautsalben, die ganz weiß sein sollen, empfiehlt sich dieses Verfahren. Ist dies nicht nötig, so kann man das Benzoeschmalz mit Benzoeharz herstellen; es entsteht ein etwas gelbes, aber sehr angenehm riechendes Fett. Man rechnet hierbei auf frisch ausgelassenes Fett 10% Benzoeharz und 10% entwässertes Natriumsulfat. Harz und Natriumsulfat werden zusammen fein zerrieben und dann mit dem Schmalz im Wasser- oder Dampfbade, unter öfterem Umrühren eine bis zwei Stunden lang erwärmt. Das durch Absetzenlassen geklärte Fett ist in gut geschlossenen Steingefäßen an kühlem Ort aufzubewahren.

In gleicher Weise wie das Benzoeschmalz werden auch B e n z o e t a l g und B e n z o e ö l bereitet. Für letzteres verwendet man Olivenöl, und kann hierbei auch das Natriumsulfat wegfallen.

b) D. A.-B. 6:

Schweineschmalz 50,0

gepulverte Benzoe 1,0

getrocknetes Natriumsulfat . . . 3,0

erwärme man unter öfterem Umrühren im Wasserbade 2 Stunden lang auf etwa 60°; darauf wird die Mischung filtriert.

c) Sächs. Kr.-V.:

Gepulvertes Benzoeharz 5,0

frisch ausgelassenes Schweinefett . 100,0

digeriert man im Wasserbad und gießt dann klar vom Rückstand ab.

d) Benzoesäure 1,0

wird in Schweineschmalz 99,0,

die im Wasserbade geschmolzen sind, gelöst.

Boraxglyzerin. Glycerinum boraxatum.

a)   Gepulverten Borax   20,0
löst man unter vorsichtigem Erwärmen in
                     Glyzerin . . . .   80,0.

Für gewöhnliche kosmetische Zwecke, wo es sich nur darum handelt, eine zarte und reinweiße Haut zu erzielen, muß weniger Borax verwendet werden.

b) Boraxpulver   6,0   Glyzerin . . . .   94,0.

Wohlgeruch nach Belieben, z. B.

                     synthetisches Rosenöl . . . . .   0,15.

Boro-Glyzerin-Lanolin. Boro-Glyzerin-Kreme. Lanolimentum Glycerini.

a) Borsäure   10,0   Glyzerin   40,0
werden durch einstündiges vorsichtiges Erwärmen gelöst.

Anderseits schmilzt man
wasserfreies Wollfett . .   50,0   Vaselin   700,0,
färbt mit   Alkannin   0,1,
mischt das Boroglyzerin darunter, fügt
Rosenöl . . . . . .   10 Trpf.   Bergamottöl . . . . .   10 Trpf.
hinzu und füllt in Zinntuben.

b) Berliner Ap.-V.:
Borsäure   20,0   Glyzerin (1,230 spez. Gew.)   100,0
             Wasser   50,0
erwärmt man bis zur Lösung und vermischt mit
wasserfreiem Wollfett . .   350,0   Arachisöl . . . .   150,0.

Wohlgeruch nach Belieben.

c) Borsäure   30,0   weißes Vaselin   200,0
Glyzerin   175,0   wasserfreies Wollfett . .   375,0
Wasser   220,0   Bergamottöl   2,0
             Zitronenöl . . . .   2,0.
Bzw. Wohlgeruch nach Belieben.

Die Borsäure wird im Glyzerin und Wasser gelöst, darauf das weiße Vaselin geschmolzen, darin das Wollfett verrührt und dieser Masse allmählich unter Rühren die Borsäurelösung zugesetzt und nun bis zum Erkalten gerührt. Man setzt dann einige Stunden beiseite und rührt darauf nochmals eine Zeitlang.

d) Ergzb.:
                     Borsäure   10,0
werden unter Erhitzen in
                     Glyzerin   40,0
gelöst und diese Lösung mit
                     Wasser   200,0
verdünnt. Gleichzeitig werden
festes Paraffin . . . . .   200,0 und flüssiges Paraffin   500,0
geschmolzen und mit wasserfreiem Wollfett 50,0 gemischt.
Der halberkalteten Mischung wird obige Lösung und
Bergamottöl . . . . . .   5,0 und Zitronenöl   5,0
zugesetzt.

Die beiden Paraffine ersetzt man zweckmäßig durch weißes Vaselin 700,0.

e) Byrolinähnliche Hautsalbe:
Borsäure   20,0   wasserfreies Wollfett . .   50,0
Glyzerin   18,0   Neroliöl . . . .   2 Trpf.
Wasser   10,0   Bergamottöl . . . . . .   3 „
weißes Vaselin   20,0   Zitronenöl . . . .   3 „
Zu bemerken ist, daß der Name Byrolin geschützt ist.
Bereitungsart siehe unter d.

f) Man löst

Borsäure 40,0   Borax 10,0
in   Glyzerin 80,0
            Wasser 170,0

unter Erwärmen auf, schmilzt

Vaselin 170,0   Erdnußöl 180,0,

verrührt darin

            wasserfreies Wollfett 450,0,

fügt der Fettmasse allmählich unter Rühren die Borsäure-Borax-Lösung hinzu und rührt fleißig bis zum Erkalten.

Wohlgeruch nach Belieben, z. B.
Bergamottöl 1,0   Kanangaöl . . . . . . 2,0.

Cold Cream. Cold Kreme. Unguentum leniens.

a) Nach Idelson:

Diese Vorschrift unterscheidet sich von den übrigen dadurch, daß die Kreme nicht durch Rühren, sondern durch Schütteln hergestellt wird, liefert aber eine ungemein haltbare Salbe auf sehr rasche und bequeme Weise, nur ist der Gehalt an Vaselin ziemlich hoch.

Weißes Wachs 135,0   Walrat 75,0
            weißes Vaselin 540,0

werden im Wasserbade vorsichtig geschmolzen, durchgeseiht und die Mischung in eine vorher erwärmte, weithalsige Flasche gegossen.
Hierauf setzt man allmählich eine heiße Lösung aus

Borax . . . . 12,0 in Rosenwasser 180,0

und zuletzt beliebigen Wohlgeruch zu, schüttelt kräftig durch und gießt den erhaltenen Cold Cream ins Standgefäß, das an einem kühlen Ort aufzubewahren ist. (Siehe auch S. 68 und 252.)

b) Wachs 75,0   Walrat 75,0
Mandelöl 500,0   Vaselin 150,0
Borax 10,0   wasserfreies Wollfett . . 50,0
Rosenöl 2,5   Rosenwasser . . . . . 137,5.

Wachs und Walrat werden geschmolzen, kurz vor dem Flüssigsein mischt man Vaselin darunter, ist auch dieses flüssig geworden, verrührt man in dem flüssigen Gemische das Wollfett, fügt das Mandelöl hinzu und langsam unter kräftigem Rühren die Lösung des Borax im Rosenwasser. Schließlich mischt man das Rosenöl unter und rührt bis zum völligen Erkalten. Man läßt dann 24 Stunden stehen und rührt nochmals längere Zeit.

c) Nach Dieterich:

Weißes Wachs 80,0   Walrat 80,0
            fettes Mandelöl 560,0

schmilzt man, läßt nahezu erkalten und rührt schaumig. Erst jetzt setzt man 280,0 Wasser, in welchem 5,0 Borax gelöst sind, ganz allmählich hinzu und verleiht zuletzt Wohlgeruch durch

Kumarin 0,5   Rosenöl 1,5
Orangenblütenöl 0,5   Geraniumöl . . . . . 5 Trpf.
Ylang-Ylangöl . . . . 2 Trpf.   Veilchenwurzelöl . . . 1   „
            Ambraessenz . . . . 3 Trpf.

Dieser allerdings sehr angenehme Duft läßt sich selbstverständlich durch jeden anderen feinen Riechstoff ersetzen. So lassen sich mit Hilfe der starken Blütenauszüge alle nur möglichen Blumendüfte herstellen. Auch läßt sich das Mandelöl durch feines Sesam-, Arachis- oder Behenöl vollständig ersetzen.

Will man den Cold Cream besonders weiß erscheinen lassen, verrührt man einige Tropfen Indigotinktur damit. Zuweilen wird er auch mit einer Spur Alkannin blaß rosenrot gefärbt.

d) Nach Pharm. helvetic. V:

Zetylsalbe	50,0	Rosenwasser	46,0
Olivenöl	4,0	Rosenöl	2,0.

— Die Zetylsalbe, Ungentum cetylicum, stellt man her:

Zetylalkohol	4,0	wasserfreies Wollfett	10,0
	weißes Vaselin	86,0	

schmilzt man auf dem Wasserbade zusammen, rührt tüchtig und läßt erkalten.

e)

Zetylalkohol	5,0	wasserfreies Wollfett	5,0
Olivenöl	10,0	weißes Vaselin	20,0
flüssiges Paraffin	10,0	Wasser	50,0.

Der Zusatz von Zetylalkohol erhöht das leichte Eindringen des Wollfettes in die Haut.

f) Mit Erdbeersaft.

Erdbeer-Cold-Cream.

Nach Torjescu:

Wasserfreies Wollfett . . 20,0 　　 Vaselin 40,0

werden mit

vergorenem Erdbeersaft 30,0

allmählich verrührt und zuletzt mit

Vanillin . . . . . 0,05 und Erdbeeräther . . . . . 10 Trpf.

im Duft verstärkt.

g) 　　　　　　　　　　　　**Cold-Cream**

unter Verwendung des von der Chinosolfabrik Hamburg erzeugten Chinosol hergestellt. Ein solches Präparat darf nicht als Chinosol-Cold-Cream in den Handel gebracht werden.

Auf Cold-Cream 1000,0 fügt man

Chinosol . . . . . . 5,0 und wenn gewünscht,

Menthol 1,0

hinzu.

Essigsaure Tonerde-Cold-Cream.

h)

Wasserfreies Wollfett	25,0	essigsaure Tonerde	20,0
Olivenöl	15,0	Wasser	40,0.

i) Mit Glyzerin.

Glyzerin-Cold-Cream.

Wachs	40,0	Walrat	40,0
Glyzerin	100,0	fettes Mandelöl	500,0
Rosenwasser	250,0	wasserfreies Wollfett	60,0
Zitronenöl	3,0	Bergamottöl	5,0
Neroliöl	0,5	Geraniumöl	1,0
	Zimtöl	0,5.	

Wachs, Walrat und Mandelöl werden zusammengeschmolzen, und darauf wird das Wollfett in dem Fettgemische verrührt. Ist die Salbe unter Rühren halb erkaltet, fügt man allmählich das Gemisch von Glyzerin und Rosenwasser hinzu und schließlich die Riechstoffe. Man rührt bis zum völligen Erkalten und darüber hinaus noch eine Zeitlang.

k)

Wachs	10,0	Walrat	75,0
Olivenöl	200,0		

schmilzt man zusammen, läßt halb erkalten und fügt

Glyzerin 50,0

hinzu. Wohlgeruch nach Belieben.

l) Mit Gurkensaft.

Gurken-Cold-Cream.

Nach Askinson:

Wachs	28,0	Walrat	28,0
fettes Mandelöl	450,0	Gurkenessenz	60,0

frischer Gurkensaft . . . . . . 434,0.

Der Gurkensaft wird vorsichtig auf 60°—65° erwärmt, rasch von dem Gerinnsel abfiltriert und sogleich der übrigen Masse zugesetzt.

m) Mit Kampfer.

Kampfer-Cold-Cream.

Wachs	28,0	Walrat	28,0
fettes Mandelöl	400,0	Kampfer	60,0
wasserfreies Wollfett	50,0	Pfefferminzöl	1,5
Rosmarinöl	2,0	Rosenwasser	430,0.

Man löst den Kampfer im Wasserbad unter Vermeidung jeglicher Überhitzung vorsichtig im Mandelöl auf, schmilzt Wachs, Walrat und die Kampfer-Mandelöllösung regelrecht zusammen, indem die Kampferöllösung erst zugesetzt wird, wenn Wachs und Walrat fast geschmolzen sind, verrührt in der Mischung das Wollfett, rührt bis zum Halberkalten und setzt allmählich das Rosenwasser und schließlich die ätherischen Öle hinzu. Darauf wird bis zum völligen Erkalten und darüber hinaus noch eine Zeitlang weitergerührt.

n) Mit Veilchenextrakt.

Veilchen-Cold-Cream.

Wachs	30,0	wasserfreies Wollfett	50,0
fettes Mandelöl	400,0	Veilchenextrakt	50,0
Walrat	30,0	Rosenwasser	440,0.

Bereitungsweise vergleiche Kampfer-Cold-Cream.

Hautbleichender Cold-Cream.

Will man einem Cold-Cream eine hautbleichende Wirkung geben, so fügt man auf 1 kg Salbe

Natriumperborat 10,0

hinzu.

Hautnährender Cold-Cream.

Weißes Wachs	3,5	wasserfreies Wollfett	35,0
Walrat	3,5	flüssiges Paraffin	25,0
Lezithin	1,0	Wasser	30,0
Cholesterin	1,0	Wohlgeruch nach Belieben.	

Fußschweißmittel.

Als Hauptbedingung für die Wirkung von Fußschweißmitteln müssen größte Reinlichkeit, also sehr häufiges Baden der Füße und sehr häufiges Wechseln der Strümpfe gelten. Neben Formaldehydlösung werden vor allem Salizylsäure, Borsäure und Weinsäure verwendet.

a) Man durchtränkt die Fußteile der Strümpfe mit einer Lösung von

Formaldehydlösung (40%) 25,0 Weingeist (90%) 75,0

und trocknet sie wieder.

b) Perhydrol . . . . . . 3,0 Formaldehydlösung (40%) 25,0

Wasser . . . . 275,0.

Zum Einreiben der Füße.

c) Formaldehydlösung (40%)   10,0   Wasser 100,0
         Karminlösung (1 + 9) . . . . . .   3 Trpf.
Zum Einreiben der Füße.

d) Formaldehydlösung (40%)   1,5   Benzoetinktur   1,0
       Wasser . . . .   97,5.

Formaldehydsalbe. Formalinsalbe. Fußschweißsalbe.

als Mittel gegen Fußschweiß sowie das Wundlaufen zu verhüten.

a) Wasserfreies Wollfett . .   30,0   Vaselin   10,0
        Formaldehydlösung (40%) . . .   10,0.

b) Stearinsäure-Glykolester   Paraffinöl   5,0
   (Tegin)   20,0   Formaldehydlösung (40%)   15,0
   Glyzerin   5,0   Wasser . . . .   55,0.

Die Salbe muß unter beständigem Rühren und Erwärmen auf 60° hergestellt und bis zum völligen Erkalten gerührt werden. Formaldehyd fügt
man nicht sogleich, sondern erst, wenn die Salbe auf etwa 35° erkaltet ist,
hinzu.

Diese Salben eignen sich auch gegen übermäßige
Schweißbildung an den Händen.

Fußschweißsalbe. Formalintalg.

d) Man schüttelt in einer weithalsigen Flasche

medizinische Seife . . .   25,0 mit Formaldehydlösung (40%) 150,0

und erwärmt vorsichtig, bis ein Seifenleim entstanden ist. Ferner schmilzt
man

Salizyltalg   262,5   festes Paraffin   10,0

zusammen, rührt dem warmen Gemische

        wasserfreies Wollfett   50,0

unter und mischt die Fettmasse dem Seifenleim unter Umschütteln bzw. Umrühren zu. Schließlich gibt man Wohlgeruch durch

        Wintergrünöl . . . .   2,5.

e) Kaliseife   30,0   gelbes Vaselin   19,0
  wasserfreies Wollfett . .   20,0   Zinkoxyd   5,0
  Salizylsäure   1,0   Wasser . . . .   25,0.

Man schmilzt das Wollfett mit etwa einem Drittel des Vaselins im Wasserbade, reibt damit das Zinkoxyd und die Salizylsäure an, fügt den Rest des
Vaselins und die Kaliseife hinzu und, wenn alles gleichmäßig, nach und nach
das etwas angewärmte Wasser. Schließlich rührt man bis zum vollständigen
Erkalten.

Gelatina Zinci. Zinkleim.

a) D. A.-B. 6:

Rohes Zinkoxyd   10,0   weiße Gelatine   15,0
Glyzerin   40,0   Wasser . . . .   35,0.

Man reibt das Zinkoxyd mit der nötigen Menge Glyzerin fein an und mischt
die Anreibung mit der heißen Lösung der Gelatine in dem übrigen Glyzerin und
dem Wasser.

b)   Weiße Gelatine 15,0
quillt man in   Wasser 45,0
auf, fügt   Glyzerin 25,0
hinzu und erwärmt bis die Gelatine gleichmäßig gelöst ist. Dieser Mischung
fügt man hinzu rohes Zinkoxyd 10,0,
die innig mit   Glyzerin 15,0
verrieben sind, und ergänzt schließlich mit Wasser auf 100,0.

Gelatina Zinci mollis. Weicher Zinkleim.

a)   Weiße Gelatine 10,0
quillt man in   Wasser 40,0
auf, fügt   Glyzerin 25,0
hinzu und erwärmt bis die Gelatine gleichmäßig gelöst ist. Dieser Mischung
fügt man hinzu
                 rohes Zinkoxyd 10,0,
die innig mit
                 Glyzerin 15,0
verrieben sind, und ergänzt schließlich mit Wasser auf 100,0.

b)   Rohes Zinkoxyd 20,0
verreibt man fein mit
Glyzerin 12,5   Wasser 10,0
und vermischt diese Anreibung mit einer heißen Lösung von
             weißer Gelatine 12,5
    in so viel Wasser, daß die Gesamtmenge 100,0 beträgt.
    Schließlich rührt man eine Lösung von
Thymol 0,1   in Weingeist (90%) 1,0
darunter.

Gelatina Zinci cum Ichthyolo. Zink-Ichthyol-Leim.

Weicher Zinkleim . . . 98,0   Ichthyol . . . . 2,0.

Gesichtssalbe. Gesichtskreme, kaum fettend. Lilienkreme.

a) Wasserfreies Wollfett . . 500,0   Glyzerin 200,0
    Wasser 300,0   Rosenöl . . . . 20 Trpf.

b) Wasserfreies Wollfett . . 400,0   Glyzerin 100,0
    fettes Mandelöl 100,0   Wasser 350,0
            Benzoetinktur . . . . 50,0.
Wohlgeruch nach Belieben.

Das Wollfett wird unter Anwendung ganz geringer Erwärmung im Wasserbade geschmolzen, das Wasser und das Glyzerin allmählich in kleinen Mengen untergerührt, und schließlich werden die Wohlgerüche hinzugefügt.

Diese Gesichtssalben eignen sich vorzüglich als Tagessalben, Tageskreme, auch als gute Unterlagen für Puder. Erforderlich ist jedoch, die Haut vor dem Auftragen der Gesichtssalbe mit Mandelkleie und Wasser zu reinigen und die Gesichtssalbe in geringer Menge wenige Minuten leicht einzureiben.

Gesichtssalbe. Gesichtskreme Maria Stuart.

Weißes Wachs 18,0   Stearin 4,0
Rizinusöl 50,0   Glyzerin 20,0
Schwefelmilch 2,0   Wasser . . . . 5,0.
Wohlgeruch nach Belieben.

Man schmilzt Wachs, Stearin und Rizinusöl im Wasserbade zusammen, mischt die Schwefelmilch, mit dem Glyzerin und Wasser fein angerieben, hinzu und rührt bis zum Erkalten.

Gesichtssalbe mit Zitronensaft.

Wasserfreies Wollfett . . 500,0   flüssiges Paraffin 150,0
Zitronensaft . . . . 350,0.

Glyzerinhautsalbe. Glyzerinkreme, nicht fettend. Glyzeringallerte. Glyzeringelee. Hautkreme, nicht fettend. Glycerine-Jelly.

Diese Glyzerinhautsalben sind insofern für die Haut sehr angenehm, als sie nicht so fetten, in die Haut fast völlig eindringen und sie weich machen. Es darf der Glyzeringehalt jedoch nicht zu groß sein, da sonst immerhin eine Reizwirkung eintritt. Für sehr empfindliche Haut empfiehlt sich stets eine fetthaltige Hautsalbe.

a) Weizenstärke 50,0   Wasser 50,0
Glyzerin 900,0   Rosenöl 1,0
Bergamottöl . . . . 0,5.

Die Stärke wird mit dem Wasser kalt angerührt, dann das Glyzerin hinzugefügt und unter Umständen so lange erwärmt, bis eine völlig klare Mischung entsteht. Der Wohlgeruch wird erst nach dem Erkalten zugesetzt.

Dieser Glyzerinmischung fehlen die hautreizenden Eigenschaften des gewöhnlichen Glyzerins.

b) Stärkepulver 22,75   Phenol (Karbolsäure) . . 1,0
Borsäure 7,5   Glyzerin 180,0
Wasser . . . . 420,0.

Duft nach Belieben.

Borsäure und Phenol (Karbolsäure) werden im Wasser gelöst, sonst verfahre man nach a.

c) Nach Paschkis:
Stärke 5,0   Rosenwasser 5,0
Glyzerin 90,0   Rosenöl . . . . 2 Trpf.
Bereitung wie unter a.

d) Gelatine 25,0   Wasser 485,0
Glyzerin 485,0   Borsäure . . . . 5,0.

Duft nach Belieben.

Die Gelatine und Borsäure werden im Wasser gelöst, dann das Glyzerin und nach dem Erkalten der Duft zugesetzt.

e) Gelatine 30,0   Glyzerin 360,0
Orangenblütenwasser . . 720,0   Borglyzerin (1 + 2) . . . 360,0.

f) Gelatine 1,8   Wasser 86,2
Glyzerin 12,0   Geraniumöl . . . . . . 2 Trpf.

g) Agar-Agar 15,0   Wasser 634,0
Glyzerin 350,0   Paraoxybenzoesäuremethylester 1,0.

Agar-Agar und die übrigen Stoffe werden bis zur Lösung erwärmt, dann fügt man beliebigen Duftstoff hinzu.

Anstatt Stärke, Gelatine, Agar-Agar und Traganth kann auch vorteilhaft Schleim von Quittenkernen, Flohsamen (Sem. Psyllii) und Tylose (zelluloseglykolsaures Natrium) S 400 oder SL 400 verwendet werden. Quittenschleim und Flohsamenschleim, auch Traganthschleim haben überdies den Vorteil, daß sie die Hautsalbe nicht klebrig machen. Soll Karrageen als Schleim benutzt werden, so muß die Abkochung des Karrageens vor der Verwendung gut durchgeseiht werden, von Tylose verwendet man 3—4% der Gewichtsmenge.

Um Tyloseschleim zu erhalten, fügt man die Tylosemenge von 3—4 Teilen 40 Teilen kochendem Wasser zu, rührt tüchtig um, läßt auf etwa 40° abkühlen und ergänzt unter Umrühren mit kaltem Wasser auf 100 Teile.

b) Opalhautsalbe:

Traganth	7,5	Glyzerin	90,0
Weingeist (90%)	15,0	Wasser	180,0.

Rosengeraniumöl . . . . 0,9.

i)

Glyzerin	550,0	Traganth	50,0
Wasser	450,0	Weingeist (90%)	75,0.

Wohlgeruch nach Belieben. Man schüttelt Traganth mit Weingeist und Glyzerin an und fügt das Wasser hinzu.

k) Nach Askinson, etwas fettend:

Weiße Kernseife	35,0	Glyzerin	256,0
fettes Mandelöl	700,0	Portugalöl	3,0

Thymianöl . . . . 6,0.

Man löst zuerst die Seife im Glyzerin auf und mischt dann sehr allmählich das mit den ätherischen Ölen versetzte Mandelöl hinzu.

Glyzerinhautsalbe — Glyzeringallerte — Glyzerinkreme — Glyzeringelee mit Honig. Glycerine-Jelly. Honey Jelly.

a)

Weiße Gelatine	25,0	Glyzerin	600,0
Honig	100,0	Wasser	275,0.

Das Glyzerin wird mit dem Wasser gemischt und in dieser Mischung unter Erwärmen zuerst der Honig und dann die Gelatine gelöst. Man verleiht Duft am besten mit Rosenöl, Veilchen (Jononlösung) oder starkem Maiglöckchenduft. Die noch warme Lösung wird in Tuben ausgegossen.

b) Nach Dr. Richter:

Weiße Gelatine	15,0	Glyzerin	600,0
Wasser	280,0	Honig	50,0

Maiglöckchenextrakt . . . . . 10,0.

Man läßt die Gelatine in 180,0 Wasser quellen, setzt das Glyzerin hinzu, erwärmt im Dampfbade, bis die Gelatine gelöst ist, und vermischt die Lösung mit dem, im noch übriggebliebenen erwärmten Wasser (100,0) gelösten Honig. Man seiht durch, fügt der Masse den Wohlgeruch hinzu und gießt, wenn halb erkaltet, in Tuben aus.

c)

Weiße Gelatine	20,0	Wasser	325,0
Glyzerin	600,0	Honig	55,0.

Wohlgeruch nach Belieben. Bereitungsart a.

d) Nach Mann:

Salizylsäure	1,0	Glyzerin	80,0
Honig	50,0	Rosenwasser	100,0
weiße Gelatine	6,0	Bergamottöl	1,0

künstliches Neroliöl . . . . . . 1,0.

e)

Agar-Agar	15,0	Wasser	470,0
Glyzerin	450,0	Honig	50,0

Paraoxybenzoesäuremethylester . 1,0

erwärmt man bis zur Lösung, fügt

Formaldehyd 14,0

hinzu und rührt bis zur Gleichmäßigkeit.

Über Verwendung von Tylose anstatt Gelatine oder Agar-Agar siehe S. 256 unter g.

Grolich-Kreme ähnliche Hautsalbe.

Schwefelmilch	0,37	rohes Zinkoxyd	3,75

Cold Cream . . . . 95,8.

Hamamelishautsalbe, fetthaltig.

a) Wasserfreies Wollfett . .   60,0   Hamameliswasser . . .   40,0
    Wohlgeruch nach Belieben, zweckmäßig etwas Rosenöl. Das erforderliche
H a m a m e l i s w a s s e r wird hergestellt:
möglichst frische Hama-   Weingeist (90prozentig) . 200,0
   melisblätter 1000,0   Wasser . . . . 2000,0.
mazeriert man 24 Stunden. Darauf werden 1000,0 abdestilliert.

b) Wasserfreies Wollfett . .   30,0   Hamameliswasser   . . .   55,0
   Vaselin   15,0   Wohlgeruch nach Belieben.

Haussalbe. Unguentum domesticum.

     Eigelb   40,0
     fettes Mandelöl oder Erdnußöl . .   60,0.

Diese Salbengrundlage kann mit allen Stoffen verarbeitet werden, die in der
Kosmetik angewendet werden, doch ist die Haltbarkeit der Salbe nur von be-
grenzter Dauer.

Hautnährkreme mit Cholesterin und Lezithin.

Nach Winter:
Wasserfreies Wollfett . .   20,0   Lezithin   4,0
Kakaobutter   10,0   Wasser   60,0
Stearin   10,0   Paraoxybenzoesäure-
Olivenöl 120,0   methylester   0,4
Cholesterin   2,0   Natriumbenzoat . . . .   1,0.

Hautsalbe; Hautkreme, bleichende.

Natriumperborat   17,0   Gepulverte Zitronensäure .   7,7
     weißes Vaselin . . . . 140,0.

Hautsalbe, Hautkreme.

a) Mit Z i n k o x y d , nicht fettend:
          Traganth   3,0
schüttelt man mit
            Weingeist (90%)   15,0
an, verreibt   rohes Zinkoxyd   10,0
mit   Glyzerin   20,0
und   Wasser   52,0
und fügt der Verreibung den Traganthschleim zu. Schließlich verleiht man
nach Belieben Wohlgeruch. Anstatt des Traganthschleimes kann Tyloseschleim verwendet werden. Siehe S. 256.

b) G e l a t i n a Z i n c i o x y d a t i.
   Rohes Zinkoxyd   15,0   weiße Gelatine   15,0
   Glyzerin   25,0   Wasser . . . .   45,0.
     Wird die Hautsalbe härter gewünscht, G e l a t i n a Z i n c i o x y d a t i
d u r a , so nimmt man
weiße Gelatine . . . . 20,0 und Wasser . . . .   40,0.

c) T a g e s k r e m e , S t e a r i n k r e m e :
   Agar-Agar   3,0   Natriumkarbonat   10,0
   Wasser 250,0   Kakaobutter   15,0
   Stearinsäure   15,0   Weingeist (90%) . . .   10,0.
     Man löst Agar-Agar in 150,0 Wasser und seiht durch. Anderseits erwärmt
man auf dem Wasserbade die noch zurückgebliebenen 100,0 Wasser, fügt die
Stearinsäure und das Natriumkarbonat und, nach Aufhören der Reaktion,
auch die Kakaobutter, den Weingeist und den Agar-Agar-Schleim hinzu und
mischt gründlich mit einem Schaumschläger. Nun nimmt man vom Feuer

und schlägt weiter mit dem Schaumschläger, bis sich ein gleichmäßiger Schaum ergibt. Jetzt läßt man fast erkalten und arbeitet den gewünschten Duft unter, wählt aber nur solche natürliche oder synthetische Wohlgerüche, die der weißen Farbe der Hautsalbe nicht schaden.

Der Haltbarkeit wegen empfiehlt es sich, a l l e n Stearinkremen 0,1% Nipagin (Paraoxybenzoesäuremethylester) oder etwa 3 bis 4% der Gesamtmenge Borax zuzufügen. Der Borax wird in der Wassermenge gelöst. M a n v e r w e n d e f ü r a l l e k o s m e t i s c h e n Z w e c k e n u r S a p o n i f i k a t s t e a r i n.

d) S t e a r i n k r e m e. Zahlenangabe nach Mann.

Rosenwasser 1600,0	Stearin 180,0
Glyzerin 350,0	gereinigtes Kaliumkarbonat 18,0
Rose Heiko . . . . 15,0.	

Man erhitzt das Gemisch von Glyzerin und Rosenwasser zum Kochen. Inzwischen schmilzt man in einem anderen Gefäße Stearin, löst nun in dem kochenden Glyzerinwasser das Kaliumkarbonat, erhitzt nochmals zum Sieden und fügt in dünnem Strahle, nach und nach, in kleinen Mengen das geschmolzene mindestens 80° heiße Stearin unter beständigem kräftigem Umrühren hinzu. Es ist zu beachten, daß das Gefäß genügend groß gewählt wird, da die Masse leicht übersteigt. Man hat so lange unter weiterer Erhitzung kräftig zu rühren, bis die Verseifung bzw. Emulgierung, indem nicht alle Stearinsäure verseift wird, vollendet ist, d. h. bis das Aufsteigen aufhört und ein Tropfen, auf den Fingernagel gebracht, undurchsichtig weiß wird und sich weiß in die Haut verreiben läßt. Man rührt nun weiter bis zum Dickwerden, fügt den Duftstoff hinzu und rührt bis zum völligen Erkalten. Zweckmäßig läßt man die Masse bis zum nächsten Tage stehen und rührt dann nochmals kräftig durch.

Um die Hautsalbe in jeder Weise vollkommen herzustellen, empfiehlt es sich, während des Verseifungsvorganges etwas Weingeist zuzufügen. Jedoch ist dann besonders zu beachten, daß das Aufbrausen sehr stark ist. Sollte die Hautsalbe nicht völlig gleichmäßig sein, und zwar infolge zu raschen Zusetzens der Stearinsäure, muß sie durch ein ganz feines Sieb geschlagen werden. Dieser Hautsalbe können noch Stoffe wie rohes Zinkoxyd und Wismutsubnitrat zugefügt werden. Um stets sogleich eine gleichmäßige und etwas weichere Kreme zu erhalten, ersetzt man das Kaliumkarbonat durch reinstes Kaliumhydroxyd (D. A.-B. 6), muß dann aber 20,0 statt der 18,0 nehmen. Will man zum Versteifen der Stearinsäure Salmiakgeist (0,960) verwenden, wodurch man eine körnchenfreie Masse erhält, so rechnet man auf Stearinsäure 100,0 etwa Salmiakgeist 40,0. Man erhitzt wie oben das Gemisch von Glyzerin und Rosenwasser bis fast zum Sieden, fügt diesem Gemische den Salmiakgeist hinzu, darauf allmählich die geschmolzene Stearinsäure und erhitzt unter fortwährendem Rühren mindestens eine halbe Stunde. Dann verfährt man weiter wie oben. Will man das Glyzerin durch weißes Vaselinöl ersetzen, weil Glyzerin nicht immer vertragen wird, so kann man bis 8% der Gesamtmenge gehen. Um das Verreiben auf der Haut zu erleichtern, kann man sofort nach Vollendung der Verseifung 5% des angewandten Stearins geschmolzenes wasserfreies Wollfett eintragen und verrühren. Es tritt dadurch jedoch eine gewisse Überfettung ein.

Vorteilhaft setzt man den Stearinkremen einige wenige Prozent Titanoxyd (98%) hinzu. Um P e r l m u t t e r g l a n z zu erzeugen, gibt man öfter einen Zusatz von echter Perlenessenz (s. diese S. 266). Es darf hierfür keinesfalls das im Handel befindliche Bleiphosphat verwendet werden. Oder man arbeitet nach folgender Vorschrift:

e) Schwedische Vorschr.:

Stearinsäure 120,0	chemisch reine Kalilauge (D. A. B. 6) 30,0
Glyzerin 200,0	chemisch reine Natronlauge (D. A. B. 6) . . . 12,0
Weingeist (95%) . . . . . . 20,0.	

Stearinsäure wird fein gemahlen, gesiebt und in einem weithalsigen Gefäße mit den anderen Bestandteilen gemischt. Man läßt alles in gut geschlossenem Gefäße einen Tag lang stehen, wodurch man eine körnchenfreie Masse erhält, schüttelt öfter um und erwärmt dann eine Stunde lang im Wasserbade auf 70°. Nach wiederum einem Tage öffnet man das Gefäß.

f) Nach Winter:

Triäthanolamin	2,0	Glyzerin	4,0
Stearinsäure	15,0	Natriumbenzoat	0,2
Wasser		79,0.	

Das Triäthanolamin muß mit Wasser verdünnt auf 70° erhitzt werden: Stearinkreme, mit Triäthanolamin hergestellt, bieten den Vorteil, daß sie alkalifrei sind und große Tiefenwirkung zeigen. Sollen sie Vitamingehalt haben, fügt man etwa 500,0 Kreme, 1,0 Vitamin F (250 000 Einheiten) hinzu. (Vitaminhaltige Tageskreme.)

g) Nach Dr. K. Richter:

Stearinsäure	85,0	Glyzerin (D. A.-B. 6)	36 ccm
wasserfreies Wollfett	5,0	Triäthanolamin	5 ccm
Zetylalkohol	10,0	1 Messerspitze Borax	
Wasser		250,0.	

Der Wohlgeruch muß alkoholfrei sein. Ganz geringe Mengen (2,0) werden tropfenweise zugeführt.

Stearin, Wollfett und Zetylalkohol schmilzt man. In einem anderen Gefäße erhitzt man Triäthanolamin, Glyzerin, Borax und Wasser bis zum Augenblick des Aufkochens und zu diesem Zeitpunkte wird die Fettmischung in dünnem Strahle mit einer runden Holzkeule untergerührt. Diese Masse wird zunächst wie Stärkekleister, dann wie Sahne und schließlich wieder fester.

h) Ohne Glyzerin:

Stearinsäure	12,5	Rosenwasser	125,0
gereinigtes Kaliumkarbonat	2,0	Wohlgeruch nach Belieben.	

i) Mit Hamamelis:

Stearinsäure	15,0	Hamameliswasser	40,0
Natriumkarbonat	4,0	Wasser	40,0.

k) Ohne Stearinsäure:

Lanettewachs	100,0	flüssiges Paraffin	250,0
Wasser		650,0.	

l)

Protegin X	20,0	Glyzerin	5,0
weißes Wachs	4,0	Paraffinöl	10,0
Zeresin	10,0	Wasser	51,0.

m)

Stearinsäure	200,0	Kaliumhydroxyd	10,0
Ölsäure	40,0	Wasser	750,0.

Man löst das Kaliumhydroxyd in dem kochend heißen Wasser, fügt die heiße Kalilauge unter Rühren in kleineren Mengen dem heißen Fettsäuregemisch hinzu und rührt bis zum Erkalten.

n) Mit Menthol bei übermäßigem Schwitzen der Gesichtshaut:

Traganth 5,0

verreibt man mit

Weingeist (95%) . . . . . . 20,0.

Anderseits löst man

Karmin . . . . 0,3 in Ammoniakflüssigkeit (0,960) 5,0

und ferner

Menthol . . . . 3,0 in Kölnisch-Wasser . . . . 125,0.

Darauf vereinigt man in einer Weithalsflasche die Traganthanreibung mit einem Gemische von

Glyzerin . . . . 20,0 und Wasser 825,0

und fügt die Karmin- und die Menthollösung zu. Schließlich fügt man noch nach Belieben Wohlgeruch hinzu.

o) Mit Menthol, Mentholhautsalbe:

Traganth 3,0

schüttelt man mit einer Auflösung von

Menthol 1,0
in   Weingeist (90%) 15,0
an, fügt   Glyzerin 5,0
            Wasser 76,0

hinzu und arbeitet gründlich durch. Schließlich fügt man einen Wohlgeruch zu.

p) Mit Tylose:

Stearin	10,0	Glyzerin	4,0
Walrat	1,5	Salmiakgeist	1,0
Paraffinöl	3,0	Tylose SL 100	0,8—1,0
Borax	0,5	Wasser	78,5.

Man schmilzt Stearin, Walrat und Paraffinöl zusammen, erhitzt auf 85°, löst Borax in etwa ein Drittel des Wassers unter Zusatz des Glyzerins bei ebenfalls 85° auf, fügt der Boraxlösung den Salmiakgeist hinzu, rührt diese Lösung schnell in die Stearinschmelze ein, kocht die entstandene Emulsion 15 Minuten lang, ersetzt das verdampfte Wasser und läßt es auf 60° erkalten. Darauf rührt man den mit dem Rest des Wassers hergestellten Tyloseschleim zu und fügt schließlich Wohlgeruch hinzu.

q) Auf der Haut keinen Glanz erzeugend.

Das Wort Mattkreme ist der Firma Mülhens geschützt.

Stearinsäure-Glykolester   weißes Wachs 15,0
  (Tegin) 110,0   weißes Zeresin 25,0
            Weißes Vaselinöl 40,0

werden bei höchstens 75° zusammengeschmolzen und einer ebenfalls auf 75° erwärmten Mischung von

Glyzerin (28° Bé) 60,0
Wasser 750,0

untergerührt und bis zum Erkalten gerührt.

Den beliebigen Wohlgeruch fügt man der halberkalteten Masse zu.

Ichthyolsalbe gegen rote Hände. Unguentum Ichthyoli.

a) Ichthyolammonium . . . 10,0   gelbes Vaselin . . . . . 90,0.

Das Ichthyolammonium muß mit der ganzen Menge Vaselin auf einmal verrieben werden.

b) Ichthyolammonium . . . 10,0   Schweinefett 25,0
   Wasser 15,0   wasserfreies Wollfett . . 50,0.

Iriskreme ähnliche Hautsalbe. Nach Arends.

Borax 0,5   rohes Zinkoxyd 10,0
Talk 2,0   Glyzerinsalbe . . . . . 87,5.

Vermischt mit Tuberosenextrakt.

Kampfereis.

Weißes Vaselin 80,0   festes Paraffin 50,0
        Kampfer . . : 20,0

werden erwärmt, bis der Kampfer gelöst ist, und darauf bis zum Erkalten gerührt.

Kampfersalbe. Unguentum camphoratum.

a)   Gepulverter Kampfer 10,0
                      Vaselin . . . . 90,0.
Bereitung wie unter b).

b) Ergzb.:
                      Gepulverter Kampfer 20,0
werden mit   wasserfreiem Wollfett 54,0
                      gelbem Vaselin 26,0
gemischt. Die Masse wird bis zur Lösung des Kampfers im Wasserbade erwärmt und bis zum Erkalten gerührt.

Kampferschnee.

Agar-Agar	3,0	kristall. Natriumkarbonat	10.0
Wasser	250,0	Kakaoöl	15,0
Stearinsäure	15,0	Weingeist (90%)	10,0

Kampfer . . . . 5,0.

Man löst Agar-Agar jn 150,0 Wasser und seiht durch. Anderseits erwärmt
man auf dem Wasserbade die noch zurückgebliebenen 100,0 Wasser, fügt die
Stearinsäure und das Natriumkarbonat und, nach Aufhören der Reaktion, auch
die Kakaobutter, den im Weingeist gelösten Kampfer und den Agar-Agar-
Schleim hinzu und mischt gründlich mit einem Schaumschläger. Nun nimmt
man vom Feuer und schlägt weiter mit dem Schaumschläger, bis sich ein gleichmäßiger Schaum ergibt. Jetzt läßt man fast erkalten und arbeitet den gewünschten Wohlgeruch unter.

Kindersalbe, um Wundwerden zu verhüten.

Gepulverte Borsäure . . 0,1   wasserhaltiges Wollfett . 75,0
              gelbes Vaselin . . . . 25,0.

Lanolinhautsalbe. Lanolincream. Lanolinkreme.

a) Wollfett, wasserfrei . . . 250,0   weißes Vaselin 200,0
   Wasser 500,0   Glyzerin . . . . 50,0.

   Wohlgeruch nach Belieben. Wollfett und Vaselin werden bei geringer
Erwärmung geschmolzen und, wenn halb erkaltet, mit Glyzerin und Wasser
gemischt.

b) Ergzb.:
   Wollfett, wasserfrei . . . 400,0   Olivenöl 200,0
                 Weißes Vaselin 100,0

   werden geschmolzen und nach dem Erkalten mit

   Glyzerin 45,0   Wasser 241,5
                 Vanillin 0,5,
   welche in   Weingeist 3,0
   gelöst sind,
   Bergamottöl 5,0   .   Zitronenöl 5,0
   gemischt.

c) Wollfett, wasserfrei . . 360,0   flüssiges Paraffin 180,0
   Wasser 360,0   Rosenöl . . . . 30 Trpf.
   werden gemischt.

d) Wollfett, wasserfrei . . . 333,0   fettes Mandel- oder Sesamöl 300,0
                 Walrat . . . . · . . 34,0

   werden geschmolzen und, wenn halb erkaltet, mit Wasser 333,0 gemischt.
Wohlgeruch nach Belieben, am besten Vanillin und Rosenöl.

e) Weißes Wachs 50,0   Olivenöl 275,0
   Walrat 50,0   Wollfett, wasserfrei . . . 225,0
          Wasser . . . . 400,0.

Wohlgeruch nach Belieben. Weißes Wachs und Walrat werden bei geringer Erwärmung geschmolzen, das Wollfett im Wasserbade zugefügt, darauf das Öl und schließlich das Wasser. Man rührt so lange, bis ein weicher Krem erreicht ist.

f) Mit Glyzerin. Glyzerin-Lanolin-Kreme:

Wollfett, wasserfrei . . . 350,0   Erdnußöl 175,0
Glyzerin 350,0   Wasser 125,0
Kumarin 2,0   Bergamottöl 6,0
       Kölnisch-Wasser . . . . . . 12,0.

Wollfett und Erdnußöl werden bei geringer Erwärmung geschmolzen und, wenn halb erkaltet, mit Glyzerin und Wasser gemischt. Schließlich arbeitet man die im Kölnisch-Wasser gelösten Riechstoffe unter.

g) Mit Schwefel und Zinkoxyd:

Wollfett, wasserfrei . . . 250,0   Erdnußöl 250,0
Wasser 250,0   gefällter Schwefel . . . 180,0
rohes Zinkoxyd 50,0   Veilchenextrakt . . . . 20,0.

Man reibt den gefällten Schwefel und das Zinkoxyd innig mit etwas Erdnußöl an, schmilzt das Wollfett mit dem zurückgebliebenen Erdnußöl, fügt es der Schwefel-Zinkoxyd-Anreibung zu, rührt bis zum Halberkalten und fügt allmählich das Wasser und schließlich den Wohlgeruch hinzu.

Das Gemisch wird mit Alkannin rosa gefärbt. Nach dem Einreiben der Haut soll diese noch schwach gepudert werden.

h) Mit Zinkoxyd und Ichthyol:

Wollfett, wasserfrei . . . 450,0   Wasser 150,0
weißes Vaselin . . . 200,0   rohes Zinkoxyd 100,0
       Ichthyolammonium . . . . . . 100,0.

Das Ichthyolammonium mischt man mit dem Wasser, im übrigen siehe Bereitungsart g.

Lanolinhautsalbe gegen rissige Hände.

a) Wasserfreies Wollfett . . 700,0   frischer Zitronensaft . . 300,0.

b) Mentholhaltig:

Menthol 3,0   Wollfett, wasserfrei . . . 70,0
Weingeist (90%) 3,0   Wasser . . . . 24,0.
Wohlgeruch nach Belieben.

Man mischt das Wollfett mit dem Wasser und fügt das Menthol, im Weingeist gelöst, hinzu.

Lovankreme-ähnliche Hautsalbe.

Wollfett, wasserfrei . . . 180,0   gelbes Vaselin 180,0
Wasser 600,0   rohes Zinkoxyd . . . . 40,0.
Wohlgeruch nach Belieben.

Man reibt das Zinkoxyd mit ein wenig Wollfett fein an, mischt das übrige Wollfett und Vaselin zu und darauf das Wasser unter.

Muttermälerentfernung. Pigmentmälerentfernung.

Man entfettet die Haut mit 1prozentiger Natriumkarbonatlösung und betupft die Mäler mit
      30gewichtsprozentiger Wasserstoffsuperoxydlösung.

Nagelpflege.

Nagelwasser zum Reinigen der Nägel.

a) Borax 12,5   Glyzerin 37,5
   Wasser . . . . 50,0.

b) Weinsäure 3,0   Wasser 83,0
   Myrrhentinktur 4,0   Kölnisch-Wasser . . . . 10,0.

Man löst die Weinsäure im Wasser auf, vermischt die Myrrhentinktur mit dem Kölnisch-Wasser und fügt dieses Gemisch der Weinsäurelösung in kleinen Mengen unter Umschütteln zu.

Dieses Nagelwasser härtet zu gleicher Zeit zu weiche Nägel.

c) Zitronensäure 2,0   Glyzerin 9,0
   Orangenblütenwasser . . . . . 89,0.

Dieses Nagelwasser härtet zu gleicher Zeit zu weiche Nägel.

d) B l e i c h e n d: Wasserstoffsuperoxydlösung,
   3gewichtsprozentig 70,0
   Ammoniakflüssigkeit (0,960) . . . 1,0
   Wasser . . . . 29,0.

Mit diesen Nagelwässern befeuchtet man die Nägel und reibt mit einem weichen Wildleder nach.

Nagelpolierpulver.

a)   Allerfeinstes, staubfeines Bimssteinpulver 50,0
   allerfeinst gemahlener Talk 10,0
   Zinndioxyd 40,0

werden gemischt, mit Eosinlösung rot gefärbt und mit Rosenöl oder beliebig anderem Duftstoff wohlriechend gemacht.

b)   Allerfeinst gemahlener Talk . . . 10,0
   feinst gepulverte Veilchenwurzel . 20,0
   Zinndioxyd 69,0
   Karmin 1,0
   Wohlgeruch nach Belieben.

c) Nach Dr. Saalfeld:
   Zinnoxyd 5,0   allerfeinst gepulv. Schmirgel 5,0
   Talk 5,0   Karmin . . . . 0,2.

Man verreibt ein wenig dieses Pulvers mit Kölnisch-Wasser zu einer Masse

d) Nach Mann:
   Zinndioxyd 100,0   allerfeinst gemahlener Talk 40,0
   Karmin 1,0   Rosenöl 0,5
   Bergamottöl . . . . 0,25.

e) Feinstes Titandioxyd . . 60,0   allerfeinst gemahlener Talk 20,0
   allerfeinstes, staubfeines Bimssteinpulver . . 20,0

werden gemischt, wenn gewünscht mit Eosinlösung oder Karmin rosa gefärb und wohlriechend gemacht.

f) Feinst gepulv. Sandarak . 4,0   feinste weiße Kieselgur . 30,0
   feinstes Titandioxyd . . . . . 66,0.

Nagelbad gegen Brüchigwerden der Nägel.

Alaun 85,0   Wasser 900,0
Borsäure 15,0   etwas Wohlgeruch.

Nagelemaille.

Karnaubawachs			Walrat	2,5
bzw. Kunstwachs 0	. .	2,5	Terpentinöl	2,0
Japanwachs bzw. Kunst-			weißes Vaselin	80,0
wachs E	. . .	12,5	Alkannin	0,3
	Essigsäure (96prozentig)	. . . . 0,4.		

Man schmilzt Karnaubawachs, Japanwachs, Walrat und Vaselin im Wasserbade vorsichtig zusammen, löst darin das Alkannin auf, nimmt von dem Wasserbade, mischt, fern von Feuer, Terpentinöl und Essigsäure unter und fügt Wohlgeruch hinzu.

Nagelpolierpasta. Nagelpolierstein.

Zinndioxyd	500,0	Traganth	3,0
Glyzerin	5,0	Weingeist (90%)	10,0
Karmin	0,5	Ammoniakflüssigkeit (0,910)	1,0
Wasser	20,0	Rosenöl	0,25.

Man durchfeuchtet Traganth mit Weingeist, fügt Wasser und Glyzerin hinzu, stößt hiermit das Zinnoxyd zu einer steifen Paste an, wenn nötig unter Hinzufügung von noch etwas Wasser, färbt mit der Karmin-Ammoniakflüssigkeit-Lösung auf und fügt Wohlgeruch hinzu. Die Masse läßt man in Formen trocknen.

Als Austauschmittel für Traganth gilt Tylose SL 100, in Form von Tyloseschleim 1 : 40.

Nagelpolierstift.

Helles Kolophonium	. .	11,0	rohes Zinkoxyd	11,0
Bienenwachs		4,0	weiße feinst gemahl. Kieselgur	18,0
Zeresin		34,0	flüssiges Paraffin	22,0
	etwas Alkannin.			

Man schmilzt Kolophonium, Bienenwachs und Zeresin im Wasserbade, löst in der geschmolzenen Masse etwas Alkannin auf und fügt unter geringer Erwärmung Kieselgur und Zinkoxyd, die mit dem flüssigen Paraffin angerieben wurden, unter beständigem Rühren hinzu. Die halb erkaltete Masse gießt man dann in Formen aus.

Die Hälfte des Zinkoxyds kann durch Titandioxyd ersetzt werden.

b) Ohne feste Bestandteile:

Japanwachs	13,0	gemeiner Terpentin	. . .	2,0
Walrat	2,5	weißes Vaselin		82,0
	Eisessigsäure	. . . . 0,5.		

Man schmilzt Japanwachs, Walrat, Terpentin und Vaselin vorsichtig im Wasserbade zusammen, färbt mit etwas Alkannin rot und fügt unter Rühren die Eisessigsäure unter.

Nagelfirnis. Flüssige Nagelpolitur.

a) Paraffin 10,0   Chloroform 90,0

Wohlgeruch nach Belieben.

b) Benzoe 6,0   Weinsäure 1,0
Weingeist (90%) 70,0   verdünnter Weingeist . . 23,0.
Wohlgeruch nach Belieben.

Man löst die Benzoe im 90prozentigen Weingeist, die Weinsäure im verdünnten Weingeist und mischt beide Lösungen.

Nagellacke.

a) Nitrozelluloselack (Kollodiumwollelack) oder Zaponlack mit 1 % Rizinusöl versetzt und mit ein wenig Eosin oder einem Zaponechtfarbstoff Scharlach bzw. Orange aufgefärbt. Für s i l b e r n e n N a g e l l a c k fügt man dem Lack 10 % Aluminium hinzu.

b) Um h ö h e r e n G l a n z z u e r z i e l e n, der beständig ist, löst man in dem Lack 5 % Benzoeharz oder Mastix auf. Der höhere Glanz tritt besonders nach dem Trocknen des Lackes bei der Nachbehandlung mit einem weichen Wildleder hervor.

c) Zelluloidabfälle   5,0   Azeton   30,0
   Amylazetat 40,0   Diäthylphthalat   5,0
                Weingeist (95%) . . . . 20,0.

d) N a g e l w e i ß l a c k.

   Man reibt sehr feines Zinkweiß oder auch feinstes Titanweiß mit nicht aufgefärbtem Nagellack an.

e) M i t P e r l m u t t e r g l a n z.

   Diese Nagellacke erhält man durch inniges Vermischen von Zaponlack mit der P e r l e n e s s e n z, E s s e n c e d' o r i e n t. Diese Perlenessenz wird aus den Schuppen einer bis 20 cm lang werdenden Weißfischart, des Ukelei, Aspius alburnus gewonnen. Sie enthält in Amylazetat verarbeitet kleine schillernde Kristalle, die sich von den Schuppen ablösen.
   Zaponlack 97,0   Perlenessenz . . . . . 3,0.
   Der Gehalt an Perlenessenz kann bis auf 5% erhöht werden.
   B e i   d e r   A b g a b e   v o n   N a g e l l a c k e n   i s t   a u s d r ü c k l i c h   a u f d i e   F e u e r g e f ä h r l i c h k e i t   h i n z u w e i s e n,   d a   s i c h   s c h o n   t ö d l i c h e   V e r b r e n n u n g e n   b e i m   G e b r a u c h   z u g e t r a g e n   h a b e n.

Nagellackentferner.

a) Weingeist (95%) 45,0   Azeton . . . . 55,0.

b) Azeton 40,0   Essigäther . . . . . . 60,0.

c) Amylazetat oder ein Gemisch von Amylazetat und Methylazetat.
   Enthält der Nagellack Benzoe- oder ein anderes Harz, fügt man 5 % Äthyllaktat hinzu.
   Bei der Abgabe der Nagellackentferner ist ausdrücklich auf die Feuergefährlichkeit hinzuweisen.

Nagelhaut-Entfernungsmittel.

a) Borax   5,0   Perhydrol   5,0
              Wasser . . . . 90,0.

b) Borax   5,0   Salizylsäure   4,0
              Wasser . . . . 91,0.
   Die Lösung muß heiß hergestellt werden.

c) Kaliumhydroxyd   1,0   Triäthanolamin 15,0
              Wasser . . . . 84,0.
   Das Triäthanolamin ist eine gelbe, sirupdicke Flüssigkeit, die eine sehr gute Tiefenwirkung hat.

d) Zitronensäure   2,5   Wasser 47,5
   Wasserstoffsuperoxyd-   etwas Wohlgeruch.
      lösung (3%) 50,0
   Man durchtränkt mit diesen Lösungen etwas Watte, die man um die Spitze eines Glasstäbchens gewickelt hat, betupft damit die Nagelhäute, läßt wenige Minuten die Flüssigkeit darauf einwirken, wäscht die Nägel mit Wasser ab und fettet sie ein.

Paste, um die überstehenden Nägel weißer erscheinen zu lassen.

Rohes Zinkoxyd 66,0   Glyzerin 26,0
         Wasser . . . . 8,0.
. Wohlgeruch nach Belieben.
Die Paste wird unter die Nägel gestrichen.

Naphthalanzinksalbe.

Rohes Zinkoxyd 12,5   Stärke 12,5
         Naphthalan . . . . 25,0.

Mittel gegen Nasenröte.

a) Gefällter Schwefel . . . 3,75   Zinksalbe 45,0
   Stärke 9,0   Rosenöl . . . . 5 Trpf.

b) Nach Dr. Saalfeld:
   Ichthyolammonium . . . 10,0   Glyzerin 5,0
       Weingeist (90%) . . . . . . 35,0.

c) Ichthyolammonium . . . 10,0   gelbes Vaselin . . . . 40,0.

d) Herrührend von Frost:
   Ichthyolammonium . . . 8,0   Tannin 2,0
   Rosenwasser 15,0   Wollfett . . . . 25,0.
     Man reibt das Tannin mit dem Wollfett sehr fein an und fügt Ichthyol und das Rosenwasser hinzu.

e) Alaun 2,0   Borax 2,0
   Rosenwasser 150,0   Benzoetinktur . . . . . 5,0.
     Alaun und Borax werden im Rosenwasser gelöst, darauf fügt man unter beständigem Umschütteln allmählich die Benzoetinktur hinzu.

f) Ichthyol oder Thiol . . . 10,0   Wasser 90,0
       Rosenöl . . . . 2 Trpf.

g) Nach Dr. P. Eichhoff:
     Überfettete Ergotinseife, 5prozentig. 3 mal am Tage mit heißem Wasser und Ergotinseife zu waschen und vor dem Schlafengehen den Seifenschaum einzureiben.

h) Umschläge mit 3 gewichtsprozentiger Wasserstoffsuperoxydlösung.
     Die Nase muß vorher gut entfettet werden.

Pasta Ichthyoli. Ichthyolpaste.

Ichthyolammonium . . . 10,0   Glyzerin 30,0
Dextrin 30,0   Wasser . . . . 30,0.

Pasta Naphtholi. Naphtholpaste. Lassarsche Schälpaste.

Ergzb.:
Beta Naphthol 10,0   Schwefelmilch 40,0
gelbes Vaselin 25,0   Kaliseife . . . . 25,0.
Naphthol verreibt man zunächst mit etwas Äther.

Pasta Zinci cuticolor. Hautfärbende Zinkpaste.

Roter Bolus 0,6   Glyzerin 3,0
werden fein verrieben und mit
       Zinkpaste 97,0
vermischt. Schließlich fügt man hinzu
       Eosinlösung (1 + 499) . . . . 20 Trpf.

Pasta Zinci. Weiße Zinkpaste.

a) D. A.-B. 6:
Rohes Zinkoxyd . . . 1,0   Talk 1,0
     Gelbes Vaselin . . . . . . 2,0.

Zinkoxyd und Talk werden in gut trockenem Zustand gemischt, gesiebt und in erwärmter Reibschale mit dem geschmolzenen gelben Vaselin verrieben.

b) Kieselgur 5,0   rohes Zinkoxyd 25,0
Benzoeöl 10,0   Benzoefett . . . . . . 60,0.

Kieselgur und Zinkoxyd werden mit dem Benzoeöl sehr fein angerieben, darauf fügt man das Benzoefett hinzu.

c) Rohes Zinkoxyd 5,0   Weizenstärke 5,0
Schweinefett 7,5   wasserfreies Wollfett . . 7,5.

Der Stärkegehalt kann in den Vorschriften, wenn nötig, durch weißen Ton ersetzt werden.

d) Ölhaltige. Lassarsche Zinkölpaste. Pasta Zinci oleosa: Ergzb.:
Rohes Zinkoxyd 60,0   Olivenöl 40,0
werden fein miteinander verrieben.

Pasta Zinci salicylata. Salizylzinkpaste.

D. A.-B. 6:
Salizylsäure 2,0   rohes Zinkoxyd 24,0
Weizenstärke 24,0   gelbes Vaselin . . . . 50,0.
Herstellung wie Pasta Zinci, Vorschrift a.

Orientalische Schönheitssalbe. Orientalische Hautsalbe. Pomade de beauté d'Orientale.

Kakaobutter 180,0   gelbes Wachs 100,0
Walrat 360,0   Olivenöl 360,0
Benzoesäure 4,0   Rosenöl . . . . 2,0.

Die im Wasserbade geschmolzene Masse wird bis zum Erkalten gerührt und mit Karminlösung schwach rosa gefärbt. Der Gehalt an Rosenöl kann auch herabgesetzt werden.

Würzige Hautsalbe. Pomade divine.

Walrat 80,0   fettes Mandelöl 200,0
Schweineschmalz 170,0   wasserfreies Wollfett . . 50,0
Muskatnuß 15,0   Benzoe 20,0
Storax 20,0   Nelken 15,0
Zibet 2,5   Veilchenwurzeln 20,0
     Orangenblütenwasser . . . . . 500,0.

Die Gewürze werden zerkleinert, mit Storax, Benzoe und Zibet gemischt und dann im Wasserbade mit der Fettmischung längere Zeit erwärmt. Nach dem Absetzenlassen wird das Fett abgegossen bzw. im Heißwassertrichter filtriert und das Wasser allmählich hinzugefügt.

Quittenkreme. Quince-Cream.

a) Quittensamen 5,5   Glyzerin 45,0
Borsäure 1,8   Kölnisch-Wasser 125,0
Salizylsäure 1,0   Wasser . . . . 125,0.

Man kocht die Quittensamen ½ Stunde mit dem Wasser, seiht durch, ergänzt das verlorengegangene Wasser und rührt zuerst die Bor- und die Salizylsäure und schließlich die übrigen Bestandteile hinzu.

b) Quittensamen 11,0   Phenol (Karbolsäure) . . 1,2
Stärkeglyzerin 120,0   Kölnisch-Wasser 15,0
Borsäure 0,5   Lavendelöl 2,4
Glyzerin 120,0   Wasser 530,0
Weingeist (90%) . . . . . . 180,0.

Das hierzu erforderliche Stärkeglyzerin, Glycerinum Amyli
stellt man folgendermaßen her:
Stärke 100,0
werden mit Wasser 100,0
angerieben und zu Glyzerin 800,0
in eine Porzellanschale gemischt. Nun erhitzt man unter beständigem Umrühren auf 144°, bis eine durchscheinende Masse entstanden ist.

Mittel gegen reibeisenartige Rauhigkeit der Haut.

a) Nach Dr. Saalfeld:
Schwefelmilch 15,0   Schweineschmalz . . . 30,0
Kaliseife 30,0   fein gepulvert. Bimsstein . 10,0.

b) wasserfreies Wollfett . . 50,0   Kaliseife 50,0
Schweineschmalz . . . 50,0   Beta-Naphthol 15,0
gefälltes Kalziumkarbonat . . . 10,0.

c) Stärker wirkend.
Beta-Naphthol 10,0   wasserfreies Wollfett . . 20,0
Kaliseife . . . . 20,0.
Beta-Naphthol enthaltende Mischungen dürfen nicht zu reichlich auf-
gestrichen und nicht zu lange Zeit angewendet werden, da sonst Vergiftun-
gen auftreten können.

Salizylvaselin. Vaselinum salicylatum.

a) Zum Einfüllen in Tuben:
Fein gepulverte Salizylsäure . . 2,0
Vaselin, gelb oder weiß . . . 98,0.
Wohlgeruch nach Belieben. Meist nimmt man einige Tropfen Wintergrünöl.

b) Zum Eingießen in Schiebedosen. Ergzb.:
Gelbes Wachs 10,0   gelbes Vaselin 88,0
werden im Wasserbade geschmolzen und darin
fein gepulverte Salizylsäure . . . 2,0
gelöst. Wohlgeruch wie unter a.

Mittel gegen Schuhdruck.

Kaliseife 52,0   Wasser 27,0
gelbes Vaselin 15,0   rohes Zinkoxyd . . . 6,0
Lavendelöl . . . . 5 Trpf.
Man reibt das Zinkoxyd mit wenig Vaselin an, fügt das noch fehlende
Vaselin sowie die Kaliseife nach und nach hinzu und rührt schließlich das
Wasser und das Lavendelöl unter.
Siehe auch Formaldehydsalbe (S. 254).

Schwefelpomade gegen Abschuppung der Haut. Nach Paschkis.

Gereinigter Schwefel . . 285,0   fettes Mandelöl 190,0
Benzoeschmalz . . . . 525,0.

Schwefelsalbe. Unguentum sulfuratum.

Gegen Mitesser und Fettabsonderung.
a) Ergzb.:
Gereinigter Schwefel . . 10,0   Benzoeschmalz . . . . 20,0.

b) Nach Dr. Saalfeld:
Schwefelmilch 4,0   gelbes Vaselin . . . . 26,0.

c) **Stärker wirkend:**

Schwefelmilch	4,0	Kaliumkarbonat	0,4
gelbes Vaselin		25,0.	

Das Kaliumkarbonat wird in etwas Wasser gelöst.

d) **Mit Lanolin, Lanolimentum sulfuratum:**

Schwefelmilch	30,0	Erdnußöl	20,0.

Man reibt die Schwefelmilch mit dem Öl an und fügt
Lanolin (25% wasserhaltiges) . . 50,0
hinzu. Wohlgeruch nach Belieben.

e) **Mit Beta-Naphthol.** Nach Dr. Saalfeld:

Beta-Naphthol	1,5	Schwefelmilch	3,0
gelbes Vaselin		25,5.	

f) **Nach Lassar:**

Beta-Naphthol	2,5	grüne Seife	5,0
Schwefelmilch	12,5	gelbes Vaselin	5,0.

Beta-Naphthol enthaltende Mischungen dürfen nicht zu reichlich aufgestrichen und nicht zu lange Zeit angewendet werden, da sonst Vergiftungen auftreten können.

g) **Mit Salizylsäure:**

Salizylsäure	1,0	Schwefelmilch	3,0
gelbes Vaselin		26,0.	

h)

Schwefelmilch	5,0	Glyzerin	5,0
Weingeist (90%)	5,0	Kaliumkarbonat	1,0.

Man löst das Kaliumkarbonat in einer Kleinigkeit Wasser auf.

Bei Anwendung gegen Mitesser werden die Talgpfropfen mitunter dunkler, so muß man dann schwefelfreie Mittel anwenden.

i) **Schwefelfrei:**

Triäthanolamin	5,0	Hamameliswasser	25,0
Borax	2,0	Weingeist	20,0
Glyzerin	5,0	Wasser	43,0.

k)

Triäthanolamin	10,0	weißes Paraffinöl	15,0
Stearinsäure	15,0	Hamameliswasser	25,0
Wasser		35,0.	

Sommersprossensalbe. Sonnenbrandsalbe (s. auch Wasserstoffsuperoxydsalbe).

a) Nach Dr. Saalfeld. **Sommersprossen verhütend:**

Chininhydrochlorid	2,5	Talk	10,0
rohes Zinkoxyd	10,0	Wasser	14,0
Glyzerin		13,5.	

b)

Wismutsubnitrat	2,5	Lanolinsalbe	50,0.

c) **Stärker wirkend:**

Natriumperborat	34,0	Zitronensäure	15,0
Vaselin		51,0.	

Die Sommersprossensalben nach d—f sind nur verhältnismäßig kurze Zeit haltbar, können so nicht lange auf Lager genommen, sondern müssen möglichst frisch zubereitet werden.

d)

Perhydrol	5,0	wasserfreies Wollfett	25,0
gelbes Vaselin		20,0.	

e)

Natriumsuperoxyd	5,0	medizinische Seife	65,0
flüssiges Paraffin		30,0.	

f)

Zinkperhydrol	10,0	wasserfreies Wollfett	20,0
gelbes Vaselin		20,0.	

g) Wismutoxychlorid . . . 10,0   Stearinsäure 64,0
    Salmiakgeist (0,960) . . . . . 26,0.
Die Stearinsäure wird durch den Salmiakgeist verseift und mit der entstandenen Seife verreibt man das Wismutoxychlorid. Dieser Vorschrift kann außerdem ein Zusatz von
    Natriumperborat 10,0
gegeben werden.

h) Quecksilberamidochlorid (weißes Quecksilberpräzipitat).   5,0
    Wismutsubnitrat   5,0
    Glyzerinkreme oder Lanolinkreme . . . 90,0.
Die Giftigkeit ist zu beachten.

Sonnenbrandverhütungsmittel.

a) Nach Dr. Leudte:
Almezerin	400,0	Borax	10,0
Wasser	600,0	Zetylalkohol	20,0
flüssiges Paraffin . . .	100,0	weißer Sirup	10,0

    Methylumbelliferon . . . . . . 11,0.
Das Almezerin muß zunächst für sich in der Reibschale gründlich mit der Reibkeule bearbeitet werden.

b) Äskulin Merck 3,0   Glyzerinhautsalbe . . . 97,0.

c) Nach Winter:
Chininbisulfat	50,0	Wasser	600,0
Zitronensäure	50,0	wasserfreies Wollfett . .	100,0
Weingeist (90%) . . .	200,0	Traganth	8,0.

Das Chininbisulfat und die Zitronensäure werden in dem Gemische von Weingeist und Wasser gelöst, das Wollfett geschmolzen, mit dem Traganth verrieben und alles zu einer Emulsion, etwaig durch Schütteln in einer Weithalsflasche, vereinigt.

d) Chininbisulfat 25,0   feinst geschlämmtes
   Weingeist (90%) . . . 75,0   Kaolin 200,0
   Magnesiumstearat . . 400,0   feinster Talk . . . . . 300,0.

Bei Verwendung von Chininbisulfat sind etwaige gesetzliche Vorschriften zu beachten.

Vaselin-Ersatz. Kunstvaselin.

W e i ß. Weißes Zeresin . . 80,0   Paraffin 60,0
    flüssiges Paraffin . . . . . . 860,0.
G e l b. Gelbes Zeresin . . 80,0   Paraffin 60,0
    möglichst scheinloses und geruchfreies Vaselinöl 860,0.
Um Vaselin-Ersatz Wohlgeruch zu verleihen, eignet sich das in dem Vaselin-Ersatz lösliche Kumarin.
Um Kunstvaselin von Naturvaselin zu unterscheiden, verfährt man nach Armanni wie folgt:
Man bringt 1,0 der Vaselinprobe in ein 3 cm weites Probierrohr und löst unter Einstellen in heißes Wasser in 20 ccm einer Mischung von gleichen Teilen absolutem Alkohol und Benzol. Darauf läßt man 24 Stunden bei 20° stehen. Kunstvaselin zeigt einen flockigkristallinischen Niederschlag. Diese Erscheinung tritt auch in Gemischen mit 20% Kunstvaselin ein.

Vasoliment.

Ergzb.:
    W e i n g e i s t i g e Ammoniakflüssigkeit (10%) . 10,0
gereinigte Ölsäure . . . 30,0   gelbes Vaselinöl 60,0
werden durch Schütteln in einer Flasche gemischt.
Als Austauschstoff für Vaselinöl gilt Cetiol bzw. das geruchlose Cetiol extra. Cetiol wird von verdünnten Säuren und Alkalien nicht angegriffen.

Dickes Vasoliment.

Ergzb.:
Zeresin . . . . 12,0　　flüssiges Paraffin 48,0
werden im Wasserbade mit
　　gereinigter Ölsäure 30,0
zusammengeschmolzen. Darauf fügt man von
　　weingeistiger Ammoniakflüssigkeit (10%) . . 10,0
hinzu und erwärmt unter Umrühren, bis eine gleichmäßige Mischung erfolgt.
Darauf entfernt man durch weiteres Erhitzen den Weingeist.

Vasoliment mit Ichthyol. Vasolimentum Ichthyoli.

Ergzb.:
　　　　Ichthyolammonium 10,0
werden mit　　Vasoliment 90,0
gemischt.

Vasoliment mit Menthol. Vasolimentum Mentholi.

Ergzb.:
　　　　Menthol 2,0
werden in　　Vasoliment 98,0
gelöst.

Vasoliment mit Salizylsäure. Vasolimentum salicylicum.

　　　　Salizylsäure 2,0
werden in　　Vasoliment 98,0
gelöst.

Vasoliment mit Schwefel. Vasolimentum Sulfuris.

　　　　Gut ausgetrockneter Schwefel . . 3,0
werden unter vorsichtigem Erhitzen in
　　　　Leinöl 37,0
gelöst und dann mit so viel Vasoliment versetzt, daß das Gesamtgewicht 100,0
beträgt.

Vasoliment mit Teer. Vasolimentum empyreumaticum.

Ergzb.:
　　　　Wacholderteer 25,0
werden mit　　Vasoliment 75,0
gemischt.

Warzenmittel.

a) Konzentrierte Essigsäure . 12,0　　Schwefelmilch 23,0
　　　　Glyzerin . . . . 65,0.
　　Man mischt Essigsäure und Glyzerin und reibt mit dieser Mischung den
Schwefel an.
　　Die Warzen müssen hiermit täglich bepinselt werden, bis sie sich ab-
lösen lassen.

b) Salizylsäure . . . . . 20,0　　Sesamöl 10,0
　　　　wasserfreies Wollfett 70,0
　　werden verrieben.

c) Salizylpflastermull.

d) Salizylsäure . . . . . . 12,0　　Milchsäure 8,0
　　　　elastisches Kollodium . . . . . 80,0.
　　Man färbe mit etwas Alkannin rot.

e) Trichloressigsäure . . . 10,0　　Wasser 1,0
　　Bergamottöl, in gleichem Teil absolutem Alkohol gelöst, 1 Tropfen.

f) Konzentrierte Essigsäure . 9,0　　Salizylsäure . . . . . 1,0.

g) Monochloressigsäure . . 8,0　　Wasser . . . . 2,0.
　　Bergamottöl in gleichem Teil absolutem Alkohol gelöst, 1 Tropfen.

h) Alle Mittel, wie sie für Hühneraugen angegeben sind.

Außerdem läßt man täglich eine Woche lang ein Weinglas Kalkwasser in Milch trinken. Auch Einnehmen von Magnesiumoxyd in kleinen Mengen bewährt sich öfter sehr gut.

Bei Anwendung sämtlicher Warzenmittel ist um die Warze ringförmig Vaselin oder elastisches Kollodium aufzustreichen, oder ein Ring von Heftpflaster aufzukleben.

Die durch das Warzenmittel abgebeizte Schicht muß jedesmal vor der Neuauftragung durch eine Nagelfeile abgefeilt werden.

Wasserstoffsuperoxydsalbe. Bleichsalbe. Unguentum Hydrogenii peroxydati.

a)   Borax 1,0
löst man in Glyzerin 15,0,
fügt   Wasserstoffsuperoxydlösung, 3 gewichtsprozentig 20,0,
hinzu und verreibt die erhaltene Mischung mit einem Fettgemische von
wasserfreiem Wollfett . . 45,0 ·   Olivenöl . . . . 20,0.
Diese Bleichsalbe ist nicht sehr lange haltbar.

b) Vaselin 10,0   wasserfreies Wollfett . . 20,0
mischt man und fügt nach und nach Wasserstoffsuperoxydlösung, 3 gewichtsprozentig 20,0 bis 40,0 hinzu.

c) Vaselin 96,0   Natriumperborat . . . . 4,0.
Wohlgeruch nach Belieben.
Die Innenwandung der Gefäße für Wasserstoffsuperoxydsalben muß mit einem dünnen Paraffinüberzug versehen werden.

Hautbräunung, künstliche.

a) Kaliumpermanganat . . . 1,0   Wasser . . . . 999,0.

b) Kaliumpermanganat . . . 1,0   wasserfreies Wollfett . . 4,0
Wasser 4,0   Vaselin . . . . 91,0.
Die Bräunung kann durch Abreiben mit Essig oder Zitronensaft entfernt werden. Bräunung mit Kaliumpermanganat soll nicht zu lange und nicht zu oft vorgenommen werden.

c) Tannin 5,0   Vaselin 80,0
wasserfreies Wollfett . . 10,0   Bergamottöl . . . . . 5,0.

d) Tormentillfluidextrakt . . 25,0   Vaselin 30,0
wasserfreies Wollfett . . 40,0   Bergamottöl . . . . . 5,0.
Diesen Hautbräunungssalben kann man auch braune Umbra 20,0 hinzufügen.

e) Feinstes Olivenöl 50,0   Äskulin 2,0
Aprikosenkernöl 43,0   Bergamottöl . . . . . 5,0.

f) Nußhautöl, mit Nußextrakt hergestellt.
Man erhält dieses dadurch, daß man grüne, zerkleinerte Walnußschalen einige Stunden mit Wasser auszieht und die abgepreßte erhaltene Flüssigkeit zu einem dicken Extrakt eindampft. Von diesem Extrakt vermischt man 100,0 mit
       Olivenöl . . . . 1000,0.
und erwärmt bei 30°—40° so lange, bis alle Feuchtigkeit verdunstet ist. Schließlich wird im Heißwassertrichter filtriert.

Ein aus Walnußschalen hergestelltes Öl darf nicht als „Nußöl" bezeichnet werden, hierunter ist nur das fette, unverschnittene Öl aus Wal-, Hasel-, Kokos- oder Erdnüssen gewonnen zu verstehen.

g) Emulsionsartig, auf der Haut wenig Fettglanz gebend.
Triäthanolamin 3,0   Olivenöl 50,0
Ölsäure 13,0   Wasser . . . . 34,0.
Wohlgeruch nach Belieben.

Man mischt das Triäthanolamin mit dem Wasser und erwärmt auf 60°—70°. Diese warme Mischung schüttelt man mit dem Gemische von Olivenöl und Ölsäure kräftig bis zum Erkalten. Die Ölsäure darf nicht etwa fortgelassen oder durch Olivenöl ersetzt werden, da dann die Emulsion zu wünschen übrig läßt.

Man färbt mit einem unschädlichen wasserlöslichen braunen Farbstoff.

In den Vorschriften e—g kann bis zu 10% flüssiges Paraffin statt des fetten Öles zugesetzt werden. Außerdem fügt man, um Ranzigwerden zu vermeiden, 0,25% Paraoxybenzoesäuremethylester hinzu.

h) Man verwendet eine Fettschminke, der als Farbstoff Umbra untergemischt ist.

Hautfunktionsöl. Gesichtsmassageöl. Körpermassageöl. Salböl.

a) Aprikosenkernöl 96,0   Fichtennadelöl . . . . . 4,0.
Man färbt mit ein wenig fettlöslichem Chlorophyll hellgrün.

b) Feinstes Olivenöl 50,0   feinstes Lavendelöl . . . 0,25
Aprikosenkernöl 47,0   Fichtennadelöl . . . . . 3,0.
Man färbt wie bei a.

c) Lezithin 4,0   Paraoxybenzoesäure-
flüssiges Paraffin 6,0   methylester 0,25
Olivenöl . . . . 90,0.

Der Zusatz von ätherischen Ölen darf 4—5% nicht übersteigen. Um das Ranzigwerden der Öle bei längerer Aufbewahrung zu vermeiden, fügt man jeder Ölmischung 0,2—0,25% Paraoxybenzoesäuremethylester hinzu. Um die Öle zu verbilligen, kann bis zu 10% flüssiges Paraffin statt des fetten Öles zugesetzt werden. Die Öle müssen in heiß getrocknete Flaschen abgefüllt werden.

Um ein vitaminhaltiges Hautöl zu bekommen, fügt man auf 1000,0 Öl 1,0 Vitamin F (250 000 Einheiten) hinzu.

d) Emulsionsartig:
Olivenöl 325,0   Triäthanolaminoleat (11:5)   24,0
wasserfreies Wollfett . . 50,0   Wasser 600,0
Paraoxybenzoesäuremethylester . 1,0.

Soll gleichzeitig eine Kühlung erreicht werden, löst man in dem Olivenöl
Menthol 1,0
auf.

Seifen.

Daß es sich in einem Vorschriftenbuche für Drogisten nicht darum handeln kann, besondere Vorschriften für die Großherstellung der Seifen im allgemeinen zu geben, versteht sich von selbst. Es handelt sich hier nur um die Herstellung der Feinseifen und medizinischen Seifen, und wer diese selbst darstellen will, wird immer gut tun, den Seifenkörper aus einer angesehenen Fabrik zu beziehen.

Ist der Seifenkörper in tadelfreier Beschaffenheit vorhanden, so macht die Herstellung der kosmetischen Seifen keine besonderen Schwierigkeiten und erfordert auch nicht einmal bedeutende maschinelle Einrichtungen. Einige größere Kessel, Seifenkästen, Schneidevorrichtungen, Formen und Formpresse sind etwa alles, was zum Betriebe nötig ist. Alles Nähere über die Bereitung der Seifen findet man in dem Handbuche der Drogisten-Praxis, Buchheister-Ottersbach, Band I.

Medizinische Seifen.

Fichtennadelseife.

Seifengrundlage 1000,0   Wacholderbeeröl 0,5
Brillantbraun 1,0   Lavendelöl . . . . . . 5 Trpf.
Fichtennadelöl 4,0   Thymianöl . . . . . . 5 „

Flüssige Seife. Sapo liquidus. Nach Wilbert.

a) Natriumhydroxyd . . . 40,0   Kaliumhydroxyd 40,0
   Baumwollsamenöl . . . 500 ccm   Weingeist (90%) . . . 250 ccm
   Wasser so viel wie erforderlich zu einer Gesamtmenge von 2500 ccm.
   Natriumhydroxyd und Kaliumhydroxyd löst man in 250,0 Wasser, setzt den Weingeist, darauf das Baumwollsamenöl in drei oder vier Teilen zu, schüttelt vor jedesmaligem Zusatz tüchtig durch und schließlich bis zur vollständigen Verseifung. Darauf ergänzt man mit Wasser.

b) Kaliseife 400,0   Weingeist (90%) . . . 150,0
   Glyzerin 200,0   Wasser 250,0

c) Für Seifenspender: Nach Schaal:
   Kokosöl 500,0   Ätzkalilauge (50° Bé) . . 265,0
   Wasser (kalk- und eisenfrei).

Frostseife.

Kampfer 10,0   Chlorkalk 5,0
Terpentinöl 10,0   Kaliseife . . . . 75,0.
Man verreibt den Chlorkalk mit der Seife und fügt den Kampfer, in Terpentinöl gelöst, hinzu. Schließlich gibt man Wohlgeruch durch
Lavendelöl . . . . 5 Trpf.

Ichthyolseife.

a) Ichthyol (Ammon. sulfoichth.) 100,0   Seifengrundlage . . . 900,0.
   Bei dieser Seife ist es notwendig, der Kernseife beim Schmelzen etwas Wasser zuzusetzen, damit die Seife nicht zu hart wird. Hinzufügung von Wohlgeruch ist bei dieser Seife nicht angebracht.

b) Nach Dieterich:
   Ichthyol (Ammon. sulfoichth.) 120,0   Birkenteeröl 200,0
   Mollin (siehe dieses) . . . . . 680,0.

Kamillenseife, flüssige. Sapo Chamomillae.

Flüssige Seife 500,0   Glyzerin 100,0
Kamillenextrakt 150,0   Weingeist (90%) . . . 150,0
Wasser . . . . 100,0.

Kampferseife.

Seifengrundlage . . . 900,0   Kampfer . . . . 100,0.
Der Kampfer wird mit Weingeist und etwas Äther aufs feinste zerrieben und dann der geschmolzenen, nicht zu heißen Seifenmasse zugerührt. Wenn überhaupt ein besonderer Duft gegeben werden soll, benutzt man am besten Rosengeranium-, Lavendel- oder Rosmarinöl.

Karbolseife. Phenolseife.

a) Kristallisierte Karbolsäure,   Wasser 100,0
   Phenol 25,0   Seifengrundlage . . . 875,0.
   Das Phenol wird zuerst im Wasser gelöst bzw. mit dem Wasser tüchtig geschüttelt und die milchige Masse der geschmolzenen, nicht zu heißen Seifenmasse zugerührt. Diese Seife muß stets in Wachs- oder Pergamentpapier verpackt werden.

b) Geringere:
   Kokosöl 700,0   Natronlauge (36° B) . . . 200,0
   rohe Karbolsäure (50%) . . . . 100,0.

   Das geschmolzene Kokosöl wird mit der Lauge bei 40°—80° verrührt und, nach völliger Verseifung, die rohe Karbolsäure hinzugefügt.

c) Für Ärzte, nach Dieterich:
   Gepulverte Seife 750,0   reines Phenol (Karbolsäure) 250,0.
   Die Masse wird im schwach erwärmten Mörser angestoßen und dann in Formen gepreßt.

Krätzeseife.

Hierfür verwendet man eine Perubalsamseife, Schwefelseife oder Storaxseife wie sie S. 276 angegeben ist. Will man sie f l ü s s i g haben, dient als Grundlage flüssige Kaliseife, die mit 5% Perubalsam oder 10% Storax und 5% Menthol vermischt wird.

Kreolinseife.

a) W e i c h e :

Kaliseife (Schmierseife) . 900,0   Kreolin . . . . 100,0.

b) F e s t e :   Billige, geringere Seifengrundlage 900,0
    Kreolin . . . . 100,0.

Kreosotseife. Nach Auspitz.

Kokosöl	200,0	Talg	200,0
Natronlauge (spezifisches		Bimssteinpulver	200,0
Gew. 1,45)	300,0	Zimtöl	16,0
Kreosot	50,0	Zitronenöl	34,0.

Die Fette werden zuerst mit der Kalilauge bei 40°—80° verseift, und dann die weiteren Stoffe zugeführt. Die Menge der ätherischen Öle kann auch bedeutend verringert werden.

Massierseife.

	Kaliseife	25,0
löst man in	Wasser	30,0
	Glyzerin	30,0
	Weingeist (90%)	15,0

und fügt den gewünschten Wohlgeruch hinzu.

Mollin. Salbenseife. Sapo unguinosus.

a) Nach Dieterich:

Schweineschmalz 500,0

werden geschmolzen und mit

Kalilauge (spez. Gew. 1,180) . . . 300,0

½ Stunde lang verrührt, dann setzt man

Weingeist (90%) 50,0

hinzu, bedeckt das Gefäß gut und stellt es bei einer Wärme von 50°—60° 12 Stunden beiseite. Nach dieser Zeit ist die Verseifung vollendet, und es werden jetzt noch Glyzerin 175,0 hinzugerührt. Die Ausbeute wird ungefähr 1000,0 betragen.

Die Seife enthält etwa 12% unverseiftes Fett und eignet sich ihrer völligen Neutralität wegen vorzüglich zur Herstellung weicher medizinischer Seifen.

Dieterich und J. D. Stiefel geben für derartige Mischungen folgende Zahlen in Prozenten an:

Zu Aristolseife, Aristol . . .	2	
„ Arnikaseife, Arnikatinktur	10	
„ Boraxseife, Borax . . .	10	
„ Borsäureseife, Borsäure .	5	
„ Ichthyolseife, Ichthyol .	10	
„ Jod-Brom- ⎰ Jodkalium .	5	
Schwefel- ⎱ Bromkalium .	2	
Seife ⎰ gefällt.Schwefel	5	
„ Jodkaliumseife, Jod-		
kalium	5—10	
„ Jodoformseife, Jodo-		
form	10	
„ Jodolseife, Jodol . .	10	
„ Kampferseife, Kampfer .	5	
„ Kreolinseife, Kreolin . .	10	
„ Kreosotseife, Kreosot . .	10	

Zu Mentholseife, Menthol . .	5	
„ Naphtholseife, Naphthol .	1	
„ Perubalsamseife, Peru-		
balsam	10	
„ Resorzinseife ⎰ Resorzin .	3	
⎱ Salizylsäure	3	
„ Salolseife, Salol	5	
„ Schwefelseife, gefällter		
Schwefel	10	
„ Storaxseife, gerein. Storax	20	
„ Sublimatseife, Sublimat .	½	
„ Tanninseife, Tannin . .	3	
„ Teer-Schwe- ⎰ Holzteer .	10	
fel-Seife ⎱ gef.Schwefel	5	
„ Teerseife, Holzteer . . .	10	
„ Thymolseife, Thymol . .	10.	

Legt man diese Verhältniszahlen zugrunde, so kann man dieselben Seifen in fester Form herstellen, wenn man statt des Mollins eine völlig laugenfreie, überfettete Seife anwendet, der man beim Schmelzen, wie schon früher erwähnt, etwas Wasser zufügt.

Diese festen Seifen haben vor den weichen den Vorzug der längeren Haltbarkeit, dagegen den Nachteil, daß ihre Einwirkung auf die Haut nicht so kräftig ist, wie bei den weichen, da diese sich gleich einer Salbe in die Haut einreiben lassen.

b) Ergzb.:

Kalilauge (spez. Gew. 1,138) . . 50,0

werden auf 40,0 eingedampft und mit

Schweinefett 40,0

unter Rühren eine halbe Stunde im Wasserbad erwärmt. Dann werden

Weingeist (90%) 4,0

zugesetzt und nach 12stündiger Erwärmung auf 50°—60° C

Glyzerin 15,0

hinzugemischt.

c) Mit Lanolin, Sapo unguinosus lanolinatus:

Salbenseife 75,0   wasserfreies Wollfett . . 25,0.

Quecksilberseife.

Sächs. Kr.-V.:

Quecksilber 100,0   Benzoetalg 7,0

Benzoefett 13,0

werden so weit miteinander verrieben, daß man mit der Lupe keine Metallkügelchen mehr wahrnehmen kann. Dann setzt man zu

Kaliseife 155,0   gepulverte Hausseife . . 25,0.

Salolseife.

Rasierseifenkörper . . . 965,0   Salol 25,0

Pfefferminzöl 5,0   Lavendelöl 3,0

Thymianöl . . . . 2,0.

Schwefelseife.

a) Kokosöl 600,0   Natronlauge (35° B) . . . 300,0

Schwefelblumen 100,0   Wohlgeruch nach Belieben.

Das Kokosöl wird im Wasserbade geschmolzen, die Schwefelblumen in der Lauge angerührt und dann beides mit dem Kokosöl bei 40°—80° verrührt. Sobald die Verseifung eingetreten, wird die Masse in die Seifenkästen eingegossen.

Die Schwefelseifen bedürfen keiner neutralen Seifen zu ihrer Anfertigung, da bei ihnen eine gewisse Alkalität, wegen der dadurch bedingten Bildung von Schwefelalkalien, sogar erwünscht ist. Gerade die Bildung dieser Schwefelalkalien bedingt die heilende Wirkung des Schwefels bei vielen Hautkrankheiten.

b) Nach Auspitz:

Kokosöl 230,0   Talg 230,0

Natronlauge (32° B) . . . 230,0   Schwefelleber 260,0

Anisöl 25,0   Rosmarinöl . . . . . . 25,0.

Die Schwefelleber soll in möglichst wenig heißem Wasser zerflossen der fertigen Seifenmasse zugefügt werden.

Der große Zusatz von ätherischem Öl kann auch verringert werden.

c) Flüssige.

Leinöl 20,0

werden mit   Kalilauge (spez. Gew. 1,128) . . 27,0

verseift. 4 T. der erhaltenen Seife werden in einer Mischung aus

Glyzerin 5,0   Weingeist (95%) . . . 1,0

gelöst, und darauf wird Schwefelwasserstoff bis zur Sättigung eingeleitet.

Teerseife.

a) Seifengrundlage 900,0   Holzteer . . . . 100,0.

    Bei der Teerseife kann die Seifengrundlage aus geringer Seife bestehen; will man die Teerseife weniger dunkel haben, so kann man den gewöhnlichen Holzteer durch Birkenteer ersetzen.

b) Talg 400,0   Holzteer 400,0
              Natronlauge (15%) . . . . . 400,0.

    Talg und Teer werden im Wasserbade geschmolzen, mit der Natronlauge durch Kochen verseift, und die Seifenmasse bis auf 1000,0 eingedampft.

c) Flüssige:
Man mischt   Holzteer 50,0
mit   Ölsäure 400,0,
erwärmt schwach und filtriert. Nach dem Filtrieren erwärmt man im Wasserbad und neutralisiert unter beständigem Rühren mit weingeistiger Kalilauge. Der entstandenen Seife setzt man
              Weingeist (95%) 100,0
zu, ferner etwas Olivenöl, um Reizung zu verhindern, und ergänzt mit Glyzerin auf 1000,0.

d) Nach Seifens.-Ztg.:
Man mischt mit Holzteer 200,0
          Olein 400,0,
erwärmt auf 70° und fügt
50grädige (49,4%ige) Kalilauge 165.0   Weingeist (95%) 150,0
          Glyzerin 100,0,
die etwas angewärmt sind, hinzu. Bedeckt den Mischkessel und läßt bis zur Klärung stehen.

e) Birkenteer 40,0   gewöhnliche Kaliseife . . 60,0
Weingeist (90%) 60,0   Wasser . . . . 40,0.

f) Farblose mit Anthrasol, nach Richter:
Man erwärmt Olivenöl 450,0
in einer geräumigen eisernen, mit Schmelz überzogenen Schale im Wasserbad vorsichtig auf 90°. Ferner erwärmt man
          Kalilauge (47° B) 165,0
auf 80° C, mischt diese Lauge mit
          Weingeist (95%) 385,0,
fügt die alkoholische Kalilauge dem Olivenöle zu und verseift unter kräftigem Umrühren. Der Seife mischt man hinzu
          Glyzerin 150,0
          Wasser 1250,0
und schließlich Anthrasol . . . . 100,0.

g) Nach Vorschrift d, nur werden anstatt des Holzteers
          Anthrasol 50,0
verwendet.

Teer-Schwefel-Seife.

Seifengrundlage 850,0   Holzteer bzw. Birkenteer . 100,0
         Schwefelblumen . . . . 50,0.

    Betreffs der Seifengrundlage gilt hier das gleiche, was bei der Schwefelseife gesagt ist. Der Seife Wohlgeruch zu geben, ist ziemlich überflüssig, da der Teergeruch doch immer vorwalten wird. Nur starke Gerüche sind, wenn ein gewisser Wohlgeruch vorhanden sein soll, anzuwenden, wie Lavendel- und Zitronenöl oder Safrol.

Terpentinseife. Sapo terebinthinatus.

a) Geringere Seifengrundlage 825,0   gewöhnlicher Terpentin . 150,0
      Zitronenöl . . . . 25,0.

b) Nach Auspitz:
    Talg 325,0   Lärchenterpentin . . . 325,0
    Natronlauge (32° B) . . . 325,0   Zitronenöl . . . . . . 25,0.

c) Ergzb.:
    Fein gepulverte Ölseife . 60,0   fein zerriebenes Kalium-
    Terpentinöl 60,0   karbonat 10,0
mischt man. Die Seife ist anfänglich weiß, wird aber später gelb.

Zu den medizinischen Seifen im engeren Sinne gehören auch die vom D. A.-B. 6. aufgenommenen Natron- und Kaliseifen. Wir führen sie deshalb der Vollständigkeit halber auch hier auf:

Kaliseife. Sapo kalinus.
a) D. A.-B. 6.:
    43 T. Leinöl und 58 T. Kalilauge (Dichte 1,135 bis 1,137) werden im Dampf-
       bad in einem geräumigen, tiefen Zinn- oder Porzellangefäß unter Um-
       rühren auf etwa 70° erwärmt und mit
     5 T. Weingeist (90%) versetzt. Die erhaltene Mischung wird im Dampfbad
       unter Umrühren bis zur Verseifung erwärmt, d. h. bis eine Probe sich
       im Wasser klar, in Weingeist fast klar löst. Darauf wird das Gewicht
       auf 100 T. gebracht. Will man nicht, wie es D. A.-B. 6. vorschreibt,
       Leinöl verwenden, sondern Rüböl, so muß man auf 43 Teile Rüböl
       51 Teile Kalilauge nehmen. Dies ist aber nicht zu empfehlen, da Rüböl
       eine schlechte Seife gibt.

b) N e u t r a l :
    Man löst in einem Kolben
    reines Kaliumhydroxyd . 7,0   in Weingeist (95%) . . . 100 ccm
und setzt nach und nach Kokosöl 43,0 zu, dampft den Weingeist im Wasserbade vorsichtig ab und fügt
          Wasser 50,0
zu.
    Statt des Kokosöles kann auch Mandelöl verwendet werden.

c) Nach Windrath:
    Man erhitzt
    Ölsäure 500,0   Kalilauge (15%) 670,0
in einer zinnernen Schale im Dampfbad unter beständigem Rühren, bis eine gleichmäßige Masse entstanden ist. Darauf fügt man
        Weingeist (90%) 50,0
        heißes Wasser . . . . 200,0—300,0
hinzu und erhitzt unter Rühren weiter, bis eine gleichmäßige, durchscheinende Seifenmasse entstanden ist. Das Gesamtgewicht muß 1250,0 betragen.

Da die Ölsäure des Handels nicht immer rein ist, sondern wechselnde Mengen an Stearinsäure und Palmitinsäure enthält, dürfte die Menge der Kalilauge öfter eine Abänderung erfahren müssen. Jedoch kann man im allgemeinen auf 100,0 Ölsäure 20,0 Kaliumhydroxyd und dementsprechend von 15%iger Kalilauge 134,0 rechnen.

d) Ü b e r f e t t e t e :
    Der neutralen Seife, wie sie nach b erhalten wird, fügt man 5% Schweine-
fett oder 4% Olivenöl zu.

e) Ü b e r f e t t e t e :
    Kaliseife 620,0   Schmalz 320,0
         Glyzerin . . . . 60,0.

f) Ü b e r f e t t e t e m i t L a n o l i n :
    Kaliseife 667,0   wasserfreies Wollfett . . 333,0.

Medizinische Seife. Sapo medicatus. D. A.-B. 6.

120 T. Natronlauge (spez. Gew. 1,70) werden im Dampfbad erhitzt, dann wird nach und nach ein geschmolzenes Gemenge von

50 T. Schweineschmalz und

50 T. Olivenöl zugesetzt und die Mischung unter Umrühren eine halbe Stunde erhitzt Darauf fügt man

12 T. Weingeist (90%) und, sobald die Masse gleichförmig geworden ist, nach und nach

200 T. Wasser zu. Alsdann erhitzt man nötigenfalls unter Zusatz kleiner Mengen Natronlauge weiter, bis sich ein durchsichtiger, in heißem Wasser ohne Abscheidung von Fett löslicher Seifenleim gebildet hat. Hierauf wird eine filtrierte Lösung von

25 T. Kochsalz und

3 T. Natriumkarbonat in

80 T. Wasser zugefügt und die ganze Masse unter Umrühren weiter erhitzt, bis sich ·die Seife vollständig· abgeschieden hat. Die erkaltete, von der Unterlauge getrennte Seife wird mehrmals mit geringen Mengen Wasser abgewaschen, dann vorsichtig, aber stark ausgepreßt und getrocknet.

Zu den medizinischen Seifen sind ferner einige B ä d e r s e i f e n zu zählen, die am besten frisch bereitet werden müssen. Hierher gehören:

Aachener brom- und jodhaltige Schwefelseife.

a)
Kaliseife	914,0	Kaliumjodid	15,0
Kaliumbromid	7,5	Schwefelkalium	15,0
Natriumthiosulfat	45,0	gefällter Schwefel	3,5.

Die Salze werden fein gepulvert und so der Kaliseife zugemischt.

b)
Kaliumjodid	15,0	Kalziummonosulfid	36,0
Kaliumbromid	7,5	Schmierseife	120,0
Lavendelöl		1,0.	

Jod-Schwefel-Seife.

Kaliseife	850,0	Kaliumjodid	50,0
Kalziummonosulfid		100,0.	

50 g auf ein Bad.

Jodseife. Nach Hager.

Kaliseife	735,0
Natriumthiosulfat	20,0,
gelöst in Wasser	40,0

werden gemischt, dann hinzugefügt

Kaliumjodid	100,0,
gelöst in Wasser	100,0,

und schließlich gibt man Wohlgeruch mit

Bergamottöl	5,0.

50 g auf ein Bad.

Feinseifen.

Wenn auch für die Bereitung guter Feinseifen nicht gerade beste Kernseifen notwendig sind, so sollte man doch wenigstens stets gute, möglichst laugenfreie Seifen dazu verwenden. Leider wird gerade in diesem Punkte gesündigt, und geringe Kokosseifen dienen öfter zur Grundlage.

Derartige Seifen reizen zarte Haut sehr empfindlich und haben noch obendrein den Nachteil, daß die zugesetzten Wohlgerüche sich sehr rasch verändern und der Seife oft einen recht unangenehmen Geruch verleihen.

Es gilt für die Feinseifen dasselbe, was schon bei den medizinischen Seifen gesagt ist: Wer die Herstellung nicht sehr im großen betreibt, tut auch hier besser, die Seifengrundlage aus Fabriken zu beziehen.

Das Wohlriechendmachen, und um dieses handelt es sich bei den Feinseifen allein, geschieht auch hier entweder auf warmem Wege, durch Umschmelzen der Seifengrundlage im Wasserbad, oder besser auf kaltem, durch Pilieren.

Als Seifengrundlagen eignen sich am besten Talg- und Olivenölkernseifen; nur bei den gröberen Seifen wie Bimsstein-, Sandseifen u. a. m. genügen Kokosseifen. Vielfach werden die Seifengrundlagen für die Feinseifen aus verschiedenen Seifenarten gemischt.

Alpenkräuterseife.

Kokosöl 333,0   Talg 333,0
        Natronlauge (25° B) . . . . . 334,0.
Werden bei 40°—60° im Wasserbade durch Rühren verseift und mit
Perubalsam 6,0   Mazisöl 2,0
      Pfefferminzöl . . . . 1,0 vermischt.

Die Seife wird grüngelb gefärbt. Die Bezeichnung A l p e n kräuterseife könnte, da das Pfefferminzöl wohl kaum aus Pfefferminzpflanzen, die in den Alpen gewachsen sind, gewonnen worden ist, beanstandet werden.

Bimssteinseife.

Kokosseife 750,0   Bimssteinpulver 250,0
mischt man und verleiht Wohlgeruch durch
Bergamottöl 3,0   Zimtöl 1,0
Lavendelöl 1,0   Nelkenöl . . . . . . 1,0.

Gallseife.

a) Talgkernseife 800,0   frische Ochsengalle . . . 200,0.
    Man schmilzt die zerkleinerte Talgkernseife unter Zusatz von etwas Wasser bei gelinder Wärme im Wasserbad und rührt die Galle darunter.

b) W e i c h e. Nach Dieterich:
Kaliseife 250,0   Venezianer Seife 200,0
Ochsengalle 450,0   Borax 50,0
      Ammoniakflüssigkeit (0,960) . . . 50,0.
Man mischt bei gelinder Wärme.

Will man die Gallseife f l ü s s i g haben, so vermischt man die weiche Gallseife mit etwa dem gleichen Teil Glyzerin unter Hinzufügung von etwas Ammoniakflüssigkeit.

Glyzerinseife.

a) Talgkernseife . . 500,0—600,0   Glyzerin . . . . 400,0—500,0.
Die Talgkernseife wird gehobelt und in dem erwärmten, kalkfreien Glyzerin aufgelöst. Die geschmolzene Masse wird entweder mit Koschenille oder arsenfreiem Teerfarbstoff rot oder mit Martiusgelb oder Safransurrogat gelb gefärbt, und je nach dem Namen, den die Seife erhalten soll, mit dem entsprechenden Wohlgeruche versehen. Für die gewöhnlichen Glyzerinseifen verwendet man meist eine Mischung aus Zitronen-, Bergamott- und Lavendelöl.

Die noch flüssige Masse wird in Formen gegossen. Sie erhärtet in diesen erst nach Wochen hinreichend, um in Riegel zerschnitten oder in Stücke gepreßt werden zu können.

War die Kernseife rein, und die zur Verseifung angewandte Lauge, gleich dem Glyzerin, kalkfrei, so erhält man eine völlig klare und durchsichtig bleibende Glyzerinseife, die vor der mit Weingeist bereiteten T r a n s p a r e n t - s e i f e den großen Vorzug hat, nicht auszutrocknen und auf die Haut milde und geschmeidig machend einzuwirken. Echte Glyzerinseifen schäumen nicht besonders stark und stehen in ihrer kosmetischen Wirkung den überfetteten Seifen nahe, vor denen sie noch den Vorzug haben, daß sie nicht ranzig werden.

b) Nach Struve. Nicht durchsichtig:

Talg	260,0	Schmalz	260,0
Kokosöl	130,0	Natronlauge (25%)	270,0
Kalilauge (30%)	40,0	Glyzerin	40,0.

Die Fette werden im Wasserbade geschmolzen, mit den Laugen bei 40° bis 60° verseift, der fertigen Seife wird das Glyzerin hinzugefügt, und zuletzt gibt man Wohlgeruch mit

Portugalöl	7,5	Bergamottöl	5,0
blausäurefr. Bittermandelöl	2,0	Vetiveröl	1,0.

c) Flüssige. D. A.-B. 6: Sapo glycerinatus liquidus.

Kaliseife	50,0	Weingeist (90%)	9,0
Glyzerin	40,0	Lavendelöl	1,0.

Man löst die Kaliseife unter Erwärmen im Wasserbad im Weingeist und Glyzerin, seiht die Mischung durch ein mit Wasser befeuchtetes leinenes Tuch und fügt das Lavendelöl hinzu.

d) Flüssige. Nach Art von Sargs flüssiger Glyzerinseife. Nach Paschkis:

Olein-Kaliseife	334,0	Glyzerin	666,0.

Duft durch Rosen- und Orangenblütenöl.

Die echte Sargsche flüssige Glyzerinseife ist völlig laugenfrei, da dies aber bei der gewöhnlichen Bereitung der Kaliseife nur schwer zu erreichen ist, ist anzunehmen, daß die benutzte Kaliseife durch Chlorkalium, ähnlich wie bei den Natronseifen durch Chlornatrium, ausgesalzen ist. Nur hierdurch ist eine völlig laugenfreie Kaliseife zu erzielen.

e) Flüssige. Nach Dieterich:

Kaliseife	300,0	Weingeist (90%)	300,0
weißer Zuckersirup	300.0	Geraniumöl	1,0
Kassiaöl	1,0	Nelkenöl	0,5
Sassafrasöl	2,0	Bergamottöl	3,0
Zitronellöl	0,5	blausäurefreies Bitterman-	
Wintergrünöl	1,0	delöl	0,5
Glyzerin	300,0	Moschustinktur	0,5.

Nach einigen Tagen zu filtrieren.

Welche Wirkung bei dieser Vorschrift der Zuckersirup haben soll, ist nicht ersichtlich. Paschkis nennt den Zusatz von Zucker, wie er in England häufig vorkommt, eine grobe Verfälschung. Uns will es daher scheinen, er würde auch bei dieser Vorschrift besser durch Glyzerin ersetzt.

f) Flüssige:

500 T. Olein, 500 T. Weingeist (90%) und 280 T. 33½%prozentiger Kalilauge werden in einem Kolben ½ Stunde lang unter öfterem Umschütteln im Dampfbad erhitzt, dann gibt man eine Lösung von 50 T. Kaliumkarbonat in 100 T. Wasser hinzu und erhitzt nun noch solange, bis sich eine Probe der Seife in heißem Wasser klar löst. Die so hergestellte Seife löst man unter Erwärmen in 1570 T. Glyzerin, läßt einige Tage im Kühlen stehen, filtriert und fügt schließlich nach Belieben Wohlgeruch hinzu.

Haushaltseife aus Fettresten.

a) Man schmilzt die Fettreste im Wasserbade, seiht sie durch, stellt das Gewicht des Fettes fest, und schmilzt darauf 10% Kokosöl darunter. Ist die Fettmasse auf ungefähr 40° abgekühlt, rührt man die Hälfte des Gewichtes der Fettmischung Natronlauge (40° B), in der man 20% Kristallsoda löste, zu und nach einiger Zeit die Hälfte des Gesamtgewichtes Wasser. Nun bringt man die Masse in einen Seifenkasten, den man bedeckt, und überläßt sie einige Tage sich selbst. Dann zerschneidet man in Stücke.

b) Auf 6 kg Fett oder Fettabfälle nimmt man

	Natriumhydroxyd	1,5 kg
und	weiches Wasser (Regenwasser) . .	20 kg.

Man bringt Fett, Natriumhydroxyd und ⅔ des Wassers in einen Kessel, der nur bis zur Hälfte angefüllt werden darf, erhitzt unter Umrühren zum Sieden und hält etwa 2 Stunden unter Rühren im Sieden. Droht die Flüssigkeit hochzusteigen, füllt man das zurückgebliebene ⅓ Wasser, wenn nötig, noch mehr nach, fügt, wenn die Masse nach 2 Stunden im Kochen ist, auf je 12,5 kg Fett 2,5 kg Kochsalz hinzu und erhitzt noch eine Zeitlang weiter, bis sich die Seife oben abgeschieden hat. Die nun oben schwimmende Seife wird in flache Gefäße geschöpft, zum Abtropfen beiseite gesetzt, am nächsten Tag in Stücke zerschnitten und zum Trocknen ausgelegt.

Honigseife.

Kernseife 900,0   Kaliseife 100,0

werden im Wasserbade zusammen geschmolzen, mit Zuckerfarbe gelbbräunlich gefärbt und mit Zitronellöl 15,0 vermischt.

Um Honig hinzuzufügen, wird die Kaliseife durch 100,0 geklärten Honig ersetzt.

Kinderseife.

Beste weiße Talgkernseife 960,0   Reismehl 20,0
                weißes Vaselin . . . . 20,0.

Wohlgeruch gibt man mit Rosen-, Bergamott- und Eukalyptusöl.

Kokosseife.

Kokosöl 666,0   Natronlauge (32°—35° B) . 334,0.

Das Kokosöl wird im Wasserbade geschmolzen und bei 40° mit der Lauge verrührt.

Da eine solche Seife einen sehr strengen Geruch hat, wird am besten die Hälfte des Kokosöls durch Talg oder Schmalz ersetzt. Der strenge Geruch ist am leichtesten durch blausäurefreies Bittermandelöl oder Safrol zu verdecken.

Kokosseife wird sehr hart, bleibt sogar noch hart, wenn sie mit der Hälfte ihres Gewichts Wasser versetzt ist, schäumt sehr stark, greift aber, wegen ihrer großen Alkalität, die Haut sehr an. Sie ist daher, wie schon früher erwähnt, als Grundlage für gute kosmetische Seifen zu verwerfen. Um sie etwas weicher zu erhalten, ersetzt man 10% der vorgeschriebenen Natronlauge durch Kalilauge.

Mandelseife.

Beste weiße Talgkernseife 750,0   Venezianer Seife 125,0
               Kokosseife . . . . 125,0.

Nach vorsichtigem Zusammenschmelzen im Wasserbade werden der Masse blausäurefreies Bittermandelöl 10,0 zugerührt, und dann wird sofort in Formen ausgegossen.

Die geringeren Mandelseifen des Handels bestehen meist nur aus Kokosseife, der durch Bittermandelöl Wohlgeruch verliehen ist, teilen also alle bei der Kokosseife erwähnten Nachteile.

Mandelkleieseife.

Beste Talgkernseife . . 900,0   Rosenwasser 50,0
               Mandelkleie . . . . 50,0.

Die Mandelkleie wird mit dem Rosenwasser zu einem äußerst feinen Brei angestoßen, der im Wasserbade geschmolzenen Seife zugerührt, und das Ganze nach Belieben wohlriechend gemacht.

Marmorseife-Schleich-ähnlich.

	Kernseife	750,0
löst man in	heißem Wasser	1500,0,
fügt	Wachspasta	150,0
und	Steratpasta	150,0
zu und siebt darauf	Marmorpulver	7000,0

hinzu, jetzt kocht man 1½ Stunden und vermischt mit

Wasser . . . . 300,0.

Die hierzu erforderliche W a c h s p a s t a stellt man her aus

gelbem Wachs 100,0   Ammoniakflüssigkeit (0,910)   10,0
Wasser . . . . 150,0.

Die S t e r a t p a s t a aus:

Stearin 100,0   Ammoniakflüssigkeit (0,910)   10,0
Wasser . . . . 150,0.

Moschusseife.

Talgkernseife 1000,0

werden im Wasserbade geschmolzen, mit Zuckerfarbe hellbraun gefärbt und mit
Moschus 3,0 und Bergamottöl 10,0 wohlriechend gemacht.

Der Moschus wird vorher mit gepulvertem Zucker auf das feinste verrieben,
kann auch durch künstlichen Moschus bzw. durch Tonquinol ersetzt werden.

Patschuliseife.

Talgkernseife 1000,0

werden im Wasserbade geschmolzen und mit Patschuliöl 5,0, Rosengeraniumöl
2,0 und Vetiveröl 2,0 wohlriechend gemacht. Färbung nach Belieben.

Rasierseife.

a) Nach Dieterich:

Hammeltalg 600,0   Kokosöl 350,0
wasserfreies Wollfett 50,0

schmilzt man im Wasserbade, läßt die Mischung auf 30° abkühlen, rührt
Natronlauge (spez. Gew. 1,41) 400,0   kristallisierte Soda . . . 20,0
darunter und setzt das Rühren so lange fort (15—20 Minuten), bis die Masse
gleichmäßig ist.

Man fügt nun hinzu:

Wasser	80,0	Perubalsam	1,0
Weingeist (90%)	20,0	Kümmelöl	10 Trpf.
Bergamottöl	1,0	Nelkenöl	5 „
Lavendelöl	1,0	Zimtöl	5 „

Man gießt in die Seifenform aus, bedeckt diese und läßt 4 Tage an einem
warmen Orte stehen.

b) Talg . . . . 4 kg   Schweineschmalz . . . . 3 kg
Rizinusöl . . . . 1 kg

werden zuerst im Wasserbade zusammengeschmolzen und dann mit je 2 kg
Kali- und Natronlauge von 37° B verseift. Der fertigen Seife wird nach Belieben Wohlgeruch gegeben.

c) nach Colgate:

Man erwärmt Stearinsäure 100,0
im Wasserbade auf 75° und gießt sie in dünnem Strahl unter Umrühren in
ein auf 95° erwärmtes Gemisch von
38grädiger Kalilauge . . 41,7   38grädiger Natronlauge . 17,4
und Glyzerin . . . . 5,35.

Nach eingetretener Verseifung läßt man noch 2 Stunden in warm gehaltenem Kessel stehen.

d) in Tuben (s. auch Rasierkreme):

Man fügt einer Kaliseife so viel Glyzerin hinzu, daß sie dickflüssig wird und gibt ihr den gewünschten Wohlgeruch.

e) flüssige (siehe auch Rasierwasser) nach Winter.

Olein . . . . 2,2 kg   Triäthanolamin . . . . 1 kg

werden im Kessel ohne jede Erwärmung solange gerührt, bis Verseifung eingetreten ist. Die fertige Seife wird dann nach Wunsch mit Wasser verdünnt.

f) Vielfach wird Rasierseife auch in Pulverform verkauft. Zur Bereitung eines solchen Rasierseifenpulvers genügt das Pulver einer jeden guten Rasierseife, das man mit kräftigen Gerüchen, ähnlich wie bei der gewöhnlichen Rasierseife, auch vielfach mit Pfefferminzöl vermischt.

g) Oder man mischt

Stärkepulver 100,0   gepulverte Seife 400,0

und gibt nach Belieben Wohlgeruch. Anstatt des Stärkepulvers können auch Veilchenwurzelpulver 50,0 genommen werden.

h) Antiseptisch:

Salol 2,5   Rasierseifenpulver . . . 97,5.

Unter Rasierwasser versteht man einerseits Flüssigkeiten, die geringen Säuregehalt haben, wie Rasieressig oder schwache Zitronensäurelösung, etwa 2 v. H., denen etwas Glyzerin und ein 50prozentiger Spiritus zugesetzt ist, anderseits Lösungen von Kaliseifen.

Man verseift 1 kg Kokosöl und 0,5 kg Erdnußöl oder Sesamöl mit 1 kg 50grädiger Kalilauge. Dem erhaltenen klaren, dicken Seifenleime fügt man eine Lösung von 3 kg Kaliumkarbonat in 490 kg heißem Wasser hinzu, läßt abkühlen und gibt nach Belieben Wohlgeruch. Soll das Rasierwasser mentholhaltig sein, fügt man 0,2% Menthol hinzu.

Rasierkreme in Tuben.

a) nach Schaal:

Weißes Stearin 1500,0   Kochin-Kokosöl 700,0

Erdnußöl 500,0   Kalilauge (38° Bé) . . . 1400,0

Wasser (kalk- und eisenfrei) . . 1600,0.

Stearin, Kokosöl und Erdnußöl werden im Wasserbade zusammengeschmolzen und mit dem Gemische von Kalilauge und Wasser bei etwa 70° bis 80°, ohne viel zu schlagen, zusammengerührt, bis der zuerst entstehende Seifenleim zu einer dicken Seifenmasse geworden ist. Nun wird nach Prüfung mit Phenolphthalein die Seife mit Stearin oder etwas Kokosöl abgerichtet, bis sich bei der Phenolphthaleinprüfung nur eine schwachrosa Färbung zeigt. Darauf wird durchgerührt und mit dem gewünschten Wohlgeruch versehen.

Eine Verseifung von Stearin durch Ammoniakflüssigkeit läßt Rasierkreme mit der Zeit sich bräunen, muß demnach vermieden werden.

b) Man verseift   Schmalz 1750,0

mit   Kalilauge (25° B) 1440,0

unter Zusatz von Weingeist (90%) 50,0

und fügt nach Belieben Wohlgerüche hinzu.

c) nach Lux:

Ohne Wasser und Pinsel:

Stearinsäure Cochin . . . 180,0   weißes Wachs 30,0

Kaliumkarbonat 18,0   wasserfreies Wollfett . . 20,0

Weingeist (96%) 50,0   Glyzerin (D. A.-B. 6) . . 300,0

Wasser . . . . 1600,0.

d) Stearinsäure Cochin . . 15,0   Glyzerin 5,0

Triäthanolamin 7,5   Wasser . . . . 72,5.

e) nach Seifensieder-Ztg.:

Stearinsäure weiß	50,0	Triäthanolamin	3,5
wasserfreies Wollfett	8,0	Borax	3,5
flüssiges Paraffin	20,0	Wasser	130,0.

Stearinsäure, Wollfett und flüssiges Paraffin werden im Wasserbad auf 70° erwärmt, und darin verrührt man die heiße Lösung von Triäthanolamin und Borax in Wasser.

Man läßt mehrere Tage in einer Steinkruke stehen und rührt täglich einmal tüchtig um.

Rosenseife.

a)   Beste Talgkernseife 1000,0

werden im Wasserbade geschmolzen, mit Zinnober, etwa 10,0, oder mit entsprechendem Teerfarbstoff schön rot gefärbt und mit

Rosengeraniumöl 10,0   Moschustinktur 5,0

vermischt.

b) g e r i n g e r : Beste Kernseife 1000,0

werden im Dampfbade mit Rosenwasser 50.0 geschmolzen, mit Zinnober 10,0 oder mit entsprechendem Teerfarbstoff gefärbt, dann mit Rosengeraniumöl 8,0, feinem Seifenwohlgeruch 8,0 und zuletzt mit fein pulverisiertem Talk, soviel wie die Seife aufnimmt, vermischt.

Sandseife. Händereinigungsmittel.

a) Talgkernseife 250,0   Kokosseife 250,0

werden im Wasserbade geschmolzen und mit

feinstem, gesiebtem Quarzsand . . 500,0

vermischt. Wohlgeruch nach Belieben.

b) M i t B i m s s t e i n p u l v e r :

Glatte Schmierseife	690,0	Salmiakgeist (0,960)	30,0
Terpentinöl	30,0	feinstes Bimssteinpulver	250,0.

Wohlgeruch nach Belieben. Es eignet sich ein wenig künstliches Bittermandelöl oder etwas Safrol. Anstatt des Bimssteinpulvers kann auch feines Holzmehl genommen werden.

c) M i t M e t h y l h e x a l i n nach Seifensieder-Ztg.:

Kokosölfettsäure	400,0	Terpentinöl	120,0
Ölfettsäure	200,0	Spiritus (95%)	240,0
Methylhexalin	80,0	Kalilauge (50%) etwa	300,0,

soviel, wie zur Neutralisation erforderlich.

Nach Neutralisation werden

Wasser 640,0

zugesetzt, worin

Borax 64,0

gelöst sind.

Schließlich arbeitet man

feinen Seesand 120,0   Sägemehl 80,0

darunter.

Sollte die Masse nicht weich genug sein, kann man den Wassergehalt erhöhen.

d) | | | | |
|---|---|---|---|
| Glatte Schmierseife | 250,0 | Türkischrotöl | 60,0 |
| Terpentinöl oder Hydroterpin | 100,0 | Wasser | 120,0 |

werden zu einer gleichmäßigen Masse verrührt. Darauf arbeitet man

feinen Seesand 120,0   Tannensägemehl 350,0

darunter.

e) | | | | |
|---|---|---|---|
| Tylosehaltige Schmierseife | 500,0 | Hydroterpin | 70,0 |
| Salmiakgeist | 30,0 | feinstes Bimssteinpulver | 200,0 |

feines Sägemehl . . . . . . 200,0.

Schaumseife.

Venezianer Seife 800,0   Wasser 200,0

werden vorsichtig zusammengeschmolzen, die geschmolzene Masse wird mit einem Schaumbesen so lange geschlagen, bis sie etwa das Doppelte an Raum angenommen hat, dann beliebig mit Wohlgeruch vermischt, in Formen gegossen und, wenn sie erhärtet, in Stücke zerschnitten, und diese werden bei gelinder Wärme ausgetrocknet.

Seifenpulver für Ärzte.

Gepulverter Borax 50,0   rohes Zinkoxyd . . . . 50,0.
gepulverte Seife 900,0   Wohlgeruch nach Belieben.

Seifenpulver. Poudre de Fèves. Nach Paschkis.

Getrock. Natriumkarbonat   50,0   Reisstärke 200,0
Veilchenwurzelpulver . . . 100,0   gepulverte Seife . . . . 650,0.
Wohlgeruch nach Belieben.

Stearinseife. Sapo stearinicus.

a) Ergzb.:

In eine im Dampfbad erhitzte Lösung von

Natriumkarbonat 56,0   in Wasser 300,0

werden   geschmolzene Stearinsäure . . . 100,0

allmählich eingetragen, und die Mischung darauf unter Umrühren eine halbe Stunde erhitzt. Nun fügt man

Weingeist (90%) 10,0

hinzu und erhitzt weiter, bis sich ein durchsichtiger, in heißem Wasser völlig löslicher Seifenleim gebildet hat. Darauf fügt man eine filtrierte Lösung von

Natriumchlorid 25,0   rohem Natriumkarbonat . 3,0
in   Wasser 80,0

zu und erhitzt unter Umrühren weiter, bis sich die Seife abgeschieden hat. Nach dem Erkalten trennt man die Seife von der Unterlauge, wäscht sie mit kleinen Mengen Wasser ab, preßt vorsichtig, aber stark aus, zerschneidet in Stücke, trocknet und pulvert möglichst fein.

b) Triäthanolamin-Stearinseife. Triäthanolaminstearat.
Stearinsäure 220,0   Triäthanolamin . . . . 100,0.

Man schmilzt die Stearinsäure im Wasserbad und fügt unter beständigem Rühren das vorher auf 70° erwärmte Triäthanolamin hinzu und rührt so lange, bis die Verseifung vollständig beendet ist.

Im Gegensatz hierzu verseift man Triäthanolamin mit Ölsäure ohne Erwärmung durch einfaches Zusammenrühren, bis die Masse dick geworden ist und ein Seifenleim entstanden ist, den man mit Wasser verdünnen kann, Triäthanolamin-Ölsäureseife, Triäthanolaminoleat. Die Triäthanololeate zersetzen sich in Wasser nicht, während die Triäthanolstearate in Wasser Fettsäure abscheiden.

Veilchenseife.

Feinste Kernseife 1000,0

werden geschmolzen, mit Zuckerfarbe braun gefärbt und vermischt mit

Veilchenwurzelöl 1,0   Bergamottöl 6,0
Geraniumöl . . . . . . 5 Trpf.   blausäurefr. Bittermandelöl 2 Trpf.
Moschustinktur 2,0   Zibettinktur . . . . . 2,0.

Windsorseife.

a) B r a u n :

Talgkernseife 600,0   Venezianer Seife 400,0

werden nach dem Schmelzen im Wasserbade mit Zuckerfarbe braun gefärbt
und mit

Kümmelöl 2,0   Lavendelöl 2,0

Thymianöl 2,0   Spanisch-Hopfenöl . . . 2,0

Bergamottöl 2,0

vermischt.

b) B r a u n :

Talgkernseife 500,0   gelbe Palmölseife 166,0

Kokosseife 166,0   Venezianer Seife . . . . 168,0.

Färbung und Wohlgeruch wie bei der vorigen.

c) G e l b :

Seifenmischung und Wohlgeruch wie bei den vorigen, nur wird sie mit
einem Teerfarbstoff gelb gefärbt.

d) W e i ß :

Talgkernseife 700,0   Kokosseife 150,0

Venezianer Seife 150,0,

vermischt mit:

Kümmelöl 6,0   Rosmarinöl 2,0

Thymianöl 2,0   Zimtöl 1,0

Nelkenöl . . . . 1,0.

Zitronenseife.

Talgkernseife 1000,0   Zitronenöl 30,0

Zitronellöl 1,0   Bergamottöl . . . . . . 5,0.

Schwach gelb zu färben.

Die in dem Vorhergehenden angegebenen Seifenvorschriften werden dem
Fachmanne genügen, um nach ihrem Beispiel jede beliebige medizinische oder
Feinseife anzufertigen. Die für die Seifenherstellung nötigen maschinellen Einrichtungen werden von den Fabriken in jeder Größe und zu mäßigen Preisen
geliefert.

Tonpasten für Waschzwecke.

Ton 750,0

kalziniertes Natriumkarbonat 80,0

Wasser, worin etwas Leim aufgelöst ist 170,0.

Man löst das Natriumkarbonat im Wasser auf und knetet mit der Lösung
den Ton durch. Die Menge des Wassers muß unter Umständen vergrößert
werden, um eine knetbare Masse zu erhalten, die schließlich in Riegel und
Stücke geformt bzw. gepreßt wird.

Soll die Tonpaste schäumen, fügt man etwa 0,5% Rohsaponin oder 5%
ganz fein gepulverte Quillajarinde hinzu.

Um das schnelle Zerfallen der Tonpaste beim Gebrauch zu verhüten, kann
man auch etwas Vaselin oder Paraffin darunter arbeiten.

Puder und Schminken.

Mit dem Ausdruck Puder, abgeleitet von dem französischen Worte
Poudre, bezeichnet der Sprachgebrauch jetzt ganz allgemein alle diejenigen
Pulver und Pulvermischungen, die zu bestimmten kosmetischen Zwecken
in trockenem Zustand auf die Haut gestäubt oder auf ihr verrieben werden.
Ihr Zweck kann ein mehrfacher sein.

Ein Teil von ihnen soll neben kosmetischer Wirkung heilend auf die Störungen der Hauttätigkeit einwirken. In diesem Falle sind dem Puder arzneiliche Stoffe, namentlich keimwidriger, desinfizierender, antiseptischer Natur, hinzugefügt. Hierher gehören die verschiedenen Streupulver mit Salizylsäure, Benzoesäure, Dermatol, Borsäure, Alaun usw., die wir zum Teil schon aufgeführt haben.

Ein anderer Teil soll nur Feuchtigkeit aufsaugend wirken und wird daher bei empfindlicher Haut unmittelbar nach dem Waschen oder nach dem Rasieren eingestäubt, namentlich wenn die betreffende Person gleich nach dem Waschen oder Rasieren dem Einflusse der frischen oder scharfen Luft ausgesetzt ist. Für diesen Zweck verwendet man pflanzliche Stoffe, wie Lykopodium, oder kleinere Mengen von Reisstärkemehl, entweder für sich allein oder in Mischung mit mineralischen Bestandteilen, wie feinst geschlämmtem Kaolin, Talk und Kieselgur.

Die dritte Gruppe, und es ist dies die hauptsächlichste, verbindet mit dem Zwecke der zweiten Gruppe noch den der Färbung. Hier sind dem Pulver Stoffe zugesetzt, die der Haut eine gewisse Färbung verleihen sollen, sei es nun, um mangelhafte Färbung der Haut zu verdecken, oder, wie dies namentlich für das Theater notwendig ist, um für das grelle Lampenlicht stärkere Farben aufzutragen. Derartige Puder werden daher auch S c h m i n k p u d e r genannt und bilden den Übergang zu den eigentlichen Schminken. Ihr Grundbestand ist fast immer aufs feinste gepulverter Talk (Speckstein), ferner feinst geschlämmter Ton (Kaolin) oder besser kolloidales Kaolin mit Zusätzen von Magnesiumstearat, gefälltem Bariumsulfat, wenig Zinkweiß, Titandioxyd und färbenden Bestandteilen. Alle zu den Pudern verwendeten Pulver müssen staubfein und auf das sorgfältigste geschlämmt sein. Sie werden meist mit dem sog. Puderquast oder einer Hasenpfote oder besser mit ganz feinem Batist oder einem Wattebausch aufgetragen, und zwar nachdem die Haut vorher ganz schwach und gleichmäßig gefettet oder mit ein wenig einer sog. Tageskreme, einer Kreme, die selbst wenig Fettstoff enthält und so auf der Haut wenig Fettglanz gibt, behandelt worden ist. Eine solche Tageskreme hat einerseits den Vorteil, daß der Puder nicht sehr in die Hautporen eindringt, also nicht so schädigen kann, andererseits haftet der Puder besser auf der Haut.

Die Puder und Schminken gehören nach dem Urteil anerkannter Kosmetiker wie Paschkis und Saalfeld zu den Schönheitsmitteln, deren dauernde Benutzung fast unausbleiblich nachteilige Folgen für die Haut mit sich bringt. Denn, wenn auch der zeitweilige Gebrauch von austrocknenden Pudern von wirklichem Nutzen sein kann, weil sie die Haut vor den schädlichen Einflüssen der Luft schützen, so wirkt doch der dauernde Gebrauch selbst dieser, nur unschädliche Mittel enthaltenden Puder schädigend auf die Haut, weil er die Poren und Talgdrüsen verstopft und dadurch die Bildung von Mitessern sowie von rauher und spröder Haut hervorruft. Außerdem erleiden pflanzliche Bestandteile durch den Schweiß und die sonstigen Ausscheidungen der Haut weitgehende Umsetzungen; es entstehen unter anderem Milchsäure und Schleimsäure, die reizend auf die Haut einwirken.

Diese Beobachtungen lehren uns, daß Puder nach einiger Zeit durch Reiben mit einem Tuche zu entfernen ist und weiter, daß die Haut über Nacht durch ein Gesichtswasser sorgfältig von den Puderresten zu befreien und in die Haut über Nacht eine fettende Hautkreme einzureiben ist. Puder darf nicht von neuem auf die Haut gebracht werden, bevor diese nicht gründlich gereinigt ist. Am allerwenigsten schädlich für die Haut, weil er von den Ausscheidungen derselben nicht angegriffen und gelöst wird, ist der Talk. Sein einziger Übelstand ist nur der, daß er die Feuchtigkeit nicht besonders stark aufsaugt und die Haut zu glänzend macht. Beide Übelstände sind aber dadurch zu verbessern, daß man ihm feinst geschlämmten weißen Ton (Kaolin) oder noch besser Kolloid-Kaolin zumengt.

Noch weit schädlicher wirkt der dauernde Gebrauch von Schminkpudern, deren färbender Bestandteil vielfach aus Metallverbindungen besteht. Denn, wenn auch das Bleiweiß nicht mehr verwendet werden darf, so sind doch auch Perlweiß (basisch salpetersaures Wismutoxyd) und Zinkweiß nicht ganz unlöslich in den Hautausscheidungen und wirken durch die entstandenen löslichen Metallsalze schädigend ein. Das Wismutsalz hat noch außerdem den Übelstand, daß es durch die Einwirkung von Schwefelwasserstoff gebräunt wird. Zinkweiß ersetzt man besser teilweise oder ganz durch Titandioxyd.

Die reinweiße Farbe des Puders ist, weil unnatürlich, nicht immer erwünscht, so sind die Hautfarben rosa, gelb und fleischfarben in verschiedenen Tönungen; man setzt ihm daher vielfach kleine Mengen färbender Bestandteile, namentlich Rot und Gelb zu. Für erstere Farbe verwendet man Karmin, Karminlacke, Erythrosinlacke, Phloxin, für Gelb Goldlocker, Kadmiumgelb und ähnliche Farben. Für Theaterzwecke, wo oft ganz andere Farben als die der kaukasischen Rasse gewünscht werden, richten sich die Zusätze nach den gegebenen Verhältnissen. Gebrannte und ungebrannte Terra di Siena, roter Bolus, Umbra, Kastanienbraun und ähnliche Erdfarben, gemischt mit roten Farblacken, ermöglichen alle nur irgend gewünschten Farbtöne. Tagespuder muß stets dunkler als die Haut gefärbt sein, dagegen sind für Abendpuder hellere Farbtöne erforderlich.

Der Name Fettpuder, wie er vielfach benutzt wird, ist in den weitaus meisten Fällen falsch. Nur höchst selten werden dem Puder Fettstoffe zugemengt; soll dieses geschehen, so können es nur solche Fette sein, welche dem Ranzigwerden nicht oder doch nur in äußerst geringem Maß unterworfen sind. Die meisten Fette und Öle würden bei der ungemein großen Verteilung sehr rasch ranzig werden und infolge davon äußerst nachteilig auf die Haut wirken. Wirklich brauchbar für diesen Zweck sind nur Walrat, Wollfett, als Mineralfett Vaselin und Stearinsäureverbindungen. Soll Walrat verwendet werden, so schmilzt man ihn und verreibt ihn in diesem Zustande nach und nach mit Talk.

Puder werden auch, gleichwie die Schminken, gleichsam zu Tabletten gepreßt, in den Handel gebracht, ihre Bereitung siehe unter Schminken (Seite 297).

Mit dem Ausdruck Schminken bezeichnet man im besonderen alle diejenigen kosmetischen Zubereitungen, welche ausschließlich zur Färbung der Haut dienen sollen. Ihre Anwendung ist uralt; denn sie läßt sich schon bei sämtlichen Kulturvölkern des Altertums nachweisen. Und soviel auch von seiten der Ärzte und der Laien gegen die Anwendung der Schminken geredet und geschrieben ist, so ist doch, wie bei allen Modetorheiten, nichts

dadurch geändert, und ihr Verbrauch ist in manchen Zeiten geradezu über-
groß gewesen.

Die Formen, in welche die Schminken gebracht werden, sind sehr verschiedener Natur. Teils sind es die schon erwähnten sog. Schminkpuder,
teils bringt man sie in flüssige Form, eine Anwendung, die
Paschkis als schädlichste bezeichnet, teils bringt man die färbenden Körper in Verbindung mit Fett, in die Form von Salben oder Stiften
(Fettschminken). Die Schminkstifte finden Verwendung zum Färben
der Augenbrauen, Wimpern, Augenränder, Lippen oder zur Hervorbringung
künstlicher Gesichtsfalten usw.

Endlich verwendet man die Schminken auch in trockener Form, als gepreßte Tabletten, oder indem man den Farbstoff auf Papier trägt oder
weiche Zeugstoffe damit tränkt.

Die Stoffe, welche bei der Schminkebereitung zur Verwendung kommen,
sind etwa dieselben, wie die für die Bereitung des Puders. Für Weiß Talk,
feinst geschlämmter Ton (Kaolin), chemisch reines gefälltes Bariumsulfat,
Perlweiß (Wismutsubnitrat), Zinkweiß, Titanweiß, für Rot Karmin, ferner
der rote Farbstoff des Saflors, das Karthamin, ferner Farblacko aus Rotholz,
Krapp u. a. m., sowie bei Schminkstiften und Schminksalben Alkannin.

Das Karthamin, Rouge végétal, Rouge de Portugal,
auch Tassenrot genannt, dient namentlich zur Darstellung der
Schminkpapiere und Schminklappen, indem es in konzentrierter Lösung auf diese gebracht wird. Werden sie schwach angefeuchtet auf
der Haut verrieben, so verleihen sie ihr eine sehr schöne, rosige Färbung,
und es ist bei der Verwendung dieser Art Schminken kaum eine nachteilige
Wirkung zu befürchten.

Auch die Verwendung von Murexid, einem Umsetzungserzeugnisse
der Harnsäure, das bei sehr schöner roter Farbe eine große Ausgiebigkeit
besitzt, ist zur Schminkebereitung empfohlen worden. Es hat aber keine
nennenswerten Vorzüge, z. B. vor dem Karthamin. Von Frankreich aus ist
eine derartige Schminke unter dem Namen Schnouda in den Handel gebracht worden.

Im allgemeinen nicht zu empfehlen für die Bereitung roter Schminken
ist die Verwendung größerer Mengen von Teerfarbstoffen (Eosin u. a. m.),
weil sie der damit getränkten Haut derartig fest anhaften, daß ihre Entfernung äußerst schwierig ist und zumal bei Eosin die völlige Ungefährlich-
keit nicht außer allem Zweifel steht.

Während die Schminken meist ohne Wohlgeruch bleiben, werden die
Puder gewöhnlich mit Blumenduft versehen. Rosen, Veilchen mit Spuren
von Moschus sind die beliebtesten Wohlgerüche. Bergamottöl darf nur in
ganz geringen Mengen verwendet werden, da öfters, allerdings hauptsächlich in weingeistiger Lösung, Verfärbungen der Haut durch Einwirkung des
Sonnenlichtes festgestellt worden sind. Überhaupt sollen die Wohlgerüche
nicht zu reichlich zugesetzt werden, um nicht Reizungen der Haut hervorzurufen.

Für den Talk wird bei der Benutzung zu Puder, um Karbonate der Erdalkalien zu entfernen, empfohlen, ihn einige Tage mit Essig zu behandeln,
dann auszuwaschen und zu trocknen.

Wir geben im nachstehenden eine Reihe von Vorschriften zu Pudern und Schminken aller Art, die als Beispiele für die Zusammensetzung dieser Zubereitungen dienen können.

Streupuder für kosmetische Heilzwecke.

Hierher gehört das S a l i z y l s t r e u p u l v e r, wie solches bei den medizinischen Zubereitungen besprochen wurde (S. 42). Wir führen noch ferner auf:

Alumnolstreupuder.

Alumnol . . . . 10,0　　Talk 45,0

Weizenstärke . . . . 45,0.

W i l l　m a n　S t ä r k e　d u r c h　a n d e r e　S t o f f e　e r s e t z e n, was mit Ausnahme von geringeren Mengen Reisstärke durchaus zu empfehlen ist, w ä h l t　m a n　d a f ü r　e i n　G e m i s c h　v o n　T a l k　u n d　f e i n s t　g e s c h l ä m m t e m　w e i ß e m　T o n - K a o l i n　o d e r　b e s s e r　s o g a r　K o l l o i d - K a o l i n　i m　V e r h ä l t n i s　1:1;　e i n e　A n w e i s u n g, d i e　f ü r　a l l e　s t ä r k e h a l t i g e n　P u d e r　g i l t.

Benzoefettpuder.

Ergzb.:

Talk	230,0	wasserhaltiges Wollfett .	23,0
Weizenstärke	230,0	gelbes Vaselin	23,0
rohes Zinkoxyd (Zinkweiß)	230,0	Gerbsäure	23,0
fein gepulverte Borsäure .	30,0	Bärlapp	140,0

Benzoetinktur . . . . 78,0.

Man mischt Talk, Weizenstärke und Zinkoxyd. Die eine Hälfte des Gemisches tränkt man mit der Benzoetinktur und trocknet. Die andere Hälfte verarbeitet man mit den Fetten, indem man die Fettmischung mit ein wenig der Pulvermischung anreibt, dann allmählich das übrige der Pulvermischung zusetzt. Schließlich mischt man alles zusammen und schlägt durch ein Sieb.

Der Gehalt an Zinkoxyd ist in dieser Vorschrift ziemlich hoch, man wird ihn zweckmäßig zur Hälfte durch Titandioxyd ersetzen.

Siehe unter Alumnolstreupuder und B e n z o e l a n o l i n f e t t p u d e r (S. 293).

Borsäurestreupulver.

a) Fein gepulverte Borsäure . 100,0　　Talk 800,0

reine kalzinierte, nicht sandige sterile Kieselgur 100,0.

b) Fein gepulverte Borsäure. 100,0　　Talk 400,0

Reisstärkepulver . . . . 200,0,　　feinst geschlämmtes Kaolin 300,0

Siehe unter Alumnolstreupuder S. 292.

c) Fein gepulverte Borsäure . 100,0　　feinst geschlämmtes Kaolin 900 0.

Streupulver unter Verwendung des von der C h i n o s o l f a b r i k　H a m - b u r g erzeugtem **Chinosol** hergestellt.

Ein solches Streupulver darf nicht als Chinosolstreupulver in den Handel gebracht werden.

Chinosol (für Puder) . . 20,0　　Reisstärke 700,0

Zinkweiß (rohes Zinkoxyd) 100,0　　Talk . . . . 80,0.

Mit Karmin rosa zu färben.

Siehe unter Alumnolstreupuder S. 292.

Dermatolstreupulver.

Dermatol (basisches　　　　　Reisstärke 100,0

Wismutgallat) . . . . 200,0　　Talk 350,0

feinst geschlämmtes Kaolin . . . 350,0.

Diachylonstreupuder.

Fein gepulverte Borsäure 30,0　　fein gepulverte Stärke . . 855,0

fein gepulverter Talk . . 90,0　　wasserfreies Wollfett . . 25,0.

Siehe unter Alumnolstreupuder S. 292.

Hamamelisstreupuder.

Hamameliswasser 50,0   Talk 800,0
wasserfreies Wollfett . . 50,0   Reisstärke . . . . . . 100,0.
Siehe unter Alumnolstreupuder S. 292.

Hebras Streupuder.

Rohes Zinkoxyd (Zinkweiß) 100,0   Veilchenwurzelpulver . . 50,0
Talk 50,0   Reisstärke . . . . 800,0.
Siehe unter Alumnolstreupuder S. 292.

Kinderstreupulver.

a) Silargel (Chlorsilber-   sterile Kieselgur 15,0
   Kieselsäure-Gel) . . . 5,0   Talk . . . . 80,0.
b) Borsäure 50,0   rohes Zinkoxyd (Zinkweiß) 50,0
   Bärlappsporen 50,0   Magnesiumstearat. . . . 50,0
         Talk . . . . 800,0.

Lanolinstreupulver. Lanolinfettpuder. Körperpuder.

a) Wasserfreies Wollfett . . 25,0   feinst geschl. weißer Ton . 200,0
   Talk 750,0   Magnesiumstearat . . . 25,0.
   Wohlgeruch nach Belieben.
     Man löst zuerst Wollfett in Äther 100,0 auf und verreibt diese Lösung mit
dem Magnesiumstearat und dem Ton. Nach dem vorsichtigen Abdunsten des
Äthers wird das Gemenge fein gerieben, ganz allmählich mit dem Talk und
Ton gemischt und durch ein feines Sieb geschlagen. Eine derartige Mischung
ist ein echter Fettpuder.

b) Wasserfreies Wollfett . . 50,0   Weizenstärke 250,0
   Borsäure 20,0   Talk 280,0
   Lebensbalsam . . . . . 10 Trpf.   feinst geschlämmtes Kaolin 350,0.
   Magnesiumstearat . . . 50,0   Wintergrünöl . . . . 10 Trpf.
     Das Wollfett wird zuerst in Äther oder Azeton 200,0 gelöst und dann mit
dem Stärkemehl und Magnesiumstearat verrieben. Nach dem völligen vorsichtigen Abdunstenlassen werden die übrigen Stoffe zugefügt, das Ganze
wird aufs innigste gemengt und durch ein feines Sieb geschlagen.
Siehe unter Alumnolstreupuder S. 292.
     Bei beiden Bereitungsarten ist die Feuergefährlich-
keit des Äthers und des Azetons zu beachten.
   Will man das Lanolinstreupulver ohne Verwendung von Äther herstellen, so
verarbeitet man das Wollfett zunächst mit einer Kleinigkeit des Pulvergemisches, reibt durch ein feines Sieb und fügt allmählich unter gründlichem
Reiben das übrige in kleinen Mengen zu. Schließlich schlägt man nochmals
durch ein Sieb.

c) mit Benzoe. Benzoelanolinfettpuder:
   Vorschrift wie unter a), nur fügt man
         Benzoetinktur 100,0
hinzu.
     Bei der Herstellung verfährt man genau, wie unter a) bzw. b) angegeben,
nur durchtränkt man Talk vor dem Zumischen sorgfältig mit der Benzoetinktur, trocknet, verreibt zu feinem Pulver und schlägt öfter durch ein
feines Sieb.

Mentholpuder.

Verflüssigtes Phenol (Kar-   Menthol 30,0
   bolsäure) 20,0   Talk 450,0
       feinst geschlämmtes Kaolin . . 500,0.

Naphthalanstreupulver. Nach Lorenzen.

Naphthalan 30,0
mischt man mit
Zinkpuder (siehe dort) . . 470,0   Talk 250,0
feinst geschlämmtes Kaolin . . 250,0
und schlägt durch ein Sieb.

Rosen-Salizyl-Streupulver. Nach Dieterich.

Salizylsäure 10,0   Zinkweiß (rohes Zinkoxyd) 100,0
Veilchenwurzelpulver . . 200,0   Talk . . . . 690,0.
Das Ganze wird mit einer Lösung von Karmin 3,0 in Ammoniakflüssigkeit
(0,960) rot gefärbt und mit
Rosenöl 1,0   Bergamottöl 0,5
Kumarin 0,05   Moschustinktur . . . . 3 Trpf.
wohlriechend gemacht.

Russisches Fußstreupulver.

Veilchenwurzelpulver . . 50,0   Zinkweiß (rohes Zinkoxyd) 100,0
Titandioxyd 100,0   Talk 500,0
feinst geschlämmtes Kaolin . . . 250,0

Schweißstreupulver.

a) Für die Achselhöhlen:
  Gebrannter Alaun . . . 50,0   feinst geschlämmtes weißes
  Veilchenwurzelpulver . . 400,0   Kaolin 395,0
  Talk 150,0   Nelkenpulver . . . . . 5,0.
  Wohlgeruch nach Belieben.
  Das Pulver ist in kleine Säckchen zu füllen und unter den Achseln zu tragen.
b) Rohes Zinkoxyd (Zinkweiß) 100,0   Zinkperhydrol 50,0
  Talk 350,0   Magnesiumstearat . . . 100,0
  feinst geschlämmtes Kaolin 400,0   Wohlgeruch nach Belieben.
c) Sehr fein gepulverter Borax 100,0   Magnesiumstearat . . . 100,0
  rohes Zinkoxyd (Zinkweiß) 100,0   sterile Kieselgur . . . 100,0
  Talk . . . . 600,0.
d) Weiße sterile Kieselgur . 400,0   feinst geschlämmtes Kaolin 250,0
  Talk 300,0   Veilchenwurzelpulver . . 50,0.
e) Auch für beginnenden Frost:
  Sehr fein gepulverter Borax 200,0   fein gepulverter Alaun . . 100,0
  Tannin 100,0   Reisstärkemehl 590,0
  Bergamottöl . . . . 10,0.
  Siehe unter Alumnolstreupuder S. 292.
f) Gegen Handschweiß:
  Tannin 100,0   Veilchenwurzelpulver . . 100,0
  Bärlapp 200,0   Reisstärkepuder 100,0
  Talk 500,0   Wohlgeruch nach Belieben.
  werden gemischt und durch ein Sieb geschlagen.
  Siehe unter Alumnolstreupuder S. 292.

Vasenolstreupulver- ähnlicher Puder.

Nach Niederländ. Gesellsch. f. Pharm.:
Lanovaselinsalbe (s. diese) 200,0   rohes Zinkoxyd (Zinkweiß) 700,0
Talk . . . . 100,0.
Der Zinkoxydgehalt in dieser Vorschrift erscheint sehr hoch.
Die hierzu erforderliche Lanovaselinsalbe, Unguent. Lano-
vaselini wird folgendermaßen hergestellt:
Gelbes Vaselin 500,0   weißes Wachs 50,0
wasserfreies Wollfett . . 200,0   Wasser . . . . 250,0.

Wundpuder.

Salizylsäure 30,0   Bärlappsporen 250,0
Talk. . . . . 720,0.

Gesichts-, Haut-, Körper- und Schminkpuder.

Für alle Vorschriften gilt, daß sie durch einen geringen Zusatz von Paraffin, und zwar 1%, oder durch Zusatz von Magnesiumstearat verbessert werden können; der Puder haftet dann
der Haut besser an. Man löst das Paraffin in einem Lösungsmittel auf und
verfährt wie unter Lanolinstreupulver S. 293 angegeben. Oder man schmilzt
das Paraffin, vermischt es in einer angewärmten Reibschale mit einer nicht
zu geringen Menge des Pulvergemisches, schlägt durch ein feines Sieb und
fügt allmählich das übrige des Pulvergemisches hinzu. Schließlich reibt man
nochmals durch ein Sieb.

Französisch Weiß.

Talk 1000,0
werden mit beliebigem Wohlgeruch versehen.

Gelber Puder. Poudre de Rachel.

a) Hell:
Gesichtspuder, weiß (s. d.) 980,0   Goldocker 20,0
Karmin . . . . 0,5.

b) Dunkel:
Gesichtspuder, weiß (s. d.) 460,0   Gesichtspuder, rosa (s. d.) . 460,0
Goldocker . . . . 80,0.

Gesichtspuder (weiß).

a) Magnesiumstearat . . . 50,0   Geraniumöl . . . . . . 5 Trpf.
Talk 450,0   Moschustinktur 1,0
feinst geschlämmtes Kaolin 450,0   Bergamottöl . . . . . . 15 Trpf.
feinst gepulverte Reisstärke 50,0   blausäurefreies Bitterman-
Veilchenwurzelöl . . . . 3 Trpf.   delöl . . . . 1 Trpf.

Gleitpuder.

Sie haben den Vorteil, die Haut mit einer dünnen, gleichmäßigen Schicht
zu bedecken, die fast unsichtbar ist, aber vorzüglich der Haut anhaftet. Gleitpuder sind vor allem bei trockener Haut angebracht.

a) Reisstärke 980,0   Karnaubawachs od. Kunstwach 0 10,0
Magnesiumstearat . . . . . 10,0.
    Rot, einige Gramm einer weingeistigen Eosinlösung; Gelb, einige
Gramm einer weingeistig-ätherischen Ichthyollösung; Weiß, Zinkweiß.
    Bereitung siehe oben Einleitung.
    An Stelle der Eosinlösung kann man auch Karminlösung verwenden.

b) Gleitpuder für rote Nasen:
Reisstärke 890,0   Schwefelmilch 50,0
rohes Zinkoxyd (Zinkweiß) 50,0   Karnaubawachs od. Kunstwachs 0 10,0.
    Ichthyollösung und Eosinlösung soviel wie erforderlich.

Hautfarbener Puder.

Rohes Zinkoxyd (Zinkweiß) 100,0   roter sterilisierter Bolus . 200,0
Magnesiumstearat 50,0   Reisstärke 100,0
feinst geschlämmtes Kaolin 200,0   Titandioxyd 100,0
Talk · . . . . 250,0.

Marschallpuder. Poudre de Maréchal.

Zinkweiß (rohes Zinkoxyd)	100,0	Bergamottöl	2,0
Titandioxyd	100,0	Orangenblütenöl	0,5
Reisstärke	150,0	Talk	400,0
feinst geschlämmtes Kaolin	200,0	Rosenöl	1,0
Magnesiumstearat . . .	50,0	Kumarin	0,05

Moschustinktur . . . . 5 Trpf.

Man löst das Kumarin in den ätherischen Ölen auf.
Siehe unter Alumnolstreupuder S. 292.

Perlweißpuder. Blanc des Perles.

a)
Zinkweiß (rohes Zinkoxyd)	50,0	Talk	400,0
Titandioxyd	50,0	feinst geschlämmtes Kaolin	450.0

Wismutsubnitrat 50,0

Wohlgeruch nach Belieben.

b)
Wismutsubnitrat	166,0	Talk	334,0

gefälltes Bariumsulfat . . . . . 500,0.

Bei Wismut enthaltenden Pudern kann durch Schwefelgehalt der Haut durch
Entstehung von Wismutsulfid die Haut eine dunklere Färbung annehmen.

Puder, weiß.

Talk	400,0	feinste Reisstärke	50,0
feinst geschlämmtes Kaolin	400,0	Wismutsubnitrat	150,0.

Wohlgeruch nach Belieben.
Siehe auch Perlweiß und die übrigen farblosen Puder.

Reispuder. Poudre de Riz.

a)
Veilchenwurzelpulver . .	100,0	feinst geschlämmtes Kaolin	400,0
Talk	300,0	Reisstärke	200,0

Rosenöl . . . . 10 Trpf.

b)
Reisstärke	500,0	Veilchenwurzelpulver . .	100,0
Talk	100,0	Magnesiumstearat . . .	100,0
feinst geschlämmtes Kaolin	200,0	Zitronenöl	5,0

Rosenöl . . . . 1,0.

c) Nach Paschkis:
Veilchenwurzelpulver . .	250,0	Reisstärke	750,0

Rosengeraniumöl . . . . 2,0.

d)
Reisstärke	700,0	Talk	150,0
Magnesiumstearat . . .	50,0	Veilchenwurzelpulver . .	50,0
rohes Zinkoxyd (Zinkweiß)	50,0	Rosenöl	1,0.

e)
Wismutsubnitrat	100,0	Reisstärke	900,0.

Rosa Puder.

Gesichtspuder, weiß (s. d.), wird mit ammoniakalischer Karminlösung gefärbt, und zwar, je nach gewünschter Farbe, mit 2,0—30,0 auf 1000,0, besser
aber mit Phloxinfarblack.

Schminkpuder.

a)
Talk	250,0	feinst geschlämmtes Kaolin	300,0

gefälltes chemisch reines Bariumsulfat 450,0.

Diese Mischung eignet sich ihrer Schwere halber auch gut als Grundlage für
Schminkplatten.

b) für Bühne:
feinst geschlämmtes Kaolin	400,0	rohes Zinkoxyd (Zinkweiß)	125,0
Talk	400,0	Magnesiumstearat . . .	75,0.

Veilchenpuder. (S. auch Reispuder S. 296.)

a) Reisstärke 700,0   Magnesiumstearat . . . 75,0
   Talk 75,0   Veilchenwurzelpulver . . 75,0
   feinst geschlämmtes Kaolin 75,0   Lavendelöl . . . . . . 15 Trpf.
   Moschustinktur 10,0   Bergamottöl 2,0
   Zitronenöl 1,0   Orangenblütenöl . . . 15 Trpf.
   Rosenöl . . . . 15 Trpf.

b) Zinkweiß (rohes Zinkoxyd) 50,0   Veilchenwurzelpulver . . 200,0
   Titandioxyd 50,0   feinst geschlämmtes Kaolin 200,0
   Reisstärke 300,0   Kumarin 0,05
   Talk 200,0   Rosenöl 0,5
   Jasmineextrakt 15,0   Ylangöl . . . . 1 Trpf.
   Bergamottöl 0,5   Moschustinktur . . . 5 „

Kumarin wird in den ätherischen Ölen und dem Jasminextrakt aufgelöst.

Schminken.

Als Grundlage für die festen Schminken dienen, wenigstens für die weiße Farbe, genau dieselben Mischungen wie für die weißen Schminkpuder. Diese werden teils in Teigform gebracht, teils in Platten gepreßt, und die Platten, meist auf eine runde Glasscheibe befestigt, in flache Schachteln verpackt, in den Handel gebracht. Das Formen der Schminkplatten, die gewöhnlich mit Mustern und Handelsmarken versehen sind, erfordert eine gewisse Übung. Es geschieht mittels einer Hebelpresse, ähnlich den Pressen für erhabene Stempelung. Die Mischung wird in abgewogener Menge, nachdem sie vorher mit ganz wenig Traganthschleim oder mit einer alkoholischen Walratlösung angefeuchtet ist, in den Preßring geschüttet, in den die Stempelform genau einpaßt. Den Grad der Anfeuchtung sowie die Stärke des Druckes, welche notwendig sind, um das Pulver derartig zusammenzupressen, daß eine fest zusammenhaltende Platte entsteht, vermag nur die Erfahrung zu lehren. Oder man fügt der Pudermischung bzw. der Schminkpudermischung etwa 13—15% einer **S t e a r i n s t ä r k e** hinzu, wodurch ein Zusatz von anderen Bindemitteln überflüssig wird. Diese Stearinstärke wird nach Winter hergestellt aus

Stearin 100,0   Salmiakgeist (0,960) . . . 50,0
Vaselin 20,0   Reisstärke . . . . . . 250,0.

Stearin und Vaselin werden im Wasserbade zusammengeschmolzen unter Erwärmen mit Salmiakgeist verrührt und darauf mit der Stärke gründlich verrieben. Nach dem völligen Erkalten wird durch ein feines Sieb gerieben, daß man ein ganz feines Pulver, das frei von Körnchen sein muß, erhält.

Die entstandenen, auf der Oberseite meist konkaven Platten werden mit Gummischleim auf einer runden, gleich großen Glasscheibe befestigt, und diese dann auf dem Boden der flachen Schminkschachtel angeklebt.

Derartige gepreßte Schminken haben ein sehr hübsches Aussehen und sind nur so leicht zusammenhängend, daß mittels leichten Reibens mit einem Tuche die Schminke genügend an diesem anhaftet, um so auf die Haut übertragen werden zu können.

Für die Bereitung der roten Schminken gibt es zahlreiche Vorschriften, die sich aber meistens nur durch verschiedene Verhältniszahlen von Karmin, Karthamin oder Rotfarblacken zum Talk unterscheiden. Dieses Verhältnis schwankt je nach der Farbe, die erzielt werden soll, bei Karmin zwischen $3/4$—5% Zusatz. Zu bemerken ist jedoch, daß man nicht den Karmin trocken mit dem Talke verreiben sollte. Die hierdurch erzeugte Farbe ist matt und bedeutend schwächer, als wenn man eine ammoniakalische, am besten mit Weingeist verdünnte Karminlösung verwendet, die allerdings etwas weniger lichtbeständig ist.

Rote Schminke. Rouge en pâte. Rouge végétal.

a) Nach Paschkis:

Karmin 50,0   Talk 950,0

werden in ammoniakalischer Lösung gemischt, nach dem Trocknen mit fettem Mandelöl 5,0 und Traganthschleim 8,0—12,0 bzw. Tyloseschleim zu einer Paste angestoßen, die in Porzellangefäße gefüllt wird.

b) Karmin 50,0   arabisches Gummi . . . 60,0
Talk . . . . 890,0.

Auf das innigste gemischt, wird die Masse vorsichtig mit so viel Wasser, dem man 50,0 Salmiakgeist (0,910) zufügt, angestoßen, daß sie sich in flache Porzellangefäße einstreichen läßt.

c) Karthamin 100,0   Talk . . . . 900,0.

Das Karthamin wird in 300,0—400,0 Weingeist (95%) gelöst, die Lösung mit dem Talk verrieben, alsdann die teigförmige Masse in Porzellangefäße gestrichen und ausgetrocknet.

d) In Tassen, Rouge en tasses:

Karthamin 50,0   arabisches Gummi . . . 50,0.
Talk 880,0   Rosenöl nach Belieben.

Die Masse wird mit Wasser zu einem Teig angestoßen und in kleine Tassen gestrichen.

Rote Schminktäfelchen. Nach Dieterich.

Karmin 5,0   Ammoniakflüssigkeit (0,960) 10,0
Talk 75,0   weißes Dextrin 25,0
Bergamottöl . . . . . 5 Trpf.   Rosenöl . . . . 2 Trpf.
Sassafrasöl . . . . 1 Trpf.

Der Karmin wird zuerst in der Ammoniakflüssigkeit gelöst, mit dem Talk aufs innigste verrieben, dann mengt man Dextrin und die Wohlgerüche hinzu und stößt das Ganze mit so viel weißem Zuckersirup an, daß man die Masse mittels eines Pastillenstechers in kreisrunde Täfelchen formen kann, die an der Luft getrocknet werden.

Die Benutzung dieser Täfelchen geschieht in der Weise, daß dieselben auf der angefeuchteten Haut ein wenig verrieben werden. Die Farbe wird dann weiter mit einem weichen Läppchen verteilt.

Schminke in Blättern. Blattschminke. Rouge en feuilles. Chinesisch Rot.
Rouge de Chine. Spanische Watte. Laine d'Espagne.

Unter Blattschminke, Rouge en feuilles, versteht man Kartenblättchen, welche auf der einen Seite mit einer höchst konzentrierten Karthaminlösung bestrichen sind. Chinesisch Rot und spanische Watte sind Krepp oder Baumwollfasern (Watte), die mit Karmin- oder Karthaminlösungen durchtränkt sind. Zum Gebrauch werden sie schwach angefeuchtet, und unter geringem Druck wird die Haut damit gerieben.

Flüssige Schminken (siehe auch Lilienmilch (S. 232).

Flüssige weiße Schminke. Blanc des perles liquide.

a) Nach Dieterich:

Reines Zinksulfat . . . 300,0   werden in Wasser 1000,0
gelöst; ebenso
reines Natriumkarbonat . 300,0   in Wasser . . . . . . 1000,0.

Die beiden filtrierten Lösungen werden gleichzeitig in dünnem Strahl und unter beständigem Umrühren in ein Gefäß gegossen, welches Wasser 5000,0 enthält. Der entstandene Niederschlag wird auf einem nassen Leinentuche gesammelt, ausgewaschen und, nach dem völligen Abtropfen, in einer Reibschale mit Talk 200,0 auf das feinste verrieben. Die Mischung wird schließlich mit so viel Wasser verdünnt, daß das Ganze 1000,0 beträgt. Man verleiht Wohlgeruch durch:

Jasminextrakt 10,0   Bergamottöl 0,5
Rosenöl . . . . 5 Trpf.   Orangenblütenöl . . . . 5 Trpf.
Ylangöl . . . . 1 „   Veilchenwurzelöl . . . . 1 „
Moschustinktur . . . . 5 „   Kumarin . . . . 0,03.

Kumarin löst man in dem Jasminextrakt und den ätherischen Ölen auf.

b) Wismutkarbonat 90,0   Talk 180,0
        Rosenwasser . . . . 730,0.

c) Nach Paschkis:

Wismutsubnitrat . . . 250,0   Rosenwasser . . . . . 750,0.

Bei Wismut enthaltenden Schminken kann durch Schwefelgehalt der Haut durch Entstehung von Wismutsulfid die Haut eine dunklere Färbung annehmen.

d) Schneeweiß. Blanc de neige:

Zinkweiß (rohes Zinkoxyd) 100,0   Talk 50,0
Titandioxyd 100,0   Kölnisch-Wasser . . . 300,0
        Rosenwasser . . . . 450,0.

e) Orientalische Schönheitsmilch:

Talk 85,0   Glyzerin 60,0
Borax 5,0   Kölnisch-Wasser . . . 100,0
        Wasser . . . . 750,0.

Allen wasserhaltigen Schminken fügt man zweckmäßig auf 1000,0 Mischung
        weiße Gelatine 2,0
hinzu.

Vielfach wird ein Teil des Kölnisch-Wassers durch Benzoetinktur ersetzt, wie überhaupt gern flüssigen Schminken 5 % Benzoetinktur aus Sumatrabenzoe hergestellt, zugesetzt werden. Auch ein Zusatz von Glyzerin ist empfehlenswert, doch soll dieser 6 % nicht überschreiten.

Flüssige rote Schminke. Rouge végétal liquide.

a) Karmin 15,0   Ammoniakflüssigkeit (0,960) 30,0
Rosenextrakt 30,0   Rosenwasser . . . . . 925,0.

Karmin wird mit der Ammoniakflüssigkeit übergossen und in einer geschlossenen Flasche 24 Stunden beiseite gesetzt. Dann erst werden Wasser und Rosenextrakt zugefügt und das Ganze nach 8 Tagen filtriert.

Diese Schminke dient namentlich zum Auffärben der Lippen.

b) Karmin 20,0   Ammoniakflüssigkeit (0,960) 50,0
Glyzerin 200,0   Rosenwasser . . . . . . 780,0.
        Wohlgeruch nach Belieben.

Man löst zuerst den Karmin in der Ammoniakflüssigkeit, mischt die Lösung dann mit dem Glyzerin und erwärmt die Mischung unter beständigem Rühren so lange im Wasserbade, bis der Geruch nach Ammoniak fast, aber nicht gänzlich, verschwunden ist. Nach dem Erkalten werden Wasser und Wohlgeruch zugesetzt.

c)   Flüssige Lippenschminke ist meist eine Auflösung von Karmin unter Zusatz von etwas Salmiakgeist oder Eosin in einem Gemische von Glyzerin, Spiritus und Wasser.

Oder es ist eine alkoholische Lösung von wasserlöslichem roten Farbstoff, Äthylzellulose und Rizinusöl. Man rechnet gewöhnlich 2 Teile Äthylzellulose und 3 Teile Rizinusöl auf 100 Teile Gesamtflüssigkeit.

Fettschminken.

Vielfach werden die Schminken, wie schon früher erwähnt, mit Fett vermengt in den Handel gebracht, teils in Salbenform, öfter noch mit einer festeren Fettmischung in Stiftform, letztere namentlich für Theaterzwecke in den verschiedensten Farben, Blau für Adern, Schwarz und Braun für Augenbrauen, Rot für Lippen, ferner Braun, Gelb usw.

Als Salbengrundlage verwendet man eine Wachssalbe, die aus weißem Bienenwachs, Wollfett, Zeresin, Vaselin und Olivenöl, besser weißem Vaselinöl hergestellt ist. Auch Zusätze von Walrat und Stearinsäure sind geeignet. Zu beachten ist, daß man allen Grundlagen, die nicht nur anorganische Stoffe enthalten, um die Haltbarkeit zu steigern, einen Zusatz eines Konservierungsmittels geben muß, z. B. eines Esters der Paraoxybenzoesäure, wie Nipagin (Paraoxybenzoesäuremethylester).

Um fetthaltige Schminken zu entfernen, abzuschminken, benutzt man Vaselin oder als sog. Abschminke ein Gemisch von Wollfett, Vaselin, Benzoeschmalz und Zeresin.

Nach Mann stellt man sich eine Wachsalbe her aus:

Vaselin	20,0	Zeresin	15,0
wasserfreiem Wollfett .	20,0	weißem Wachs	30,0
Olivenöl		60,0.	

Das Olivenöl wird besser, wenigstens teilweise, durch chemisch reines weißes Vaselinöl ersetzt.

Einem Teil dieser Masse werden dann zwei Teile Farbstoff untergearbeitet. Oder nach Winter:

Stearin	200,0	weißes Vaselinöl	400,0
weißes Zeresin		400,0.	

Rote Fettschminke.

Karmin	40,0	Glyzerin	40,0
Wachssalbe		920,0.	

Der Karmin wird zuerst in Ammoniakflüssigkeit (0,910) 40,0 gelöst, dann das Glyzerin zugefügt, das Ammoniak im Wasserbade nicht ganz vertrieben, und die Karminlösung mit der Wachssalbe und einem beliebigen Wohlgeruch versetzt.

Murexidschminke, Schnouda, Immacula-Wangenröte, Rouge Alloxane.
Nach Askinson.

Alloxan (Mesoxallylharnstoff) . .	10,0
Cold Cream	990,0.

Das Alloxan, ein Umsetzungsstoff der Harnsäure, durch Oxydation mit Salpetersäure, ist farblos, wird aber durch die Gegenwart der kleinsten Mengen von Ammoniak in das prachtvoll rote Murexid umgewandelt. Auf dieser Eigenschaft beruht die Wirkung der Alloxansalbe. Diese ist anfangs weiß, wird aber alsbald durch geringe Ammoniakausdünstungen der Haut verändert und verleiht ihr nun ein schön kräftiges Rot. Anstatt des Alloxans kann man auch harnsaures Ammonium, Ammonium uricum verwenden, das man mit einigen Tropfen Salpetersäure zur Trockne eingedampft hat.

Weiße Fettschminke.

a) Wismutsubnitrat 200,0   Talk 140,0
   Wachsalbe oder Lanolin,
   Grundmasse nach Mann
   oder Winter 660,0   Blumenduft nach Belieben.

b) **Wismutsalbe, Unguentum Bismuti:**
   Wismutsubnitrat 250,0   Cold Cream oder Lanolinkreme 750,0.

   Statt des Wismutsalzes, das durch Schwefelgehalt der Haut dieser eine dunklere Färbung verleihen kann, nimmt man zweckmäßiger ein Gemisch von Zinkweiß (rohem Zinkoxyd) und Titanweiß (Titandioxyd).

Theater-Fettschminken.
Hautfarbe (nach Torjescu).

Feinstgepulverter Zinnober	3,0	Zinkweiß (rohes Zinkoxyd)	20,0
Safrantinktur	2,0	Kampfer	0,3
Veilchenwurzelpulver . .	5,0	Pfefferminzöl	0,3
feinste Schlämmkreide . .	20,0	Eßbukett	1,5

und die nötige Menge von weißem geruchlosen Vaselinöl, etwa 6,0.

Rot.

a) **Hell:**

Zinkweiß (rohes Zinkoxyd)	5,0	Talk	10,0
Titandioxyd	5,0	Eosin, gelöst in 1,0 Eßbukett	0,04
Wismutsubnitrat	10,0	Kampfer	0,2
Pfefferminzöl	0,2		

und die nötige Menge weißes geruchloses Vaselinöl, etwa 4,0.

b) **Dunkel** (Bordeaux):

Zinkweiß (rohes Zinkoxyd)	7,5	Kampfer	0,2
Titandioxyd	7,5	Pfefferminzöl	0,2
Wismutsubnitrat	15,0	Karmin, gelöst in 20 Trop-	
Talk	15,0	fen Ammoniakflüssigkeit	0,5
Eßbukett	1,5		

weißes geruchloses Vaselinöl (etwa 5,5) soviel wie nötig.
Hinsichtlich Wismutsubnitrat siehe „weiße Fettschminke".

Weiß.

Feinste gefällte Kreide, Zinkweiß (rohes Zinkoxyd), Wismutsubnitrat,
Talk, von jedem 8,0
werden mit der nötigen Menge (etwa 5,0) von weißem, geruchlosem
Vaselinöl zu einer Paste verarbeitet, hierauf mit Kampfer 0,2
Pfefferminzöl 0,2
versetzt und mit
Eßbukett 1,0
vermischt.

Fettschminken in Stiftform. Fettschminkstifte.

Als Grundlage für die Fettschminkstifte dient für **Lippenschmink-stifte** eine Mischung aus weißem, reinem Bienenwachs mit wasserfreiem Wollfett, Walrat, Stearinsäure und weißem Vaselinöl, z. B.

| weißes Wachs . . . . . | 250,0 | wasserfreies Wollfett . . . | 85,0 |
| Walrat . . . . | 165,0 | weißes, geruchloses Vaselinöl | 500,0. |

Oder:

| Weißes Wachs . . . . | 400,0 | wasserfreies Wollfett . . . | 115,0 |
| Walrat . . . . | 40,0 | weißes, geruchloses Vaselinöl | 445,0. |

Für sog. Theaterschminken nach Winter:

| Gelbes Vaselinöl . . . . | 110,0 | weißes Wachs . . . . . . | 15,0 |
| weißes Zeresin . . . . . | 60,0 | Benzoetalg . . . . . . | 235,0 |

Kumarin . . . . 1,0.

Der Benzoetalg in dieser Vorschrift wäre wohl durch mineralischen Stoff zu ersetzen.

Diesem Gemische fügt man, um eine weiße Grundlage zu bekommen, Zinkweiß (blaustichig) und Titandioxyd (Titanweiß) je 290,0 hinzu.

Für rote Fettschminkstifte verwendet man Karmin, Karminlack, Saflorlack, Alkannin, auch fettlösliche Teerfarbstoffe, für die übrigen Farben unschädliche Erdfarben, Lampenruß, Indigo, Ultramarinblau, kein Pariserblau, (Ferroferrizyanid). Kußfeste Lippenstifte sind nicht ohne Verwendung von roten Teerfarbstoffen, besonders von Eosin, herzustellen. Alloxanlippenstifte, die an und für sich nicht rot sind, sondern sich erst auf der Haut durch ammoniakalische Ausdunstung rot färben, werden mit Alloxan (Mesoxallylharnstoff) hergestellt. Man fügt der Grundmasse 2,5—3% Alloxan mit weißem, geruchlosem Vaselinöl gut angerieben hinzu.

Um Augenbrauen- und Aderschminkstifte, die dünner als die übrigen Theaterschminkstifte sein müssen, herzustellen, schmilzt man der Grundlage noch etwa ein Viertel der Gewichtsmenge weißes Zeresin unter.

In die geschmolzenen Mischungen werden die färbenden Bestandteile, die mit etwas weißem, geruchlosem Vaselinöl verrieben sind, eingerührt, und die Masse dann in Blechformen oder Glasröhren ausgegossen. Die Stifte werden nach dem Erkalten, wenn sie nicht schon mit einer Spitze versehen aus der Form kommen, an einer Seite zugespitzt und derart in starkes Stanniol bzw. Aluminiumfolie gewickelt, daß nur die Spitze frei bleibt.

Wimperntusche.

Besteht aus Ruß bzw. Kasseler Braun, die mit etwas Glyzerin und Traganthschleim bzw. Tyloseschleim zu einem Teig angerieben, in Formen gebracht und getrocknet sind. Zum Gebrauch trägt man etwas davon mit einem weichen Bürstchen auf die Wimpern auf. Oder es sind Stifte, die aus Triäthanolaminstearat, gefärbt mit fettlöslichen, von gesundheitsschädlichen Stoffen freien braunen oder schwarzen Farbstoffen hergestellt sind.

Mittel zur Pflege der Haare.

Bei den Mitteln zur Pflege des Haares und Haarbodens konnte früher von einer eigentlich wissenschaftlichen Grundlage kaum die Rede sein. Die ganze Behandlung lag in Händen von Haarschneidern und ähnlichen Leuten, denen allein die praktische Erfahrung zur Seite stand. Diese Verhältnisse haben sich geändert, als Ärzte wie Lassar, Pinkus, Kaposi, Saalfeld u. a. die Haarkrankheiten zu ihrem besonderen Studium gemacht haben. Die Mittel der Haarpflege haben sich aber wenig verändert; man erkannte, daß die empirische Erfahrung fast überall das Richtige getroffen hatte. Die Änderung bestand vor allem darin, daß man die Mittel auf vernunftgemäßere Weise zusammensetzte und gelernt hat, sie richtiger als bisher zu verwenden. Dr. Lassar jedoch, der die Ursache fast aller Haarkrankheiten in der Einwirkung von Mikroorganismen (Bakterien, Bazillen) erkannt zu haben glaubte, ging auf andere Weise vor; er behandelte mit sehr stark wirkenden Mitteln, wie Quecksilbersublimat usw. Derartige Mittel können selbstverständlich nicht Gegenstände des Handels werden, sie müssen immer in jedem einzelnen Falle vom Arzt verordnet werden.

Die von Lassar vertretene Ansicht wird aber von vielen anderen Forschern nicht geteilt. Diese behaupten, daß, wenn die Lassarsche Ansicht richtig sei, in einer Familie, wo ein Mitglied an einer Haarkrankheit leide, diese alsbald auf alle Mitglieder übertragen würde, sobald diese gleiche Haarkämme oder Haarbürsten benutzen, eine Erscheinung, die sich nicht bestätigt habe.

Die Krankheiten der Haare betreffen nur in selteneren Fällen diese allein, sondern sind meistens begründet in regelwidrigen Zuständen des Haarbodens, in welchem sie eingepflanzt sind. Zu den ersteren, nur das Haar selbst betreffenden Krankheitserscheinungen gehören das Spalten und Brechen der Haare; beides sind bei Vorhandensein von Pilzbildung, die sich von der Haarspitze zur Haarwurzel hin vermehrt und durch weiße kleine Punkte anzeigt, wahrscheinlich Folgen von Fettmangel bzw. Mangel an bestimmten Vitaminen in der Nahrung und lassen sich daher durch antiseptische Haarwässer und vernünftige Zuführung von Fett sowie geeignete Ernährungsweise verringern und auch ganz beseitigen. Der sog. Weichselzopf und das Verfilzen der Haare sind gar nicht eigentliche Haarkrankheiten, sondern nur eine Folge von Unreinlichkeit, oder auch eine Folge der Unmöglichkeit des Kämmens und der Haarpflege während langer und schwerer Krankheiten. Eine andere Veränderung im Haare selbst, die der Haarfarbe, sei es durch Krankheit, Sorgen oder, wie in den meisten Fällen, durch das Alter, ist durch irgendwelche arzneiliche Mittel auf keine Weise zu beseitigen. Soll dieses Übel verdeckt werden, so bleibt eben nur die zeitweilige künstliche Färbung des Haares übrig. Nach neuer Anschauung beruht das Ergrauen aber auf dem Schwinden eines Vitamins, das zur Erzeugung der Haarfarbe erforderlich ist. Es wäre so die Möglichkeit gegeben, dem Ergrauen auf sozusagen natürlichem Wege durch Zuführen des fehlenden Vitamins Einhalt zu tun.

Eine andere krankhafte Erscheinung, das frühzeitige starke Ausfallen des Haares und ein dadurch bedingtes Kahlwerden der bisher behaarten Stellen, wir sprechen hier immer von den längeren Haaren des Kopfes, des Bartes und der Augenbrauen, hat fast stets seinen Grund in krankhaften Veränderungen des Haarbodens, seien diese bedingt durch allgemeine Krankheit oder durch regelwidrige Zustände der Haut, wie sie sich auch bei sonst gesunden Menschen zeigen. Es sind dies dieselben Veränderungen, wie wir sie schon in den Vorbesprechungen zur Pflege der Haut kennengelernt haben. Namentlich die zu große oder zu geringe Fettabsonderung der Talgdrüsen ruft vielfach Störungen im Haarwuchs hervor und bedingt ein starkes Ausfallen der Haare; hier muß also entweder eine Fettzuführung oder eine Fettentfernung stattfinden. Es sei hier gleich bemerkt, daß die Haare im regelrechten Verlauf nur eine bestimmte Lebensdauer haben, sie sterben allmählich, innerhalb 3—6 Jahren, ab, fallen aus, werden aber durch neuen Nachwuchs ergänzt. Von einem Ausfallen der Haare in krankhaftem

Sinne kann also nur die Rede sein, wenn das Ausfallen über das regelmäßige Maß hinaus, nach Paschkis 50—60 Haare an einem Tage, geht. Ein solcher Zustand tritt häufig ein nach schweren allgemeinen Erkrankungen oder nach örtlichen Erkrankungen der Kopfhaut. Im ersten Falle tritt die Heilung sofort ein, wenn die eigentliche Krankheit gehoben ist, im anderen Falle läßt sich durch eine richtige Behandlung des Haarbodens vieles erreichen. Zu- und Abfuhr von Fett, unter Zuhilfenahme von hautreizenden Mitteln, welche eine vermehrte Hauttätigkeit bewirken sollen, führen, wenn sie zur rechten Zeit angewendet werden, fast immer zu guten Ergebnissen.

Die Hoffnung auf Heilung ist aber so gut wie vergeblich, sobald die kahlwerdenden Stellen auch die feinen sog. Wollhaare verlieren. Diese, welche fast den ganzen Körper bedecken, finden sich auch unter den langen Haaren; sobald auch sie verschwinden, ist das ein Zeichen, daß der Haarboden abgestorben, er wird dann glänzend und blank, und alle weiteren Versuche, neues Haar hervorzurufen, sind meist erfolglos.

Aus den vorherbesprochenen Verhältnissen geht hervor, daß die Behandlung des Haares und des Haarbodens sich vor allem auf die eigentliche Pflege, d. h. die Reinhaltung des Haares und des Haarbodens sowie Verhütung schädlicher Einflüsse, beschränken muß. Die Mittel hierzu lassen sich gewissermaßen einteilen in 1. Fette; 2. Entfettende und austrocknende Mittel; 3. Mittel zur Förderung des Haarwuchses und 4. Haarfärbemittel.

Fette.

Sie werden teils flüssig als Haaröle, teils salbenartig als Haarsalben, Pomaden und endlich in der Art der Zerate, als Stangenpomaden angewendet.

Die hierbei verwendeten Fette sind mannigfacher Natur, teils pflanzlichen, teils tierischen Ursprungs, wenn auch viele der letzteren, wie Bärenfett, Kammfett vom Pferde, Ochsenmark u. a. m., ihre frühere Bedeutung verloren haben.

Von den flüssigen Fetten sind es namentlich Mandel-, Oliven-, Erdnuß- und Behenöl. Das Sesamöl, als ein wenn auch nur sehr schwach trocknendes Öl, ist zu verwerfen. Rizinusöl, dem man vielfach eine Haarwuchs fördernde Kraft zuschreibt, darf nur mäßig verwendet werden, da es bei anhaltendem Gebrauche die Haare schmierig und klebrig macht. Sehr vorteilhaft ist seine Verwendung zu sog. Kräuselpomaden, weil hier gerade eine gewisse Klebrigkeit gewünscht wird.

Von den festen und halbfesten Fetten sind die wichtigsten Walrat, Wachs, Kakaobutter, Talg, Schmalz und Wollfett. Bei der Verwendung von Wachs ist zu bemerken, daß man bei irgendwie gefärbten Pomaden stets gelbes Wachs verwenden sollte, weil dies dem Ranzigwerden weit weniger unterworfen ist als das gebleichte weiße Wachs.

Als sehr vorteilhaft ist das Wollfett zu erachten, da kein anderes Fett mit solcher Leichtigkeit von der Haut und namentlich von dem Hornstoff der Haare aufgesogen wird. Am unvorteilhaftesten in dieser Beziehung sind die reinen Mineralfette, das Vaselin, das daneben noch den Übelstand besitzt, die Wohlgerüche nicht besonders festzuhalten. Trotzdem aber wird gerade Vaselin als Zusatz zu Pomaden viel verwendet, da Vaselin nicht ranzig werden kann. Mittelbar zu den fettenden Mitteln gehört auch das

Glyzerin, das vielfach, namentlich zu Haarwaschwässern, benutzt wird. Allerdings ist seine Verwendung zu diesem Zweck nicht recht geeignet, einmal, weil es die Haare schmierig macht, anderenteils aber, weil es ihnen Wasser entzieht, und sie auf diese Weise spröder und brüchiger werden, jedenfalls darf der Zusatz nicht zu groß sein.

Die erste Bedingung für alle zu verwendenden Fette sind völlige Reinheit und Frische. Schmalz, Talg und Olivenöl werden, wenn irgend möglich, als Benzoefette (siehe diese) verwendet. Zweckmäßig setzt man den Fettmischungen unter Erwärmung einen Ester der Paraoxybenzoesäure zu. Vom Methylester der Paraoxybenzoesäure, dem Nipagin, genügen etwa 0,2 bis 0,3%, von den Estern höherer Alkohole weniger, oder eine Lösung von 1:10 000 in Öl der Maleinsäure. Für Pomaden, die eine lange Haltbarkeit besitzen sollen, muß das Fett möglichst wasserfrei sein; nur für billige, rasch zu verkaufende Ware ist ein Zusatz von Wasser, am besten unter Zuhilfenahme von einer Boraxlösung, angängig.

Was den Zusatz von Wohlgerüchen anbetrifft, muß als Regel gelten, daß der Duft zart und nicht zu stark sei. Das Gegenteil ist bei Pomaden und Haarölen geradezu unangenehm.

Zur Färbung bedient man sich für Rot des Alkannins, für Gelb der Kurkuma, für Grün des Chlorophylls, für Braun der Katechutinktur, des Karamels oder der Kakaomasse, nur für die Stangenpomaden, die geradezu Farbstoff abgeben sollen, benutzt man unlösliche Erdfarben und Kienruß.

Um den Fettgemischen erhöhte Anregung des Haarwuchses zu verleihen, werden oft Stoffe, wie Auszüge von Chinarinde, spanischem Pfeffer oder frischem Brennesselkraut, Chininsulfat oder Tannin hinzugefügt, und um den Haarboden frei von schädlichen Einflüssen zu halten, antiseptische Stoffe, wie Salizylsäure, Schwefel, Chinosol, Wacholderteer, Perubalsam, Anthrasol, Empyroform u. a.

Von den Franzosen werden oft als Pomadenkörper sowie für Haaröle die Fette in den Handel gebracht, welche zur Absorption der Blumendüfte benutzt sind. Diese halten, nachdem sie für die Bereitung der Extraits mit Alkohol ausgezogen sind, noch immer so viel Duft zurück, daß sie als Pomadengrundlage von großer Feinheit des Geruches sind. Sie tragen jedoch den Keim des Verderbens, d. h. die Anlage zum Ranzigwerden, von vornherein in sich. Sie halten sich, besonders in nicht gut schließenden Gefäßen, sehr schlecht und nehmen dann einen ekelhaften, unangenehmen Geruch an.

Man hat vielfach, namentlich Dieterich hat dies in seinem Manual getan, eine ganze Reihe von sog. Pomadengrundlagen zusammengestellt, die für die einzelnen Pomaden, je nach dem Preis, der sich damit erzielen läßt, benutzt werden können. Wir wollen der Vollständigkeit halber die Dieterichschen Grundlagen aufführen, obgleich es uns scheinen will, als ob mindestens die Hälfte derselben leicht entbehrt werden kann. Wir empfehlen ganz besonders für feine Pomaden Mischungen mit Kakaobutter, ferner Wollfett; für billigere Benzoeschmalz mit einem entsprechenden Zusatz von Wachs oder Zeresin.

Pomadengrundlagen. Nach Dieterich.

a) Schweinefett 725,0   weißes Wachs 75,0
Borax 10,0   Wasser . . . . 200,0.
Die im Wasserbade geschmolzene Fettmischung wird bis zum beginnenden Erstarren stark gerührt, und dann erst die Boraxlösung zugemischt.

b) Schweinefett 100,0   Kokosöl 400,0
Zeresin 100,0   Borax 10,0
Wasser . . . . 400,0.
Bereitung wie bei a.
Da das Kokosöl die unangenehme Eigenschaft hat, leicht ranzig zu werden, dürfte diese Grundlage gleichwie die unter a angegebene nur für sehr schnell abzusetzende Pomaden geeignet sein.

c) Paraffinöl 750,0   Zeresin 250,0
schmilzt man und rührt die Masse bis zum Erkalten.

d) Schweinefett 500,0   Benzoeschmalz 250,0
Ochsenmark . . . . 250,0.
Bereitung wie bei c.

e) Schweinefett 500,0   Benzoeschmalz 250,0
Kakaoöl . . . . 250,0.
Bereitung wie bei c.

f) Weißes Wachs 200,0   Benzoeschmalz 200,0
Olivenöl . . . . 600,0.
Bereitung wie bei c.

g) Weißes Wachs 200,0   Benzoeschmalz 300,0
Rizinusöl . . . . 500,0.
Bereitung wie bei c.

h) Weißes Wachs 100,0   fettes Mandelöl 300,0
Kakaoöl . . . . 600,0.
Bereitung wie bei c.

i) Fettes Mandelöl 100,0   Walrat 100,0
Schweinefett . . . . 800,0.
Bereitung wie bei c.
Diese Vorschrift gibt eine ungemein weiße Grundlage.

k) Schweinefett 400,0   Benzoeöl 300,0
wasserfreies Wollfett . . . . . 300,0.
Man schmilzt das Schweinefett und rührt, nachdem man vom Dampf genommen hat, das Wollfett und schließlich das Benzoeöl unter.
Wir fügen weiter hinzu:

l) Frischer feinster Rindertalg 334,0   Schweinefett . . . . . 666,0.
Soll diese Grundlage etwas fester sein, schmilzt man noch weißes Wachs 100,0 im Wasserbade darunter.

m) wasserfreies Wollfett . . 400,0   Vaselin . . . . 600,0.

Bei der Bereitung der Pomaden soll der Wohlgeruch erst nach dem Halb-Erkalten zugefügt werden. In Gläsern abgefaßte Pomaden sind kühl, gut geschlossen und vor L i c h t g e s c h ü t z t aufzubewahren.

Wir geben im nachfolgenden eine Reihe verschiedener Vorschriften, dabei bemerkend, daß die Namen dieser Zubereitungen meistens vollkommen willkürlich gewählt sind und daher beliebig geändert werden können.

Apfelpomade.

Schweinefett	700,0	Zeresin	100,0
Borax	10,0	Wasser	180,0
Pomadenwohlgeruch	5,0	Apfeläther	2,0
	Zitronensäure	3,0.	

Die Zitronensäure und der Borax werden im angewärmten Wasser gelöst und mit diesem der Fettmischung zugesetzt. Die Pomade wird vielfach mit öllöslichem Chlorophyll schwach grünlich gefärbt.

Benzoepomade. Nach Dieterich.

Benzoeschmalz	1000,0	fettes Jasminöl	10,0
Rosenöl	5 Trpf.	Veilchenwurzelöl	1 Trpf.
	Kumarin	0,05.	

Brennesselpomade.

Man zieht   frisches Brennesselkraut . . . 500,0

mit   Olivenöl 1000,0

oder einem Gemische von Olivenöl und Paraffinöl bis zu gleichen Teilen in der Wärme aus, filtriert durch einen Heißwassertrichter, schmilzt dem Öl im Wasserbade   Zeresin 350,0

hinzu, rührt dem halb erkalteten Gemische

Perubalsam 40,0

und Wohlgeruch nach Belieben unter.

Soll die Pomade mehr grün aussehen, färbt man mit Chlorophyll auf.

Man kann den Brennesselpomaden, obwohl die Brennessel selbst Schwefel in organischer Bindung enthält, auch 2% Schwefelblumen zufügen.

Chinapomade.

a)
Kakaobutter	550,0	Olivenöl	420,0
Chinarindenextrakt	10,0	Perubalsam	15,0
Bergamottöl	4,0	Rosengeraniumöl	1,0.

Man schmilzt die Kakaobutter mit dem Öl im Wasserbade zusammen, arbeitet das Chinarindenextrakt und darauf unter kräftigem Rühren allmählich den Perubalsam darunter und fügt schließlich die ätherischen Öle hinzu. Wird die Pomade weicher gewünscht, so muß die Menge der Kakaobutter verringert, die des Olivenöls vergrößert werden.

Will man die Chinapomade noch auffärben, so wählt man ein Gemisch

von   Alkannin 0,5

und   öllöslichem Chlorophyll 2,5,

die man in einem Teile des Olivenöls unter Anwendung von Wärme auflöst und filtriert.

b)
Schweinefett	835,0	Zeresin	100,0
Kakaomasse	30,0	Perubalsam	15,0
Bergamottöl	4,0	Chinarindenextrakt	15,0
	Rosengeraniumöl	1,0.	

Die Kakaomasse wird im Mörser für sich geschmolzen, die im Wasserbade geschmolzene Fettmischung, darauf das Chinarindenextrakt und, unter kräftigem Rühren, allmählich der Perubalsam werden hinzugefügt. Schließlich mischt man die ätherischen Öle darunter.

Sollen die nach diesen Vorschriften zu bereitenden P o m a d e n auch g e g e n H a a r a u s f a l l angewendet werden, so fügt man Spanisch-Pfeffer-Tinktur 20,0 und zur Ernährung Vitamin F 1,0 hinzu. V i t a m i n p o m a - d e n. V i t a m i n h a l t i g e P o m a d e n.

Schuppenpomade unter Verwendung des von der Chinosolfabrik Hamburg erzeugtem **Chinosol** hergestellte einfache Schuppenpomade darf nicht als Chinosolschuppenpomade in den Handel gebracht werden.

Wollfett	700,0	gelbes Vaselin	250,0
Bergamottöl	5,0	Chinosol	5,0
Zimtöl	1,0	gelöst in Wasser	45,0
Zitronenöl	5,0	Perubalsam	20,0.

Cholesterinhaarwuchspomade.

Cholesterin	2,0	Olivenöl	31.0
wasserfreies Wollfett	45,0	Triäthanolamin	7,0
	Stearinsäure	15,0.	

Denstorffpomade.

Feinstes Olivenöl	800,0	Walrat	200,0
Rosenöl	1,0	Alkannin	0,5.

Die Pomade wird, wenn im Wasserbade geschmolzen, in Glasdosen gefüllt und langsam erkalten gelassen. Jede Erschütterung muß beim Erkalten vermieden werden.

Als Austauschmittel für Walrat gilt Zetylalkohol.

Eispomade. Kräuselpomade.

Rizinusöl	850,0	Walrat	150,0.
.	Wohlgeruch nach Belieben.		

Bereitung wie bei der vorigen. Soll die Pomade gefärbt werden, so verwendet man für Grün Chlorophyll, für Rot Alkannin. Siehe unter Denstorffpomade.

Familienpomade. Vaselinpomade.

a) Gelbes Vaselin	970,0	Zeresin	20,0
	Pomadenwohlgeruch (siehe dort)	10,0.	
b) Zeresin	200,0	Paraffinöl	800,0.
	Wohlgeruch nach Belieben.		

Frangipanipomade. Nach Dieterich.

Pomadengrundlage g	1000,0	fettes Jasminöl	30,0
Rosenöl	10 Trpf.	Bergamottöl	3 Trpf.
Sandelholzöl	1 „	Linaloeöl	1 „
Rosengeraniumöl	5 „	Veilchenwurzelöl	1 „
Moschustinktur	5 „	Zibettinktur	5 „
	Kumarin	0,05.	

Gurkenpomade. Pomade de concombre.

a) Benzoeschmalz	800,0	weißes Zeresin	50,0
ausgepreßter Gurkensaft	150.0	Pomadenwohlgeruch	10,0.

Man schmilzt die Fette im Wasserbade zusammen und fügt den Gurkensaft unter beständigem Rühren allmählich hinzu. Wird zuweilen mit Chlorophyll schwach grün gefärbt.

b) Nach Mann:

Fettes Mandelöl	260,0	Gurkensaft	120,0
Walrat	60,0	Levkojenblütenöl	15,0
weißes Wachs	60,0	Spiritus (95%)	20,0.

Siehe unter Denstorffpomade.

Heliotroppomade.

Kakaobutter	550,0	Heliotropöl	100,0
feinstes Olivenöl	350,0	Chlorophyll	1,0
Vanillin	0,1	Moschustinktur	5 Trpf.

Anstatt des Heliotropöles kann man auch

Heliotropin	0,2	Olivenöl	100,0

verwenden. Das Heliotropin löst man in etwas Essigäther auf.

Kräuterpomade.

Diese in vielen Gegenden sehr beliebte Pomade kann mit einer beliebigen mittelfeinen Grundlage hergestellt werden. Sie ist mit Chlorophyll grün zu färben und mit kräftigen Kräuterölen, wie Thymian-, Feldkümmel-, Pfefferminz-, Majoranöl u. a., wohlriechend zu machen.

Lanolinpomade.

a) Benzoeschmalz 600,0   wasserfreies Wollfett . . 200,0
   Rosenwasser 200,0   Bergamottöl 5,0
   Rosengeraniumöl . . . 1,0   Benzoetinktur . . . . . 5,0.

Soll die Pomade rot gefärbt werden, benutzt man entweder Alkannin oder besser Karminlösung. Die Fette werden unter Anwendung von geringer Wärme im Wasserbade geschmolzen, darauf fügt man unter beständigem Rühren allmählich das Rosenwasser und schließlich ebenfalls in kleinen Mengen die Mischung der Benzoetinktur und der ätherischen Öle hinzu.

b) Lanolin 880,0   Kakaobutter 70,0
   werden zusammengeschmolzen, dann setzt man hinzu:

   Benzoetinktur 40,0   Bergamottöl 1,9
   Perubalsam 5,0   Rosengeraniumöl 0,5
               Himbeeräther . . . . 0,5.

Markpomade. Rindermarkpomade.
a) Echt:
   Rindermark 100,0   Zeresin 100,0
               gelbes Vaselinöl . . . . 800,0.

Man färbt das Gemisch mit etwas Butterfarbe oder Safransurrogat gelb und fügt nach Belieben Wohlgeruch hinzu.

b) Künstlich:
   Schweinefett 750,0   Olivenöl 240,0
               Pomadenwohlgeruch . . . . 10,0—15,0.

Die Pomade wird am besten mit einem Schaumbesen bis zum Erkalten geschlagen, damit sie schaumig wird, und mit einigen Tropfen Butterfarbe gelblich gefärbt.

Pomade, tscherkessische. Pomade (Crème) Circassienne.

Schweinefett 330,0   Benzoeschmalz 230,0
fettes Mandelöl 440,0   Rosenöl 3,0
               Alkannin . . . . 0,01.

Zur Verbilligung kann man vom Rosenöl weniger nehmen oder man verwendet synthetisches Rosenöl in Mischung mit Rosengeraniol (Schimmel & Co.).

Pomade, gewöhnliche.

Schweinefett 700,0   Zeresin 100,0
Borax 10,0   Wasser 180,0
               Pomadenwohlgeruch (siehe diesen) 10,0.

Man schmilzt Zeresin und Schweinefett im Wasserbade zusammen und fügt der Fettmischung die durch Erwärmen erhaltene Borax-Wasserlösung unter kräftigem Rühren allmählich zu.

Soll die Pomade rosa gefärbt sein, erreicht man dies durch 20,0—30,0 Karminlösung.

Pomade, hochfein.

Schweinefett	900,0	Benzoesäure	10,0
Walrat	75,0	Bergamottöl	5,0
Rosengeraniumöl	1,0	Kumarin	0,5
blausäurefreies Bitterman-		Veilchenextrakt	10,0
delöl	1 Trpf.	Moschustinktur	5 Trpf.

Man schmilzt Walrat und Schweinefett im Wasserbade zusammen, löst darin die Benzoesäure und fügt die Lösung des Kumarins in den Wohlgerüchen hinzu.

Als Austauschmittel für Walrat gilt Zetylalkohol.

Die Pomade muß bis zum Erkalten sehr stark gerührt werden.

Pomade gegen vorzeitigen Haarausfall.

a)
Kakaobutter	560,0	Olivenöl	290,0
Tannin	20,0	Chininsulfat	15,0
Kölnisch-Wasser	100,0	Perubalsam	15,0

Tannin, Chinin und Perubalsam werden im Kölnisch-Wasser gelöst und dem fast erkalteten Fettgemische zugemengt.

b) Nach Saalfeld. S c h w e f e l p o m a d e. S c h u p p e n p o m a d e :

Schwefelmilch	1,5	gelbes Vaselin	28,5.

c) S c h w e f e l - S a l i z y l s ä u r e - P o m a d e :

Salizylsäure	0,5	Schwefelmilch	1,0
	gelbes Vaselin	28,5.	

Wohlgeruch nach Belieben.

d) I c h t h y o l p o m a d e (b e i d u n k l e r e m H a a r):

Ichthyol	2,0	gelbes Vaselin	28,0.

e) S a l i z y l s ä u r e - I c h t h y o l p o m a d e :

Salizylsäure	0,5	Ichthyol	2,0
	gelbes Vaselin	27,5.	

f) T e e r p o m a d e (b e i d u n k l e r e m H a a r):

Wacholderteer	1,0	gelbes Vaselin	29,0.

g) A n t h r a s o l p o m a d e (b e i b l o n d e m H a a r):

Anthrasol	2,0	gelbes Vaselin	28,0.

Als Wohlgeruch eignet sich Lavendelöl gut.

h) E m p y r o f o r m p o m a d e (b e i d u n k l e r e m H a a r):

Empyroform	3,0	gelbes Vaselin	27,0

i) E m p y r o f o r m - S c h w e f e l p o m a d e (b e i d u n k l e r e m H a a r):

Schwefelmilch	1,0	Empyroform	3,0
	gelbes Vaselin	26,0.	

k) T a n n o b r o m i n p o m a d e (b e i d u n k l e r e m H a a r):

Tannobromin	1,0	gelbes Vaselin	29,0.

l) S c h w e f e l p o m a d e :

Schwefelmilch	3,0	Kakaobutter	30,0
	fettes Mandelöl	60,0.	

m)
Perubalsam	25,0	Kakaoöl	600,0
	Olivenöl	375,0.	

n)
Schwefelmilch	100,0	Perubalsam	200,0
salzsaures Chinin	40,0	Ochsenmark	660,0.

o) E u r e s o l - S c h u p p e n p o m a d e, nach Mann:

Talg	400,0	Euresol	50,0
Olivenöl	50,0	Perubalsam oder Perugen	10,0
Rizinusöl	60,0	Geraniumöl, Bourbon	3,5
fettes Mandelöl	75,0	Ylang-Ylang	0,5
Schweinefett	300,0	künstliches Neroliöl	2,5
Schwefelmilch	100,0	synthetisches Bergamottöl	6,0.

Gefärbt mit etwas Chlorophyll.

Euresolschuppenpomaden sollen nur in sehr geringen Mengen auf die Kopfhaut aufgetragen und nur kurze Zeit angewendet werden.

p) Euresol-Vaselin-Schuppenpomade:

Weißes Vaselin	320,0	Bergamottöl	2,0
Schwefelblumen	17,0	Neroliöl	0,6
Perubalsamtinktur	20,0	Terpineol	1,5
Euresol	8,0	Aubépine (Anisaldehyd)	0,5
	Vanillin	0,1.	

q) Karbolsäure-Schwefelpomade, Phenol-Schwefelpomade:

Verflüssigtes Phenol (ver-		wasserfreies Wollfett	600,0
flüssigte Karbolsäure)	20,0	Schwefelblumen	100,0
Perubalsam	20,0	Bergamottöl	10,0
	gelbes Vaselin	250,0.	

r) Nach Lassar:

Verflüssigtes Phenol (ver-		Schwefelblumen	5,0
flüssigte Karbolsäure)	1,0	Kammfett	50,0.

s) Nach Lassar:

Verflüssigtes Phenol (ver-		Pferdekammfett	870,0
flüssigte Karbolsäure)	20,0	Schwefelblumen	100,0
	Bergamottöl	10,0.	

t) Anthrasol-Schwefelpomade:

Anthrasol	5,0	Schwefelmilch	5,0
	Lanolinpomade	90,0,	
oder andere Salbengrundlage z. B.			
wasserfreies Wollfett	65,0	gelbes Vaselin	25,0.

Pomade philocome.

Weißes Wachs	100,0	Olivenöl	900,0
	Pomadenwohlgeruch	10,0—15,0.	

Die Pomade wird bis fast zum Erkalten gerührt und, wenn sie dickflüssig geworden, in Gläser gegossen.

Veilchenpomade.

Benzoeschmalz	900,0	blausäurefreies Bitterman-	
Veilchenextrakt	40,0	delöl	1 Trpf.
Zeresin	60,0	Veilchenwurzelöl	2 Trpf.
	Moschustinktur	5 Trpf.	

Stangen- und Bartpomaden.

Diese Pomaden haben neben dem Zwecke des Fettens den des Klebens. Sie dienen zur Befestigung des Haares und dazu, den Bart in bestimmte Formen zu bringen. Um diesem Zwecke zu entsprechen, müssen sie klebende Bestandteile wie Harz und Wachs in größeren Mengen enthalten. Sie sind eine Art von Zeraten; nur die ungarische Bartwichse ist eine Wachsemulsion. Da die meisten auch färben sollen, werden ihnen Erdfarbenpulver in Mengen von 5—10% zugesetzt.

Bei der Bereitung rührt man die Masse fast bis zum Erkalten und gießt sie erst dann in die betreffenden Formen aus. Der Wohlgeruch kann nach Belieben gewählt werden, der Duft darf aber nicht stark sein. Man pflegt gewöhnlich 2 Grade der Härte vorrätig zu halten.

Ungarische Bartwichse.

a) Weißes Wachs 220,0   gepulverte Seife 110,0
   Rosenwasser 560,0   arabisches Gummi . . . 110,0
         Rosengeraniumöl . . . . 1,0.

Man reibt zuerst das arabische Gummi mit der gepulverten Seife und einem Teile des Wassers zu einem Schleim an. Diesen erwärmt man im Wasserbade so weit, daß das Wachs schmilzt, rührt stark durch, fügt nun allmählich unter starkem Umrühren das übrige, ebenfalls erwärmte Wasser hinzu und rührt bis zum völligen Erkalten. Wird die Pomade gefärbt verlangt, setzt man die gewünschten Farbstoffe hinzu. Zuweilen wird auch, um ein zu starkes Austrocknen zu vermeiden, ein Teil des Wassers, etwa 10%, durch Glyzerin ersetzt.

Die Bartwichse wird in gut schließende Glasgefäße oder in Tuben gefüllt.

b) Nach Seifenfabr.:

Wasser 2000,0   Glyzerin (von 28° B) . . . 400,0
arabisches Gummi, pulverisiert und fein gesiebt 600,0
weißes Wachs 1000,0   Olivenöl Ia. 1200,0
       Kalilauge (von 40° B) 600,0,
verdünnt mit Wasser . . . . 600,0.
Wohlgeruch: Portugalöl .   60,0   Kassiaöl 15,0
Palmarosaöl 120,0   Lavendelöl . . . . . . 15,0.

Wasser, Glyzerin, arabisches Gummi, Wachs und Olivenöl werden der Reihe nach in einem emaillierten Gefäß im Wasserbad oder im Dampfapparat, durch langsames Schmelzen, unter fortwährendem Rühren, zu einer gleichmäßigen Masse vereinigt. Nach erfolgter inniger Vereinigung wird die mit Wasser verdünnte Kalilauge der Masse zugerührt, das Gefäß dann aus dem Wasserbad entfernt, und das Rühren ist nun etwa 1½ Stunde, bzw. so lange fortzusetzen, bis sich an der Oberfläche der Masse keine Spuren von Olivenöl mehr zeigen. Ist dies nicht mehr der Fall, so ist zu schließen, daß das Olivenöl vollständig von der Lauge aufgenommen worden ist. Die Masse wird nach dem Erkalten ziemlich dickflüssig sein; jedoch ist darauf zu achten, daß sie sich noch bequem in die Tuben füllen läßt, anderenfalls wäre mit Wasser nachzuhelfen, bis der erforderliche Fluß der Masse erreicht ist, sodann wird Wohlgeruch zugerührt und die Bartwichse sofort in die Tuben eingegossen. Gefärbt wird diese Bartwichse nicht.

c) B i l l i g e. Nach Seifenfabr.:

Dextrin 2225,0   gepulverte Seife 1000,0
Wasser 400,0   Japanwachs 2200,0
       Glyzerin . . . . 100,0.

Dextrin, Seife, Wasser und Glyzerin werden auf gelindem Feuer zu gleichmäßigem Brei verwandelt, dann wird das im Wasserbade geschmolzene Wachs langsam hinzugerührt. Wohlgeruch und Färbung nach Belieben. Für Blond verwendet man Ocker, für Braun einen gebrannten Ocker oder braune Umbra, für Schwarz Knochenschwarz.

Bartwichse mit Japanwachs hergestellt, hält sich jedoch nur kürzere Zeit und nimmt bald ranzigen Geruch an, der sich auch durch die Wohlgerüche schlecht verdecken läßt.

Für die Stangen- und Bartpomaden führen wir folgende Grundlagen an:

a) Olivenöl 380,0   gelbes Wachs 300,0
   Walrat bzw. Zetylalkohol . 160,0   Talg (Benzoetalg) . . . 160,0

b) Gelbes Wachs 470,0   Olivenöl 470,0
       Harz . . . . 60,0.

Nach Dieterich:

c) Gelbes Wachs 450,0   Benzoeschmalz 350,0
   Olivenöl 100,0   venezianer Terpentin . . 100,0.

Nach Dieterich (h a r t):

d) Gelbes Wachs 500,0   Benzoeschmalz 300,0
    venezianer Terpentin . . 150,0   Elemiharz . . . . 50,0.

e) Gelbes Wachs 280,0   Benzoeschmalz 160,0
    Talg (Benzoetalg) . . . . . 560,0.

f) Wasserfreies Wollfett . . 90,0   gelbes Wachs 270,0
    Talg (Benzoetalg) . . . . . . 640,0.

g) Geringwertig:
Gelbes Zeresin 635,0   venezianer Terpentin . . 265,0
    gelbes scheinloses Vaselinöl . . . 100,0.

Falls man Talg verwendet, tut man der Haltbarkeit wegen gut, B e n z o e -
t a l g zu nehmen, der auf dieselbe Weise wie Benzoeschmalz bereitet wird.
Sollen die Pomaden verbilligt werden, so ersetzt man das Olivenöl ganz oder
teilweise durch Vaselinöl.

Haaröle.

Die Haaröle verdienen vor den Haarpomaden zum Fetten der Haare den
Vorzug, weil sie leichter zu verteilen sind. Ihre Bereitung ist so einfach, daß
die Aufzählung zahlreicher Vorschriften überflüssig erscheint. Bedingungen
sind nur: möglichst geruchloses fettes Öl und zarter, nicht zu starker Wohlgeruch. Als fette Öle benutzt man in den meisten Fällen Olivenöl, Pfirsichkernöl; ferner Behen- und feinstes kaltgepreßtes Erdnuß-(Arachis-)Öl und
das fette Senföl. Das Erdnußöl wird als sogenanntes K r o n e n ö l fast farblos geliefert und eignet sich, da es nicht leicht ranzig wird, gut zur Bereitung von Haarölen. Auch feines Baumwollsamenöl ist für billigere Haaröle zu verwenden; niemals aber sollte das käufliche Rüböl genommen werden. Dieses erfordert zur Verdeckung seines nicht weniger als angenehmen
Geruches eine weit größere Menge von ätherischem Öl, so daß dadurch der
billigere Preis hinfällig wird. Handelt es sich um Verbilligung, so verwendet
man zweckmäßig ein Gemisch von 2 T. Olivenöl und 1 T. scheinlosem
Vaselinöl.

Bei der Wahl der zu verwendenden Wohlgerüche kommt es selbstverständlich auf den zu erzielenden Preis an; mit ätherischen Ölen und den
künstlichen Riechstoffen lassen sich sehr liebliche Gerüche erreichen. Hier
sind es namentlich Rosen-, Orangenblüten-, Bergamottöl, in kleinen Mengen
Kumarin, Vanillin usw. Einen sehr angenehmen Duft gibt z. B.

Bergamottöl 1,0   Rosengeraniumöl. . . . 0,5
      Kumarin 0,5
auf 1 kg fettes Öl.

Um dem Haaröl eine dem Haarwuchs besonders anregende Wirkung
zu geben, verwendet man Arnikablüten, frisches Brennesselkraut, Kamillen
oder Klettenwurzeln.

Soll das Haaröl gefärbt werden, so verwendet man für R o t Alkannin,
für G r ü n fettlösliches Chlorophyll, für Gelb fettlöslichen Teerfarbstoff.

Haaröle müssen blank sein, und so müssen sie nach der Fertigstellung
filtriert werden.

Zur Haltbarmachung der Haaröle, die aus fetten Ölen hergestellt werden,
fügt man ihnen unter Erwärmung etwa 0,2% eines Esters der Paraoxybenzoesäure, z. B. Nipagin, Methylester der Paraoxybenzoesäure, hinzu.

Nach dem eben Gesagten wird ein jeder Fachmann imstande sein, die Haaröle nach eigenem Belieben zu mischen. Bei dem Abschnitt **R i e c h - m i t t e l** werden ohnehin noch verschiedene Haaröl- und Pomadenessenzen aufgeführt werden.

An dieser Stelle führen wir nur einige Vorschriften von besonderen Haarölen auf.

Arnikahaaröl.

a) Arnikablüten 100,0   Spiritus (95%) 100,0
werden in einer Schale gemischt, die Mischung einige Zeit verdeckt stehen gelassen, dann Erdnußöl 1000,0 hinzugefügt und auf dem Wasserbad erwärmt, bis der Weingeist verdunstet ist. Dann wird abgepreßt, wenn gewünscht, mit Chlorophyll aufgefärbt und filtriert.

b) Man mischt:
Olivenöl 990,0   ätherisches Arnikaöl . . 10,0,
färbt mit Chlorophyll grün und fügt nach Belieben Wohlgerüche hinzu.

Brennesselhaaröl.

Zusammengedrängtes Brennesselöl 250,0
Olivenöl oder feines Erdnußöl, oder ein Gemisch von Olivenöl
und scheinlosem, geruchfreiem Vaselinöl 750,0
Heliotropin 2,5   Orangenblütenöl 5,0,
oder Blumenduft nach Belieben.

Das **z u s a m m e n g e d r ä n g t e B r e n n e s s e l ö l** wird hergestellt:
Frisches Brennesselkraut von möglichst
nicht zu großen blühenden Pflanzen . 500,0
werden mit   Spiritus (95%) 375,0
Ammoniakflüssigkeit (0,960) 10,0
in ein Weithalsgefäß gepreßt, 24 Stunden stehen gelassen. Darauf fügt man Olivenöl oder feines Erdnußöl oder ein Gemisch von Olivenöl und scheinlosem, geruchlosem Vaselinöl 1000,0 hinzu und erwärmt eine Zeitlang bei gelinder Wärme im Wasserbade, bis der Weingeist und die Ammoniakflüssigkeit verdunstet sind. Darauf wird abgepreßt und filtriert.

Eierhaaröl.

Echtes Eieröl 200,0   Heliotropin 10,0
Olivenöl 800,0   Rosengeraniumöl . . . . 0,5.

Das **e c h t e E i e r ö l, O l e u m O v a r u m** gewinnt man dadurch, daß man Eigelb mit etwa dem zwanzigsten Teil Wasser innig vermischt, im Dampfbade so lange unter Umrühren erhitzt, bis eine herausgenommene Probe, zwischen den Fingern gedrückt, fettes Öl erkennen läßt. Nun preßt man das Öl aus und läßt es absetzen. Man kann auch zur schnelleren Klärung etwas entwässertes Natriumsulfat zusetzen. Die Ausbeute beträgt etwa 10%.

Oder man kocht das Eigelb bis zur Salbendicke bzw. zu einer bröckligen Masse und preßt warm aus.

K ü n s t l i c h e s E i e r ö l ist Olivenöl, dem man etwa 5% Kakaoöl zugeschmolzen hat.

Kamillenhaaröl.

Kamillenblüten 100,0
durchfeuchtet man mit
Spiritus (95%) 75,0,
läßt einige Stunden verdeckt stehen und fügt
Olivenöl oder Erdnußöl 1000,0
hinzu. Darauf erwärmt man im Dampfbade, bis der Weingeist verflüchtigt ist, preßt ab und filtriert.

Nun vermischt man nach Belieben mit Wohlgerüchen, fügt aber 10 Tropfen ätherisches Kamillenöl hinzu.

Klettenwurzelöl.
a) **Echt:**

Zerschnittene Klettenwurzeln 250,0   Olivenöl oder Erdnußöl . 1000,0.

Man digeriert die Wurzeln mehrere Tage mit dem Öl, filtriert ab und fügt nach Belieben Wohlgerüche hinzu.

b)   Zerschnittene Klettenwurzeln . . 250,0

durchfeuchtet man mit

Spiritus (95%) 150,0,

läßt einige Stunden verdeckt stehen und fügt

Olivenöl oder Erdnußöl 1000,0

hinzu. Darauf erwärmt man im Dampfbade, bis der Weingeist verflüchtigt ist, preßt ab und filtriert.

Wohlgeruch nach Belieben. Zweckmäßig ist dem Wohlgeruch etwas Vanillin und Heliotropin hinzuzufügen.

c) **Unecht:**

Ist nichts weiter als ein mit Wohlgerüchen versehenes Gemisch von Olivenöl oder Erdnußöl und Vaselinöl.

Kräuterhaaröl. Grünes Öl.

Chlorophyll 5,0

löst man in   Olivenöl oder Erdnußöl 1000,0,

filtriert und versieht nach Belieben mit Wohlgeruch, fügt aber, um die Eigenschaften eines Kräuteröles zu wahren, einige Tropfen Rosmarinöl und Kamillenöl hinzu.

Lassar's Haaröl.

Salizylsäure 2,0   Benzoetinktur 4,0

Olivenöl 94,0

Wohlgeruch nach Belieben.

Metholhaaröl. Mentholöl.

Menthol 5,0   Olivenöl oder Erdnußöl . 95,0

werden vorsichtig im Wasserbad bis zur Lösung erwärmt. Wohlgeruch nach Belieben.

Rowlands Makassar-Haaröl.

Olivenöl oder Erdnußöl . 1000.0   Alkannin 0,5

Zimtöl 1,0   Nelkenöl 1,0

Rosenöl . . . . 5 Trpf.

Brillantine.

Unter diesem Namen versteht man Mittel, die das Haar, namentlich den Bart, fetten und zugleich steifen sollen. Es sind meist alkoholische, häufig aufgefärbte Lösungen bzw. Mischungen von Rizinusöl, Pfirsichkernöl oder Glyzerin, versetzt mit irgendeinem Blütenextrakte; vielfach auch mit kräftigeren Riechstoffen, wie Patschuli, Jockeiklub oder Heuduft. Sie sind als klare, gleichmäßige oder als Schüttel-Brillantinen im Handel. Oder sie kommen salbenartig in Tuben, oder als feste Brillantinen in Zeratform, in Formen ausgegossen, in den Handel. Eine besondere Art von Brillantinen sind die aus Triäthanolaminstearat, Vaselinöl und Wasser hergestellten Emulsionen. Sie haben den Nachteil des Vaselinöls, den Vorteil, daß sie nicht so fetten. Dünnflüssige Brillantinen werden aus alkohollöslichem Cetiol hergestellt.

a) Rizinusöl 100,0   Spiritus (95%) 890,0
Heuduft . . . . 10,0.
Soll die Brillantine mehr Klebkraft haben, so muß der Gehalt an Rizinus-
öl erhöht werden, und zwar kann man bis zu gleichen Teilen Rizinusöl und
Weingeist gehen. Will man der flüssigen Brillantine Vitamin zufügen, v i t a -
m i n h a l t i g e   B r i l l a n t i n e, so nimmt man auf 1000,0 Brillantine 1,0
Vitamin F (250 000 Einheiten).

b) Glyzerin 500,0   Weingeist (90%) . . . 480,0
Veilchenduft . . . . 20,0.
Eine Glyzerinbrillantine ist jedoch nicht besonders zu empfehlen, weil
Glyzerin die Haare schmierig macht und so auch als Staubfänger dient.

c) Nach Dieterich:
Rizinusöl 100,0   Benzoetinktur 50,0
medizinische Seife . . . 10,0   Weingeist (90%) 840,0
Rosenöl . . . . 5 Trpf.   Bergamottöl . . . . . . 1,0.

d) Rizinusöl 45,0   Glyzerin 45,0
Benzoetinktur 45,0   medizinische Seife . . . 9,0
Weingeist (90%) 855,0   Pomadenwohlgeruch ff. . 0,5
Essigäther . . . . 1,0.

e) Rizinusöl 100,0   Glyzerin 100,0
Spiritus (95%) . . . . 800,0.
Wohlgeruch nach Belieben.

f) Spritlösliches Cetiol . . . 75,0   Spiritus (95%) . . . . 25,0.

g) S c h ü t t e l b r i l l a n t i n e:
Pfirsichkernöl oder Olivenöl oder fettes Senföl   200,0
Spiritus (95%) 100,0
Wohlgeruch nach Belieben.
Zur Verbilligung kann das fette Öl durch ein Gemisch von Pfirsichkernöl
mit Vaselinöl ersetzt werden. Häufig wird diese Brillantine auch durch Chlo-
rophyll grünlich gefärbt.
Beim Abfüllen in kleine Flaschen ist die Mischung sehr oft gründlich um-
zuschütteln. Oder man füllt das mit Wohlgeruch versehene Öl zu zwei Drittel
in die Flasche und gießt den Weingeist darauf.

h) M i t   Z i t r o n e n s a f t,   w i r d   a n g e w e n d e t,   w e n n   d a s   H a a r   n a c h
d e m   W a s c h e n   z u   s p r ö d e   i s t:
Glyzerin 10,0   Zitronensaft 10,0
Kölnisch-Wasser (oder verdünnter Weingeist [68%]) . 80,0.

i) F e s t e   B r i l l a n t i n e:
Walrat 150,0   Rizinusöl 75,0
Pfirsichkernöl oder Olivenöl oder fettes Senföl   225,0
werden unter Schmelzen gemischt, dann mit
Rosenöl . . . . 5 Trpf.   Bergamottöl . . . . . 10 Trpf.
vermischt und noch warm in Gläser ausgegossen. Soll die Brillantine weicher
sein, oder soll sie in Tuben ausgegossen werden, B r i l l a n t i n e   i n   T u -
b e n, muß die Gewichtsmenge des Pfirsichkernöls bzw. Oliven- oder fetten
Senföls entsprechend erhöht werden.

k) Weißes Zeresin 125,0   weißes Vaselinöl . . . . 375,0.
Wohlgeruch nach Belieben. Die Gewichtsmengen müssen um etwas verändert werden, je nachdem die Brillantine in Tuben oder in Köchern in den
Handel gebracht werden soll. Um ein gleichmäßiges Erzeugnis zu erzielen,
muß tüchtig gerührt werden.

l) M i t   W o l l f e t t:
Wasserfreies Wollfett . . 125,0   weißes Zeresin 50,0
weißes Vaselinöl . . . . 325,0.

Bandoline.

Unter diesem Namen werden schleimige, mit etwas Wohlgeruch versehene Flüssigkeiten verkauft, die zum Befestigen der Haare dienen. Man verwendet dazu arabisches Gummi, Quittenkerne, Flohsamen, Traganth, Agar-Agar, Pektin und Tylose. Sehr gut eignen sich dazu die vier letzten.

a) Gepulv. Traganth . . 10,0—15,0   Kölnisch-Wasser 30,0
         lauwarmes Rosenwasser . . . . 960,0.

Das Traganthpulver wird zuerst mit dem Kölnisch-Wasser durchfeuchtet, dann das Rosenwasser rasch hinzugefügt und stark umgeschüttelt.

Wünscht man die Bandoline steifer, so erhöht man die Gewichtsmenge des Traganths bis auf 50,0, läßt das mit Kölnisch-Wasser durchfeuchtete Traganthpulver in dem Rosenwasser 48 Stunden aufquellen und seiht dann durch einen losen Stoff durch. Anstatt des Traganthpulvers kann man auch auf 1000,0 Bandoline 25,0 Quittensamen verwenden. Soll Bandoline rötlich aussehen, so färbt man mit etwas ammoniakalischer Karminlösung.

b) Nach Dieterich:

Agar-Agar	2,0	Wasser	700,0
Glyzerin	300,0	Jasminextrakt	10,0
Rosenöl	2 Trpf.	Orangenblütenöl	2 Trpf.

         Moschustinktur . . . . 2 Trpf.

Man löst Agar-Agar unter Erwärmen in dem Gemische von Wasser und Glyzerin, fügt die Wohlgerüche hinzu und filtriert, wenn nötig, noch warm.

Der Glyzeringehalt wird in dieser Vorschrift zweckmäßig heruntergesetzt, um die für die Haarpflege grundsätzlichen Nachteile des Glyzerins — Wasserentziehung, Staubaufnahme und Schmierigwerden des Haares — zu vermeiden.

c) Pektin 10,0   Zitronensäure 5,0
         Wasser . . . . 985,0.

E s   e m p f i e h l t   s i c h ,   d e r   H a l t b a r k e i t   h a l b e r   d e n   B a n d o l i n e n   e i n e n   g e r i n g e n   Z u s a t z   e i n e s   E r h a l t u n g s m i t t e l s , w i e   B o r s ä u r e ,   S a l i z y l s ä u r e ,   B e n z o e s ä u r e   o d e r   P a r a o x y b e n z o e s ä u r e e s t e r z u g e b e n .

Bartbefestigungsmittel. Bartbindenwasser. Bartformer.

a)

Salizylsäure	3,0	Kapillärsirup	100,0
Glyzerin	30,0	Wasser	1000,0
Weingeist (90%) . . .	160,0	Rosenöl	0,5.

b) Nach Seifens.-Ztg.:

Glyzerin	20,0	Kapillärsirup	60,0
Spiritus (96%)	20,0	Wasser	160,0.

         Wohlgeruch nach Belieben.

c) Habys „E s i s t e r r e i c h t" ähnlich:

Malzextrakt	5,0	Salizylsäure	0,2
Weingeist (90%)	7,5	Wasser	87,5

d)

Dextrin	4,0	Salizylsäure	0,2
Weingeist (90%)	7,5	Wasser	90,0.

e) Lösungen von Traganthschleim, Quittensamenschleim oder Tyloseschleim aus SL 100, die mit Erhaltungsmitteln versetzt sind und überdies noch einen Zusatz von Weingeist oder Kölnisch-Wasser erhalten haben.

Haarkräuselessenz. Haarkräuselspiritus. Haarkräuselwasser:
Lockenwasser.

a) Benzoetinktur 180,0   Spiritus (95%) 820,0
              Rosengeraniumöl . . . . . . 15 Trpf.

b) Hellstes Kolophonium . . 10,0   Spiritus (95%) 1000,0,
vermischt mit etwas Bergamottöl und Moschus.

c) Benzoetinktur 980,0   venezianischer Terpentin . 20,0
Wohlgeruch nach Belieben.

d) Man löst   Borax 50,0
in einem Gemische von
           Glyzerin 60,0
und   Wasser 1500,0
und fügt dieser Lösung allmählich
           Benzoetinktur 500,0
hinzu. Wohlgeruch nach Belieben.

e) Man löst:
Kaliumkarbonat . . . 10,0   in Wasser 1000,0
und fügt der Lösung
Weingeist (90%) 100,0   Glyzerin 25,0
           Ammoniakflüssigkeit (0,960) . . . 10,0
hinzu. Wohlgeruch nach Belieben.

f) Vorschrift Dauerwellenwasser a).

Dauerwellen.
1. D a u e r w e l l e n w a s s e r :

a) Fein gepulverter indischer   lauwarmes Rosenwasser . 1000,0
   Traganth (Karaya Gummi)   35,0   Spiritus (95%) . . . . . 25,0.
    Man verreibt den indischen Traganth gleichmäßig mit Spiritus, fügt
das lauwarme Rosenwasser unter kräftigem Reiben in kleinen Mengen zu,
seiht durch und macht durch Paraoxybenzoesäure-Methylester 0,2% haltbar.
Der Spiritus kann auf das Doppelte und mehr erhöht werden, wenn ein
schnelleres Trocknen erreicht werden soll.

b) Quittensamen 25,0   Rosenwasser 1000,0
   Borsäure 1,0   Spiritus (95%) . . . . . 20,0.
    Man löst die Borsäure in dem Rosenwasser auf, übergießt damit die
Quittensamen, läßt gehörig quellen, seiht ohne Anwendung irgendwelchen
Druckes durch und fügt den Spiritus hinzu.
    Man färbt beliebig etwas auf.

c) Tyloseschleim aus SL 100   Glyzerin 15,0
   (4prozentig) 50,0   Rosenwasser . . . . . 35,0.
    Wünscht man einen anderen Wohlgeruch, dann verwendet man destillier-
tes Wasser statt des Rosenwassers und fügt den Duftstoff zu. Um die Haltbarkeit zu erhöhen, löst man Paraoxybenzoesäure-Methylester 0,2% in dem
fertigen Dauerwellenwasser auf.

2. D a u e r w e l l e n - F i x a t i v.
    Es sind dies meist Auflösungen von Borax, oder Glyzerin, oder einer Fett-
säure, z. B. durch Sulfonierung erhaltenes Türkischrotöl, man hat dann einen
Öl-Dauerweller.

Borax 25,0   Spiritus (95%) 20,0
Gummi arabicum 5,0   Wasser . . . . 950,0.
    Borax und Gummi arabicum werden in warmem Wasser gelöst und mit dem
Weingeist vermischt.

Die Anwendung bzw. Verwendung der Dauerwellenwasser und der Fixative gestaltet sich so, daß beide vor der Herstellung der Dauerwellen gemischt werden. Mitunter wird auch etwas D a u e r w e l l e n ö l der Mischung hinzugesetzt, ein einfaches Haaröl oder ein emulgiertes fettes Öl.

Um durch die elektrische Wärme Dauerwellen zu erzeugen, müssen die Haare mit alkalischen Flüssigkeiten getränkt und dann einige Minuten erhitzt werden. Darauf werden die Haare mit einer chemisch reinen ein viertel- bis halbprozentigen Zitronen- oder Weinsäurelösung nachgewaschen, wodurch die Haare Glanz erhalten.

Die alkalische Flüssigkeit erhält man aus:

kalziniertem Natriumkarbonat 20,0   Natriumsulfit 30,0
destilliertem Wasser . . . . . 950,0.

Die Lösung darf nicht stärker hergestellt werden. Anstatt des Natriumsulfits kann auch Ammoniumsulfit in etwas stärkerer Lösung verwendet werden, jedoch ist solche Lösung sehr wenig haltbar.

Auch schwächer alkalisch wirkende Dauerwellen-Fixative sind beliebt, so kann der Gehalt an Natriumkarbonat heruntergesetzt werden.

D a u e r w e l l e n f i x a t i v für A n w e n d u n g o h n e A p p a r a t, zum W i c k e l n d e r H a a r e.

Borax 20,0   Weingeist (90%) . . . 200,0
Benzoetinktur 100,0   Wasser . . . . . 600,0.

Man löst Borax im Wasser, vermischt die Benzoetinktur mit dem Weingeist und fügt die Benzoetinktur-Weingeist-Mischung allmählich in kleinen Mengen und unter Umschütteln der Boraxlösung hinzu.

In Pulverform:

Hierunter versteht man feinst gepulverten indischen Traganth, Karaya Gummi oder ein Gemisch von 1 Teil ganz feingepulvertem Gummi arabicum und 5 Teilen Natriumbikarbonat.

Indischer Traganth ist unter Zusatz von etwas Spiritus und darauf Wasser zu einem dünnen Schleim zu verarbeiten, das Gummi arabicum-Gemisch in etwa 10 Teilen Wasser aufzulösen.

Perückenklebwachs.

a) Helles Kolophonium . . . 55,0   Lärchenterpentin 20,0
weißes Wachs 20,0
mischt man unter vorsichtigem Erwärmen im Wasserbad und rührt der etwas erkalteten Masse
Stärkemehl 5,0
unter.

b) Nach Dieterich:
Dammar 200,0   gelbes Wachs 400,0
gereinigtes Fichtenharz . 200,0   Lärchenterpentin 200,0
schmilzt man im Wasserbade, seiht durch, löst in der Seihflüssigkeit
Alkannin 0,5
und verleiht Wohlgeruch durch
Bergamottöl . . . . 10 Trpf.   Zitronenöl . . . . . . 10 Trpf.
Rosengeraniumöl . . . . 5 Trpf.

c) F l ü s s i g:
Fein gepulverter Mastix . 5,0   Äther-Weingeist 15,0
Bergamottöl . . . . 2 Trpf.
Man löst Mastix in dem Äther-Weingeist auf. Das Abgabegefäß ist mit dem Aufdruck „feuergefährlich" zu versehen.

Quittenschleim. Mucilago Cydoniae.

a) Quittensamen . . . 20,0—25,0   Rosenwasser . . . . . 1000,0.
Man übergießt die Samen mit dem Rosenwasser, läßt gehörig quellen und seiht dann ohne Anwendung irgendeines Druckes durch.

b) Quittensamen 20,0   Rosenwasser 1000,0
schüttelt man eine halbe Stunde miteinander und seiht ohne Anwendung
irgendeines Druckes durch.

Der Haltbarkeit wegen muß der Quittenschleim einen Zusatz von etwa
1,0 Borsäure auf 1 kg Schleim erhalten, ebenso ist es zweckmäßig, dem
Schleim auf 1 kg etwa 20,0 Spiritus (95%) zuzufügen.

Quittenkreme. Scheitelkreme. Frisierkreme (fettfrei).

Quittenschleim (s. d.) . . 400,0   Traganthschleim (s. d.) . . 100,0
werden mit   Spiritus (95%) 10,0
und beliebigem Wohlgeruch gründlich durcheinandergearbeitet und durch ein
nicht zu loses Seihtuch gerieben.

Zweckmäßig macht man den Schleim durch

Paraoxybenzoesäuremethylester . . 0,1
haltbar.

Flohsamenschleim.

Wird aus Flohsamen (Sem. Psyllii) wie Quittenschleim hergestellt mit dem
Unterschied, daß beim Durchseihen Druck angewendet wird.

Austrocknende und entfettende sowie ernährende Mittel
zur Haarpflege.

Hierunter gehören alle Mittel, die zur Reinigung der Haare und Kopfhaut dienen. Diesem Zweck entsprechend sind es vor allem Lösungen von
alkalischen Stoffen, Seifen und weingeistige Flüssigkeiten. Alle diese Mittel,
namentlich die alkalischen Verbindungen und die Seifen, müssen mit einer
gewissen Vorsicht angewendet werden, da die Kopfhaut ungemein empfindlich und reizbar ist, überdies sich Seife aus dem Haar nur bei sehr reichlichem Nachspülen mit lauwarmem Wasser vollständig entfernen läßt. Die
alkalischen Verbindungen dürfen nur in sehr verdünnten Lösungen und die
Seifen möglichst alkalifrei verwendet werden. Die Verarbeitung von vollständig alkalifreien Präparaten wie den Fettalkoholsulfonaten, z. B. dem Natriumlaurylsulfonat oder Natriumzetylsulfonat, zu kosmetischen Zwecken
ist meist patentamtlich geschützt. Zu beachten ist auch, daß bei gar zu
häufiger Anwendung als Haarwaschmittel infolge der sehr großen Emul-
gierungskraft der Fettalkoholsulfonate für Fett auch der Fettgehalt des
Haares selbst etwas emulgiert werden könnte. So fettet man das Haar nach
der Wäsche zweckmäßig etwas ein. Überdies verwendet man die Fett-
alkoholsulfonathaarwaschmittel auch nur bei sehr starker Fettabsonderung.
Auch der Weingeist ist wegen seiner stark austrocknenden Eigenschaften
nicht immer ohne Nachteil für Haare und Kopfhaut. Die Haare werden
spröde und verlieren ihren Glanz, die Kopfhaut wird so trocken, daß ein
Gefühl der Spannung entsteht. Um diesen Übelständen abzuhelfen, tut man
gut, den weingeistigen Waschmitteln einige Prozent Rizinusöl zuzusetzen.
Oft fügt man auch trotz der anhaftenden Mängel etwas Glyzerin hinzu.
Weingeist soll zur Haarpflege einen Prozentgehalt von etwa 55 bis 60%
haben, ist das Haar aber trocken, soll der Alkoholgehalt nicht höher als
35prozentig sein. Sollen die Haarwässer auf dem Kopfhaar Schaum erzeugen, muß der Alkoholgehalt mindestens 50% betragen, unter 50%
schäumt die Flüssigkeit auf der Kopfhaut so gut wie nicht.

Über die Verwendung von Propylalkohol bzw. Isopropylalkohol s. S. 231.

Haarwässer färbt man mitunter rot, indem man ein wenig Phenolphthaleinlösung und einige Tropfen Natronlauge hinzufügt. Diese Färbung
muß man jedoch bei Vorhandensein von Säuren vermeiden.

Man soll die Kopfreinigungsmittel überhaupt nicht zu häufig anwenden,
höchstens 1—2mal in der Woche, und tut gut, zwischendurch in mäßiger
Weise Haut und Haare einzufetten. Die Seifenlösungen sollen am besten
mit einem weichen (Rasier-) Pinsel auf der Kopfhaut verteilt werden, Alkali-
verbindungen und Weingeist werden mit einem Schwämmchen oder weichem
Lappen eingerieben. Nach hinlänglicher Einwirkung wird der Kopf mit lauwarmem Wasser gründlich nachgewaschen und strichweise, nicht durch
kreisförmiges Reiben, getrocknet. Bei sehr starken Kopfschuppen, Schinn,
ist zu empfehlen, die Kopfhaut einige Stunden vorher mit lauem Öl einzureiben, um erst nach genügender Aufweichung mit dem betreffenden Kopfreinigungsmittel, und zwar zweckmäßig mit einer Boraxlösung, nachzuwaschen. Borax erzeugt einen kräftigen Schaum, der viel leichter als Seifenschaum aus dem Haar zu entfernen ist, sehr gut reinigt und gut entfettet.

Zu den austrocknenden Mitteln für die Haare gehört auch der Haarpuder. Er ist angezeigt bei sehr fettem Haar und empfindlicher Kopfhaut,
verlangt aber eine darauffolgende gründliche Reinigung des Haares durch
laues Wasser. Anzuempfehlen ist die Puderung des Haares bei Frauen mit
langem und dichtem Haar während des Wochenbettes oder schwerer Krankheiten. Sie verhindert hier das Verfilzen der Haare und ein dadurch bedingtes starkes Ausfallen. Man tut aber gut, in solchen Fällen dem sonst nur
aus Stärkemehl und etwas Talk bestehenden Haarpuder etwas Salizylsäure
oder Borsäure beizufügen.

Die Salizyl- und Karbolsäure (Phenol) dienen ebenfalls in sehr verdünnten Lösungen, namentlich bei starker Schweißabsonderung, zu Kopfwasch-
mitteln.

Die mildesten Kopfwaschwasser werden mit Seifenwurzel bzw. Quillajarinde hergestellt. Bei jeder Haarwäsche sind die Augen gut zu schützen.
Haarwässer, die der Kopfhaut Nährstoffe zuführen sollen, enthalten Lezithin
(distearylglyzerinphosphorsaures Cholin) und Cholesterin, einen im Wollfett
vorhandenen Alkohol $C_{27}H_{45}OH$.

Alkoholfreies Haarwasser.

Siehe auch Birkenhaarwasser S. 322, Eihaarwasser S. 323, Lorbeerhaarwasser
S. 325, Kopfwaschwasser S. 325, Brennesselhaarwasser S. 332, Kamillenhaar-
wasser S. 336.

a) Borax 20,0   Salizylsäure 1,5
   Glyzerin 20,0   Orangenblütenwasser . . 100,0
   Rosenwasser 100,0   Wasser . . . . 758,0.
   Stärkerer Wohlgeruch nach Belieben.

b) Nach Wagner:
                  Ammoniumsulforizinat 200,0
                  terpen- u. sesquiterpenfreies Neroliöl   0,5
                  destilliertes Wasser . . . . 800,0.

Amerikanisches Haarwasser.

Lösung 1:
   Kampfer 90,0   Spanisch-Pfeffer-Tinktur . 120,0
   Spiritus (95%) 1700,0   Zitronenöl 2,0
   Orangenblütenöl . . . 0,5   Lavendelöl 1,0
   Muskatnußöl 0,5   Heliotropin . . . . . 0,05.

Lösung 2:

Ammoniumkarbonat . . .	60,0	Wasser	1740,0
Ammoniakflüssigkeit (0,910)	90,0	Orangenblütenwasser . .	120,0.

Man mischt beide Lösungen miteinander, fügt Glyzerin 80,0 hinzu, stellt einige Tage beiseite und filtriert.

Dieses Haarwasser kann des besseren Aussehens halber gelb oder schwach rot gefärbt werden.

Anthrasol-Haarwasser. Teer-Haarwasser.

Anthrasol	30,0	Eukalyptol	20,0
Glyzerin	20,0	Weingeist (90%) . . .	93,0.

Diesem Haarwasser fügt man auch etwas Menthol hinzu.

Atheniensisches Haarwasser.

Kaliumkarbonat	8,0	Sassafrasholz	30,0
Spiritus (95%)	100,0	Rosenwasser	900,0.

Das Sassafrasholz wird mit dem Rosenwasser heiß ausgezogen, die Seihflüssigkeit mit dem Kaliumkarbonat und Spiritus gemengt und nach einigen Tagen filtriert.

Birkenhaarwasser. Birken-Haarwaschwasser.

a)

Birkensaft	100,0	Spiritus (95%)	580,0
Glyzerin	20,0	Wasser	300,0.

Wohlgeruch nach Belieben.

b)

Birkensaft	200,0	destill. Wasser	398,5
Birkenknospenöl	1,5	Spiritus (95%)	400,0

Wohlgeruch nach Belieben.

c)

Birkensaft	300,0	Borsäure	10,0
Rosenwasser	220,0	Spanisch-Pfeffer-Tinktur .	10,0
Orangenblütenwasser . .	300,0	Spiritus (95%)	500,0
	Salizylsäure		1,0.

d)

Spiritus (95%)	2000,0	Glyzerin	50,0
Wasser	550,0	Birkenknospenöl	35,0
Salizylsäure	25,0	Bergamottöl	30,0
Spanisch-Pfeffer-Tinktur .	30,0	Geraniumöl	5,0.

Man löst die ätherischen Öle und die Salizylsäure in dem Spiritus, fügt die Spanisch-Pfeffer-Tinktur und ferner die Mischung von Glyzerin und Wasser hinzu und färbt wie bei f.

e)

Birkenknospenöl	10,0	Bergamottöl	5,0
Glyzerin	20,0	Geraniumöl	1,0
Seifenspiritus	250,0	Orangenblütenöl	0,5
Weingeist (90%)	670,0	destilliertes Wasser .	50,0.

Infolge des Zusatzes von Seifenspiritus muß das Haar gründlich mit lauwarmem Wasser gespült werden, um die Seife vollständig zu entfernen.

f) Nach Hänsel:

Spiritus (95%)	3500,0	Glyzerin	80,0
destilliertes Wasser	770,0	Birkenknospenöl . . .	50,0
Kaliseife	200,0	Essenz Frühlingsblumen .	100,0.

Chlorophyll und Safrantinktur soviel wie erforderlich. Man löst einerseits die Kaliseife in

Spiritus (95%) . . . . 700,0 und destilliertem Wasser 770,0,

anderseits das Birkenöl und die Essenz in dem Rest des Spiritus. In diesen gießt man in kleinen Mengen die Seifenlösung unter beständigem Umschütteln, darauf das Glyzerin. Nach 8 Tagen filtriert man und färbt mit Chlorophyll und Safrantinktur schwach gelblichgrün.

g) alkoholfrei:

Birkensaft	150,0	Glyzerin	20,0
Rosenwasser	520,0	Orangenblütenwasser	300,0
Borsäure	10,0	Salizylsäure	0,75.

Man löst unter gelinder Erwärmung und färbt mit Chlorophyll schwach grünlich.

Über die Gewinnung des Birkensaftes siehe Vinum Betulae S. 135.

Um frisch abgezapften Birkensaft aufzubewahren, vermischt man ihn mit 8% Spiritus (95%) oder 0,5% Salizylsäure oder Benzoesäure oder mit 0,2% Paraoxybenzoesäure-Methylester (Nipagin).

Birkenhaarwasser aus Birkensaft hergestellt, ist dem nur aus Birkenknospenöl gewonnenen vorzuziehen.

Blumen-Haarwaschwasser.

Borax	20,0	Wasser	530,0
Weingeist (90%)	400,0		

dreifaches Extrakt (Blume nach Belieben) 50,0.

Captol Haarwasser ähnlich.

N. Luxemburg. Apothek.-Verein:

Chloralhydrat	2,0	Gerbsäure	1,0
Weinsäure	1,0	Rizinusöl	0,25
Weingeist (90%)	65,0	Wasser	8,5

Veilchenessenz . . . . 5,0.

Infolge des Gehaltes an Chloralhydrat darf diesem Haarwasser eine kosmetische Heilwirkung nicht zugeschrieben werden.

Eihaarwasser. Ei-Shampoon-Water.

Eihaarwässer sind nicht sehr empfehlenswert, da einerseits der Zusatz des Eigelbes die Haarwässer leicht verderben läßt, anderseits sie gewöhnlich unter Zusatz von Seifenspiritus bzw. Seife hergestellt werden, die Seife sich schwierig vollständig aus dem Haar entfernen läßt und so das Haar sehr reichlich mit lauwarmem Wasser gespült werden muß.

a) 3 Eigelb

		Ammoniakflüssigkeit (0,960)	15,0
Seifenspiritus	50,0	Bergamottöl	5 Trpf.
Kaliumkarbonat	10,0	Geraniumöl	5 „

Rosenwasser . . . . 830,0.

Man rührt die Eigelb und den Seifenspiritus zu einer gleichmäßigen Masse an. Anderseits löst man das Kaliumkarbonat in dem Rosenwasser, fügt die Ammoniakflüssigkeit und die ätherischen Öle unter Umschütteln zu und setzt nun die Rosenwassermischung allmählich unter beständigem Umschütteln der Eier-Seifenspiritus-Mischung zu. Schließlich seiht man durch feines Gewebe durch.

b) Englisches, Egg-Julep:

1 Eigelb		Safrantinktur	3,0
Kölnisch-Wasser	30,0	Kaliumkarbonat	4,0
Transparentseife	4,0	Weingeist (90%)	75,0

Rosenwasser . . . . 600,0.

Man löst die Seife und das Kaliumkarbonat in 300,0 Rosenwasser auf. Anderseits verreibt man mit den noch übriggebliebenen 300,0 Rosenwasser das Eigelb, mischt die beiden Flüssigkeiten innig miteinander und setzt nun die übrigen Stoffe zu.

c)

Seifenspiritus	100,0	Eigelb	4 Stück
Ammoniakflüssigkeit (0,960)	10,0	destilliertes Wasser	830,0
Zitronenöl	3,0	Rosengeraniumöl	1,0.

21*

Das Eigelb wird zuerst mit der Ammoniakflüssigkeit und Seifenspiritus durch Schlagen innigst gemengt, dann werden Wasser und die ätherischen Öle hinzugefügt, darauf wird stark durchgeschüttelt, durchgeseiht und auf Flaschen gefüllt.

d) **Ei-Shampoonkreme:**

Eidotterseife (siehe diese) .	500,0	Ammoniakflüssigkeit (0,960)	5,0
destilliertes Wasser	695,0	Geraniumöl	1,0
Zitronenöl		2,0.	

Die Eidotterseife wird ganz fein geschabt, k a l t im d e s t i l l i e r t e n Wasser gelöst und die Lösung mit den übrigen Stoffen vermischt.

Die hierzu erforderliche E i d o t t e r s e i f e wird folgendermaßen hergestellt (nach Auspitz):

e)

Kokosöl	250,0	Talg	250,0
Natronlauge (30° B) . . .	250,0	Eigelb	36 Stück.

Das Fett wird im Wasserbade geschmolzen und auf gewöhnliche Weise bei 40°—60° C durch Rühren mit der Lauge verseift und dann das Eigelb zugefügt.

f)

Eidotterseife (siehe diese)	50,0	Spiritus (95%)	150,0
destilliertes Wasser		800,0.	

Eiskopfwasser.

a)

Menthol	6,0	Wasser	460,0
Essigäther	2,5	Bayöl	2,5
Natriumbikarbonat . . .	5,0	Bergamottöl	30 Trpf.
Weingeist (90%) . . .	525,0	Zitronenöl	10 „
Safrantinktur		20 Trpf.	

Man löst Menthol in dem Gemische des Weingeistes mit Essigäther und ätherischen Ölen und fügt die Lösung des Natriumbikarbonats im Wasser hinzu.

b)

Menthol	6,0	Essigäther	2,5
Natriumbikarbonat . . .	5,0	Weingeist (90%)	500,0
Borax	5,0	Wasser	490,0.

Wohlgeruch und Färbung wie bei a, sonst nach Belieben.

Bereitung wie bei a, nur muß auch der Borax im Wasser gelöst werden.

Um eine noch größere Kühlwirkung zu erreichen, kann der Menthol- sowie der Essigäthergehalt erhöht werden.

Honigwasser. Honey-Water.

a)

Gereinigter Honig . . .	50,0	Orangenblütenwasser . .	100,0
Weingeist (90%)	150,0	Borax	20,0
Rosenwasser	700,0	Kumarin	0,05.

Wohlgeruch nach Belieben. Man löst den Borax und den Honig im Gemisch der wohlriechenden Wässer, das Kumarin im Weingeist und vereinigt die Lösungen.

b)

Gereinigter Honig . . .	50,0	Borax	20,0
Rum	50,0	Orangenblütenwasser . .	100,0
Rosenwasser	630,0	Kumarin	0,05.
Weingeist (90%) . . .	150,0	Bereitung wie unter a.	

c)

Gereinigter Honig . . .	10,0	Weingeist (90%)	330,0
Glyzerin	10,0	Wasser	250,0.

Wohlgeruch nach Belieben.

Lezithin-Haarwasser, dem Haarboden Nährstoffe zuführend.

Lezithin 1,0   Chemisch reiner Isopropyl-
Cholesterin 2,5   alkohol 50,0
Tetrachlorkohlenstoff . . 30,0   Glvzerin 10,0
                                   Weingeist (90%) . . . 936,5
              Wasser . . . . 50,0.

Wohlgeruch nach Belieben.

Man löst zunächst Lezithin und Cholesterin in dem Gemisch von Tetrachlorkohlenstoff und Isopropylalkohol bei gelinder Wärme im Wasserbade auf, fügt die übrigen Stoffe bis auf das Wasser hinzu und dieses zuletzt nach und nach in kleinen Mengen und unter beständiger Bewegung. Hierdurch wird eine leichtere Lösung dieser Stoffe erreicht. Es ist jedoch zu bemerken, daß der Zusatz von Tetrachlorkohlenstoff patentamtlich geschützt ist, und auch Isopropylalkohol sollte besser vermieden werden. So muß man zum Verkauf das Lezithin-Haarwasser ohne diese beiden Stoffe herstellen. Siehe auch S. 334 Cholesterinhaarwasser.

Lorbeerhaarwasser. Nach Askinson.

Ammoniumkarbonat . . . 25,0   Borax 25,0
ätherisches Lorbeeröl . . 3,0   Rosenöl 1,0
              Rosenwasser . . . . 946,0.

Petroleumhaarwasser. Englisches Haarwasser.

a) Weißes, geruchl. Petroleum 50,0   Weingeist (90%) 500,0
Spanisch-Pfeffer-Tinktur . 50,0   Wasser 380,0
Glyzerin 20,0   Bergamottöl . . . . . 5,0.

Anstatt der Spanisch-Pfeffer-Tinktur kann auch Brennesseltinktur verwendet werden.

Bei der Bereitung mischt man zuerst das Petroleum mit dem Weingeist, wenn nötig unter vorsichtigem Erwärmen im Wasserbad und fügt darauf die übrigen Bestandteile hinzu.

b) Petrol-Hahn ähnlich:

Weißes, geruchloses   Rizinusöl 5,0
    Petroleum 10,0   Spiritus (95%) 60,0
Zitronellöl 10,0   Wasser . . . . 65,0.

Seifenspiritus zum Kopfwaschen.

Seifenspiritus 500,0   Glyzerin 20,0
destilliertes Wasser 479,0   Rosengeraniumöl . . . 1,0.
              Mit Safrantinktur gelb zu färben.

Infolge des Gehalts an Seifenspiritus muß das Haar, um jeden Seifenrest zu entfernen, gründlich mit lauwarmem Wasser gespült werden.

Shampooin Haarwasser. Shampooing-Water. Shampoon-Water.
Shampoon. Shamponierflüssigkeit. Kopfwaschwasser.

A. Frei von Seife:

a) Wasser 545,0   Glyzerin 20,0
Ammoniumkarbonat . . . 25,0   Borax 20,0
Spanisch-Pfeffer-Tinktur . 3,0   Rosmarinöl 1,0
Bayrum 385,0   Lavendelöl . . . . . . 1,0.

Man löst Ammoniumkarbonat und Borax im Wasser, die übrigen Bestandteile im Bayrum und vermischt die beiden Lösungen.

b) Quillajatinktur 125,0   Glyzerin 20,0
Kölnisch-Wasser 125,0   Spiritus (95%) 330,0
              Rosenwasser . . . . 400,0.

Die erforderliche **Quillajatinktur** wird wie folgt bereitet:

Grob gepulverte Quillajarinde . 200,0

Spiritus (95%) 500,0   Wasser 500,0

c) Seifenwurzel 50,0   Quillajarinde 50,0

Wasser 1000,0

läßt man an warmem Orte 24 Stunden stehen, filtriert und fügt dem Filtrat

Glyzerin 50,0   Weingeist (90%) 1500,0

und Wohlgeruch nach Belieben hinzu.

d) Borax 20,0   Bergamottöl 2,0
Kaliumkarbonat 10,0   Geraniumöl 1,0
Ammoniakflüssigkeit(0,960) 10,0   Wasser 500,0

Spiritus (95%) 460,0

Bereitung wie a.

e) A l k o h o l f r e i :
Natriumbikarbonat . . . 10,0   Kaliumkarbonat 10,0
Borax 5,0   Ammoniakflüssigkeit(0,960) 10,0

Wasser . . . . . . 965,0.

Wohlgeruch nach Belieben. Verwendet man ätherische Öle, so müssen sie terpenfrei sein und tüchtig mit der Flüssigkeit eine Zeitlang geschüttelt werden. Zweckmäßig verreibt man die ätherischen Öle vorher innig mit Magnesiumkarbonat.

f) T e e r h a l t i g :
Anthrasol 30,0   Borax 15,0
Kaliumkarbonat 10,0   Ammoniakflüssigkeit(0,960) 10,0
Wasser 500,0   Weingeist (90%) . . . . 435,0.

Wohlgeruch nach Belieben.

B. S e i f e n h a l t i g e   K o p f w a s c h s e i f e :
Bei Anwendung von Haarwässern, die Seife oder Seifenspiritus enthalten, muß das Haar, um jeden Seifenrest zu entfernen, gründlich mit lauwarmem Wasser gespült werden.

g) Überfettete Seife (feste) . 50,0   Spiritus (95%) 150,0
d e s t i l l i e r t e s Wasser . . . 800,0.

Mit Safrantinktur schön gelb zu färben und nach Belieben mit Wohlgeruch zu versetzen.

h) Kaliumkarbonat . . . 10,0   Kernseife 10,0
d e s t i l l i e r t e s Wasser 900,0   Spiritus (95%) . . . . . 80,0.

Wohlgeruch nach Belieben.

i) Seifenspiritus 250,0   Terpineol . . . . . . 20 Trpf.
Spiritus (95%) 100,0   Bergamottöl . . . . . 40 „
Kölnisch-Wasser 50,0   Glyzerin 20,0
Essigäther 2,5   Ammoniakflüssigkeit(0,960) 5,0
d e s t i l l i e r t e s Wasser . . . 575,0.

Nach 8 Tagen, wenn erforderlich, über Bolus zu filtrieren.

k) Nach S e i f e n s i e d e r - Z e i t u n g :
Neutrales Türkischrotöl   Glyzerin 20,0
(100%) 500,0   Wasser 460,0
reines Saponin . . . . 20,0.

Zu beachten ist jedoch, daß Türkischrotöl. enthaltende Kopfwaschwasser leicht kleben bzw. schmieren und unter Umständen eine Kopfhautreizung hervorrufen sollen. Auch ist die Herstellung von Kopfwaschwässern unter Verwendung von Fettalkoholsulfonaten durch Patente eingeengt.

Shampoon Pulver. Shampooing Powder. Kopfwaschpulver.

Um nach Anwendung von Kopfwaschpulvern dem Haar den Glanz wiederzugeben, läßt man, nachdem die Seife aus dem Haar durch gründliches Spülen mit lauwarmem Wasser entfernt ist, das Haar mit einer 2prozentigen Borsäurelösung oder 1prozentigen Weinsäurelösung bzw. Zitronensäurelösung oder auch Adipinsäure nachspülen, wobei die Augen zu schließen sind. Als zweckmäßig hat sich auch ein Zusatz von Hexamethylentetramin erwiesen, und zwar 10% der Säure (sogenanntes Haarglanzpulver). Bei Verwendung von Weinsäure bzw. Zitronensäure müssen diese wieder vollständig entfernt werden, da sonst leicht eine zu starke Fettabscheidung eintritt, die schädigend wirkt.

Neutrales Natriumkarbonat soll für Kopfwaschpulver überhaupt nicht und andere Alkalikarbonate nicht in größeren Mengen verwendet werden.

Man gibt den Kopfwaschpulvern auch einen Zusatz von Natriummetahexaphosphat, um den Kalkgehalt des Wassers aufzuschließen, und zwar etwa 15% der Mischung.

a) Gepulverte Kokosseife . . 1000,0   Borax . . . . 300,0.
    Wohlgeruch nach Belieben.

b) Beste gepulv. Kernseife . 250,0   Natriumbikarbonat . . . 50,0
   gepulverte Kokosseife . . 250,0   Ammoniumkarbonat . . . 50,0.
   Borax 75,0   Wohlgeruch nach Belieben.

c) Beste gepulverte Kernseife 350,0   Borax 50,0
   Natriumbikarbonat . . . 50,0   Ammoniumkarbonat . . . 50,0.
   Wohlgeruch nach Belieben.

d) Mit Stearinseife, um dichten Seifenschaum zu erhalten:
   Beste gepulv. Kernseife . 300.0   gepulverte Stearinseife . . 250,0
   gepulverte Kokosseife . . 300,0   Borax 150,0
       Natriumbikarbonat . . . . . . 50,0.

e) Mit Ei.
         Trockenes Hühnereiweiß 90,0
   werden mit   Wasser 50,0,
   worin   Natriumhydroxyd 20,0

gelöst sind, übergossen und bis zur Lösung stehen gelassen. Darauf dampft man die Mischung bis zur Trockne ein. Den Rückstand vermischt man mit getrockneter, gepulverter Kokosseife 700,0.

   Anderseits mischt man
   Stearinsäurepulver . . . 10,0   Natriumbikarbonat . . . 100,0
   Stärkemehl 10,0   Kaliumkarbonat 50,0
und vermengt diese Mischung innig mit der trockenen Eiweißmischung..

f) Mit Kamillen:
Man mischt dem fertigen Kopfwaschpulver auf je 1000,0 Pulver hinzu
       ätherisches Kamillenöl 1 Tropfen.

g) Sauerstoffentwickelnd:
   Man mischt dem fertigen Kopfwaschpulver 5% Natriumperborat hinzu. Das Erzeugnis muß dann aber unbedingt vor Feuchtigkeit geschützt aufbewahrt werden und kann, da es bleichend wirkt, nur bei blondem Haar angewendet werden. Zweckmäßig gibt man dieses Kopfwaschpulver in Zellophanbeuteln verpackt ab. Zu beachten ist, daß das Haar nicht mit einem Heißluft-Fönapparat getrocknet werden darf und nicht irgendwie bedeckt wird, ehe es vollständig trocken geworden ist.

h) Mit Teer:
Man mischt dem fertigen Kopfwaschpulver 2,5% Anthrasol oder 1% Pittylen hinzu.

i) Mit Henna:
Man mischt dem bis auf den Duftstoff fertigen Kopfwaschpulver 10%
Hennaauszug hinzu, trocknet bei gelinder Wärme, pulvert und siebt gut
durch. Darauf macht man das Pulver nach Belieben wohlriechend.
Den Henna-Auszug stellt man sich her:

möglichst frische gepulv. Hennablätter 1,0
verdünnter Weingeist (68%) . . 5,0.

Durch Henna gibt man hellblondem Haar einen etwas rötlichen Ton.

k) ·Sapaminzitrat 50,0   gepulverte Borsäure . . . 49,0
Saponin . . . . 1,0.
Das Pulver muß mit warmem Wasser angerührt werden. Das Haar be-
kommt zu gleicher Zeit Glanz.

l) Trocken anzuwenden, Trocken-Kopfwäsche:

Stärkepulver	250,0	Magnesiumkarbonat . . .	75,0
Borsäure	300,0	gepulv. Iriswurzelstock .	125,0
Talk	175,0	gefälltes Kalziumkarbonat	75,0.

Kopfwaschpulver werden ferner aus Triäthanolaminseifen hergestellt, selbst ein Überschuß an Triäthanolamin wirkt nicht ätzend. Um freie
Öl- oder Stearinsäure mit der sirupdicken, gelblichen Base Triäthanolamin
zu verseifen, verrührt man 11 Teile freie Säure und 5 Teile Triäthanolamin.
Während bei der Herstellung des Triäthanolaminoleats jede künstliche Wärme zu vermeiden ist, muß man, um Triäthanolaminstearat zu erhalten, das
Triäthanolamin auf 70° erwärmen. Wasser darf bei der Herstellung
der Seife nicht zugesetzt werden. Triäthanolaminseifen geben guten Schaum.
Neutralfette können durch Triäthanolamin nicht verseift, sondern nur
emulgiert werden, feste Fette müssen hierzu erst geschmolzen werden.
Auch Fettalkoholsulfonate werden zu Kopfwaschpulvern verarbeitet, sie
haben große Reinigungskraft, doch ist, z. B. gemischt mit 10% Borsäure, zu
beachten, daß auf solche Herstellung Patente erteilt worden sind (s. auch
S. 320):

a) Natriumlaurylsulfonat . . 75,0   Natriumbikarbonat . . . 10,0
gepulverter Borax 15,0
Wohlgeruch nach Belieben.

b) Natriumzetylsulfonat . . . 30,0   Borax 40,0
Natriumbikarbonat . . . . . 30,0.

Viktoria-Haarwaschwasser.

Fettes Mandelöl	60,0	Ammoniakflüssigkeit(0,960)	60,0
Rosmarinspiritus	240,0	Mazisöl	10,0
Rosenwasser		630,0.	

Haarpuder.

a) Stärkemehl 900,0   Veilchenwurzelpulver . . 100,0.
Wohlgeruch nach Belieben.

b) Billiger:

Reisstärke	250,0	Talk	450,0
Kartoffelmehl	250,0	Veilchenwurzelpulver . .	50,0.

Gebrannte oder kohlensaure Magnesia darf für Haarpuder nicht verwendet
werden, da sie spezifisch zu leicht ist und nicht genügend am Haar festhält. Um
die Haarpuder zu färben, vermischt man sie mit unschädlichen Farbstoffen, z. B. für Blond auf 1 kg Haarpuder etwa 80,0—100,0 Ocker, für Braun
mit gebranntem Ocker oder Samtbraun, für Schwarz mit Knochenschwarz. Auch
gibt man schwarzem Haarpuder einen Zusatz von fein gepulverter Lindenkohle.

Haarwuchsfördernde Mittel.

Wenn auch von Haarwuchsmitteln im strengen Sinne wohl kaum die Rede sein kann, so ist doch anderseits nicht zu bestreiten, daß es durch eine vernünftige Haarpflege möglich ist, lose gewordenes Haar wieder zu befestigen, oder bei schon eingetretenem Haarschwund das Übel zum Stillstehen zu bringen, das Ausfallen der Haare auf seinen regelrechten Verlauf zurückzuführen und so, allerdings auf mittelbarem Wege, den Haarwuchs zu fördern.

Die Zahl der zu diesem Zweck in den Handel gebrachten Mittel ist überaus groß. Unter allen möglichen Namen werden sie vertrieben, und die häufige Nachfrage danach ist ein sicherer Beweis dafür, wie begehrt sie sind. Anders liegt die Sache, wenn man die Stoffe betrachtet, die zur Bereitung von Haarwuchsmitteln benutzt werden; da zeigt es sich bald, daß deren Zahl verhältnismäßig gering ist. Sie beschränken sich auf einige tonische Mittel, wie Chinin und Chinarinde überhaupt; auf ein Adstringens, die Gerbsäure; verschiedene hautreizende Mittel, wie Kanthariden, spanischen Pfeffer, Nieswurz, Jaborandiblätterauszüge, braune Ameisentinktur und Brennessel; einige Balsame und die ätherischen Öle und endlich in sehr geringem Maße verdünnte Säuren und keimwidrige, antiseptische Stoffe. Auf die Verwendung der Kantharidentinktur sollte der Drogist verzichten und stets dafür die Spanisch-Pfeffer-Tinktur verwenden. Kantharidentinktur darf in Apotheken nur auf Anweisung eines Arztes, Zahnarztes oder Tierarztes abgegeben werden und somit in kosmetischen Mitteln, die als Heilmittel verwendet werden sollen, nicht enthalten sein (Ver. v. 22. Okt. 1901). Sehr leicht könnte auch ein Haarwuchsmittel als kosmetisches Heilmittel angesehen werden, wenn es auch ohne weiteres ein solches nicht ist. In den folgenden Vorschriften wird daher stets nur Spanisch-Pfeffer-Tinktur aufgeführt werden. Neuerdings ist festgestellt worden, daß das weibliche Sexualhormon, das Follikelhormon, Einfluß auf das Wachstum des männlichen Haares ausübt, so wäre es gegeben, durch Zusatz von Follikelhormon H o r m o n h a a r w a s s e r herzustellen. Es sollen auf 1 kg Haarwasser 100 000 Einheiten des Hormons genügen. F ü r d i e A b g a b e e i n e s s o l c h e n H o r m o n h a a r w a s s e r s s i n d j e d o c h d i e g e s e t z - l i c h e n B e s t i m m u n g e n, d i e ü b e r d i e A b g a b e v o n Z u b e - r e i t u n g e n, d i e w e i b l i c h e G e s c h l e c h t s h o r m o n e, P f l a n - z e n s t o f f e s o w i e s y n t h e t i s c h e u n d h a l b s y n t h e t i s c h e S t o f f e m i t d e n W i r k u n g e n d e r w e i b l i c h e n G e s c h l e c h t s - h o r m o n e e n t h a l t e n, erlassen worden sind, zu beachten.

Die Anwendung geschieht überwiegend in weingeistiger Lösung; seltener als Pomaden mit Fett gemischt. Wir halten diese letztere Anwendung für weniger empfehlenswert, da die wirksamen Stoffe in dieser Form schwieriger von der Haut aufgesogen werden, als dies in weingeistiger Lösung der Fall ist. Wird diese Form aber dennoch gewählt, so sollte man als Pomadengrundlage Lanolinsalbe verwenden, da das Wollfett erfahrungsmäßig am leichtesten von der Haut aufgesogen wird.

Die Anwendung kann aber nur dann von Nutzen sein, wenn sie in wirklich vernunftgemäßer Weise geschieht. Hierfür ist es notwendig, die haarwuchsfördernden Mittel in richtigem Wechsel mit den übrigen Mitteln für die Haarpflege zu verwenden. In den meisten Fällen hat der Haarschwund seinen Grund in zu starker Fettabsonderung der Kopfhaut und dadurch bedingter Schuppenbildung. In allen diesen Fällen empfiehlt es sich zuerst. eine gründliche Reinigung des Kopfes mit entfettenden Waschmitteln vorzunehmen, wie sie in dem Abschnitt austrocknende, entfettende und ernährende Mittel zur Haarpflege niedergelegt sind, dann ein oder zwei Tage später Anwendung der haarwuchsfördernden Mittel und, wenn diese weingeistiger Natur waren, wiederum einige Tage später eine gelinde Fettung der Kopfhaut folgen zu lassen. In dieser Reihenfolge muß die Behandlung dann eine längere Zeit in nicht zu kurzen Zwischenpausen fortgesetzt werden.

Im anderen Falle, wenn die Kopfhaut zu trocken ist, also nicht genügend Fett absondert, fällt die Behandlung mit entfettenden Mitteln fort. Werden Pomaden verwendet, so sind diese besonders sorgfältig zu verreiben, indem man die Haare mittels eines Kammes strichweise teilt und so die freigelegten Kopfhautstellen mit der Pomade einfettet. Bei weingeistigen Lösungen ist ein Auftragen der Flüssigkeit mittels eines weichen Pinsels am vorteilhaftesten.

Bartwuchsmittel.

a) Lärchenterpentin 25,0   Spanisch-Pfeffer-Tinktur   25,0
    Weingeist (90%) . . .   200,0   Olivenöl oder feines Erd-
    weingeistlösliches   nußöl 250,0
      Chlorophyll   5,0   Bayöl . . . . 25 Trpf.
            Bergamottöl . . . . 2,5.
      Muß vor dem Gebrauch gleich den trüben Brillantinen gut geschüttelt werden.

b) Gerbsäure   1,0   Spanisch-Pfeffer-Tinktur .   5,0
    Weingeist (90%)   20,0   Wasser   75,0
            Bergamottöl . . . . 5 Trpf.

c) Kochsalz   10,0   Glyzerin   10,0
    Franzbranntwein   90,0   Wohlgeruch nach Belieben.

d) Chinarindenpulver . . .   10,0   Spanisch-Pfeffer-Tinktur .   5,0
          Lanolinpomade (siehe diese) . . . 85,0.

e) Spanisch-Pfeffer-Tinktur .   5,0   Lärchenterpentin   5,0
          Chinapomade (siehe diese) . . . 90,0.

f) Spanisch-Pfeffer-Tinktur .   5,0   Jaboranditinktur   10,0
          Lanolinpomade . . . . . . 85,0.

Bayrum.

Der echte Bayrum, wie er aus Westindien, namentlich von St. Thomas, zu uns kommt, war früher ein Destillat, bereitet durch Destillation der Früchte und Blätter von Pimenta acris mit Rum oder hochprozentigem Weingeist. Heute wird der Bayrum auf St. Thomas aber auch durch Mischen von Bayöl und Rum oder Weingeist hergestellt. Dieser Bayrum von St. Thomas ist durch den Zoll sehr teuer geworden, so wird der meiste Bayrum des Handels, seitdem das Bayöl, Oleum Pimentae acris, in den Handel kommt, mit Vorteil selbst bereitet. Nur darf ein solcher in Deutschland hergestellter Bayrum nicht die Bezeichnung tragen „von St. Thomas importiert" oder ähnlich, da dies strafbar wäre. Zweckmäßig verwendet man zur Herstellung terpenfreies Bayöl, da sich dies auch bei geringerem Alkoholgehalt leichter löst. Wir geben hier einige Vorschriften.

a) Bayöl   6,0   Rumverschnittessenz . .   4,0
    Spiritus (95%)   600,0   Wasser . . . . 390,0.

Der Wassergehalt kann auf 450,0 erhöht und dementsprechend der Gehalt an Spiritus verringert werden. Soll der Bayrum schnell auf Flaschen gefüllt werden, so mischt man einige Prozent gebrannte Magnesia darunter, schüttelt öfter kräftig durch und kann dann nach 2 Tagen abfiltrieren. Man tut gut, ein doppeltes Filter anzuwenden, da sonst etwas gebrannte Magnesia mit hindurchgeht und sich dann später in den fertig abgepackten Flaschen absetzt.

b) Terpenfreies Bayöl . . . 4,0   Spiritus (95%) 700,0
Rumverschnittessenz . . 20,0   Wasser . . . . 276,0.

Öl und Essenz werden zunächst in dem Spiritus gelöst, und das Wasser alsdann allmählich zugegeben.

c) Bayöl 5,0   Rumverschnittessenz . . 20,0
Weingeist (90%) 675,0   Wasser . . . . 300,0.

Um den Bayrum zu verbilligen, wird der Gehalt an Wasser erhöht, der an Bayöl und Weingeist vermindert. Man kann bis auf 2% Bayölgehalt heruntergehen. So gibt Mann folgende Vorschrift für b i l l i g e, zugleich s c h ä u m e n d e Ware:

d) Spiritus (95%) 9000,0   Glyzerin 200,0
Bayöl 50,0   Wasser 7500,0
      Cachacaessenz, F. F. & Co. . . . 20,0
      Seifenwurzelabkochung 4000,0
      Kaliumkarbonat . . . . 150,0.

Bayrum, schäumend.

Vielfach wird ein billiger schäumender Bayrum verlangt; hierfür ist Vorschrift a zu verwenden. Siehe auch Bayrum d. Im übrigen ist zu beachten, daß die Schaumkraft bei einem Alkoholgehalt von 60% durchaus gut ist, bei unter 50% schäumt die Flüssigkeit auf der Kopfhaut so gut wie nicht.

a) Bayöl 4,0   süßes Pomeranzenöl . . . 3 Trpf.
Pimentöl . . . . 3 Trpf.   Spiritus (95%) 200,0
Rumverschnittessenz . . 5,0   Kaliseife 15,0
Quillajatinktur 30,0   Borax 4,0
Ammoniumkarbonat . . . 10,0   d e s t i l l i e r t e s Wasser 740,0.

Man löst die ätherischen Öle in dem Gemische von Rumverschnittessenz, Quillajatinktur und Spiritus auf, ebenfalls den Borax, das Ammoniumkarbonat und die Seife im Wasser und vermischt die Lösungen. Schließlich färbt man mit Zuckerfarbe auf und filtriert, wenn nötig, unter Zusatz von etwas Talk, Kaolin oder Asbest erst etwa nach 8 Tagen.

b) Bayöl 16,0   Zitronenöl 1,0
Mazisöl 1,0   Nelkenöl 1,0
Apfelsinenöl 1,0   Rumverschnittessenz . . 75,0
      Weingeist (90%) . . . . . . 2650,0.

Man löst die ätherischen Öle in der Mischung von Weingeist und Rumverschnittessenz und fügt der Lösung hinzu

      Wasser 1755,0,
worin   Ammoniumkarbonat 45,0
gelöst sind.

Man stellt nun 8 Tage beiseite und filtriert über Kaolin, Talk oder Asbest.

Wird der Alkoholgehalt der Billigkeit halber herabgesetzt, so dürfte es sich empfehlen, statt des Ammoniumkarbonats auf 1 kg Bayrum 10,0 Natriumbikarbonat und 5,0 Ammoniakflüssigkeit (0,960) zu nehmen.

c) Stark schäumend:

Bayöl	5,0	Pimentöl	3 Trpf.
Rumverschnittessenz	5,0	Ameisensäure	5,0
Spiritus (95%)	600,0	Wasser	370,0

Ammoniumkarbonat . . . . . . 15,0.

Siehe unter b.

d) Bayrum 950,0   Seifenspiritus 50,0
Ammoniakflüssigkeit (0,960) . . . 7,5.

Ein Zusatz von Seife bzw. Seifenspiritus gibt einen auf der Kopfhaut stark schäumenden Bayrum, jedoch muß das Haar, um jeden Rest von Seife zu entfernen, gründlich mit lauwarmem Wasser gespült werden. Die durch den Zusatz sich einstellende Trübung verhindert man durch Hinzufügen von 5,0 Ammoniakflüssigkeit (0,960) oder 10,0 Ammoniumkarbonat auf 1 kg Bayrum. Man verwendet zweckmäßig Kaliseife aus flüssigen Fettsäuren hergestellt.

Um den Weingeistgehalt im Bayrum herabsetzen zu können, müssen terpenfreie ätherische Öle angewendet werden.

Bayrumeis. Eisbayrum.

Bayrum 1000,0   Menthol . . . . 10,0.

Brennesselhaarwasser.

a)   Frisches blühendes Brennesselkraut 500,0
werden zerquetscht und mit
Weingeist (90%) 700,0   Wasser 300,0
8 Tage ausgezogen. Darauf preßt man ab, filtriert und fügt
Glyzerin 20,0   Rosenöl . . . . . 10 Trpf.
Bergamottöl 2,5

oder einen beliebigen anderen Wohlgeruch hinzu. Schließlich färbt man ganz schwach mit Chlorophyll. Dem Brennesselhaarwasser kann auch auf 1000,0 Flüssigkeit 1,0 Menthol zugesetzt werden. Will man das Brennesselhaarwasser etwas schäumend haben, fügt man Quillatinktur 20,0 hinzu. Die Brennessel enthält organisch gebundenen Schwefel.

b)   Frisches blühendes Brennesselkraut 250,0
werden zerquetscht und mit einem Gemische von
Glyzerin 20,0   Weingeist (90%) 600,0
Wasser 400,0
8 Tage ausgezogen. Nun preßt man ab, filtriert, färbt schwach mit Chlorophyll und fügt Wohlgeruch hinzu.

Soll der Alkoholgehalt herabgesetzt werden, so tut man gut, ein Erhaltungsmittel, wie 0,5% Salizylsäure oder Benzoesäure oder 0,2% Paraoxybenzoesäure-Methylester hinzuzufügen.

Zweckmäßig ist auch, sich während der Blütezeit der Brennessel einen konzentrierten Auszug mit Weingeist (90%) herzustellen.

c) alkoholfrei:
         Frisches blühendes Brennesselkraut 250,0
werden zerquetscht und mit
         Wasser 1000,0
aufgekocht. Darauf preßt man ab, löst in der noch warmen Flüssigkeit
         Salizylsäure 1,5,
ergänzt mit Wasser auf 1000,0,
filtriert und fügt Wohlgeruch nach Belieben hinzu.

d) Getrocknetes Brennesselkraut 50,0—100,0 werden mit
warmem Wasser 1000,0
übergossen, 12 Stunden an warmem Ort ausgezogen und kurze Zeit gekocht.
Darauf preßt man ab, löst in der noch warmen Flüssigkeit
Salizylsäure 1.5,
ergänzt mit Wasser auf 1000,0,
färbt mit Chlorophyll grün und fügt Wohlgeruch nach Belieben hinzu.

Chinahaarwasser. Chinahaargeist. Chininhaarwasser.
Eau de Quinine. Eau de Quinquine.

a) Chinarinde 60,0   Franzbranntwein 700,0
werden 8 Tage digeriert und dem Filtrat hinzugefügt
Bayrum 300,0   Kölnisch-Wasser . . . . 20,0.

b) Nach Paschkis:
Königs-Chinarinde . . . 70,0   Weingeist (90%) 700,0
werden einige Tage digeriert, dann filtriert, dem Filtrat wird hinzugefügt
ff. Jamaika-Rum . . . . 350,0.   Wohlgeruch nach Belieben.
      Nach vorhergegangener Entfettung ist der Kopf 3— mit dem Haar-
wasser zu reiben und nicht abzutrocknen.

c) Chinatinktur 50,0   Perubalsam 10,0
Spanisch-Pfeffer-Tinktur . 10,0   Kölnisch-Wasser 100,0
Rosengeraniumöl 1,0   Bergamottöl 5,0
            Franzbranntwein . . . . . . 924,0.
Mit Alkannin schwach rot zu färben.
      Anstatt des Franzbranntweins kann auch ein Gemisch von
Weingeist (90%) . . . . 600,0 und Wasser 324,0
genommen werden.

d) Chininhydrochlorid . . . 2,0   Kölnisch-Wasser 120,0
Glyzerin 20,0   Bayrum 458,0
            Rosenwasser . . . . 400,0.
Mit Karmin rot zu färben.

e) Chininsulfat 2,0   Wasser 250,0
Spanisch-Pfeffer-Tinktur . 45,0   Tannin 8,0
Weingeist (95%) 650,0   Perubalsam . . . . . 25,0.
Wohlgeruch nach Belieben.

f) Chininsulfat 1,0   Kölnisch-Wasser 10,0
Rum 100,0   Weingeist (90%) 435,0
Glyzerin 20,0   Rosenwasser . . . . . 435,0.
Mit Alkannin schwach rot zu färben.

g) Pinaud-ähnlich:
Chininsulfat 1,5   Spanisch-Pfeffer-Tinktur . 15,0
Glyzerin 20,0   Ratanhiatinktur 30,0
Lavendelspiritus 75,0   Weingeist (90%) 516,0
            Wasser . . . . 344,0.

h) Mit Arnika:
Man fügt:
Chinahaarwasser 900,0   Arnikatinktur 100,0
hinzu, oder zieht bei Verwendung von Chinarinde auf Chinahaarwasser 1000,0
            Arnikablüten 10,0
gleich mit aus.
      Als Farbe für Chinahaarwasser kann auch eine Kleinigkeit Phenolphthalein
genommen werden unter Hinzufügung weniger Tropfen Natronlauge oder
Kalilauge.
      Ein Chinahaarwasser, das nicht unter Verwendung von Chinarinde bzw.
einem Chinaalkoloid hergestellt ist, muß als mindestens „unrichtig bezeichnet"
beurteilt werden. Bei Verwendung von Chininsulfat sind etwaige gesetzliche
Vorschriften zu beachten.

Antiseptisches Haarwasser

unter Verwendung des von der C h i n o s o l f a b r i k H a m b u r g erzeugten Chinosol hergestellt.

Dieses Haarwasser darf nicht unter der Bezeichnung Chinosolhaarwasser in den Handel gebracht werden.

Chinosol	2,5	Rosenwasser	125,0
Zimtwasser	25,0	Orangenblütenwasser	25,0
Glyzerin	20,0	Spiritus (95%)	280,0
	Wasser	525,0.	

Mit Karmin schwach rot zu färben.

Cholesterinhaarwasser.

a) Leichtlösliches, chemisch reines Cholesterin . . . 5,0   Wasser 45,0
Spiritus (95%) 880,0   Glyzerin 20,0
Färbung beliebig, meist gelblich.   Kölnisch-Wasser . . . . 50,0.
Anstatt des Glyzerins verwendet man auch zweckmäßig
        Rizinusöl . . . . 2,5.

b) Nach Winter:
Leichtlösliches Cholesterin 0,5   d e s t i l l i e r t e s Wasser 10,0
Spiritus (95%) 90,0   medizinische Seife . . . 2,0.

c) m i t L e z i t h i n :
Cholesterin 0,5   Spanisch-Pfeffer-Tinktur . 1,0
Lezithin (Eier od. Gehirn) . 1,0   Spiritus (95%) 90,0
        Wasser . . . . 7,5.
Wohlgeruch nach Belieben.

Cholesterinhaarwasser scheidet in der Kälte leicht etwas Cholesterin aus, so muß sich die Aufbewahrung danach richten. Zusätze von Isopropylalkohol, die sich in Vorschriften finden, weil das Cholesterin darin leichter löslich ist, sollte man vermeiden. Cholesterinhaarwässer zeigen immer noch den Nachteil, daß sie, um das Cholesterin in Lösung zu halten, zu alkoholreich sein müssen. So muß das Haar durch Ölbrillantinen gefettet werden. Zusätze wie Tetrachlorkohlenstoff oder Chloroform, die das Cholesterin leichter löslich machen sollen, sind durch Patent geschützt. Daß eine Wollfettemulsion, sog. Lanolinmilch, die große Mengen Cholesterinester enthält, dieselbe Wirkung auf das Wachstum der Haare ausübt wie der freie Cholesterinalkohol, ist bisher nicht bewiesen worden.

Euresolhaarwasser.

a) Euresol (Resorzinmono-azetat) 20,0   Weingeist (90%) 800,0
                         Wasser . . . . 150,0.
Wohlgeruch nach Belieben.

b) Euresol 30,0   Spiritus (95%) 600,0
        Wasser . . . . 370,0.
Diesen Vorschriften lassen sich auch Zusätze wie Chininsulfat 2,0 oder Tannin 5,0 geben. Bei Chininsulfat-Zusatz sind etwaige gesetzliche Bestimmungen zu beachten.

c) F e t t h a l t i g :
Euresol 20,0   Rizinusöl 20,0
Weingeist (90%) 825,0   Wasser . . . . 75,0.
Euresolhaarwasser sollen nur in sehr geringen Mengen auf die Kopfhaut aufgetragen und nur kurze Zeit angewendet werden.

Haarwuchsöl.

a) Salizylsäure 20,0   Benzoetinktur 30,0
        Olivenöl oder feinstes Erdnußöl . 950,0.

b) M i t T a n n i n , T a n n i n h a a r ö l :
Tannin 40,0   Rizinusöl 100,0
Lebensbalsam 60,0   Weingeist (90%) . . . . 800,0.

Haarwuchswasser. Haarwuchsessenz. Haarwasser. Haarbalsam. Haargeist.

a) Nieswurztinktur 16,0   Benzoetinktur 150,0
   Myrrhentinktur 45,0   Franzbranntwein . . . . 789,0.

Die hierzu erforderliche Nieswurztinktur, Tinctura Veratri stellt man folgendermaßen her (D. A.-B. 6):

Grobgepulverte weiße Nieswurz . 1,0
verdünnter Weingeist (68%) . . . 10,0.

b) Nach Paschkis:
   Ameisentinktur (s. diese) 690,0   Chininsulfat 10,0
   Kölnisch-Wasser . . . . . . 300,0.

Es sind etwaige gesetzliche Bestimmungen zu beachten.

c) Spanisch-Pfeffer-Tinktur . 165,0   Kölnisch-Wasser . . . . 835,0.

d) Nieswurztinktur 12,0   Spanisch-Pfeffer-Tinktur . 12,0
   Weingeist (90%) . . . . 976,0.

Zur Verbilligung kann ein Teil des Weingeistes durch Wasser ersetzt werden. Wohlgeruch nach Belieben.

e) Galläpfeltinktur (s. diese) 60,0   Spanisch-Pfeffer-Tinktur . 12,5
   Kölnisch-Wasser . . . 180,0   Rosenwasser . . . . . 740,0.

f) Lebensbalsam 200,0   Glyzerin 20,0
   Spanisch-Pfeffer-Tinktur . 10,0   Tannin 20,0
   Franzbranntwein . . . . 750,0.

g) Holländisches:
   Lorbeerblätter 20,0   Nelken 20,0
   Rosenwasser 250,0   Weingeist (90%) 750,0

werden einige Tage digeriert, dann filtriert und dem Filtrat werden hinzugefügt:

Lavendelöl 7,5   Äther 15,0
blausäurefreies Bittermandelöl . . 10 Trpf.

h) Mailänder Haarbalsam:
   Perubalsam 30,0   Lebensbalsam 60,0
   Chinarindeextrakt . . . 75,0   Ochsenmark . . . . . 835,0.
   Vor dem Gebrauch kräftig zu schütteln.

i) Nach Mora:
   Rizinusöl 200,0   Spiritus (95%) 785,0
   Perubalsam 10,0   Lavendelöl 2,0
   Thymianöl . . . . 3,0.

k) Kiki-der-Kleopatra-ähnlich:
   Rizinusöl 75,0   Spiritus (96%) . . . . . 25,0.
   Mit einer Spur Anilinblau zu färben und nach Belieben wohlriechend zu machen.

l) Teerhaarwasser:
   Steinkohlenteerlösung . . 10,0   Rizinusöl 10,0
   Spiritus (95%) 180,0   Wohlgeruch nach Belieben.

Die hierzu erforderliche Steinkohlenteerlösung, Liquor Carbonis detergens, wird folgendermaßen hergestellt D. A.-B. 6:

Grob gepulv. Seifenrinde 3,0   verdünnter Weingeist(68%) 15,0
Steinkohlenteer . . . . 7,0.

Man läßt die mit dem verdünnten Weingeist übergossene Seifenrinde in gut geschlossener Flasche unter öfterem Umschütteln 10 Tage lang stehen. Man seiht dann durch, preßt aus und filtriert nach dem Absetzen durch einen Wattebausch. 13,0 des Filtrates werden dann mit dem Steinkohlenteer gemischt und unter öfterem Umschütteln 1 Woche lang stehen gelassen. Darauf filtriert man die überstehende Flüssigkeit ab.

Jaborandihaarwasser.

Fein zerschnittene Jaborandiblätter   50,0
zieht man 8 Tage lang mit einem Gemische von
Weingeist (90%) 600,0   Wasser 380,0
Glyzerin 20,0
aus, preßt ab, filtriert und versetzt mit Wohlgeruch.

Javolähnliches Haarwasser.

a) Nach Aufrecht:

Rindertalg	1,0	Kaliumkarbonat	0,2
Chinatinktur	20,0	Zitronenöl	5,0
Wasser	74,0.		

b) Ichthyolammon 5,0   Rindertalg 1,0
   Kaliumkarbonat 0,2   Chinatinktur 20,0
       Wasser . . . . 74,0.

Kamillenhaarwasser.

a)   Kamillen 100,0
zieht man 8 Tage lang mit einem Gemische von
Spiritus (95%) 600,0   Wasser 400,0
aus, preßt ab, filtriert und fügt
Glyzerin 20,0   Kölnisch-Wasser 80,0
hinzu.

     Mitunter erhält das Kamillenhaarwasser einen Zusatz von 1% mit Zitronenöl, destilliertem ätherischem Kamillenöl, Zitratöl. Auch kann man ätherisches blaues Kamillenöl 0,5 hinzusetzen.

b) mit Zitronenöl destilliertes ätherisches Kamillenöl, Zitratöl . . . 10,0
   Kamillenextrakt 20,0   Orangenblütenwasser . . 150,0
   Rosenwasser 150,0   Weingeist (90%) . . . . 670,0.
     Stärkerer Wohlgeruch nach Belieben.

     Will man sich das erforderliche K a m i l l e n e x t r a k t selbst bereiten, so zieht man

Kamillen 1000,0 mit Spiritus (95%) 2250,0 und Wasser 4500,0
acht Tage lang aus, preßt ab, destilliert den Weingeist ab und dampft zu einem dicken Extrakt ein. Das Kamillenextrakt bleibt nur eine beschränkte Zeit wirksam, so ist die Herstellung aus Kamillenblüten selbst empfehlenswerter.

     Soll Kamillenhaarwasser einen Zusatz von Pyrogallol erhalten — K a m i l l e n - P y r o g a l l o l h a a r w a s s e r — um das Haar zu gleicher Zeit dunkler zu färben, so darf der Gehalt nur 0,5 bis höchstens 1% betragen, da sonst gesundheitliche Schädigungen, Nierenerkrankung oder gar der Tod eintreten können. Es darf ein solches Haarwasser auch nicht längere Zeit angewendet werden.

c) a l k o h o l f r e i.

100faches Kamillenwasser .	15,0	Salizylsäure	1,5
Orangenblütenwasser . .	100,0	Rosenwasser	100,0
Wasser	785,0.		

     Stärkerer Wohlgeruch nach Belieben.

     Die Salizylsäure wird in dem erwärmten Wasser gelöst, und die Lösung mit den übrigen Wässern gemischt.

Kräuterhaarwasser.

Arnikablüten	25,0	Klettenwurzel	50,0
Brennesselkraut	50,0	Birkenblätter	50,0

werden grob zerschnitten und pulverfrei 8 Tage lang mit einem Gemisch von
Weingeist (90%) 550,0   Wasser 380,0
Glyzerin 20,0
10 Tage lang ausgezogen. Darauf wird abgepreßt, filtriert und hinzugefügt
Kölnisch-Wasser 48,0   Lavendelöl . . . . . . 20,0.

Man läßt 8 Tage stehen und filtriert nochmals. Um ein v i t a m i n h a l t i g e s H a a r w a s s e r herzustellen, kann man obiger Vorschrift

Vitamin F 1,0

hinzufügen.

Pappelhaaröl. Pappelknospenöl. Oleum Populi.

Grob zerquetschte trockene Pappelknospen 100,0 durchfeuchtet man mit Weingeist (90%) . . 100,0

und setzt einige Stunden bedeckt beiseite. Darauf fügt man

Olivenöl oder feines Erdnußöl 1000,0

hinzu und erwärmt im Dampfbade oder Wasserbade, bis der Weingeist verflüchtigt ist. Man färbt mit

Chlorophyll 2,5

auf und fügt nach Belieben Wohlgeruch hinzu.

Peru-Tannin-Haarwasser.

a) Tannin 20,0   Perubalsam 30,0
   Rizinusöl 50,0   Chinatinktur 100,0
   Weingeist (90%) . . . 800,0   Bergamottöl 1,0
        Orangenblütenöl . . . . 10 Trpf.

b) Galläpfeltinktur (s. diese) 60,0   Perubalsam 15,0
   Ratanhiatinktur (s. diese) 25,0   Weingeist (90%) . . . 650,0
   Wasser 250,0   Bergamottöl 1,0
        Orangenblütenöl . . . . 15 Trpf.
      Wohlgeruch nach Belieben.

c) Perubalsam 25,0   Tannin 10,0
   Glyzerin 20,0   Heliotropin 1,5
   Rosenwasser 100,0   Spiritus (95%) . . . . 845,0.

Schuppenwasser. Schuppenessenz. Kopfschuppenwasser.

a) Borax 50,0   Wasser . . . . 950,0.
        Wohlgeruch nach Belieben.

b) Kaliumkarbonat 20,0   Wasser . . . . 980,0.
        Wohlgeruch nach Belieben.

c) Venezianische Seife . . . 60,0   Kölnisch-Wasser . . . 300,0
        Franzbranntwein . . . . . . 640,0.

d) Kaliumkarbonat . . . 40,0   Eigelb . . . . 12 Stück
      Wohlgeruch und Wasser soviel wie nötig zu 1000,0.

Das Eigelb wird zuerst mit dem Kaliumkarbonat und einem Teil des Wassers geschlagen und dann erst das übrige Wasser allmählich hinzugefügt.

e) Nach Paschkis:
   Salizylsäure 10,0   Franzbranntwein . . . . 990,0.

Diese Schuppenwässer sind abends mit einem Schwämmchen kräftig in die Kopfhaut einzureiben, bei hartnäckigen Fällen darauf eintrocknen zu lassen und erst nach mehreren Tagen mit Eidotter und lauem Wasser oder mit Eidotterseife (siehe diese) abzuwaschen. Es ist jedoch darauf zu achten, daß durch gründliches Spülen mit warmem Wasser sämtliche Teile des Eigelbes wieder entfernt werden.

f) Phenol (Karbolsäure) . . 1,25   Glyzerin 20,0
        Weingeist (90%) . . . . . . 980,0.

g) Nach Dr. Saalfeld. B e i d u n k l e r e m H a a r :
   Ichthyol 5,0   Weingeist (90%) . . . . 95,0.

h) Thiol 5,0   Weingeist (90%) . . . . 95,0.

i) Tannobromin 2,5   Weingeist (90%) . . . . 97,5.

k) Tannobromin   2,5   Ichthyol   2,5
         Weingeist (90%) . . . . . .   95,0.

l) Bei hellerem Haar:
Beta-Naphthol   0,5   Weingeist (90%) . . . .   99,5.

m) Beta-Naphthol   0,5   Kampfer   5,0
         Weingeist (90%) . . . . . .   95,0.

Wohlgeruch bei allen diesen Vorschriften nach Belieben. Auch kann ein Teil des Weingeistes durch Kölnisch-Wasser bzw. zur Verbilligung durch Wasser ersetzt werden.

n) Weingeist (90%) 600,0   Glyzerin   20,0
   Wasser 400,0   Heliotropin   0,2
   Beta-Naphthol   5,0   Rosenöl   0,5
   Saponin   1,0   Orangenblütenöl . . . .   0,2.

Man löst das Beta-Naphthol, Heliotropin und die ätherischen Öle im Weingeist, das Saponin im Wasser-Glyzeringemisch auf und vereinigt die Lösungen.

Beta-Naphtholhaltiges Haarwasser soll nur in geringen Mengen und nur kürzere Zeit angewendet werden, da sonst auch bei schwachen Lösungen Gesundheitsschädigungen eintreten können.

o) Kampfer   5,0   Weingeist (90%) . . . .   95,0.

Schwefelhaarwasser. Schwefelemulsion.

a) Schwefelmilch   20,0   Glyzerin   10,0
         Weingeist (90%) . . . . . .   70,0.

Von einer Emulsion ist nicht zu sprechen; es ist eine Flüssigkeit, die vor dem Gebrauch gründlich durchgeschüttelt werden muß. Man gibt sie in farbigen Flaschen ab.

b) Schwefelmilch   10,0   Glyzerin   10,0
         Seifenspiritus . . . .   80,0.

Tanno-Chinin-Haarwuchsessenz. Nach Askinson.

Chinatinktur   20,0   Galläpfeltinktur   20,0
Karminlösung   5,0   Weingeist (90%)   50,0
Rosenwasser   450,0   Orangenblütenwasser . . 450,0
Orangenblütenöl   2,5   Muskatnußöl . . . . .   2,5.

Haarfärbemittel.

Das Färben der Haare gehört gleich dem Schminken zu denjenigen Verschönerungsversuchen, die oft nicht ohne Gefahr für die Gesundheit sind. Es hat dies seinen Grund in dem Umstande, daß manche der gebräuchlichen Haarfärbemittel ihre Wirkung den in ihnen enthaltenen Metallsalzen verdanken. Wissenschaft und Gesetzgebung haben sich, da man die schädliche Einwirkung auf die Gesundheit immer mehr erkannte, mit ihnen beschäftigt, und so hat man eine Reihe von Haarfärbemitteln hergestellt, die aus unschädlichen Stoffen bestehen. Es kann aber nicht geleugnet werden, daß die durch diese nicht giftigen Haarfärbemittel hervorgerufenen Farben teilweise weniger schön und dauerhaft sind. Auch ist bei sehr vielen Haarfärbemitteln ein Übelstand nicht zu vermeiden, daß sie nämlich auf der Haut und der Wäsche oft dunkle Flecke hervorrufen, die häufig sehr schwer zu entfernen sind. Ein anderer Übelstand, der allen Haarfärbemitteln anhaftet, ist der, daß sie nur die obersten Schichten des Haares durchdringen bzw. darauf haften und färben, so daß die Färbung, ganz abgesehen von dem Nachwuchse, bald an Kraft verliert und in verhältnismäßig kurzen Zwischenräumen, vielleicht alle 3—4 Wochen erneuert werden muß.

Das Haar in allen seinen Schichten, gewissermaßen von innen heraus und durch innere Mittel zu färben, ist trotz vielfacher Versuche noch niemals gelungen und wird auch erst gelingen, wenn man die Ursachen genau kennt, welche die verschiedenen Färbungen hervorrufen. Fest steht, daß Eisen und Schwefel in dem Farbstoff vorhanden sind, auch ist nach neuer Anschauung ein Vitamin darin enthalten, dessen Schwinden das Ergrauen bedingt.

Die Wirkung, auf der die künstliche Färbung der Haare beruht, ist chemisch. Man tränkt die Haare mit Stoffen, die entweder durch den Sauerstoff der Luft, das Licht oder durch den natürlichen Schwefelgehalt der Haare dunkel gefärbt werden. Da die Einwirkung des in den Haaren enthaltenen Schwefels aber verhältnismäßig langsam ist, pflegt man, um die Wirkung zu beschleunigen, schwefelhaltige Beizen anzuwenden. Auf dem natürlichen Schwefelgehalt der Haare beruht auch die' Wirkung der Bleikämme. Bei der Benutzung derartiger Bleikämme haften dem Haare kleine, allerdings sehr geringe Mengen metallischen Bleies an, das durch den Schwefelgehalt der Haare in schwarzes Schwefelblei übergeführt wird. Aber selbst bei dieser Behandlung des Haares sind schädliche Einwirkungen beobachtet worden, wie überhaupt die Bleisalze die gefährlichsten Mittel zum Färben der Haare sind. Bösartige Augenentzündungen, nervöse Kopfschmerzen und selbst unmittelbare Bleivergiftungen hat man nach dem Gebrauche solcher Mittel beobachtet. Mit Recht sind daher alle bleihaltigen Haarmittel gesetzlich verboten.

Es dienen von Metallen vor allem Silbernitrat sowie Eisen-, Wismut- und Manganverbindungen zum Dunkelfärben des Haares. Namentlich die Eisen- und Mangansalze, von letzteren kommen hauptsächlich das übermangansaure Kalium und das Manganosulfat in Betracht, dürfen als unschädlich anzusehen sein.

Von den organischen Stoffen, die zum Färben der Haare dienen, nennen wir den Saft der unreifen Walnußschalen, den Rhabarber, Huminsäure, ferner das nicht ungefährliche Pyrogallol (Pyrogallussäure) und das im Orient, heute auch bei uns viel angewendete Henna. Außerdem befinden sich eine Anzahl durch Reichspatent geschützte Haarfarben im Handel wie Eugatol, Primal u. a., die aus Aminphenolsulfosäure-Verbindungen bzw. Amidodiphenylaminsulfosäure oder ähnlichen bestehen.

Bemerkt sei ferner noch, daß anhaltendes Waschen der Haare mit Gerbsäurelösungen die Haare in geringem Maße dunkler färbt, während häufige Waschungen mit Essig oder überhaupt verdünnten Säuren das Haar heller machen.

Über die Art der Anwendung der Haarfärbemittel sei folgendes gesagt: Man entfettet zuerst das Haar vollständig, am besten mit dünner (1—2prozentiger) Sodalösung oder stark verdünnter Ammoniakflüssigkeit, wobei die Augen zu schützen sind, wäscht dann mit reinem Wasser nach und trocknet mäßig ab. Danach werden die Haare strichweise mit einem Kamm in die Höhe gehoben und das Haarfärbemittel mittels einer Zahnbürste oder eines weichen Schwämmchens von der Wurzel nach der Spitze zu aufgetragen, und zwar, soweit es dringend geht, ohne die Kopfhaut zu benetzen. Soll Beize verwendet werden, so wird diese, wenn nicht anders vorgeschrieben, dann aufgetragen, wenn die erste Flüssigkeit möglichst eingezogen ist. Wenn die gewünschte Färbung erzielt ist, wobei zu beachten ist, daß das feuchte Haar stets dunkler erscheint, als es nach dem Trocknen ist, auch der eigentliche Farbton meist erst beim Trocknen sich zeigt, wird das Haar leicht mit Seifenwasser und darauf gründlich mit lauwarmem Wasser abgespült und, wenn trocken, gefettet. Vielfach wird den Haarfärbemitteln ein zweites bzw. drittes Fläschchen beigegeben, das dazu dienen soll, die etwa auf der Haut entstandenen Flecke zu entfernen. Die hierzu dienenden Lösungen richten sich nach der Natur des Mittels und sollen bei den einzelnen Haarfärbemitteln besprochen werden.

Um bereits gefärbte Haare wiederum, und zwar mit einem anderen Haarfärbemittel zu färben, ist es erforderlich, die vorige Farbe zu entfernen; man wäscht gründlich mit heißem Seifenwasser einer neutralen Seife. Im übrigen muß sich die Entfernung nach der chemischen Natur des Haarfärbemittels richten. So entfernt man silberhaltige Haarfarbe durch eine Jodjodkaliumlösung und darauffolgendes Waschen mit einer konzentrierten Natriumthiosulfatlösung, wobei in allen Fällen die Augen zu schützen sind.

Braunkohle-, Torf- oder Kasselerbraun-Haarfarbe.
Braun.

	Gepulverter sandfreier Torf . . .	1,0
oder	gepulverte leichte Braunkohle . .	1,0
oder	Kasselerbraun	1,0
	wird mit Wasser	5,0

in einem Glaskolben 2 Tage lang stehen gelassen, dann langsam bis zum Kochen erhitzt, durch ein Tuch gegossen und im Wasserbade bis zur Sirupdicke eingedampft. Hierauf wird das erhaltene Extrakt in 10,0 Wasser, dem man 2,0 Weingeist und etwas Kölnisch-Wasser zusetzt, gelöst. Nachdem die Haare mit Seifenspiritus und Wasser oder durch 1—2prozentige Natriumkarbonatlösung vom Fett befreit und darauf gut gewaschen wurden, durchfeuchtet man sie mit der braunen Flüssigkeit.

Der färbende Stoff bei diesem Mittel sind die Huminsäuren.

Eisen-Haarfärbemittel.

A. Aus e i n e r Flüssigkeit bestehend. Nach Larcher, jedoch mit verringertem Pyrogallolgehalt.

Blond:		Braun		Schwarz:	
Eisensesquichlorid	2,0	Eisensesquichlorid	6,0	Eisensesquichlorid	10,0
Pyrogallol . . .	1,5	Pyrogallol . . .	2,5	Pyrogallol . . .	5,0
Weingeist (90%) .	20,0	Weingeist (90%) .	10,0	Weingeist (90%) .	10,0
Rosenwasser . .	100,0.	Rosenwasser . .	100,0.	Rosenwasser . .	100,0.

B. I n z w e i Flüssigkeiten.

Schwarz:

a) Nr. 1. Eine 10prozentige Lösung von chemisch reinem Eisenvitriol (Ferrosulfat).
Nr. 2. Eine dünne Lösung von Schwefelkalium oder Schwefelammonium.

b) Nr. 1. Eine 10prozentige Lösung von chemisch reinem Eisenvitriol (Ferrosulfat).
Nr. 2. Eine 1prozentige Lösung von Pyrogallol in Weingeist oder Kölnisch-Wasser.

Eisenhaarfärbemittel weisen den Nachteil auf, daß sie nicht sehr beständige Färbung hervorrufen, blonde Färbung dunkelt auch nach.

Die durch eisenhaltige Haarfärbemittel entstandenen Flecke auf der Haut lassen sich durch Kaliumbioxalatlösung (Kleesalzlösung) oder verdünnte Säuren entfernen.

Henna.

Unter dem Namen Henna versteht man die vor Entwicklung der Blüten geernteten gepulverten Blätter der Lawsonia inermis, eines Strauches, der in Nordafrika und Asien heimisch, viel in Indien, Persien und China angebaut wird. Die Blätter dienen im Orient außer zur Haarfärbung vielfach dazu, die Fingernägel und Fingerspitzen schön, orangerot zu färben. Hennablätter enthalten an wirksamen Bestandteilen einen roten Farbstoff sowie Gerbstoff und werden bei uns zur Rot-Blond-Braun- und Schwarzfärbung der Haare verwendet. Alle Haare, selbst dunkle, werden durch Henna rot gefärbt, und zwar läßt man einen Brei von Henna und Wasser ungefähr bis zu einer Stunde auf das entfettete Haar einwirken. Für Blond mischt man Hennablätter mit der doppelten Menge gepulvertem echten Indigo, synthetischer Indigo ist wirkungslos, und Wasser und läßt eine halbe Stunde, um Braun zu bekommen, ein und eine halbe Stunde einwirken. Für Schwarz nimmt man zu dem Brei die dreifache Menge Indigo und läßt den Brei bis zu 3 Stunden bzw. so lange, bis der gewünschte Farbton sich zeigt, auf dem Haar liegen. Oder es wird folgendes Verfahren angewendet: Man bereitet mit Wasser aus dem Hennapulver einen Brei, der auf die vorher entfetteten Haare aufgetragen wird und eine halbe Stunde oder auch bis zu 3 Stunden, je nach der gewünschten Tiefe des Rot, die sich nach der Färbung, ob Blond, Braun oder Schwarz richtet, mit diesen in Berührung bleibt. Dann werden die Haare mit lauem Wasser gründlich ausgewaschen, sie zeigen danach eine eigentümliche orangerote Färbung. Jetzt bereitet man aus der doppelten Gewichtsmenge gepulverten Indigoblättern, im Orient Reng genannt, als Hennapulver und Wasser ebenfalls einen Brei, trägt ihn in gleicher Weise auf die Haare auf, läßt, je nach der gewünschten Farbe, längere oder kürzere Zeit einwirken und spült dann wiederum mit lauwarmem Wasser gründlich ab. Die Haare zeigen bei Schwarzfärbung anfangs grünschwarze Färbung, die aber rasch in ein tiefes Blauschwarz übergeht. Wichtig ist für alle Hennafärbungen, daß nach Auftragung des Breies das Haar mit Watte umgeben, der Kopf mit einem Wolltuch umwickelt und feuchter Wärme ausgesetzt wird. Statt des Indigoblätterpulvers soll man übrigens mit gleichem Erfolg eine Küpe, bereitet aus natürlichem Indigo, Bohnenmehl und etwas Hefe, benutzen können.

Henna-Rastik, ein Gemisch von Hennapulver mit den verschiedensten Stoffen wie Eisenpulver, Kobaltsalzen, Borax, Soda, Pyrogallol, Rhabarber dient ebenfalls zur Herstellung von Haarfarben: Blond und Braun in verschiedenen Abtönungen und Schwarz.

Rastik selbst, ein von alters her gebrauchtes Haarfärbemittel der Orientalen, wird durch Erhitzen von gepulverten Galläpfeln mit etwas Öl in kupfernen Gefäßen hergestellt. Die erhaltene Masse wird gepulvert, mit etwas Wasser zur Paste geknetet und über Feuer getrocknet. Hierzu fügt man gepulverten Eisenrost oder Eisenfeilspäne, die weiche Masse wird an einem feuchten Ort aufbewahrt und zur Anwendung eine kleine Menge davon mit den Fingern gut in die Haare verrieben. Die Paste wird oft mit wohlriechenden Pulvern vermischt und gibt eine glänzend schwarze, lange haltbare Farbe.

Um durch Henna-Rastik Mittelblond und Hellblond zu färben, behandelt man das Haar nur kurze Zeit mit einer dreigewichtsprozentigen ammoniakalischen Wasserstoffsuperoxydlösung und legt, um Mittelblond zu erhalten, eine halbe Stunde lang ein Gemisch von Hennapulver und Eisenpulver zu gleichen Teilen mit heißem Wasser zu einem Brei angerührt, auf das Haar.

Für Henna-Rastik-Hellblond nach Winter:

Hennapulver	200,0	Boraxpulver	20,0
Rhabarberpulver	400,0	Ammoniumchlorid . . .	20,0

Wird mit heißem Wasser zu einem Brei angerührt 2 Stunden aufgelegt. Für Braun und Schwarz unterbleibt ein Aufhellen mit Wasserstoffsuperoxydlösung. Man nimmt nach Winter für B r a u n :

Hennapulver	400,0	Kobaltnitrat	25,0
Eisenpulver	400,0	Pyrogallol	30,0
	Eisenchlorid	30,0.	

Bei dieser Vorschrift scheint der Gehalt an Pyrogallol sehr hoch, doch dürfte diese Menge nicht so schädlich wirken, da es sich nicht um eine Lösung handelt und so Pyrogallol von der Haut nicht aufgenommen werden dürfte.

Für S c h w a r z :

Hennapulver	400,0	Ferrichlorid	70,0
Eisenpulver	400,0	Nickelnitrat	30,0
Pyrogallol	30,0	Tannin	80,0
	Ferrosulfid	30,0.	

Die weitere Behandlung geschieht wie bei Haarfärbung mit Henna selbst.

Einfache Gemische von Hennapulver mit Galläpfelpulver für Braun, oder mit Rhabarberpulver für Hellblond sind nicht von so schöner Wirkung.

Mangan-Haarfärbemittel.

Eine Lösung von übermangansaurem Kalium (Kaliumpermanganat) oder von Natriumpermanganat (übermangansaurem Natrium), das die Färbung schöner und dauerhafter macht, mit organischen Stoffen in Berührung gebracht, scheidet dunkelbraunes Manganhyperoxyd bzw. Manganhyperoxydhydrat aus. Auf dieser Eigenschaft beruht seine Anwendung zum Braunfärben der Haare. Man verwendet eine 5prozentige Lösung in destilliertem Wasser, die man, je nachdem eine hellere oder dunklere Farbe gewünscht wird, ein oder mehrere Male auf die vorher entfetteten Haare aufträgt. Die Farbe wird aber weit schöner und'dauerhafter, wenn man die Haare mit einer dünnen 5prozentigen Natriumsulfidlösung vorbeizt.

Trägt man die Flüssigkeit nur einmal auf oder nimmt man nur eine 2prozentige Lösung, erhält man ein Dunkelblond. Anderseits kann die Lösung, um dunklere Brauntönung zu bekommen, auch bis zu 15% und mehr Permanganat verstärkt werden. Die Flüssigkeit muß in einem braunen Glase mit eingeriebenem Glasstopfen abgegeben werden. Um die auf der Haut etwa entstandenen Flecke zu entfernen, fügt man dem Haarfärbemittel eine 4prozentige Natriumthiosulfatlösung oder eine Natriumbisulfitlösung als Flüssigkeit II bzw. III bei.

Auch Lösungen von Pyrogallol als Vorbeize und Manganosulfat dienen als braune Haarfarbe.

Pyrogallol- (Pyrogallussäure-) Haarfarbe.

Pyrogallol für sich dient zur Blond-\und zur Braunfärbung der Haare, die dadurch eine mehr oder weniger blonde bzw. kastanienbraune Färbung erhalten. Diese Farbe tritt aber verhältnismäßig sehr langsam ein, wenn man nicht mit alkalischen Lösungen nachbeizt. Man verwendet eine 1—2prozentige Lösung in schwachem Weingeist. Doch ist das in der Einleitung Gesagte zu beachten, daß Pyrogallol nicht ungefährlich ist, und auch bei äußerlicher Anwendung Vergiftungen, sogar mit tödlichem Ausgange beobachtet worden sind.

Die auf der Haut entstandenen Flecke lassen sich, solange sie frisch sind, mit Zitronensaft oder anderen dünnen Säuren entfernen.

Weit mehr als für sich dient Pyrogallol als Beize für Metallsalze, mit denen es tiefschwarze Verbindungen bildet.

a) Pyrogallol	2,5	Zitronensäure	0,3
Boroglyzerin	11,0	Wasser	100,0.

Morgens werden die Haare mit dünner Natriumbikarbonatlösung oder 1—2prozentiger Natriumkarbonatlösung ausgewaschen und abends die Haarfarbe mittels Bürste aufgetragen.

b) Man löst　　　　Schwefelnatrium (Natriumsulfid) .　　1,0
in　　　　　　　　Wasser . . . .　　68,0
und fügt der Lösung hinzu eine Auflösung von
　　　　　　　　　Pyrogallol . . . .　　3,0
in　　　　　　　　Spiritus (95%) . . . .　　25,0.

Die Wirkung des Pyrogallols läßt sich durch Hinzufügung von etwas Salmiakgeist verstärken. Pyrogallol-Haarfarbe muß in dunklen Flaschen abgegeben werden. Auch ist es zweckmäßig, etwas Natriumsulfit hinzuzufügen, damit größere Haltbarkeit erreicht wird.

Silberhaltige Haarfärbemittel.

Das Silbernitrat schwärzt sich bei Gegenwart von organischen Stoffen am Sonnenlicht ziemlich rasch. Diese Eigenschaft hat man seit langem zum Dunkelfärben des Haares benutzt, doch sind die Farbtöne, die sich bei Durchfeuchtung des Haares mit reiner Höllensteinlösung, bevor sie in Schwarz übergehen, zeigen, so mannigfacher Natur, daß sich die alleinige Anwendung von Silbernitrat nicht empfiehlt. Man ist gezwungen, zur schnellen Hervorbringung dunkler Farbtöne Beizen, die Schwefelalkalien oder Pyrogallol enthalten, anzuwenden.

Die durch das Silbernitrat auf der Haut entstandenen Flecke werden durch eine starke Jodkaliumlösung und darauffolgende Behandlung mit konzentrierter Natriumthiosulfatlösung entfernt.

Das Silbernitrat wird stets in ammoniakalischer Lösung gegeben, die man in der Weise herstellt, daß man es zuerst in etwa der Hälfte des erforderlichen Wassers löst und langsam so viel Ammoniakflüssigkeit hinzufügt, bis der anfangs entstehende bräunliche Niederschlag wieder völlig gelöst ist. Dann setzt man das noch fehlende Wasser hinzu und gibt die Lösung, um sie vor dem Einflusse des Sonnenlichtes möglichst zu schützen, stets in gefärbten Gläsern ab.

Die diesen Haarfärbemitteln gegebenen Namen beziehen sich meist auf ihre dunkelfärbende Eigenschaft, z. B. Neril, Melanogene, Krinochrom, Melainocomeome usw. Ihre Zusammensetzung unterscheidet sich in der Silbernitratlösung dadurch, daß man für schwarze Färbung stärkere, für hellere Töne schwächere Lösungen verwendet, und daß die Beize bald Schwefelkalium, bald Pyrogallol, enthält. Hierbei ist zu beachten, daß die Schwefelkaliumlösungen stets in gutgeschlossenen Flaschen abgegeben und aufbewahrt werden müssen. Zweckmäßig ist, die Schwefelkaliumlösungen dem Pyrogallol vorzuziehen, da durch Pyrogallol auch bei äußerer Anwendung Vergiftungen, sogar mit tödlichem Ausgange, beobachtet worden sind. Ein Zusatz von etwa 0,75% Kupfersulfat zu den Silbernitratlösungen macht die Farbtöne schöner.

Blond bis Hellbraun:

a) Flüssigkeit 1.　Silbernitrat . . . .　2,0
　　　　　　　　　destilliertes Wasser . . . . .　90,0
　　　　　　　　　Ammoniakflüssigkeit (0,960) . . .　10,0.
　Flüssigkeit 2.　Natriumsulfid . . . .　2,0
　　　　　　　　　destilliertes Wasser . . . . . .　98,0.

Die Natriumsulfidlösung wendet man erst nach dem Auftragen und Verteilen der Flüssigkeit 1 an.

b) Flüssigkeit 1.　Pyrogallol . . . .　1,5
　　　　　　　　　destilliertes Wasser . . . . .　75,0
　　　　　　　　　Spiritus (95%) . . . .　25,0.

Flüssigkeit 2. Silbernitrat 2,0
destilliertes Wasser 90,0
Ammoniakflüssigkeit (0,960) . . . 10,0.

Flüssigkeit 1 wird zuerst aufgetragen und durch Kämmen verteilt. Erst dann trägt man mit einer anderen Bürste Flüssigkeit 2 auf.

Braun:

a) Flüssigkeit 1. Silbernitrat 5,0
destilliertes Wasser 80,0
Ammoniakflüssigkeit (0,960) . . . 20,0.

Flüssigkeit 2. Natriumsulfid 5,0
destilliertes Wasser . . . . . . 95,0.

Die Natriumsulfidlösung wendet man erst nach dem Auftragen und Verteilen der Flüssigkeit 1 an.

b) Flüssigkeit 1. Pyrogallol 2,0
destilliertes Wasser 75,0
Spiritus (95%) . . . . 25,0.

Flüssigkeit 2. Silbernitrat 4,0
destilliertes Wasser 80,0
Ammoniakflüssigkeit (0,960) . . . 20,0.

Anwendung wie bei Blond.

Schwarz:

a) Flüssigkeit 1. Silbernitrat 10,0
destilliertes Wasser 70,0
Ammoniakflüssigkeit (0,960) . . . 30,0.

Flüssigkeit 2. Natriumsulfid 10,0
destilliertes Wasser 90,0

b) Flüssigkeit 1. Pyrogallol 2,5
destilliertes Wasser 75,0
Weingeist (90%) . . . . 25,0.

Flüssigkeit 2. Silbernitrat 8,5
destilliertes Wasser 25,0
Ammoniakflüssigkeit (0,960) . . . 25,0.

Flüssigkeit 1 wird zuerst aufgetragen.

c) Nach Dr. Saalfeld:

Flüssigkeit 1. Pyrogallol 5,0
absoluter Alkohol 12,5
destilliertes Wasser . . . . . . 50,0.

Flüssigkeit 2. Silbernitrat 5,0
Ammoniakflüssigkeit (0,960) . . . 12,5
destilliertes Wasser . . . . . . 50,0.

Zu diesen silberhaltigen Haarfärbemitteln gibt man als Mittel zum Entfernen der Flecke auf der Haut:

Flüssigkeit 3. Kaliumjodid 30,0
destilliertes Wasser 70,0

Alle silbernitrathaltigen Lösungen gibt man in Flaschen mit Glasstopfen ab.

Walnußschalenextrakt-Haarfarbe.

a) Grüne Walnußschalen werden zerkleinert und mit einer Mischung aus 2 T. Wasser und 1 T. Ammoniakflüssigkeit (0,960) ausgezogen. Der Auszug wird bis zur dünnen Sirupdicke eingedampft und dann 2 T. Extrakt mit 1 T. wohlriechend gemachtem Weingeist versetzt. Soll die Wirkung verstärkt werden, löst man etwas Pyrogallol in der Mischung auf. Es ist dies aus dem

Grunde vorteilhaft, weil die Nußextrakt-Haarfarbe beim längeren Lagern ihre Wirksamkeit einbüßt. Die Haare werden kastanienbraun bis dunkelbraun.

b)   Man zieht grüne, zerkleinerte Walnußschalen einige Stunden mit Wasser aus, dampft die Flüssigkeit zu einem dicken Extrakt ein, fügt die doppelte Menge Olivenöl oder feines Erdnußöl hinzu und erhitzt so lange, bis aller Wassergehalt verdunstet ist (W a l n u ß s c h a l e n ö l.) Will man die Wirkung verstärken, so fügt man etwas Pyrogallol, in Weingeist gelöst, hinzu, man erhält dann aber eine Art Schüttelbrillantine.

c)   Man trocknet grüne Walnußschalen und pulvert sie dann. Von diesem Pulver werden 100,0 mit einem Gemische von
Äther   95,0   Ammoniakflüssigkeit (0,960)   5,0
übergossen und 12 Stunden lang beiseitegestellt. Nun mischt man
Olivenöl oder feines Erdnußöl . .   500,0
hinzu, stellt 12 Stunden lang an einem warmen Ort beiseite u n t e r B e - r ü c k s i c h t i g u n g d e r F e u e r g e f ä h r l i c h k e i t d e s Ä t h e r s und p r e ß t m i t d e r e r f o r d e r l i c h e n V o r s i c h t a b.•Nun läßt man den Äther mit aller Vorsicht abdunsten und stellt dann einige Zeit beiseite, bis sich die Flüssigkeit geklärt hat. Bei der ganzen Darstellung ist s t e t s d i e g r o ß e F e u e r g e f ä h r l i c h k e i t z u b e a c h t e n, des- h a l b m ü s s e n a l l e R ä u m e g e m i e d e n w e r d e n, w o F e u e r o d e r k ü n s t l i c h e s L i c h t v o r h a n d e n i s t (Walnußschalenöl).

Wismut-Haarfärbemittel.

Wismutsalze verleihen dem Haar durch dessen Schwefelgehalt eine schöne braune Färbung, die aber erst allmählich eintritt. Die Wismutsalze gehören zu den erlaubten Stoffen für die Haarfärbemittel; sie sollen, bei der Kürze der Anwendung, in ihrer Wirkung auf die Haut unbedenklich sein und kommen teils in wässeriger Lösung, teils in Verbindung mit Fetten zur Anwendung. Will man die Wirkung verstärken, muß das Wismut- Haarfärbemittel Schwefel in irgendeiner Form enthalten.

a) Nach Cerbeland:
Flüssigkeit 1.   Wismutzitrat 50,0
            Wasser 250,0
            Spiritus (96%) 700,0
    Ammoniakflüssigkeit (0,960) soviel, wie zur Lösung des Wismutzitrats nötig ist.
Flüssigkeit 2.   Natriumthiosulfat 100,0
            Wasser . . . . 1000,0.

b) Wismutsubnitrat 5,0   Wasser 85,0
            Natriumthiosulfat . . . . . . 10,0.
    Dieses Färbemittel muß insofern vorsichtig angewendet werden, als auch die Kopfhaut etwas gefärbt wird.

c) W i s m u t p o m a d e :
Schwefelmilch 0,5   Wismutsubnitrat 10,0
            Lanolinpomade . . . . 90,0.

Wismut-Haarfarbeerneuerer.   Wismut-Haarfarberenovator.

a) Wismutzitrat 2,5   Wasser 95,0
            Glyzerin . . . . 5,0.
    Der Wismutzitratgehalt kann je nach der gewünschten Färbung bis auf 5,0 erhöht werden.
    Ammoniakflüssigkeit (0,960) soviel, wie zur Lösung des Wismutzitrats er- forderlich ist. Man kann auch einen Zusatz von Schwefelmilch 0,5 machen.

b) M i t S i l b e r :
    Man fügt der Flüssigkeit a Silbernitrat 0,25 zugleich mit der Ammoniak- flüssigkeit hinzu.

Silber-Haarfarbewiederhersteller.

Nach Mann:

Lösung 1.   Natriumthiosulfat   25,0
            destilliertes Wasser   625,0
            Spiritus (96%) . . . .   350,0.

Lösung 2.   Silbernitrat   30,0
            destilliertes Wasser   100,0

werden mit so viel Ammoniakflüssigkeit (0,960) vermischt, daß der zuerst entstehende Niederschlag bis auf weniges aufgelöst wird. Nach dem Abgießen bzw.
Filtrieren wird mit destilliertem Wasser auf 1000,0 erhöht.

Unmittelbar vor dem Gebrauch werden gleiche Raumteile der beiden Lösungen vermischt.

Durch wiederholtes Auftragen wird die Färbung allmählich dunkler.

Kupfer-Haarfärbemittel.

Nach Wulfert-Seeger.   B l o n d :

Kupferchlorid   1,0   Pyrogallol   1,0
            destilliertes Wasser . . . . . .   100,0.
(Siehe auch B l e i c h e n d e r H a a r e.)

B r a u n :

a) Flüssigkeit 1. Kupfersulfat   5,0
                   reine Salpetersäure . . . . 3—4 Trpf.
                   destilliertes Wasser . . . . . .   95,0.

   Flüssigkeit 2. Pyrogallol   1,5
                   Wasser . . . .   98,5.

b) Kupferchlorid 1,0   Ferrichlorid   0,5
   Pyrogallol   1,5   destilliertes Wasser . . .   97,0.

c) Nach Dieterich.   H e l l b r a u n :

   Flüssigkeit 1. Pyrogallol   4,0
                   Weingeist (90%)   40,0
                   destilliertes Wasser . . . . . .   56,0.

   Flüssigkeit 2. Kupferchlorid   2,5
                   destilliertes Wasser . . . . . .   97,5.

   Flüssigkeit 3. Natriumthiosulfat   2,0
                   destilliertes Wasser . . . . . .   98,0.

   Flüssigkeit 1 trägt man auf die mit dünner warmer Sodalösung gereinigten, gut gespülten und getrockneten Haare mit einer Bürste auf, kämmt
durch und trägt nach 20 Minuten mit einer anderen Bürste Flüssigkeit 2 auf.
Flüssigkeit 3 dient zum Entfernen von entstandenen Flecken an den Händen.

D u n k e l k a s t a n i e n b r a u n :

d) Flüssigkeit 1. Pyrogallol   5,0
                   Weingeist (90%)   40,0
                   destilliertes Wasser . . . . . .   55,0.

   Flüssigkeit 2. Kupferchlorid   4,0
                   destilliertes Wasser . . . . . .   96,0.

   Flüssigkeit 3. Wie unter c.

S c h w a r z :

Kupferchlorid   0,6   Ferrichlorid   2,0
Pyrogallol   2,0   destilliertes Wasser . . . 96,0.

Paraphenylendiaminfarben für totes Haar.

Nach Erdmann:

	Reines Paraphenylendiamin . . .	20,0
oder	salzsaures Paraphenylendiamin .	33,5
	Natriumhydroxyd	14,0
werden in	heißem Wasser	1000,0

gelöst. Das Haar wird entfettet in die Lösung gelegt, bis es völlig damit durchtränkt ist, und darauf in eine 3gewichtsprozentige Wasserstoffsuperoxydlösung. Nach 24 Stunden sind die Haare d u n k e l b r a u n, nach Wiederholung des Vorganges b l a u s c h w a r z. Verwendet man anstatt Wasserstoffsuperoxydlösung eine 5prozentige Eisenchloridlösung, so werden die Haare k a s t a n i e n - b r a u n.

Das Bleichen der Haare. Haarentfärbung.

Die Mode verlangt zuweilen, daß dunkleres Haar auf dem Kopfe heller, mehr blond oder gar weiß gefärbt werden soll. Dies läßt sich dadurch erreichen, daß man das vorher entfettete und dann mit reinem Wasser nachgewaschene Haar mit Wasserstoffsuperoxyd in starker Lösung durchfeuchtet. Dies muß öfter, zumal bei schwarzem Haar, das zunächst braun, darauf rot und schließlich rotblond wird, wiederholt werden, bis die gewünschte Farbe erreicht ist.

Um die Wirkung kräftiger zu machen, fügt man kurz vor der Anwendung etwa 4% Ammoniakflüssigkeit (0,960) hinzu.

Genau ist zu beachten, daß das Haar nach Einwirkung der Wasserstoffsuperoxydlösung, um Schädigung des Haares möglichst zu vermeiden, so gründlich mit wohlriechendem Essigwasser gewaschen wird, daß jede Spur von Wasserstoffsuperoxyd aus dem Haar entfernt wird, auch müssen alle Trockenmittel w i e H e i ß l u f t , F ö n e n , B r e n n s c h e r e n u s w . s t r e n g s t e n s v e r - m i e d e n w e r d e n. Ebenso darf, ehe das Haar nicht v o l l s t ä n - d i g t r o c k e n i s t, e i n H u t o d e r ä h n l i c h e s n i c h t a u f g e s e t z t w e r d e n, da das Haar sonst entflammen kann.

P o m a d e z u m H a a r b l e i c h e n.

Perhydrol	10,0	Wollfett	10,0
gelbes Vaselin	10,0.		

Pulver zum Haarbleichen.

Natriumperborat 75,0   feinste gepulverte Seife . 25,0.

Totes Haar, das für Haararbeiten vielfach entfärbt werden soll, da weiße Haare bedeutend teurer sind als dunkle, wird zuerst durch Auskochen mit Sodalösung entfettet, in eine starke Wasserstoffsuperoxydlösung eingelegt und schließlich mit schwachem Essigwasser gespült.

Oder man tränkt es zuerst nach der Entfettung mit einer gesättigten Lösung von Kaliumpermanganat und legt es dann, nachdem die Lösung angetrocknet, in stark verdünnte Salzsäure oder in eine etwa 10prozentige Lösung von Natriumthiosulfat, die kurz vor der Verwendung mit etwas Schwefelsäure vermischt wird.

Enthaarungsmittel. Depilatoria.

Im Gegensatz zur Pflege der Haare tritt an die Kosmetik zuweilen die Aufgabe heran, Haare von Stellen des menschlichen Körpers zu entfernen, wo man sie, nach unseren Schönheitsbegriffen, nicht wünscht. Zuweilen sind es Male, auf denen neben dem gewöhnlichen Wollhaar starke und dicke Haare hervorsprießen; teils zeigt sich auf den Lippen und Wangen selbst jugendlicher weiblicher Personen ein Anflug von Bart, der oft nicht erwünscht ist. Auch an der Nase zeigen sich sowohl bei männlichen als auch bei weiblichen Personen häufig starke bartähnliche Haare, die nicht gerade zur Verschönerung beitragen.

Derartige Haarbildungen finden sich namentlich bei Personen mit dunklem Haar, daher am meisten bei den südländischen Volksstämmen.

Die Aufgabe der Haarentfernung ist nicht ganz leicht, da die Haut weiblicher Personen, diese kommen ja fast allein in Betracht, sehr zart und empfindlich ist. Das Abrasieren verschlimmert die Sache immer mehr, da die Haare dadurch stärker werden, und das Ausziehen einzelner Haare mittels einer Pinzette ist ein sehr mühsamer und dabei oft schmerzhafter Vorgang, der die Haut obendrein so stark reizt, daß gefährliche Entzündungen entstehen können. Man ist deshalb gezwungen, zu chemischen Mitteln zu greifen, die die Haut lockern und quellen lassen und den Hornstoff der Haare so weit erweichen, daß diese sich nachher durch kräftiges Reiben und Waschen entfernen lassen. Dieser Zweck würde am besten durch die Ätzalkalien erreicht werden, aber ihre Einwirkung auf die Haut ist so stark, daß ihre Verwendung dadurch zur Unmöglichkeit wird. Aus diesem Grunde greift man zu den in der Wirkung den Ätzalkalien nahestehenden Verbindungen des Schwefels mit den Alkalien und den alkalischen Erden. Von den ersteren kommt namentlich Natriumsulfhydrat in Betracht, da die gleiche Kaliumverbindung von zu starker Wirkung auf die Haut ist. Von den Erdalkalien verwendet man Kalziummonosulfid (Schwefelkalzium) oder Strontiumsulfid (Schwefelstrontium). Im Orient, wo derartige Enthaarungsmittel seit Jahrtausenden im Gebrauch sind, wird allgemein eine Mischung von Auripigment (gelbem Schwefelarsen) mit Ätzkalk benutzt. Bei dieser Mischung kommt neben dem entstehenden Kalziumsulfid auch die immer im gelben Schwefelarsen enthaltene arsenige Säure zur Wirkung. Der Erfolg dieser Mischung soll sehr groß sein, jedoch kann sie für uns wegen ihrer Giftigkeit nicht in Frage kommen. Auch vor der empfohlenen Verwendung von Thalliumazetat ist zu warnen. Hierbei tritt sogar häufig ein nicht gewünschter Ausfall des Kopfhaares ein, und es können leicht Nierenerkrankungen hervorgerufen werden.

Die Anwendung der Enthaarungsmittel geschieht meist in der Weise, daß man sie in Teigform auf die betreffenden Stellen aufträgt und 10—30 Minuten einwirken läßt. Natriumsulfhydrat wird auch in wässeriger Form verwendet und dann am besten als Kompresse. Nach hinreichender Einwirkung, diese ist erreicht, sobald die Stellen beginnen schmerzhaft zu werden, wird das Enthaarungsmittel entfernt, die Stelle gut mit Wasser, dem etwas Zitronensaft oder Zitronensäure zugesetzt ist, bei Kalziumsulfhydrat auch mit etwas Zuckerwasser abgewaschen und unmittelbar darauf mit einer guten Hautsalbe eingefettet.

Enthaarungsmittel.

a) **Strontiumsulfid** (Schwefelstrontium) wird mit Chinaclay zu gleichen Teilen gemengt und mit so viel Wasser angerührt, daß eine weiche Paste entsteht.

Das Strontiumsulfid läßt sich herstellen durch Glühen von Strontiumsulfat mit Kohle oder von Strontiumkarbonat mit Kohle und Schwefel.

b) Strontiumsulfid 50,0   rohes Zinkoxyd (Zinkweiß)   30,0
   Stärke 30,0   Menthol . . . .   1,0.

Man rührt das Enthaarungsmittel mit so viel Wasser an, daß ein dünner Brei entsteht, trägt den Brei 1—2 mm dick auf die zu enthaarenden Stellen auf und wäscht nach 10—20 Minuten ab. Darauf wäscht man die Haut mit etwas Essigwasser, ½prozentiger Zitronensäurelösung oder Zitronensaft und fettet sie mit Hautsalbe oder Öl ein.

c) Kalziumsulfhydrat . . . 20,0   Glyzerinsalbe 10,0
Stärke . . . . 10,0 ·   Zitronenöl . . . . . . 10 Trpf.

1—2 mm dick auf die zu enthaarenden Stellen aufzutragen und nach 10 bis 30 Minuten abzuwaschen.

Das Kalziumsulfhydrat wird dargestellt, indem man in dicken Kalkbrei so lange Schwefelwasserstoff leitet, als dieser aufgenommen wird. Der Brei muß in luftdicht schließenden Gefäßen aufbewahrt werden.

d) Kalziumsulfhydrat, frisch bereitet, wird mit so viel Chinaclay angemengt, daß eine weiche Paste daraus entsteht.

e) Nach Paschkis:
Natriumsulfhydrat . . . 10,0   Kreide 30,0

werden mit so viel Wasser angerührt, daß eine Paste entsteht, die messerrückendick aufgetragen und nach einigen Minuten abgewaschen wird.

f) Natriumsulfhydrat . . . 125,0   Kalkwasser 300,0
gelöschter Kalk 100,0   Stärke 25,0

g) Natriumsulfhydrat . . . 3,0   Ätzkalk 10,0
Stärke . . . . 10,0.

Bei Anwendung von kalziumsulfhydrathaltigen Enthaarungsmitteln wäscht man die Haut mit Zuckerwasser nach und fettet sie mit Hautsalbe oder Öl ein.

Enthaarungsmittel, flüssige.

a) Jodtinktur 3,0   Weingeist (90%) 19,0
Rizinusöl 8,0   Kollodium . . . . . . 100,0.

b) Jodtinktur 7,5   venezianischer Terpentin . 3,8
Rizinusöl 5,0   Weingeist (90%) 45,0
Kollodium . . . . 180,0.

Nach Auftragen der Flüssigkeit läßt man sie eine Zeitlang einwirken und zieht dann die Kollodiumhaut, an der sich die Haare befinden, ab. Die Wirkung dieser beiden flüssigen Enthaarungsmittel ist jedoch sehr stark und so sollten diese niemals bei sehr empfindlicher Haut angewendet werden.

c) Natriumsulfid 5,0   weißer Sirup 10,0
Wasser . . . . 85,0.

Muß nach wenigen Minuten abgewaschen werden.

d) Perhydrol.
Muß längere Zeit hindurch öfter aufgestrichen werden.

e) In Tuben nach Winter:
Stärke 20,0   Wasser 120,0

werden miteinander verrieben. Diese Anreibung rührt man in eine kochend heiße Lösung von
Natriumsulfid 35,0   Wasser 200,0,
bis ein dicker Kleister entsteht. Hierzu fügt man
Kalziumsulfid 30,0   Glyzerin 25,0
und darauf ein im Wasserbade zusammengeschmolzenes Gemisch von
wasserfreiem Wollfett . . 15,0   Vaselin . . . . 25,0.

Darauf wird alles gut verarbeitet und bis zum Erkalten gerührt.

Auch kann man aus den Pulvermischungen, wie sie unter Enthaarungsmitteln angegeben sind, durch Traganth-, Tylose- oder Stärkeschleim Glyzerin, oder wenn sie nicht kalkhaltig sind, Zusatz von Zuckersirup eine Paste für Tubenfüllung herstellen.

f) In Salbenform:
Perhydrol 15,0   wasserfreies Wollfett . . 60,0
Glyzerin 10,0   weißes Vaselin . . . . 10,0.

Mittel zur Pflege des Mundes und der Zähne.

Ebenso zahlreich wie die Mittel zur Haarpflege sind die zur Pflege des Mundes und der Zähne. Sie zerfallen gewissermaßen: 1. in Mittel zur Pflege des äußeren Mundes, der Lippen, 2. für die Mundhöhle, das Zahnfleisch und die Zähne.

Während die Zahnmittel meist einen reinigenden Zweck verfolgen, kommen für die übrigen außer der Reinigung teils keimwidrige, antiseptische, teils geradezu medizinische Wirkungen in Betracht. In diese Gruppe gehören die Mundwässer und Zahntinkturen, welche neben der Desinfektion und Reinigung der Mundhöhle auf die Heilung eines krankhaften Zahnfleisches einwirken sollen.

Es mag hier gleich bemerkt werden, daß für diesen Zweck namentlich stärkende, tonische und zusammenziehende, adstringierende Mittel, meist weingeistige Lösungen oder Auszüge von Chinarinde, Katechu, Ratanhia, Myrrhen u. a. dienen, an welche sich Mittel anschließen, die auf den Speichelfluß einwirken, wie Bertramwurzel u. a. m. Desinfizierend wirkt nicht nur der Weingeist, sondern wirken in geringen Mengen auch die ätherischen Öle, wenn letztere auch mehr geruchverdeckend als geruchzerstörend einwirken möchten. Überhaupt muß angenommen werden, daß fast alle keimwidrigen Mittel, wie Salizylsäure, Salol u. a. m., in der Verdünnung, in welcher sie beim Spülen des Mundes zur Verwendung kommen, kaum wirksam sein können. Größere Wirkung bieten dagegen die Ester der Paraoxybenzoesäure wie der Methylester oder Propylester sowie der in Wasser nicht, wohl aber in Spiritus lösliche Benzylester, dessen antiseptische Wirkung 100mal stärker ist als die des Phenols. Das in dieser Hinsicht am meisten verläßliche Mittel ist das Kaliumpermanganat, das auch in dünnen Lösungen noch vollständig wirksam ist. Auch werden für die Desinfektion des Mundes starke Lösungen von Kaliumchlorat oder Borax empfohlen. Thymol, an und für sich ein gut antiseptisch wirkendes Mittel, muß in der Mund- und Zahnpflege mit großer Vorsicht angesehen werden. Schon die geringen Mengen, die hierbei von der Schleimhaut aufgenommen werden, können bei sehr empfindlichen Menschen infolge Beeinflussung der Schilddrüse stark gesundheitsschädliche Wirkung hervorrufen. Auch Menthol in größeren Mengen bewirkt bei manchen Menschen Ekzembildung in der Mundhöhle.

Von Mitteln, die zahnsteinlösend sein sollen, sind zu nennen der Alaun, einige andere Tonerdeverbindungen, Milchsäure und Weinstein, Kaliumbitartrat. Löffelkraut und Salbei verdanken ihren alten Ruf als Mundpflegemittel wohl hauptsächlich den in ihnen enthaltenen ätherischen Ölen, zu denen bei Salbei noch der Gerbstoffgehalt hinzutritt.

Über die Verwendung von Propylalkohol bzw. Isopropylalkohol zu Mund- und Zahnwässern s. S. 231.

Als zahnreinigende Mittel werden meistens Zahnpulver verwendet, oder diese werden mittels Seife oder anderer Bindemittel in Pasten- oder Latwergenform gebracht. Als erste Bedingung für die Herstellung derartiger Reinigungsmittel muß gelten, daß die Grundlage, aus der das Pulver usw. besteht, nicht zu grob und zu scharf sein darf. Diese Grundlage dient gewissermaßen als Schleif- und Poliermittel für die Zahnkrone, und wenn der Überzug dieser, der Schmelz, die sog. Emaille, auch ungemein hart ist, so wird sie doch durch immerwährendes Putzen mit scharfen Pulvern, wie nicht staubfeinem Bimsstein, Ossa Sepiae usw. angegriffen. Ein gleiches, wenn auch in etwas geringerem Maße, gilt von der Holzkohle, die trotz ihrer scheinbaren Weichheit dennoch eines der kräftigsten Poliermittel ist und daher bei längerem Gebrauch die Zähne ebenfalls stark angreift, überdies den Nachteil hat, daß sie bei längerem Gebrauch in das Zahnfleisch eingeschlämmt wird und es bläulich-schwarz färbt. Man fügt solcher Mischung zweckmäßig etwas Seife zu, um das Zahnpulver besser gleitend zu machen.

Als beste Grundlage dienen vor allem die Karbonate des Kalziums und des Magnesiums. Das Magnesiumkarbonat soll aber nicht für Zahnseifen, Zahnpasten, die seifehaltig sind, verwendet werden, da sich unlösliche Magnesiumseifen bilden können. Von den Kalziumkarbonaten werden so ziemlich alle in den Vorschriften aufgeführt; da finden wir Kreide, Marmor, präparierte Austernschalen, gepulverte Korallen und endlich gefällten kohlensauren Kalk. Von allen diesen verschiedenen Stoffen ist der gefällte kohlensaure Kalk, das gefällte Kalziumkarbonat, weitaus der beste. Das gefällte Kalziumkarbonat besitzt nicht die unangenehme Schmierigkeit der geschlämmten Kreide, ist ferner, bei aller Zartheit des Pulvers, doch hart genug, um reinigend auf die Zähne zu wirken. Außer der rein mechanischen Wirkung der Karbonate kommt auch noch ihre chemische in Betracht, indem sie die etwa im Speichel vorhandene oder durch faulende Speisereste entstandene Säure abstumpfen. So ist reine gefällte Kreide, genügend mit ätherischen Ölen vermischt, vom kosmetischen Standpunkt aus entschieden ein vorzügliches und sehr zu empfehlendes Zahnpulver.

Was die mechanische Pflege der Mundhöhle und der Zähne betrifft, so geschieht die Spülung am besten in drei verschiedenen Absätzen. Zuerst wird der Schlund, der sog. Rachen, ausgespült, und zwar durch eine wirkliche Spülung, nicht durch eigentliches Gurgeln. Dann spült man die Mundhöhle und reinigt endlich die inneren Wangen und das Zahnfleisch unter Zuhilfenahme von reichlich Wasser mittels einer nicht zu weichen Zahnbürste. Gerade das Reiben mit einer kräftigen Bürste stärkt das Zahnfleisch, indem es den Blutumlauf beschleunigt. Wer anfangs zu empfindlich für harte Bürsten ist, soll sich nach und nach an solche gewöhnen. Das Reinigen der Zähne selbst geschieht ebenfalls besser mit einer harten als mit einer weichen Bürste, und zwar nicht nur, wie dies meist üblich ist, in waagerechter Richtung, sondern vor allem auch in senkrechter. Man putze die Zähne des Oberkiefers von oben nach unten, die des Unterkiefers dagegen von unten nach oben. Schließlich soll auch die Rückseite der Zähne in gleicher Weise gereinigt werden. Außerdem soll man nie versäumen, die Zwischenräume der Zähne nach jeder Mahlzeit mit einem biegsamen Zahnstocher zu reinigen. Denn gerade die dort sich vielfach festsetzenden Speisereste sind die Ursache des Angehens der Zähne und oft auch die eines übelriechenden Atems.

Was nun den übelriechenden Atem selbst betrifft, so ist in sehr vielen Fällen nur die mangelnde Reinigung des Mundes und der Zähne daran schuld. Festgesetzte Speisereste und schlechter Speichel gehen in Gärung und Fäulnis über und veranlassen einen oft geradezu ekelhaften Geruch. In allen solchen Fällen wird gründliche Reinigung der Mundhöhle und Spülung mit keimwidrigen Mitteln, namentlich mit Lösungen von Kaliumpermanganat, das Übel bald beseitigen. Es darf aber nicht vergessen werden, daß außer den eben angeführten Ursachen auch Verdauungsstörungen und andere krankhafte Zustände einen übelriechenden Atem hervorrufen können. In diesem Falle wird selbstverständlich das Mundspülen ohne jeden Erfolg bleiben, hier kann nur eine innere Behandlung das Übel heben.

Für die Pflege des äußeren Mundes, der Lippen, kommen eigentlich nur die sog. Lippenpomaden, die wir schon bei den medizinischen Zubereitungen besprochen haben, in Betracht. Es wäre noch der sog. Mundleim anzuführen, der hier und da als Klebmittel für aufgesprungene Lippen benutzt wird.

Mundleim.

100 T. Gelatine oder besser ganz hellen Kölner Leim läßt man 24 Stunden in Wasser quellen, gießt das überschüssige Wasser ab, schmilzt den Leim im Wasserbade, löst in der geschmolzenen Masse 30 T. Kandiszucker und ein wenig Honig, gießt das Ganze in schwach mit Paraffin ausgeriebene Metallkapseln aus, läßt austrocknen und zerschneidet die Masse, wenn halb trocken, in beliebige Streifen. Zuweilen fügt man auch, wenn der Leim recht hart sein soll, etwas arabisches Gummi hinzu.

Mund-Pillen. Cachoupillen.

Lakritzensaft	100,0	heißes Wasser	100,0
Katechupulver	30,0	arabisches Gummi	15,0

werden im Dampfbade gelöst und bis zur Extraktdicke eingedampft, dann mischt man darunter

Kaskarillrindenpulver	2,0	Mastixpulver	2,0
Kohlenpulver	2,0	Veilchenwurzelpulver	2,0.

Wenn halb erkaltet, fügt man hinzu

Pfefferminzöl	2,0	Moschustinktur	5 Trpf.

Ambratinktur . . . . 5 Trpf.

Dann werden mit der Pillenmaschine kleine Pillen geformt, die mit Silber überzogen werden.

Mund-Pastillen gegen üblen Geruch.

Gebrannter Kaffee	70,0	Kohlenpulver	25,0
Borsäure	5,0	Zucker	90,0

Vanillin 0,5

werden gut verrieben, mit Gummischleim, Traganthschleim oder Tyloseschleim zum Teig angestoßen und Pastillen daraus geformt.

Mund- und Zahnwässer.

Alkoholfreies Mundwasser.

Pfefferminzöl	5,0	Zimtöl	0,5
Sternanisöl	3,5	Eukalyptol	5,0
Vanillin	1,0	Quillajarindentinktur	50,0

warmes Wasser . . . . . . 935,0.

Muß längere Zeit geschüttelt werden. Man gibt es u n f i l t r i e r t in gefärbten Flaschen ab mit der Vorschrift: Vor dem Gebrauche zu schütteln. S a p o n i n h a l t i g e M u n d w ä s s e r sind insofern vorteilhaft, als sie die Speichelbildung anregen.

Amerikanisches Mundwasser, schäumend.

Quillajarinde	120,0	Bergamottöl	4,0
Glyzerin	100,0	Wintergrünöl	4,0
Natriumsalizylat	15,0	Nelkenöl	1,0

Weingeist (60%) . . . . . . 900,0.

Man mazeriert 8 Tage und färbt das Filtrat rot.

Anatherinmundwasser ähnlich.

a) | | | | |
|---|---|---|---|
| Chinarinde | 5,0 | Bertramwurzeln | 5,0 |
| Guajakholz | 5,0 | Sandelholz | 5,0 |
| Alkannawurzeln | 2,5 | Gewürznelken | 5,0 |

Myrrhen . . . . 10,0.
Werden mit Weingeist (60%) 1000,0 acht Tage digeriert.
Im Filtrat löst man:

Pfefferminzöl	5,0	Zimtöl	2,0
Salbeiöl	1,0	Thymianöl	1,0.

b) | | | | |
|---|---|---|---|
| Guajakholz | 20,0 | Myrrhen | 40,0 |
| Nelken | 30,0 | Sandelholz | 25,0 |
| Zimt | 10,0 | Mazisöl | 15 Trpf. |
| Rosenöl | 15 Trpf. | Zimtöl | 15 „ |
| Weingeist (90%) | 600,0 | Rosenwasser | 400,0. |

Bereitung siehe a.

c) | | | | |
|---|---|---|---|
| Sandelholz | 8,0 | Zimt | 2,0 |
| Guajakholz | 4,0 | Zimtöl | 6 Trpf. |
| Myrrhen | 10,0 | Nelkenöl | 6 „ |
| Nelken | 6,0 | Weingeist (90%) | 50,0 „ |

Rosenwasser . . . . 50,0.
Bereitung siehe a.

Antiseptisches Mundwasser. Antiseptische Zahntinktur.

a) Alkoholarm:

Thymol	0,3	Rosengeraniumöl	15 Trpf.
Glyzerin	120,0	Eukalyptusöl	6 „
Weingeist (90%)	160,0	Kalmusöl	10 „
venezianer Seife	16,0	Fichtennadelöl	40 „
Sassafrasöl	15 Trpf.	destilliertes Wasser	700,0.

Man löst Thymol und die ätherischen Öle im Weingeist und fügt diese
Lösung dem Gemische von Glyzerin und der Seifenlösung im Wasser hinzu.
Rot zu färben.

b) Nach Paschkis:

Myrrhentinktur	100,0	Benzoetinktur	100,0

Löffelkrautspiritus . . . . . . 800,0.

Chinamundwasser. Chinazahntinktur.

Chinatinktur	20,0	Guajaktinktur	25,0
Myrrhentinktur	10,0	Glyzerin	80,0
Pfefferminzöl	5,0	Nelkenöl	3,0
Zimtöl	1,0	Weingeist (90%)	826,0.

Will man das Chinamundwasser verbilligen, so ersetzt man den Weingeist
teilweise durch Wasser.
Die hierzu erforderliche Guajaktinktur, Tinctura Guajaci
Ligni wird hergestellt:
Ergzb.:

Fein zerschnittenes Guajakholz . . 100,0
verdünnter Weingeist (68%) . . . 500,0

werden ausgezogen.

Antiseptisches Mundwasser, antiseptische Zahntinktur

unter Verwendung des von der Chinosolfabrik Hamburg erzeugten
Chinosol hergestellt. Dieses Mundwasser bzw. Zahntinktur dürfen nicht als
Chinosolmundwasser bzw. Chinosolzahntinktur in den Handel gebracht werden.

a) | | | | |
|---|---|---|---|
| Chinosol | 30,0 | Wasser | 400,0 |
| Weingeist (90%) | 600,0 | Pfefferminzöl | 5,0 |

Anethol . . . . 5,0.
15—20 Tropfen auf ein Glas Wasser zu nehmen.

b) Nelken 10,0   Ceylonzimt 10,0
Sternanis 10,0   Koschenille 5,0
Weingeist (90%) 300,0   Wasser 700,0
werden 8 Tage mazeriert, und im Filtrat gelöst:
Chinosol 20,0   Pfefferminzöl . . . . . 5,0.

c) **Alkoholfrei**: Dieses Mundwasser darf nicht als alkoholfreies Chinosolmundwasser, sondern nur unter Bezeichnung alkoholfreies Mundwasser unter Verwendung des von der Chinosolfabrik Hamburg erzeugten Chinosol hergestellt in den Handel gebracht werden.
Chinosol 30,0   Rosenwasser 900,0
Glyzerin . . . . 100,0.
Mit Karmin rot zu färben und nach einigen Tagen zu filtrieren.

Eau-de-Botot ähnliches Mundwasser.
Die Bezeichnung Eau de Botot ist gesetzlich geschützt.

a) Sternanis 50,0   Nelken 20,0
Zimtkassia 50,0   Koschenillepulver . . . 5,0
werden mit verdünntem Weingeist (68%) 1000,0 acht Tage digeriert, und dem Filtrat werden hinzugefügt:
Pfefferminzöl 5,0   Rosenöl . . . . 10 Trpf.

b) Chinarinde 8,0   Katechu 2,0
Ceylonzimt 8,0   Anis 30,0
Nelken 8,0   Guajakholz 45,0
Koschenille 2,0   Pfefferminzöl 5,0
verdünnter Weingeist (68%) . . 1000,0.
Bereitung wie bei a.

c) Sternanis 25,0   Guajakholz 45,0
Nelken 25,0   Tannin 5,0
Galgant 25,0   Pfefferminzöl 10,0
Ceylonzimt 25,0   Rosenöl . . . . . . 10 Trpf
Koschenille 10,0   verdünnt. Weingeist (68%) 1000,0.
Bereitung wie bei a.

d) Ergzb.:
Nelken 15,0   Anis 15,0
Ceylonzimt 15,0   Koschenille 10,0
Weingeist (90%) . . . . 1000,0.
Nach acht Tagen filtriert man und löst in dem Filtrat
Pfefferminzöl . . . . 7,5.

Eukalyptusmundwasser. Eukalyptuszahnwasser.

a) Eukalyptol 30,0   Benzoesäure 20,0
Pfefferminzöl 5,0   Wintergrünöl 2,0
Rosengeraniumöl . . . 1,0   blausäurefreies Bitterman-
Koschenilletinktur . . 50,0   delöl . . . . . . : 5 Trpf.
Weingeist (90%) . . . . . . 940,0.

b) Eukalyptol 125,0   Wintergrünöl 10,0
Pfefferminzöl 25,0   blausäurefreies Bitterman-
Rosenöl . . . . . . 25 Trpf.   delöl . . . . 25 Trpf.
Benzoetinktur 200,0   Koschenilletinktur . . . 50,0
Ratanhiatinktur . . . 800,0   Wasser 1340,0
Weingeist (90%) . . . . . . 2500,0.
Die hierzu erforderliche **Koschenilletinktur, Tinctura Coccionellae** wird hergestellt:
Nach Ergzb.:
Koschenillepulver 10,0
verdünnter Weingeist (68%) . . . 100,0
werden ausgezogen.

Formaldehydmundwasser (siehe auch Kosminähnliches Mundwasser).

Formaldehydlösung (40%)	50,0	Zimtöl	5,0
Myrrhentinktur	50,0	Anisöl	2,5
Benzoetinktur	100,0	Koschenilletinktur	25,0
Pfefferminzöl	20,0	verdünnt. Weingeist (68%) 1000,0.	

Hagers Mundwasser. Hagers Zahntinktur.

Chinatinktur	65,0	Kalmustinktur	65,0
Katechutinktur	32,0	Myrrhentinktur	32,0
Löffelkrautspiritus	130,0	Wasser	70,0
Salbeiöl	2,0	Zitronenöl	2,0
Rosenöl	1,0	Sandelholz	15,0

Weingeist (90%) . . . . 600,0.
Nach achttägigem Stehen wird filtriert.

Dr. Hoffmanns Mundwasser zum Reinigen der Zähne.

1. Myrrhenpulver 90,0   Alkannawurzel 15,0
   destilliertes Wasser 250,0   Weingeist (90%) 500,0
   werden acht Tage mazeriert und dann durchgeseiht.
2. Venezianische Seife . . 125,0   destilliertes Wasser 125,0
   Weingeist (90%) 500,0
   werden durch Digestion in Lösung gebracht.

Nachdem beide Lösungen gemischt sind, fügt man hinzu:

Pfefferminzöl	3,0	Rosenöl	5 Trpf.
Zitronenöl	1,5	Glyzerin	60,0.

Das Ganze wird nun einige Tage beiseite gesetzt und dann filtriert.
Diese Tinktur wird beim Gebrauch auf die vorher angefeuchtete Zahnbürste geträufelt.

Kosminähnliches Mundwasser. Nach Dr. Aufrecht

Formaldehyd	0,32	Saccharin	0,027
Weingeist (90%)	58,0	Myrrhentinktur	5,0
Wasser	41,0	Ratanhiatinktur	5,0

Vermischt mit Pfefferminzöl 5,0.

Listerine ähnliches Mundwasser.

Eukalyptusöl	0,5	Wintergrünöl	0,5
Menthol	0,5	Thymol	0,5
Borsäure	25,0	Weingeist (90%)	300,0

Wasser . . . . 675,0.

Mundwasser unter Verwendung von Lysol der Firma Schülke und Mayr, Hamburg hergestellt.

Lysol	40,0	Nelkenöl	2,0
Zitronenöl	25,0	Menthol	4,0
Pfefferminzöl	30,0	Weingeist (90%)	900,0.

Die Abgabe dieses Mundwassers unterliegt den Bestimmungen der Giftverordnung. Es ist ein Gift der Abteilung 3 des Verzeichnisses der Gifte.
Ein solches Mundwasser darf nicht als L y s o l m u n d w a s s e r in den Handel kommen, sondern nur z. B. als A n t i s e p t i s c h e s M u n d w a s s e r,
m i t „L y s o l" h e r g e s t e l l t.

Mentholmundwasser. Mentholzahnwasser.

Sternanis	20,0	Kassiazimt	2,0
Koschenille	2,0	Nelken	2,0
Chinarinde	2,0	Bertramwurzeln	2,0

Weingeist (90%) 1000,0
werden acht Tage ausgezogen, durchgeseiht und filtriert.
Dem Filtrat werden hinzugefügt:

Menthol . . . . 3,0.
Um das Mundwasser zu verbilligen, kann man einen Teil des Weingeistes
durch Wasser ersetzen.

Mundwasser nach Mialhe.

Ratanhiawurzel	25,0	Kino	25,0
Benzoe	1,0	Tolubalsam	1,0

werden mit Weingeist (90%) 1000,0 acht Tage digeriert, und dem Filtrat werden hinzugefügt:

Pfefferminzöl	1,0	Zimtöl	1,0
Anisöl		0,5.	

Zur Verbilligung kann ein Teil des Weingeistes durch Wasser ersetzt werden.

Mundspülwasser.

Kaliumpermanganat	20,0	Wasser	980,0.

1 Teelöffel voll in ein Glas Mundspülwasser.

Mundwasser, konzentriert, schmerzstillend. Zahntropfen.

Menthol	10,0	Nelkenöl	20,0
Kampfer	10,0	Weingeist (90%)	50,0
Kajeputöl	10,0	Alkannin	0,1.

Mundwasserpulver.

Pfefferminzöl	50,0	Milchzucker	920,0
Natriumbikarbonat	30,0	Karmin	2,5.

Karmin muß mit einer geringen Menge Milchzucker gründlich verrieben werden, ehe man die übrige Gewichtsmenge zusetzt.

Mundwasser, schmerzstillend.

Bertramwurzeltinktur	800,0	Menthol	20,0
Spanisch-Pfeffer-Tinktur	40,0	Kampfer	20,0
Nelkenöl	40,0	Weingeist (90%)	80,0.

Die hierzu erforderliche **Bertramwurzeltinktur, Tinctura Pyrethri,** wird hergestellt nach Ergzb.:

Bertramwurzelpulver	100,0	verdünnt. Weingeist (68%)	1000,0

werden ausgezogen.

Mundwassertabletten.

a) Vanillin	0,01	Milchzucker	50,0
Heliotropin	0,01	Saccharin	0,01
Salizylsäure	0,1	Pfefferminzöl	1,0

Rosenspiritus soviel wie nötig.

Hieraus werden 100 Tabletten geformt. Die Masse kann nach Belieben mit etwas Karmin, Chlorophyll oder Indigokarmin gefärbt werden.

b)   Man durchtränkt Natriumbikarbonat mit konzentrierten Auflösungen von keimwidrigen, antiseptischen, Stoffen und ätherischen Ölen und preßt daraus in der Tablettenmaschine Tabletten. Steht keine Maschine zur Verfügung, so nimmt man den Pastillenstecher oder läßt sich bei geringem Verbrauch eine passende kleine Blechform herstellen, wie sie die Hausfrau zum Ausstechen des Kuchenteiges zu geformten Gebäcken benutzt.

Myrrhenzahntinktur. Nach Dieterich.

Myrrhentinktur	50,0	Ratanhiatinktur	10,0
Zimttinktur	10,0	Benzoetinktur	10,0
Guajakholztinktur	10,0	Pomeranzenschalentinktur	10,0
Löffelkrautspiritus	50,0	Rosenhonig	100,0
Weingeist (80%)	850,0	Tannin	10,0
Koschenille	1,0	Kumarin	0,3
Pfefferminzöl	5,0	Nelkenöl	1,0
Salbeiöl	1,0	Wacholderbeeröl	5 Trpf.
Wintergrünöl	5 Trpf.	Rosenholzöl	5 „
Ylangöl	1 „	Veilchenwurzelöl	1 „

Odolähnliches Mundwasser.

Nach einer von der Zentralstelle für öffentliche Gesundheitspflege in Dresden angestellten chemischen Untersuchung sind in 100 T. Odol enthalten: 16,68 T. Wasser, 79,04 T. absoluter Alkohol, 1,95 T. Menthol, 2,33 T. nicht flüchtiger Rückstand; darin sind enthalten: 0,041 T. Saccharin, 0,018 T. Salizylsäure, 0,02 T. Mineralstoffe, 2,051 T. eines Stoffes, welcher zu etwa zwei Dritteln aus Salol und zu einem Drittel aus salizylsaurem Mentholäther besteht.

Odontine.

Quillajarinde	125,0	Orseille	4,0
Weingeist (90%)	500,0	Wasser	600,0

werden mazeriert. Zu dem Filtrat fügt man:

Heliotropin	0,1	Anisöl	0,5
Vanillin	0,05	Pfefferminzöl	1,0

Glyzerin . . . . 60,0.

Nach mehrtägigem Stehen wird nochmals filtriert.
Zum Putzen der Zähne werden 10—20 Tropfen auf die zuvor mit Wasser angefeuchtete Zahnbürste gegossen.

Orientalische Zahntinktur. Orientalisches Mundwasser.

Pfefferminzöl	7,5	Rosengeraniumöl	1,0
Nelkenöl	4,0	Ratanhiatinktur	25,0
Vanilletinktur	10,0	Koschenille	2,0

verdünnter Weingeist (68%) . . . 950,0.

Nach mehrtägigem Stehen wird filtriert.

Paschkis Mundwasser. Paschkis Zahntinktur.

Ratanhiatinktur	125,0	Myrrhentinktur	125,0

Kölnisch-Wasser . . . . . . 750,0.

Ein Teelöffel voll in ein Glas Wasser zum Mundausspülen.

Dr. Pierres Mundwasser ähnliches Mundwasser.

Zedernholztinktur	960,0	Sternanisöl	30,0
Pfefferminzöl	10,0	Nelkenöl	1,0

Heliotropin . . . . 0,5.

Ratanhiamundwasser.

Ratanhiawurzeln	100,0	Pfefferminzöl	5,0
Zimt	50,0	Nelkenöl	1,0
Myrrhen	10,0	Spiritus (95%)	400,0

Wasser . . . . 600,0.

Man vergleiche auch andere Vorschriften, z. B. Paschkis Mundwasser, orientalische Zahntinktur, Salizylsäure-Mundwasser.

Saccharinmundwasser.

Saccharin	5,0	Lavendelspiritus	200,0
Kölnisch-Wasser	100,0	Myrrhentinktur	100,0

verdünnter Weingeist (68%) . . . 600,0.

Salizylsäure-Mundwasser.

a) Salizylsäure	20,0	Sandelholz	5,0
Pfefferminzöl	5,0	Wintergrünöl	2,0
Vanilletinktur	5,0	Weingeist (90%)	963,0.

Nach mehrtägigem Stehen wird filtriert. Zur Verbilligung kann ein Teil des Weingeistes durch Wasser ersetzt werden.

Bei dem Mundwasser mit Salizylsäure eignet sich Koschenille nicht gut zum Färben, da die Farbe rasch verändert wird. Das Sandelrot dagegen ist beständig.

b) Salizylsäure 3,5   Wasser 350.0
   Ratanhiatinktur . . . . 350.0   Pfefferminzöl 5.0
   Weingeist (95%) 350,0   Nelkenöl 2,0
                   Zimtöl . . . . 1,0.

Nach mehrtägigem Stehen wird filtriert.

Bei Salizylsäuremundwasser darf nicht übersehen werden, daß freie
Salizylsäure die Zähne schädigt.

Salolzahntinktur. Salolmundwasser.

a) Nach Sahli:
   Nelken 10,0   Zimtkassia 10,0
   Sternanis 10,0   Koschenille 5,0

werden mit Weingeist (95%), 1000,0 acht Tage digeriert, und dem Filtrat werden hinzugefügt:
   Salol 25,0   Pfefferminzöl . . . . . 5,0.

b) Salol 10,0   Anisöl 1,0
   Pfefferminzöl 20,0   Kaliseife 68,0
   Nelkenöl 1,0   Spiritus (90%) . . . . 900,0.

Die einzelnen Stoffe werden der Reihe nach im Spiritus aufgelöst. Das
Mundwasser sieht etwas milchig aus.

Salolmundwasser darf keine Heilwirkung beigelegt werden. Zu beachten
ist, daß vom Salolmundwasser nicht zuviel dem Wasser zugesetzt wird, da
der Speichel Salizylsäure freimacht.

Sauerstoffabgebendes Mundwasser. Perhydrol-Mundwasser.

Perhydrol 15,0   Wasser 550,0
Weingeist (90%) 450,0   Anisöl 2,0
                Eukalyptol . . . . 5,0.

Die Menge des Perhydrols kann auch bis auf das Doppelte erhöht werden.

Durch Untersuchungen ist festgestellt worden, daß Wasserstoffsuperoxyd
den Geschmack folgender ätherischer Öle und Geschmacksverbesserungsmittel
in einem Mundwasser bei längerer Lagerung (2 Monate) v o l l s t ä n d i g v e r -
ä n d e r t: Geraniol, Menthol, Menthylazetat, alle Handelssorten P f e f f e r -
m i n z ö l und Zimtaldehyd.

U n v e r ä n d e r t blieben: Anethol, Anisöl, Sternanisöl, Bornylazetat, Eukalyptol, terpen- und sesquiterpenfreies Eukalyptusöl, Fichtennadelöl und Thymol.

G e r i n g e V e r ä n d e r u n g erfuhren: Karvakrol, Eugenol, terpen- und
sesquiterpenfreies Nelkenöl, terpen- und sesquiterpenfreies Geraniumöl und
Terpineol.

Dr. Scheiblers und Professor Burows Mundwasser.

a) Alaun . . . . 4 kg   d e s t i l l i e r t e s Wasser 50 kg
   neutrales Bleiazetat . . . 5 kg Natriumsulfat . . . . . 250,0.

Alaun und neutrales Bleiazetat werden für sich gelöst und die Lösungen
zusammengemischt. Darauf fügt man, um etwaigen Bleiüberschuß zu entfernen,
das in einem Teil des Wassers gelöste Natriumsulfat hinzu.

Ätherische Öle oder sonstige Geschmackverbesserungsmittel dürfen nicht
hinzugefügt werden.

b) Aluminiumsulfat 30,0   Natriumazetat 37,0
                werden gelöst in Wasser . . . . 450,0.

Die Lösung wird unter öfterem Umschütteln 12 Stunden beiseite gesetzt.
Dann fügt man hinzu eine Lösung von
   Pfefferminzöl . . . . . 8 Trpf.   Salbeiöl . . . . 8 Trpf.
                Weingeist (90%) . . . . 150,0.

Jetzt wird filtriert und so viel Wasser hinzugefügt, daß das Ganze 1000,0
beträgt.

Thymolzahnwasser. Thymolmundwasser.

a) Thymol 15,0   Thymianöl 5,0
   Pfefferminzöl 5,0   Wintergrünöl 2,0
   Rosengeraniumöl 1,0   Koschenille 5,0
   Glyzerin 80,0   Weingeist (80%) . . . . 900,0.

Nach mehrtägigem Stehen wird filtriert. Zur Verbilligung kann ein Teil des Weingeistes durch Wasser ersetzt werden.

b) Borax 7,5   Thymol 10,0
   Pfefferminzöl 5,0   Vanillin 0,15
   Rosenwasser 750,0   Thymianöl 2,5
       Weingeist (90%) . . . . 300,0.

c) Süß:
   Thymol 10,0   Vanillin 0,25
   Pfefferminzöl 10,0   Myrrhentinktur 25,0
   Nelkenöl 3,25   Saccharin 1,0
   Wintergrünöl 0,5   Weingeist (80%) . . . . 950,0.

d) alkoholarm:
   Thymol 5,0   Rosenwasser 500,0
   Pfefferminzspiritus (1+9) . 50,0   Wasser . . . . 445,0.

e) sauerstoffabgebend:
   Thymol 2,5   Weingeist (90%) 395,0
   Perhydrol 25,0   Anisöl 2,5
   Wasser 550,0   Ratanhiatinktur . . . . 25,0.

Thymolmundwässer sollen nur in sehr geringen Mengen zugesetzt und nicht längere Zeit gebraucht werden, da Gesundheitsschädigungen eintreten können.

Dr. Voglers Zahntinktur. Voglers Mundwasser.

Guajakholztinktur . . . 600,0   Löffelkrautspiritus . . . 250,0
Zimttinktur 100,0   Chinatinktur 50,0
     Pfefferminzöl . . . . 2,0.

Zahnfleisch stärkendes Mundwasser. The Chemist and Druggist.

Tannin 8,0   Myrrhentinktur 5,0
Jodtinktur 4,0   Rosenwasser 200,0
     Kaliumjodid . . . . 1,0.
Ein Teelöffel voll auf ein Glas Wasser.

Zahntinktur zum Bepinseln des gelockerten Zahnfleisches.

a) Bertramwurzeltinktur . . 330,0   Ratanhiatinktur 330,0
   Galläpfeltinktur 330,0   Pfefferminzöl . . . . . 10,0.

b) Zur Festigung des Zahnfleisches:
   Jodtinktur 2,0   Ratanhiatinktur 10,0
   Myrrhentinktur 10,0   Katechutinktur . . . . 10,0.

Zähne weiß zu machen.

Man verreibt allmählich auf den Zähnen eine Mischung von
     Wasserstoffsuperoxydlösung (dreigewichtsprozentig) . 30,0
     Wasser . . . . 220,0.

Zahnpulver.

Über die Grundbedingungen für ein gutes, den kosmetischen Anforderungen völlig entsprechendes Zahnpulver haben wir schon in der Einleitung zur Mundpflege gesprochen. Wir wiederholen hier nur, daß alle Zusätze zu harter und zu scharfer Stoffe zu vermeiden sind. Weiter sind die Zusätze pflanzlichen Ursprungs, wie Veilchenwurzelpulver, oft mindestens überflüssig, wenn nicht geradezu schädlich, jedenfalls tut man gut, solchen Zahnpulvermischungen etwas Seife zuzufügen, um die organischen Stoffe leichter gleitbar zu machen. Der Käufer verlangt neben angenehmem Geschmack ein schönes Aussehen, und daher werden die meisten Zahnpulver künstlich aufgefärbt. Da das gefällte Kalziumkarbonat völlig weiß ist, so nimmt es jede Farbe mit Leichtigkeit an und entspricht deshalb auch in dieser Beziehung allen Anforderungen.

Die hauptsächlich beliebte Farbe ist Rosa bis Dunkelrot, und man bedient sich für eine solche Färbung des Karmins oder eines Fernambukholzauszuges, dessen Farbstoff man mit Alaun auf dem Kalziumkarbonat niederschlägt. Das Färben mit Karmin ist allerdings einfacher, aber teurer. Der Karmin wird in einer Reibschale zuerst mit der doppelten Menge Ammoniakflüssigkeit (0,960) verrieben, die Lösung dann mit hinreichend Wasser verdünnt und zuletzt mit dem Kalziumkarbonat nach und nach aufs innigste verrieben. Die Mischung wird, vor Licht und Staub geschützt, an mäßig warmem Ort ausgetrocknet und durch ein feines Sieb geschlagen. Oder man vermengt den Karmin mit einer geringen Menge Milchzucker, verreibt äußerst fein und setzt erst dann nach und nach das Kalziumkarbonat und die übrigen Stoffe zu. Auf diese Weise kommt man mit weniger Karmin aus, und überdies ist die Farbe beständiger, wenn auch nicht so lebhaft, als wenn man eine Verreibung bzw. Lösung in Ammoniakflüssigkeit verwendet. Die Färbung mit Fernambukholz geschieht in folgender Weise: Man verreibt zuerst Alaunpulver 15,0—20,0 mit Kalziumkarbonat 1000,0, dann werden Fernambukholz 100,0 bis 150,0 mit der nötigen Menge Wasser ausgekocht und der durchgeseihte Auszug mit der oben angegebenen Pulvermischung verrieben. Die schön rot gefärbte Mischung wird, wie beim Karmin angegeben, weiter behandelt. Ein auf diese Weise gefärbtes Zahnpulver ist weniger lichtempfindlich als das mit Karmin versetzte. Soll ein mehr korallenrotes Pulver hergestellt werden, so färbt man mit weingeistigem Sandelholzauszug.

Alle Zahnpulver müssen durch ein feines Sieb geschlagen werden.

Chinazahnpulver (siehe auch Müllers Zahnpulver).

Feinstes gefälltes Kalziumkarbonat	750,0	Magnesiumkarbonat . . .	75,0
feinstes Chinarindenpulver	125,0	feinstes staubfeines Bimssteinpulver	25,0
Pfefferminzöl	10,0	Nelkenöl	2,5
gepulverte Seife . . . . 25,0.			

Chinazahnpulver, schwarzes.

a) Feinstes Chinarindenpulver	60,0	Myrrhenpulver	20,0
feinstes Holzkohlenpulver .	895,0	Bergamottöl	2,0
Nelkenöl	3,0	gepulverte Seife	25,0.
b) Feinstes Holzkohlenpulver	600,0	feinstes Chinarindenpulver	125,0
Myrrhenpulver	75,0	Kalmuspulver	150,0
Katechupulver	25,0	Bergamottöl	2,0
gepulverte Seife	25,0	Nelkenöl	2,0.

Siehe auch schwarzes Zahnpulver. Die Holzkohle muß äußerst fein gepulvert sein. Vergleiche das in der Einleitung Gesagte.

Chininzahnpulver.

Chininhydrochlorid . . .	5,0	feinstes gefälltes Kalzium-	
feinstes staubfeines Bims-		karbonat	850,0
steinpulver	25,0	gepulverte Seife	25,0
feines Veilchenwurzelpulver	50,0	Pfefferminzöl	10,0
Milchzucker	45,0	Nelkenöl	2,5.

Bei Verwendung von Chinaalkaloiden sind etwaige gesetzliche Bestimmungen zu beachten.

Antiseptisches Zahnpulver

unter Verwendung des von der Chinosolfabrik Hamburg erzeugten **Chinosol** hergestellt.

Dieses Zahnpulver darf nicht unter der Bezeichnung Chinosolzahnpulver in den Handel gebracht werden.

a) Chinosol	50,0	feinstes gefälltes Kalzium-	
Kieselgur	550,0	karbonat	400,0
Eukalyptol	5,0	Pfefferminzöl	5,0.
b) Chinosol	30,0	Pfefferminzöl	5,0
feines Süßholzpulver . .	15,0	Milchzucker	150,0
Boraxpulver	50,0	feinstes gefälltes Kalzium-	
gepulverte Seife . . .	25,0	karbonat	755,0

Anethol . . . . 5,0.

Kaiserzahnpulver.

Feinstes gefälltes Kalzium-		gepulverte Seife	100,0
karbonat	825,0	feines Veilchenwurzelpulver	50,0
feinstes staubfeines Sepia-		Wintergrünöl	5,0.
schalenpulver	25,0	Mit Karmin rot zu färben.	

Kampferzahnpulver. Englisches Zahnpulver.

a) Kampfer	20,0	Magnesiumkarbonat . . .	50,0
feinstes gefälltes Kalziumkarbonat	930,0		

Der Kampfer wird zuerst mit Spiritus (95%) 40,0—50,0 aufs feinste verrieben, dann mit dem Pulver vermischt und das Ganze an der Luft getrocknet.

b) Kampfer	25,0	feinstes gefälltes Kalzium-	
Magnesiumkarbonat . . .	125,0	karbonat	825,0
feinstes staubfeines Bims-		Rosenöl	5 Trpf.
steinpulver	25,0		

Man löst den Kampfer in ungefähr 25,0 Äther auf, verreibt mit dieser Lösung das Bimssteinpulver und fügt darauf die übrigen Stoffe zu.

c) Ergzb.:

Fein zerriebener Kampfer	120,0	fein gepulv. Veilchenwurzeln	60,0
feinstes gefälltes Kalzium-		Magnesiumkarbonat . . .	179,5
karbonat	640,0		

werden gemischt. Auf 500 g des Pulvers setzt man

Rosenöl 0,5

zu.

Kieselgur- oder Diatomeenzahnpulver.

Kieselgur	350,0	feinstes gefälltes Kalzium-	
gepulverte Seife . . .	300,0	karbonat	300,0
Wohlgeruch nach Belieben.		Milchzucker	50,0.

Myrrhenzahnpulver.

Myrrhenpulver	50,0	Boraxpulver	50,0
Magnesiumkarbonat . . .	50,0	feinstes gefälltes Kalzium-	
Pfefferminzöl	5,0	karbonat	850,0
Zitronenöl	1,0	Nelkenöl	2,0.

Rotes Zahnpulver.

Weißes Zahnpulver . . . 1000,0   Karmin . . . . 4,0.

Löst man den Karmin in Ammoniakflüssigkeit auf, so müssen je nach dem gewünschten Farbton 10,0—15,0 Karmin verwendet werden.

Salizylzahnpulver.

Salizylsäure   10,0   feinstes gefälltes Kalzium-
Pfefferminzöl   5,0   karbonat   990,0
Rosengeraniumöl . . .   1,0   Wintergrünöl . . . .   2,0.
Es ist zu beachten, daß freie Salizylsäure die Zähne schädigt.

Salolzahnpulver.

Mit 20,0 Salol statt der Salizylsäure wie nach der vorigen Vorschrift zu bereiten.
Es ist zu beachten, daß durch den Speichel aus dem Salol Salizylsäure freigemacht wird.

Schwarzes Zahnpulver.

a) Feinstes Holzkohlenpulver   950,0   Zitronenöl   2,0
    Nelkenöl   5,0   Kalmusöl   1,0
           gepulverte Seife . . . . .   50,0.

b) Weißes Zahnpulver . . .   600,0   Pfefferminzöl   3,0
    feinstes Holzkohlenpulver .   375,0   gepulverte Seife . . . .   25,0.

c) Feinstes Holzkohlenpulver   965,0   feines Chinarindenpulver .   100,0
    feinstes staubfeines Bims-   Nelkenöl   3,0
      steinpulver   50,0   Pfefferminzöl   5,0
    feines Veilchenwurzelpulver   100,0   gepulverte Seife . . . .   35,0.
Man beachte das in der Einleitung zu den Zahnpflegemitteln Gesagte.

Seifenzahnpulver.

a) Gepulverte Seife   100,0   Pfefferminzöl   7,5
    feinstes gefälltes Kalzium-   Zitronenöl . . . . . .   2,5.
    karbonat   900,0
    Dieses Pulver kann auch nach Belieben rot gefärbt werden.

b) L a s s a r s c h e s Z a h n p u l v e r :
    Feinstes gefälltes Kalzium-   Pfefferminzöl   1,0
    karbonat   100,0   äußerst   feingepulverter
    Kaliumchlorat   2,5   staubfeiner Bimsstein .   2,5
           medizinische Seife . . . . .   25,0.

Thymolzahnpulver.

Magnesiumkarbonat . . .   100,0   feinstes gefälltes Kalzium-
Thymol   5,0   karbonat   900,0
Pfefferminzöl   2,0   Thymianöl . . . . . .   5,0.
Das Thymolzahnpulver wird meist rot gefärbt und vielfach wegen seines strengen Geschmackes etwas versüßt. Man verwendet hierzu, da Zucker auf die Zähne schädlich einwirkt, Saccharin, und zwar für 1 kg 0,1—0,3.
Das Thymol wird in hinreichend Weingeist gelöst und mit dem Pulver verrieben.
Thymolzahnpulver soll nicht längere Zeit gebraucht werden, da durch Thymol Gesundheitsschädigungen eintreten können (s. Einleitung).

Weißes Zahnpulver.

D. A.-B. 6:
a)   Gefälltes Kalziumkarbonat zum äußeren Gebrauch . .   100,0
      Pfefferminzöl . . . .   1,25.

b) D. A.-B. 6 m i t S e i f e :
      Gefälltes Kalziumkarbonat zum äußeren Gebrauch . .   90,0
      medizinische Seife   10,0
      Pfefferminzöl . . . .   1,25.

c) Feinstes gefälltes Kalzium-   Vanilletinktur   5,0
    karbonat   1000,0   Pfefferminzöl   5,0
         Rosengeraniumöl . . . .   10 Trpf.

d) Feinstes gefälltes Kalziumkarbonat 900,0
äußerst feines Bimsstein-
pulver 25,0

feines Veilchenwurzelpulver 75,0
Pfefferminzöl 5,0
Nelkenöl . . . . 3,5.

Man gibt, entsprechend dem in der Einleitung Gesagten, den Vorschriften

d) und e) zweckmäßig einen Zusatz von gepulverter Seife 25,0.

e) Feinstes gefälltes Kalziumkarbonat 900,0
sehr fein gepulverte staub-
feine Sepiaschalen . . . 25,0

feines Veilchenwurzelpulver 75,0
Kalmusöl 2,5
Bergamottöl . . . . . . 1,0.

f) Feinstes gefälltes Kalziumkarbonat 745,0

Magnesiumkarbonat . . . 250,0
Pfefferminzöl . . . . . 5,0.

g) Sauerstoff entwickelnd:
Natriumperborat 100,0
feinstes gefälltes Kalziumkarbonat 870,0

gepulverte Seife 30,0
Pfefferminzöl 5,0
Anisöl . . . . 1,0.

h) Feinstes gefälltes Kalziumkarbonat 900,0
Magnesiumperoxyd . . . 100,0

Pfefferminzöl 5,0
Anisöl . . . . 1,0.

Sollen Sauerstoff entwickelnde Zahnpulver längere Zeit aufbewahrt werden, so muß der Pfefferminzölgehalt fortgelassen und durch Eukalyptol oder auch durch das nur geringe Veränderung erleidende terpenfreie Nelkenöl oder terpenfreie Geraniumöl ersetzt werden.

Zahnstein entfernendes Zahnpulver.

Milchsäure 43,5   Talk 455,0
Pfefferminzöl . . . . 1,5.

Ein Teil des Talks kann auch durch Kieselgur ersetzt werden.

Zahnpasten und Zahnseifen.

Es empfiehlt sich nicht Ersatzmittel für Glyzerin, wie Perkaglyzerin, Magnesiumchlorid, Kalziumchlorid oder ähnliches zur Herstellung von Zahnpasten anzuwenden; sie können das Festwerden der Zahnpasten nicht verhindern und haben teilweise einen unangenehmen Geschmack, besser eignen sich Zuckerlösungen bzw. ein geringer Zusatz von Lanettewachs.

Zur Herstellung von Zahnpasten in Tuben verfährt man oft so, daß man sich aus Carragheen und Wasser einen Schleim kocht, das Glyzerin unter Erwärmen darunter knetet und die übrigen Stoffe in die erkaltete Glyzerin-Carragheenschleimmasse arbeitet. Diese Glyzerin-Carragheenschleimmasse erhält man aus

Carragheen 1,0   Wasser 25,0
Glyzerin 4,0,

und man kann etwa 3,5 feste Stoffe darunter arbeiten.

Auch Traganthschleim 5 : 100 dient als Bindemittel für Zahnpasten, man setzt ihnen von diesem Schleim etwa 4% hinzu. Ferner Tyloseschleim, den man durch Übergießen von Tylose 1 Teil mit 8 Teilen kochendem Wasser und tüchtigem Verrühren erhält. Man rechnet auf 1000,0 Zahnpaste 20,0—25,0 Tylose. Der Tyloseschleim muß völlig erkaltet verarbeitet werden.

Bei schäumenden Zahnpasten in Tuben, also Pasen, die Seife enthalten, nimmt man als Grundmasse, die man durch Erwärmen erhält:

Gepulverte Seife 1,0   Wasser 4,0
Glyzerin 2,0,

und kann dann etwa die gleiche Menge, 7,0—7,5 feste Stoffe darunter arbeiten. Oder man läßt das Glyzerin überhaupt weg, muß dann aber eine Seife verwenden, die in etwa 10prozentiger wäßriger Lösung dickfließend bleibt. An festen Bestandteilen sollen in einer Zahnpasta in Tuben bis höchstens 50% enthalten sein. Zu beachten ist, daß das Kalziumkarbonat durchaus leicht sein muß. Ein Teil des Kalziumkarbonats kann auch durch kolloidales Kaolin oder durch ewas Aluminiumsilikat ersetzt werden. Magnesiumkarbonat verwendet man für seifenhaltige Zahnpasten nicht. Um die Paste leicht in die Tuben füllen zu können, setzt man der Masse gern 1% flüssiges Paraffin hinzu. Vor dem Abfüllen in die Tuben muß die fertige Zahnpaste einige Tage ablagern. Zahnpasten in verzinnten Tuben dürfen keine freien Säuren oder Stoffe, die freie Säuren abspalten, enthalten. Aluminiumtuben sind zweckmäßig innen zu lackieren. Als Verschluß wählt man Bakelit.

Flüssige Zahnpasten sind Traganth- oder Tyloseschleime, denen die Bestandteile der Zahnpasten untergearbeitet sind.

Antiseptische Zahnseife. Antiseptische Zahnpasta.

Feinstes gefälltes Kalzium-		Pfefferminzöl	20,0
karbonat	350,0	Saccharin	1,0
medizinische Seife . . .	150,0	Thymol	1,0
Karmin	0,075	Olivenöl	50,0
Myrrhentinktur	50,0	Glyzerin	10,0
	Essigäther	15,0.	

Man verreibt den Karmin sehr fein unter Hinzufügung einer geringen Menge des Kalziumkarbonats, mischt die übrigen Pulver allmählich hinzu, stößt sie mit Olivenöl und Glyzerin zu einer Paste an und arbeitet die Lösung von Thymol und Saccharin in Myrrhentinktur, Pfefferminzöl und Essigäther darunter.

Thymolzahnpasten sollen niemals längere Zeit gebraucht werden, da Gesundheitsschädigungen eintreten können.

Antiseptische Zahnpasta unter Verwendung des von der Chinosolfabrik Hamburg erzeugten **Chinosol** hergestellt.

Diese Zahnpasta darf nicht unter der Bezeichnung Chinosolzahnpasta in den Handel gebracht werden.

Chinosol	30,0	gepulverte Seife	250,0
feinstes gefälltes Kalzium-		Pfefferminzöl	10,0
karbonat	500,0	reines Glyzerin . . .	50,0
Myrrhenpulver	15,0	Spiritus (95%)	180,0.

Man färbt rot und füllt in Porzellandosen.

Kali-chloricum-Zahnpasta.

a) Kaliumchloratpulver . . .	100,0	medizinische Seife . . .	200,0
feinstes gefälltes Kalzium-		Pfefferminzöl	10,0
karbonat	425,0	Nelkenöl	2,5
äußerst fein gepulverter		Glyzerin	250,0.
staubfeiner Bimsstein .	25,0		

Man mischt die Pulver ohne Kaliumchlorat, verarbeitet das Kaliumchlorat vorsichtig gleich mit der ganzen Menge Glyzerin und setzt das Pulvergemisch nach und nach zu. Schließlich arbeitet man die ätherischen Öle unter.

b) Feinstes gefälltes Kalzium-		Glyzerin	200,0
karbonat	575,0	Gummiarabikumschleim .	100,0
äußerst feines staubfeines		Pfefferminzöl	10,0
Bimssteinpulver . .	25,0	Nelkenöl	2,5.
Kaliumchloratpulver . .	100,0		

Man vermischt Kaliumchloratpulver vorsichtig mit der ganzen Menge Glyzerin und Gummischleim und fügt allmählich die vorher gemischten Pulver zu. Anstatt des Gummischleims kann auch Tyloseschleim verwendet werden.

Kalodont ähnliche Zahnpasta.

Feinstes gefälltes Kalzium-		medizinische Seife . . .	150,0
karbonat	330,0	Kassiaöl	2,0
Glyzerin	500,0	Pfefferminzöl	2,0.

Die Seife wird zuerst im Glyzerin aufgelöst, dann mit Karmin rot gefärbt; darauf wird das Kalziumkarbonat allmählich zugefügt. Schwach erwärmt, wird die Masse sofort in Tuben gefüllt.

Will man diese Paste verbilligen, ersetzt man, wie oben angegeben, einen Teil des Glyzerins durch Wasser.

Kieselgur- oder Diatomeenzahnpasta.

Kieselgur	550,0	gebrannter gepulv. Alaun	180,0
Myrrhenpulver	90,0	Glyzerin	180,0.

Mit Karmin zu färben und nach Belieben mit Wohlgeruch zu versehen.

Kräuterzahnseife, fest.

a)
Feinstes gefälltes Kalzium-		Pfefferminzöl	5,0
karbonat	500,0	Salbeiöl	2,5
äußerst feines staubfeines		Kalmusöl	2,0
Bimssteinpulver . . .	25,0	Thymianöl	2,5
feines Veilchenwurzelpulver	75,0	Kumarin	3,0.

Die Pulvermischung wird aufs innigste mit den Ölen gemengt und mit Chlorophyll grün gefärbt.

Anderseits mengt man

gepulverte Seife	250,0	Weingeist (90%)	100,0
Glyzerin	50,0		

und stößt nun das Pulver ganz allmählich mit dem Seifenteig zusammen, bis eine feste, kaum knetbare Masse entstanden ist. Diese wird entweder in Stücke gepreßt oder in viereckige Stücke zerschnitten, die man, nachdem sie ein wenig abgetrocknet, mit Benzoetinktur bestreicht und schließlich in Stanniol bzw. Aluminium verpackt.

b) Nach Dieterich:

Feinstes gefälltes Kalzium-		Salbeiblätterpulver . . .	200,0
karbonat	500,0	feinstes Bimssteinpulver .	50,0
gepulverte Seife . . .	200,0	Weingeist (90%)	100,0
Glyzerin	50,0	Kumarinzucker	3,0
Pfefferminzöl	5,0	Kalmusöl	2,0
Salbeiöl	3,0	Thymianöl	1,0
Origanumöl	2,0	Veilchenwurzelöl . . .	1 Trpf.

Seife, Glyzerin und Weingeist werden gemengt und die übrigen Stoffe nach und nach damit zusammengestoßen. Aus der festen Paste formt man, am besten mittels der Presse, Stücke, die nach 24stündigem Abtrocknen mit einer ätherischen 2prozentigen Chlorophyllösung bestrichen werden.

Es erscheint zweckmäßig die Gewichtsmengen des Salbeiblätterpulvers und des Bimssteinpulvers auf die Hälfte zurückzusetzen und um diese Menge die Kalziumkarbonatgewichtsmenge zu erhöhen.

Der hierzu erforderliche **Kumarinzucker, Elaeosaccharum Cumarini, Waldmeister-Ersatz** wird hergestellt:

Kumarin	1,0	Zuckerpulver	999,0

werden innig gemischt. Der Kumarinzucker muß in gut geschlossenen Gefäßen aufbewahrt werden. Als Waldmeister-Ersatz verwendet man auf 1 Flasche Wein 2,0.

Mentholzahnpasta.

Feinstes gefälltes Kalzium-		gepulverte Seife	200,0
karbonat	500,0	Menthol	10,0
	Glyzerin	290,0.	

Zu beachten ist, daß manche Menschen gegen Menthol überempfindlich sind, dagegen Pfefferminzöl sehr gut vertragen.

Odontine.

a)
Gepulverte Seife	250,0	Glyzerin	185,0
feinstes gefälltes Kalzium-		Honig	250,0
karbonat	320,0	Pfefferminzöl	10,0
	Kalmusöl	5,0.	

Das Ganze wird mit Karmin rot gefärbt und zu einer steifen Paste angestoßen.

b)
Gepulverte Seife	240,0	Karmin	2,0
feinstes gefälltes Kalzium-		Milchzucker	20,0
karbonat	350,0	Pfefferminzöl	16,0
feinstes staubfeines Bims-		Glyzerin	240,0.
steinpulver	40,0		

c)
Gepulverte Seife	250,0	Myrrhenpulver	15,0
feinstes gefälltes Kalzium-		Glyzerin	50,0
karbonat	500,0	Weingeist (90%)	180,0.
Pfefferminzöl	10,0		

Das Ganze wird mit Karmin rot gefärbt und im Mörser zu einer festen Paste angestoßen, die am besten in Porzellanbüchsen eingefüllt wird.

Sauerstoffabgebende Zahnpasta. Bleichende Zahnpasta.

Man erhält sie, wenn man z. B. zu der Vorschrift zu Menthol-Zahnpasta 5% Natriumperborat oder Magnesiumsuperoxyd hinzufügt. Nur muß der Gehalt an medizinischer Seife ermäßigt werden. Außerdem empfiehlt sich anstatt des Menthols, das durch Sauerstoff abgebende Stoffe nach einiger Zeit verändert wird, ein Zusatz von 1% Anisöl oder Anethol.

Seifenfreie Zahnpasta.

Aluminiumsulfat oder Alaun wird mit Natronlauge ausgefällt. Das entstandene Aluminiumoxydhydrat wird ausgewaschen, dann auf einem Leinentuche gesammelt und nach dem Abtropfen ausgepreßt. 2 T. des Preßrückstandes werden mit 3 T. feinstem gefällten Kalziumkarbonat und so viel Glyzerin angestoßen, daß eine steife Paste entsteht; diese wird nach Belieben mit Wohlgeruch versehen und gefärbt.

Solvolith ähnliche Zahnpasta.

Nach Linckersdorff:

Feinstes gefälltes Kalzium-		medizinische Seife . . .	15,0
karbonat	25,0	Pfefferminzöl	25 Trpf.
Karlsbader Salz	25,0	Zitronenöl	25 „
Veilchenwurzelpulver . .	10,0	Glyzerin soviel als erforderlich.	

Weinsteinzahnpasta.

Gepulverte Seife	250,0	Weinsteinpulver	40,0
feinstes gefälltes Kalzium-		Alaunpulver	80,0
karbonat	355,0	Glyzerin	200,0
feinstes staubfeines Bims-		Pfefferminzöl	15,0
steinpulver	25,0	Karmin	2,0.
Zuckerpulver	50,0		

Die hier gegebenen Vorschriften für Zahnseifen werden genügen, um nach ihnen andere Vorschriften zusammenzusetzen. Magnesiumkarbonatfreies Zahnpulver läßt sich, wenn man ihm etwa $1/4$ seines Gewichtes Seife hinzufügt, mittels Glyzerin und Weingeist leicht in eine Paste verwandeln.

Zahnwachs, Zahnkitt und Zahnplomben.

Abdruckmasse für Zahnärzte.

Nach Sedlacek:

a) Weißer Manilakopal . . . 150,0   Stearin 10,0
   Dammar 150,0   Perubalsam 5,0
   Zeresin 20,0   chem. reines Bariumsulfat 200,0.

Man pulvert die Harze, schmilzt sie, fügt Zeresin und Stearin zu, ferner Perubalsam, und wenn die Masse ziemlich steif ist, das Bariumsulfat. Wünscht man eine Färbung, so setzt man etwas Karmin in Ammoniakflüssigkeit (0,960) gelöst, zu.

b) Weißer Manilakopal . . 30,0   Stearin 5,0
   Kolophonium 30,0   Perubalsam 2,5
   Karnaubawachs   bzw.   Talk . . . . 75,0.
   Kunstwachs O 10,0
Bereitungsweise siehe unter a, auch die Färbung.

Aluminiumzahnkitt.

Aluminium 10,0   venezianer Terpentin . . 10,0
verreibt man miteinander und knetet durch warmes Wasser erweichte
         Guttapercha 80,0
darunter.

Jodolzahnwachs. Nach Dieterich.

       Jodol 15,0
werden in einer Reibschale mit
       flüssigem Paraffin 10,0
und   venezianer Terpentin 10,0

aufs feinste zerrieben und dann wird geschmolzenes und mit Alkannin rot gefärbtes, gelbes Wachs bzw. teilweise Ozokerit, gebleicht 65,0
hinzugefügt. Die gleichmäßig gemischte Masse wird in Täfelchen ausgegossen.
   Zum Gebrauch knetet man das Wachs, bis es weich ist, und füllt damit hohle Zähne aus. Der Jodolzusatz hat den Zweck, das Fortschreiten der Karies zu verhindern.

Kadmiumplombe.

Geraspeltes Kadmium . . 25,0   Quecksilber . . . . . . 75,0.
Behandlung wie bei der Zahnplombenmasse (siehe diese).

Kupferamalgam.

Gefälltes metallisches
Kupfer 30,0   Quecksilber 70,0
werden bei gelinder Wärme amalgamiert und, wie in der Vorschrift von Zahnplombenmasse angegeben, weiter behandelt.

Mastixzahnwachs. Mastixzahnkitt.

a) Gelbes Wachs bzw. teil-   venezianer Terpentin . .   15,0
   weise Ozokerit   50,0   Mastixpulver   15,0
   gepulvertes Drachenblut . 15,0 Nelkenöl . . . .   5,0.

Das Wachs wird im Wasserbade geschmolzen, die übrigen Stoffe vorsichtig zugemischt und das Ganze in federkieldicke Stengelchen ausgegossen.

b) Mastix oder ein Gemenge von Mastix 15,0 und Sandarak 5,0 wird in Äther aufgelöst, die Lösung absetzen gelassen und die klare Flüssigkeit im Wasserbade, entfernt vom Feuer, v o r s i c h t i g der Feuergefahr wegen so weit verdunstet, daß eine sirupdicke Lösung zurückbleibt. Mit dieser werden beim Gebrauch kleine Wattekügelchen getränkt und die hohlen Zähne damit ausgefüllt. Die Masse erhärtet ziemlich rasch und haftet gut an.

Zahnlack zum Auffärben verfärbter Porzellanplomben.

Talk   1,0   Farbstoff nach Wunsch . .   1,0
Titandioxyd   35,0   Azeton   13,0
              Zaponlack . . . . 50,0.

Vorwiegend wird ein gelblicher Farbton gewünscht sein. Hierfür nimmt man entweder Ocker oder ein unschädliches Lebensmittelgelb.

Zahnplombe für Zahnärzte.

a) 1. Reines Zinkoxyd . . .   66,0   feinstes Glaspulver . . .   33,0
                 Goldocker . . . .   1,0.
   2. Sirupdicke Zinkchloridlösung.

   Beim Gebrauch wird eine kleine Menge des Pulvers mit so viel Zinkchloridlösung zusammengerührt, daß eine mäßig feste Paste entsteht. Mit dieser werden die vorher ausgetrockneten Höhlungen der Zähne rasch plombiert, da die Masse sehr bald fest wird.

   Vielfach wird anstatt der Zinkchloridlösung eine Lösung von Metaphosphorsäure angewendet.

b) Z e m e n t p l o m b e.
   Reines Zinkoxyd 200,0   Borax   4,0
   feinste Kieselgur   8,0   feinstes Glaspulver . . .   5,0

werden gemischt und gesiebt. Beim Gebrauch rührt man mit einer gesättigten Lösung von Zinkchlorid oder Metaphosphorsäure eine Paste an. Durch geeignete Zusätze von Ocker, Braunstein, Kobaltblau usw. lassen sich auch andere Farbenabstufungen herstellen.

Zahnplombenmasse. Masse zu Zahnplomben. Nach Hager.

Zinn   62,0   Silber . . . .   38,0.

Beide Metalle werden fein geraspelt und mit etwa 50,0 Quecksilber unter gelinder Erwärmung amalgamiert. Nach dem Erkalten wird das überschüssige Quecksilber durch weiches Schafleder abgepreßt.

Zahnplombe zum vorübergehenden Ausfüllen. Fletscherpulver. Fletscherpasta.

Nach Eichbaum:
a) I. Pulver: Chemisch reines Zinkoxyd;
   II. Flüssigkeit: Borsäure   1,0
                    chemisch reines Zinksulfat . . 150,0
                    Wasser . . . .   120,0.
b) I. 'Pulver: Mastix   5,0
              Zuckerpulver   5,0
              geglühtes, chemisch reines Zinkoxyd . . 78,0
              wasserfreies, chemisch reines Zinksulfat 12,0
   II. Flüssigkeit: Absoluter Alkohol   20,0
                    Gummiarabikumschleim 80,0
                    verflüssigte Karbolsäure (verflüssigt. Phenol)   1 Trpf.

Adhäsionspulver. Pulver zum Befestigen künstlicher Gebisse.

Die für diesen Zweck unter den verschiedensten Namen (Apollopulver) in den Handel kommenden Pulver bestehen meist nur aus feinstem Traganthpulver, vermischt mit etwas Pfefferminzöl.

Eine andere Vorschrift lautet:

Borsäure	5,0	Gummiarabikumpulver	44,5
Traganthpulver	50,0	Vanillin	0,5.

Die obere Fläche des gut gereinigten und getrockneten Gebisses ist leicht mit dem Pulver vor Einführung in die Mundhöhle zu bestäuben.

Reinigung von künstlichen Gebissen.

a) Natriumperborat 1,0   .gepulverte Seife 1,0
Borax . . . . 8,0.

b) Chloramin, ein Teelöffel voll in einem Wasserglase lauwarmem Wasser zu lösen.

Elektromotorische Zahnhalsbänder.

Die im Handel vorkommenden Halsbänder dieser Art enthalten meist nur Schwefelpulver lose oder mit Klebstoff auf Leinenbändern befestigt. Diese werden dann in schwarzen Sammet eingenäht. Oder es befindet sich in der Sammethülle ein Streifen allerfeinstes Zinkblech, das in mit Kochsalzlösung getränkten Flanell oder dünnes Tuch eingewickelt ist.

Zur Herstellung von Mitteln zur Körper- und Schönheitspflege ist überall dort, wo es sich um chemische Vorgänge handelt, bzw. wo die im gewöhnlichen Wasser enthaltenen Stoffe irgendeinen nicht erwünschten oder gar schädigenden Einfluß ausüben könnten, stets destilliertes Wasser zu verwenden.

Riechmittel. Wohlgerüche. Blumendüfte.
(Parfümerien.)

So einfach auch die Herstellung dieser Zubereitungen erscheinen mag (bedarf man doch dazu weder besonderer Geräte noch größerer Vorkenntnisse), so ist doch die Zusammensetzung eines wirklich feinen Blumenduftes oder gar die Nachbildung eines gegebenen Musters keine ganz leichte Aufgabe; sie erfordert Übung, guten Geschmack und vor allem ein scharfes und geübtes Riechvermögen.

Auch bei der Herstellung der Riechmittel gibt es, wie in jeder Kunst, gewisse Regeln, die als Durchschnittsgesetz gelten; auch hier zeigt sich in der Beschränkung erst der Meister. Ein guter Blumenduft muß zart, niemals durchdringend sein, die Gerüche müssen sich zu einem abgerundeten Ganzen verbinden und bei aller Zartheit doch von langer Dauer sein. Nirgends weniger als bei der Herstellung der Riechmittel ist der Satz zutreffend: Viel hilft viel! Es ist eine ganz verkehrte Ansicht, zu glauben, durch die Anhäufung einer übergroßen Zahl von Wohlgerüchen einen besonderen Vorteil erreichen zu können; häufig ist gerade das Gegenteil der Fall.

Früher waren wir für den Bezug feiner Blumendüfte, mit alleiniger Ausnahme des weltberühmten Kölnisch-Wassers, fast nur auf Frankreich angewiesen, höchstens einige Londoner Fabriken genossen noch in der Bereitung besonderer Riechmittel einen wirklichen Ruf. Diese Verhältnisse haben sich außerordentlich geändert, es gibt heute in Deutschland eine große Anzahl Fabriken, die ihre Erzeugnisse den französischen mindestens ebenbürtig an die Seite stellen können, sie sogar häufig weit übertreffen. Immer mehr und mehr ist auch unsere frühere Abhängigkeit von Frankreich in betreff der sog. Blütenextraits geschwunden. Die Chemie und die mit ihr verbundene Industrie haben eine so große Anzahl synthetisch hergestellter Riechstoffe an den Markt gebracht, daß wir dadurch in der Lage sind, die natürlichen Extraits mehr und mehr entbehren zu können. Jonon, Heliotropin, Terpineol, künstliches Neroli-, Jasmin-, Hyazinthöl u. a. m. ermöglichen es, die betreffenden Blütendüfte so täuschend nachzubilden, daß die Natur erreicht und zum Teil übertroffen wird, indem unangenehm riechende Nebenbestandteile der natürlichen Stoffe fortgelassen werden. Die Firmen Schimmel & Co., E. Sachse & Co. und einige andere ätherische Ölfabriken haben in dieser Beziehung geradezu Großartiges geleistet.

Es sei hier bemerkt, daß lange nicht alle Blumenextraits, wie sie aus Frankreich kommen, den Blüten entstammen, nach denen sie benannt werden. Weitaus die meisten von ihnen sind künstliche Nachbildungen aus verschiedenen Blütenextraits mit Zuhilfenahme von ätherischen Ölen und anderen Riechstoffen. Wirklich einfache, nur aus den betreffenden Blüten hergestellte Extraits sind wohl nur Extrait de Cassie, von Acacia Farnesiana,

Extrait de Tuberose, von Polianthes tuberosa, und Extrait de Violette, von Viola odoratissima. Aber selbst bei diesem letzten Extrait wird schon künstlich nachgeholfen; denn eine gute Nase kann den Zusatz von Moschus leicht herausfinden. Auch Extrait de Rose und Extrait des fleurs d'Orange sind wohl nur selten ganz reine Blütenerzeugnisse. Die übrigen, wie Extrait de Lilas (Flieder, Holunder, Syringe), Extrait de Giroflée (Levkojen), Extrait d'Héliotrope, de Réséda, de Lys (Lilien) und viele andere mehr sind Kunsterzeugnisse, die wir geradesogut nachbilden können wie die Franzosen. Jedoch muß bei Verwendung synthetischer Riechstoffe hervorgehoben werden, daß sie nur in kleineren Mengen und unbedingt mit echten Blütenerzeugnissen zusammen verarbeitet werden müssen.

Schließlich fügen wir noch hinzu, daß die Franzosen mit dem Ausdruck Extrait die weingeistigen Auszüge der durch Enfleurage oder Absorption bereiteten Blütenpomaden verstehen, während die ätherischen Öle mit E s s e n c e bezeichnet werden. So ist also unter Extrait de Rose der weingeistige Auszug von Rosenpomade, unter Essence de Rose das ätherische Rosenöl zu verstehen. Viel sind die durch das Extraktionsverfahren mit Petroleumäther erhaltenen wachs- und harzhaltigen E s s e n c e s c o n - c r è t e s, auch E s s e n c e s s o l i d e s genannt, im Handel und ebenso die weingeistigen Auszüge dieser, die man der Kälte aussetzt, um mit in Lösung gegangene Wachs- und Harzteile auszuscheiden, dann mit Kochsalz behandelt und so die E s s e n c e s a b s o l u e s erhält. Sie bieten den Vorteil, daß sie bedeutend mehr Blütenöl enthalten als die Extraits, die durch Ausziehen der Blütenpomaden und der fetten Blütenöle gewonnen sind und auch ungefähr noch einmal soviel als die Essences concrètes.

Es kann hier nicht unsere Aufgabe sein, Abhandlungen über die Natur, Gewinnung und Prüfung der zahlreichen bei der Herstellung gebräuchlichen Rohstoffe zu geben. Derartige Vorkenntnisse müssen wir bei einem Drogisten voraussetzen, und wer sich über einzelnes genau unterrichten will, den verweisen wir auf des Verfassers Handbuch der Drogisten-Praxis I. Nur einzelne Grundregeln für die Herstellung seien hier angeführt.

Die erste Bedingung ist die, daß nur völlig reine Stoffe von feinster Beschaffenheit verwendet werden. Der Weingeist muß vollkommen frei von Fuselöl und sonstigen Beimengungen sein, man verwendet am besten sog. Weinsprit. Steht ein derartiger Weinsprit nicht zur Verfügung, so erzielt man einen durchaus brauchbaren Weingeist dadurch, daß man auf 10 Liter Weingeist 30,0—40,0 gelöschten und zu Pulver zerfallenen Kalk und etwa 100,0 Knochenkohle, Ebur ustum, zusetzt, öfter durchschüttelt und nach einigen Tagen filtriert. Der Geruch des Weingeistes ist dann ungleich feiner. Die P r o p y l a l k o h o l e könnten nur dann für die Bereitung der Wohlgerüche in Betracht kommen, wenn sie tatsächlich vollkommen geruchlos geliefert würden. Von den ätherischen Ölen sind nur die feinsten Marken zu verwenden, wie solche aus den großen Fabriken in Leipzig von unübertroffener Güte geliefert werden. Auf den Preis darf es hierbei nicht ankommen, er spielt ohnehin bei den kleinen Mengen, in denen die feinen Öle verwendet werden, keine große Rolle; denn es kann z. B. durch den Zusatz eines schlechten Lavendel- oder Zitronenöles der ganze Blumenduft verdorben werden.

Eine zweite Bedingung für die Güte des Erzeugnisses ist die, daß es erst eine längere Zeit lagern muß, mindestens einige Monate, bevor es in den Handel gebracht wird. Erst nach einer solchen Zeit ist der Geruch vollständig abgerundet und entwickelt. Die Lagerung hat an nicht zu warmem Ort und in völlig gefüllten und geschlossenen Gefäßen zu geschehen. Die Zeit der Lagerung kann abgekürzt werden, wenn man, wie dies in größeren Fabriken geschieht, alle zur Verwendung kommenden Tinkturen, die ätherischen Öle und auch die künstlichen Riechstoffe in verdünnter weingeistiger Lösung stets abgelagert vorrätig hält. Riechmittel, die mit derartig abgelagerten Tinkturen und Essenzen bereitet werden, zeigen nach erfolgter Mischung schon in verhältnismäßig kurzer Zeit einen völlig abgerundeten Duft. Oder man verwendet v o r f i x i e r t e n S p i r i t u s, d. h. Spiritus, der mit wohlriechenden Balsamen und Harzen oder Auszügen dieser mit Spiritus vermischt und längere Zeit abgelagert ist. So bringt die Firma Schimmel & Co. solche Lösungen unter dem Namen Extrol Benzoe, Ext. Ceder, Ext. Tolubalsam, Ext. Olibanum in den Handel. Bei kleineren Mengen kann man einen solchen Erfolg auch dadurch erreichen, daß man die Mischung in lose geschlossenen Gefäßen mehrere Tage einer Wärme von 50°—60° aussetzt. Man kann auch der fertigen Mischung etwa 2,0 auf fertige 1000,0 Mischung Wasserstoffsuperoxydlösung zufügen, sofern nicht Stoffe darin enthalten sind, wie z. B. Pfefferminzöl, die durch Wasserstoffsuperoxyd verändert werden. Auch der Zusatz einer ganz geringen Menge von gebrannter Magnesia zu der fertigen Mischung und öfteres Umschütteln damit kann niemals zum Schaden sein, wohl aber von Nutzen, wenn die Öle nicht mehr ganz frisch und der Weingeist, wie dies zuweilen vorkommt, eine Spur von Ameisensäure enthält. A n d e r s e i t s i s t z u b e a c h t e n, d a ß E r z e u g n i s s e, d i e l e d i g l i c h a u s c h e m i s c h h e r g e - s t e l l t e n S t o f f e n b e r e i t e t s i n d, s e h r o f t b e i l ä n g e r e r L a - g e r u n g a n W o h l g e r u c h e i n b ü ß e n.

Als dritte Bedingung muß gelten, daß der Alkoholgehalt des fertigen Erzeugnisses auf etwa 80% herabgesetzt werden muß. Man verfährt in der Weise, daß man die ätherischen Öle und die anderen Riechstoffe zuerst in hochgradigem, d. h. Spiritus von mindestens 95% löst, die Mischung etwa 14 Tage beiseite setzt und dann erst das nötige Wasser zusetzt. Der Geruch erscheint nach solcher Herabsetzung bedeutend milder und angenehmer. Will man den Wasserzusatz gleich bei Auflösung der ätherischen Öle und sonstigen Riechstoffe geben, so mischt man besser zunächst den Spiritus mit dem Wasser und fügt die Riechstoffe hinzu.

Es ist jedem Fachmann bekannt, daß es eine große Anzahl sehr feiner Wohlgerüche gibt, die leider nicht beständig und andauernd sind. Diese lassen sich jedoch durch einige leichte Kunstgriffe gleichsam festhalten, f i x i e r e n und kräftigen. Es geschieht dies meistens durch einen äußerst geringen Zusatz von Moschus, Zibet, Patschuli, Ambra oder E i c h e n - m o o s, Moose, Everniaarten, die vor allem auf einem Pflaumenbaum, weniger auf der Eiche wachsen, die durch Extraktion mit Petroleumäther gewonnen, als Essence concrète oder als Essence absolue im Handel sind. Derartige Zusätze sind angezeigt, namentlich bei den feineren Blütendüften, weniger bei kräftigen Gerüchen. Während z. B. ein Veilchen- oder Heliotropduft durch Spuren von Moschus außerordentlich gewinnt, verliert Kölnisch-Wasser seine Feinheit und erfrischende Wirkung durch einen derartigen

Zusatz. Niemals aber, mit Ausnahme der Fälle, wo die Gerüche vorherrschen sollen, dürfen Moschus, Zibet, Ambra und Patschuli in solchen Mengen zugesetzt werden, daß ihr Geruch auch nur im geringsten hervortritt. Man arbeitet daher mit ihnen, wenn man sie als **Fixierungsmittel** benutzt, am besten in sehr verdünnten Lösungen. Ein gleiches gilt vom Bittermandelöl, das vielfach einen sehr wertvollen Zusatz bildet. Es ist von so übergroßer Ausgiebigkeit, daß man gut tut, es namentlich bei Versuchen in höchstens 1prozentiger Lösung zu verwenden. Ein Zuviel davon kann sonst die ganze Mischung verderben.

Abraten möchten wir ferner von der Verwendung kleiner Mengen Essigäther, wie solche sich in vielen Vorschriften finden. Unseren Erfahrungen nach verleihen sie dem damit versetzten Riechmittel statt eines erfrischenden leicht einen etwas strengen Geruch. Ein gleiches ist von vielen Fruchtäthern zu sagen. Bei diesen kommt noch hinzu, daß sie fast nie völlig rein sind, sondern meist Spuren von Fuselöl enthalten.

Bei der früher fast immer französischen Herkunft der Blumendüfte haben sich auch leider die französischen Bezeichnungen eingebürgert. Bemerkt sei hier, daß man alle diejenigen Riechmittel, welche ihren Duft einer bestimmten Blüte verdanken, im Französischen mit **Extrait** bezeichnet, Extrait de Rose, Extrait de Lilas usw.; gemischte Wohlgerüche dagegen, bei denen kein einziger Geruch vorherrschend ist, mit **Bouquet** oder **Eau**. Von ziemlicher Bedeutung sind auch die **alkoholfreien** und **alkoholschwachen** Riechmittel. Zu ihrer Herstellung kann man zweckmäßig nur die terpen- und sesquiterpenfreien ätherischen Öle verwenden, ferner vor allem wasserlösliche Riechstoffe wie Vanillin, Kumarin, Jonon und wasserlösliches Rosenöl.

Die Darstellung der **alkoholfreien Riechmittel** kann verschieden geschehen. Entweder man benutzt als Grundstoff das im Handel befindliche Orangenblütenwasser, oder man kocht Blütenteile in einem geschlossenen Gefäß mit Wasser aus, oder aber man bringt Wasser zum Sieden, mischt die mit Magnesiumkarbonat gründlich verriebenen ätherischen Öle und die sonstigen Riechstofflösungen darunter, kocht nochmals auf und verstärkt dann durch die entsprechenden Riechstoffe. Außer den oben genannten kommen noch besonders in Betracht: Heliotropin; Linalylazetat für Lavendel; Linalool für Maiglöckchen; Terpineol für Syringe; Anisaldehyd für Weißdorn und Phenylaethylalkohol für Rose. Bei **alkoholschwachem** Weingeist löst man die ätherischen Öle und sonstigen Riechstoffe in Weingeist auf, fügt diese Lösung dem kochenden Wasser zu, den weiter erforderlichen Weingeist jedoch erst nach dem Erkalten. Alkoholschwache Riechmittel können auch durch einfache Mischung hergestellt werden, nur bedarf es dann einer sehr weit ausgedehnten Lagerung, bevor zum Filtrieren geschritten wird.

Sehr begehrt sind die **konzentrierten Blütenessenzen ohne Alkohol**. Man stellt sie dar, indem man die käuflichen Blütenöle mit **Benzylbenzoat** verschneidet und mit künstlichen Riechstoffen wie Vanillin, Heliotropin, künstlichem Moschus, Terpineol und anderen vermischt. So erhält man z. B. ein **Maiglöckchen** aus:

Maiglöckchenblütenöl	100,0	künstlichem Moschus	3,0
Rosenöl	2,0	Terpineol	20,0.

Zur Verbilligung verschneidet man mit Benzylbenzoat.

Bei den zahlreichen von uns gebrachten Vorschriften stellen wir bei den einzelnen Riechmitteln immer diejenigen voran, welche wir selbst erprobt, meist selbst zusammengesetzt haben, und die beim billigen Preis doch eine schöne Verkaufsware liefern. Nachfolgen lassen wir dann stets auch die feineren Vorschriften, die zum großen Teil nur aus Grundextrakt gemischt sind. Selbstverständlich lassen sich auch unsere Vorschriften bedeutend verfeinern, wenn man die Menge des zugesetzten Blumenextraktes vergrößert und die des Weingeistes verringert. Als Grundextrakt haben wir stets J a s m i n e x t r a k t , E x t r a i t d e J a s m i n angeführt, da sich dieses nach unseren Erfahrungen am besten dazu eignet und sich ungemein billig und völlig haltbar aus künstlichem Jasminöl (Schimmel & Co.) darstellen läßt, 10,0—15,0 auf 1 kg Weingeist. Es ersetzt unserer Erfahrung nach vollständig auch das Extrait de Cassie französischen Ursprungs.

Empfehlenswert ist ferner überall dort, wo Kassiaöl vorgeschrieben ist, dieses durch Zimtaldehyd, Schimmel & Co., zu ersetzen. Ebenso kann statt Verwendung des echten Rosenöls Rosengeraniol, Schimmel & Co., verwendet werden, nur ist die vorgeschriebene Menge Rosenöl zu verdoppeln. Oder aber man verwendet synthetisches Rosenöl in Mischung mit Rosengeraniol.

Um ein Verdunsten der Flüssigkeit in den abgefüllten Fläschchen zu verhüten, taucht man zweckmäßig den Glasstopfen kurz vor dem Aufsetzen in geschmolzenes Paraffin oder in eine alkoholische Benzoelösung (1 + 1).

Tinkturen und weingeistige Lösungen von ätherischen Ölen.

Wie schon in der Einleitung zu den Riechmitteln bemerkt ist, tut man gut, die benötigten Tinkturen, sowie einzelne ätherische Öle in weingeistiger Lösung (90%) vorrätig zu halten. Im nachfolgenden geben wir die Verhältniszahlen für die einzelnen weingeistigen Lösungen an, wie sie den nachfolgenden Vorschriften zugrunde liegen.

A m b r a t i n k t u r . . .	10+1000	M o s c h u s w u r z e l -	
B e n z o e t i n k t u r . . .	100+1000	t i n k t u r (S u m b u l -	
Bittermandelspiritus	10+1000	w u r z e l)	200+1000
G e r a n i u m s p i r i t u s .	30+1000	P e r u b a l s a m t i n k t u r	50+1000
G u r k e n e s s e n z.		R o s e n ö l s p i r i t u s .	20+1000
4 kg Gurken werden geschält,		S t o r a x t i n k t u r . .	100+1000
fein gehobelt, mit 5 Liter Wein-		T o l u b a l s a m t i n k t u r	100+1000
geist (90%) mazeriert, nach eini-		V a n i l l e t i n k t u r .	50+1000
gen Tagen abgepreßt und die Flüs-		V e i l c h e n w u r z e l -	
sigkeit filtriert.		t i n k t u r	500+1000
L a v e n d e l s p i r i t u s .	40+1000	V e t i v e r ö l s p i r i t u s	10+1000
M o s c h u s t i n k t u r .	10+1000	Z i b e t t i n k t u r . . .	10+1000.

Kölnisch-Wasser.

Für dieses wichtigste aller Riechmittel gibt es eine sehr große Zahl verschiedener Vorschriften, die in ihrer Zusammensetzung oft sehr voneinander abweichen. Trotzdem erreicht man mit den meisten von ihnen gute Erfolge, wenn nur die Rohstoffe tadelfrei waren, und neben den Schalenölen kräftige Öle, wie Rosmarin-, Thymian-, Lavendel- u. a., in entsprechender Menge zugesetzt wurden; letzteres ist für ein erfrischend wirkendes Wasser unbedingt erforderlich. Ebenso wichtig ist, daß Kölnisch-Wasser genügend, am besten ein volles Jahr, mindestens aber 3 Monate ablagert. Sehr wichtig für die Herstellung sind die künstlichen Riechstoffe, vor allem künstliches Neroliöl und das synthetische Bergamottöl, die sich beide zur Herstellung billiger Ware eignen. Feine Ware sollte aber stets aus Naturölen hergestellt werden. Kölnisch-Wasser soll mindestens 70 Volumprozent Äthylalkohol enthalten.

Verwendet man nur völlig terpenfreie Öle, so kann man für sehr billige Ware Weingeist und Wasser zu gleichen Teilen nehmen, nur muß ein derartiges Erzeugnis längere Zeit lagern, ehe es filtriert wird, und solche Ware muß dementsprechend bezeichnet werden, z. B. als Wasch-Eau de Cologne. Tatsächlich feinstes Kölnisch-Wasser ist aber niemals mit terpenfreien Ölen allein zu erzielen. S e h r a l k o h o l s c h w a c h e s K ö l n i s c h - W a s s e r bereitet man wie folgt: Man löst die ätherischen terpen- und sesquiterpenfreien Öle in dem Weingeist auf, fügt die Lösung dem kochend heißen Wasser hinzu, läßt in gut geschlossenem Gefäße langsam abkühlen und kocht nach 2 Tagen nochmals unter Anwendung der erforderlichen Vorsicht auf. Zu beachten ist, daß höchstens die Hälfte der sonst zu verwendenden terpenfreien ätherischen Öle und sonstigen Riechstoffe verwendet werden darf, da nur verhältnismäßig geringe Mengen Riechstoffe von einem wenig Alkohol enthaltenden Weingeist-Wasser-Gemisch aufgenommen werden. Es empfiehlt sich, nicht unter ein Gemisch von 1 Teil Weingeist und 3 Teilen Wasser herunterzugehen. Ein längeres Lagern ist unbedingt erforderlich. Man filtriert am besten über Magnesiumkarbonat. Ein völlig a l k o h o l - f r e i e s K ö l n i s c h - W a s s e r , zu bezeichnen als a l k o h o l f r e i e s E a u d e C o l o g n e , kann man nur nach den auf S. 373 angegebenen Grundsätzen herstellen, indem man von Orangenblütenwasser als Grundlage ausgeht und dieses mit Bergamott-Lavendel-Rosmarinwasser und ein wenig Zimtöl und Rosenöl mischt. Es ist beobachtet worden, daß überempfindliche Personen eine Dunkelfärbung der Haut erlitten, wenn sie sich bei schwitzender Haut mit Kölnisch-Wasser befeuchteten und unmittelbar dem Sonnenlicht aussetzten. Eine Entfernung solcher Dunkelfärbung stößt auf sehr große Schwierigkeit. Man führt die Dunkelfärbung auf das Bergamottöl zurück.

a) Bergamottöl . . . . . . 9,0 Zitronenöl 12,0
Lavendelöl . . . . . . 1,0 Pfefferminzöl . . . . . 7 Trpf.
Neroli, Schimmel & Co. . 1,0 Thymianöl . . . . . . 4 „
Rosmarinöl . . . . . 4 Trpf. Rosenöl . . . . 1 „
Melissenöl . . . . . eine Spur Weingeist (95%) 900,0
Orangenblütenwasser . . . . . 80,0.

b) B e s o n d e r s k r ä f t i g :
Bergamottöl . . . . . 25,0 Zitronenöl 15,0
Lavendelöl . . . . . 4,0 Neroli, Schimmel & Co. . . 1,0
Rosmarinöl . . . . . 12 Trpf. Nelkenöl . . . . . . 10 Trpf.
Melissenöl . . . . . eine Spur Orangenblütenwasser . . 80,0
Weingeist (95%) . . . . . 875,0.

c) Zedratöl . . . . . . 7,5 Neroliöl . . . . . . 20 Trpf.
Bergamottöl . . . . . 15,0 Rosmarinöl . . . . . 10 „
Lavendelöl . . . . . 2,0 Rosenöl . . . . . . 8 „
Ceylonzimtöl . . . . . 2 Trpf. Moschustinktur (1+100) . 10 „
Nelkenöl . . . . . . 14 Trpf. Weingeist (95%) . . . 910,0
Wasser . . . . 80,0.

d) Bergamottöl 120,0   Nelkenöl   2,0
   Zedratöl 70,0   Petitgrainöl   4,0
   Lavendelöl 20,0   Melissenspiritus . . .   75,0
   Rosmarinöl   3,0   Weingeist (95%) . . .   5000,0
            Wasser . . . . 150,0.

e) **Sehr billig und einfach:**
   Bergamottöl   8,0   Zitronenöl   8,0
   Rosmarinöl   1,0   Neroli, Schimmel & Co. .   2,0
   Wasser   80,0   Weingeist (95%) . . .   900,0.

f) Nach Askinson:
   Bergamottöl   2,5   Zitronenöl   5,5
   Neroli, Schimmel & Co. . 3,0   Bigaradeöl   1,0
   Rosmarinöl   2,5   Weingeist (80%) . . .   985,0.

g) **Einfach:**
   Zitronenöl 10,0   Bergamottöl   5,0
   Neroli, Schimmel & Co.   1,6   Lavendelöl   1,2
   Rosmarinöl . . . . .   15 Trpf.   Wasser   80,0
            Weingeist (95%) . . . . . . 915,0.

h) Zitronenöl 13,5   Bergamottöl   15,0
   Neroli, Schimmel & Co.   0,4   Lavendelöl   1,0
   Rosmarinöl . . . . .   15 Trpf.   Melissenöl . . . . . .   7 Trpf.
   Orangenblütenwasser . . 80,0   Rosenwasser   80,0
            Weingeist (95%) . . . . . . 810,0.

i) Zitronenöl   7,5   Bergamottöl   8,5
   Portugalöl   4,0   Petitgrainöl   1,5
   Rosmarinöl   0,5   Lavendelöl . . . . . .   15 Trpf.
   Orangenblütenwasser . . 50.0   Rosenwasser   50,0
   Wasser   50,0   Weingeist (95%) . . .   825,0.

k) Ergzb.:
   Lavendelöl   0,5   Bergamottöl   1,0
   Orangenblütenöl 0,7   Zitronenöl   1,0
   werden in Weingeist von 90% zum Gesamtgewicht von 100,0 gelöst.

l) **alkoholfrei:**
   Orangenblütenwasser . . 650,0   Bergamottwasser 150,0
   Lavendelwasser 100,0   Rosmarinwasser 100,0
   Zimtöl . . . . 1 Trpf.   Rosenöl . . . . 1 Trpf.
   Bereitung s. S. 373.

m) **Ammoniakalisch:**
            Kölnisch-Wasser (Vorschrift a) . . 998,0
            Ammoniakflüssigkeit (0,910) . . .   2,0.

   Der Ammoniakzusatz soll dazu dienen, den Geruch kräftiger und noch
erfrischender zu machen.

Kölnisch-Wasser 4711 ähnlich.

Bergamottöl   4,0   Limettöl   3,5
Zedratöl   2,5   Lavendelöl   1,0
Neroli, Schimmel & Co. . 2,5   Petitgrainöl   3,0
Geraniumöl   1,0   Jasminextrakt   1,0
Rosenöl . . . .   4 Trpf.   Ammoniakflüssigkeit(0,910) 1,0
Weingeist (95%) 900,0   Wasser . . . .   100,0.

Kölnisch-Wasser Rudolfsplatz ähnlich.

Zitronenöl	6,5	Bergamottöl	6,5
Neroli, Schimmel & Co.	3,0	Petitgrainöl	1,0
Lavendelöl	10 Trpf.	Rosmarinöl	5 Trpf.
Rosenöl	1 Trpf.	Weingeist (95%)	900,0

Wasser . . . . 100,0.

Kölnisch-Wasser Jülichsplatz ähnlich.

Neroli, Schimmel & Co.	3,5	Portugalöl	3,5
Petitgrainöl	3,5	Limettöl	3,5
Zedratöl	3,5	Zitronenöl	3,5
Bergamottöl	3,5	Rosmarinöl	1,0
Lavendelöl	15 Trpf.	Önanthäther	3 Trpf.
Weingeist (95%)	900,0	Wasser	100,0.

Der Önanthäther kann auch weggelassen werden.

Kölnisch-Wasser, russisch. Nach Winter.

a)
Kölnisch-Wasser	1000,0	Moschustinktur	15,0
Moschus Ambrette	5,0	Ambra, künstlich	3,0
Vanillin	4,0	Tolutinktur	10,0.

b)
Kumarin	0,3	Zitronenöl	6,0
Jonon	0,1	Lavendelöl	2,5
Ketonmoschus	0,1	Mandarinenöl	2,0
Benzoetinktur	15,0	Neroliöl	0,5
Tolutinktur	15,0	Rosmarinöl	0,3
Moschuskörnertinktur	30,0	Verbenaöl	0,5
Iristinktur	25,0	Vanilletinktur	30,0
Moschustinktur	5,0	Kastoreumtinktur	5,0
Bergamottöl	8,0	Weingeist (95%)	900,0

Wasser . . . . 100,0.

Kölnisch-Wasser zur Erfrischung bei Kopfschmerz. Eis-Kölnisch-Wasser.

Kölnisch-Wasser	1000,0	Menthol	25,0

Kampfer . . . . 1,0.

Kölnisch-Wasser in Stiftform.

a) Man schmilzt Paraffin im Wasserbade bei gelinder Wärme, fügt ein ätherisches Ölgemisch, wie es in den Vorschriften für Kölnisch-Wasser vorgesehen ist (Kölnisch-Wasser-Öl) hinzu und gießt in Formen aus. Auf Paraffin 1000,0 rechnet man etwa

Kölnisch-Wasser-Öl . . . .   25,0.

b) Mit Menthol.

Menthol   50,0

werden im Wasserbade geschmolzen und mit

Paraffin	5,0	Kölnisch-Wasseröl	5,0

vermischt in Formen ausgegossen.

Flieder-Kölnisch-Wasser.

Kölnisch-Wasser	1000,0	Terpineol	20,0—40,0

Jasmin, künstlich . . . . 10,0.

Maiglöckchen-Kölnisch-Wasser.

a) Kölnisch-Wasser 1000,0   Linaloeöl 8,0
   Jasmin, künstlich . . . . . . 10,0.

b) Bergamottöl 8,0   Zitronenöl 8,0
   Neroli, Schimmel & Co. . 1,0   Lavendelöl 0,5
   Rosmarinöl . . . . . . 8 Trpf.   Melissenöl . . . . . . 3 Trpf.
   Ylangöl . . . . 8 „   Maiglöckchenduft (s. d.) . 100,0
   Orangenblütenwasser . . 50,0   Rosenwasser 50,0
   Weingeist (95%) . . . . . . 780,0.

Lavendel-Orange.

Lavendelöl 10,0   Rosenöl 0,5
synthetisches Neroliöl . . 3,0   Rosmarinöl 1,0
Zitronenöl 2,0   Weingeist (95%) . . . 850,0
Bergamottöl 2,0   Wasser . . . . 150,0.

Lavendelwasser mit Ambra. Eau de Lavande ambrée.

a) Lavendelöl 30,0   Ambratinktur 60,0
   Wasser 100,0   Weingeist (95%) . . . . 810,0.

b) Nach Askinson:
   Lavendelöl 15,0   Bergamottöl 3,0
   Zitronenöl 1,5   Geraniumöl 0,5
   Moschustinktur (1+100) . 10 Trpf.   Perubalsam 6,0
   Storaxtinktur 12,0   Zibettinktur 1,0
   Weingeist (95%) . . . . . . 960,0.

c) Nach Dieterich:
   Lavendelöl 20,0   Bergamottöl 5,0
   Neroli, Schimmel & Co. . . 1,0   Rosenöl 0,5
   Ylangöl . . . . 5 Trpf.   Feldkümmelöl . . . . . 5 Trpf.
   Veilchenwurzelöl . . . . 1 „   Kumarin 0,05
   Ambra 0,05   Moschus 0,02
   Jasminextrakt 20,0   Salpeteräther 5,0
   Wasser 100,0   Weingeist (90%) . . . . 850,0.

Lavendelwasser, doppeltes. Eau de Lavande double.

Lavendelöl 25,0   Bergamottöl 5,0
Portugalöl 5,0   Orangenblütenwasser . . 100,0
Weingeist (95%) . . . . 865,0.

Lavendelwasser, doppeltes, mit Ambra. Eau de Lavande double ambrée.

Nach Deite.

Lavendelöl 12,0   Geraniumöl 2,5
Zimtkassiaöl 3,0   Bergamottöl 3,0
Zitronenöl 3,0   Petitgrainöl 3,0
Perubalsam 15,0   Ambratinktur 15,0
Moschustinktur (1+100) . 1,0   Storaxtinktur 30,0
Tolubalsamtinktur . . . 15,0   Benzoetinktur (1+10) . . 35,0
Veilchenwurzeltinktur . . 250,0   Weingeist (95%) . . . . 600,0.

Lissabonner Wasser. Eau de Lisbonne.

Zitronenöl 12,5   Portugalöl 25,0
Rosenöl 1,5   Weingeist (80%) . . . . 960,0.

Ungarisches Wasser. Eau d'Hongroise. Nach Askinson.

Zitronenöl	5,0	Melissenöl	0,5
Pfefferminzöl	6 Trpf.	Rosmarinöl	10,0
Orangenblütenextrakt	80,0	Rosenextrakt	80,0

Weingeist (95%) . . . . 825,0.

Florida-Wasser. Florida-Water.

Bergamottöl	2,5	Zitronenöl	4,0
Lavendelöl	1,5	Nelkenöl	5 Trpf.
Wasser	100,0	Weingeist (95%)	890,0.

Das Floridawasser, das ursprünglich aus Ginster hergestellt wurde, findet sich heute teilweise als sehr geringwertige Ware im Handel, sogar völlig o h n e S p i r i t u s. Für dieses Präparat gibt Mann folgende Vorschrift:

Wasser	3000,0	terpenfreies Bergamottöl	1,0
Lavendelöl	30,0	synthetisches Zitronenöl	3,0

Kassiaöl . . . . 3,0.

Über die Darstellung solcher alkoholfreier Riechmittel siehe S. 373.

Bukette.

Ambrastrauß. Bouquet d'Ambre.

a) Nach Askinson:

Ambra	15,0	Rosenextrakt	250,0
Moschus	2,0	Vanilletinktur (5+100)	60,0

Weingeist (80%) . . . . 675,0.

b) Nach Dieterich:

Ambra	2,5	Moschus	1,0
Rosenöl	2,5	Veilchenwurzelöl	5 Trpf.
Vanillin	0,5	Kumarin	0,25
Jasminextrakt	250,0	Weingeist (80%)	750,0.

c) Künstlich nach Winter:

Ketonmoschus	6,0	Vetiveröl	1,5
Ambrettemoschus	6,0	Korianderöl	0,3
Iris Solution	6,0	Vanilletinktur	80,0
(erhalten aus: Irisöl kon-		Moschustinktur	150,0
kret 0,5, Weingeist 100,0)		Ambratinktur	125,0
Patschuliöl	1,5	Spiritus (95%)	2100,0.

Edelweißstrauß. Bukett „Edelweiß".

Blausäurefreies Bitterman-		Tuberosenextrakt	250,0
delöl	10 Trpf.	Basilikumöl	5,0
Bittermandelspiritus		Moschustinktur (1+100)	4,0
(1+199)	2,5	Angelikatinktur	20,0
Ambratinktur	5,0	Orangenblütenextrakt	125,0
Vetiverölspiritus	25,0	Hyazinthextrakt	125,0
Heliotropextrakt	125,0	Jasminextrakt	300,0.

Die **Angelikatinktur, Tinctura Angelicae** ist zu bereiten:

Fein zerschnittene Angelikawurzel 20,0
verdünnter Weingeist (68%) . . . 100,0

werden ausgezogen.

Eßbukett.

a) Veilchenwurzeln 300,0   Weingeist (90%) 1050,0
werden 3 Tage mazeriert und dem Filtrat werden hinzugefügt
Jasminextrakt 75,0   Moschustinktur (1+100) .   10,0
Rosenöl 1,5   Neroli, Schimmel & Co. .   2,0.
   Mit so viel Wasser zu verdünnen, daß das Ganze 1000,0 beträgt.

b) E n g l i s c h :
Storaxtinktur 3,0   Ambratinktur 10,0
Curaçaoschalenöl . . . 20,0   Veilchenwurzeln . . . 200,0
Veilchenextrakt . . . 200,0   Resedaextrakt 200,0
Jasminextrakt 200,0   Weingeist (80%) . . . 500,0.
   Die Veilchenwurzeln und Storax werden mit dem Weingeist für sich aus-
gezogen, das Filtrat dem übrigen zugemischt und das Ganze auf 1000,0
verdünnt.

c) Rosenextrakt 250,0   Veilchenwurzeltinktur . . 700,0
Ambratinktur 25,0   Bergamottöl 25,0
               Zitronenöl . . . . 8,0.

d) Nach Dieterich:
Ambra 0,75   Moschus 0,15
Kumarin 0,25   Heliotropin 0,25
Vanillin 2,5   Rosenöl 7,5
Bergamottöl 2,0   Neroli, Schimmel & Co. . 2,5
Geraniumöl 1,5   Ylangöl . . . . 25 Trpf.
Rosenholzöl . . . . . 10 Trpf.   Sassafrasöl . . . . . 10 „
Zimtkassiaöl . . . . 10 „   Wintergrünöl . . . . 10 „
Veilchenwurzelöl . . . 5 „   blausäurefreies Bitterman-
Jasminextrakt 250,0   delöl . . . . . . 5 „
               Weingeist (90%) . . . . . . 750,0.

e) Neroli, Schimmel & Co. . 1,0   Heliotropin 2,5
künstliches Jasmin . . . 1,5   Ambratinktur 5,0
Moschustinktur (1+100) . 2,5   Patschuliextrakt . . . 5,0
Tolubalsamtinktur . . 7,5   Vanilletinktur (5+100) . . 7,5
Bergamottöl 1,0   Geraniumöl 3,0
Rosenölspiritus (2+100) . 25,0   Bittermandelspiritus (1+100) 5,0
               Weingeist (80%) . . . . . . 1000,0.

Eugenienstrauß. Bukett Eugenie.

Neroli, Schimmel & Co. . . 2,5   Geraniumöl 2,5
Sandelholzöl 2,5   Rosenöl 2,5
Moschustinktur (1+100) . 25,0   Kumarin 2,5
Vanilletinktur (5+100) . 25,0   Jasminextrakt 250,0
               Weingeist (80%) . . . . . . 690,0.

Fichtennadelduft. Koniferengeist. Tannenduft. Rauchverzehrer.

a) Fichtennadelöl 100,0   Lavendelöl 5,0
Rosmarinöl 5,0   Zitronenöl . . . . . 10 Trpf.
               Weingeist (95%) . . . . . . 890,0.

b) Fichtennadelöl 80,0   Kölnisch-Wasser . . . 80,0
               Weingeist (95%) . . . . . . 840,0.

c) Fichtennadelöl 80,0   Wacholderbeeröl . . . 10,0
Rosmarinöl 5,0   Lavendelöl 3,0
Zitronenöl 2,0   Weingeist (95%) . . . . 900,0.

d) Edeltannenöl 50,0   Chlorophylltinktur (95%)
süßes Pomeranzenöl . . 10,0   (1+19) 2,0
               Weingeist (95%) . . . . . . 938,0.

e) Edeltannenöl 100,0   Bergamottöl 5,0
           Weingeist (95%) . . . . 1000,0.

Soll die Wirkung des Fichtennadelduftes in bezug auf die Reinigung der Zimmerluft verstärkt werden, so füge man den verschiedenen Mischungen auf 1 kg 3,0—5,0 Bornylazetat hinzu, jedoch ist der Geruch des Bornylazetates nicht so fein wie der eines guten Fichtennadelöles oder Edeltannenöles. Bei Verwendung von terpenfreien Ölen kann ein Teil des Weingeistes durch Wasser ersetzt werden.

f) Alkoholfrei:

Essigsäure, konzentriert .	20,0	Kumarin	0,2
Vanillin	2,0	Wasser	978,0.

Frischheuduft. New mown hay.

a)
Kumarin	5,0	Rosengeraniumöl	2,0
Neroli, Schimmel & Co. . .	1,0	Jasminextrakt	250,0
Patschuliextrakt	20,0	Weingeist (80%)	720,0.

Mit etwas Chlorophyll grünlich zu färben.

b) Nach Askinson:

Zerschn. Tonkabohnen . .	25,0	Veilchenwurzeln	50,0
Vanillin	2,5	Bergamottöl	7,5
Neroli, Schimmel & Co. .	0,5	Rosenöl	0,5
Lavendelöl	0,5	Nelkenöl	5 Trpf.
Patschuliextrakt	20,0	Benzoesäure	2,5

           Weingeist (80%) . . . . 1000,0.

Werden 14 Tage mazeriert, dann filtriert und mit etwas Chlorophyll grünlich gefärbt.

c) Nach Cerbeland:

Kumarin	25,0	Rosenöl, bulg.	1,5
Vanillin	0,25	Lavendelöl	1,0
Xylolmoschus	0,35	Jonon	0,5
Irisöl konkret	2,0	Styraxtinktur	10,0
Bergamottöl	0,25	Ambratinktur	2,0
Neroliöl	0,5	Spiritus (95%)	800,0.

Frischheuduftextrakt, dreifach. New-mown-hay-Extrait, triple.

Rosenextrakt	300,0	stearoptenfreies Rosenöl .	4,4
Orangenblütenextrakt		Moschustinktur (15+1000)	30,0
dreifach	180,0	Kumarin	6,0
spanisches Geraniumöl .	4,0	Anisaldehyd (Aubépine) .	1,0
Jasminöl, Schimmel & Co.	2,0	Weingeist (80%)	477,0.

Frühlingsblumenstrauß. Spring flowers Bouquet. Bouquet of spring flowers.

a)
Bergamottöl	6,0	Ambratinktur	15,0
Geraniumöl	3,0	Veilchenextrakt	500,0

           Weingeist (80%) . . . . 475,0.

b) Nach Dieterich:

Ambra	0,75	Moschus	0,05
Kumarin	0,25	Heliotropin	0,25
Vanillin	0,5	Rosenöl	5,0
Bergamottöl	5,0	Geraniumöl	2,5
Neroli, Schimmel & Co. .	2,5	Ylangöl	15 Trpf.
Zimtöl	15 Trpf.	Veilchenwurzelöl	5 „
Jasminextrakt	200,0	Weingeist (80%)	800,0.

Frangipani.

Rosengeraniumöl	10,0	Zimtkassiaöl	3.0
Linaloeöl	5,0	Sandelholzöl	2,0
Storaxtinktur	10,0	Moschustinktur (1+100) .	5,0
Angelikatinktur . . .	10,0	Veilchenwurzeltinktur . .	250,0
Jasminextrakt	250,0	Weingeist (80%)	455,0.

Göttlicher Strauß. Bouquet céleste.

Moschustinktur (1+100) .	1,5	Benzoetinktur (1+10) . .	25,0
Perubalsam	5,0	Rosenöl	0,5
Neroli, Schimmel & Co. .	1,5	Nelkenöl	5,0
Zitronenöl	7,5	Lavendelöl	1,5
Zimtkassiaöl	1,5	Weingeist (80%)	950,0.

Jachtvereinstrauß. Jachtklub-Bukett.

Sublimierte Benzoesäure .	6,0	Vanilletinktur (1+20) . .	30,0
Geraniumöl	3,0	Neroli, Schimmel & Co. . .	5,0
Sandelholzöl	5,0	Jasminextrakt	250,0
	Weingeist (80%)		700,0.

Durch längeres Lagern bildet sich etwas Benzoesäureäther, der dem Ganzen einen eigentümlichen Geruch verleiht.

Jockeiklub-Bukett.

a)
Bergamottöl	5,0	Ambratinktur	50,0
Veilchenwurzeltinktur . .	350,0	Geraniumöl	5,0
Jasminextrakt	250,0	Weingeist (80%)	340,0.

b) Nach Askinson, französische Vorschrift:
Akazienextrakt	125,0	Jasminextrakt	225,0
Rosenextrakt	300,0	Tuberosenextrakt . . .	300,0.
	Zibettinktur		50,0.

c)
Geraniumöl	5,0	Ambratinktur	10,0
Bergamottöl	5,0	Jasminextrakt	150,0
Jonon	5,0	Weingeist (80%) . . .	850,0.

Küß mich schnell. Kiss me quick. Nach Deite.

Bergamottöl	12,5	Zitronenöl	6,0
Rosenspiritus (2+100) . .	100,0	Vetiverölspiritus	25,0
Angelikatinktur . . .	25,0	Ambratinktur	15,0
Zibettinktur	6,0	Moschustinktur (1+100) .	3,0
Jasminextrakt	250,0	Jonquilleextrakt . . .	400,0
	Akazienextrakt		250,0.

Liebesstrauß. Bouquet d'Amour.

Rosenextrakt	200,0	Jasminextrakt	200,0
Veilchenextrakt . . .	200,0	Moschustinktur (1+100) .	10,0
Ambratinktur	5,0	Weingeist (80%)	385,0.

Marschallstrauß. Bouquet de Maréchale. Nach Deite

Sandelholzöl	6,0	Nelkenöl	6,0
Portugalöl	12,0	Zedernholzöl	1,0
Rosenspiritus (2+100) . .	150,0	Veilchenwurzeltinktur . .	100,0
Vetiverölspiritus . . .	30,0	Zibettinktur	15,0
Moschustinktur (1+100) .	25,0	Bittermandelspiritus (1+100)	3,0
Jasminextrakt	100,0	Orangenextrakt . . .	300,0
	Heliotropextrakt		100,0.

Moschus.

Rosenöl	2,0	Geraniumöl	3,0
Moschustinktur (1+100) .	60,0	Zibettinktur	20,0
Jasminextrakt	250,0	Weingeist (80%)	665,0

Ammoniakflüssigkeit (0,910) . . . 2,0.

Musselin. Mousseline.

Akazienextrakt	150,0	Jasminextrakt	150,0
Rosenextrakt	150,0	Tuberosenextrakt	150,0
Marschallstraußduft . . .	400,0	Sandelholzöl	3,0.

Opopanax. Nach Deite.

Opopanaxöl	15,0	Zimtöl	8,0
Rosenölspiritus (2+100) .	200,0	Veilchenwurzeltinktur . .	100,0
Moschustinktur (1+100) .	6,0	Ambratinktur	8,0
Heliotropextrakt	200,0	Orangenblütenextrakt . .	460,0.

Opopanaxextrakt, dreifach. Opopanax-Extrait, triple.

Orangenblütenextrakt,		Rosenöl	4,0
dreifach	100,0	Irisöl, Schimmel & Co. . .	2,0
Veilchenextrakt, dreifach .	100,0	Opopanaxöl	4,0
Rosenextrakt	300,0	Vanillin	1,0
Moschustinktur (1+100) .	40,0	Kumarin	1,0
Zitronenöl	15,0	Chlorophylltinktur (95%)	
Bergamottöl	15,0	(1+20)	2,0
Jasminöl, Schimmel & Co. .	4,0	Weingeist (80%)	392,0.

Patschuli.

a)
Patschuliöl	10,0	Geraniumöl	5,0
Nelkenöl	4,0	Jasminextrakt	200,0

Weingeist (80%) . . . . 780,0.

b)
Patschuliöl	10,0	Geraniumöl	3,0
Bergamottöl	2,0	Zitronenöl	2,0
Storaxtinktur	20,0	Weingeist (95%)	900,0

Wasser . . . . 100,0.

c) Nach Dieterich:
Weingeist (80%)	1000,0	Paschuliöl	7,5
Rosenöl	2,5	Bergamottöl	5,0
Geraniumöl	1,2	Sassafrasöl	1,2
Vanillin	2,5	Kampfer	2,5

Kumarin . . . . 0,5.

Pferdewächterstrauß. Horse-Guards-Bukett.

Nelkenöl	1,0	Rosenöl	5,0
Neroli, Schimmel & Co. .	2,0	Vanilletinktur (5+100) . .	30,0
Veilchenwurzeltinktur . .	100,0	Moschustinktur (1+100) .	30,0
Jasminextrakt	250,0	Weingeist (80%)	580,0

Prinz-Albert-Bukett. Bukett Prinz Albert. Nach Deite.

Neroli, Schimmel & Co. . .	5,0	Bergamottöl	10,0
Moschustinktur (1+100) .	5,0	Kumarin	1,0
Angelikatinktur	25,0	Ambratinktur	5,0
Rosenextrakt	60,0	Akazienextrakt	150,0
Jasminextrakt	500,0	Weingeist (80%)	240,0.

Siegesstrauß. Victoria-Bouquet. Bouquet Victoria.

a) Neroli, Schimmel & Co. . .   2,5   Veilchenwurzeltinktur . . 100,0
   Veilchenextrakt 300,0   Rosenextrakt 300,0
        Jasminextrakt . . . . 300,0.

b) Nach Deite:
   Zitronenöl   15,0   Verbenaöl   4,0
   Rosengeraniumöl   8,0   Moschustinktur (1+100) . 20,0
   Zibettinktur   4,0   Ambratinktur   5,0
   Moschuswurzeltinktur . . 30,0   Tolubalsamtinktur . . . 15,0
   Veilchenwurzeltinktur . . 150,0   Heliotropextrakt 150,0
   Jasminextrakt 150,0   Tuberosenextrakt 150,0
   Orangenblütenextrakt . . 150,0   Rosenextrakt . . . . . 150,0.

Strauß von Buckingham. Bouquet de Buckingham.

Orangenblütenextrakt . . 150,0   Jasminextrakt 250,0
Rosenextrakt 150,0   Veilchenwurzeltinktur . . 50,0
Ambratinktur 10,0   Neroli, Schimmel & Co. .   1,0
Lavendelöl   1,0   Rosengeraniumöl   2,0
       Weingeist (80%) . . . . 385,0.

Strauß von Cypern. Bouquet de Cypre.

Moschustinktur (1+100) . 15,0   Ambratinktur 15,0
Vanilletinktur (5+100) . . 25,0   Kumarin   2,0
Veilchenwurzeltinktur . . 250,0   Rosenextrakt 250,0
       Weingeist (80%) . . . . 450,0.

Strauß von Esterhazi. Bouquet d'Esterhazi. Nach Askinson.

Kalmus 20,0   Nelken 20,0
Muskatnuß 20,0   Weingeist (80%) . . . 1000,0

werden 14 Tage mazeriert und dem Filtrat werden hinzugefügt:

Ambraessenz 40,0   Moschustinktur (1+100) . 40,0
Zitronenöl 20,0   Neroli, Schimmel & Co. . .   1,0
Orangenschalenöl . . .   0,5   blausäurefreies Bitterman-
Ammoniakflüssigkeit(0,960) 0,5   delöl   0,5
       Rosenöl . . . . 1,0.

Tausendblumenstrauß. Bouquet de mille fleurs. Nach Dieterich.

Ambra   0,5   Jasminextrakt 200,0
Kumarin 0,25   Moschus   0,5
Vanillin   1,2   Heliotropin 0,12
Rosenöl   2,5   Bergamottöl   7,5
Geraniumöl   1,0   Neroli, Schimmel & Co. .   2,5
Zitronenöl   1,5   Zimtöl   2,5
Veilchenwurzelöl . . . 5 Trpf.   Ylangöl   0,5
blausäurefreies Bitterman-   Nelkenöl . . . . 5 Trpf.
  delöl . . . . 5 „   Himbeerspiritus 100,0
       Weingeist (80%) . . . . 680,0.

Zerstäuberfüllung für Haarschneider. Refraichisseurfüllung für Friseure.

Bayöl   5,0   Zimtöl   0,5
Nelkenöl   0,5   Zitronenöl   1,0
Zitronellöl   0,5   Weingeist (95%) 500,0
Essigsäure 15,0   Wasser . . . . 500,0.

Kann mit Koschenille oder Karamel gefärbt werden.

Blumendüfte. Extrakte. Extraits.

Unter Extrakt ist in den Vorschriften einfaches Enfleurageextrait zu verstehen. Nimmt man dafür Essence absolue, so darf man nur etwa den hundertsten Teil, von Essence concrète etwa den fünfzigsten Teil nehmen.

Akazie. Kassiaextrakt. Extrait de Cassie.

Bergamottöl	1,0	Lavendelöl	1,0
Eukalyptusöl	0,5	Moschustinktur (1+100)	5,0
Ambratinktur	3,0	Veilchenwurzeltinktur	150,0
Akazienextrakt	400,0	Weingeist (80%)	440,0.

Flieder. Extrait de Lilas.

a)
Terpineol, Schimmel & Co.	15,0	Neroli, Schimmel & Co.	1,0
Rosenöl	1,0	Bittermandelspiritus (1+100)	5,0
Bergamottöl	1,0	Moschustinktur (1+100)	5,0
Zibettinktur	10,0	Jasminextrakt	300,0
Kumarin	1,0	Weingeist (80%)	670,0.

b)
Terpineol	15,0	Kanangaöl	10,0
Geraniumöl	1,0	Moschustinktur (1+100)	1,0
Storaxtinktur	20,0	Weingeist (95%)	900,0
Wasser		100,0.	

c)
Terpineol	30,0	Frischheuduft	60,0
Heliotropextrakt	120,0	Maiglöckchen	20,0
Weingeist (80%)		770,0.	

d) Nach Larcher:
Terpineol	20,0	Hyazinthin	4,0
Kumarin	1,0	Benzylazetat	2,0
Heliotropin	1,0	Moschustinktur (1+100)	2,0
künstliche Ambra	1,0	Weingeist (95%)	1000,0
Wasser		3000,0.	

Fliederextrakt, dreifach. Flieder-Extrait, triple.

Extra-Terpineol Schimmel & Co.	20,0	Ylangöl	5,0
		Jasminextrakt	150,0
Heliotropin	1,5	Rosenextrakt	100,0
Weingeist (80%)		723,5.	

Bleibt weiß oder wird mit einigen Tropfen violetter Tinktur gefärbt.

Geißblatt. Extrait de Chèvre-feuille.

Neroli, Schimmel & Co.	2,0	blausäurefreies Bittermandelöl	1,0
Vanilletinktur (5+100)	25,0		
Geraniumöl	3,0	Tolubalsamtinktur	25,0
Jasminextrakt	100,0	Veilchenextrakt	200,0
Weingeist (80%)		650,0.	

Heliotrop. Extrait Héliotrope.

a)
Heliotropin	10,0	Moschustinktur (1+100)	0,5
Vanilletinktur (5+100)	10,0	Kumarin	1,0
blausäurefreies Bittermandelöl	1 Trpf.	Geraniumöl	1,0
		Jasminextrakt	100,0
Weingeist (80%)		875,0.	

b) Nach Askinson:
Vanille	10,0	Moschus	1,0
blausäurefreies Bittermandelöl	0,5	Benzoe	30,0
		Neroli, Schimmel & Co.	1,0
Weingeist (80%)		1000,0.	

Werden 8 Tage mazeriert und dann filtriert.

Heliotropextrakt, dreifach. Heliotrop-Extrait, triple.

Extra-Heliotropin, Schim-		Kumarin	1,5
mel & Co.	10,0	Jonon	3,0
Jasminöl, Schimmel & Co.	5,0	Ambratinktur	6,0
Weingeist (80%)			974,5.

Hyazinthe.

Rosengeraniumöl	5,0	blausäurefreies Bitterman-	
Nelkenöl	2,0	delöl	0,5
Himbeeräther	5,0	Ylangöl	0,5
Jasminextrakt	250,0	Vanilletinktur (5+100)	40,0
Weingeist (80%)	720,0	Phenylazetaldehyd	0,5.

Hyazinthenextrakt, dreifach. Hyazinthen-Extrait, triple.

Hyazinthöl, Schimmel & Co.	2,5	Moschustinktur (1+100)	10,0
Extra-Terpineol	3,0	Rosen-Extrakt	100,0
spanisches Geraniumöl	3,0	Weingeist (80%)	882,5.

Jasmin.

a)
Neroliöl	2,0	Geraniumöl	1,0
Moschustinktur (1+100)	5,0	Jasminextrakt	500,0
Weingeist (80%)			492,0.

b) Nach Dieterich:
Rosenöl	1,0	Neroli, Schimmel & Co.	1,0
Bergamottöl	1,0	Ylangöl	2 Trpf
Veilohenwurzelöl	1 Trpf.	Kumarin	0,05
Heliotropin	0,5	Jasminextrakt	400,0
Weingeist (80%)			600,0.

Jasminextrakt.

Jasminöl, Schimmel & Co. . . . . 10,0—15,0
Weingeist (80%) . . . . 990,0.

Jonquille. Extrait de Jonquille.

Vanilletinktur (5+100)	50,0	Orangenblütenöl	2,0
Geraniumöl	3,0	Jasminextrakt	250,0
Weingeist (80%)			695,0.

Ixora. Extrait Ixora.

Bergamottöl	9,0	Veilchenwurzeltinktur	200,0
Moschustinktur (1+100)	16,0	Benzoetinktur (1+10)	40,0
Tuberosenextrakt	200,0	Akazienextrakt	300,0
Resedaextrakt			236,0.

Klee, roter. Klee-Extrakt. Extrait triple Trèfle incarnat.

Bergamottöl	20,0	Neroli, Schimmel & Co.	0,25
Salizylsäure-Amylester	8,0	Ylangöl „	0,5
künstlicher Moschus,		weißes Thymianöl	0,25
Schimmel & Co.	4,0	Vetiveröl	0,5
Vanillin	3,0	Weingeist (95%)	1700,0
Rosenöl	2,5	Zibettinktur	50,0
Hyazinthöl, Schimmel & Co.	1,0	Rosenwasser	210,0.

Levkoje. Extrait de Giroflée. Nach Askinson.

Blausäurefreies Bitterman-		Akazienextrakt	145,0
delöl	2 Trpf.	Veilchenwurzeltinktur	145,0
Vanilletinktur (5+100)	145,0	Rosenextrakt	290,0
Orangenblütenextrakt			285,0.

Lindenblüte.

Bergamottöl	6,0	Linaloeöl	6,0
Moschustinktur (1+100)	4,0	Jasminextrakt	400,0
	Weingeist (80%)	584,0.	

Magnolia. Nach Askinson.

Zitronenöl	5 Trpf.	blausäurefreies Bitterman-	
Veilchenextrakt	125,0	delöl	6 Trpf.
Orangenblütenextrakt	250,0	Tuberosenextrakt	125,0
	Rosenextrakt	500,0.	

Maiglöckchen.

a)
Linaloeöl	5,0	Geraniumöl	1,5
Bergamottöl	1,0	Moschustinktur (1+100)	2,5
Jasminextrakt	250,0	Weingeist (80%)	760,0.

b)
Jasminextrakt	150,0	Mazisöl	15 Trpf.
Orangenblütenextrakt	60,0	Kanangaöl	1,5
Veilchenwurzeltinktur	10,0	Ylangöl	1,5
Linaloeöl	6,0	Weingeist (80%)	780,0.

c)
Linaloeöl	12,0	Kanangaöl	10,0
Bergamottöl	2,0	Geraniumöl	1,5
Melissenöl	3 Trpf.	Storaxtinktur	10,0
Weingeist (95%)	900,0	Wasser	100,0.

d)
Linaloeöl	15,0	Moschustinktur (1+100)	2,5
Ylangöl	1,0	Bergamottöl	1,0
Geraniumöl	2,0	Terpineol	2,0
Vanillin	1,0	Jasminextrakt	100,0
künstliches Neroli	0,5	Weingeist (80%)	900,0.

Maiglöckchenextrakt, dreifach. Maiglöckchen-Extrait, triple.

Kassiaextrakt, dreifaches	50,0	Linaloeöl	15,0
Veilchenextrakt, dreifaches	70,0	Irisöl	1,0
Rosenextrakt	360,0	Ylangöl	1,5
Jasminöl, Schimmel & Co.	8,0	Weingeist (80%)	494,0.

Nelke. Extrait d'œillet.

Nelkenöl	2,0	Vanilletinktur (5+100)	20,0
Geraniumöl	4,0	Neroli, Schimmel & Co.	2,0
Moschustinktur (1+100)	2,0	Jasminextrakt	250,0
	Weingeist (80%)	720,0.	

Orangenblütenextrakt, künstliches.

Neroli, Schimmel & Co.	15,0	Weingeist (95%)	785,0
	Orangenblütenwasser	200,0.	

Resedaextrakt, dreifach. Reseda-Extrait, triple.

Rosenextrakt	200,0	Bergamottöl	2,0
dreifaches Kassiaextrakt	200,0	Neroli, Schimmel & Co.	3,0
dreifaches Veilchenextrakt	300,0	Moschustinktur (15+1000)	10,0
spanisches Geraniumöl	0,5	Chlorophylltinktur (1+20)	3,5
	Reseda-Geraniol, Schimmel & Co.	3,0	
	Weingeist (80%)	278,0.	

25*

Reseda.

a) Neroli, Schimmel & Co. .   2,5   Geraniumöl   1,5
   Moschustinktur (1+100) .   1,0   Tolubalsamtinktur . .   15,0
   Himbeeressenz   3,0   Jasminextrakt   250,0
           Weingeist (80%) . . . . . . 750,0.

b) Nach Askinson:
   Tonkabohnen   8,0   Storax   4,0
   Veilchenwurzeln   200,0   Orangenblütenöl   2,0
   Rosenöl   2,0   blausäurefreies Bitterman-
   Bergamottöl   4,0   delöl . . . .   8 Trpf.
   Moschus   0,2   Ambra   0,5
           Weingeist (80%) . . . . . . 1000,0.

     Werden 14 Tage mazeriert und nach dem Filtrieren mit Chlorophyll
schwach grün gefärbt.

Rose.

Rosen-Geraniol, Schimmel   Kumarin   1,0
& Co.   10,0   Neroli, Schimmel & Co. .   0,5
Moschustinktur (1+100) .   0,5   Jasminextrakt   100,0
           Weingeist (80%) . . . . . . 900,0.

Weiße Rose.

Rosenöl   4,0   Veilchenextrakt 150.0
Jasminextrakt   150,0   Patschuliextrakt   5,0
           Weingeist (80%) . . . . . . 690,0.

Weiße-Rosen-Extrakt, dreifaches. White Rose-Extrait, triple.

Rosenextrakt   400,0   Jasminöl, Schimmel & Co.   2,0
dreifaches Veilchenextrakt   200,0   Rosenöl   5,0
Irisöl   1,0   dreifaches Kassiaextrakt .   150,0
Patschuliöl . . . . . .   10 Trpf.   Moschustinktur (1+100) .   25,0
           Weingeist (80%) . . . . . . 217,0.

Teerose.

Rosenöl   4,0   Moschustinktur (1+100) .   2,0
Jasminextrakt   100,0   Weingeist (80%) . . . .   900,0.

Tuberose. Nach Deite.

Bergamottöl   5,0   Zimtkassiaöl   1,0
Moschustinktur (1+100) .   3,0   Storaxtinktur   5,0
           Tuberosenextrakt . . . . . . 1000,0.

     Man kann den Tuberoseduft durch einen geringen Zusatz von Santalol
sehr verstärken.

Veilchen. Extrait de Violette.

Veilchengrundessenz
nach Winter:
Jonon (100%)   0,5   Bergamottöl   1,5
Vanillin   0,1   Jasmin, künstlich . . .   0,5
Heliotropin   0,1   Ylang-Ylang   0,3
         Irislösung (50 : 1000) . . . . . 6,0.

a) Veilchenwurzeln   100,0   Weingeist (80%)   800,0
werden einige Tage mazeriert und dem Filtrat, das ungefähr 700,0 beträgt,
hinzugefügt:
Jasminextrakt   150,0   Ylang-Ylang   150,0
Jononlösung (1+9) . . 6,0—10,0   Geraniumöl . . . . . .   10 Trpf.
Bergamottöl   1,0   blausäurefreies Bitterman-
Moschustinktur (1+100) .   10,0   delöl . . . .   2 „
         Vanilletinktur (5+100) . . . . . 10 Trpf.

b) Jasminextrakt 100,0   Rosenextrakt 50,0
   Kassiaextrakt 50,0   Geraniumöl 0,5
   Irisöl 1,0   Moschustinktur (1+100) . 12,0
   Vanillin 0,3   Jononlösung (1+9) . . . 6,0
     Weingeist (80%) . . . . . . 772,0.

Werden mit Chlorophyll schwach grün gefärbt.

c) Veilchenwurzeln 200,0   Weingeist (80%) 850,0
werden einige Tage mazeriert, dann filtriert und dem Filtrat hinzugefügt:
   Veilchenwurzelöl 0,5   blausäurefreies Bitterman-
   Bergamottöl 2,5   delöl . . . . 5 Trpf.
   Moschustinktur (1+100) . 2,5   Vanilletinktur (5+100) . 5,0
   Geraniumöl 2,5   Jasminextrakt 250,0

Das Ganze wird mit Weingeist auf 1000,0 verdünnt und mit Chlorophyll schwach grün gefärbt.

d) Nach Winter:
   Violette liq. 90,0   Neroliöl 1,0
   Veilchengrundessenz . . 215,0   Linalool 0,3
   Vert de Violette, künstlich 10,0   Lavendelöl 0,5
     (Methylheptinkarbonat,   Rosenöl, bulg. 1,5
     der Methylester der   Jasmin, künstlich . . . 1,2
     Heptinkarbonsäure),   Anisaldehyd 4,0
   Irisöl, konkret 12,0   Rose liq. 4,0
   Ambra, künstl., flüssig . . 30,0   Jasmin liq. 1,5
   Methyljonon 30,0   Ketonmoschus 50,0
   Guajakholzöl 25,0   Iristinktur 1500,0
   Bergamottöl 5,0   Ambratinktur 50,0
   Zitronenöl 0,5   Spiritus (95%) 3800,0
     Wasser . . . . 400,0.

Veilchenextrakt, dreifaches.   Veilchen-Extrait, triple.

Rosenextrakt 50,0   Moschustinktur (15+1000) 15,0
dreifaches Kassiaextrakt . 50,0   Vanillin 0,3
spanisches Geraniumöl . . 0,5   Jonon 6,0
Irisöl 1,0   Chlorophylltinktur (1+20) 6,0
Jasminöl, Schimmel & Co. . 1,0   Weingeist (80%) . . . . 871,0.

Ylang-Ylang.

a) Ylangöl 4,0   Neroli, Schimmel & Co. . 10 Trpf.
   Rosenöl . . . . 5 Trpf.   Moschustinktur (1+100) . 2,0
   Jasminextrakt 100,0   Weingeist (80%) . . . . 900,0.

b) Ylangöl 5,0   Veilchenextrakt 50,0
   Rosenextrakt 50,0   Moschustinktur (1+100) . 5,0
   Jasminextrakt 50,0   Bergamottöl 2,0
     Weingeist (80%) . . . . . . 850,0.

c) Ylangöl 6,0   Jasminextrakt 100,0
   Rosenöl . . . . 5 Trpf.   künstliches Neroliöl . . . 0,5
   Moschustinktur (1+100) . 2,5   Weingeist (80%) . . . . 900,0.

d) Nach Dieterich:
   Ylangöl 5,0   Rosenöl 2,5
   Zibet 0,1   Kumarin 0,25
   Vanillin 0,5   Geraniumöl 1,0
   Veilchenwurzelöl . . . . 5 Trpf.   Jasminextrakt 100,0
     Weingeist (80%) . . . . . . 900,0.

e) Ylangöl   20,0   Vanillin   2,5
    Rosenöl, bulg.   10,0   Tolutinktur   250,0
    Neroliöl   5,0   Spiritus (95%)   1000,0
           Rosenwasser . . . .   25,0.

Ylang-Ylangextrakt, dreifach.   Ylang-Ylang-Extrait, triple.

Rosenextrakt   320,0   Jononlösung (1+10) . .   10,0
Orangenblütenextrakt . .   125,0   Moschustinktur (15+1000)   1,0
Jasminöl, Schimmel & Co.   4,0   Chlorophylltinktur (1+20)   3,0
Irisöllösung (1+60) . . .   7,0   Ylangöl, Schimmel & Co. .   6,0
Vanillinlösung (1+100) .   3,0   Weingeist (80%) . . . .   521,0.

Trockene Riechmittel. Trockene Parfüme.

Hierher gehören, abgesehen von den später zu besprechenden Räucherpulvern, die Pulver für Riechkissen (Sachets). Zur Herstellung mischt man die wohlriechenden Pulver auch unter Zusatz von Stärkemehl usw. und reibt sie durch ein Sieb. Die ätherischen Öle und die fein verriebenen festen Riechstoffe mischt man mit einer geringen Menge des wohlriechenden Pulvers, fügt nach und nach in immer größeren Mengen die wohlriechende Pulvermischung hinzu und reibt nochmals durch ein Sieb.

Frangipani.

Veilchenwurzelpulver . .   850,0   Sandelholzpulver   50,0
Vetiverwurzelpulver . .   100,0   Rosenöl   2,0
Orangenblütenöl . . .   2,0   Sandelholzöl   2,0
Moschus   1,0   Zibet . . . .   2,0.

Heliotrop.

Veilchenwurzelpulver . .   250,0   Orangenschalenöl . . .   5 Trpf.
Stärkemehl   125,0   Rosenblätterpulver . . .   250,0
Sandelholzpulver   30,0   Orangenschalenpulver . .   350,0
Heliotropin   0,5   Vanillin   0,2
Kumarin   0,05   Ambra   0,01
Rosenöl   1,5   Geraniumöl . . . . . .   5 Trpf.
blausäurefreies Bitterman-   Ylangöl . . . .   2 „
    delöl . . . . . .   1 Trpf.   Jasminextrakt . . . . .   30,0.

Jockeiklub.

Veilchenwurzelpulver . .   500,0   Stärkemehl   250,0
Rosenblätterpulver . . .   250,0   Geraniumöl   5,0
Bergamottöl   5,0   Moschustinktur (1+100) .   10,0
Zibettinktur   5,0   Patschuliduft . . . . .   5,0.

Klee. Trèfle. Nach Mann.

Sandelholzpulver . . .   300,0   künstlicher Moschus . . .   0,1
Lavendelblütenpulver . .   100,0   Benzoetinktur (1+10) . .   10,0
Rosenblätterpulver . . .   100,0   künstliches Ylang-Ylang .   0,5
Jasminöl   2,0   Orchidee . . . . . .   8,0.

Maiglöckchen. Nach Deite.

Stärkemehl   400,0   Veilchenwurzelpulver . .   150,0
Lavendelblütenpulver . .   75,0   Rosenholzpulver . . .   75,0
Vetiverwurzelpulver . . .   150,0   Benzoepulver   150,0
Bergamottöl   30,0   Wintergrünöl   6,0
Ylangöl   3,0   Angelikaöl   3,0
blausäurefr. Bittermandelöl   0,5   Storaxtinktur   30,0
Moschustinktur (1+100) .   9,0   Maiglöckchenextrakt . .   150,0.

Rose. Nach Mann.

Veilchenwurzelpulver . .	100.0	Benzoepulver	30,0
Rosenblätterpulver . . .	100,0	Geraniumöl	5,0
Rosenholzpulver	100,0	künstliches Rosenöl . .	3,0.

Veilchen.

Veilchenwurzelpulver . .	500,0	Stärkemehl	500,0
Veilchenwurzelöl . . .	5,0	Geraniumöl	2,0
Bergamottöl	3,0	blausäurefreies Bitterman-	
Moschustinktur (1+100) .	5,0	delöl	2 Trpf.

Ylang-Ylang.

Veilchenwurzelpulver . .	500,0	Rosenblätterpulver . . .	300,0
Sandelholzpulver	100,0	Zimtblütenpulver	50,0
Stärkemehl	50,0	Bergamottöl	2,5
Vanillin	2,5	Heliotropin	2,5
Kumarin	0,1	Ylangöl	5,0

Moschustinktur (1+100) . . . . 10,0.

Die hier gegebenen Vorschriften für Riechkissenpulver werden vollständig genügen. Jedem Fachmanne wird es leicht sein, ein beliebiges Riechpulver herzustellen, und wir bemerken noch, daß die vielfach zur Bereitung des Grundkörpers vorgeschriebenen Blütenpulver nicht immer erforderlich sind. Ein Gemenge aus gleichen Teilen grobem Veilchenwurzelpulver und Weizenkleie, auch unter Zusatz von Kartoffelmehl oder Kieselgur, schließlich auch von feinem Holzmehl wird meist dieselben Dienste zum Aufsaugen der ätherischen Öle und weingeistigen Lösungen erfüllen.

Jede früher gegebene Vorschrift zu Buketten oder Blumendüften kann zur Herstellung eines gleichen Riechkissenpulvers benutzt werden, wenn man statt des Weingeistes eine Pulvergrundlage mit den Riechstoffen durchtränkt und verreibt.

Zur Herstellung der Riechkissen selbst verfährt man folgendermaßen: Es werden zuerst kleine Säckchen aus farbigem Atlas oder farbiger Seide hergestellt, deren eine Seite vorläufig offen bleibt; dann wird das betreffende Pulver zwischen dünne Watteschichten eingebettet, das Ganze in ebenfalls dünnes Seidenpapier eingeschlagen, wobei man die Ecken gut umbiegt, daß nichts herausfallen kann, und so eine Hülle gebildet, die in das Seidensäckchen möglichst genau hineinpaßt, und schließlich wird dieses zugenäht oder zugebunden.

Sollen die trocknen Blumendüfte, die trocknen Riechmittel, die trocknen Parfüme den Zweck haben, die Haut, den Körper wohlriechend zu machen, so stellt man als Grundlage ein Gemisch von Talk und feinst geschlämmtem Kaolin oder weißer steriler Kieselgur, wie unter Puder angegeben, her und durchtränkt es kräftig mit den Blumendüften und Buketten. Die Mischung muß darauf durch ein sehr feines Sieb gerieben werden. Man verwendet vorwiegend Blumendüfte, die mit Stoffen wie Vanillin, Heliotropin, Kumarin, Zibet, Benzoe, künstlichem Neroli und ähnlichen hergestellt sind. Will man diese trockenen Blumendüfte in Formen bringen, verfährt man genau so wie unter Schminken S. 297 angegeben ist.

Riechstifte. Parfümstifte.

Man schmilzt Paraffin und fügt bei so niedriger Temperatur als nur möglich, je nach dem gewünschten Blumendufte, die entsprechenden Riechstoffmischungen zu, wie sie unter den dreifachen Extrakten angegeben sind, jedoch unter

Fortlassung des Weingeistes. In diesen dreifachen Extrakten kann man auch zur Verstärkung künstliche Riechstoffe wie künstlichen Moschus, Vanillin, Heliotropin usw. auflösen. Darauf gießt man in Formen aus.

Außer diesen paraffinhaltigen Riechstoffen sind noch solche im Handel, die lediglich aus geschmolzenen, in Formen gegossenen künstlichen Riechstoffen wie Moschus, Heliotropin, Vanillin und Kumarin bestehen, die mit Zimtsäure und Blütenölen verarbeitet sind, z. B. Maiglöckchen-Riechstift:

Künstlicher Moschus . .	75,0	Maiglöckchenblütenöl . .	25,0
Zimtsäure	390,0	Bergamottöl	8,0
	Vanillin	2,0.	

Ammoniakalische Riechmittel.

Hierbei gehören vor allem die sog. Riechsalze und Riechfläsch= chen usw. Sie sind dazu bestimmt, durch Einatmen des ammoniakalischen Duftes belebend auf die Nerven zu wirken. Für die Riechsalze benutzt man entweder Salzmischungen, welche Ammoniak entwickeln, wie Ammonium-chlorid und gebrannter Kalk oder Ammoniumchlorid und Kaliumkarbonat oder auch das Hirschhornsalz selbst. Die Mischung bzw. das Hirschhorn-salz wird stark mit Blumenduft vermischt, dann in kleine weithalsige und gut schließende Fläschchen gefüllt. Oberhalb des Pulvers pflegt man noch einen Wattepropfen anzubringen, der das Verstäuben des Pulvers beim Öffnen der Flasche verhindert.

Prestonsalz. Nach Bartlet.

Ammoniumchlorid . . .	45,0	Kaliumkarbonat	50,0
Kampfer	3,5	Hirschhornsalz	10,5
Nelkenöl	0,5	Bergamottöl	0,5.

Riechsalz. Smelling salt.

a)   Ammoniumchlorid   50,0
         gebrannter und zu Pulver gelöschter Kalk . .   50,0
werden gemischt und mit

Bergamottöl	3,0	Geraniumöl	1,0
Nelkenöl	5 Trpf.	Mazisöl	5 Trpf.

versetzt.

b) In einem geschlossenen Gefäße werden 3 T. kristallisiertes Hirschhornsalz des Handels mit 1 T. Ammoniakflüssigkeit (0,960) übergossen und unter öfte-rem Umschütteln einige Tage beiseite gestellt. Darauf wird das Salz gröblich zerrieben und mit Blumenduft vermischt.

Statt des trockenen Hirschhornsalzes wird auch mit Wohlgerüchen ver-mischte Ammoniakflüssigkeit verwendet. Mit dieser Mischung wird Faser-asbest, feine Bimssteinstückchen, Tonkugeln, Watte oder Badeschwamm ge-tränkt, und die auf diese Weise getränkten Stoffe in die Riechbüchsen gefüllt und mit Watte bedeckt.

Ammoniakflüssigkeit (0,960)	1000,0	Bergamottöl	1,5
Lavendelöl	3,0	Mazisöl	1,5
Nelkenöl	1,5	Rosmarinöl	3,0

Ein ähnliches ammoniakalisches Riechmittel kommt unter dem Namen Lu-cienwasser in den Handel. Die Vorschrift lautet nach Askinson wie folgt:

Lucienwasser. Eau de Luce.

Ambratinktur	300,0	Benzoetinktur (1+10) . .	250,0
Lavendelöl	10,0	Ammoniakflüssigkeit (0,960)	700,0.

Die milchige Flüssigkeit, der man vielfach noch 10,0 Seife hinzusetzt, wird sofort auf kleine farbige Fläschchen gefüllt.

Bei der Bereitung der ammoniakalischen Riechmittel ist genau darauf zu achten, daß die Ammonsalze gänzlich frei von empyreumatischen Beimengungen sind. Man überzeugt sich davon am leichtesten dadurch, daß man eine Probe mit verdünnter Schwefelsäure übersättigt. Der Geruch muß danach völlig rein erscheinen.

Essigsäure-Riechsalz. Nach Dieterich.

Rosenöl	10 Trpf.	Bergamottöl	15 Trpf.
Orangenblütenöl	1 „	Ylangöl	1 „
Veilchenwurzelöl	1 „	Kumarin	0,03

löst man in konzentrierter Essigsäure 5,0 und Essigäther 5,0 und mischt diese Lösung unter kristallisiertes Natriumazetat 90,0 oder unter Asbestfasern.

Das Ganze bewahrt man in gut geschlossener Glasbüchse auf. Wird eine r o t e F ä r b u n g d i e s e s R i e c h s a l z e s gewünscht, so löst man gleichzeitig mit den Riechstoffen 0,01 Fuchsin in der Essigsäure auf.

Koryzarium. Riechsalz bei Schnupfen.

Reine verflüssigte Karbolsäure (verflüssigtes Phenol)	5,0	Wasser	10,0
		Ammoniakflüssigkeit (0,960)	5,0
Weingeist (90%)	15,0	Bergamottöl	1,0.

Man füllt das Riechfläschchen zur Hälfte mit Faserasbest und tränkt diesen mit obiger Lösung. (Gift der Abt. 3.)

Räuchermittel.

Unter Räuchermittel im engeren Sinne versteht man alle diejenigen Mischungen, welche im besonderen dazu dienen sollen, die Luft unserer Wohnräume mit Duft zu füllen. Ihre Art ist sehr verschieden. Teils sind es weingeistige Lösungen, zuweilen mit einem Zusatz von Essigsäure, teils Harzmischungen, teils mit Riechstoffen getränkte Pulver, die auf den heißen Ofen gebracht, ihren Wohlgeruch an die Luft abgeben; oder endlich sind es Mischungen mit wohlriechenden Harzen und Ölen, die angezündet und verglimmend gleichem Zwecke dienen sollen. Hierher gehören Räucherkerzen, Räucherpapier, Räucherband usw.

Räucheressig. Blumen-Räucheressig.

a)
Benzoetinktur (1+10)	100,0	Nelkenöl	20,0
Bergamottöl	50,0	Zimtöl	16,0
Zitronenöl	50,0	Perubalsam oder Perugen	30,0
konzentrierte Essigsäure	50,0	Spiritus (95%)	684,0.

Wenige Tropfen auf eine heiße Platte zu gießen.

b)
Moschuswurzeltinktur	25,0	Vetiverölspiritus	20,0
Vanillinlösung (1+100)	20,0	Perubalsam	10,0
Lavendelöl	3,0	Zimtöl	2,0
Nelkenöl	3,0	Bergamottöl	4,0
Geraniumöl	2,0	Essigsäure	30,0
Storaxtinktur	50,0	Tolubalsamtinktur	50,0
Benzoetinktur (1+10)	100,0	Veilchenwurzeltinktur	200,0
	Spiritus (95%)	380,0.	

c) Mit K a r b o l s ä u r e. K a r b o l - R ä u c h e r e s s i g. P h e n o l - R ä u c h e r - e s s i g:

Kristallisierte Karbolsäure (Phenol)	3,0	Kölnisch-Wasser	10,0
		Essig (6%)	87,0.

Man verdampft etwas von dem Essig in einem Gefäß auf dem Ofen oder über einer nicht zu starken Flamme.

Räuchertinktur. Räucheressenz. Räucherbalsam.
Blumen-Räucheressenz. Orientalischer Räucherbalsam.

a) Nelken 7,5   Kaskarillrinde 7,5
   Piment 7,5   Veilchenwurzeln 15,0
   Benzoe 15,0   Zimtkassia 15,0
   Muskatnüsse 3,0   Perubalsam 3,0
   Storax 10,0   Moschus 1,0
   Drachenblut 30,0   Bergamottöl 3,0
   Rosenöl . . . . . . 5 Trpf.   Zitronenöl 1,0
   Lavendelöl 1,0   Spiritus (95%) . . . . 1000,0.
   Man mazeriert 8 Tage und filtriert.

b) Orangenblütenöl 5,0   Bergamottöl 3,0
   Lavendelöl 3,0   Geraniumöl 1,0
   Nelkenöl 0,5   Benzoetinktur (1+10) . . 500,0
            Weingeist (95%) . . . . 490,0.

c) Nelken 30,0   Kaskarillrinde 30,0
   Weihrauch 30,0   Veilchenwurzel 120,0
   Benzoe 60,0   Zimtkassia 60,0
   Muskatnuß 15,0   Perubalsam 15,0
   Storax 50,0   Moschus 1,0
            Spiritus (95%) . . . . 1000,0.
   Nach 14tägiger Mazeration wird filtriert, und dem Filtrat werden hinzu-
gefügt:
   Bergamottöl 6,0   Zitronenöl 4,0
   Lavendelöl 4,0   Sassafrasöl 1,0
            Geraniumöl . . . . 1,0.

d) Bergamottöl 20,0   Perubalsam 20,0
   Zitronenöl 20,0   Nelkenöl 10,0
   Lavendelöl 20,0   Moschustinktur (1+100) . 5,0
            Spiritus (95%) . . . . 905,0.

e) Nach Askinson:
   Benzoe 100,0   Geraniumöl 10,0
   Kardamomen 50,0   Orangenblütenöl 5,0
   Moschus 0,5   Kaskarillrinde 50,0
   Storax 25,0   Mazis 25,0
   Weihrauch 50,0   Perubalsam 25,0
   Zibet 5,0   Tolubalsam 25,0
   Bergamottöl 20,0   Veilchenwurzeln 200,0
   Zimt 100,0   Lavendelöl 10,0
   Zitronenöl 20,0   Spiritus (95%) . . . . 1000,0.
   8—14 Tage zu mazerieren und dann zu filtrieren.

f) Portugalöl 7,5   Geraniumöl 5,0
   Nelkenöl 2,5   Lavendelöl 5,0
   Kumarin 3,0   Moschuswurzeltinktur . . 50,0
   Tolubalsamtinktur . . 60,0   Benzoetinktur (1+10) . . 60,0
   Veilchenwurzeltinktur . . 125,0 Vanilletinktur (5+100) . 125,0
   Heliotropextrakt . . . 250,0   Weingeist (95%) . . . . 310,0.

g) Lavendelöl 8,0   Petitgrainöl 3,5
   Zimtöl 4,0   Nelkenöl 4,0
   Geraniumöl 3,5   Zitronenöl 4,0
   Bergamottöl 8,0   Perubalsam 20,0
   Vanilletinktur (5+100) . . 8,0 Moschuswurzeltinktur . . 16,5
   Moschuskörnertinktur . 16,5   Weihrauchtinktur . . . 45,0
   Storaxtinktur 80,0   Tolubalsamtinktur . . . 80,0
   Benzoetinktur (1+10) . . 80,0 Veilchenwurzeltinktur . . 165,0
            Spiritus (95%) . . . . 460,0.

Die Moschuskörnertinktur, Tinctura Semin. Abel-
moschi ist zu bereiten aus:

Zerkleinerten Abelmoschuskörnern 200,0
verdünntem Spiritus (68%) . . . 1000,0.

Zerstäuberflüssigkeit zur Luftreinigung. Luftdesinfektion.
Rauchverzehrflüssigkeit.

Feinstes Fichtennadelöl . 5,0   Weingeist (95%) 450,0
Formaldehydlösung (35%) 10,0   Wasser . . . . 535,0.

Um die Flüssigkeit für größere Betriebe zu verbilligen, kann der Gehalt an
Weingeist bedeutend heruntergesetzt werden. Verwendet man überdies auch
weniger oder terpenfreies Fichtennadelöl, so kann man bis auf etwa 200,0 Weingeist heruntergehen. Anstatt des Fichtennadelöles können auch künstliche
Riechstoffe z. B. Terpineol verwendet werden.

Handelt es sich um bessere Zubereitungen, so kann als Grundstoff Kölnisch-
Wasser gelten, und es wird dann das Fichtennadelöl durch Edeltannenöl ersetzt.

Dufttabletten.

Diese Zubereitung besteht aus verschieden geformten und meist auch gefärbten Gipstäfelchen, die mit starken Blumendüften oder Räucheressenzen
durchfeuchtet werden.

Lavendelsalz. Lavander-Salt.

a) Nach Dieterich:

Ein Weithalsglas mit eingeriebenem Glasstöpsel von 200 ccm Inhalt füllt
man mit glasigem Hirschhornsalz in Würfeln von ungefähr 1 ccm und gießt
in die Zwischenräume:

Lavendelöl 10,0
weingeistige Ammoniakflüssigkeit . 5,0
absoluten Alkohol . . . . 85,0.

Zum Ersatz der beim Gebrauch allmählich verdunstenden Flüssigkeit fügt
man diese noch besonders in einem Fläschchen von 30,0—40,0 g Inhalt bei.

Um das Lavendelsalz als Räuchermittel zu gebrauchen, öffnet man einige
Minuten den Stöpsel, wodurch die Zimmerluft Frische erhält.

Stehen die Würfel nicht zur Verfügung, so nimmt man kleine Stücke von
Hirschhornsalz des Handels.

b) Lavendelöl 65,0   Moschustinktur (1+100) . 1,5
Bergamottöl 2,5   Ammoniakflüssigkeit (0,960) 45,0
Rosenöl . . . . 5 Trpf.   Weingeist (95%) . . . 45,0.

Anstatt des Hirschhornsalzes verwendet man auch zweckmäßig kleine
Tonkugeln.

Räucherpapier.

Räucherpapiere werden in zweierlei Arten hergestellt, entweder zum
Verglimmen oder nur zum Erwärmen auf heißer Platte. In letzterem Falle
tränkt man gutes Schreibpapier mit einer heißen Alaunlösung 1 + 9 und
darauf durch Bepinseln oder Eintauchen mit einer stark harzhaltigen
Räucheressenz; im ersten Falle dagegen wird ein etwas durchlässiges
Papier zuerst mit einer mäßig starken Kalisalpeterlösung Kaliumnitratlösung getränkt und dann, nach dem Trocknen, wie oben, mit Räucheressenz überzogen. In beiden Fällen wird gewöhnlich die Gebrauchsanweisung auf das Papier gedruckt.

a) Benzoe, Tolubalsam oder Perubalsam und Weihrauch zu gleichen Teilen
werden über sehr gelindem Feuer im Wasserbade geschmolzen, mit etwa dem
gleichen Gewicht einer Räucheressenz versetzt und noch warm auf starkes,
mit heißer Alaunlösung getränktes und wieder getrocknetes Schreibpapier
gestrichen.

b) Nach Askinson:

Benzoe	100,0	Tolubalsam	100,0
Tonkabohnenessenz (1+4)	100,0	Vetiverölspiritus	100,0
Spiritus (95%)		300,0.	

Mit dieser Lösung wird Papier, das vorher in eine heiße Alaunlösung (1+9) getaucht und wieder getrocknet ist, bestrichen.

c) Nach Dieterich:

Benzoe	50,0	Storax	50,0
Spiritus (95%)	100,0	Äther	50,0

werden mazeriert, filtriert und dem Filtrat hinzugefügt:

Räucheressenz	100,0	Essigsäure	2,0.

Mit dieser Lösung wird starkes Schreibpapier, das vorher mit heißer Alaunlösung getränkt und wieder getrocknet ist, bestrichen, die Bogen werden auf Schnüren getrocknet, nachher in Stücke von gewünschter Größe geteilt und, um das Zusammenkleben zu vermeiden, mit Talk abgerieben.

d) **Verbrennliches:**

Papier wird zuerst mit einer Salpeterlösung, Kaliumnitratlösung (1+9) getränkt und nach dem Trocknen mit der nachstehenden Räucheressenz bestrichen:

Benzoe	75,0	Sandelholz	50,0
Weihrauch	50,0	Lemongrasöl	5,0
Vetiverölspiritus	25,0	Spiritus (95%)	500,0.

Das fertige Räucherpapier wird in schmalen Streifen entzündet, die Flamme aber sofort ausgeblasen; es glimmt nun unter Funkensprühen weiter und verbreitet einen sehr angenehmen Geruch.

Auch die Vorschriften unter a—c können für verbrennliches Räucherpapier verwendet werden; es unterbleibt für diesen Fall die Durchtränkung mit Alaun und es wird dafür die Durchtränkung mit Salpeterlösung vorgenommen.

Räucherband.

Zuerst wird schmales, nicht appretiertes baumwollenes Band mit einer Salpeterlösung, Kaliumnitratlösung (1+9) getränkt und nach dem Trocknen in eine beliebige, aber recht kräftige Räucheressenz getaucht. Nach dem abermaligen Trocknen wird das Band aufgerollt.

Für die Benutzung dieses Räucherbandes hat man einige Lämpchen oder verzierte Gefäße, in deren Deckeleinschnitt das Band genau einpaßt. Es wird beim Gebrauch ein Ende herausgezogen und, wie beim verbrennlichen Räucherpapier, zum Verglimmen gebracht.

Räuchertäfelchen. Nach Dieterich.

Gröblich gepulverten Bimsstein	25,0
gebrannten Gips	75,0

mischt man, rührt mit Wasser zu einem dünnen Brei an und gießt diesen in kleinste Schokoladeblechformen, die man vorher mit sehr wenig Öl abrieb, aus.

Nach 24 Stunden nimmt man die Tafeln aus den Formen, reibt sie mit Glaspapier glatt und tränkt sie mit Räucheressenz. Nach oberflächlichem Trocknen wickelt man sie in Stanniol bzw. Aluminiumfolie ein und klebt ein Band darum mit folgender Gebrauchsanweisung:

„Man lege das Täfelchen in oder auf den Ofen an eine nicht zu heiße Stelle und lasse es daselbst so lange, bis die Räucherung hinreichend ist. Man schlage es dann wieder in die Umhüllung ein und bewahre es für den nächsten Gebrauch auf."

Diese Vorschrift kann insofern abgeändert werden, als man anstatt des Bimssteins Talkpulver oder Magnesiumkarbonat verwendet, es wird dadurch die Arbeit des Glattreibens erspart.

Räucherwachs. Räucherlack.

Unter diesen Namen versteht man Mischungen wohlriechender Harze, die zusammengeschmolzen und noch warm in etwa bleifederdicke Stengelchen ausgerollt werden. Beim Gebrauch streicht man damit an einer heißen Ofenplatte entlang.

a) Schellack 150,0   Storax 100,0
   Benzoe 600,0   Kohlenpulver 150,0
   Perubalsam . . . . . . -3,0   Bergamottöl 3,0
   Geraniumöl . . . . 2,0.

b) Benzoe 450,0   Harz 250,0
   Storax 125,0   Perubalsam 30,0
   Moschus 2,0   Kohlenpulver . . . . . 143,0.

c) Nach Dieterich:
   Benzoe 600,0   Weihrauch 120,0
   Kaskarillrinde 15,0   Bernstein 15,0
   pulvert man fein und mischt unter Erwärmen mit
   Tolubalsam 150,0   Perubalsam 60,0
   Bergamottöl 15,0   Nelkenöl 3,0
   Zimtöl 4,0   Sandelholzöl 2,0
   Sassafrasöl 1,0   Kumarin 0,1
   Frankfurterschwarz . . . . . . 15,0.

Räucherpulver.

Von den Räucherpulvern unterscheidet man zwei Arten, von denen die eine ihren Wohlgeruch durch Aufschütten auf eine nicht zu heiße Ofenplatte abgibt, während die andere unmittelbar auf glühende Kohlen gestreut wird. Letztere findet namentlich Benutzung in den katholischen Ländern zur Räucherung der Kirchen. Sie muß in der Hauptsache nur aus wohlriechenden Harzen bestehen, während die erste Art aus mittelfeinen Spezies von Blüten und gewürzhaften Rinden hergestellt wird, die mit einer Räucheressenz getränkt werden. Die Namen dieser Art sind, nach der Gegend, sehr verschieden, bald heißen sie B e r l i n e r R ä u c h e r p u l v e r , K ö n i g s - r ä u c h e r p u l v e r , K a i s e r r ä u c h e r p u l v e r usw., doch sind sie in ihrer Zusammensetzung fast immer gleich. Da man von ihnen neben einem guten Geruch auch schönes buntes Aussehen verlangt, so werden vielfach, statt der getrockneten Blütenblätter von Rosen, Päonien, Lavendel, Ringel- und Kornblumen, die man früher fast ausschließlich verwandte, fein zerschnittene Veilchenwurzeln (Irisrhizome) oder die weiße Parenchymschicht der Pomeranzenschale oder auch nur Holzspäne, mit Teerfarben aufgefärbt und mit Wohlgerüchen vermischt, benutzt. Ein weiteres Erfordernis ist, daß die Räucherpulverspezies gleichmäßig fein sind. Sie müssen namentlich von den staubigen Bestandteilen, aber auch von gröberen Stücken auf das sorgfältigste durch Sieben befreit sein.

Am schönsten lassen sich die Veilchenwurzeln färben, doch da diese in der nötigen Speziesform nicht immer leicht und namentlich nicht billig zu haben sind, so ist man vielfach gezwungen, Sägespäne zu benutzen. Hierzu darf man aber n i c h t Späne von Kiefern- oder Tannenholz verwenden. Diese sind zu langfaserig und verbreiten stets beim Erwärmen einen terpentinartigen Geruch. Am besten sind Buchenholzspäne, sie sind kurz, nicht faserig und, wenn trocken, von reinem Geruche. Sie werden zuerst von den groben und feinen Bestandteilen gereinigt, dann gefärbt, scharf getrocknet und schließlich zum zweitenmal abgesiebt. Darauf vermischt man sie mit dem Wohlgeruch, und zwar, um die Farbe nicht zu beeinträchtigen, in der Weise, daß man die Räucheressenz mit einem Teil ungefärbter Späne vermengt und erst nach dem oberflächlichen Trocknen die bunten Späne zumischt.

Als Mischungsverhältnisse für die Farben können folgende Zahlen dienen:

Rot	3 T.	Gelb	1 T.
Blau	1½ „	Grün	1½ „
Weiß	1½ „	Ungefärbt	1½ „

Die ungefärbten 1½ T. dienen zur Aufnahme der Räucheressenz. Für Weiß verwendet man Veilchenwurzeln. Will man das Pulver noch verbessern, so fügt man ihm je 1 T. Benzoe und Kaskarillrinde, beide in Speziesform, hinzu.

1000,0 dieser Spezies mischt man mit

Benzoetinktur (1+10) . .	30,0	Storaxtinktur	15,0
Bergamottöl	20,0	Nelkenöl	8,0
Perubalsam	5,0	Zimtöl	3,0
Lavendelöl	3,0	Moschustinktur (1+100) .	3,0.

Um hier auch einige Vorschriften eines Räucherpulvers aus Blütenblättern usw. zu geben, mögen nachstehende genügen:

a) Kornblumen	60,0	Ringelblumen	60,0
dunkelrote Rosenblätter .	120,0	Veilchenwurzeln	150,0
Lavendelblumen	150,0	Gewürznelken	75,0
Zimt	75,0	Benzoe	150,0
Kaskarillrinde	160,0	Wohlgeruch wie oben.	

b) Zimt	90,0	Nelken	90,0
Storax	90,0	Benzoe	90,0
Lavendelblüten	120,0	Rosenblätter	120,0
Veilchenwurzel	120,0	Perubalsam	15,0
Bergamottöl	15,0	Lavendelöl	15,0
	Moschustinktur (1+100)	2,5.	

Räucherpulver auf Kohlen.

Bernstein	200,0	Weihrauch	200,0
Benzoe	60,0	Storax	40,0
Veilchenwurzeln	40,0	bunte Spezies	200,0
Kaskarillrinde	40,0	Lavendelblüten	80,0
Gewürznelken	20,0	Wacholderfrüchte	120,0

Die Wacholderfrüchte müssen als grobes Pulver, die übrigen Stoffe fein zerstoßen bzw. zerschnitten, aber pulverfrei der bunten Spezies zugemischt werden.

Räucherpulver für Viehställe. Neunerlei Kräuter zum Räuchern.

Stinkasant	50,0	Dill	100,0
Weihrauch	200,0	Benzoe	50,0
Bernstein	150,0	Lavendel	100,0
Petersilienfrüchte . . .	50,0	grobgepulverte Wacholder-	
Schwarzkümmelsamen . .	150,0	früchte	100,0
	Kalisalpeter (Kaliumnitrat) . . .	50,0.	

Die Stoffe müssen fein zerstoßen bzw. zerschnitten, aber pulverfrei der Mischung von Salpeter und Wacholderfruchtpulver zugesetzt werden. Oder man löst den Salpeter in 50,0 siedendem Wasser, besprengt damit die Mischung und trocknet vorsichtig aus.

Weihrauchpulver für kirchliche Zwecke.

a) Benzoe . . . . 125,0 Kaskarillrinde 125,0
Sandelholz . . . . . . 250,0 Kalisalpeter(Kaliumnitrat) 50,0
Vetiverwurzeln . . . . . 75,0 Weihrauch 250,0
Zimt . . . . 125,0 Moschus . . . . 0,5.

Die Stoffe werden in grober Pulverform oder sehr fein zerschnitten miteinander vermengt, den Salpeter löst man in 50,0 siedendem Wasser und besprengt mit der Lösung die Mischung. Schließlich trocknet man vorsichtig aus.

b) Benzoe . . . . 200,0 Kaskarillrinde 50,0
Storax . . . . 125,0 Zucker 60,0
Weihrauch . . . . . 500,0 Kalisalpeter(Kaliumnitrat) 65,0.

Man löst Zucker und Salpeter in 75,0 siedendem Wasser auf und besprengt mit dieser Lösung das Gemisch der übrigen, zu grober Pulverform gebrachten bzw. sehr fein zerschnittenen Stoffe. Schließlich trocknet man vorsichtig aus.

c) Diesen Mischungen können auch je 15% Rosenblätter und Mohnblumenblätter untergemischt werden.

Räucherkerzen.

Unter Räucherkerzen versteht man Mischungen aus Holzkohlenpulver oder Sandelholzpulver oder Lindenholzpulver mit wohlriechenden Harzen, die durch Anstoßen mit Traganthschleim oder Tyloseschleim in eine knetbare Masse verwandelt wurden. Aus dieser werden nun, früher durch Formen mit den Fingern, jetzt durch Einpressen in kleine Blechformen, jene bekannten kegelförmigen Kerzen hergestellt. Sie verbreiten, wenn sie an der Spitze angezündet werden, allmählich verglimmend, einen mehr oder minder angenehmen Geruch.

Um ein gutes Fortglimmen der Kerzen zu ermöglichen, muß dem Kohlen- oder Sandelholz- oder Lindenholzpulver, das auch bunt aufgefärbt wird, etwas Kalisalpeter (Kaliumnitrat) beigemengt werden, und dies geschieht am besten, indem man den Salpeter zuerst in heißem Wasser auflöst und mit dieser Lösung das Kohlen- oder Sandelholz- oder Lindenholzpulver durchtränkt und dann vorsichtig trocknet. Man erreicht dadurch einmal eine weit innigere Mischung und hat dabei noch den Vorteil, daß man nicht so viel Salpeter braucht; der Geruch der angezündeten Kohlen erscheint dadurch weniger brenzlig.

Rote Räucherkerzen.

a) Storax . . . . 160,0 Nelkenpulver 20,0
Weihrauchpulver . . . . 25,0 Zimtkassiapulver 25,0
Animeharzpulver . . . . 40,0 Kaskarillrindenpulver . . 60,0
Kalisalpeter(Kaliumnitrat) 30,0 Sandelholzpulver . . . . 640,0.
Benzoepulver . . . . . 25,0 Bereitung s. Einleitung.

b) Storax . . . . 150,0 Mastixpulver 30,0
Benzoepulver . . . . . 120,0 Nelkenpulver 120,0
venezianischer Terpentin . 22,5 Kalisalpeter(Kaliumnitrat) 22,5
Sandelholzpulver . . . . 500,0 Perubalsam 15,0
Nelkenöl . . . . 1,25 Lavendelöl 1,25
Bergamottöl . . . . . 1,25 Traganthpulver . . . . 45,0.

Schwarze Räucherkerzen.

a) Storax . . . . 15,0 Zimtkassiapulver 25,0
Kalisalpeter(Kaliumnitrat) 25,0 Zuckerpulver 30,0
Benzoepulver . . . . 25,0 Holzkohlenpulver . . . . 865,0.
Weihrauchpulver . . . . 15,0 Bereitung s. Einleitung.

Der Zucker wird zugleich mit dem Salpeter in heißem Wasser gelöst.

b) Mit Moschus:

Storax	160,0	Benzoepulver	160,0
Zuckerpulver	25,0	Nelkenpulver	25,0
Kalisalpeter(Kaliumnitrat)	25,0	Perubalsam	15,0
Moschus	1,5	Holzkohlenpulver	580,0.

c) Holzkohlenpulver

Holzkohlenpulver	630,0	Kalisalpeter(Kaliumnitrat)	30,0
Storax	210,0	Nelkenpulver	30,0
Benzoepulver	210,0	Perubalsam	25,0
Zuckerpulver	30,0	Moschus	0,25.

d) Nach Dieterich:

Kohlenpulver	900,0	Kalisalpeter(Kaliumnitrat)	25,0
Traganthpulver	25,0	Storax	20,0
Benzoepulver	20,0	Kumarin	0,2
Vanillin	0,5	Moschus	0,2
Zibet	0,1	Rosenöl	1,5
Bergamottöl	1,0	Ylangöl	0,5
Rosenholzöl	0,5	Sandelholzöl	5 Trpf.
Zimtöl	5 Trpf.	Veilchenwurzelöl	1 „
	Kaskarillrindenöl		1 Trpf.

Sollen die Räucherkerzen versilbert oder vergoldet werden, so bestäubt man sie in feuchtem Zustande mit Gold- oder Silberbronze.

Zuweilen werden den Räucherkerzen medizinisch wirkende Stoffe zugefügt, um bestimmte Heilwirkungen durch die Einatmnug der verbrennenden Dünste hervorzurufen. Als Beispiel führen wir nach Dieterich an:

Salmiakräucherkerzen.

Holzkohlenpulver	650,0	Kalisalpeter (Kaliumnitrat)	75,0
Zuckerpulver	5,0	Ammoniumchlorid	250,0

werden mit einer Lösung von

Kumarin	0,2	in Wasser	700,0

getränkt. Nach dem Trocknen werden hinzugefügt

Traganthpulver	20,0	Rosenöl	0,5
	Perubalsam		1,0.

Salpeterräucherkerzen.

Sandelholzpulver	580,0	Kalisalpeter(Kaliumnitrat)	300,0
Zedernholzpulver	20,0	Benzoepulver	20,0
Traganthpulver	20,0	Kumarin	0,2
Rosenöl	0,5	Sassafrasöl	0,5.

Diese Kerzen werden zu gleichen Zwecken verwendet wie das Salpeterpapier.

Anhang zu den Riechmitteln.

Vielfach werden in Drogerien sog. Pomaden- oder Seifenwohlgerüche, Seifenparfüme verlangt, d. h. Gemische ätherischer Öle und anderer Riechstoffe, die dazu dienen sollen, Pomaden, Haarölen oder Seifen angenehmen Duft zu verleihen. Wir geben im nachstehenden Vorschriften hierfür, bei deren Auswahl es auf den zu erzielenden Preis ankommt.

Pomadenöl.

a)

Portugalöl	330,0	Bergamottöl	165,0
Zitronenöl	250,0	Lavendelöl	50,0
Nelkenöl	30,0	Zimtöl	30,0
Perubalsam	20,0	absoluter Alkohol	125,0.

b) Für Chinapomade:

Pomadenöl	430,0	Zitronenöl	400,0
Perubalsam	100,0	absoluter Alkohol	70,0

Man filtriert erst nach etwa 8 Tagen.

c)

Petitgrainöl	200,0	Geraniumöl	100,0
Lavendelöl	100,0	Bergamottöl	300,0
Nelkenöl	40,0	Veilchenextrakt	30,0
Jasminextrakt	30,0	absoluter Alkohol	200,0.

d) Nach Hager:

Bergamottöl	560,0	Zitronenöl	275,0
	Zitronellöl	165,0.	

e)

Bergamottöl	600,0	Zitronenöl	300,0
Geraniumöl	100,0	Moschustinktur (1+100)	10,0.

f)

Bergamottöl	318,0	Zitronenöl	100,0
Zimtöl	50,0	Nelkenöl	2,0
Rosmarinöl	20,0	Storax	100,0
Perubalsam	100,0	Moschustinktur (1+100).	10,0
	absoluter Alkohol	300,0.	

g)

Bergamottöl	450,0	Zitronenöl	300,0
Lavendelöl	200,0	Zimtöl	20,0
Nelkenöl	20,0	Wintergrünöl	10,0
	Kumarin	5,0.	

h)

Bergamottöl	400,0	Zitronenöl	300,0
Lavendelöl	200,0	Orangenblütenöl	50,0
Zimtöl	30,0	Nelkenöl	20,0
Wintergrünöl	10,0	Ylangöl	5,0
Heliotropin	5,0	Kumarin	1,0.

i)

Bergamottöl	600,0	Zitronenöl	150,0
Lavendelöl	100,0	Orangenblütenöl	70,0
Geraniumöl	50,0	Zimtöl	20,0
Wintergrünöl	10,0	Ylangöl	5,0
Veilchenwurzelöl	1,5	Heliotropin	2,0
Vanillin	2,0	Kumarin	1,5
	Moschus	2,0.	

Seifenwohlgeruch. Seifenparfüm.

a)

Kümmelspreuöl	500,0	Rosmarinöl	330,0
Lavendelöl	100,0	Nelkenöl	35,0
	Fenchelöl	35,0.	

b)

Safrol (Schimmel & Co.)	500,0	Zitronellöl	250,0
	Lavendelöl	250,0.	

c) Für Bimssteinseife:

Lavendelöl	80,0	Nelkenöl	10,0
Kassiaöl	10,0	Rosmarinöl	10,0
	Tannenzapfenöl	40,0.	

d) Für Fichtennadelseife:

a)

Fichtennadelöl	140,0	Lavendelöl	10,0
Wacholderöl	20,0	Thymianöl	10,0.

b)

Pinus silvestris-Öl	60,0	Eukalyptusöl	20,0
Zitronellöl	40,0	Nelkenöl	20,0

e) Für Glyzerinseife:

Portugalöl	485,0	Bergamottöl	275,0
blausäurefr. Bittermandelöl	140,0	Vetiveröl	100,0.

f) Für Honigseife:

Zitronenöl	500,0	Zitronellöl	500,0.

g) Für Kräuterseife:

a)
Lavendelöl	140,0	Angelikaöl	5,0
Rosmarinöl	40,0	Nelkenöl	50,0
Thymianöl	25,0	Kassiaöl	50,0
Wermutöl		25,0.	

b) Nach Winter:
Steinkleepulver	100,0	Thymianöl	5,0
Krauseminzöl	12,0	Nelkenöl	3,0
Lavendelöl	15,0	Majoranöl	3,0
Benzaldehyd	5,0	Styraxtinktur	25,0.

h) Mandelseife:

a)
Künstl. Bittermandelöl	500,0	blausäurefreies Bitterman-	
Nelkenöl	65,0	delöl	435,0

b)
Benzaldehyd	50,0	Lavendelöl	8,0
Sandelöl ostind.	5,0	Geraniol	10,0
Zitronenöl	10,0	Benzoetinktur	5,0

i) Für Rosenseife:

a)
Geraniumöl	835,0	Zitronenöl	165,0.

b) Nach Winter:
Geraniumöl Réunion	600,0	Bergamottöl	50,0
Rosenöl, bulg.	25,0	Nelkenöl	25,0
Zitronenöl	50,0	Geraniol, chem. rein	50,0
Ostindisches Sandelöl	25,0	Phenyläthylalkohol	50,0
Patschuliöl	8,0	Moschuslösung	40,0
Vetiveröl Réunion	8,0	Benzoetinktur	200,0
Moschustinktur, echt (1+99)		150,0.	

k)
Rosengeraniumöl	100,0	künstliches Rosenöl	
Idrisöl	100,0	(Schimmel & Co.)	10,0
Rosenholzöl		50,0.	

l) Für Sodaseife:

Lavendelöl	40,0	Thymianöl	10,0
Rosmarinöl	30,0	Quendelöl	20,0.

m) Für Veilchenseife:

a)
Kassiaöl	25,0	Lavendelöl	25,0
Nelkenöl	25,0	Sassafrasöl	25,0
Rosengeraniumöl	50,0	Veilchenwurzeltinktur	100,0
Veilchenwurzelöl		1,0.	

b) Nach Winter:
Bergamottöl	200,0	Methyljonon	50,0
Kanangaöl	100,0	Moschuslösung	30,0
Anisaldehyd	50,0	Iris Solution	50,0
Phenyläthylalkohol	50,0	Styrax	20,0
Jonon, chem. rein	150,0	Benzoetinktur	75,0
Iriswurzelpulver		1000,0.	

n) **Für Windsorseife:**

Kümmelöl	500,0	Rosmarinöl	170,0
Thymianöl	170,0	Kassiaöl	80,0
	Nelkenöl	80,0.	

o) **Für weiße Windsorseife:**

Lavendelöl	80,0	Nelkenöl	10,0
Kümmelöl	120,0	Kassiaöl	10,0
	Tannenzapfenöl	80,0.	

p) **Für braune Windsorseife:**

Lavendelöl	80,0	Kassiaöl	25,0
Kümmelöl	120,0	Tannenzapfenöl	50,0
Nelkenöl	25,0	Perubalsamtinktur	100,0.

Safrol als Seifenwohlgeruch.

Das reine Safrol, Schimmel & Co., ist ein vorzügliches unentbehrliches Mittel, um den Geruch schlechter Fette völlig zu verdecken und den damit hergestellten billigen Waschseifen einen angenehmen Geruch zu verleihen. Man rechnet, je nach der Beschaffenheit des Fettes, 250,0—500,0 Safrol auf 100 kg Seife. Das Safrol ist am besten v o r der Verseifung dem Fette zuzuführen. Als Mischungen für bessere Seifen sind zu empfehlen:

a) Safrol, Zitronellöl zu gleichen Teilen.

b) Safrol, Java-Zitronellöl und Spiköl ebenfalls zu gleichen Teilen.

Lacke und Firnisse.

Es kann sich in einem Vorschriftenbuche für Drogisten weniger um die ganze Lack- und Firnisherstellung handeln, denn diese erfordern bedeutende Fabrikanlagen, als vielmehr um den Teil der Herstellung, welcher ohne große maschinelle Einrichtungen und ohne besondere Feuergefahr möglich ist, also vor allem um die Herstellung der Spiritus- und Terpentinöllacke und ähnlicher Zubereitungen. Um aber über das Ganze einen theoretischen Überblick zu geben, übernehmen wir folgendes aus des Verfassers Handbuch der Drogisten-Praxis I.

Firnisse.

Der Name Firnis wird vielfach fälschlich auch für diejenigen Präparate gebraucht, die wir richtiger als Lack zu bezeichnen haben. Unter Firnis im engeren Sinne sind einzig und allein trocknende Öle zu verstehen, bei denen durch besondere Behandlung die Fähigkeit des Austrocknens erhöht ist. Sie erhärten, in dünner Schicht ausgestrichen, in kurzer Zeit zu einem glänzenden, biegsamen Überzug. Diese Erhärtung beruht nicht etwa auf einer Verdunstung, sondern auf einer Oxydation, wobei das Gewicht des angewandten Firnisses sich um ein bedeutendes erhöht. Es bilden sich bei diesem Vorgange neue, harzartige Körper. Lacke im engeren Sinne sind Lösungen von Harzen in irgendeinem Lösungsmittel, z. B. Terpentinöl, Spritus oder Äther.

Bereitung der Firnisse. Wenn man von Firnissen spricht, so ist darunter vor allem Leinölfirnis zu verstehen, da die anderen trocknenden Öle nur sehr selten zur Firnisbereitung benutzt werden. Es möchte wohl für einen Drogisten wenig zweckmäßig sein, die Firnisse selbst zu bereiten, zumal die Herstellung des Firnisses durch Erhitzen in den meisten Städten, seiner bedeutenden Feuergefährlichkeit halber, einer besonderen Erlaubnis seitens der Behörde unterworfen ist. Immerhin sollen wir darüber unterrichtet sein, wie die Firnisse hergestellt werden.

Firnis wird auf die verschiedenste Weise bereitet, je nach den Rohstoffen und je nach den Zwecken, wozu er dienen soll. So unterscheidet man vom Firnis auch verschiedene Arten: Gekochte Firnisse, präparierte Firnisse, geblasene Firnisse und auf kaltem Wege hergestellte Firnisse und, je nachdem man als Trockenstoffe leinölsaure oder harzsaure Verbindungen oder Soligene verwendet, die Oleatfirnisse und die Resinatfirnisse. Leinöl wird schon, wenn es sehr lange mäßigem Luftzutritt ausgesetzt wird, ganz von selbst in Firnis verwandelt, d. h. in den Zustand, der seine Trockenkraft so weit erhöht, als dies von einem guten Firnis verlangt wird. Da aber eine solche Umwandlung Jahre erfordert, so ist dieses Verfahren für die eigentliche Herstellung völlig unbrauchbar. Es wird höchstens bei ganz kleinen Mengen zur Erlangung eines vollkommen reinen, metalloxydfreien Firnisses für die Zwecke der Kunstmalerei angewendet. Weit rascher läßt sich das Leinöl durch anhaltendes Sieden während 6—8 Stunden und dadurch Erhitzen auf 300° in Firnis verwandeln. Hierdurch werden alle die schleimigen Stoffe, die selbst völlig klares und abgelagertes Leinöl noch immer enthält, vollkommen zerstört und das Öl dadurch und durch eine gewisse Umsetzung befähigt, rascher zu oxydieren, d. h. auszutrocknen. Ein solcher Firnis hat aber den Übelstand, daß er von sehr dunkler Farbe und ziemlich zähflüssig ist. Er eignet sich daher weniger für die Zwecke der Malerei, da er ein dünnes Ausstreichen der Farbe zur Unmöglichkeit macht, desto besser aber für die Bereitung der Druckerschwärze und Druckfarben, weil er sehr schnell trocknet und durch die weitgehende Umsetzung alle Fettigkeit verloren hat. Druckfirnis muß so weit eingekocht sein, daß ein Tropfen, auf Papier gebracht, keinen Fettrand mehr zeigt. Für die Zwecke der Malerei bereitet man die Firnisse durch Erwärmung oder Erhitzung unter Zusatz von solchen Mitteln, die das Austrocknen des damit behandelten Öles beschleunigen. Es sind dies vor allem Oxyde oder Oxydverbindungen des Bleies, des Mangans und für helle Firnisse des Kobalts. Das älteste und gebräuchlichste Mittel zur Firnisbereitung ist die Bleiglätte, zuweilen auch die Mennige. Derartige Firnisse (Bleifirnisse) enthalten stets fettsaures Bleioxyd in Lösung; sie trocknen sehr schön, sind aber bei der gewöhnlichen Bereitung ziemlich dunkel gefärbt und eignen sich ihres Bleigehalts wegen nur für dunkle Erd- und Bleifarben. Für Zinkweißanstriche sind sie nicht zu verwenden, da die weiße Farbe alsbald durch den Einfluß des Schwefelwasserstoffs der Luft infolge Entstehung von schwarzem Bleisulfid aus dem Bleigehalt des Firnisses dunkel gefärbt wird.

Gekochten Firnis stellt man öfter über freiem Kohlenfeuer oder mit Gasfeuerung her, ist aber dazu übergegangen, freies Feuer zu vermeiden und statt seiner gespannte Dämpfe oder ein Wasserbad zum Firnissieden anzuwenden. Da reines Wasser eine nicht ganz genügende Wärme liefert, benutzt man für das Wasserbad Lösungen von Glaubersalz (Natriumsulfat) oder von Chlorkalzium (Kalziumchlorid). Derartige Lösungen sieden erst bei 120—130°.

Man sucht die Bleiverbindungen für die Firnisbereitung möglichst zu vermeiden und an deren Stelle Manganverbindungen zu setzen, Manganfirnis. Von diesen sind es namentlich das Mangansuperoxyd, Braunstein, ferner Manganoxydulhydrat und das borsaure Manganoxydul, das Manganoborat. Andererseits werden auch Blei-Mangan-Firnisse hergestellt, indem man beide Verbindungen mit Leinöl kocht.

Alle diese Stoffe liefern vorzügliche Firnisse, die sich mit allen Farben vertragen, und selbst wenn sie anfangs dunkel erscheinen, beim Anstrich am Licht sehr rasch farblos werden.

Wendet man Braunstein für die Firnisbereitung an, so wird er in etwa erbsengroßen Stücken verarbeitet und das Öl einige Stunden unter Umrühren damit erhitzt. Diese Bereitungsweise liefert einen sehr dunkel gefärbten Firnis.

Präparierte Firnisse stellt man her, indem man Leinöl in Kesseln, die mit Rührvorrichtung versehen sind, auf etwa 170° erwärmt, und darin unter weiterem Erwärmen und Umrühren Metallinoleate oder Metallresinate oder Soligene, also Trockenstoffe, wie sie für die Sikkative verwendet werden, und zwar aus mehreren Metallen bestehend, weil dadurch eine bessere Trockenkraft erzielt wird, auflöst. Diese Firnisse sind heute zum großen Teil im Handel, sie sind im allgemeinen nicht so dickfließend wie die gekochten Firnisse und sind entweder Oleat-, Resinat- oder Soligenfirnisse.

Geblasene Firnisse sind sowohl gekocht als auch präparierte Firnisse, die man unter Erwärmung auf etwa 100° durch Einblasen von stark erhitzter oder ozonisierter Luft bereits etwas oxydiert hat.

Auf kaltem Wege hergestellte Firnisse sind Mischungen von Leinöl mit flüssigen Sikkativen.

Wo es darauf ankommt, fast ganz farblose Firnisse zu erhalten, kann man dies durch unmittelbare Sonnenstrahlen erreichen. Man verwendet entweder einen an und für sich schon hellen Firnis oder ein recht abgelagertes, altes, helles Leinöl, setzt es entweder in hohen, möglichst engen Glasflaschen oder noch besser in flachen, mit einer Glasplatte zu bedeckenden Zinkkästen wochenlang an einen Ort, wo es zu jeder Zeit von den Sonnenstrahlen getroffen werden kann. Die Gefäße müssen hierbei vollgefüllt und luftdicht geschlossen sein. Das Leinöl verdickt sich häufig hierbei so sehr, daß es mit etwas Terpentinöl verdünnt werden muß. Im großen bleicht man Firnis durch Erwärmen und Verrühren mit natürlicher oder künstlich hergestellter Bleicherde, Fullererde, Floridaerde, Aluminiumhydrosilikat, Magnesium-Aluminiumsilikat, von denen man dem Firnis einige Prozent hinzufügt und darauf folgendes Filtrieren. Ein Haupterfordernis für die Gewinnung guter Firnisse ist immer die Anwendung eines alten, gut abgelagerten Öles, da ein frisches Öl so viel Schleimteile enthält, daß das Aufkochen wegen des starken Schäumens mit großer Gefahr verbunden ist.

Prüfung: 1. Ein guter Firnis darf beim Ausgießen nicht wie Leinöl schäumen; er ist etwas dickflüssiger als dieses, darf aber, wenn für Malerzwecke bestimmt, nicht zähflüssig sein. Zeigt der Firnis Trangeruch, so braucht dies nicht von einer Verfälschung mit Tran herzurühren, da durch Extraktion gewonnene Öle und auch zu stark erhitzte Firnisse häufig Trangeruch aufweisen.

2. Seine Güte erkennt man am besten durch eine Trockenprobe, die man auf einer Glasplatte ausführt. Auf solcher soll ein Anstrich mit Bleifarben in 6—12 Stunden, mit Erdfarben in 20—24 Stunden völlig hart erscheinen.

3. Leider hat man vielfach grobe Verfälschungen des Leinöls und des Firnisses festgestellt, namentlich mit Maschinenöl und Harz.

Um auf Mineralöl zu prüfen, gießt man in einen gut zu schließenden Glaszylinder von etwa 18 mm innerer Weite und 200 mm Höhe eine Ölschicht, 40 mm hoch, und darauf noch etwa 130 mm Anilinöl, so daß der Zylinder im ganzen eine 170 mm hohe Flüssigkeitsschicht enthält. Nun wird der Inhalt kräftig durchgeschüttelt und 24 Stunden in einen kühlen Keller gestellt. Reines Leinöl oder reiner Leinölfirnis bleibt klar, während bei Gegenwart von Mineralöl sich an der Oberfläche eine ölige Schicht abscheidet, die bei gelindem Bewegen der Flüssigkeit deutlich erkennbar wird. Oder man mischt nach Scholz-Kolin Firnis mit einer Lösung von 0,1 Pikrinsäure (Trinitrophenol) in 10 ccm Benzol, ist Mineralöl vorhanden, so tritt Rotfärbung ein.

Verfälschungen mit H a r z erkennt man in folgender Weise: Man schüttelt einen Tropfen des Öles mit 1 ccm Essigsäure und läßt einen Tropfen konzentrierte Schwefelsäure hineinfallen. Wenn Harz vorhanden ist, so tritt eine stark purpurrote Färbung ein, die nach kurzer Zeit wieder verschwindet. Ein Gehalt von 1% Harz ist durch dieses Verfahren noch deutlich an der Purpurfärbung zu erkennen.

Es sind von der Handelskammer Berlin folgende Begriffsbestimmungen für Firnis festgestellt worden:

L e i n ö l f i r n i s (reiner Leinölfirnis, verbürgt reiner Leinölfirnis) ist Leinöl, dem durch Zusatz von Trockenstoff die dem Leinölfirnis eigene schnelle Trockenkraft gegeben ist.

Leinölfirnis darf nicht mehr als 2% Trockenstoff, bei Verwendung harzsaurer Verbindungen nicht mehr als 5% Trockenstoff enthalten.

Die Bezeichnung F i r n i s allein ist eine allgemeine, unter der die verschiedensten Stoffe geliefert werden können.

F i r n i s e r s a t z und G l ä t t e f i r n i s sind Ersatzerzeugnisse für Leinölfirnis, die nicht aus Leinöl oder aus ähnlichem zu bestehen brauchen, sondern aus den verschiedensten Stoffen hergestellt sind.

Unter L e i n ö l e r s a t z versteht man eine Harzseife, die nach Bottler wie folgt hergestellt wird. Man mischt 5 kg Kolophonium, 1 kg kristallisierte Soda mit 2,5 Liter Wasser und erwärmt bis zum Schmelzen, darauf fügt man 12,5 Liter Wasser und 1,25 kg Ammoniakflüssigkeit (0,960) hinzu und arbeitet gründlich durch. Mit diesem Leinölersatz können Farben angerieben werden.

Als L e i n ö l f i r n i s e r s a t z kommen die verschiedensten Erzeugnisse in den Handel: Entweder s y n t h e t i s c h e F i r n i s s e, d. h. Firnisse, die aus Kunstharzen, Alkydharz, Naturharzen, Holzöl, geeignetem und besonders zu diesem Zwecke behandeltem Fischtran, Leinölzusatz und Sikkativ hergestellt sind und sich für alle Farben, auch Metallfarben, und für Innen- und Außenanstriche gut eignen, anderseits aber auch H a r z - u n d T r a n - f i r n i s s e, lediglich aus Kolophonium oder verestertem Harz, ungeeigneten Tranen, Harzöl, Sikkativ und Lösungsmitteln angefertigt, die nicht wetterbeständig und größtenteils nicht mit Metallfarben zu verarbeiten, demnach durchaus geringwertig sind.

E L - . F i r n i s ist ein Kunstfirnis, Einheitslackfirnis, der aus 36,4% fettem Öl, 4,4% Phthal-Säure-Glyzerinester, 13,5% Harzester, 1,1% Trockenstoff und 44,6% Testbenzin besteht. Infolge des großen Gehaltes an Testbenzin muß beim Streichen und Trocknen für gute Lüftung gesorgt werden, überdies müssen die sich bildenden explosiven Dämpfe nicht außer acht gelassen werden. Die Anstriche trocknen mit Glanz. Die Aufbewahrungsgefäße müssen bis oben gefüllt sein, da sonst die über dem Firnis befindliche Luft verdickend, oxydierend auf den Firnis einwirkt. E i s t a n, Einheits-Stand-öl-Firnis, hat einen Ölgehalt von mit Sikkativ versetztem Standöl von 50% und 50% Testbenzin. Die Herstellung derartiger Kunstfirnisse darf zur

Zeit nur mit Genehmigung der Überwachungsstelle für industrielle Fettversorgung geschehen.

Faktisierter Firnis wird aus auf 150° erhitztem und durch Einblasen von erhitzter Luft etwas oxydiertem Leinöl und Weitererhitzen mit Schwefelchlorür und darauffolgendem Vermischen mit Schwerbenzin hergestellt.

Harzölfirnis besteht aus gereinigtem Harzöl, das man mit harzsaurem Mangan und Kienöl erwärmt hat.

Bitumenfirnis ist eine Auflösung von bituminösen Stoffen in fettem Öl unter Zusatz von Ersatzmitteln für Terpentinöl. Sie werden überall dort verwendet, wo Ölfarbenanstriche nicht haltbar sind.

Ähnlich sind die Dachfirnisse oder Dachlacke für nicht teerhaltige Dachpappen. Sie werden aus Bitumen, Harzen, auch Pechen hergestellt und mit Erdfarben vermischt.

Lacke.

Vor allem soll darauf hingewiesen werden, daß zur Bereitung von Lacken, soweit ein feuergefährlicher Betrieb in Frage kommt, die Erlaubnis der Behörde erforderlich ist. Der § 368 Abs. 8 des Strafgesetzbuches sagt: Mit Geldstrafe bis zu 60 Mark oder mit Haft bis zu 14 Tagen wird bestraft, wer feuerpolizeiliche Anordnungen nicht befolgt.

Fette Lacke oder Öllacke, Lackfirnisse.

Wie wir schon erwähnt haben, verstehen wir unter diesen Namen Gemische von Firnis mit Harzlösungen in Terpentinöl bzw. einen Terpentinöl-Ersatzgemisch. Die hier in Betracht kommenden Harze sind vor allem Kopal und Bernstein. Das früher als Erweichungsmittel angewandte Elemi wird heute wenig verwendet, da man dort, wo es auf sehr biegsame Lacke ankommt, mit einem Zusatz von Kautschuklösung weit mehr erreicht. Der Zusatz von Kautschuk nimmt dem Lacküberzug allerdings etwas von seinem Glanze, macht ihn dafür aber biegsam. Ein anderes Harz, das auch eine Rolle bei der Lackbereitung spielt, ist das Kolophonium; sein Zusatz bedingt aber eine Verschlechterung und soll nur bei billigeren Lacken mitverwendet werden.

Lacke sind in ihrem Äußeren wenig zu beurteilen, hier muß der praktische Versuch entscheiden. Die Schwierigkeit bei der Herstellung der Kopal- und Bernsteinlacke liegt in der Natur der beiden Harze begründet. Beide sind fossile Harze, die durch langes Lagern in der Erde derartige Umsetzungen erlitten haben, daß sie in den gewöhnlichen Lösungsmitteln der Harze, Terpentinöl oder Spiritus, nicht mehr löslich sind. Diese Fähigkeit erlangen sie erst wieder, wenn man sie so weit erhitzt, daß sie schmelzen. Eine solche Schmelzung, die erst bei einem sehr hohen Wärmegrade (300°) vor sich geht, ist in doppelter Weise höchst schwierig. Einmal entwickeln sich dabei sehr leicht entzündliche und erstickend riechende Gase, anderseits liegt die Gefahr nahe, daß die Erhitzung zu weit fortschreitet, daß die Harzmasse sich infolgedessen bräunt oder schwärzt, ja selbst, wie das beim Kopal leicht geschieht, ganz unbrauchbar wird. Aus diesem Grunde werden selten mehr als wenige Kilogramm Kopal auf einmal geschmolzen. Um eine zu starke Erhitzung und die dadurch bedingte Bräunung zu vermeiden, hat man eine höchst sinnreiche Vorrichtung geschaffen. Man füllt den zu schmelzenden Kopal in einen kupfernen birnenförmigen, oben mit einem Deckel schließbaren Trichter, der gewöhnlich, um ihn vor den Einwirkungen des Feuers zu schützen, mit Lehm beschlagen ist. Die Spitze des Trichters, die innen mit einem Drahtsiebe versehen ist, ragt durch den Boden des kleinen Kohlenofens, worin die Schmelzung geschehen soll. Sobald der Trichter beschickt ist, wird das Kohlenfeuer entzündet, und der Kopal fließt sofort, nachdem er geschmolzen und durch das Sieb von den Verunreinigungen befreit ist, durch die Trichterspitze ab, und zwar gewöhnlich gleich in ein Gefäß, worin die nötige Menge Leinölfirnis erhitzt wird. Auf diese Weise wird er vor jeder Überhitzung bewahrt, behält die natürliche Farbe bei, und die Lösung erscheint, wenn heller Firnis angewendet wurde, auch nachher hell. Ist aller Kopal im Firnis gelöst, so läßt man die Mischung bis auf 60° abkühlen und setzt dann nach und nach die erforderliche Menge Terpentinöl oder das Ersatzgemisch zu. Nach dem Absetzenlassen ist der Kopallack fertig.

Oder es wird die Schmelzung in einem mehr hohen als breiten, kupfernen oder mit Schmelz überzogenen (emaillierten), eisernen Gefäße vorgenommen, dessen unterer abschraubbarer Teil aus Kupfer besteht, mit der Vorsicht, daß das Schmelzgefäß nur wenig in das Feuerloch ragt. Die Schmelzkessel sind mit einem flachen oder gewölbten Deckel, der Haube, versehen, wodurch die entstehenden Erhitzungsdämpfe abziehen können. Ist die Schmelzung im Gang, so muß öfter umgerührt werden. Sobald alles im Fluß ist, wird das Gefäß sofort vom Feuer entfernt und der geschmolzene Kopal entweder gleich in heißem Firnis gelöst und nach gewisser Abkühlung mit dem Terpentinöl-Ersatzgemisch und Sikkativ vermengt oder auf Metallplatten ausgegossen, nach dem Erkalten gepulvert und zur späteren Lösung aufbewahrt. Außer diesen einfacheren Schmelzkesseln sind auch die sinnreichsten Vorrichtungen in Gebrauch, bei denen das Schmelzen mit Dampf, überhitztem Wasser oder Elektrizität vorgenommen wird.

Die Gewichtsverhältnisse, in welchen die einzelnen Stoffe zueinander verwendet werden, richten sich ganz nach den Zwecken, denen der Lack dienen soll. Je mehr Kopal der Lack enthält, desto härter und glänzender wird der Überzug nach dem Trocknen erscheinen. Derartige Lacke dienen zur Herstellung des letzten Anstrichs und als Luftlack. Nichts weniger als gleichgültig ist es ferner, welche Kopalsorten zur Lackbereitung benutzt werden. Für die feinsten Kutschen-, Möbel- und Tischplattenlacke oder Schleiflacke sollten nur die echten afrikanischen Kopale verwendet werden, von diesen steht wieder die Sansibarware obenan. Da Sansibarkopale aber sehr hoch im Werte stehen, werden meist billigere, wie Sierra-Leone- und Kongokopale verwendet und bei der Lackbereitung oft chinesisches Holzöl mitverwendet. Lacke, die Witterungseinflüssen ausgesetzt sind, also Kutschenlacke, Luftlacke, Lacke für Außenanstriche, müssen außerdem fett sein, d. h. sie müssen reichlich Öl bzw. chinesisches Holzöl, und zwar auf 100 Teile Harz etwa 150—250 Teile Öl, enthalten. Schleiflacke, die nach dem Erhärten mit Schleifmitteln, wie Bimsstein, geschliffen werden sollen, müssen mager sein, d. h. sie dürfen nur wenig Öl, und zwar auf 100 Teile Harz etwa 50 Teile Öl enthalten, so daß sie nach 12 Stunden, ohne daß sie „ausschwitzen", geschliffen werden können. Schleiflacke dürfen kein Kolophonium enthalten: Präparationslacke, die nach dem Verarbeiten des Schleiflackes aufgetragen und ebenfalls geschliffen werden, haben einen etwas größeren Ölgehalt als Schleiflacke. Recht gute und brauchbare, wenn auch nicht so schöne Lacke liefert der Cowri- oder Kaurikopal. Er ermöglicht, namentlich bei seiner oft wasserhellen Farbe, sehr hellfarbige Lacke, die auch nach dem Trocknen ziemlich harte Überzüge geben. Geringwertige Lacke liefern die Manilakopale, die ja in Wirklichkeit keine fossilen Harze sind, da ihnen die Eigenschaften dieser fehlen; sie eignen sich nicht für Mischung mit Farben und werden häufig mit Kolophoniumlacken, die meist einfach als Harzlacke bezeichnet werden, vermischt. Zur Herstellung eines Kolophoniumlackes wird Kolophonium gewöhnlich bei 175—180° mit trockenem Kalziumoxydhydrat unter Zusatz von Zinkoxydhydrat erhitzt und so verestert, unter Zusatz von chinesischem Holzöl, Firnis und etwas Kobaltsikkativ zu einem Lacke verarbeitet. Die Kolophoniumlacke oder Mischungen davon mit Manilakopallacken kommen auch als billige Kopallacke in den Handel und sind für gewisse Zwecke wie billigere Türenlacke und ähnliches brauchbar. Als billigere Kopallacke kommen auch die für gewisse Zwecke sehr brauchbaren Esterlacke in den Handel. Von sehr großer Bedeutung für die Bereitung der fetten Lacke sind als Kopalersatzstoffe die Kunstharze geworden, besonders die Formolite, Kondensationserzeugnisse von Formaldehyd und Phenol, unter Wasserausscheidung, denen auch Naturharze zugeschmolzen sind — Kombinationsharze, hergestellt aus Kunstharzen wie Formoliten und Kolophonium, wie Bakelite und Albertole, ferner die Vinylharze, Polymerisationsharze aus dem Vinyl, das aus Azeton gewonnen wird, unter Zusatz von chinesischem Holzöl und insonderheit die Alkydharze, Kondensationserzeugnisse aus Phthalsäure-Glyzerinester mit Fettsäuren geschmolzen. Man stellt aus ihnen alle möglichen fetten Lacke, Kunstharzlacke, wie Fußbodenlacke, Möbellacke, Stuhllacke, Bootslacke und andere her. Man schmilzt die Kunstharze, gewöhnlich bei etwa 150-200°, fügt die erforderliche Menge Standöl bzw. Dicköl, ein Gemisch von Standöl mit chinesischem Holzöl, hinzu, erwärmt unter Umrühren, nimmt vom Feuer und rührt die nötige Menge Terpentinöl oder Ersatzgemisch, darauf den flüssigen Trockenstoff hinzu.

Die synthetischen Alkydallacke haben den Vorteil, daß sie sehr fest haften, stoß- und schlagfest, in vier Stunden staubtrocken, in 24 Stunden durchgetrocknet und in wenigen Tagen vollständig hart, kratzfest und wetterbeständig sind. Zur Herstellung löst man das Alkydharz unter Hinzufügung von chinesischem Holzöl in Terpentinöl oder Lackbenzin oder Toluol auf und bringt den Lack entweder klar oder mit Farben vermischt als Emaille in den Handel. Sie werden für alle Zwecke verwendet, so auch für Automobile, für Metallüberzüge, und da sie bis zu 140° hitzebeständig sind, als Heizkörperlacke, die aber auch fette Kopallacke oder Albertollacke ohne chinesisches Holzöl, dagegen reichlich standölhaltig sind. Kolophonium muß bei der Herstellung von Heizkörperlacken vermieden werden.

Alle Lackanstriche, die mit ölhaltigem Lack vorgenommen sind, die also mehr oder weniger oxydieren, können nach dem Trocknen wiederholt werden, im Gegensatz zu ölfreien Lackanstrichen, die nur durch Verdunsten des Lösungsmittels hart werden. Ölfreie Lacke sind auch die Auflösungen von Kunstharzen in Terpentinölersatzstoffen unter Zusatz von Erweichungsmitteln.

In gleicher Weise wie die guten Kopallacke werden auch die Bernsteinlacke hergestellt. Sie sind, wenn auch oft dunkler von Farbe, von noch weit größerer Härte und Widerstandsfähigkeit als selbst die besten Kopallacke. Für manche Zwecke, z. B. zum Lackieren von Fußböden, Teebrettern und von solchen Gegenständen, die höheren Wärmegraden ausgesetzt sind, z. B. Maschinenteilen, sind sie äußerst vorteilhaft. Bei der Bereitung der Bernsteinsäure und des Bernsteinöles bleibt ein mehr oder weniger hell bis dunkel gefärbter harziger Rückstand, den man Bernsteinkolophonium oder geschmolzenen Bernstein nennt, zurück. Dieses ist der Stoff für die Bereitung der Bernsteinlacke. Da dieser demnach zu Gebote steht, hat die Selbstbereitung von Bernsteinlacken keine besondere Schwierigkeit, sie läßt sich, bei Beobachtung der nötigen Vorsichtsmaßregeln zur Vermeidung von Feuergefahr, leicht und gut ausführen. Oder man verarbeitet den Bernstein selbst unmittelbar auf den Lack, indem man, wie beim Kopal, die Erhitzung nur bis zum Schmelzen treibt. Auf diese Weise geht die Umsetzung des Bernsteins nicht zu weit, so daß die geschmolzene Masse weit heller ist als aus Bernsteinkolophonium. Zu den Lacken dieser Gruppe müssen wir ferner auch die Kautschuklacke rechnen. Es sind dies meist Kopallacke von mittlerem Wert, denen eine gewisse Menge von gewöhnlich in Petroläther aufgelöstem Kautschuk hinzugefügt ist. Sie finden meist als Lacke für feinere Leder und Lederarbeiten und auch als Rostschutzmittel Verwendung.

Auch das sog. leichte Kampferöl ist ein sehr gutes Lösungsmittel für Kautschuk. Man bringt in eine Flasche mit etwas weiter Öffnung 30,0 sehr dünn und klein zerschnittenen Kautschuk und 1 Liter leichtes Kampferöl. Die nur leicht geschlossene Flasche läßt man unter öfterem Umschütteln einige Tage an einem mäßig warmen Orte stehen. Wenn sich von dem Kautschuk nichts mehr löst, seiht man die Flüssigkeit durch dünne Leinwand und bewahrt sie auf. Diese Kautschuklösung eignet sich, für sich angewendet, als Firnis, sowie auch als Bindemittel für Farben; als besonders zweckmäßig hat sich ein Zusatz dieser Lösung zu Leinölfirnis, Terpentinöl und Kopallack erwiesen. Diese Firnisse zeigen auf Zusatz von Kautschuklösung nach dem Trocknen einen erhöhten Grad von Biegsamkeit und Widerstandskraft gegen chemische Einflüsse und Einwirkung der Luft. Kautschuklack erhält man auch, wenn man klein zerschnittenen Kautschuk vorsichtig schmilzt und dann in kochendes Leinöl oder warmes Terpentinöl einträgt.

Chlorkautschuklacke sind Auflösungen von Chlorkautschuk in Benzol, Trichloräthylen oder Tetrachlorkohlenstoff unter Hinzufügen eines Weicherhaltungsstoffes, vielfach Leinöl und Harzen.

Chlorkautschuk-Farbenmischlacke sind ölfreie Chlorkautschuklacke. Diese zeigen den Nachteil, daß der Lack bei Hinzutritt von

Feuchtigkeit schlecht haftet. Weiße Anstriche mit Chlorkautschuklacken muß man vermeiden, da sie am Licht gelb werden.

Harttrockenöle, Harttrockenglanzöle, Fußbodenglanzöle sind Mischungen von geschmolzenem Harzkalk oder billigen Kopalen mit chinesischem Holzöl, Standöl, etwas Leinöl, Terpentinöl, Sikkativ und Lackbenzin. Sie trocknen sehr rasch, werden deshalb viel zum Anstrich von Fußböden verwendet, eignen sich auch zum Überstreichen von klebenden Ölfarbenanstrichen. Werden Harttrockenöle mit meist weißen Farben, auch unter Zusatz von Kasein vermischt und mit Lackbenzin, Terpentinölersatz verdünnt, so dienen sie als Isoliermittel.

Auch der Asphalt wird zuweilen zur Bereitung eines Lackfirnisses benutzt. Derartige Lacke, die weit dauerhafter und schöner sind als die nur durch Lösen von Asphalt in Terpentinöl oder einem Ersatzmittel dieses bereiteten, dienen vor allem zum Lackieren von Leder und feineren Blechwaren. Man schmilzt guten Asphalt, häufig unter Zusatz von Harzen und Pechen, mit der nötigen Menge Leinölfirnis zusammen und gießt dann vorsichtig das Terpentinöl bzw. den Ersatzstoff hinzu. Für billige schwarze Lacke, bei denen man aber doch der Dauerhaftigkeit wegen einen Firnisgehalt wünscht, kann der Asphalt auch durch das billige Steinkohlenpech, auch deutscher Asphalt genannt, oder auch durch Kumaronharz ersetzt werden. Unter Kumaronharz versteht man ein Erzeugnis der Steinkohlendestillation, das besonders bei der Reinigung des Benzols mit Schwefelsäure oder Aluminiumverbindungen als Nebenerzeugnis gewonnen wird. Es ist durch Polymerisation von Kumaron, Inden, deren Homologen und ähnlichen Steinkohlenteerbestandteilen entstanden und wird je nach der Beschaffenheit des Benzols und der Reinigung des erhaltenen Kumaronharzes nach der Härte und nach der Farbe bewertet. Man unterscheidet der Härte nach: springhartes, mit einem Erweichungspunkt von über 50—65°, hartes (40—50°), mittelhartes (30—40°), weiches (unter 30°) und zähflüssiges und flüssiges Kumaronharz. Der Farbe nach: helles, hellbraunes, braunes, dunkles und schwarzes Kumaronharz. Je härter und heller das Kumaronharz ist, desto wertvoller ist es. Außer in Terpentinöl ist es auch löslich in Benzol, Solventnaphtha, Azeton, Benzinoform, dagegen nicht vollständig löslich in Petroleumbenzin. Es wird vielfach zu allen möglichen Lacken verwendet, wie Möbellack, Fußbodenlack, Metallack, Isolierlacken und ähnlichen. Ferner auch zu Kitten, wie Linoleumkitt.

Mattlack.

Die sog. fetten Mattlacke werden entweder mit Kopal-, Kunstharz- oder mit Dammarlack in der Weise hergestellt, daß man 1 T. Wachs schmilzt, dann in 3 T. Terpentinöl löst und der erkalteten Mischung 3 T. des betreffenden Lackes zufügt und bis zum Erkalten rührt. Da sie schwer trocknen, tut man gut, beim Gebrauch Sikkativ hinzuzumengen. Auch mit chinesichem Holzöl, das mit Oleat- und Resinatsikkativen vermischt ist, erzielt man eine Mattlackierung, die nicht so empfindlich ist. Ebenso durch Aluminiumseife oder Aluminiumhydroxyd, die mit dem Lack innig verrieben werden müssen. Die mit Wachs, Paraffin, Zeresin hergestellten Mattlacke sind sehr empfindlich gegen feuchte Luft.

Weingeistige, spirituöse Mattlacke sind Spirituslacke, denen man etwas Salmiakgeist oder Boraxlösung oder Äther oder Kampferspiritus oder auch Borsäure und Naphthalin zugesetzt hat. Und zwar rechnet man auf 1 kg Lack etwa 10,0 Naphthalin und 30,0 Borsäure. Auch erhält man Mattlack durch Hinzufügen von Erdfarben, Stärke, Kieselgur, Ruß, Zeluloidlösung und auch Benzol.

Esterlacke.

Ihre Grundlage sind auf chemischem Wege dargestellte Harzsäureester, d. h. Verbindungen von Harzsäuren mit Alkoholen, z. B. Glyzerin (dreiwertiger Propylalkohol) unter Wasseraustritt, was man meist durch Borsäurezusatz erreicht. Diese stellen äußerlich harzähnliche Massen dar, vom Aussehen des Kolophons, jedoch härter als dieses und selbst in absolutem Alkohol völlig unlöslich. Leicht löslich dagegen in Benzin, Terpentinöl und heißen fetten Ölen. Sie sind vollständig neutral, greifen daher weder Metalle an, noch verbinden sie sich mit Metalloxyden.

Die große Zahl der Harzsäuren und Alkohole bedingt eine noch größere Anzahl von Harzsäureestern, und man ist dadurch in der Lage, allen nur denkbaren Ansprüchen hinsichtlich der Eigenschaften gerecht zu werden, allerdings ist die Herstellung der Ester zuweilen recht schwierig.

Die Lackester sind sehr beständig und verhalten sich wie neutrale Salze, dies ist ein großer Vorzug vor sehr vielen anderen Lackharzen, die, wie die meisten, Kopale, Kolophonium, Schellack usw. saure Körper sind und zumal bei hohen Wärmegraden die Metalle stark angreifen und sich mit Metallfarben verdicken, was bei den neutralen Estern und deren Lacken nicht eintreten kann.

Es sind daher Esterlacke zum Schutze von Metallen (Blechlack) und zum Anreiben von Farben ganz vorzüglich geeignet.

Die Esterlacke selbst werden durch Vermischen der Lackester mit Standöl oder chinesischem Holzöl und Terpentinöl oder einem Ersatzstoff, wie einem Petroleumdestillat und einem Sikkativ, hergestellt.

Die große Widerstandsfähigkeit der Esterlacke gegen Feuchtigkeit macht auch deren Verwendung zu Lacken für Außenanstrich empfehlenswert.

Die Esterlacke zeichnen sich ferner vor Kopallacken durch den verminderten Verbrauch von Terpentinöl bzw. Ersatzstoff aus; dadurch sind diese Lacke ausgiebiger als Kopallacke, es decken 2 T. Esterlack ungefähr so viel wie 3 T. Kopallack.

Es müssen demnach die Esterlacke ganz wesentlich dünner aufgetragen werden, weil zu dicke Schichten, wie auch bei Kopallacken, nicht durchtrocknen würden.

Die Lackester sind, wie auch die härteren Kopale, in Sodalösung und Spiritus unlöslich; weichere Kopale, und besonders Harz, Harzkalk und Harzmagnesia, die mitunter zugemischt werden, lassen sich, wenn man den Lack mit etwas Äthyläther verdünnt, mit Sodalösung aus dem Lackgemisch als Seife entziehen und durch Schwefelsäure als Harz ausscheiden.

Auch an Spiritus geben die aus weichen Kopalen oder aus Harz usw. hergestellten Lacke Lösliches ab, man findet die alkoholische Lösung oben als gelbliche Schicht, welche verdampft die unechten Harze umfaßt.

Harzkalk, Harzmagnesia usw. sind in der Feuchtigkeit vollständig wertlos, weil sie durch das Wasser zersetzt werden, das sich mit Kalk und

Magnesia zu deren Hydraten (gelöschter Kalk usw.) vereinigt und so die Verbindung mit der Harzsäure sprengt und die Lacke brüchig und trübe macht.

Durch Verbrennen eines solchen Lackes in einem kleinen Porzellantiegel läßt sich auch leicht der Gehalt an Kalk usw. feststellen, neben den kleinen Mengen der Trockenmittel, Blei, Mangan usw., die fast in keinem Lacke fehlen.

Die Lösungen der Harzsäureester in Benzin (1 + 1 bis 1 + 1¹/₂) können zu vielen Zwecken den Spirituslacken vorgezogen werden. Sie trocknen allerdings nicht so rasch wie diese, geben aber einen sehr glänzenden, biegsamen und in einzelnen Sorten fast wasserhellen Überzug, eignen sich daher namentlich wegen ihrer Unangreifbarkeit durch Alkohol sehr gut zu Schilderlacken usw.

Zelluloselack, Zaponlack, Cellonlack.

Es sind Auflösungen von Nitro-, Azetyl- oder Alkylzellulose in entsprechenden Lösungsmitteln wie Azeton, Amylazetat, und anderen Estern der Essigsäure, denen man gehärtete Harze, Harzsäureester oder Kunstharze, Albertole, Alkydharze und Erweichungsmittel, wie Trikresylphosphat, Adipinsäureester oder Rizinusöl hinzugefügt und mit Spiritus, Benzolderivaten, Trichloräthylen oder Dichloräthylen verdünnt hat.

Zelluloselacke müssen, um sie klar zu bekommen, gut abgelagert werden.

Nitrozelluloselacke,

die weniger als Streichlack, mehr im Spritzverfahren mit der Spritzpistole zur Lackierung von Automobilen, Möbeln und allen möglichen anderen Gegenständen angewendet werden, enthalten neben einer größeren Menge, und zwar 10—15⁰/₀ und mehr Nitrozellulose, auch Harz, sowohl Kopale als auch Kunstharz wie Albertole, sofern diese nicht vergilben, Alkydharze und ferner Erweichungsmittel, sie sind dann sog. Kombinationslacke. Die Harze werden gewöhnlich als Harzsäureester, Dammar und Kaurikopale zweckmäßig von den unlöslichen Bestandteilen befreit, verwendet, ferner die Schellacke. Diesen Lacken werden für das Spritzverfahren gewöhnlich gewisse Mengen von Verdünnungsflüssigkeit mitgegeben, da sich die Dicke des Nitrozelluloselackes nach dem Spritzapparat zu richten hat. Sie sind auch als ölfreie Porenfüller und als ölfreie Grundiermittel, außerdem als Klebmittel, als Kitte für alle möglichen Gegenstände im Handel.

a) Nitrozellulose	15,0	Butylalkohol	16,0
Dammar	5,0	Essigäther	12,0
Butylazetat	20,0	Spiritus	32,0.

b) Nitrozellulose	10,0	Azeton	12,5
Amylazetat	5,0	Xylol	20,0
Zyklohexylazetat	2,0	Mastix	2,0
Butylazetat	7,5	Albertol	40,0
Trikresylphosphat		1,0.	

c) Nitrozellulose	10,0	Butylazetat	20,0
oxydiertes Kolophonium	20,0	Spiritus	40,0
Butylalkohol		10,0.	

Zapon-, Zellhorn- oder Zelluloidlack,

der zuerst von Amerika aus eingeführt worden ist, ist ein Nitrozellulose-lack, vor allem eine Auflösung von verhältnismäßig wenig, und zwar von etwa 2—8% Nitrozellulose bzw. Zellhorn (Zelluloid) in Amylazetat und Azeton oder auch in Estern des Hexalins und Heptalins mit Essigsäure oder Ameisensäure. Den Lösungsmitteln fügt man aber häufig andere hinzu wie Spiritus, Benzol, Toluol, Benzin, Äthyläther, auch Methylalkohol. Sämtliche Lösungsmittel müssen neutral sein, dürfen auch beim Lagern keine Säure abspalten und dürfen weder zu schnell noch zu langsam verdunsten. Der Gehalt an Harz ist für gewöhnlich klein. Zaponlack hat vor den Harzlacken manchen Vorzug, da er äußeren Einflüssen gut widersteht, farblose Über-züge gibt und durch Auflösen von Teerfarbstoffen jeder gefärbte Lack leicht daraus herzustellen ist. Will man einen deckenden Zaponlack haben, braucht man nur dem Zaponlack eine Deckfarbe wie Zinkweiß, Lithopone, Pariser Blau, Ruß oder eine entsprechende Erdfarbe unterzuarbeiten. Sämt-liche Farben müssen aber ganz fein und dürfen nicht im geringsten körnig sein. Soll durch Zaponlack eine M a t t l a c k i e r u n g erzielt werden, so fügt man 15—20% Terpentinöl hinzu.

Ein guter Zaponlack muß vollständig klar, durchsichtig und, aufgestrichen, biegsam sein. Die zu möglichst kleinen Stückchen zerkleinerten Zellhorn-, Zellu-loid-Abfälle müssen daher vor dem Auflösen gründlich mit lauwarmem Wasser gereinigt, darauf mit kaltem Wasser abgespült und wieder getrocknet werden. Sie werden dann zunächst einige Tage mit Azeton übergossen, darauf erst wird die nötige Menge Amylazetat hinzugefügt. Die Biegsamkeit erreicht man durch Weichmachungsmittel wie Rizinusöl. Zaponlacke müssen erst einige Wochen absetzen, ehe sie abgezogen werden können.

Das richtige Verhältnis zur Darstellung des Zaponlackes ist:

a) Farblose Zellhornabfälle   Azeton 200,0
 (Zelluloidabfälle) . . . 20,0   Amylazetat . . . . . . 780,0.

Die Zellhornabfälle, die von den Fabriken zu mäßigem Preise geliefert werden, werden wie oben gesagt, nach der Reinigung zuerst mit Azeton über-gossen und unter öfterem Umrühren einige Tage beiseitegestellt, bis das Ganze zu einer klaren, dicken Masse gelöst ist. Nun mischt man die Amyl-azetat hinzu und läßt durch wochenlanges Absetzenlassen völlig klären. Der Lack kann beliebig mit Teerfarbstoffen gefärbt werden.

Das Amylazetat kann zur Hälfte durch Benzol ersetzt werden, doch liegt in diesem Ersatze kein besonderer Vorzug.

Soll der Zaponlack als Tauchlack für Metalle dienen, so verdünnt man ihn nach Wunsch mit Amylazetat, bringt ihn in ein Steingutgefäß, das sich in einem warmen Raum befindet, taucht den Metallgegenstand allmählich hinein; läßt ihn etwa eine Viertelstunde ablaufen und trocknet ihn im warmen Raume. Ungleich dicke Lackierung saugt man durch ein Stückchen Filtrierpapier vorsichtig auf.

b) Aufgeblähtes Zellhorn (Zel-   Rizinusöl 50,0
 luloid) 1000,0   Terpentinöl 200,0
 Essigäther 2000,0   Amylazetat 100,0
 Äther 250,0   Eisessigsäure 200,0
    vergällter Spiritus . . . . . 7500 ccm.

c) Schießbaumwolle, Pyroxylin 20,0   Azeton 200,0
 Benzol 400,0   Amylazetat . . . . . . 400,0.

Vielfach findet auch A z e t y l z e l l u l o s e , der Essigsäureester der Zellu-lose, zur Lackbereitung Verwendung. Azetylzellulose hat vor dem Zellhorn den Vorzug, nicht so leicht brennbar zu sein. Sie kommt unter den Bezeichnungen C e l l o n und Z e l l o n , C e l l i t o d e r Z e l l i t in den Handel und wird zu C e l l o n l a c k verarbeitet, indem man die Azetylzellulose in Lösungsmittel-gemischen wie Azeton, Hexanon, Tetrachloräthan, Trichloräthan, Holzgeist, Ben-zin, Toluol, Benzol, Spiritus auflöst.

a) Zur Herstellung eines Lackes mit Cellon werden
gut getrocknetes Cellon 10,0
möglichst fein zerkleinert,
               mit Azeton 30,0
übergossen, eine Zeitlang stehengelassen und schließlich mit
Essigäther 50,0   absolutem Alkohol . . . 10,0
gemischt.

b) möglichst fein zerkleinertes, gut getrocknetes Cellon 30,0
             wasserfreies Azeton . . . . . . 70,0.
     Nach Lösung fügt man hinzu
absoluten Alkohol . . . 100,0   Benzin . . . . 100,0.

Zur Lösung bedarf es längerer Zeit. Der Gehalt eines Cellonlackes an Azetylzellulose schwankt für gewöhnlich zwischen 5—10%. Als Erweichungsmittel können gleichwie bei Zaponlack Rizinusöl und Phthalsäureester dienen, oder auch Triphenylphosphat, und zwar nimmt man gewöhnlich die Hälfte der angewandten Azetylzellulose. Triphenylphosphat führt jedoch ein Gelbwerden des Filmes herbei, kann also nur in bestimmten Fällen zugesetzt werden.

Nach einem französischen Patent stellt man Cellonlack durch Mischen von 1 Teil einer 25prozentigen Lösung von Azetylzellulose in Azeton, welche 2,5% Beta-Naphthol und 2,5% Hexachloräthan enthält, mit 2 Teilen eines Gemisches von 70 Teilen Benzin und 30 Teilen Spiritus ohne Erwärmung her.

Auch Cellonlacke können durch Teerfarbstoffe und deckende Farben aufgefärbt werden. Man benutzt sie zum Überziehen bzw. Durchtränken von Stoffen, Geweben, z. B. beim Flugzeugbau, Papier, Leitungsdrähten, Kabeln und dgl., auch zur Herstellung von flüssigen Flaschenlacken. Zum Lackieren von Metallgegenständen werden sie nicht gern verwendet.

Azetylzelluloselacke haben gleichwie die Zaponlacke eine große Bedeutung als S p r i t z l a c k e ; sie werden dann unter Mitverwendung von Holzöl und auch öfter von ein wenig Harz hergestellt, jedoch löst sich Azetylzellulose schwerer als Nitrozellulose in den Lösungsmitteln auf. Der Vorteil dieser Spritzlacke besteht in dem schnellen Trocknen, das ermöglicht an einem Tage fertig zu lackieren.

Unter T a u c h l a c k z u m B u n t f ä r b e n v o n G l ü h l a m p e n versteht man Zelluloselack, meist A e t h y l z e l l u l o s e l a c k, der durch den entsprechenden Teerfarbstoff, w i e e r e i g e n s f ü r T a u c h l a c k e v o n d e n T e e r f a r b s t o f f a b r i k e n z u b e z i e h e n i s t, aufgefärbt ist. Die Glühlampen müssen jedoch vor dem Tauchen durch Natriumkarbonatlösung sauber entfettet sein. Wenn erforderlich, muß Zelluloselack durch Amylazetat verdünnt werden. Die Verdünnung darf aber nicht zu weit gehen, da sonst die Überzüge weißlich werden oder in allen Farben schillern. Um das Abspringen des Überzuges zu verhindern, empfiehlt sich ein ganz geringer Zusatz von Rizinusöl, das in etwas Äther aufgelöst wurde. Nicht glatte Gegenstände können nicht durch farbige Tauchlacke gefärbt werden, da sich der Lack ungleichmäßig auf der Oberfläche der Gegenstände festlegt. Hier taucht man in farblosen Zelluloselack, trocknet in der Wärme, taucht eine ganz kurze Zeit in die entsprechende alkoholische Farbstofflösung, spült mit kaltem Wasser ab und läßt trocknen. Oder man färbt die Gegenstände durch Spritzverfahren.

Außer Zelluloselack verwendet man auch Kollodium, das ebenfalls mit einer ganz geringen Menge Rizinusöl versetzt und mit Teerfarbstoff aufgefärbt ist.

Terpentinöllacke.

Man versteht darunter Lösungen von Harzen in Terpentin- oder ähnlichen ätherischen Ölen, wie Lavendelöl, Spiköl, Rosmarinöl usw. oder in Mischungen des Terpentinöles mit Petroleumdestillaten, Hydroterpin, Tetralin oder Dekalin. Das Tetralin hat allerdings die Eigenschaft schwerer zu verdunsten als das Terpentinöl; häufig ist dies aber gerade sehr erwünscht. Zuweilen wird auch das P i n o l i n oder H a r z ö l, wie es durch die trockene Destillation von Kolophonium gewonnen wird, verwendet. Die Terpentinöllacke sind, mit alleiniger Ausnahme des Dammarlackes, schnell trocknend und liefern oft sehr glänzende, aber weniger dauerhafte Überzüge als die Lackfirnisse. Sie eignen sich daher ganz vorzüglich zur Lackierung solcher Gegenstände, die weniger stark der Benutzung ausgesetzt sind. Die Harze, die zu ihrer Anfertigung benutzt werden, sind ziemlich zahlreich; die wichtigsten sind Dammar, Asphalt, Mastix, Sandarak, zuweilen auch Kopal und Bernstein, endlich, wenn auch meist nur als billig machender Zusatz, Kolophonium. Als erweichende und den Lacküberzug geschmeidiger machende Zusätze dienen ferner venezianer Terpentin, gewöhnlicher Terpentin darf wegen seines Wassergehaltes niemals angewendet werden, Gallipot, Anime und Elemi. Es sei hier jedoch gleich bemerkt, daß weit mehr als durch diese Weichharze durch einen geringen Zusatz von gut trocknendem Leinölfirnis erreicht wird. Die Wirkung dieses ist dauernd, während die der weichen Harze nur vorübergehend ist; allmählich trocknen sie aus, und der Überzug wird spröde und rissig.

Die Herstellung der Terpentinöllacke ist in den meisten Fällen ziemlich einfach und gefahrlos, namentlich wenn man das bei den Spritlacken zu besprechende Deplazierungsverfahren in Anwendung bringt. Die Selbstbereitung lohnt sich also namentlich in den Fällen, wo teure Lacke, z. B. Mastixlacke, gebraucht werden. Sehr häufig haben die Lacke nicht ein einzelnes Harz zur Grundlage, sondern enthalten mehrere nebeneinander; in diesem Falle nennt man sie gewöhnlich nach dem Hauptbestandteil. Hier und da ist man auch gezwungen, färbende Stoffe hinzuzusetzen, um besondere Zwecke zu erreichen; diese muß man dann in Terpentinöl oder dessen Ersatzstoff lösen. Drachenblut, Kurkumin, ausgetrockneter Orlean und Alkannin sind z. B. verwendbar.

D a m m a r l a c k. Das Dammarharz ist in seinen besseren Sorten sehr hell und hat die gute Eigenschaft, eine ebenso helle Lösung in Terpentinöl oder dessen Ersatzstoff zu geben; sie ist noch weit heller als die des Mastix. Dagegen hat der Dammarlack den großen Übelstand, daß er das Terpentinöl ungemein hartnäckig zurückhält, er trocknet daher sehr langsam und wird, wenn dies endlich geschehen, leicht rissig. Etwas läßt sich diesem Übelstand abhelfen, wenn man dem Lacke beim Gebrauch etwas holländisches Standöl zusetzt. Er dient wegen seiner vollkommenen Durchsichtigkeit namentlich zum Lackieren von Zinkweißanstrichen, ferner zur Herstellung von weißen Emaillefarben und zum Aufhellen von anderen Lacken. Das ihm beim Streichen zuzumischende Zinkweiß wird vorher mit etwas Terpentinöl angerieben, man muß sich aber hierbei vor dem Zuviel hüten, da sonst der Lack zu dünn wird. Dammarlack darf nur in dünnen Schichten aufgestrichen werden.

Die Darstellung ist ziemlich einfach. Man verliest das Dammarharz, bringt es zerklopft oder besser gepulvert, in einen Kessel, vermischt es mit so viel Terpentinöl, daß ein dicker Brei entsteht, schmilzt es der großen Feuergefährlichkeit wegen mit a l l e r g r ö ß t e r V o r s i c h t unter beständigem Umrühren bei mäßiger Erhitzung, bis das Schäumen bzw. gefahrbringende Aufschäumen vorüber ist, entfernt den Kessel von der Erhitzungsstelle und rührt allmählich, aber so rasch wie möglich, das vorher mit aller Vorsicht erwärmte, völlig wasserfreie, klare Terpentinöl bzw. dessen Ersatzstoff vorsichtig hinzu. Die Mischungsverhältnisse sind Harz und Terpentinöl bzw. Ersatzstoff zu gleichen Teilen oder man setzt Terpentinöl bzw. Ersatz-

stoff bis zum Doppelten des Harzes hinzu. Auch läßt sich der Lack in der
Weise herstellen, daß man das Dammarharz nach dem Auslesen gröblich
pulvert, gut austrocknet, um alle Wasserteile zu entfernen, das so vorbereitete Harz in einem Deplazierungsgefäß mit der gleichen Menge Terpentinöl
bzw. Ersatzstoff zusammenbringt und an einen warmen Ort stellt. Die
Lösung geht verhältnismäßig rasch vor sich. Die für Dammarlacke beliebte
zähe Beschaffenheit kann dadurch verstärkt werden, daß man ihm einige
Prozente helles, bleifreies Standöl zusetzt. In beiden Fällen muß der Lack
zur völligen Klärung im geschlossenen Gefäß und an einem mäßig warmen
Orte längere Zeit beiseitegesetzt werden. Dammarlack, der durch Wassergehalt trübe ist, versetzt man mit etwas starkem Spiritus und läßt ihn sich
klären.

Asphaltlack. Dieser ebenfalls sehr wichtige, namentlich für Blech
und Eisen auch als Tauch- und Spritzlack sowie als Spiegel-
decklack viel benutzte Lack ist gleichfalls leicht darzustellen; doch empfiehlt sich hier die Selbstbereitung wenig, da er in großen Mengen gebraucht
wird und außerdem bei der Anfertigung einen üblen Geruch entwickelt. Die
Darstellung geschieht in der Weise, daß der Asphalt vorsichtig geschmolzen
wird, wobei eine längere Erhitzung als nur bis zum Schmelzen von Vorteil
ist und dann fern von Feuer mit etwa der gleichen Menge Terpentinöl bzw.
Ersatzstoff, dem man, um glänzende Anstriche zu bekommen, etwa 2,5%
Leinölfirnis zugefügt hat, versetzt wird. Der Lack erfordert wegen seiner
Zähigkeit und wegen der oft großen Mengen erdiger Bestandteile, die der
Asphalt enthält, eine ziemlich lange Zeit zum völligen Klären. Für rote
Spiegeldecklacke setzt man dem Asphaltlack Eisenoxydrot hinzu.
Syrischer Asphalt, der nur sehr wenig in den Handel kommt, ist gewöhn-
lich weniger verunreinigt, liefert aber einen nicht so tiefschwarzen Lack wie
die amerikanischen Sorten. Kunstasphaltlacke werden aus Stein-
kohlenpech, Stearinpech und Wollfettpech hergestellt.

Will man matte Anstriche erzielen, setzt man dem Asphaltlack 7,5 bis
15,0% Ruß hinzu, den man mit etwa dem gleichen Teile Terpentinöl oder
Ersatzstoff angerieben hat.

Fette Asphaltlacke erhält man durch einen Zusatz von etwa 25%
Blauöl, das man sich durch längeres Kochen von Leinöl mit 5—10%
Pariserblau herstellt. Wird dieser Lack bei 125° getrocknet, gibt er einen
tiefschwarzen Überzug.

Mastix- und Sandaraklacke, die vielfach zum Lackieren von
Gemälden und ähnlichen Gegenständen benutzt werden, bestehen nur selten
aus reinen Lösungen des Mastix oder Sandaraks in Terpentinöl, sondern
sind fast immer mit verschiedenen Mengen von gebleichtem Leinölfirnis
versetzt. Häufig ist auch ein Teil des teuren Mastix durch das weit billigere
Sandarakharz ersetzt.

Harzlack. In Fällen, wo es sich um sehr billige Lacke handelt, bei
denen auf Dauerhaftigkeit kein Anspruch gemacht wird, läßt sich auch das
gewöhnliche Geigenharz, das Kolophonium, zur Bereitung der Lacke verwenden. Nur muß hier die allzu große Sprödigkeit durch einen Zusatz von
venezianer Terpentin, noch besser von gutem Firnis, gemindert werden.
Etwas besser ist ein Harzlack aus gehärtetem Harz. Man härtet Kolophonium dadurch, daß man es bei 100° schmilzt und der Schmelze bei etwa

175° unter beständigem Umrühren allmählich 10% trockenes Kalziumoxydhydrat bzw. Zinkoxydhydrat, Bariumoxydhydrat oder Bleioxyd einarbeitet und so lange bei der Temperatur erhält, bis die flüssige Masse klar erscheint. Darauf fügt man den Firnis, chinesisches Holzöl und nach einiger Abkühlung Terpentinöl hinzu. Immer aber ist auch ein solcher Lack von nur mäßigem Werte.

An Stelle des Terpentinöls werden für feine Malerlacke zuweilen Lavendel- und Rosmarinöl verwendet; ein weiterer Vorteil, als höchstens die Verbesserung des Geruchs, ist hierdurch aber wohl nicht zu erreichen, jedenfalls auch bisher nicht nachgewiesen worden. Auch das Benzin wird zur Darstellung sehr rasch trocknender Lacke verarbeitet. Von der größeren Feuergefährlichkeit ganz abgesehen, sind jedoch viele Harze in Benzin durchaus nicht immer in gleichem Maße löslich wie in Terpentinöl. Besser eignet sich hierzu das Benzol, das Steinkohlenbenzin und das Tetralin.

Weingeist- oder Spirituslacke.

Die Lacke dieser Abteilung sind, wie ihr Name schon andeutet, Lösungen von Harzen in Spiritus (95%) oder auch in Isopropylalkohol, zuweilen, unter Hinzufügung einer kleinen Menge von Äther oder Lösungsmitteln wie Azeton, Amylazetat und anderen. Sie trocknen sehr schnell; geben einen schönen glänzenden Lacküberzug, der allerdings nicht sehr dauerhaft, für viele Zwecke aber ganz vorzüglich ist. Infolgedessen finden sie nicht nur in den Gewerben, sondern auch für den häuslichen Bedarf eine ungemein große Verwendung. Da ihre Herstellung bei einiger Kenntnis der verschiedenen Stoffe sehr einfach und gefahrlos ist, wird man gut daran tun, sie selbst anzufertigen. Nur dann hat man völlige Sicherheit für tadellose Beschaffenheit und kann die Vorschriften, je nach besonderen Verhältnissen, leicht nach der einen oder anderen Seite hin abändern; denn es ist z. B. nicht immer gleichgültig, ob ein Lack, technisch ausgedrückt, viel oder wenig Körper besitzt, mit anderen Worten, ob er viel oder wenig Harz aufgelöst enthält. So würde es, um ein Beispiel anzuführen, sehr verkehrt sein, wenn man einem Lacke, der zum Überziehen von an und für sich blanken und glatten Flächen, z. B. poliertem Metall, dienen soll, viel Körper gäbe, hier genügt eine sehr dünne Harzlösung.

Wiederum ist zum Lackieren von Holz oder anderen mehr oder weniger durchlässigen Körpern ein weit harzreicherer Lack erforderlich. Der denkende Hersteller wird leicht in jedem Falle das Richtige finden.

Die Harze, die zur Herstellung dieser Klasse von Lacken dienen, sind vor allem Schellack, Mastix, Sandarak, seltener Kopal, am einfachsten Manilakopal, da die echten Kopale nur nach längerer Schmelzung und auch dann nur schwierig in Spiritus löslich sind, und außerdem die Kunstharze, vor allem spirituslösliche Albertole und Bakelite, von denen man etwa 35-prozentige Lösungen herstellt. Als erweichende Zusätze dienen auch hier venezianer Terpentin, Gallipot, Elemi, Leinölfettsäure, zuweilen auch Kampfer, dem man eine ähnliche Wirkung zuschreibt. Als Geruchsverbesserungsmittel dient, namentlich bei Ofen- oder Zuckerbäckerlacken, die Benzoe; endlich als preiserniedrigender Zusatz Akaroidharz und das Kolophonium. Letzteres sollte man nur anwenden, wenn der niedrige Preis, den man für einen Lack erzielen kann, es unbedingt fordert; denn immer bedeutet es eine Verschlechterung. Den festesten und widerstandsfähigsten Überzug liefert stets Schellack, nur sind zwei Übelstände mit seiner Anwendung verknüpft. Der eine ist der, daß seine Lösungen, selbst die der hellen Sorten, eine ziemlich dunkle Farbe besitzen. Selbst der weiße gebleichte Schellack gibt eine gelbe Lösung und obendrein ist er durch seine Behandlung mit Chlor so sehr in seiner Zusammensetzung verändert, daß Löslichkeit und Dauerhaftigkeit stark beeinträchtigt sind. Kommt es also auf sehr helle Lacke an, so muß man zu Sandarak, Mastix oder zu ganz hellem Manilakopal greifen. Der zweite und noch erheblichere Übelstand besteht darin, daß der Schellack fast 5—6% eines wachsartigen Stoffes enthält, der in kaltem Spiritus unlöslich ist und wegen der feinen Verteilung in der Masse die Filtration sehr schwierig macht. Diesem Übelstande hat man durch das Raffinieren des Schellacks abzuhelfen gesucht. Leider wird hierdurch, gerade wie beim Bleichen, die Güte des Schellacks beeinträchtigt. Weit besser würde man den Zweck erreichen, sofort eine klare Lösung des Schellacks zu erhalten, wenn man ihm in fein gepulvertem Zustande die wachsartigen Bestandteile durch Benzin entzöge. Allerdings wird der Schellack dadurch etwas verteuert. Hat man nicht Zeit, den Lack durch Absetzenlassen zu klären, so kommt man immer am besten zum Ziele, wenn man den Schellack zuerst allein in Spiritus löst, diese dünnere Lösung für sich filtriert und dann erst die übrigen Harze in dem Filtrat auflöst. Zum Absetzenlassen der fertigen Lacke bedient man sich am besten hoher, nicht zu weiter Zylinder aus Weißblech mit gut schließendem Deckel und einem oder zwei übereinander befindlichen, seitlichen Hähnen, wovon der untere einige Zentimeter über dem Boden angebracht sein muß. Um das Festkleben des Deckels oder des Kükens im Hahn zu verhindern, tut man gut, beide mit etwas Paraffin oder Vaseline einzureiben. Aus einem solchen Gefäße kann man den klaren Lack, ohne den Bodensatz aufzurühren, bequem ablassen. Der verhältnismäßig geringe trübe Rückstand wird sich leicht, entweder zu geringwertigen Lacken oder als Knastlack für Maler, verwerten lassen.

Die Herstellung der Lacke bietet, sobald es sich um kleine Mengen handelt, keine besonderen Schwierigkeiten, namentlich wenn nur Schellack und Kolophonium angewendet werden. Anders liegt die Sache, wenn größere Mengen hergestellt werden sollen, und wenn es sich um Zusätze von Sandarak, Mastix und auch von Manilakopal handelt; hauptsächlich die beiden ersten ballen sich, mit Spiritus übergossen, zu einer zähen Masse zusammen, die in Verbindung mit Schellack einen fest am Boden haftenden Klumpen bildet, der sich nur schwierig löst. Meist wird zur Verhinderung dieses Umstandes eine Zumischung von gröblich gepulvertem Glas empfohlen; aber auch hierdurch wird nur wenig erreicht. Allerdings läßt sich durch gelinde Wärme die Lösung sehr beschleunigen; bei der leichten Entzündlichkeit des Spiritus aber sollte man eine Erwärmung immer vermeiden. Vielfach hat man, um dem fortwährenden Rühren zu entgehen, zu dem Aushilfsmittel gegriffen, den Lack in geschlossenen Fässern anzusetzen, worin die Flüssigkeit durch Rollen oder, indem man die Fässer aufhängt, durch Schwingungen in fortwährender Bewegung erhalten wird. Mit diesem Verfahren kann man allerdings große Mengen in verhältnismäßig kurzer Zeit fertigstellen, immer aber erfordert es die unausgesetzte Tätigkeit eines Arbeiters. Oder man hängt die Harze in einem lockeren Stoffbeutel oben in die Lösungsflüssigkeit hinein. Ein sehr zweckmäßiges Verfahren ist das Deplazierungsverfahren. Man erzielt damit ganz überraschende Ergebnisse. In sehr kurzer Zeit läßt sich dadurch jede beliebige Menge Lack ohne irgendeine weitere Arbeit als das Abwägen herstellen. Für kleinere Mengen benutzt man dazu Blechtrommeln oder Kanister und läßt etwa in halber Höhe innen ein paar Vorsprünge einlöten, oder besser Zahnleisten anbringen, auf die ein durchlöchertes, mit einem Griffe versehenes Blech gelegt werden kann. Auf dieses nicht zu großlöcherige Sieb schüttet man die betreffenden Harze. Man füllt nun zuerst die zur Bereitung erforderliche Menge Spiritus bzw. Isopropylalkohol in das Gefäß und hängt den Siebboden mit den Harzen so weit hinein, daß das Lösungsmittel eben über den Siebboden reicht. Nachdem man das Gefäß mit einem Deckel geschlossen hat, stellt man es ruhig beiseite und wird, je nach der Natur des Harzes, nach 6—12 Stunden den Lack vollständig fertig abziehen können. Dabei hat man noch den Vorteil, daß der Siebboden die im Harz etwa befindlichen groben Unreinigkeiten zurückhält, und daß der Lack dadurch weit reiner wird als nach dem alten Verfahren. Bevor man den Lack abzieht, nimmt man den Siebboden heraus, rührt den Lack vorsichtig um, ohne jedoch den Bodensatz aufzurühren, und überläßt ihn dann noch eine Zeitlang der Ruhe. Für größere Mengen läßt sich jedes Faß mit Leichtigkeit dazu einrichten.

Bei dem zur Verwendung kommenden Schellack ist die Farbe sehr zu berücksichtigen. Für dunkelgefärbte Lacke kann man auch den geringwertigen Rubinschellack verwenden, doch löst sich dieser verhältnismäßig sehr schwer auf. Manche Sorten zeigen sich nach dem Aufquellen in Weingeist oft lederartig zähe und sind dann sehr schwer löslich. Wenn also der Preisunterschied zwischen dieser und den dünnblätterigen Sorten nicht gar zu groß ist, so möchte immer, selbst bei den dunkleren Lacken, zu den besseren Sorten zu raten sein.

Vielfach kommt es vor, daß namentlich für Metall- und Strohhutlacke eine lebhafte Färbung des Lacküberzuges gewünscht wird. Hier sind die farbenprächtigen Teerfarbstoffe durchaus am Platze; doch hüte man sich vor zu großem Zusatze, 15,0—20,0 auf 1000,0 genügen reichlich. Mit Leichtigkeit wird man durch geeignete Farbenmischungen alle nur gewünschten Farbtöne hervorrufen können. Bei den Goldlacken, von denen eine größere Dauerhaftigkeit verlangt wird, tut man gut, die Teerfarbstoffe durch Gummigutti oder Drachenblut zu ersetzen. Die Teerfarbstoffe werden dem fertigen Lacke zugesetzt; Gummigutti und Drachenblut aber, die selbst harziger Natur sind, werden der zu lösenden Harzmischung zugefügt. Spirituslacke mit festen Stoffen vermischt, z. B. mit Lithopone, und mit Spiritus verdünnt, eignen sich als Isoliermittel für mit Teer und Karbolineum gestrichene Gegenstände. Bei allen Spirituslacken wendet man Spiritus von 90—95 Raumteilen Alkohol an. Bei den schwarz gefärbten ist ein Filtrieren oder Absetzenlassen nicht unbedingt erforderlich, doch wird auch bei diesen der Glanz durch die Filtration erhöht.

Für viele Lacke, wo es auf eine dauernde Biegsamkeit ankommt, oder wo überhaupt eine allzu große Härte des Lackes und ein dadurch bedingtes Rissigwerden vermieden werden sollen, ist es zu empfehlen, einen Teil des Spiritus, etwa $1/4$—$1/3$, durch Terpentinöl zu ersetzen. Viele Harze lösen sich

in einer solchen Mischung viel leichter als in reinem Spiritus, der damit erzielte Lack trocknet allerdings etwas langsamer, erhält dafür aber eine
große Widerstandsfähigkeit.

Was das Verhältnis der Harze zu den Lösungsmitteln betrifft, so rechnet
man durchschnittlich auf 1 T. Harz 2—3 T. Lösungsmittel. Größere Verdünnung ist nur in sehr seltenen Fällen anzuraten.

Da das Filtrieren der Lacke nicht immer zu vermeiden ist, so seien auch
hierüber einige Winke gegeben. Sobald es sich um Spiritus- oder Äther-
mischungen, noch mehr, wenn es sich um Benzinlacke handelt, so bedingt
die große Flüchtigkeit des Lösungsmittels ein starkes Verdunsten während
der immerhin langsamen Filtration. Hiergegen kann man sich auf ziemlich
einfache Weise schützen. Man benutzt als Filtriergefäß eine weithalsige
Flasche, die mit einem guten Korkspund geschlossen wird. Dieser wird
doppelt durchbohrt, durch die eine größere Öffnung wird der Trichter gesteckt, durch die zweite kleinere ein knieförmig gebogenes Rohr. Für den
Trichter hat man einen Deckel aus dickem Holz schneiden lassen, der
unten, des besseren Verschlusses wegen, mit Filz oder Tuch überzogen wird.
Dieser Holzdeckel wird nun ebenfalls durchbohrt und mit einer gleichen
knieförmigen Röhre versehen wie der Spund. Sobald der Trichter beschickt
ist, wird der Deckel aufgelegt und die beiden knieförmigen Rohre mit einem
Gummischlauche verbunden. Auf diese Weise stimmt die Luftschicht im unteren Gefäße stets mit der Luftschicht im Trichter überein, so daß sich der
Abfluß ohne Störung vollziehen kann. Da das Filter, wenn es nicht stets
mit Lack völlig gefüllt ist, sich sehr schnell verstopft, indem die Poren des
Papiers sich verkleben, ist es ratsam, wenn es sich um irgend größere Mengen handelt, in gleicher Weise zu verfahren, wie dies bei der Filtration der
Fruchtsäfte beschrieben ist, indem man den Abfluß des Vorratsgefäßes
durch einen Schlauch bis an den oberen Rand des Filters leitet. In diesem
Falle muß das Verbindungsrohr nicht in den Trichter, sondern in das ebenfalls geschlossene, obere Vorratsgefäß geleitet werden.

Für die Entfärbung der Lacke wird eine Behandlung mit gekörnter
Knochen- und Blutkohle empfohlen. Ein solches Verfahren wird aber, ganz
abgesehen von dem nur mangelhaften Erfolge, so großen Verlust an Lack
bedingen, daß man besser tun wird, von vornherein helle, wenn auch teurere
Harzsorten anzuwenden. Eine derartige Entfärbung kommt überhaupt nur
in Betracht bei ganz feinen, teuren Holz- und Schilderlacken, und hierfür
stehen uns im Mastix, Sandarak und hellen Manilakopal Harze zu Gebote,
die einen fast wasserhellen Lack liefern.

In den meisten Fällen kann die in den Vorschriften
angegebene Menge des Schellacks teilweise durch
Kunstharz, Albertol-Schellack oder Wackerschellack
ersetzt werden. Albertol-Schellacke gilben aber mitunter etwas nach.

Brillantlack.

Schellack	240,0	venezianischer Terpentin	30,0
Nigrosin	30,0	blauer Teerfarbstoff	2,0
Spiritus		690,0.	

Bronzelack für Metall.

Schellack	100,0	Kampfer	20,0
Lavendelöl	10,0	Spiritus	870,0.

Buchbinderlack.

a) Schellack 325,0   Terpentinöl 25,0
      Spiritus . . . . 650,0.
      Wird vielfach mit Gummigutt oder Drachenblut dunkler gefärbt.

b) Manilakopal 250,0   Sandarak 50,0
   Terpentinöl 200,0   Spiritus . . . . 500,0.
      Namentlich für helle Arbeiten zu empfehlen.

c) R u s s i s c h e r :
   Schellack 150,0   Benzoe 80,0
   Mastix 30,0   Spiritus . . . . 740,0.

d) Schellack 150,0   Kanadabalsam 5,0
   Benzoe 80,0   Lavendelöl 10,0
      Spiritus . . . . 755,0.

Dosenlack, englischer. Blechlack.

a) Sandarak 200,0   Mastix 100,0
   venezianischer Terpentin . 34,0   Spiritus . . . . . . 666,0.

b) Schellack 150,0   Sandarak 80,0
   venezianischer Terpentin . 20,0   Spiritus . . . . . . 750,0.
      Der Haltbarkeit halber fügt man 1% Borsäure hinzu. Dieser Zusatz ist jedoch zu vermeiden, sobald in die Dosen Nahrungs- und Genußmittel gefüllt werden sollen.

c) F a r b i g :
      Man stellt den Lack nach Vorschrift b her, bei hellen Lacken unter Verwendung von g e b l e i c h t e m Schellack, und färbt mit Teerfarbstoffen auf. Sollen die Lacke als T a u c h l a c k e dienen, so erhöht man den Spiritusgehalt um die Hälfte. Für dunkler gefärbte Lacke genügt der blonde Schellack.
      Im allgemeinen ist zu bemerken, daß sich als Blechlacke neben den Alkydallacken besser die Kopalöllacke eignen, die auf die Bleche aufgestrichen und dann im Ofen aufgebrannt werden.

Drechslerlack.

a) Sandarak 265,0   Mastix 75,0
   Kampfer 10,0   Spiritus . . . . 650,0.

b) Nach Andres:
   Schellack 225,0   Elemi 50,0
   venezianischer Terpentin . 25,0   Spiritus . . . . . . 700,0.

Schilderlack. (Etikettenlack.)

Vor dem Überziehen der vollständig trocknen Schilder sind diese mit einer Mischung von gleichen Teilen Kollodium und Äther sorgfältig zweimal zu überstreichen.

a) Manilakopal 333,0   Äther 50,0
   Terpentinöl 200,0   Lavendelöl 5,0
      Spiritus . . . . 412,0.
      Wenn man die hellen klaren Stücke des Manilakopals aussucht, so erhält man einen völlig wasserhellen Lack, der anfangs ein wenig getrübt erscheint und nur langsam vollkommen blank wird. Die geringe Trübung hindert übrigens nicht eine sofortige Verwendung. Selbst völlig weißes Papier wird durch diesen Lack in der Farbe nicht verändert.

b) Nach Pospisil:
   Gebleichter Schellack . . 275,0   Kopaivabalsam 25,0
      Spiritus . . . . 700,0.
      Zu beachten ist, daß Schilderlacke mit gebleichtem Schellack hergestellt, im Glanze nachlassen.

c) Sandarak 250,0   venezianischer Terpentin . 50,0
      Spiritus . . . . 700,0.

d) Heller Dammarlack . . . 700,0   Äther . . . . 300,0.
      Sehr dünn aufzutragen.

e) Gebleichter lufttrockner   Kopaivabalsam . . . 20,0
   Schellack 125,0   Sandarak 20,0
   heller Kopal 75,0   Spiritus . . . . . . 760,0.
      Siehe unter b.

f)   Man schmilzt Dammarharz vorsichtig, läßt erkalten und pulvert. Darauf löst man von dem
gepulverten Dammarharz . 100,0 in Terpentinöl . . . . . . 200,0.
g) N i c h t d u r c h s c h l a g e n d :
    Man löst zuerst 30 T. helles Dammarharz in 180 T. Azeton. Zu je 4 T. der durch Absetzenlassen völlig geklärten Lösung mischt man 3 T. Kollodium.
h) Dammarlack 100,0   Äther 150,0
   Kollodium 140,0   Spiritus 585,0
                  Kampfer . . . . 15,0.
i) Mastix 125,0   Kopaivabalsam 20,0
   Sandarak 175,0   Kampfer 10,0
             Spiritus . . . . 670,0.
k) Cellonlack.

Faßglasur.

a) Schellack 200,0   Kolophonium 400,0
   Dammarharz 200,0   Spiritus . . . . 3000,0.
    Die Harze werden mit dem Spiritus in einem geschlossenen Gefäße so lange stehengelassen, bis sie vollkommen gelöst sind; die Flüssigkeit wird dann durch ein Stück Mull gegossen, um die gröbsten Verunreinigungen, Strohstückchen usw. zurückzuhalten. Weiteres Filtrieren ist überflüssig. Die Fässer und Bottiche müssen vor dem Auftragen des Lacks sehr sorgfältig getrocknet sein, am besten mit heißer Luft. Der Lack wird aufgetragen und u n t e r   A n w e n d u n g   d e r   n ö t i g e n   V o r s i c h t in Brand gesteckt, und das Feuer, sobald es hell brennt, durch Auflegen des Deck'els der Kufe gelöscht. Der Lack ist dann durch die entwickelte Hitze zu einer gleichmäßigen, alle Poren und Fugen des Holzes fest schließenden Schicht geschmolzen. Diese Art Glasur springt nicht ab. Auch vereinigt sich etwa bereits vorhandene alte Glasur so am besten mit der neu aufgetragenen.
b) Schellack 100,0   Dammarharz 100,0
             Spiritus . . . . 2000,0.
c) Nach Dullo:
   Nr. 1. Kolophonium . . . 190,0   Schellack 50,0
   venezianischer Terpentin . 25,0   gelbes Bienenwachs . . . 10,0
             Spiritus . . . . 725,0.
   Nr. 2. Schellack 500,0   Spiritus . . . . 500,0.
    Die Fässer werden zuerst zweimal mit Nr. 1 und nach völligem Trocknen des zweiten Anstriches einmal mit Nr. 2 angestrichen.
d) F ü r   B r a u b o t t i c h e :
    Man tränkt zuerst mehrere Male die innere Seite der Fässer mit heißem, mäßig verdünntem Wasserglas und schließlich, nach dem völligen Einziehen und Austrocknen, überstreicht man mit einer Lösung von 1 T. Natriumbikarbonat in 8 T. Wasser. Die hierdurch sich ausscheidende Kieselsäure verkieselt gewissermaßen die Holzfasern.

Faßfarbe.

Nach Andes:
Man löst 24 T. Kolophonium in 12—14 T. Lack-Benzin, oder auch Benzol, entweder dadurch, daß man das gepulverte Kolophonium mit dem Benzin schüttelt bzw. ständig mit Benzin rührt, oder dadurch, daß man das Kolophonium in einem Säckchen in die obere Schicht des Benzins hineinhängt. Nach der Lösung läßt man absetzen und gießt die Lösung durch ein Gazetuch durch. Darauf fügt man 2—5 T. gut trocknenden Leinölfirnis hinzu, was besonders bei eisernen Fässern erforderlich ist. Diesen Kolophoniumlack verreibt man mit Lithopone und Pariserblau, gewöhnlich hat man für 1 kg trockene Farbe 1,5 kg Lack nötig. Selbstverständlich können auch andere Farben, mittels Erdfarben, hergestellt werden, doch tut man gut, stets Lithopone als Grundfarbstoff zu nehmen. Beim Anstrich von alten Fässern ist es nicht erforderlich, den alten Anstrich abzukratzen, Teile von Fett, Schmutz oder Petroleum werden nur mit einem Tuche abgerieben. Bei der Herstellung und Verwendung ist naturgemäß g r ö ß t e V o r s i c h t z u b e o b a c h t e n.
Für Kolophonium kann auch Kumaronharz verwendet werden

Feldgrauer Spirituslack.

Man reibt

zinkoxydfreie Spirituslack-Lithopone . 175,0
mit   Spiritus   75,0
an, worin
Nigrosin   1,0   grüner Teerfarbstoff . . .   0,75
gelöst sind, und fügt unter Reiben
farbenlosen Spirituslack   750,0
hinzu.

Filzhutsteife.

Fein gepulverter Schellack 350,0   Kolophonium   50,0
Spiritus 410,0
werden gelöst. Der Lösung fügt man hinzu eine warme Lösung von
Sandarak   30,0   Mastix   20,0
Elemi   15,0
in Terpentinöl . . . .   125,0.
Nach dem Erkalten setzt man so viel Spiritus hinzu, daß eine dünnflüssige Harz-
lösung entsteht.

Fixativ für Kreide-, Kohlen- und Bleistiftzeichnungen.

a) Sandarak   80,0   Spiritus . . . . . .   920,0.
Mit der filtrierten Lösung wird die R ü c k s e i t e von Kohlen- oder Blei-
stiftzeichnungen getränkt, diese werden dadurch unverwischbar.

b) Gebleichter Schellack . . 150,0   Spiritus (95%) . . . . . 850,0.
Diese Lösung sprengt man mittels eines Zerstäubers auf die Vorderseite
der Zeichnung.

Sollte sich der g e b l e i c h t e S c h e l l a c k s c h l e c h t l ö s e n, was durch
eine Probe vorher festzustellen ist, so v e r s e i f t man den Schellack durch
Erhitzen mit einer 5prozentigen Natriumkarbonatlösung und fügt Salzsäure
hinzu. Der nun wieder ausgeschiedene Schellack wird gründlich mit Wasser
ausgewaschen und ohne Anwendung von Wärme getrocknet.

c) Sandarak 100,0   venezianischer Terpentin . 100,0
Spiritus (95%) . . . . 1300,0.
Verwendung wie unter a.

d) Dünner Zaponlack oder Zellonlösung.

e) Für K r e i d e z e i c h n u n g e n:
Hausenblase   10,0   Alaun   25,0
löst man unter Kochen in Wasser 1000,0, ergänzt das verdunstete Wasser,
seiht durch, daß eine durchaus klare Lösung entsteht und fügt schließlich
etwa 10% Spiritus hinzu.
Siehe auch S. 431 Kupferstiche gegen Nässe unempfindlich zu machen.
Zur Verbilligung läßt sich die Hausenblase durch Gelatine ersetzen.

f)   Gepulvertes Kasein, fettfrei . . .   20,0
löst man in   Wasser   100,0,
worin   Borax   4,0
in Lösung sind. Man läßt stehen, bis ein Kleister entstanden ist, den man
mit Wasser auf 600,0 bringt, darauf ergänzt man mit
Brennspiritus auf . . . . . .   1 Liter.
Nach einigen Tagen wird klar abgegossen.

g)   Kautschuk   1,0
löst man unter vorsichtiger Erwärmung im Wasserbade, das nicht durch
irgendein offenes Feuer erwärmt wird, in
Benzin . . . .   10,0.
Statt Benzin kann auch Benzol verwendet und kalt gelöst werden. Sollte
die Lösung zu konzentriert sein, vergrößert man die Menge des Lösungsmittels, da auf der Zeichnung nur eine ganz dünne Kautschukhaut liegen darf.

Flaschenkapsellack, durchsichtig.

a) Kolophonium 250,0   Äther 300,0
      Kollodium . . . . 450,0.
Die der Feuergefährlichkeit wegen mit aller Vorsicht filtrierte Lösung
wird mit Teerfarben gefärbt, und die Kapseln bzw. Flaschenhälse werden in
den Lack eingetaucht.

b) Nach Andres:
Schellack 180,0   venezianischer Terpentin . 20,0
      Spiritus . . . . 800,0.
Farbe nach Belieben. Für Gelb 10,0 Gummigutt, sonst Teerfarben.

Fußbodenlack, vorzüglich.

a) Nr. 1. Manilakopal . . . 170,0   Terpentinöl bzw. Ersatzstoff 160,0
      Spiritus . . . . 170,0.
Nr. 2. Schellack 160,0   Spiritus . . . . 340,0.
Nachdem die Lösung 2 filtriert ist, wird sie mit Lösung 1 gemischt.

Durch das Filtrieren der Schellacklösung wird ein weit höherer Glanz des
Fußbodenlackes erreicht, der andernfalls durch den Wachsgehalt des Schellacks beeinträchtigt wird. Da dies bei allen Schellack enthaltenden Lacken
der Fall ist, tut man gut, S c h e l l a c k l ö s u n g im Verhältnis von 1 + 2
stets vorrätig zu halten. Läßt man der Lösung hinreichend Zeit, zum Absetzen, so erspart man das lästige Filtrieren.

Schellacklösung darf nicht in unverbleiten eisernen oder in verzinnten
oder verzinkten Gefäßen aufbewahrt werden, da sonst ein Nachdunkeln eintritt. Um n a c h g e d u n k e l t e S c h e l l a c k l ö s u n g w i e d e r a u f -
z u h e l l e n , fügt man auf 1 kg Lösung 1 g gepulverte Oxalsäure hinzu und
schüttelt eine Zeitlang gründlich durch.

b) Schellack 285,0   Gallipot 70,0
Manilakopal 70,0   Spiritus . . . . . . 575,0.
      Für Fußbodenlack, der für Treppen mit Läufern dienen soll, kann ein
Teil des Schellacks durch Kolophonium ersetzt werden.

c) Schellack 180,0   venezianischer Terpentin . 50,0
Manilakopal, hell . . . 150,0   Spiritus . . . . . . 620,0.

d) Schellack 240,0   venezianischer Terpentin . 50,0
Kolophonium, gehärtetes . 50,0   Spiritus . . . . . . 660,0.

e) G e r i n g e r :
Schellack 150,0   Kolophonium, gehärtetes . 150,0
venezianischer Terpentin . 50,0   Spiritus 650,0

Vielfach werden die Fußbodenlacke m i t d e c k e n d e r F a r b e verlangt.
Es ist hierbei zu bemerken, daß man in diesem Falle guttut, dem Lacke noch
mehr Körper zu geben, als dies bei durchsichtigen Lacken nötig ist.

Man mischt die Farbe mit dem Lack am besten in der Weise, daß man beides
rasch durch die Farbenmühle gehen läßt, indem man zuerst die Farbe mit weniger Lack anmengt, rasch durchmahlt und nun den übrigen Lack zufügt. Hat
man sehr körperreichen Lack, so kann man von vielen Farben bis zur gleichen
Menge des zu benutzenden Lackes verwenden, ohne daß der Glanz wesentlich
beeinträchtigt wird.

Von Farben, die sich besonders für den Fußbodenlack eignen, nennen wir
Satinober, gebrannte und ungebrannte Terra di Siena, gebrannten Ocker und
Kastanienbraun. Basische Farben dürfen nicht verwendet werden.

F u ß b o d e n l a c k e m ü s s e n b e i g e s c h l o s s e n e n F e n s t e r n
t r o c k n e n , f e u c h t e L u f t b e e i n t r ä c h t i g t d e n G l a n z .

Fußbodenlacke, farbige (siehe auch Fußbodenlack).

Schellack 300,0   Kolophonium 75,0
venezianischer Terpentin . 35,0   Spiritus . . . . 600,0.

G e l b : 4 T. Lack, 1 T. Ocker.

D u n k e l g e l b : 4 T. Lack, 1 T. einer Mischung aus 7 T. Ocker und 1 T. Umbra.

G r a u : 3 T. Lack, 1 T. einer Mischung aus 2 kg zinkoxydfreier Spirituslack-
Lithopone, 125,0 Ocker, 50,0 Rehbraun.

Gelber.

Schellack 200,0   venezianischer Terpentin . 60,0
Spiritus . . . . 620,0.

Der fertige Lack wird aufs innigste gemischt mit

Goldocker . . . . 120,0.

Gefärbte Lacke.

Oft werden gefärbte Lacke zum Lackieren von Strohhüten, Metallgegenständen usw. verlangt. Diese lassen sich sehr leicht herstellen, wenn man von den betreffenden Teerfarbstoffen konzentrierte alkoholische Lösungen anfertigt. Von diesen setzt man dann zu den fertigen Lacken so viel zu, bis der gewünschte Farbton erreicht ist. Für R o t dient Fuchsin oder Korallin, für G e l b Naphthalingelb oder Pikrinsäure (Trinitrophenol); für B l a u Bleu de Lyon; für G r ü n Anilingrün oder Mischungen aus Blau und Gelb; für B r a u n Bismarckbraun; für V i o l e t t Methylviolett usw. Man hat nur zu beachten, daß man mit dem Zusatz des Farbstoffes vorsichtig sein muß, damit der Lack nicht zu stark gefärbt wird. Für sehr zarte Farbtöne muß ein möglichst farbloser Grundlack angewendet werden, bei dunklen ist dies nicht notwendig.

Goldkäfer-Lack.

a) Sandarak 200,0   venezianischer Terpentin . 50,0
Spiritus 750,0   Fuchsin 70,0
oder wenn Kupferglanz gewünscht,   Bleu de Lyon . . . . . 70,0.

Man stellt zuerst aus dem Spiritus und Harz den Lack her, füllt mit der klaren Lösung eine Kochflasche nur zur Hälfte an, schüttet in diese das Fuchsin oder Bleu de Lyon und erwärmt u n t e r ö f t e r e m U m s c h w e n k e n v o r s i c h t i g (s. unter b) so lange, bis aller Teerfarbstoff gelöst ist.

Der venezianische Terpentin ist hier als Erweichungsmittel unbedingt nötig, da Sandaraklacke sonst ziemlich spröde sind, also leicht abspringen.

b) Schellack 200,0   Spiritus . . . . 700,0.

In der filtrierten Schellacklösung löst man nun wie bei a).

Fuchsin 70,0   Methylviolett 35.0
Benzoesäure . . . . 35,0.

Das Ganze muß einige Minuten im Sieden erhalten werden.

Bei der Herstellung des Lackes nach diesen beiden Vorschriften ist die g r o ß e F e u e r g e f a h r n i c h t a u ß e r a c h t z u l a s s e n, man a r b e i t e t n i e m a l s ü b e r f r e i e m F e u e r, s o n d e r n v e r w e n d e t s t e t s e i n W a s s e r b a d o d e r S a n d b a d.

c) Nach Fehr:
Jodviolett 160,0   brauner Spirituslack . . 840,0.

Zuerst wird das Jodviolett in einem Mörser mit so viel Lack, daß ein dünner Brei entsteht, ½—1 Stunde verrieben, indem man den verdunstenden Lack zuweilen ersetzt. Nachdem alles sehr fein gerieben, verdünnt man weiter mit Lack, bringt den Brei in eine Flasche und fügt noch so viel Lack hinzu, daß das Ganze 1000,0 beträgt.

Dieser Goldkäferlack enthält mehr Farbstoff, als er zu lösen vermag, er setzt daher ab und muß vor dem Gebrauch stets umgeschüttelt werden.

Goldlack für Metall.

a) Drachenblut   7,5   Elemi   7,5
    Gummigutti   40,0   Sandelholz   20,0
    Mastix   30,0   Sandarak   20,0
    Schellack   30,0   venezianischer Terpentin . 15,0
       Spiritus   850,0.

b) Schellack   100,0   Borsäure   5,0
    Spiritus   895,0   Pikrinsäure (Trinitrophenol)
                          soviel wie nötig.

Man kann auch einen Teil des Schellacks durch Akaroidharz ersetzen und dafür das Trinitrophenol fortlassen. Akaroidharz wird seiner bis dunkelroten Farbe wegen gern bei Spirituslacken verwendet, die sonst mit Teerfarbstoffen aufgefärbt werden müssen.

Akaroidharzlösung stellt man her aus
    Akaroidharz   50,0   Spiritus   49,0
       Rizinusöl   1,0.

c) Englischer:
    Körnerlack   333,0   Spiritus   667,0.
    Mit Drachenblut oder Gummigutt zu färben.

d) Sandarak   90,0   Manilakopal   35,0
    Stocklack   20,0   Kurkuma   5,0
    Gummigutt   10,0   Spiritus   850,0.

e) Holländischer:
    Körnerlack   330,0   Drachenblut   40,0
    Katechu   3,0   Spiritus   630,0.

f) Schellack   120,0   Sandarak   60,0
    Gummigutt   30,0   Aloe   10,0
    Mastix   30,0   venezianischer Terpentin . 30,0
       Spiritus   740,0.

g) Schellack   80,0   Sandarak   40,0
    Gummigutt   20,0   Sandelholz   5,0
    Drachenblut   5,0   venezianischer Terpentin . 10,0
       Spiritus   850,0.

h) Heller Spirituslack   1000,0   Borsäure   5,0
    Pikrinsäure(Trinitrophenol) 25,0   Drachenblut   10,0.
    Alle Goldlacke müssen völlig klar filtriert werden.

Goldleistenlack. Nach Andres.

a) Schellack   175,0   Sandarak   75,0
    Gummigutt   30,0   Sandelholz   30,0
    venezianischer Terpentin . 20,0   Spiritus   730,0.

b) Schellack   175,0   Sandarak   30,0
    Mastix   25,0   Gummigutt   30,0
    Drachenblut   6,0   venezianischer Terpentin . 10,0
       Spiritus   724,0.

Harzlack.

Kolophonium   350,0   venezianischer Terpentin . 50,0
       Spiritus   600,0.

Holzlack, roter.

Sandarak   100,0   venezianischer Terpentin . 60,0
Mastix   25,0   Drachenblut   15,0
Schellack   50,0   Spiritus   750,0.

Strohhutlack, Hutlack.

a) Schellack 150,0   Kolophonium 250,0
          Spiritus . . . . 600,0.
    Je nach der gewünschten Farbe, schwarzer, brauner, blauer usw. Teer-
farbstoff 15,0.

b) Weißer Schellack 120,0   Glyzerin 20,0
    helles Kolophonium . . . 160,0   Spiritus . . . . 700,0.

c) Heller Manilakopal . . . 300,0   Kampfer 5,0
    Sandarak 50,0   Rizinusöl 5,0
    venezianischer Terpentin . 30,0   Spiritus . . . . 610,0.

d) Schellack 200,0   Kampfer 5,0
    Sandarak 70,0   Rizinusöl 5,0
    venezianischer Terpentin . 20,0   Spiritus . . . . . . 700,0.

Hutlack, matt. Strohhutlack, matt.

a) Strohhutlack 1000,0   Naphthalinpulver 10,0
          Borsäure . . . . 30,0.
Oder man fügt dem Strohhutlack, wie auf S. 412 angegeben, etwas Salmiakgeist
hinzu.

b) Heller Manilakopal . . . 180,0   Spiritus 455,0
    Sandarak 145,0   Terpentinöl 160,0
    venezianischer Terpentin . 15,0   Benzin . . . . 45,0.

Instrumentenlack. Geigenlack. Violinlack.

a) Sandarak 175,0   Mastix 100,0
    venezianischer Terpentin . 120,0   Spiritus . . . . 605,0.

b) Nach Winkler:
    Sandarak 120,0   Körnerlack 60,0
    Mastix 60,0   Benzoe 60,0
    venezianischer Terpentin . 60,0   Spiritus . . . . . . 700,0.
    Die Instrumentenlacke werden vielfach mit Tinkturen aus Drachenblut oder
Gummigutt gelb oder gelbrötlich gefärbt.

c) Sandarak 90,0   Drachenblut 15,0
    Mastix 125,0   Rizinusöl 25,0
    Elemi 30,0   Terpentinöl 30,0
          Spiritus . . . . 685,0.

Juchtenlack.

Lederlack (siehe diesen) . 990,0   Birkenteeröl . . . . . 10,0.

Kammacherlack.

a) Schellack 200,0   Mastix 20,0
    venezianischer Terpentin . 10,0   Spiritus . . . . . . 770,0.

b) Schellack 150,0   Dammarharz 180,0
          Spiritus . . . . 670,0.

Klempnerlack.

Körnerlack 125,0   Sandarak 60,0
venezianischer Terpentin . 40,0   Spiritus . . . . . . 775,0.

Konditorlack. Zuckerbäckerlack. Marzipanlack. Schokoladenlack.

a) Sandarak 125,0   venezianischer Terpentin . 10,0
    Benzoe Sumatra . . . 125,0   Spiritus . . . . 740,0.

b) Benzoe Sumatra 200,0   Perubalsam 5,0
          Spiritus . . . . 800,0.

c) Benzoe Sumatra . . . 150,0   Vanillin 1,0
    Schellack 50,0   Spiritus . . . . . . 800,0.

Kopal-Lack, englischer, mit Spiritus hergestellt. Tennisschlägerlack

a) Kopal 250,0   venezianischer Terpentin . 120,0
werden in einem neuen irdenen Gefäß über g e l i n d e m Kohlenfeuer g a n z
v o r s i c h t i g geschmolzen. Sobald die Schmelzung erfolgt ist, gießt man
die Masse auf einen Stein aus, pulvert nach dem Erkalten und löst unter
Anwendung der e r f o r d e r l i c h e n V o r s i c h t unter Erwärmen das erhaltene Pulver in Spiritus 1000,0.

b) Nach Winkler:
Gepulverter Kopal . . . 120,0   geringwertiges Lavendelöl 250,0
     Kampfer 6,0
werden im Sandbad in einem Glaskolben unter Anwendung der e r f o r -
d e r l i c h e n V o r s i c h t so lange erwärmt, bis die Auflösung erfolgt ist.
Nun fügt man Spiritus 750,0 hinzu, erwärmt noch eine Zeitlang, läßt absetzen und filtriert.
    Für diese Vorschrift eignet sich Kaurikopal sehr gut, und das Lavendelöl
kann durch Terpentinöl ersetzt werden.

c) Gepulverter Kopal . . . 180,0   Kampfer 25,0
     Spiritus . . . . 800,0.
    Das Ganze wird in einem Glaskolben unter Anwendung der e r f o r d e r -
l i c h e n V o r s i c h t im Sandbad unter öfterem Umschwenken erwärmt,
bis völlige Lösung eingetreten ist.

Werden für die weingeistigen Kopallacke afrikanische Kopale verwen-
det, so tut man gut, die Pulverung nach vorhergegangener Schmelzung vor-
zunehmen. Das erhaltene Pulver wird dann dünn ausgebreitet und einige
Wochen hindurch der Einwirkung von Licht und Luft ausgesetzt. Auf diese
Weise vorbereiteter Kopal löst sich verhältnismäßig leicht und gut in
Spiritus.

Für T e n n i s s c h l ä g e r l a c k e werden auch gern Schellacke und Zelluloselacke angewendet.

d) Schellack 150,0   venezianischer Terpentin . 25,0
   Sandarak 150,0   Benzoe Sumatra 10,0
     Spiritus . . . . 665,0.

e) Schellack 150,0   weiches Elemi 25,0
   Sandarak 150,0   Spiritus . . . . 675,0.

f) Kollodiumwolle 150,0   Benzol 250,0
   Äthylazetat 150,0   Spiritus 250,0
   Butylazetat 100,0   Standöl . . . . 100,0.

g) Zelluloidabfälle 80,0   Azeton 200,0
   Amylazetat 670,0   vergällter Spiritus . . . 50,0.
   Darstellung siehe S. 414 und 415 Zaponlack.

Korbmacherlack.

Schellack 200,0   Kolophonium 100,0
venezianischer Terpentin . 60,0   Spiritus . . . . 640,0.

Kunstharz-Lack.

a) Albertol (K₆S, K₆S₁, K₆S₂, von denen K₆S das
     härteste und hellste ist) 30,0
     Spiritus . . . . 70,0.
    Das Albertol löst sich leicht und klar im Spiritus auf. Der Lack ist sehr
haltbar.

b) Bakelit . . . . . . 30,0—35,0   Spiritus . . . . . 70,0—65,0.
    Der Bakelitlack muß bei einer Wärme von 120° getrocknet werden, gibt
dann aber einen sehr harten Überzug, eignet sich auch gut als T a u c h l a c k.

Kupferstichlack.

a) Sandarak 240,0   Mastix 100,0
   venezianischer Terpentin . 15,0   Spiritus . . . . 645,0.

b) Sandarak 250,0   Mastix 40,0
   venezianischer Terpentin . 75,0   Spiritus . . . . 635,0.

c) Nach Andres:
   Weißer Schellack . . . . 60,0·   Sandarak 60,0
   Mastix 25,0   Kampfer 25,0
   Spiritus . . . . 830,0.

Es sei an dieser Stelle eines Verfahrens gedacht, um **Kupferstiche** u. a. m. **gegen Nässe unempfindlich zu machen**. Andres beschreibt dieses Verfahren folgendermaßen: Wenn es sich darum handelt, Kupferstiche, Landkarten, überhaupt Papier mit 'einer gegen das Wasser unempfindlichen Schicht, die aber stets biegsam bleibt, zu überziehen, so verfährt man auf folgende Weise: Man bereitet aus feinem Vergolderleim eine Lösung in Wasser, die auf 1 Liter Wasser 50,0 Leim enthält, übergießt die Papierfläche mit der warmen Lösung und läßt das Papier vollkommen trocken werden. Nach dem Trocknen legt man das Papier in eine Lösung von 10 T. Aluminiumazetat, läßt es darin durch 1 Stunde liegen, wäscht das Papier ab, trocknet und glättet es. Es hat sich dann auf dem Papier ein Überzug aus Aluminiumhydroxyd und Leim gebildet, und das Papier ist hierdurch demselben Vorgang unterworfen worden, den man als Weißgerberei bezeichnet. Solches Papier kann mit einem feuchten Schwamme gewaschen werden, ohne Schaden zu nehmen.

Leder-Luft-Militär-Lack. Lederglanzlack, schwarzer.

a) Schellack 200,0   Kolophonium 100,0
   Benzoe 30,0   venezianischer Terpentin . 20,0
   Rizinusöl 5,0   Nigrosin 15,0
   Spiritus . . . . 645,0.

b) Schellack 100,0   Sandarak 50,0
   Kolophonium 25,0   venezianischer Terpentin . 25,0
   Terpentinöl . . . . . 25,0·   Spiritus 775,0
   Nigrosin 15,0

c) Nach Fehr:
   Rubinschellack 275,0   Kolophonium 40,0
   venezianischer Terpentin . 125,0   Spiritus 560,0
   Ruß 25,0

d) Nach Seifenfabrik:
   Es werden Schellack . . 200,0   in Spiritus gelöst 800,0
   andererseits
   venezianische Seife . . . 25,0   in Spiritus 320,0
   und Glyzerin . . . . . . 40,0.
   Dann werden beide Lösungen gemischt und mit Nigrosin schwarz gefärbt.

Mastixlack, englischer.

a) Mastix 200,0   Sandarak 125,0
   venezianischer Terpentin . 30,0   Spiritus . . . . 645,0.

b) **Geringwertiger:**
   Mastix . . . . 100,0·   Sandarak 200,0
   venezianischer Terpentin . 20,0   Spiritus . . . . 680,0.

Mattgrund für Goldrahmen.

Gebleichter Schellack . . 100,0   Kreide 100,0
   Spiritus . . . . 800,0.
Dieser Lack wird dargestellt, daß man zuerst die Lösung des Schellacks in so wenig wie möglich Spiritus herbeiführt, die Lösung rasch mit der Kreide

zu einem Teige verreibt und allmählich den Rest des Spiritus hinzufügt. Erscheint der Lack nach dem Eintrocknen einer Probe glänzend, so fügt man etwas Kreide und Spiritus hinzu; ist er jedoch zu matt, so hat man etwas dicke Schellacklösung beizumischen.

(Spiritus-)Mattlack. Dull lac. Dull varnish. Matteine. Mattine.

a) Nach Rebs:

Schellack 240,0

werden gelöst in

Spiritus 400,0

und filtriert. Andererseits löst man

| Borsäure . . . . . . | 40,0 | Naphthalin . . . . | 10,0 |
| Lackschwarz . . . . . | 20,0 | in Spiritus . . . . . . | 400,0. |

Nun mischt man die beiden Lösungen und fügt

Rebenschwarz 30,0

hinzu.

Wünscht man den Lack noch matter, so muß man mehr Borsäure und Naphthalin hinzusetzen, oder man fügt Salmiakgeist hinzu.

Den Schellack kann man in dieser und den übrigen Vorschriften zum Teil durch Kunstharze, z. B. A l b e r t o l - B l ä t t e r - S c h e l l a c k ersetzen, nur darf dann niemals ein Zusatz von Leinöl gegeben werden.

Um den matten Glanz zu erzielen, kann auch die Borsäure-Naphthalinlösung fortgelassen und dafür eine Zelluloidlösung verwendet werden, die man durch Auflösen von Zelluloid in einem Gemische von Spiritus und Toluol zu gleichen Teilen erhält.

b) Schellack	250,0	weißes Wachs	30,0
venezianischer Terpentin .	15,0	Nigrosin	25,0
Spiritus	1000,0.		

c) Nach Jordan:

| Man läßt | fein zerschnittenen Kautschuk . . | 2,0 |
| in | Terpentinöl . . . . | 20,0 |

aufquellen und fügt unter gelinder Erwärmung noch

Terpentinöl 20,0

hinzu. Die erhaltene Flüssigkeit mischt man mit

| Leinölfirnis . . . . . . | 40,0 | harzsaurem Mangan . . . | 20,0 |

und erhitzt darauf vorsichtig auf 120°.

Andererseits löst man

Schellack . . . . . . 280,0 in Spiritus . . . . 420,0.

vereinigt beide Flüssigkeiten unter Anwendung der nötigen Vorsicht unter Erwärmen auf 80° und fügt

gebleichtes Leinöl . . . . 225,0 und Kopaivabalsam 45,0

hinzu. Um den Mattlack schwarz zu erhalten, mischt man

Rebenschwarz . . . . 50,0 zu.

| d) Schellack . . . . | 300,0 | Spiritus . . . . | 500,0 |
| Äther . . . . | 200,0. | | |

e) E i n f a c h :

| Schellack . . . . . . | 75,0 | Spiritus . . . . | 800,0 |
| Ruß . . . . | 50,0. | | |

M i t K u n s t s c h e l l a c k :

f) Wackerschellack (Kunstschellack von der A.-G. f. elektro-
chemische Industrie in München . 334,0
Leinöl 10,0
Spiritus . . . . 650,0.

g) Albertolschellack . . . 334,0   gelbes Bienenwachs . . . 10,0
Spiritus . . . . 650,0.
Man erwärmt die Albertolschellack-Spirituslösung vorsichtig im Wasserbade und setzt das geschmolzene Bienenwachs unter kräftigem Schütteln
hinzu (matte Grundierlacke). Das Bienenwachs kann bis zur Hälfte
durch Ozokerit ersetzt werden.

Messinglack.

Körnerlack 35,0   Schellack 60,0
venezianischer Terpentin . 10,0   Spiritus . . . . 900,0.

Modellack.

Schellack 150,0   Manilakopal 100,0
Terpentinöl 30,0   Spiritus . . . . 720,0.
Beim Gebrauch wird der Modellack mit Pariser Mennig oder Englischrot,
oder einem Zinnoberersatz, der mit einem spirituslöslichen Teerfarbstoff hergestellt ist, angerührt. Kunstharzzusätze eignen sich für Modellacke nicht.

Möbellack. (Siehe auch Petersburger Möbellack.)

a) Sandarak 250,0   Mastix 80,0
venezianischer Terpentin . 40,0   Spiritus . . . . 630,0.
b) Holländischer:
Sandarak 110,0   Schellack 35,0
Kolophonium 70,0   venezianischer Terpentin . 70,0
Spiritus . . . . 715,0.

Ofenlack.

Schellack 120,0   Manilakopal 140,0
Kolophonium 120,0   Gallipot 20,0
Benzoe 20,0   Spiritus 600,0
Nigrosin 15,0   Anilinblau spritlöslich . . 2,0.
Das Kolophonium kann zum Teil durch Akaroidharz ersetzt werden.
Eiserne Öfen, die stark erhitzt werden, können auch einen Anstrich von
Silikatfarben erhalten, solche Anstriche riechen nicht unangenehm.

Pariser Holzlack. Streichpolitur.

a) Gebleichter Schellack . . 125,0   Sandarak 125,0
venezianischer Terpentin . 60,0   Mastix 30,0
Gallipot 60,0   Lavendelöl 10,0
Kampfer 10,0   Spiritus . . . . 580,0.
Um schwerlöslichen gebleichten Schellack leichtlöslich zu machen, s. S. 425.

b) Sandarak 60,0   Mastix 15,0
Elemi 15,0   venezianischer Terpentin . 30,0
Schellack 225,0   Lavendelöl 25,0
Spiritus . . . . 630,0.
Der Schellack kann zum Teil durch Kunstharze, z. B. Albertol-Schellack oder
Wackerschellack ersetzt werden.

Petersburger Bildhauerlack. Petersburger Möbellack.

a) Heller Manilakopal . . . 200,0   Sandarak 130,0
Äther 50,0   Terpentinöl 200,0
venezianischer Terpentin . 15,0   Spiritus . . . . 405,0.
b) Sandarak 200,0   Gallipot 50,0
gebleichter Schellack . . 100,0   Benzoe 20,0
Kampfer 10,0   Äther 30,0
Spiritus . . . . 580,0.
Um schwerlöslichen gebleichten Schellack leichtlöslich zu machen, s. S. 425.

c) Sandarak 140,0   Schellack 184,0
    venezianischer Terpentin .   20,0   Kampfer   8,0
    Lavendelöl   8,0   Spiritus . . . . 640,0.

Den Schellack kann man zum Teil durch Kunstharze, wie Albertol-Schellack oder Wackerschellack ersetzen.

Riemerlack.

Schellack 150,0   Sandarak   35,0
Kolophonium   35,0   venezianischer Terpentin .   35,0
Spiritus 730,0   Nigrosin . . . .   15,0.

Rohrstuhllack, um die Sitze aufzufrischen.

Farbloser Spirituslack . . 1000,0   venezianischer Terpentin .   30,0
Chromgelb   100,0   Chromorange 100,0
           Bleiweiß . . . . 500,0.

Sandaraklack.

a) Sandarak 250,0   venezianischer Terpentin .   20,0
    Terpentinöl   20,0   Spiritus 710,0

b) Sandarak 225,0   venezianischer Terpentin .   75,0
           Spiritus . . . . 700,0.

c) Sandarak 200,0   venezianischer Terpentin .   50,0
           Spiritus . . . . 750,0.

d) Englischer Vergolderfirnis:

Sandarak   80,0   Mastix   40,0
heller Manilakopal . . .   80,0   Lavendelöl 150,0
           Spiritus . . . . 650,0.

Schreiblack für Plakatmalerei. (Siehe auch Lederglanzlack, schwarzer, Vorschrift a und b, und Tinte für Lackschrift.)

a) Kopal   20,0   Nigrosin   2,0
    Elemi   8,0   Spiritus . . . .   70,0.

b) Rubinschellack   18,0   Spiritus   72,0
    venezianischer Terpentin .   8,0   Nigrosin . . . .   2,0.

Lacke nach diesen Vorschriften bereitet, haben Glanz; um sie matt zu machen, fügt man etwa 5% feinen Ruß hinzu, der mit etwas Lack gut angerieben ist, und außerdem etwa 2—4% Terpentinöl.

Dachpappen-Lack für teerfreie Dachpappen.

    Kolophonium, amerikanisches, mittelhell   340,0
    Anthrazenöl 190,0
    Schwerbenzin 110,0
    Erdfarbe, rot oder grün, etwa . . . . . 360,0.

Man schmilzt Kolophonium im Wasserbade, rührt Anthrazenöl darunter, entfernt die Masse vom Feuer, geht damit ins Freie, mischt Schwerbenzin und schließlich die Erdfarbe darunter. Da die Herstellung feuergefährlich ist, muß größte Vorsicht beobachtet werden.

Universallack, biegsamer.

a) Sandarak 120,0   Mastix   60,0
    Kolophonium   60,0   Kampfer   30,0
           Spiritus . . . . 730,0.

b) Hart:

Sandarak 160,0   Mastix   80,0
Kolophonium   80,0   Spiritus . . . . 680,0.

Terpentin- und Benzinlacke.

Asphaltlack.

Die Bereitung des Asphaltlackes ist ziemlich einfach. Der Asphalt wird in einem Kessel unter Zusatz von ein wenig Terpentinöl und unter beständigem Umrühren im Sandbade geschmolzen, und, damit der Lack recht hart wird, längere Zeit im Fluß erhalten und dann erst wird, unter Anwendung der nötigen Vorsicht, das vorher im Wasserbad erwärmte Terpentinöl oder das erwärmte Gemisch von Terpentinöl und z. B. Tetralin hinzugefügt.

Man rechnet auf 1 T. Asphalt, je nach der gewünschten Dicke, 1—2 T. Terpentinöl bzw. Ersatzgemisch. Weitaus am glänzendsten werden die Lacke mit syrischem Asphalt, der aber wenig im Handel ist, jedoch hat die Farbe fast immer einen Stich ins Braune. Diesem Übelstande kann abgeholfen werden, wenn man etwa 10—20% Steinkohlenpech, den festen Rückstand bei der Steinkohlenteerdestillation hinzufügt. Der Lack erhält dadurch eine tiefschwarze Farbe.

Wird amerikanischer Asphalt verarbeitet, so hat man betreffs der Menge des zu verwendenden Terpentinöls darauf Rücksicht zu nehmen, daß diese Asphaltsorte, abgesehen von gutem Gilsonit, mitunter erdige Bestandteile beigemischt enthält. Man bestimmt am besten durch einen Vorversuch die Menge der erdigen Bestandteile, um diese von dem Gewichte des Asphalts abziehen zu können. Lack aus derartig unreinem Asphalt muß längere Zeit an warmem Orte lagern, damit die Unreinigkeiten sich absetzen können.

Vielfach werden auch statt des teureren Terpentinöles Pinolin oder auch Steinkohlenteeröle und selbst Petroleum verwendet. Für einen ganz billigen Petroleum-Kunst-Asphaltlack, der sich aber dennoch gut hält, dient folgende Vorschrift:

Steinkohlenpech 250,0   Kolophonium 60,0
        Petroleum . . . . 690,0.

Im übrigen siehe S. 412 und S. 418.

Ersatzstoffe für Asphalt, wie Stearinpech und Wollfettpech, geben sehr brauchbare Lacke, nur müssen sie bei einer Temperatur von 150° und höher getrocknet werden. Das Mischungsverhältnis ist das gleiche wie beim Asphaltlack.

Buchbinderlack aus Kopal.

Manilakopal 375,0   Lavendelöl 90,0
Spiritus 90,0   Terpentinöl bzw. Ersatzgemisch 450,0.

Dammarlack.

Bei der Bereitung der Dammarlacke (s. auch S. 417) ist vor allem darauf Rücksicht zu nehmen, daß beim Schmelzen des Harzes und dem nachfolgenden Terpentinölzusatz ein ziemlich starkes Aufschäumen stattfindet. Es ist also eine gewisse Feuergefahr damit verbunden, und man tut gut, die ganze Arbeit nicht in einem geschlossenen Raume vorzunehmen. (Vgl. Lacke S. 408, § 368, Abs. 8 des Strafgesetzbuches.) Eine Bereitung des Lackes ohne Schmelzung des Harzes ist nur möglich, wenn völlig klare, d. h. wasserfreie Stücke von Dammarharz zu Gebote stehen. Man kann diese aus größeren Mengen aussuchen, wenn man die Oberfläche der Harzstücke mit Benzin abspült. Der weiße pulverige Überzug löst sich, und die Stücke erscheinen durchsichtig. Die weitaus größte Menge des Dammarharzes erscheint aber infolge eines Wassergehaltes wolkig trübe, und derartige Stücke geben, wenn das Wasser nicht durch die Schmelzung entfernt wird, einen getrübten, nicht blanken Lack, der weit schwerer trocknet. Da aber durch die Schmelzung sehr leicht ein Dunkelwerden des Lackes eintritt, so tut man gut, das Harz fein zu pulvern und in diesem Zustande stark auszutrocknen.

Man verfährt bei der Bereitung des Lackes in folgender Weise: Zuerst wird in einem blanken Metallgefäße das gepulverte Dammarharz, dem man mitunter auch sehr helles (W. W.) Kolophonium zusetzt, mit so viel Terpentinöl ange-

28*

rührt, daß ein dicker Brei entsteht. Dieser wird nun bei mäßiger Wärme und unter beständigem Umrühren zum Schmelzen gebracht und in diesem Zustande so lange erhalten, bis das Schäumen völlig aufhört. Dann wird das Gefäß sofort aus dem Wasserbade genommen und das vorsichtig erwärmte Terpentinöl bzw. das erwärmte Gemisch von Terpentinöl und Tetralin oder Dekalin oder Benzol nach und nach, aber so rasch wie möglich, zugesetzt. Auch hierbei findet gewöhnlich ein nochmaliges Aufschäumen statt, da auch das Terpentinöl selten ganz wasserfrei ist.

Die Menge des anzuwendenden Terpentinöles bzw. des Ersatzgemisches ist auf 1 T. Dammarharz 1—2 T. Terpentinöl.

Handelt es sich darum, den Dammarlack gegen Hitze beständig zu machen, fügt man einige Prozent helles bleifreies Standöl oder etwas Dicköl hinzu.

Der Dammarlack dient auch zur Herstellung von Emaillelack, Weiß - lack. Man reibt Zinkweiß oder Lithopone unter Hinzufügung von etwas Ultramarinblau mit Standöl an, fügt Dammarlack hinzu und treibt durch die Farbmühle. Verwendet man anstatt des Terpentinöles ein Gemisch von Terpentinöl und Tetralin oder Dekalin, tut man gut, nicht nur Zinkoxyd, sondern ein Gemisch von Zinkoxyd und Lithopone anzuwenden und den Dammarharzgehalt nicht zu groß zu nehmen. Anderseits werden Emaillelacke oder Weißlacke auch aus Kunstkopallacken, den Albertolkopallacken oder den Alkydharzen hergestellt, sie sind den aus Damarlacken hergestellten Emaille- oder Weißlacken gleichzustellen, an Trockenkraft aber überlegen. Die besten Sorten haben ein hochglänzendes Weiß, geringere zeigen ein elfenbeinfarbenes Aussehen, herrührend von der Herstellung mancher Albertole.

Vielfach aber enthalten die Emaillelacke oder Weißlacke überhaupt kein Dammarharz oder Kunstharz, sondern bestehen nur aus einem Farbkörper, Leinölstandöl, Holzölstandöl, Kobaltsikkativ und einem Lösungsmittel, wie Terpentinölersatz, Lackbenzin. Der Farbkörper wird mit einer kleinen Menge Leinölstandöl zu einer dicken Paste angerührt, durch Walzenmühlen so oft durchgetrieben, bis die Farbkörper ganz verteilt ist, darauf mit der erforderlichen Menge Standöl, Terpentinölersatz und Sikkativ verdünnt und bis zur Gleichmäßigkeit verrührt. Nach einigen Tagen siebt man den Weißlack durch Drahtsiebe und füllt ab.

Während bei Überzugsweißlacken nur Zinkweiß als Farbkörper verwendet wird, ist bei Vorstrichweißlacken das Zinkweiß mit Lithopone oder Titanweiß vermischt und statt des reinen Leinölstandöles ein Gemisch von Leinölstandöl und Holzöl gewöhnlich zu gleichen Teilen zu verwenden.

a) Zinkweiß 500,0   Terpentinölersatz 70,0
   Leinölstandöl 400,0   Kobaltsikkativ . . . . . 30,0.

b) Zinkweiß 450,0   Terpentinölersatz . . . 90,0
   Leinölstandöl 400,0   Kobaltsikkativ . . . . . 60,0.

c) Albertol-Klarlack:
   Albertol-III-L extrahell . 100,0   Kobaltsikkativ 5,0
   Leinölstandöl 150,0   Albertol-Verdünnungsmittel 200,0.

Um Albertolweißlack zu erhalten, verarbeitet man 1 Teil Zinkweiß mit 2 Teilen Albertolklarlack.

d) Alkydharzweißlacke, sog. synthetische Emaille stellt man aus Alkydharz, z. B. Beckosol, Terpentinersatzmittel, einem besonderen Ester, der als G.B. bezeichnet wird, einem Gemisch von Kobalt- und Mangansikkativ und Zinkweiß oder einem Gemisch von Zinkweiß und Titanweiß her.

Dammarlack für Blech- und Holzarbeiten.

Dammarharz 450,0   venezianischer Terpentin . 25,0
    Terpentinöl oder Ersatzgemisch 500,0—1000,0.
Bereitung wie oben.

Eisenlack mit Schwefel. Nach Andres. **Schwarze Eisenpolitur.**

Schwefel 100,0   Terpentinöl . . . . . . 900,0.

Der Schwefel und das Terpentinöl werden so lange am besten in einem Glaskolben, der höchstens ⅓ gefüllt ist, im Sandbad unter Beobachtung der größten Vorsicht gekocht, bis aller Schwefel gelöst ist. (Vgl. Lacke S. 408, § 368, Abs. 8 des Strafgesetzbuches.)

Blanke Eisenteile mit einem solchen Lacke dünn bestrichen, erhalten einen braunen Überzug, der nach vorsichtigem Erhitzen z. B. über einer Spiritusflamme durch die Bildung von Schwefeleisen tiefschwarz und glänzend wird.

Goldlack.

a) Schellack 140,0   Sandarak 80,0
   Aloe 80,0   venezianischer Terpentin . 20,0
                Terpentinöl . . . . 700,0.

Schellack, Sandarak und Aloe werden fein gepulvert, dann allmählich unter beständigem Umrühren zu dem in einem Glaskolben erhitzten Terpentinöl eingerührt, und das Ganze bis zur völligen Lösung erhitzt. Bei dieser Herstellung ist selbstverständlich die größte Vorsicht der Feuergefährlichkeit halber zu beobachten. Man erhitzt nur im Sandbade. Auch das Umrühren muß sehr sorgfältig geschehen, daß der Glaskolben nicht entzweigestoßen wird. Das Terpentinöl kann teilweise durch Tetralin, Dekalin oder ähnliche Lösungsmittel ersetzt werden.
(Vgl. Lacke S. 408, § 368, Abs. 8 des Strafgesetzbuches.)

b) Für Leder und Metall:
   Körnerlack 80,0   Sandarak 120,0
   venezianischer Terpentin . 75,0   Gummigutt 25,0
                Terpentinöl oder Ersatzgemisch . 680,0.
   Bereitung wie oben.

c) Holländischer:
   Mastix 200,0   Sandarak 200,0
   Kolophonium 50,0   Aloe 200,0
   venezianischer Terpentin . 20,0   Terpentinöl od. Ersatzgemisch 430,0.

Dieser Lack eignet sich vorzüglich Zinn oder unechtem Blattsilber ein goldartiges Aussehen zu geben. Er wird zu diesem Zwecke heiß und sehr dünn aufgetragen.
   Bereitung wie oben.

Harzlack.

a) Gallipot 450,0   Terpentinöl od. Ersatzgemisch 550,0.

Das Harz wird in einem Kessel im Sandbade vorsichtig bis zum ruhigen Fließen geschmolzen, der Kessel aus dem Sandbade genommen und das im Wasserbad oder Sandbad erwärmte Terpentinöl oder Ersatzgemisch fern von Feuer hinzugefügt.

b) Kolophonium 200,0   venezianischer Terpentin . 100,0
                Terpentinöl oder Ersatzgemisch . 700,0.

Will man den Lack recht hell haben, muß helles Kolophonium ausgesucht werden. Harzlacke sind stets geringwertige Lacke.

Hartharzlacke werden aus gehärtetem Kolophonium hergestellt, dem man 75% Leinöl, die erforderliche Menge Mangansikkativ und Terpentinöl zusetzt.

Man härtet Kolophonium dadurch, daß man es bei 100° schmilzt, allmählich unter beständigem Umrühren 10% des Kolophoniumgewichts trockenes Kalziumhydroxyd hinzufügt und eine Zeitlang bei etwa 175° zusammenschmilzt. Für Kalziumhydroxyd kann auch Zinkhydroxyd oder Bariumhydroxyd genommen werden. (Siehe auch Fußbodenharttrockenöl S. 445.)

Hutglanz.

Unter diesem Namen wird bei der Herstellung von Hüten vielfach eine Flüssigkeit angewendet, die zum Glätten und Glänzendmachen der Filzhüte benutzt wird, indem man sie mit einer Bürste strichweise auf den Hut aufträgt. Sie besteht aus

Karnaubawachs bzw. Kunstwachs O 1,0   Benzin . . . . 1000,0.

Kopallack.

a) Afrikanischer Kopal . . . 250,0   Terpentinöl od. Ersatzgemisch 750,0.

Der Kopal wird zuerst zerstoßen, dann in einem neuen irdenen Gefäß über gelindem Feuer v o r s i c h t i g geschmolzen, dann wird das Gefäß vom Feuer genommen und das im Wasserbade erwärmte Terpentinöl nach und nach hinzugefügt. (Vgl. Lacke S. 408, § 368.)

b) Weißer Kaurikopal . . . 500,0   Kopaivabalsam 120,0
     Terpentinöl oder Ersatzgemisch . 400,0.
Bereitung wie bei dem vorigen.

c) G o l d f a r b i g, f ü r p h y s i k a l i s c h e I n s t r u m e n t e:
Afrikanischer Kopal . . 125,0   Lavendelöl 250,0
     Terpentinöl oder Ersatzgemisch . 750,0.

Recht heller afrikanischer Kopal wird zerstoßen, dann wird in einem Glaskolben Lavendelöl im Sandbad unter Anwendung der nötigen Vorsichtsmaßregeln (vgl. Lacke S. 408, § 368, Abs. 8 des Strafgesetzbuches) erwärmt und der Kopal ganz allmählich eingetragen. Nach erfolgter Lösung fügt man Terpentinöl oder Ersatzgemisch hinzu und filtriert nach dem Erkalten.

Lederglanzlack.

Steinkohlenpech 200,0   venezianischer Terpentin . 30,0
     Terpentinöl oder Ersatzgemisch . 770,0.

Mastixlack. Bilderlack.

a) Mastix 200,0   Terpentinöl od. Ersatzgemisch 800,0.

b) Mastix 250,0   Kampfer 10,0
venezianischer Terpentin . 80,0   Terpentinöl od. Ersatzgemisch 660,0.

c) H o l l ä n d i s c h e r. F ü r f e i n e Ö l m a l e r e i:
Mastix 200,0   venezianischer Terpentin . . 50,0
Elemi 25,0   Terpentinöl od. Ersatzgemisch 725,0.

d) Nach Dingler. F ü r k o l o r i e r t e L i t h o g r a p h i e n u n d K u p f e r - s t i c h e. I s o c h r o m l a c k:
Mastix 250,0   Terpentinöl od. Ersatzgemisch 750,0
löst man ohne Erwärmen unter häufigem Umschütteln auf. Nach erfolgter Auflösung fügt man venezianischen Terpentin 500,0 hinzu, läßt noch einige Zeit bei mäßiger Wärme stehen und filtriert.

e) E n g l i s c h e r:
Mastix 85,0   Weihrauch 85,0
venezianischer Terpentin . 125,0   Terpentinöl od. Ersatzgemisch 660,0.
Nach erfolgter Auflösung fügt man hinzu:
     Gebleichten und bleifreien Leinölfirnis 40,0.

Sandaraklack.

a) Sandarak 175,0   venezianischer Terpentin . 75,0
     Terpentinöl oder Ersatzgemisch . 750,0.

b) Sandarak 175,0   Gallipot 175,0
     Terpentinöl oder Ersatzgemisch . 650,0.

c) **Biegsamer:**

Sandarak . . . . 200,0 , Kolophonium 50,0
Kautschuklösung 60,0   Terpentinöl od. Ersatzgemisch 690,0.

Die hierzu erforderliche **Kautschuklösung** bereitet man durch
vorsichtiges Erwärmen im Sandbade von 1 T. Kautschuk mit 4 T. Benzin.

Sarglack.

Kolophonium 250,0   Sandarak 50,0
          Terpentinöl oder Ersatzgemisch . 700,0.

Bronzetinktur.

Unter diesem Namen, zuweilen auch unter dem Namen **Bronzier-
lack**, kommen verschiedene Lösungen in den Handel, die zum Befestigen
der unechten Bronzen dienen. Vielfach sind es nur mit irgendeinem Lacke
versetzte Sikkative oder Lösungen von Harzen in Terpentinöl, also völlig
unbrauchbare Bronzetinkturen. Man verlangt von einer Bronzetinktur
rasches Trocknen und möglichst lange Erhaltung des Glanzes der Bronzen.
Dieser letzte Umstand wird nicht erreicht, wenn Harze oder Terpentinöl zur
Bronzetinktur verwendet wurden. Die darin enthaltenen Säuren greifen das
Kupfer in der Bronze an und bedingen ein rasches Blindwerden. Man sollte
daher nur solche Stoffe zur Verwendung bringen, die völig neutral sind. Als
Lösungsmittel entspricht dieser Bedingung das Benzin oder der Tetrachlorkohlenstoff (Benzinoform), als bindender Körper der Kauschuk und einigermaßen ein mit Alkali geschmolzenes Dammarharz. Auch die sog. Lackester, siehe Abhandlung über Esterlacke, als völlig neutrale Verbindungen
sind gut zu verwenden, und man erzielt damit gute Erfolge. Alle mit Benzin
bereiteten Bronzetinkturen haben den Fehler, daß sie zu rasch verdunsten,
daher größere Mengen sich schlecht verarbeiten lassen. Als sehr zweckmäßig erweist sich der Zaponlack, sofern er nicht freie Essigsäure enthält,
ferner der Äthylzelluloselack. Für gröbere Bronzepulver muß eine dick-
flüssigere Bronzetinktur verarbeitet werden.

Es wird besonders darauf aufmerksam gemacht, daß Körperteile von
lebenden Wesen niemals mit Bronze bzw. Bronzetinktur bestrichen werden
dürfen, da infolge Verstopfung der Schweißdrüsen die größten Gesundheitsschädigungen sowie der Tod hervorgerufen werden können, wie ein dadurch
bedingter Todesfall eines Knaben beweist.

Wir geben im nachstehenden einige Mischungsverhältnisse für Bronzetinkturen.

a) Lackester 400,0   Benzin . . . . 600,0.
     Sollte die Flüssigkeit noch etwas zu dick sein, wird mit Benzin verdünnt.

b)   Dammarharz 200,0
      werden fein gepulvert und mit
          kalzinierter Soda 60,0
      vermengt, in einem irdenen Gefäße im Wasser- oder Sandbade geschmolzen
      und längere Zeit im Fluß erhalten, dann ausgegossen, nach dem Erkalten
      gepulvert und in Benzin oder in
          Tetrachlorkohlenstoff 800,0
      gelöst. Die Lösung wird durch Absetzenlassen geklärt.

Oder man entsäuert das Dammarharz, was zur Herstellung haltbarer, nicht grün werdender Bronzefirnisse unbedingt erforderlich ist, nach Stockmeier in folgender Weise:

Fein zerriebenes Dammarharz . . 250,0
werden mit   Petroleumbenzin . . . . 1 Liter
in einer gut zu schließenden, etwa 1½ Liter fassenden Flasche übergossen und durch öfteres Schütteln gelöst. Alsdann gibt man zur Lösung ¼ Liter 10prozentige wässerige Natronlauge und schüttelt während 10 Minuten tüchtig durch. Nach kurzem Stehen haben sich zwei Schichten gebildet, eine obere Benzinharzlösung und eine untere — wässerige —, die die Harzsäuren an Natrium gebunden enthält. Man gießt die Benzinharzlösung ab und schüttelt nochmals anhaltend mit ¼ Liter der 10prozentigen Natronlauge. Hierauf läßt man bis zur völligen Klärung und Trennung der beiden Flüssigkeiten stehen. Die erhaltene Dammarlösung ist vollständig säurefrei, wird jedoch beim Stehen an der Luft durch Aufnahme von Sauerstoff schnell wieder sauer und muß deshalb in gut geschlossenen Gefäßen aufbewahrt werden. Auch hierbei kann für Benzin der Tetrachlorkohlenstoff verwendet werden.

c) Kautschuk wird in möglichst feine Streifen zerschnitten, mit der etwa zehnfachen Menge Benzin übergossen und im geschlossenen Gefäß, unter öfterem Umschütteln so lange beiseite gesetzt, bis eine etwa öldicke Lösung entstanden ist. Mit dieser wird die Bronze angemengt.

d) Zelluloidlack (Zaponlack), der keine freie Essigsäure enthält. Um das zu schnelle Trocknen zu verhindern, gibt man dem Lack einen Zusatz von etwa 5% Rizinusöl, das man in etwa dem doppelten Raumteil Äther gelöst hat.

e) Borax-Schellacklösung . . 75,0   Spiritus (95%) . . . . . 25,0.
Die B o r a x - S c h e l l a c k l ö s u n g wird bereitet, indem man
Borax 25,0   Schellack 150,0
Wasser 1000,0
im Wasserbad auf höchstens 60° C unter öfterem Umrühren so lange erhitzt, bis Lösung erfolgt ist. Diese Borax-Schellacklösung soll aber für Aluminiumbronze nicht verwendet werden.

f) Man löst springhartes, möglichst helles Kumaronharz in einem Gemische von 2 T. Benzol (Steinkohlenbenzin) und 1 T. Benzin (Petroleumbenzin) auf.

g) Für B r o n z e n a u f L e i m f a r b e :
Man löst unter Erwärmung
ungefüllte Schmierseife . . 100,0 in Wasser 2000,0
vollständig auf, fügt
⸱Kasein 200,0
hinzu und läßt abkühlen. Darauf gießt man unter fleißigem Umrühren in dünnem Strahle
Natronlauge (15%) 25,0
hinzu und so viel Wasser, daß sich die jetzt verdickte Masse bequem streichen läßt. Die Bronzetinktur trocknet in 3—4 Stunden und hat hohen Glanz.

h) Oder man vermischt das Bronzepulver mit Zaponlack, der keine freie Essigsäure enthält und erreicht dadurch zugleich, daß die Bronze vor Oxydation geschützt wird.

Vergoldergrund.

Natriumkarbonat 125,0   Wasser 375,0
werden erhitzt und allmählich werden unter fortwährendem Kochen zugesetzt:
Fein pulverisiertes Kolophonium . 250,0.
Nachdem eine klare Lösung erreicht ist, läßt man erkalten und versetzt mit einer Lösung aus
Leim . . . . 40,0 in Wasser 250,0,
worauf man wieder kocht, bis eine klare Lösung entsteht.
Demselben Zwecke dienen die Zelluloseleime; Methylzelluloseleime.

Öllacke. Lackfirnisse.

Die Darstellung der fetten Lacke oder Lackfirnisse haben wir schon in der Einleitung ausführlich besprochen. Ihre Selbstbereitung möchte für den Drogisten in den allerseltensten Fällen lohnend erscheinen; wir geben daher in dem Nachstehenden nur der Vollständigkeit halber die Zusammensetzung einiger der wichtigsten an. Einzelne von den aufgeführten Lacken lassen sich, weil sie nur in kleinen Mengen gebraucht werden, z. B. der Kopal-Schilderlack, jedoch recht gut selbst bereiten. Hinsichtlich der Feuergefährlichkeit und gesetzlichen Bestimmungen siehe Einleitung Lacke S. 408

Es wird besonders darauf hingewiesen, daß die beim Erhitzen der Harze, zumal der Kopale, entstehenden Dämpfe leicht entzündlich sind.

Asphaltlack, fetter. (Siehe S. 412 und S. 418.)

a) Steinkohlenpech 600,0   Leinölfirnis 100,0
Terpentinöl oder Ersatzgemisch . 300,0.

Das Steinkohlenpech (deutscher Asphalt) wird zuerst in einem Kessel im Wasser- oder Sandbade geschmolzen, dann mit dem heißen Leinöl vermischt und schließlich unter Beobachtung großer Vorsicht mit dem Terpentinöl oder Ersatzgemisch verdünnt. Letzteres kann auch ganz oder teilweise durch Steinkohlenteeröl ersetzt werden.

b) Nach Andres:
Steinkohlenpech . . . 400,0   Kolophonium 160,0
werden im Sandbade zusammengeschmolzen und in die geschmolzene Masse eingerührt   Leinölfirnis . . . . 80,0.
Sobald alles wieder in vollem Fluß, fügt man unter Beobachtung großer Vorsicht weiter hinzu:
Terpentinöl od. Ersatzgemisch 180,0   Steinkohlenteeröl . . . . 180,0.

c) Amerikanischer Asphalt . . 175,0   Steinkohlenpech 175,0
Kolophonium 175,0   Leinölfirnis 100,0
Terpentinöl 100,0   Steinkohlenteeröl . . . 100,0
Benzin . . . . 175,0.

Bereitung wie beim vorigen, nur darf das Benzin erst dem fast erkalteten Lacke zugesetzt werden.

Asphaltlack für Leder. Nach Andres.

Zur Darstellung dieses ausgezeichnet schönen Lackes, der auch unter der Benennung schwarzer Militärlack zum Lackieren von Riemen, Patronentaschen usw. verwendet wird, schmilzt man im Sandbade:
Amerikanischen Asphalt . 10,0   Steinkohlenpech 10,0
Kolophonium 10,0   gelbes Wachs 2,0
Paraffin . . . . 2,0.
Zur geschmolzenen Masse werden
guter Leinölfirnis . . . . 40,0 und trockenes Pariserblau . . . 2,0
zugefügt. Unter ununterbrochenem Rühren wird die Flüssigkeit dann so lange erhitzt, bis sie anfängt schwere Dämpfe auszustoßen, und muß bei diesem Zeitpunkte mit dem Probenehmen begonnen werden. Läßt sich eine kaltgewordene Probe in dünne Fäden ziehen und gibt sie, heiß auf Papier getropft, keinen fettartigen Randfleck, so läßt man die Masse so weit abkühlen wie möglich, ohne daß sie zu dickflüssig wird, und fügt vorsichtig hinzu:
Terpentinöl 10,0   Benzin . . . . 10,0.
Zweckmäßig behandelt man das Leder vor dem Auftragen des Lackes mit Lederschwärze, wie sie S. 452 für neues Leder angegeben ist.

Asphaltblechlack.

Asphalt	250,0	Kolophonium	120,0
Leinölfirnis	475,0	Terpentinöl od. Ersatzgemisch	180,0.

Asphalteisenlack. Feuerlack.

Asphalt 60,0   gekochtes Leinöl : . . . 10,0
Terpentinöl oder Ersatzgemisch . 85,0.

Asphaltschleiflack. Japanlack.

Asphalt 6,0   gekochtes Leinöl 3,0
Terpentinöl oder Ersatzgemisch   7,5.

Bernsteinlack.

Da geschmolzener, d. h. zur Lackbereitung vorbereiteter Bernstein in den Handel kommt, so ist die Bereitung dieses Lackes nicht mehr besonders schwierig. Man löst den unter Anwendung aller Vorsicht geschmolzenen Bernstein in Terpentinöl oder dem Ersatzgemisch und trägt diese Lösung in heißen Leinölfirnis ein; oder man bringt den Leinölfirnis zum Sieden, löst in diesem den gepulverten und geschmolzenen Bernstein auf und fügt, halb erkaltet, das Terpentinöl hinzu. Die Mischungsverhältnisse sind:

Geschmolzener Bernstein 250,0
Leinölfirnis 250,0
Terpentinöl oder Ersatzgemisch . 250,0.

Je nach der Verwendungsart, ob der Lack als Schleiflack oder für Maschinenteile, die heiß werden, gebraucht werden soll, kann die Menge des Leinölfirnisses verringert oder vergrößert werden, um den Lack fetter oder magerer zu machen. Für sehr helle Sorten wird gebleichter Leinölfirnis verwendet.

Um dem Bernsteinlack seine allzu große Härte und dadurch bedingte Sprödigkeit zu nehmen, werden zuweilen auch kleine Mengen venezianischen Terpentins hinzugesetzt.

Dammarlack für Konservenbüchsen und Teedosen.

Dammarharz 225,0   gebleichter Leinölfirnis . . 325,0
Terpentinöl oder Ersatzgemisch . 450,0.

Wird nach Belieben mit Farbstoffen, wie Drachenblut, Asphalt u. a. m., gefärbt. Der Lack verlangt ein Trocknen in der Wärme.

Vorwiegend dienen zur Zeit Alkydlacke und ölfreie Phenolharzlösungen als Konservenbüchsenlack. Diese Lacke müssen aber bei hoher Temperatur eingebrannt werden.

Dammarglanzlack. Porzellan- oder Tapetenlack.

Helles Dammarharz . . . 60,0   Standöl 5,0
Terpentinöl oder Ersatzgemisch . 67,5.

Harzlack, fetter. Nach Andres.

Asphalt	100,0	Kolophonium	400,0
Terpentinöl od. Ersatzgemisch	200,0	Leinölfirnis	300,0.

Kopallacke.

Es wird besonders darauf hingewiesen, daß die beim Erhitzen der Kopale entstehenden Dämpfe sehr leicht entzündlich sind und durch Abzugsvorrichtungen unschädlich gemacht werden müssen. Siehe auch S. 408 und S. 409.

Weiter soll hervorgehoben werden, daß auch für fette Lacke, für Kopallacke, Ersatz des Kopals durch Kunstharze, die öllöslich sind, durch Albertolkopale in vielen

Fällen anzuraten ist. Manche dieser Albertolkopale lösen
sich in dem fetten Öl schon bei bedeutend geringerer Temperatur als die Kopale, wodurch die Schwierigkeit der
hohen Erhitzung fortfällt, und bieten den weiteren Vorteil, daß an Menge weniger nötig ist als vom Kopal. Erforderlich zur Herstellung von guten Albertolkopallacken
ist nur der ausgiebige Gebrauch von Dicköl, also dem Gemische von Standöl und chinesischem Holzöl.

Man stellt die fetten Albertolkopallacke so her, daß man etwa 33⅓% Kunstharz unter Anwendung aller Vorsicht bei etwa 150°—200° bis zum Schmelzen
erhitzt, der Schmelze ebensoviel Dicköl unter weiterem Erwärmen unterarbeitet,
darauf etwa 32% Verdünnungsmittel und schließlich 1,5% Trockenstoff zusetzt.

Bootslack.

Bootslacke müssen rasch trocknen, wasserbeständig sein und im Wasser nicht
weiß werden. Sie werden aus Albertolen und Holzöl hergestellt.

a) Albertol (326 R) 140,0   Holzöl 290,0
   Leinölstandöl 230,0   Lackbenzin 322,0
          Kobaltsikkativ (1%) . . . . . 18,0.

b) Albertol 200,0   Leinölstandöl 280,0
   Holzöl 130,0   Kobaltbleisikkativ . . . 10,0
        Lackbenzin . . . . 380,0.

Kopallack, geringwertig.

Manilakopal 400,0   Leinölfirnis 150,0
     Terpentinöl oder Ersatzgemisch . 450,0.
Bereitung unter Kopallack für Schilder.

Kopallack, vorzüglich.

Heller Kopal 500,0   Kopaivabalsam 75,0
     Terpentinöl . . . . 425,0.

Kopallack, weißer.

Ganz heller Kaurikopal . 225,0   gebleichter Leinölfirnis . 60.0
     Terpentinöl oder Ersatzgemisch . 715,0.
Bereitung unter Kopallack für Schilder.

Kopallack, schnell trocknend.

Kopal 250,0   Leinölfirnis 125.0
     Terpentinöl oder Ersatzgemisch . 625,0.
Bereitung unter Kopallack für Schilder.

Kopallack, sehr fett.

Kopal 200,0   dick gekochtes Leinöl . . 400,0
     Terpentinöl oder Ersatzgemisch . 400,0.
Bereitung unter Kopallack für Schilder.

Feiner Eichenholz-Kopallack.

Heller Kaurikopal . . . 600,0   gekochtes Leinöl 200,0
     Terpentinöl . . . . 675,0.
Für dunklere Holzlacke werden dunklere Sorten des Kaurikopals verwendet.

Kopallack für Schilder.

Heller Manilakopal . . . 400,0   gebleichter Leinölfirnis . . 300,0
     Terpentinöl . . . . 300,0.

Der Kopal wird gröblich zerkleinert und in einem irdenen Gefäße, am besten
unter Zusatz von ein wenig Terpentinöl, vorsichtig im Sandbade geschmolzen,
dann mit dem erwärmten Leinölfirnis, zuletzt vorsichtig mit dem Terpentinöl
vermischt und noch warm filtriert oder durch längeres Absetzenlassen geläutert.

Kutschenlack. Wagenlack.

a) Sansibarkopal 250,0   Leinölfirnis 375,0
           Terpentinöl . . . . 375,0.

Bereitung unter Kopallack für Schilder, nur läßt man beim Schmelzen jedwedes Terpentinöl fort.

b) Sansibarkopal 200,0   altes Leinöl 600,0
   Bleiglätte (Bleioxyd) . .   6,0   Terpentinöl . . . . . . 200,0.

Nachdem der Kopal im Schmelzapparat geschmolzen, wird er mit dem Leinöl und der Bleiglätte so lange erhitzt, bis der Lack anfängt, zwischen den Fingern Faden zu ziehen. Dann nimmt man von der Erhitzungsstelle und verdünnt, halb erkaltet, mit dem Terpentinöl.

c) E n g l i s c h e r :
   Sansibarkopal 600,0   gekochtes Leinöl 600,0
           Terpentinöl . . . . 675,0.

Vielfach wird beim Kutschenlack, namentlich wenn er als Schleiflack dienen soll, die Menge des Leinöls verringert und statt des reinen Kopales ein Gemenge aus gleichen Teilen Kopal und Bernstein verwendet.

Schleiflack.

a) F e t t e r :
   Kopal 500,0   Leinölfirnis 400,0
           Terpentinöl oder Ersatzgemisch . 800,0.
   Bereitung siehe unter Kutschenlack.

b) M a g e r e r :
   Kopal 500,0   Leinölfirnis 300,0
           Terpentinöl oder Ersatzgemisch . 900,0.

c) A h o r n :
   Benguelakopal 600,0   gekochtes Leinöl . . . 400,0
           Terpentinöl oder Ersatzgemisch . 675,0.

Tischlack.

Sansibarkopal 600,0   gekochtes Leinöl 350,0
        Terpentinöl oder Ersatzgemisch . 675,0.
Bereitung siehe unter Kutschenlack.

Tubenlack für Lackierung auf der Innenseite.

Man schmilzt vorsichtig
                harten Manilakopal 100,0,
fügt   Leinölstandöl 300,0
hinzu und kocht eine Zeitlang.

Der Lack wird bei 70° C aufgetragen und bei dieser Temperatur getrocknet.

Mattlacke, fette. Wachslacke.

Für die Bereitung der fetten Mattlacke wird meist, je nach der Verwendung, Kopal-, Bernstein-, Dammar- oder Kunstharzlack angewendet, und zwar im Verhältnis von

Lack . . . . 3 T.   Wachs . . . . 1 T.
        Terpentinöl oder Ersatzgemisch . 3 T.

Soll ganz heller Lack erzeugt werden, so ist neben hellem Dammarlack weißes Wachs zu verwenden. Bei Kopal- und Bernsteinlacken nimmt man gelbes Wachs, erhitzt dies aber vorsichtigen Schmelzen im Sand- oder Wasserbade so lange, bis das Schäumen aufhört und das Wachs ruhig fließt; erst dann fügt man vorsichtig Lack mit Terpentinöl hinzu.

Die fetten Mattlacke werden meistens im Wasserbade schwach erwärmt aufgetragen. Weiteres siehe unter Mattlack S. 412.

Verreibt man eine entsprechende Farbe mit Mattlack, so eignet sich solcher Lack gut, um W a c h s t u c h oder K i n d e r w a g e n d e c k e n a u f z u - f r i s c h e n.

Brunolein. Brunolinwachslack. Wachsbeize.

Es ist eine Art von Mattlack, der für antike Möbel benutzt wird. Er wird mit dem Pinsel aufgetragen und nach dem Antrocknen durch Bürsten oder Reiben mit Lappen geglättet.

a) Gelbes Wachs 75,0   baunes Sikkativ 325,0
          Terpentinöl oder Ersatzgemisch . 600,0.
     Wird Brunolein dunkler gewünscht, so fügt man
          Asphaltlack 15,0

hinzu. Man schmilzt das Wachs im Wasserbad und rührt es unter das Gemisch von Sikkativ und Terpentinöl. Um die Wachsbeize zu verbilligen, kann das Wachs ganz oder teilweise durch ein Zeresin mit dem Schmelzpunkt von 60° ersetzt werden. Anstatt des Asphaltlackes können auch je nach dem gewünschten Farbton fettlösliche braune bzw. schwarze Teerfarbstoffe verwendet werden.

b) Nach Lack- und Farbenindustrie:
Zerkleinertes weißes Wachs 200,0   Stearin 100,0
Kaliumkarbonat 200,0   Wasser 1200,0

erhitzt man, bis Wachs und Stearin geschmolzen bzw. verseift sind und eine milchartige Flüssigkeit entstanden ist. Der noch heißen Flüssigkeit fügt man hinzu:
          Schwerspat (Bariumsulfat) . . . 100,0
und eine Lösung von
          Schellack 50,0
      in Spiritus 300,0
          Glyzerin . . . . 100,0.
     Nachdem die Mischung vollständig vollzogen, setzt man
          Terpentinöl 300,0
hinzu und füllt in gut schließende Flaschen.

Dieser Wachslack ist weiß. Wünscht man ihn gefärbt, so ersetzt man den Schwerspat durch entsprechende alkoholische Auflösungen von Teerfarbstoffen. Bei S c h w a r z kann auch feiner Ruß verwendet werden.

Fußboden-Harttrockenöl. Sog. Rapid trocknendes Fußbodenöl. Holzöllack.

Gehärtetes Kolophonium . 300,0   Terpentinöl od. Ersatzgemisch 375,0
Holzölfirnis 225,0   Benzin 60,0
        Bleisikkativ . . . . 40,0.

Man schmilzt das Kolophonium vorsichtig und fügt den Holzölfirnis hinzu. Nach dem Abkühlen fügt man die übrigen Stoffe unter den nötigen Vorsichtsmaßregeln hinzu.

Den H o l z ö l f i r n i s erhält man durch Erhitzen von gleichen Teilen chinesischem Holzöl und Leinöl auf 180°.

Unter g e h ä r t e t e m K o l o p h o n i u m versteht man Kolophonium, das mit Kalziumoxydhydrat, für helle Ware mit Zinkoxydhydrat, für dunkle mit Bleioxyd erhitzt worden ist. Man erhitzt das Kolophonium unter Rühren auf etwa 100°, rührt beständig weiter und fügt die Oxydhydrate (bis zu 10%) bei einer Wärme von etwa 175° hinzu, dann wird noch eine Zeitlang erhitzt.

Siehe auch unter Harzlack S. 437.

Harzbeize für Schiffswände.

a) Gelbes Bienenwachs . . .   50.0   Kolophonium 150,0
         Leinölfirnis . . . . 1000,0.
    Zum Aufhellen reibt man etwas Chromgelb oder Chromorange mit Terpentinöl an.

    Man schmilzt Kolophonium vorsichtig mit einer kleinen Menge Leinölfirnis, fügt das Wachs und, wenn dieses geschmolzen, den noch zurückbehaltenen erwärmten Leinölfirnis hinzu. Das Bienenwachs kann teilweise durch Ozokerit ersetzt werden.

b) Zeresin 100,0   Kolophonium 150,0
         Leinölfirnis . . . . 1000,0.
    Bereitung wie unter a.

Harzölfirnis.

        Harzsaures Mangan   50,0
löst man in
        Kienöl 100,0,
vermischt die Lösung mit
        erwärmtem Harzöl   800,0
und erwärmt noch etwa 2 Stunden auf 70°.

Kautschuklacke und -firnisse.

    Der Zusatz von Kautschuk zu Lacken hat einen doppelten Zweck, teils um sie biegsamer und weniger spröde zu machen, teils aber auch zur Erhöhung ihrer Widerstandsfähigkeit gegen die Einflüsse der Feuchtigkeit und der Atmosphäre überhaupt. Irgend größere Zusätze von Kautschuk zu Lacken nehmen diesen allerdings einen Teil ihres Glanzes, verleihen ihnen dafür aber eine Biegsamkeit und Widerstandsfähigkeit, die durch keinen anderen Zusatz zu erreichen sind. Die Lösungsmittel, die man für den Kautschuk benutzen kann, sind außer dem Schwefelkohlenstoff, Äther und Chloroform, die für die Lackbereitung weniger in Betracht kommen, namentlich Benzin, Benzol, leichtes Steinkohlenteeröl, Tetrachlorkohlenstoff, Terpentinöl, leichtes Kampferöl oder Gemische dieser mit Tetralin oder Dekalin und ferner das Dichloräthylen und endlich nur mittelbar das Leinöl als Kautschuklösemittel. Die Lösung des Kautschuks in den übrigen Stoffen geht nicht ganz leicht vonstatten und erfordert bei den meisten Anwendung von Wärme. Der Kautschuk quillt anfangs zu einer gallertartigen Masse auf, die dann mit der übrigen Lösungsflüssigkeit durch Rühren und Schütteln vereinigt werden muß. Die Verteilung des Kautschuks in Leinöl erfordert hohe Hitzegrade, der Kautschuk muß hier geradezu geschmolzen und dann längere Zeit mit dem Leinöl bzw. Leinölfirnis gekocht werden, wodurch er in seinen Eigenschaften geschädigt wird. Kautschukfirnisse, die übrigens ziemlich schwer trocknen, dienen zum Wasserdichtmachen von Schutzdecken usw., sowie mit Farbe gemengt, zum Anstrich feuchter Wände.

Kautschukfirnis. Kautschucklack.

a) Klein zerschnittener Kautschuk wird in einem Kessel vorsichtig im Wasser- oder Sandbade geschmolzen und dann durch anhaltendes Kochen in Leinöl verteilt. Der entstandene Kautschukfirnis muß zur Klärung einige Wochen der Ruhe überlassen werden. Er dient zum Überziehen von Regenmänteln, Schutzdecken, Faltbooten oder mit Farben angerieben, als w e t t e r f e s t e r A n s t r i c h. Die Menge des Kautschuks richtet sich nach der Anwendung und dem zu erzielenden Preise.

b)   Fein zerschnittener Kautschuk . .   15,0
    werden mit   Terpentinöl oder Ersatzgemisch . 300,0
quellen gelassen, dann durch vorsichtiges Erwärmen im Wasserbade oder
Sandbade gelöst. Dieser Kautschuklösung fügt man
                    Leinölfirnis   300,0
                    fetten Kopallack   400,0
    hinzu.

c)   Kautschuk   30,0
    werden fein zerschnitten, mit
                    leichtem Kampferöl 1000,0
übergossen und in einer Flasche unter öfterem Umschütteln einige Tage beiseite gesetzt. Die erhaltene dickflüssige Lösung wird zur besseren Klärung
durch Leinwand gepreßt. Diese Lösung kann entweder für sich verwendet
werden, sie gibt einen dünnen, fast unsichtbaren, aber sehr fest haftenden
Überzug, oder man vermischt die Lösung, je nach dem Zwecke, mit Leinölfirnis oder fetten Lacken.

d) Nach Neueste Erfindungen und Erfahrungen:
                    Kolophonium 1000,0
werden vorsichtig geschmolzen und so weit erhitzt, daß Dämpfe aufzutreten
beginnen. Nun trägt man in die flüssige Masse
                    fein zerschnittenen Kautschuk . . 500,0
ein. Ist die Mischung einigermaßen gleichmäßig, fügt man allmählich
                    Leinöl 1000,0
zu und erhitzt so lange, bis unangenehme Dämpfe aufzutreten anfangen.
Darauf wird so lange gerührt, bis der Kautschukfirnis erkaltet ist.
    Dieser Firnis eignet sich auch v o r z ü g l i c h f ü r L e d e r w a r e n, da
diese, damit bestrichen, auch beim Biegen nicht rissig werden.

e) Nach Andres:
    Man läßt   Kautschuk   100,0
    mit   Benzin oder Äther   50,0
quellen, verflüssigt die Masse unter s e h r v o r s i c h t i g e m Erwärmen im
Sandbad, und fügt dann
Leinölfirnis . . . . 100,0 und Terpentinöl oder Ersatzgemisch 100,0,
ebenfalls erwärmt, hinzu. Das angewandte Benzin oder der Äther wird durch
das Erwärmen verdunstet. Da die Dämpfe, mit Luft gemischt, l e i c h t
e x p l o s i v s i n d, i s t d i e ä u ß e r s t e V o r s i c h t a n g e b r a c h t.

Kautschukfirnis, um Blumenvasen zu dichten.

Fein zerschnitten. Kautschuk 1,25   gepulverter Mastix . . .   20,0
                    Chloroform . . . .   80,0.

Kautschukfirnis für Glas.

Fein zerschnitten. Kautschuk 12,5   gepulverter Mastix . . .   90,0
                    Chloroform . . . .   600,0.

Kautschukfirnis für Gummischuhe.

                    Fein zerschnittenen Kautschuk . 120,0
übergießt man mit
                    Terpentinöl oder Ersatzgemisch . 550,0,
läßt quellen und löst ihn darauf mit der nötigen Vorsicht, unter Erwärmung,
im Sand- oder Wasserbad auf. Der Lösung setzt man dann unter s e h r v o r -
s i c h t i g e m weiterem Erwärmen
                    Kolophonium   280,0
zu und mengt schließlich
                    Rebenschwarz   50,0
unter.

Kautschukfirnis für Holzwerk und Webstoffe.

Gut ausgetrockneter zerkleinerter

Kautschuk 100,0

werden im Wasserbad oder Sandbad in

Steinkohlenteeröl 800,0

gelöst. Der Lösung setzt man

fetten Kopallack 200,0

hinzu und läßt durch Absetzen klären.

Kautschukfirnis. Kautschuklack für Leder.

a) 1 T. Kolophonium wird vorsichtig geschmolzen, dann allmählich etwa ½ T. in kleine Stücke zerschnittener Kautschuk eingetragen. Man erhitzt nun im Wasser- oder Sandbade so lange, bis der Kautschuk sich verflüssigt hat, fügt dann allmählich 1 T. heißes Leinöl hinzu und erhitzt weiter, bis sich übelriechende Dämpfe entwickeln. Dann nimmt man von der Erhitzungsstelle und rührt bis zum Erkalten. Der entstandene Lack kann, wenn er zu dick ist, mit Terpentinöl oder einem Ersatzgemisch verdünnt werden.

b)

Fein zerschnittenen Kautschuk . . 100,0

löst man in Terpentinöl oder Ersatzgemisch . 900,0

und mischt allmählich

gekochtes Leinöl . . . . 400,0 und fetten Kopallack . . . . . 600,0 zu.

c) Für Saffianleder:

Fein zerschnitten. Kautschuk 15,0 Terpentinöl od. Ersatzgemisch 300,0
fetter Kopallack . . . . . 400,0 gekochtes Leinöl . . . . . 300,0.

Man läßt zuerst den Kautschuk im Terpentinöl bzw. dem Ersatzgemische quellen, bringt ihn mit der nötigen Vorsicht durch Erwärmen im Sand- oder Wasserbade zur Lösung und setzt die übrigen Bestandteile zu.

Kautschuk-Vergolderfirnis.

Kautschuk 100,0

löst man in Petroleum 900,0

und mischt fetten Kopallack . . . . 500,0 zu.

Seifenlacke.

Als billige, sehr biegsame, wenn auch nicht sehr glänzende Lacke stellt man aus öl- oder harzsaurem Aluminiumoxyd bzw. harzsauren Metalloxyden, durch Lösen dieser Salze in Terpentinöl oder einem Ersatzgemische, lackartige Körper her, die für viele Zwecke, z. B. zum Wasserdichtmachen von Papier, Zeug, Gestein und Blumenvaseń, sehr gut verwendbar sind. Das Verfahren hierbei ist folgendes:

Talgkernseife wird in kochendem Wasser gelöst, die Lösung geklärt und dann heiß so lange mit ebenfalls heißer Alaunlösung versetzt, als ein Niederschlag von fettsaurem Aluminiumoxyd entsteht. Dieser Niederschlag wird gesammelt, ausgewaschen und nach dem Abtropfen im Wasserbad unter beständigem Umrühren so lange erhitzt, bis die Masse durchscheinend wird. Dann löst man sie in so viel heißem Terpentinöl bzw. heißem Ersatzgemisch, das man unter Beachtung der Feuergefahr im Wasser- oder Sandbad erwärmt hat, daß eine öldicke Flüssigkeit entsteht, die, wenn nötig, nach dem Erkalten noch weiter mit Terpentinöl verdünnt wird. Statt der Talgkernseife kann auch Harzseife zum Ausfällen benutzt werden, und an Stelle des Alauns wird für einige

Zwecke Eisenvitriol (Ferrosulfat) angewendet. Eine derartige **Eisenseife** und ein daraus dargestellter Lack haben eine dunkle Farbe.

Hierher gehört auch ein Lack zum Herstellen der **grünen Patina auf Bronzewaren.** Er wird bereitet, indem man Harz- oder Talgseifen durch Kupfervitriol (Kupfersulfat) ausfällt und die entstandene **Kupferseife** in Terpentinöl löst. Der so entstandene dunkelgrüne Lack verleiht damit bestrichenen Bronzegegenständen eine schöne grüne Färbung.

Polituren.

Zu den Lacken gehören in gewisser Beziehung auch die Polituren; sie sind gleichsam verdünnte Spirituslacke, die sich in ihrer Anwendung von den wirklichen Lacken nur dadurch unterscheiden, daß sie nicht wie diese mittels des Pinsels, sondern mit dem Polierballen aufgetragen werden. Der durch ihre Anwendung auf dem Holz entstandene Harzüberzug ist sehr dünn, aber vollständig gleichmäßig und, weil gleichsam geschliffen, von weit höherem Glanz als bei der Lackierung zu erreichen ist. Polituren sowohl wie Spirituslacke werden mit dem Alter immer von besserer Beschaffenheit.

Weitaus am häufigsten wird zur Bereitung von Polituren nur Schellack verwendet, seltener Kopal und andere Harze, z. B. Akaroidharz (1 + 4). **In den meisten Fällen kann die in den Vorschriften angegebene Menge des Schellacks teilweise durch Kunstharz, Albertol-Schellack oder Wackerschellack, auch Bakelite ersetzt werden. Nur darf dann der Politur niemals Leinöl, sondern nur Vaselinöl bzw. Paraffinöl zugefügt werden.** Albertol-Schellack-Polituren gilben aber mitunter etwas nach.

Einfache Schellackpolitur.

Schellack 200,0   Spiritus . . . . 800,0.

Will man die Schellackpolitur dicker haben, erhöht man die zu lösende Schellackmenge und nimmt bis zu dem Verhältnis

Schellack 400,0   Spiritus . . . . 600,0.

Schellackpolitur soll so lange lagern, bis sie sich völlig geklärt hat, und kann dann bei der Anwendung, je nachdem neues Holz verarbeitet wird, oder alte Gegenstände neu aufpoliert werden sollen, noch weiter verdünnt werden.

Der Spiritus kann durch Holzgeist ersetzt werden, jedoch muß dann beim Polieren gut für Luftzug gesorgt werden, da größere Mengen von Holzgeistdämpfen Erblindung herbeiführen können. Auch Isopropylalkohol dient als Ersatz für Spiritus (Aethylalkohol). Eine Schädigung der Gesundheit durch Isopropylalkohol bei technischer Verwendung ist bisher nicht nachgewiesen worden.

Englische Politur. Nach Winkler.

a) Man löst zuerst

Schellack . . . . 250,0 und Drachenblut 50,0

in   Spiritus 750,0,

andernfalls   Manilakopal 60,0,

nachdem er fein gepulvert und so einige Wochen der Luft ausgesetzt worden ist, in der Wärme, im Wasser- oder Sandbade, in

        Spiritus 250,0

unter Hinzufügung von

        Kreide . . . . 180,0.

Nach einigen Tagen gießt man die gesättigte Kopallösung ab, vereinigt sie mit der Schellacklösung und filtriert.

b) Schellack 225,0   Sandarak 5,0
Manilakopal 50,0   Benzoe-Sumatra 10,0
Mastix 5,0   Spiritus . . . . 705,0.

Der Manilakopal wird fein gepulvert einige Wochen der Luft ausgesetzt im Wasser- oder Sandbade
in   Spiritus 200,0
gelöst. Die übrigen Harze werden in dem restlichen Spiritus gelöst und beide Lösungen vereinigt.

Weiße Politur.

a) Gebleichter Schellack . . 200,0   Spiritus . . . . 800,0.
Um die Politur d i c k e r zu erhalten, nimmt man
gebleichten Schellack . . 400,0   Spiritus . . . . 600,0.

b) Nach Dieterich:
Afrikanischen Kopal 75,0
setzt man gepulvert mindestens 14 Tage der Einwirkung des Lichtes aus, löst dann in   Spiritus 400,0
durch Digestion und filtriert. Anderseits führt man gebleichten
Schellack . . . . 75,0 in Spiritus 400,0
in Lösung über und filtriert. Beide Filtrate werden gemischt und durch Zusatz von Spiritus auf ein Gesamtgewicht von 1000,0 gebracht.

Um f a r b i g e P o l i t u r e n zu erhalten, fügt man die entsprechenden spritlöslichen Teerfarbstoffe in Mengen von 0,5—1% hinzu.

Möbelpolitur.

a) Schellack 200,0   Sandarak 5,0
Mastix 5,0   Manilakopal 50,0
Spiritus . . . . 740,0.
Man kann dieser Politur auch einige Prozent Benzoe zusetzen.

b) Nach Augsburger Seifens.-Ztg.:
Schellack 30,0   Sandarak 20,0
löst man in   Spiritus 500,0
und filtriert. Andererseits schmilzt man im Wasserbade
Karnaubawachs bzw. Kunstwachs O 30,0 und Paraffin 40,0
zusammen und löst die geschmolzene Masse fern vom Feuer in
Benzin . . . . 500,0.
Schließlich vereinigt man beide Lösungen.

c) Schellack 150,0   Spiritus 735,0
Leinöl 50,0   Kieselgur 50,0
verdünnte Schwefelsäure (1+4) . 15,0.

d) Schellack 100,0   Manilakopal 50,0
Spiritus 810,0   Leinöl 25,0
verdünnte Schwefelsäure (1+4) . 15,0.
Der Manilakopal muß fein gepulvert mehrere Wochen der Luft ausgesetzt im Wasser- oder Sandbade in
Spiritus 200,0
gelöst werden.

e) Leinöl 50,0   Äther 200,0
Terpentinöl 400,0   Benzin . . . . 350,0.
Wohlgeruch nach Belieben, auch kann man mit etwas Alkannin rot färben.

Leinölhaltigen Polituren kann man auch eine kleine Menge Saponin hinzufügen. Hierdurch erreicht man ein besseres Verteilen des Leinöls.
Möbelpolituren s. auch S. 451, 455, 457 und Einleitung S. 449.

Um Möbel mit Möbelpolituren aufzufrischen, wäscht man sie mit lauwarmem Wasser ab, läßt gut trocknen, reibt darauf mit einem weichen, mit Petroleum getränkten Lappen nach, trägt die Politur auf und reibt mit einem wollenen Lappen kräftig damit ab. Oder man benutzt eine Reinigungspolitur, oder ein Polierwasser:

a) Spiritus 510,0   Olivenöl 40,0
   Äthyläther 50,0   Wasser 360,0
        ganz fein geschlämmte Neuburger Kieselkreide 40,0.
   Die Feuergefährlichkeit ist zu beachten!

b) Paraffinöl 200,0   Petroleum 100,0
        Terpentinölersatz 100,0
   ganz fein geschlämmte Neuburger Kieselkreide . . 50,0
   werden gemischt und durch ein feines Sieb gegossen. Darauf mischt man
        Wasser 450,0
   mit technischer 50prozentiger Milchsäure 100,0
   und fügt diese Milchsäurelösung in dünnem Strahl unter ständigem Umrühren obiger Mischung hinzu.

Unter der Bezeichnung Schnellglanzpolitur kommen Azetylzellulose-, Cellonlacke in den Handel, die je nach der gewünschten Farbe mit Teerfarbstoffen aufgefärbt sind. Sie werden wie andere Polituren mit dem Polierballen auf dem Holz verrieben und geben, da sie ohne oder mit nur sehr wenig Harz hergestellt sind, sehr schnell Glanz.

Ebenso werden Zelluloselacke, mit der Holzart entsprechendem Holzmehl gemischt, als Porenfüller verwendet.

Nachpolitur.

a) Spiritus 300,0   Benzol 700,0
   In dieser Mischung werden gelöst:
   Benzoe 10,0   Sandarak . . . . . . 20,0.
   Mit dieser Flüssigkeit werden die vorpolierten Gegenstände nachpoliert.

   Bei der Verarbeitung der Benzolpolitur hat man darauf zu achten, daß die Dämpfe des Benzols leicht abziehen und nicht zu reichlich eingeatmet werden, da sonst Vergiftungen herbeigeführt werden können, die sogar tödlich enden.

b) Spiritus 300,0   Terpentinöl od. Ersatzgemisch 700,0
   werden gemischt und in dieser Mischung aufgelöst
   Benzoe 50,0   Sandarak . . . . 25,0.

Wässerige Lacke.

Es werden verschiedene Ersatzmittel für die Spirituslacke und auch für die Firnisse in den Handel gebracht, doch können sich diese an Dauerhaftigkeit nicht mit den wirklichen Lacken und Firnissen messen. Sie bestehen zum Teil aus kolloidalen Lösungen von Harzen mittels Borax oder Alkalien; teils sind es Lösungen von Kasein oder Blutfibrin in Alkalien. Letztere Mischungen, mit passenden Farben vermengt, bieten allerdings bei Anstrichen mit frischem Kalk- oder Zementputz gewisse Vorzüge vor den Ölfarbenanstrichen.

Lederappretur, glanzgebend.

a) Schellack 120,0   Borax 40,0
   Wasser 840,0   Nigrosin . . . . . . 15,0.

   Zuerst wird der Borax in heißem Wasser gelöst, die Lösung bis zum Kochen erhitzt, dann der Schellack allmählich unter stetem Umrühren hinzugefügt und nun so lange gekocht, bis eine klare Lösung entstanden ist. Jetzt fügt man das Nigrosin hinzu, e r g ä n z t d a s v e r d u n s t e t e W a s s e r und füllt auf Flaschen, die gut verkorkt werden müssen. Um eine bessere Haltbarkeit zu erzielen, kann man 1,0 Formaldehydlösung (35%) hinzufügen.

Diese Appretur kann mit einem Schwamm auf das Leder aufgetragen werden und liefert guten Glanz.

b) Nach Dieterich:

Schellack	100,0	Borax	50,0
	Wasser	675,0	

werden durch vorsichtiges Erhitzen zur Lösung gebracht und dann werden der Masse hinzugefügt:

Zucker	100,0	Glyzerin	60,0
	Nigrosin	25,0.	

Nach völliger Lösung des Nigrosins verdünnt man mit Wasser auf 1000,0 Gesamtgewicht.

Mittels Pinsels oder Schwammes aufzutragen.

Der Zusatz von Glyzerin macht die Lederappretur allerdings sehr biegsam, führt aber auch leicht eine Ausscheidung von Schellack herbei, so müßte man die Gewichtsmenge auf etwa 20,0 heruntersetzen.

Anders gefärbte Appreturen erhält man nach denselben Vorschriften, nur daß man anstatt des Nigrosins entsprechende Teerfarbstoffe verwendet.

Man kann der Schellacklösung anstatt des Nigrosins auch eine Lösung von Eisenvitriol (Ferrosulfat) und Blauholzextrakt zusetzen. In diesem Falle muß die Schellacklösung stärker gemacht werden als oben angegeben, um die durch die Extrakt- und Eisenlösung erfolgte Verdünnung auszugleichen. Eine so bereitete Appretur eignet sich gut für n e u e s, u n g e s c h w ä r z t e s L e d e r, L e d e r s c h w ä r z e, während für schon gefärbtes Leder die erste Vorschrift mehr zu empfehlen ist.

Schwarzer Mattlack, wasserhaltig.

Schellack	120,0	Ammoniakflüssigkeit (0,910)	100,0
Wasser	785,0	Blauholzextrakt	10,0
	Kupfervitriol (Kupfersulfat)	5,0.	

Der Schellack wird zerrieben, in einer Flasche mit der Ammoniakflüssigkeit übergossen und mehrere Stunden beiseite gesetzt, um ihn quellen zu lassen. Dann setzt man den größten Teil des Wassers hinzu und erwärmt im Wasserbade bis zur völligen Lösung. Im Rest des Wassers löst man in der einen Hälfte das Blauholzextrakt, in der anderen den Kupfervitriol und fügt beides zur Schellacklösung. Nach erfolgter Mischung setzt man so viel Kienruß hinzu, daß der Lackanstrich nach dem Trocknen deckt und völlig matt erscheint.

Es läßt sich nach dieser Vorschrift auch ein w a s s e r h a l t i g e r b r a u -n e r M a t t l a c k erzielen. Man läßt dann Kienruß, Kupfervitriol und Blauholzextrakt fort und setzt dafür etwa 50,0 Kasselerbraun zur Schellacklösung.

Strohhutappretur.

Weißer gebleichter Schellack	120,0	Borax	60,0
Glyzerin	20,0	Wasser	800,0.

Bereitung siehe unter Lederappretur.

Kaseinfirnis.

	Käsequark	320,0
werden mit	Wasser	320,0

innig gemengt und durch ein feines Sieb gerieben. In diese Mischung werden nach und nach frisch bereitetes

	Kalkwasser	etwa 40,0

eingerührt. Sie wird nach diesem Zusatz dick, und erst durch fortgesetztes Rühren tritt eine gewisse Klärung und mit dieser die richtige Beschaffenheit ein.

Dieser Kaseinfirnis kann, mit Erdfarbe angemengt, als Anstrichfarbe dienen.

Chinesischer Blutlack. Kalkolith.

Gleiche Teile frisches, geschlagenes Blut und frisch gelöschter Kalk werden mit so viel Wasser vermengt und längere Zeit gerührt, bis die richtige Dicke zum Anstreichen erreicht ist.

Die dunkelrotbraune Flüssigkeit kann auch mit Erdfarben gemischt zum Anstrich benutzt werden.

Bohnerwachs.

Unter diesem Namen faßt man sehr verschiedene Mischungen zusammen, die zu ähnlichen Zwecken, wie die Lacke und Firnisse, dienen. Teils sind es Lösungen von Wachs oder wachsähnlichen Stoffen in Terpentinöl oder Mischungen dieses z. B. mit Tetralin oder Hydroterpin und anderen Verdünnungsmitteln, teils eine Art von überfetteten Wachsseifen, entstanden durch teilweises Verseifen des Wachses durch Kaliumkarbonat, auch unter Zusatz von Seife.

Die Bohnermassen werden ähnlich den Polituren mittels eines weichen Ballens oder durch Bürsten auf dem Fußboden, Leder oder Linoleum usw. verteilt und nach etwa 10—15 Minuten, nach Verdunsten des Lösungs- bzw. Verdünnungsmittels, so lange gerieben und gebürstet, bis ein glänzender Wachsüberzug entstanden ist.

Da die Herstellung der Bohnermassen unter Verwendung von feuergefährlichen Stoffen geschieht, ist alles, was unter Bohnermasse S. 453—457 gesagt ist, genau zu beachten.

Das Karnaubawachs kann durch das Kunstwachs O der I. G. Farbenindustrie, das Bienenwachs teilweise durch Ozokerit und das Japanwachs durch das Kunstwachs E der I. G. Farbenindustrie ersetzt werden.

Bohnerwachs, flüssig, wasserfrei.

Flüssiges Bohnerwachs, das wasserfrei ist, muß mindestens 10 v. H. Wachse oder wachsartige Kohlenwasserstoffe sowie mindestens 80 v. H. organische Lösungsmittel enthalten.

a) Karnaubawachs, weiß oder   Hartparaffin 50,0
   Kunstwachs O 8,0   Ozokerit-Zeresin 42,0
               Terpentinölersatz . . . . 900,0.

Als Terpentinölersatz kann ein Gemisch von Balsamterpentinöl und Sangajol gelten.

Das Bohnerwachs färbt man, wenn gewünscht, mit fettlöslichen Teerfarbstoffen.

b) Weißes Montanwachs . . 100,0   Ozokerit-Zeresin 15,0
               Terpentinölersatz . . . . 885,0.

c) Weißes Karnaubawachs   Schellackwachs 20,0
      oder Kunstwachs O . . 40,0   weißes Stearin 50,0
   hellgelbes raff.Montanwachs 40,0   Terpentinölersatzgemisch . 200,0
   Ozokerit-Zeresin, hell . . 30,0   Dipenten 320,0
               Terapin . . . . 300,0.

Man schmilzt Stearin im Wasserbade, nimmt aus dem Wasserbade, fügt Benzol, darauf Terapin und schließlich Dipenten hinzu. In einem anderen Gefäße schmilzt man im Wasserbade die Wachsarten zusammen und setzt in einem Raume, wo kein offenes Feuer ist, am besten im Freien, der Wachsmischung die warme Stearinlösung in starkem gleichmäßigem Strahle unter kräftigem Rühren hinzu.

Man läßt dann unter öfterem Umrühren erkalten. Zu beachten ist die Feuergefährlichkeit der Herstellung, so müssen auch Stearin und die Wachsarten nur so weit erhitzt werden, daß sie eben schmelzen.

d) Gelbes Bienenwachs . . 20,0   Zeresin 100,0
Terpentinöl oder Ersatzgemisch . 880,0.

e) Helles raff. Montanwachs 100,0   Hartparaffin 25,0
Terpentinöl oder Ersatzgemisch . 875,0.

f) Ozokerit-Zeresin 100,0   Hartparaffin 25,0
Terpentinöl oder Ersatzgemisch . 875,0.

Bohnerwachs, wässerig. Bohnerwachsemulsion.

Wässeriges Bohnerwachs, Bohnerwachsemulsion muß mindestens 10 v. H. Wachs oder wachsartige Kohlenwasserstoffe enthalten.

a) Japanwachs oder Kunst-   Karnaubawachs od. Kunstwachs E 100,0   wachs O 35,0
Hartparaffin 50,0   helles raffin. Montanwachs 50,0

werden vorsichtig unter beständigem, kreisförmigem Umrühren im Wasserbade geschmolzen und unter beständigem kräftigem Umrühren mit einer erhitzten Lösung von

weißer Talgseife 30,0   Kaliumkarbonat 17,0
in Wasser . . . . 350,0.

gleichmäßig gemischt. Schließlich fügt man ebenfalls unter kräftigem Rühren in kleinen Mengen

Wasser bis zu 368,0

hinzu.

Man kann auch mit gelbem oder Orangeteerfarbstoff, der in Wasser gelöst wird, auffärben.

b) Japanwachs oder Kunst-   gelbes Wachs 75,0
wachs E 75,0   Kaliumkarbonat 30,0
Karnaubawachs od. Kunst-   weiße Talgseife . . . 30,0
wachs O 50,0   Wasser . . . . 900,0.

Man schmilzt zuerst die Wachsarten in einem hinreichend großen Kessel unter vorsichtigem Umrühren in kreisförmiger Bewegung im Wasserbade und erhitzt so lange, bis das Schäumen aufhört, nimmt den Kessel aus dem heißen Wasserbade und läßt abkühlen. Dann setzt man Wasser 800,0 hinzu, erhitzt wieder im Wasserbade so weit, daß das Wachs zum Schmelzen kommt, und fügt nun allmählich das in den letzten 100,0 Wasser gelöste Kaliumkarbonat und die Talgseife hinzu und kocht unter beständigem Umrühren, bis eine gleichmäßige, seifenartige Masse entstanden ist. Die etwa 1000,0 betragende Masse kann, falls sie zu dick sein sollte, noch mit 200,0—300,0 Wasser verdünnt werden. Man nimmt den Kessel nun vom Feuer und rührt bis zum Erkalten.

c) Gelbes Wachs 100,0, Japanwachs 75,0, Karnaubawachs 25,0 werden mit Wasser 900,0 zum Sieden erhitzt und mit Kaliumkarbonat 25,0 aufgekocht; dann werden fern vom Feuer Terpentinöl bzw. Ersatzgemisch 40,0 zugesetzt, das Ganze bis zum Erkalten gerührt und auf 1000,0 verdünnt.

d) Japanwachs oder Kunst-   Wasser 450,0
wachs E 100,0   Hartparaffin 50,0
Gelbes Wachs 100,0   Terpentinöl oder Ersatz-
Kaliumkarbonat 20,0   gemisch . . . . . . 250,0.
Talgseife 30,0

Man erhitzt das gelbe Wachs und das Japanwachs mit dem Wasser zum Sieden und kocht mit dem Kaliumkarbonat und der Talgseife auf. Darauf fügt man das im Wasserbade geschmolzene Paraffin unter beständigem Rühren hinzu und rührt bis zur völligen Emulsionsbildung. Man nimmt darauf vom Feuer, gibt fern vom Feuer das Terpentinöl bzw. das Ersatzgemisch auf einmal hinzu und rührt bis zum Erkalten.

e) Japanwachs oder Kunstwachs E 80,0
Karnaubawachs od. Kunstwachs O 25,0
helles raff. Montanwachs . 20,0
helles Kolophonium . . . 15,0
Bereitung wie unter d.

Hartparaffin 30,0
Kaliumkarbonat 25,0
Talgseife 5,0
Terpentinöl oder Ersatzgemisch 50,0
Wasser . . . . 750,0.

f) Für Möbel:
Gelbes Wachs 100,0
Terpentinöl 10,0
Bereitung wie unter b.

Kaliumkarbonat 10,0
Wasser . . . . 900,0.

Will man die Bohnerwachsmasse auffärben, so wählt man einen gelben oder Orangenfarbstoff und löst ihn in

Wasser 50,0
auf.

Bohnermasse. Bohnerwachs.

Wasserfreies Bohnerwachs, das als fest bezeichnet wird, muß mindestens 20 v. H. Wachse oder wachsartige Kohlenwasserstoffe, sowie mindestens 65 v. H. organische Lösungsmittel enthalten.

Das Wachsgemisch wird im Wasserbade geschmolzen. Wird zum Erhitzen des Wasserbades eine Gasflamme benutzt, so soll diese nach dem Grundsatz der Davyschen Sicherheitslampe mit einem Drahtnetz umgeben sein. Nach dem § 310 a des Strafgesetzbuches wird derjenige, der feuergefährdete Betriebe und Anlagen, insbesondere solche, in denen explosive Stoffe, brennbare Flüssigkeiten oder brennbare Gase hergestellt oder gewonnen werden oder sich befinden, durch Rauchen, offenes Licht, ungenügende Beaufsichtigung usw. vorsätzlich oder fahrlässig in Brandgefahr bringt, mit Gefängnis und Geldstrafe oder einer dieser Strafen bestraft. Das Wachs muß mit einem Spatel beständig, aber vorsichtig in kreisförmiger Bewegung gerührt werden, um eine ungleichmäßige Erhitzung zu vermeiden. Ist das Wachs geschmolzen, nimmt man es aus dem Wasserbade und setzt die nötige Menge Terpentinöl oder ein Gemisch dieses mit Tetralin, Hydroterpin, Sangajol und ähnlichen bis zu gleichen Teilen zu, und zwar nicht in einem Raume, wo Feuerung ist, sondern am zweckmäßigsten im Freien. Nun wird die Masse bis zum Halberkalten gerührt und in die Blechdosen ausgegossen. Ist ein Rest in der Mischschale geblieben, den man zum Ausgießen von neuem erwärmen will, so säubere man vor allen Dingen das Äußere der Schale, wo meistens etwas Masse herabgelaufen sein wird und mache die Masse im Wasserbade wieder flüssig. Regel muß sein, beim Bereiten der Bohnermasse das Terpentinöl bzw. das Ersatzgemisch niemals im Bereich eines offenen Feuers zuzusetzen, ferner die Wachsmischung auch nicht im Wasserbade einen Augenblick unbeaufsichtigt auf freiem Feuer, etwa einer Gasflamme, stehen zu lassen, sondern nehme die Masse aus dem Wasserbade heraus bzw. schließe den Gashahn, wenn man gezwungen ist, die Arbeit zu verlassen.

Kommt es auf sehr harte Wachsüberzüge an, so erreicht man sie, wenn man das Wachs durch eine Mischung aus Karnaubawachs oder Kandelillawachs und Paraffin oder Kolophonium ersetzt. Bei dieser Mischung muß aber die Menge des angewandten Terpentinöls bzw. des Ersatzgemisches ein wenig erhöht werden. Für Fußbodenbohnermasse darf der Zusatz von Karnaubawachs bzw. Kandelillawachs aber nicht zu groß sein, da der Fußboden sonst zu glatt wird.

Bohnerwachs muß in gut schließenden Dosen aufbewahrt werden, da sonst ein Gewichtsverlust bis zu etwa 10 v. H. auftritt.

a) Karnaubawachs od. Kunst-   Ozokerit-Zeresin 130,0
   wachs O 50,0   Hartparaffin 20,0
        Terpentinöl . . . . 800,0.

b) Karnaubawachs od. Kunst-   helles raff. Montanwachs . 190,0
   wachs O 15,0   Ozokerit-Zeresin 40,0
   Kandelillawachs 15,0   Terpentinöl bzw. Ersatzgem. 740,0.

c) Kolophonium 500,0   Zeresin 1500,0

werden vorsichtig, ohne zu überhitzen, wie in der Einleitung angegeben, zusammengeschmolzen. Man nimmt die flüssige Masse von der Wärmequelle,
geht in einen Raum, wo kein Feuer brennt, am besten ins Freie, und fügt
Terpentinöl oder ein Ersatzgemisch 3500,0 hinzu. Wünscht man die Masse
etwas weicher, so kann die Menge des Terpentinöls etwas erhöht werden.
E r s e t z t m a n d a s T e r p e n t i n ö l z u m T e i l d u r c h T e t r a l i n,
s o m u ß e i n e k l e i n e M e n g e B i e n e n w a c h s o d e r K a r n a u b a-
w a c h s bzw. E r s a t z s t o f f e h i n z u g e f ü g t w e r d e n.

Es ist öfter eine sogenannte f l ü s s i g e B o h n e r m a s s e, auch f l ü s-
s i g e T e r p e n t i n b o h n e r m a s s e, im Handel, die nach dieser Vorschrift bereitet ist, nur einen größeren Gehalt an Terpentinöl hat.

Wird für Terpentinöl teilweise Lackbenzin verwendet, ist bei der Abgabe
auf die g r ö ß e r e F e u e r g e f ä h r l i c h k e i t und das leichtere Verdunsten beim Aufbewahren hinzuweisen. Nach gewissen Vorschriften soll
das Terpentinöl zu zwei Dritteln durch Tetrachlorkohlenstoff ersetzt werden.
Es bietet dieses allerdings den Vorteil der geringeren Feuergefährlichkeit,
dürfte sich aber trotzdem nicht empfehlen, da durch reichliches Einatmen
von Tetrachlorkohlenstoffdämpfen Vergiftungen vorgekommen sind, und beim
Bohnern eines größeren Raumes immerhin größere Mengen des Tetra-
chlorkohlenstoffs verdunsten. Dagegen empfiehlt sich ein teilweiser Ersatz
durch Tetralin oder Hydroterpin.

d) Karnaubawachs od. Kunst-   Hartparaffin 180,0
   wachs O 30,0   Terpentinöl bzw. Ersatzgemisch 610,0.
   Japanwachs oder Kunst-
   wachs E 180,0

Infolge des größeren Paraffingehaltes darf die Bohnermasse erst kurz vor
dem Erkalten ausgegossen werden, da sich sonst Paraffin kristallinisch ausscheidet.

e) Gelbes Bienenwachs . . . 50,0   Ozokerit-Zeresin 150,0
   helles Karnaubawachs oder   Hartparaffin 30,0
   Kunstwachs O 50,0   Terpentinöl bzw. Ersatzgem. 780,0.

f) Karnaubawachs od. Kunst-
   wachs O 30,0   Kolophonium 30,0
   gelbes Wachs 320,0   Terpentinöl bzw. Ersatzgem. 620,0.

Im Sommer verringert man die Menge des Terpentinöls bzw. des Ersatzgemisches etwas, auch tut man gut, das Bohnerwachs, sobald es anfängt zu
erkalten, bis zum völligen Erstarren zu rühren.

Für L e d e r s a c h e n und a n t i k e M ö b e l kann die Menge des Paraffins noch verringert werden, jedoch sieht ein solches Bohnerwachs mehr
körnig und nicht recht gleichmäßig aus, läßt sich aber dennoch vorzüglich
verarbeiten und gibt einen hohen Glanz und große Glätte.

g) Kunstwachs 67,0   Paraffin 66,0
   helles raff. Montanwachs . 67,0   Ozokerit-Zeresin 100,0
       Terpentinöl-Ersatzmischung . . 700,0. •

h) Kunstwachs 50,0   Ozokerit-Paraffin 150,0
   helles raff. Montanwachs . 30,0   Paraffin 30,0
       Terpentinöl-Ersatzmischung 740,0.

i) Nach Dieterich:

Gelbes Wachs 150,0   Karnaubawachs 300,0
werden geschmolzen und unter Vermeidung unnötigen Erhitzens werden
Terpentinöl 450,0   Benzin 400,0
zugesetzt. Man rührt bis zum Erkalten.

Der Gehalt an Karnaubawachs ist in dieser Vorschrift zu groß, der Fußboden wird sehr glatt. Es sind durch zu glatte Fußböden schon Unglücksfälle vorgekommen. Der Zusatz von Benzin und Terpentinöl muß in einem Raume geschehen, wo kein Feuer brennt. Eine Erhitzung über freiem Feuer darf überhaupt nicht stattfinden. Das gelbe Wachs kann teilweise durch Ozokerit ersetzt werden.

Bohnerwachs für Mobilien. Möbelpolitur. (Siehe auch S. 450, 455.)

a) W a s s e r f r e i :

Wachs 300,0   Terpentinöl od. Ersatzgemisch 700,0.
Wird, wenn gewünscht, mit Alkannin rot gefärbt. Das Wachs kann auch ganz bzw. teilweise durch Zeresin ersetzt werden. Bereitung wie oben.

b)   Fein geschabte Stearinsäure . . . 500,0
werden allmählich, in vorsichtig im Wasserbad erwärmtem
      Terpentinöl oder Ersatzgemisch . 700,0
gelöst. Die erkaltete Masse wird salbenartig mit einem Lappen aufgetragen und poliert.

c) W a s s e r h a l t i g , i n T u b e n :

Man schmilzt im Wasserbade

gelbes Wachs 120,0   helles Karnaubawachs
fügt der Wachsmischung   bzw. Kunstwachs O . .   60,0,
Kaliumkarbonat . . . 30,0   Talgseife   30,0
gelöst in   heißem Wasser 150,0
hinzu und erhitzt, bis die Masse gleichmäßig ist.

Man verdünnt darauf durch allmähliches Zusetzen von heißem Wasser 640,0 und rührt bis zum Erkalten.

Militärlederputz.

Ozokerit-Zeresin . . . . 350,0 .   Karnaubawachs   75,0
      Terpentinöl oder Ersatzgemisch . 575,0.
Bereitung siehe unter Bohnerwachs.

Die Masse wird mit öllöslichem Nigrosin schwarz gefärbt. Kienruß ist für diesen Zweck weniger verwendbar. Das Karnaubawachs kann man auch durch Zeresin ersetzen, doch müssen dann 450,0—500,0 von diesem genommen werden. Wird Tetralin mit verwendet, siehe unter Bohnermasse c.

Politur für Kraftwagen. Autopolitur.

a) Weißes Paraffinöl, Vaselinöl.

b)   Weißes Paraffinöl 50,0
       möglichst stearinfreies Elain . . 50,0.
Man trägt mit einem weichen Wollappen auf und reibt mit einem andern nach, bis die lackierten Flächen völlig blank sind.

c) Karnaubawachs   Paraffin 60,0
   bzw. Kunstwachs O . . 250,0   Terpentinölersatz . . . . 690,0.

d)   Weißes raff. Montanwachs . . . 185,0
werden im Wasserbade geschmolzen. Hierzu fügt man eine kochend heiße Lösung von
Kaliumkarbonat 15,0   in Wasser 750,0
und erhitzt solange, bis Verseifung eingetreten ist, bis ein Tropfen auf einer Glasplatte ohne Wasserausscheidung erkaltet. Nach dem Halberkalten rührt man   Terpentinöl 50,0
darunter.

e) Möglichst stearinfreies Olein   60,0   Wasser 340,0
   Triaethanolamin 20,0   Petroleum . . . . . . 580,0.
   Man verseift zunächst das Olein mit dem Triaethanolamin und emulgiert
hiermit das Petroleum und Wasser.

Bevor Politur aufgetragen wird, muß der gut gewaschene Wagen mit folgender Flüssigkeit mit einem weichen Lappen gut behandelt werden:

Kernseife 10,0   Brennspiritus 50,0
Olein 60,0   feinst geschlämmte Kieselgur 100,0
Salmiakgeist 30,0   Wasser . . . . 750,0.

Parkett-Reinigungsmittel.

Methylhexalin 100,0   Schwerbenzin 500,0
Terpentinölersatzmittel . 250,0   Tetralin . . . . 150,0.
Die Feuergefährlichkeit ist zu beachten!

Saalwachs. Tanzsaalglätte.

a) Das unter diesem Namen vorkommende Präparat, das dazu dient, in geschmolzenem Zustand auf den Parkettboden der Tanzsäle ausgespritzt zu
   werden, um diese zu glätten, ist nichts weiter als ein gewöhnlich mit Wohlgeruch versetztes, öfter gelb aufgefärbtes Paraffin von sehr niedrigem
   Schmelzpunkte (35°—40°).

b) Eine andere Mischung, die gleichem Zwecke dient, hat folgende Zusammen-
   setzung:
   Gelbes Bienenwachs . . . 225,0   Stearin 60,0
                 Terpentinöl oder Ersatzgemisch . 715,0.
   Bereitung siehe unter Bohnermasse. Das gelbe Wachs kann teilweise durch
   Ozokerit-Zeresin ersetzt werden, doch muß der Gehalt an Stearin dann etwas
   erhöht werden.

Saalwachspulver.

a) Stearinsäurepulver . . . 500,0   Talkpulver . . . . . . 500,0·
   werden gemischt.

b)   Paraffin (Schmelzpunkt 35°—40°) . 500,0
   werden vorsichtig im Wasserbade geschmolzen und mit
   Talkpulver 500,0   Ocker 15,0
   gemischt. Wenn die Mischung halb erkaltet ist, reibt man sie durch ein feinmaschiges Drahtsieb.

c) Stearin 50,0   Paraffin 450,0
                 Talkpulver . . . . 500,0.
   Bereitung wie unter b.

Wachs für Betten. Bettwachs.

Gelbes Bienenwachs . . . 2000,0   Kolophonium 250,0
Japanwachs od. Kunstwachs E 500,0   gemeiner Terpentin . . . 250,0.
Das gelbe Wachs kann bis etwa zur Hälfte durch Zeresin oder Ozokerit er-
setzt werden, doch muß dann der Gehalt an Kolophonium etwas erhöht werden.
   Die Stoffe werden im Wasserbade geschmolzen, bis zum Halberkalten gerührt
und in Formen ausgegossen.

Tinten.

Unter Tinten versteht man dem allgemeinen Sprachgebrauche nach alle diejenigen Flüssigkeiten, die zum Schreiben dienen. In früheren Jahrhunderten war für schwarze Tinte allein Galläpfel- oder Gallustinte gebräuchlich. Später kamen die Blauholz-, Chrom- und die sog. Alizarintinten hinzu, weiter dann noch die Teerfarbstofftinten. Aber auch noch jetzt müssen wir, sobald es sich um eine Tinte handelt, deren Haltbarkeit in der Schrift für lange Zeit gesichert sein muß, trotz der ihr anhaftenden Mängel auf die Galläpfeltinte zurückgreifen; sie allein verbürgt eine solche Haltbarkeit.

Für ihre Bereitungsweise gibt es zahlreiche Vorschriften und Verfahren, auf deren hauptsächlichste wir weiter unten näher eingehen werden.

Vier Hauptbedingungen hat eine gute schwarze Tinte zu erfüllen. 1. Möglichst tiefschwarze Farbe beim Schreiben. 2. Den richtigen Grad der Flüssigkeit. 3. Haltbarkeit der Tinte selbst; sie soll weder schimmeln, noch sich absetzen und wieder verdicken. 4. Dauerhaftigkeit der Schrift. Die letzte Bedingung wird von einer richtig bereiteten Gallustinte erfüllt. Die richtige Dicke (Tinte darf weder durchschlagen, noch zu dick aus der Feder fließen) ist durch einen entsprechenden Gummischleimzusatz zu erreichen. Schwieriger sind die erste und dritte Bedingung miteinander zu vereinigen. Um uns über die beste Erreichung dieses Zieles klar zu werden, müssen wir uns zuerst die Natur der Flüssigkeit einer Galläpfeltinte vergegenwärtigen. Sie ist nach ihrer Bereitungsweise eine Lösung von gerbsaurem Eisenoxydul nebst darin gelöstem bzw. sehr fein verteiltem gerbsaurem Eisenoxyd bzw. teilweise gallussaurem Eisenoxyd, mit einem beliebigen Zusatze von arabischem Gummi und einer geringen Menge freier Säure, meist Schwefelsäure. Die Stoffe, die wir zu ihrer Herstellung brauchen, sind ein Galläpfelauszug, einerlei, ob von chinesischen oder türkischen Gallen, dann eine Lösung von Eisenvitriol (Ferrosulfat, schwefelsaurem Eisenoxydul), angesäuert mit etwas Schwefelsäure, und endlich arabisches Gummi. Bringen wir Gerbsäure, wie sie in diesem Auszug enthalten ist, mit völlig oxydfreiem Eisenvitriol (Ferrosulfat) zusammen, so entsteht eine klare, kaum dunkel gefärbte Flüssigkeit. Schreiben wir mit dieser Lösung und setzen die Schriftzüge der Luft aus, so werden sie allmählich tiefschwarz, weil sie sich in der Papierfaser selbst in schwarzes, gerbsaures bzw. gallussaures Eisenoxyd, in Ferritannat bzw. Ferrigallat umwandeln. Hierauf beruht die Dauerhaftigkeit des Geschriebenen, da dieses auf der Papierfaser gleichsam festgebeizt ist. Ersetzen wir den Eisenvitriol (das Ferrosulfat) durch ein Eisenoxydsalz, ein Ferrisalz, so erhalten wir sofort eine tiefblauschwarze Flüssigkeit, welche auch dunkle Schriftzüge hervorruft; diese aber sind nicht auf der Faser festgebeizt, sondern sie liegen nur auf der Faser und lassen sich, wenn auch schwierig, abwaschen. Die Flüssigkeit selbst ist nämlich keine Lösung des gerbsauren Eisenoxyds, des Ferritannats, sondern nur eine farblose Flüssigkeit, in der das schwarze gerbsaure Eisenoxyd in der Schwebe gehalten wird. Dieses setzt sich, wenn auch wegen seiner Feinheit nur langsam, aus der Flüssigkeit ab. Wollten wir durch einen größeren Zusatz von arabischem Gummi die Flüssigkeit so weit verdicken, daß ein Absetzen des Niederschlages nicht oder doch nur sehr langsam erfolgte, so würde sie zum Schreiben nicht mehr tauglich sein. Eine derartige Umsetzung von Oxydul- in Oxydsalz geht nun auch in der Tinte vor sich. Die frisch sehr hell gefärbte Tintenmischung wird allmählich immer dunkler, und zwar um so schneller, je mehr sie der Luft ausgesetzt ist. Nach einiger Zeit stellt sie also eine Mischung dar aus löslichem gerbsaurem Eisenoxydul, Ferrotannat und unlöslichem, in der Flüssigkeit nur in Schwebe gehaltenem gerbsaurem Eisenoxyd, Ferritannat. In diesem Abschnitte der Umsetzung erfüllt die Tinte vollständig alle an sie zu machenden Anforderungen, sie fließt dunkel, und die Schrift ist beständig. Könnten wir jetzt den Umsetzungsvorgang unterbrechen, so wäre die gestellte Aufgabe gelöst; leider ist dies nicht der Fall. Wir können die Umsetzung nur ein wenig verlangsamen: einmal dadurch, daß wir die Tinte, sobald sie sich hinreichend geschwärzt hat, aus den offenen Gefäßen in geschlossene bringen, um sie dadurch möglichst vor der weiteren Einwirkung des Sauerstoffs der Luft zu schützen. Anderseits wird durch den Säurezusatz die Oxydation überhaupt verlangsamt und auch, wie man annimmt, ein Teil des gerbsauren Eisenoxyds in Lösung gebracht. Man wählt als Säure die Schwefelsäure oder Oxalsäure und macht die Schimmelbildung verhindernde Zusätze. Hierzu eignen sich am besten Phenol (Karbolsäure) oder Salizylsäure oder Kreosot oder Parachlormetakresol, da das kräftig wirkende Quecksilbersublimat, seiner Giftigkeit wegen, zu verwerfen ist. Die Gefahr der Schimmelbildung tritt überhaupt fast ganz in den Hintergrund, wenn wir statt der Galläpfelauszüge Gerbsäurelösung anwenden.

Kommt es darauf an, eine Tintenmischung möglichst schnell verwenden zu können, denn die obengenannte Umsetzung erfordert Wochen, ja Monate, so kann man sich dadurch helfen, daß man dem Eisenvitriol von vornherein etwas Eisenoxydlösung hinzusetzt, doch ist hierbei zu bemerken, daß der dadurch entstehende schwarze Niederschlag sich weit rascher absetzt, als wenn die Oxydation in der Flüssigkeit selbst vor sich geht. Weit besser ist es, die blasse Tinte durch irgendein anderes Mittel aufzufärben, und hierzu verwendet man am besten Anilinschwarz oder einen anderen sauren Teerfarbstoff in solcher Menge, wie eben erforderlich ist, die Tinte aus der Feder dunkelfließend zu machen. Eine so aufgefärbte frische Tinte, sofort auf Flaschen gefüllt und gut verkorkt, besitzt eine fast unbegrenzte Dauerhaftigkeit und entspricht fast allen an eine gute Tinte zu stellenden Anforderungen. Jedenfalls ist sie besser als eine schon halb oxydierte, nicht aufgefärbte Tinte. Weiter ist zu bemerken, daß man bei allen Tinten niemals das arabische, also ostafrikanische Gummi durch Gummi Senegal, das westafrikanische, ersetzen sollte. Ersteres ist, wegen seiner vollständigen Löslichkeit, selbst in seinen schlechteren Sorten, immer vorzuziehen. Soll Eisengallustinte als Füllfederhaltertinte dienen, wofür sie sich gut eignet, muß sie dünnflüssig und vollständig frei von festen Bestandteilen, muß also sehr gut abgelagert und filtriert sein.

Kommt es auf große Billigkeit der Tinten an, so wird der Galläpfelauszug mitunter teilweise durch einen Auszug von Blauholz ersetzt, doch bedeutet ein derartiger Zusatz immer eine Verschlechterung der Tinte.

Das Verhältnis zwischen Galläpfeln bzw. Tannin und dem Eisenvitriol geht in den einzelnen Vorschriften oft weit auseinander, es darf jedoch der Eisenzusatz nicht größer sein, als daß er durch die Gerbsäure gänzlich in Ferritannat, gerbsaures Eisenoxyd, übergeführt werden kann. Ist mehr Eisen vorhanden, als hierzu erforderlich, so bleibt unzersetzter Eisenvitriol in der Flüssigkeit und dieser wird auf dem Papier sich oxydieren und zum Teil sich in unlösliches basisch schwefelsaures Eisenoxyd, basisch Ferritannat umwandeln, das die Schrift vergilbt. In diesem Umstande liegt die Ursache begründet, daß selbst Gallustinten nach verhältnismäßig kurzer Zeit auf dem Papier gelb werden.

Vielfach wird auch behauptet, daß das verhältnismäßig rasche Verblassen der Schriftzüge bei sonst guten Tinten vielfach in der heutigen Bereitungsweise unseres Schreibpapiers begründet sei. Dadurch, daß bei der Bereitung des Papiers große Mengen von Chlor zum Bleichen von Fasern benutzt würden, blieben immer Spuren desselben im Papier zurück, welche eine schnellere Vergänglichkeit der Schriftzüge bedingten.

Kommt es mehr auf große Billigkeit der Tinten als auf Dauerhaftigkeit der Schriftzüge an, so verwendet man vielfach die sog. Chromtinten. Sie werden bereitet durch Zusatz kleiner Mengen von Kaliumchromat zu einer Abkochung von Blauholz oder einer Auflösung von Blauholzextrakt. Derartige Tinten haben den Vorzug, vollständig säurefrei zu sein, sie fließen ferner gut aus der Feder und eignen sich daher vorzüglich als Schultinten. Die Beständigkeit der mit ihr hergestellten Schriftzüge ist allerdings etwas geringer als bei der Gallustinte. Wir bringen weiter unten eine Vorschrift für eine derartige Chromtinte, von der ein Liter nur wenig kostet und doch ein sehr gutes Ergebnis liefert.

Die eine Zeitlang so sehr beliebten Alizarintinten trugen ihren Namen mit Unrecht, da sie mit Alizarin, dem Farbstoffe des Krapps, nichts zu tun hatten. Sie waren Gallustinten, bei denen man den Galläpfelauszug mit Oxal- oder einer anderen Säure versetzte, wodurch dieser bedeutend heller wird. Dann wurde ein möglichst oxydfreier Eisenvitriol angewendet, und die so enstandene, sehr helle, fast gelbe Tintenflüssigkeit mit so viel Indigokarmin versetzt, daß eine grün fließende Tinte entstand. Heute ist der Name Alizarintinte weniger gebräuchlich, doch sind manche der heute gebräuchlichen Kontortinten Alizarintinten in jenem Sinne, nur daß man an Stelle des damals gebräuchlichen Indigoblaus heute oft die weit billigeren und ausgiebigeren Teerfarbstoffe setzt.

Kopiertinten sind verstärkte Tinten, denen dann, um sie besser kopierfähig zu machen, eine gewisse Menge Glyzerin, Zucker oder Dextrin zugesetzt wird. Derartige Zusätze sind nicht nötig, sobald Farbholzextrakte angewendet werden. Die weitaus größte Zahl der Kopiertinten sind Blauholztinten, doch hat man auch für Galluskopiertinten gute und brauchbare Vorschriften.

Außer den schwarzen benutzt man vielfach farbige Tinten für Korrekturen, Liniierung usw. Hierfür verwendete man früher vielfach Auszüge von Koschenille oder Rotholz für rote Tinten; für blaue Lösungen von Indigokarmin oder Berlinerblau; für grüne Indigo mit Kurkuma usw. Nach Entdeckung der prächtigen Teerfarbstoffe nimmt man diese ganz allgemein zur Herstellung farbiger Tinten. Auch werden Teerfarbstoffe als sog. Tintenextrakte in den Handel gebracht, die in Wasser gelöst, sofort prächtig gefärbte und sehr schön fließende Tinten liefern, die sich noch obendrein durch große Billigkeit auszeichnen. Diesen Extrakten ist das nötige Gummi oder der Zucker gleich zugesetzt. Will man derartige Tinten selbst aus wasserlöslichem Teerfarbstoff herstellen, so rechnet man auf 1 kg Flüssigkeit etwa 10,0—30,0 arabisches Gummi oder ungefähr 10,0—20,0 Zucker und je nach der Ausgiebigkeit 5,0—20,0 Teerfarbstoff. Für Rot eignet sich am besten Eosin; für Violett das Jodviolett; für Blau das Lichtblau.

Über unauslöschliche Tinten bringen wir das Nähere bei den betreffenden Vorschriften.

Nach unseren heutigen Kenntnissen muß eine fertige Tinte in gut geschlossenen Gefäßen aufbewahrt werden. Die Tintenfässer selbst sollen nicht zu groß sein und soviel wie möglich geschlossen werden; denn die Luft ist der schlimmste Feind einer jeden Tinte.

Es sei hierbei bemerkt, daß es für die Reinigung der Schreibfedern wohl kein besseres Mittel gibt, als wenn man sie nach dem jedesmaligen Gebrauch in eine frische rohe Kartoffel steckt.

Von den zahlreichen Stoffen, die früher noch außer den Galläpfeln, dem Eisenvitriol und Gummi der Tinte zugestzt wurden, wir nennen hier nur Kupfersulfat, Natriumchlorid, Ammoniumchlorid, sind die meisten vollständig außer Gebrauch gekommen. Nur das Kupfersulfat findet sich noch hier und da auch in besseren Vorschriften. Es soll eine schwache Verkupferung der Stahlfeder bewirken, um sie für die freie Säure der Tinte weniger angreifbar zu machen. Wenn dies nun auch für die Feder selbst der Fall ist, so hilft es doch nicht für die Federspitze, da sie durch das Schreiben fortwährend abgeschliffen wird.

Hervorheben wollen wir noch, daß die Tinten in zwei Klassen geteilt werden.

Klasse I. Urkundentinten. Eisengallustinte für Dokumente, Akten usw., die in einem Liter mindestens 27,0 Gerbsäure und Gallussäure und 4,0 metallisches Eisen enthält. Der Eisengehalt darf bei Gegenwart von 27,0 wasserfreier Gerb- und Gallussäure im Liter nicht mehr als 6,0 betragen. Die Tinte soll nach 14 Tagen im Glase weder Blätterbildung, noch Wandbeschlag, noch Bodensatz zeigen. Acht Tage alte Schriftzüge müssen nach Waschen mit Wasser und Alkohol tiefdunkel bleiben. Die Tinte muß leicht aus der Feder fließen und darf selbst unmittelbar nach dem Trocknen nicht klebrig sein.

Klasse II. Schreibtinten, Eisengallusschreibtinten. Tinten, die tiefdunkle Schriftzüge liefern, die nach achttägigem Trocknen an der Luft beim Auswaschen mit Alkohol und Wasser tiefdunkel bleiben müssen. Der Gehalt dieser Tinten an wasserfreier Gerb- und Gallussäure soll im Liter mindestens 18,0, an Eisen mindestens 2,6, jedoch nicht mehr als 4,0 betragen.

Klasse III. Blauholz- und Farbstoffschreibtinten. An diese werden amtlich keine besondern Anforderungen gestellt.

Wir bringen nun in dem Nachfolgenden eine Reihe von Vorschriften, die wir der besseren Übersicht halber in kleine Gruppen teilen.

Gallus- oder Gerbsäuretinten.

a) Tannin . . . . 40,0 — Eisenvitriol (Ferrosulfat) . 25,0
arabisches Gummi . . . 15,0 — Anilinblau, wasserlöslich
Schwefelsäure . . . . 6,0 — (Wasserblau) 5,0
Phenol . . . . 1,0 — Wasser . . . . 900,0.

Das Tannin wird in etwa der Hälfte des Wassers gelöst; in einem anderen Teile das Ferrosulfat; in einem weiteren Teile das arabische Gummi und endlich in der letzten Menge das Anilinblau. Man fügt nun zuerst die Ferrosulfat- zur Tanninlösung, dazu das arabische Gummi und die Schwefelsäure, erhitzt in einem irdenen Gefäße zum Sieden, erhält etwa ¼ Stunde im Sieden und läßt im geschlossenen Gefäß etwa 8 Tage absetzen. Hierauf gießt man klar ab und fügt das Anilinblau hinzu, worauf man zweckmäßig nochmals erhitzt. Schließlich fügt man das Phenol hinzu.

b) Nach Schluttig und Neumann:
Tannin . . . . 23,4 — Gallussäure 7,7
Ferrosulfat . . .. . . 30,0 — Salzsäure 10,0
arabisches Gummi . . . 10,0 — Phenol 1,0
Anilinblau, wasserlöslich — Wasser . . . . 920,0.
(Wasserblau) 5,0
Bereitung und Reihenfolge wie oben.

c) Nach J. Bienert:
Tannin . . . . 40,0 — Zitronensäure 0,5
Oxalsäure . . . . . . 0,5 — Anilinblau, wasserlöslich
arabisches Gummi . . . 5,0 — (Wasserblau) 2,5
Ferrosulfat . . . . . 20,0 — Wasser . . . . 1000,0.

Diese Stoffe werden in derselben Weise wie bei den vorigen Vorschriften gelöst, gemischt, zum Sieden erhitzt und der fertigen Tinte zugesetzt:
Phenol . . . . 1,0.

d) Tannin . . . . 45,0 — Anilinblau, wasserlöslich . 5,0
Ferrosulfat . . . . . 20,0 — Phenol 1,0
Dextrin . . . . 20,0 — Wasser . . . . 1000,0.

Die Stoffe werden in derselben Weise wie bei den vorigen Vorschriften gelöst, gemischt und etwa ½ Stunde zum Sieden erhitzt. Der fertigen Tinte fügt man das Phenol hinzu.

e) Tannin . . . . 35,0 — Ferrosulfat 28,0
Schwefelsäure . . . . 6,0 — Anilinblau, wasserblau . . 4,0
Phenol . . . . 1,0 — Wasser . . . . 926,0.

Man löst Tannin unter Anwendung von Wärme in einem Teile des Wassers, fügt das Ferrosulfat und, nach dessen Lösung, die mit etwas des Wassers verdünnte Schwefelsäure hinzu. Nach kräftigem Umrühren mischt man das in dem noch fehlenden Wasser gelöste Anilinblau und das Phenol unter.

f) Tannin . . . . 18,0 — Oxalsäure 3,0
Ferrosulfat . . . . . 16,0 — Tintenblau (Säureblau) . . 4,0
Gallussäure . . . . . 7,0 — Wasser . . . . 1000,0.

-Man löst Tannin und Gallussäure in einem Teile des Wassers, das man zum Sieden gebracht hat, fügt die Oxalsäure hinzu, darauf das in dem übrigen erwärmten Wasser gelöste Ferrosulfat und färbt mit dem Blau auf.

g) Für Füllfederhalter, blaufließend:
Tannin . . . . 18,0 — Gummiarabikum-Lösung (1+1) 10,0
Ferrosulfat . . . . . 18,0 — Tintenblau (Säureblau) . . 4,0
Gallussäure . . . . . 7,0 — Phenol 1,0
Salzsäure . . . . . 5,0 — Wasser . . . . 1000,0.
Bereitung wie a.

h) **Für Füllfederhalter, schwarzfließend:**

Tannin	20,0	Glyzerin	25,0
Ferrosulfatchlorid	21,0	Tintenschwarz	4,0
Gallussäure	11,0	Phenol	1,0
Oxalsäure	2,0	Wasser	1000,0

Bereitung wie a.

Der Vollständigkeit halber bringen wir auch einige Vorschriften für solche Tinten, die nach dem alten Verfahren bereitet werden, worin nicht, wie bei den angeführten, die frische, blasse Tinte durch einen Teerfarbstoff aufgefärbt wird, sondern wo die Schwärzung durch teilweise Überführung des Oxydulsalzes in Oxydsalz erreicht wird (vergleiche Einleitung).

i)

Zerstoßene Galläpfel	60,0	Ferrosulfat	32,0
arabisches Gummi	32,0	roher Holzessig	50,0
	Wasser	950,0	

In einem offenen Gefäße werden die Galläpfel mit der Hälfte des Wassers kalt übergossen. In der anderen Hälfte löst man Ferrosulfat, Gummi und Holzessig, mischt alles zu den Galläpfeln und läßt, lose bedeckt und unter täglichem Umrühren, das Ganze 6—8 Wochen an der Luft stehen. Nun überläßt man einige Tage der Ruhe und zieht dann auf Flaschen ab.

Der Rückstand kann zu neuem Tintenansatz mit benutzt werden.

k) **Nach Ure:**

Zerstoßene Galläpfel	100,0	Ferrosulfat	50,0
arabisches Gummi	45,0	Wasser	1000,0

Die Galläpfel werden in einem Kessel mit Wasser 900,0 zwei Stunden lang gekocht, wobei das verdunstete Wasser wieder ersetzt werden muß. Hierauf wird die Flüssigkeit durchgeseiht und Ferrosulfat und Gummi, im übrigen Wasser aufgelöst, hinzugefügt. Der besseren Haltbarkeit wegen setzt man noch Phenol 1,0 hinzu und überläßt das Ganze in einem leicht bedeckten Fasse noch einige Wochen der Einwirkung der Luft.

l) **Englische Kontortinte** (nach Lehner):

Galläpfel	100,0	Ferrosulfat	25,0
arabisches Gummi	25,0	Wasser	1200,0

Man teilt die Wassermenge in 3 Teile, und zwar in den ersten mit 500,0, in den zweiten mit 400,0 und in den dritten mit 300,0. Die Galläpfel werden zuerst mit der größten Wassermenge 1½ Stunden lang gekocht, der Auszug abgeschöpft, das Kochen mit dem zweiten Teil durch 1 Stunde und mit dem dritten ½ Stunde lang wiederholt. Die beiden ersten Abkochungen werden vereinigt, in der dritten, unter beständigem Rühren, Gummi und Ferrosulfat gelöst, schließlich, unter Hinzufügung von etwas Phenol, alle Flüssigkeiten gemengt. Nach mehrwöchiger Lagerung wird die Tinte auf Flaschen gefüllt.

m) **Amerikanische Kontortinte:**

Bei dieser Tinte kann man dieselben Mischungsverhältnisse anwenden wie bei l, nur wird das Ferrosulfat vor seiner Lösung mit einer Mischung von 10% seines Gewichtes an Wasser und 5% Schwefelsäure längere Zeit in einem irdenen Gefäße geröstet. Hierbei verwandelt sich ein Teil des Ferrosulfats in Ferrisulfat, und die Tinte erscheint sofort tiefschwarz. Sie kann dann gleich auf Flaschen gefüllt werden und liefert eine tiefschwarz fließende, die Stahlfedern nicht angreifende Tinte.

n) **Reine Gallussäuretinte:**

Um die Gerbsäure der Galläpfel vollständig in Gallussäure überzuführen und so von vornherein eine tiefblauschwarz fließende Tinte zu erhalten, verfährt man folgendermaßen: Das Galläpfelpulver wird mit Wasser zu einem dicken Brei angemengt und im offenen Gefäß am warmen Ort sich selbst überlassen. Nach einigen Tagen tritt Schimmelbildung ein; man sorgt nun durch öfteres Umrühren dafür, daß diese Schimmelbildung die ganze Masse durchdringt. Ist das geschehen, so kocht man aus und hat nun in der Lösung statt der anfangs vorhandenen Gerbsäure fast reine Gallussäure, die mit dem Ferrosulfat sofort eine tiefblauschwarze Tinte liefert.

Mengenverhältnis und Phenolzusatz wie oben.

o) Nach Dieterich stellt man sich, um die Herstellung der Tinten zu vereinfachen, folgende zwei Tintenkörper her:

A. Galläpfeltintenkörper.

B. Tannintintenkörper.

A.   Chinesische Galläpfel 160,0
werden gröblich gepulvert, darauf durchfeuchtet man sie mit dem gleichen Gewicht Wasser, bringt das Gemenge in ein Gefäß und läßt es bei 20°—25° C 8—10 Tage oder so lange stehen, bis das Ganze vollständig von Schimmel durchsetzt ist. Während dieser Zeit rührt man täglich um und ersetzt das verdunstete Wasser. Dies so fermentierte Galläpfelpulver mischt man mit:

Regenwasser	800,0	Gallussäure	20,0
kristallisiertem Ferrosulfat	100,0	Schwefelsäure	7,0

in einem irdenen Kochgeschirre, erhitzt zum Sieden und kocht so ½ Stunde lang. Nun seiht man durch, kocht den Rückstand nochmals mit

Regenwasser 200,0

seiht durch, ohne zu pressen, vereinigt die beiden Flüssigkeiten, stellt 8 Tage kühl beiseite und filtriert. Das Filtrat wird mit gekochtem, aber kaltem Regenwasser auf 1 Liter gebracht. Man bewahrt gut verkorkt an kühlem, dunklem Ort auf.

B. Technisches Tannin . . . 75,0   Gallussäure 25,0
übergießt man mit
Regenwasser . . . . . 900,0, setzt Schwefelsäure 7,0
          kristallisiertes Ferrosulfat . . . 100,0

zu, erhitzt wie unter A und stellt dann 2 Tage kühl beiseite. Nun wird filtriert und unter Nachwaschen des Filters mit gekochtem, aber kaltem Regenwasser auf 1 Liter gebracht. Man bewahrt kühl auf.

a) Gallusdokumententinte.

Tintenkörper	400 ccm	Regenwasser	600 ccm
arabisches Gummi	15,0	Phenol	1,0.

b) Bessere Galluskanzleitinte.

Tintenkörper	300 ccm	Regenwasser	700 ccm
arabisches Gummi	20,0	Phenol	1,0.

c) Gewöhnliche Galluskanzleitinte.

Tintenkörper	200,0	Regenwasser	800,0
arabisches Gummi	30,0	Phenol	1,0.

Diese Tinten werden, je nachdem sie blau, grün, rot, schwarz oder violett gefärbt sein sollen, entsprechend mit Teerfarbstoffen aufgefärbt. Für **Blau** nimmt man auf 1 Liter:

Phenolblau	3,6	Ponceau	0,3
	Anilingrün	0,3.	

Für Grün.

Anilingrün	3,0	Phenolblau	0,9
	Ponceau	0,3.	

Für Rot.

Ponceau	3,6	Phenolblau	0,6
	Anilingrün	0,3.	

Für Schwarz.

Phenolblau 1,8   Ponceau 1,2
         Anilingrün . . . . 1,2.

Alizarintinten.

a) Galläpfel 40,0   Eisensolution 15,0
   Anilinblau, wasserlöslich . 1,5   Gummi 10,0
   Holzessig 10,0   Wasser . . . . 100,0.

Man behandelt die gepulverten Galläpfel mit dem Wasser, welchem man 5 T. des Holzessigs zugemischt hat, durch 8 Tage lang, während welcher Zeit zwar eine vollständige Lösung der Gerbsäure stattfindet, aber keine Umwandlung dieser in Gallussäure erfolgt, da die Gärung durch die Anwesenheit des Holzessigs unterdrückt wird.

Gleichzeitig mit dem Galläpfelauszuge bereitet man die Eisensolution. Man bringt zu diesem Zweck in ein Faß, das nahe am Boden einen Ablaßhahn hat, altes Eisen, Schmiedeeisen, in beliebiger Menge und übergießt es mit rohem Holzessig. Das Eisen löst sich allmählich in dem Holzessig auf, und es entsteht eine Lösung von essigsaurem Eisenoxydul, Ferroazetat, von der man nach 8 Tagen die entsprechende Menge abzapft.

Ehe man zu dem Galläpfelauszuge die Eisensolution fügt, prüft man auf die Menge des anzuwendenden Essigs, welche notwendig ist, um das essigsaure Eisenoxydul in Lösung zu erhalten. Man nimmt zu diesem Zweck 1 Liter des Galläpfelauszuges und versetzt es mit $^1/_{10}$ Liter der Eisensolution. Entsteht hierdurch eine in dünnen Schichten klare dunkelgrüne Flüssigkeit, so enthält sie genug an Essigsäure. Bildet sich aber eine schwarze undurchsichtige Flüssigkeit, so deutet dies auf eine zu geringe Menge an Essigsäure. Man setzt nun aus einem graduierten Glasgefäße, das mit Marken versehen ist, die von ein zu eintausendstel Liter (1 ccm) voneinander entfernt sind, Holzessig kubikzentimeterweise zu und rührt nach jedesmaligem Zusatz um. Man bestimmt, wie viele Kubikzentimeter auf 1 Liter Eisensolution verbraucht wurden, und hat dann auf je 100 Liter Galläpfelauszug die entsprechende Anzahl von Zehntelitern Essig zuzufügen.

Wenn man z. B. auf 1 Liter Galläpfelauszug 28 ccm Essig angewendet hat, so hat man auf 100 Liter Galläpfelauszug 28 Zehntelliter oder 2,8 Liter Essig anzuwenden. Diese Menge von Essig wird sodann dem Galläpfelauszuge beigemengt, das Gummi darin aufgelöst und die Eisensolution zugegossen. In der entstandenen grünen Flüssigkeit wird dann das Anilinblau aufgelöst.

b) Galläpfelpulver 120,0   Ferrosulfat 50,0
   Oxalsäure 2,0   arabisches Gummi . . . 15,0
   Anilinblau 1,0   Wasser . . . . 1000,0.

Das Galläpfelpulver wird mit dem größten Teil des Wassers 2 Tage lang digeriert, der durchgeseihten Flüssigkeit setzt man dann das in Wasser gelöste Ferrosulfat hinzu und rührt nun so lange eine Auflösung von Oxalsäure unter, man wird etwa 2,0 brauchen, bis die Flüssigkeit eine gelbe Farbe angenommen hat. Nun färbt man mit Anilinblau auf.

Diese Tinte hält sich sehr gut und greift die Stahlfedern nur wenig an.

Blauholztinten.

A. Mit Eisen.

Blauholzauszüge geben mit Eisensalzen ebenfalls schwarz gefärbte Verbindungen, da aber das reine Eisentannat aus Blauholz keine dauerhafte Tinte liefert, verwendet man oft eine Mischung aus Blauholz und Galläpfeln. Derartige Tinten sind aber recht gut zu entbehren, da gute Gallustinten heute so billig hergestellt werden, daß ein teilweiser Ersatz der Galläpfel durch Blauholz höchst überflüssig ist.

Blauholz	100,0	Galläpfel	50,0
Ferrosulfat	40,0	arabisches Gummi	25,0
	Wasser	1200,0.	

Blauholz und Galläpfel werden mit Wasser ausgekocht und der Seihflüssigkeit Ferrosulfat und Gummi, beides in Wasser gelöst, hinzugesetzt. Der besseren Haltbarkeit wegen fügt man noch 1,0 Phenol hinzu und füllt auf Flaschen.

B. Chromtinten.

Blauholzauszüge bzw. die Auflösungen von Blauholzextrakt in Wasser geben, mit einer geringen Menge von Kaliumchromat versetzt, eine fast schwarze Flüssigkeit, die vorzüglich aus der Feder fließt und sich, in geschlossenen Gefäßen aufbewahrt, sehr lange hält.

a)
Blauholzextrakt	25,0	gelbes Kaliumchromat	1,2—1,5
Wasser	1000,0	Phenol	1,0.

Man löst das Blauholzextrakt in Wasser 900,0, Kaliumchromat 1,5 in Wasser 100,0 und fügt von dieser Lösung allmählich der ersteren so viel zu, bis eine tiefblauschwarze Flüssigkeit entsteht. Hierzu setzt man nun das Phenol und füllt auf Flaschen.

b) Nach Hager:

Blauholzextrakt	20,0	Natriumkarbonat	20,0
Kaliumchromat	3,0	Wasser	960,0.

Das Natriumkarbonat wird zuerst in Wasser 900,0 gelöst, dann das Blauholzextrakt und schließlich das in dem Reste des Wassers gelöste Kaliumchromat hinzugefügt.

c) Nach P. Herold:

Blauholzextrakt 100,0
werden in Kalkwasser 800,0
auf dem Dampfbad unter öfterem Umrühren oder Schütteln gelöst, der Lösung
Phenol . . . . 3,0 und rohe Salzsäure 25,0
zugesetzt und abermals ½ Stunde auf dem Dampfbad erhitzt, nach dem völligen Erkalten durchgeseiht und mit
Kaliumchromat 3,0
sowie arabischem Gummi 30,0,
jedes für sich vorher in Wasser gelöst, versetzt. Schließlich bringt man das Ganze mit
Wasser auf . . . . 1800,0.

d) Nach Dieterich — S c h u l t i n t e — t i e f s c h w a r z e K a i s e r t i n t e:

Blauholzextraktlösung (s. S. 469) 200 ccm werden mit Wasser 500 ccm verdünnt und im Dampfbad auf 90° C erhitzt. Darauf setzt man tropfenweise hinzu:

Kaliumdichromat	2,0	Oxalsäure	10,0,
Chromalaun	50,0	gelöst in Wasser	150,0.

Man erhitzt noch ½ Stunde auf 90°, verdünnt mit Wasser auf 1 Liter, fügt

arabisches Gummi . . . 15,0   Phenol 1,0
hinzu und läßt 2—3 Tage absetzen

e) S e h r g e e i g n e t a l s F ü l l f e d e r h a l t e r t i n t e.

Blauholzextraktlösung (s. S. 469 . 200,0
Kaliumchromat 2,5,
gelöst in Wasser 7,5,
kocht man bis zur Blaufärbung, setzt
Chromalaun 50,0

zu, kocht noch ¼ Stunde, fügt

Oxalsäure 10,0

zu und ergänzt mit Wasser auf 1 Liter.

f) S a n d f o r d Blauholz-

extrakt 150,0	rohe Salzsäure 73,0
Kaliumdichromat 18,0	arabisches Gummi . . . 30,0
Ferrosulfat 20,0	Wasser 4000,0
	Kreosot . . . . 4,0.

Man löst das Blauholzextrakt in

kochendem Wasser 1000,0,

fügt der Lösung das Kaliumdichromat, in

heißem Wasser 250,0

gelöst, hinzu, darauf die Lösung von Ferrosulfat

in der Salzsäure und Wasser . . 250,0,

verdickt mit dem arabischen Gummi, in Wasser 90,0 gelöst, und ergänzt schließlich mit dem noch fehlenden Wasser. Darauf mischt man das Kreosot unter. Man läßt die Tinte einige Zeit lagern und filtriert.

Kopiertinten.

Die Kopiertinten sind gewissermaßen konzentrierte Tinten, denen man durch einen größeren Zusatz von Zucker, Dextrin oder Glyzerin eine gewisse Klebrigkeit verliehen hat. Durch diese beiden Eigenschaften, Konzentration und Klebrigkeit, wird es ermöglicht, mittels der Kopierpresse einen oder mehrere Abdrücke zu erhalten.

Galluskopiertinten.

a) Nach Lehner:

Galläpfel 120,0	Ferrosulfat 30,0
arabisches Gummi . . . 20,0	Traubenzucker 10,0
Wasser 1000,0	Phenol . . . . 1,0.

Diese Tinte wird bereitet wie die Gallustinte.

b) Nach Fehr:

Galläpfel 100,0	Blauholz 66,0
Ferrosulfat 33,0	arabisches Gummi . . . 25,0
Essig 250,0	Wasser . . . . 750,0.

Die Mischung wird 4 Wochen in einem offenen Gefäß unter häufigem Umrühren beiseite gesetzt, dann abgezogen und der fertigen Tinte auf 1 kg zugesetzt:

Zucker 35,0   Glyzerin . . . . 2,0.

c) A u f g e f ä r b t e :

Galläpfel 100,0	Ferrosulfat 33,0
arabisches Gummi . . . 25,0	Essig 250,0
	Wasser . . . . 750,0.

Man mischt ohne zu erwärmen. Nach 2—3 Wochen zieht man die Tinte ab und fügt hinzu:

Zucker 30,0

Teerfarbstoff in beliebiger Farbe etwa 10,0.

d) Nach Dieterich. B l a u :

Tintenkörper (s. S. 465) 100 ccm	Phenolblau 2,0
arabisches Gummi . . . 25,0	Ponceau 0,4
Glyzerin 25,0	Anilingrün . . . . . . 0,4.

Gummi wird in etwas Wasser gelöst, darauf werden die Lösung, das Glyzerin und die Farbstoffe dem Tintenkörper zugesetzt, zum Sieden erhitzt und ¼ Stunde darin erhalten. Nach dem Erkalten fügt man

Phenol 1,0

hinzu und ergänzt mit Wasser auf 1 Liter.

Blauholzkopiertinten.

Diese haben den Vorzug, daß die Schrift noch nach Monaten kopierfähig bleibt, und selbst noch nach längerer Zeit lassen sich Kopien anfertigen, wenn man die Kopierblätter statt mit reinem Wasser mit einer Lösung von

gelbem Kaliumchromat . . 1,0   Wasser 1000,0

befeuchtet. (Kopiertintenauffrischer für Blauholztinten.)

a) Rote, nach Dieterich:

Man stellt sich eine Blauholzextraktlösung dar, indem man

bestes Blauholzextrakt 200,0

unter Erhitzen im Dampfbad in

Wasser 1000,0

auflöst. Diese Lösung stellt man 8 Tage beiseite und gießt vom entstandenen Bodensatz ab. Von dieser Blauholzextraktlösung 600,0 erhitzt man ¼ Stunde lang mit

Schwefelsäure . . . . 1,5.

Inzwischen löst man

Aluminiumsulfat 40,0

bei mäßiger Wärme in

Wasser 400,0

fügt   Kaliumkarbonat 40,0

hinzu und rührt so lange, bis keine Kohlensäureentwicklung mehr stattfindet. Hierauf setzt man

Oxalsäure 40,0

zu und erwärmt unter Umrühren, bis der Niederschlag gelöst und keine Kohlensäure mehr entweicht. Dann fügt man

Kaliumchromat 3,0

zu und gießt diese Lösung in dünnem Strahl unter Umrühren in die Blauholzextraktlösung, erhitzt ¼ Stunde und bringt das Ganze durch Wasser auf 1000,0. Nun fügt man

arabisches Gummi 10,0

hinzu   und Phenol 1,0,

läßt 14 Tage absetzen, gießt ab und füllt auf Flaschen.

Soll die Tinte dunkelblau fließen, so nimmt man

Kalidiumdichromat . . . . . 4,0.

Die Tinte sieht dann veilchenblau aus.

b) Nach J. Biener:

Blauholzextrakt 100,0   Wasser 500,0

werden durch Kochen gelöst. Der Lösung fügt man hinzu:

Ammoniakalaun . . . 50,0   Kaliumbioxalat . . 15,0—20,0.

Man läßt nun abkühlen und versetzt tropfenweise mit einer Lösung von

Kaliumdichromat 3,0   Wasser 50,0

und verdünnt das Ganze auf 1000,0.

c) Nach Lehner:

Blauholzextrakt 100,0   Ferrosulfat 4,0

gelbes Kaliumchromat . . 1,0   Indigokarmin 8,0

Glyzerin 10,0   Wasser . . . . 500,0.

Der Indigokarmin kann auch durch wasserlösliches Anilinblau 2,5 ersetzt werden.

d) Violett:

Blauholzextrakt . . . 50,0   Oxalsäure 6,0

Alaun 35,0   Wasser 1000,0

werden kalt gelöst und dann hinzugefügt

Glyzerin . . . . 10,0.

Nach 24stündigem Absetzenlassen erhitzt man bis zum Kochen, fügt noch heiß Holzessig 60,0 hinzu, läßt abermals absetzen und füllt auf Flaschen.

e) Violettschwarz:

Man bringt in

Wasser	800,0	Blauholzextrakt		40,0,
Glyzerin	10,0,	Oxalsäure		5,0
und Alaun		30,0		

zur vollständigen Lösung und fügt eine Lösung von

Kaliumdichromat . . . 5,0 in Wasser 100,0

zu. Die ganze Flüssigkeit wird in einem kupfernen Kessel aufgekocht und kann, nachdem ihr noch

Holzessig 50,0

zugefügt wurden, in Flaschen abgefüllt werden.

Farbige oder Salontinten.

Hierzu verwendet man fast immer Lösungen der verschiedenen Teerfarbstoffe mit einem geringen Zusatze von Gummi oder Zucker, und bei den eigentlichen Salon-, auch D a m e n t i n t e n genannt, auch schwach versetzt mit Patschuli-, Moschus- oder Veilchenduft. Zweckmäßig ist auch der Tinte einige Tropfen Kreosot oder einige Kubikzentimeter einer alkoholischen Salizylsäurelösung (1+9) hinzuzufügen. Die Verhältnisse richten sich nach der Ausgiebigkeit des Teerfarbstoffes; die Teerfarbstoffmenge schwankt zwischen 5,0—20,0 auf 1000,0. Ersteres z. B. bei dem Methylviolett, letzteres beim Nigrosin (Tiefschwarz). Für Rot eignet sich besonders das Eosin. An Gummi oder Zucker genügen 10,0 bis 20,0 auf 1000,0.

Wünscht man T e e r f a r b s t o f f k o p i e r t i n t e n herzustellen, so muß man die Farbstoffmenge vergrößern und etwas Glyzerin hinzufügen.

Man verfährt bei der Bereitung in der Weise, daß man den Teerfarbstoff mit etwa 50,0 kaltem Wasser übergießt, einige Stunden stehen läßt und dann die Lösung mittels heißen Wassers bewirkt. Bei der Eosintinte tut man gut, dieselbe 1—2 Tage absetzen zu lassen, bevor man sie in Flaschen füllt; bei den übrigen ist dies nicht nötig. Bei der Vergänglichkeit der mit Teerfarbstofftinte hergestellten Schriftzüge ist es für manche Zwecke notwendig, haltbare farbige Tinten aus anderen Stoffen anzufertigen. Wir lassen hier die wichtigsten folgen.

Blaue Tinte. Berlinerblautinte.

Diese sehr schöne und haltbare blaue Tinte beruht auf der Eigenschaft des frisch gefällten Berlinerblaus, in reinem Wasser löslich zu sein. Man löst zuerst

gelbes Blutlaugensalz (Kaliumferrozyanid) 30,0 in heißem Wasser . 600,0, dann ferner

Eisensesquichloridlösung . 15,0 in Wasser . . . . 500,0.

Die zweite Lösung mischt man der ersten unter beständigem Rühren hinzu und bringt den entstandenen Niederschlag auf ein Filter, läßt abtropfen und wäscht so lange mit reinem Wasser nach, bis die durchlaufende Flüssigkeit anfängt, sich blau zu färben. Jetzt wird das Auswaschen unterbrochen, der ganze Filterinhalt in eine tarierte Schale gebracht und mit so viel Wasser vermengt, daß das Gewicht des Ganzen 1000,0 beträgt. Es entsteht eine tiefblaue Lösung, die nach einigen Stunden filtriert wird. Ein Zusatz von Zucker oder Gummi ist bei dieser Tinte nicht nötig, und ihre Haltbarkeit ist unbegrenzt.

Grüne Chromtinte. Nach Lehner.

Kaliumdichromat	10,0	Salzsäure	10,0
Spiritus	10,0	arabisches Gummi	10,0
Wasser	30,0.		

Das fein gepulverte Kaliumdichromat wird in einem hinlänglich großen Porzellan- oder Steinzeuggefäße mit der Salzsäure übergossen und eine Stunde sich selbst überlassen, wodurch eine lebhaft rot gefärbte Flüssigkeit entsteht, in die man sehr allmählich und mit sehr großer Vorsicht den Spiritus gießt und dabei beständig mit einem Glasstab umrührt. Es findet eine sehr heftige Wirkung statt; die Flüssigkeit erhitzt sich bedeutend, schäumt stark und färbt sich allmählich dunkelgrün. Sollte die Wirkung zu stark werden, so setzt man etwas Wasser zu.

Zu der grünen Flüssigkeit setzt man so lange Natriumkarbonat, als noch ein Aufbrausen erfolgt; sobald ein grünlicher Niederschlag entsteht, hört man mit diesem Zusatz auf. Die Flüssigkeit wird nun in bedecktem Gefäß eine Woche lang stehen gelassen, sodann von der ausgeschiedenen Salzmasse abfiltriert und mit so viel Wasser verdünnt, bis sie die gewünschte Farbe erhalten hat. Schließlich löst man in ihr das arabische Gummi auf.

Die grüne Farbe der mit dieser Chromtinte hergestellten Schrift bleibt unverändert.

Grüne Tinte.

Indigokarmin	20,0	Pikrinsäure (Trinitrophenol)	3,4—4,0
arabisches Gummi	20,0	Wasser	950,0

Indigokarmin wird in etwa 600,0 Wasser gelöst, Pikrinsäure und Gummi im Rest des Wassers, und dann werden beide Flüssigkeiten gemischt.

Gummiguttinte.

Für gelbe Tinten, wenn kein Teerfarbstoff verwendet werden soll, benutzt man Gummigutt. Lehner gibt hierfür folgende Vorschrift:

Gummigutt	10,0	arabisches Gummi	5,0
Spiritus	10,0	Wasser	30,0

Das Gummigutt wird mit der Vorsicht, daß kein Gummiguttstaub eingeatmet wird, fein gepulvert, mit dem Spiritus vorsichtig erwärmt, dann mit dem Wasser vermengt und zuletzt das in wenig Wasser gelöste arabische Gummi hinzugefügt. Zu beachten ist, daß Gummiguttinte stark giftig ist. Die Tinte, die eine Zubereitung des Gummigutts darstellt, gehört zu den Giften der Abt. 2 und darf demgemäß nur gegen Empfangsbestätigung, Giftschein abgegeben werden, denn sie kann nicht gut als Harzfarbe aufgefaßt werden, die den Bestimmungen der Giftverordnung nicht unterliegen würde.

Indigotinte.

Indigokarmin	100,0	Wasser	900,0
arabisches Gummi	15,0		

Karmintinte.

Karminlösung (siehe diese)	990,0	Zucker	10,0
Salizylsäure	1,0		

Koschenilletinte.

Gepulverte Koschenille	100,0	Ammoniumkarbonat	5,0
Wasser	1000,0		

Nach 24 Stunden wird filtriert und so viel eisenfreier Alaun hinzugefügt, bis eine feurigrote Farbe entstanden ist. Man braucht etwa 4,0—5,0 davon.

Dokumenten- oder Sicherheitstinten.

In Fällen, wo es auf eine erreichbar mögliche Unzerstörbarkeit der Schriftzüge ankommt, wie bei wichtigen Staatsdokumenten und Wechseln über hohe Beträge, reicht selbst die beste Gallustinte noch nicht aus, weil die damit hergestellten Schriftzüge, wenn sie auch den Einflüssen von Licht und Luft widerstehen, doch auf chemischem Wege durch Säuren, Chlor usw.

zu entfernen sind. Der einzige Stoff, welcher allen chemischen Einwirkungen widersteht, ist der Kohlenstoff. Da dieser aber nicht gelöst, sondern nur in Flüssigkeiten in Schwebe gehalten werden kann, so dringt selbst der feinstverteilte Kohlenstoff, wie wir ihn in der chinesischen Tusche kennen, verhältnismäßig wenig in die Poren des Papiers ein, ist daher durch vorsichtige Waschungen fast ganz zu entfernen. Dem reinen Kohlenstoff am nächsten in der Unzerstörbarkeit stehen die sog. Humusverbindungen, wie sie bei der teilweisen Verwesung organischer Körper entstehen. Sie sind ungemein kohlenstoffreiche Verbindungen, die, wenn sie nicht durch Verbrennung zerstört werden, immer mehr Kohlenstoff ausscheiden. Hiervon ausgehend, stellt man zuerst aus Kasselerbraun, Braunkohlenmull, mit Ammoniakflüssigkeit und etwas Spiritus einen kräftigen Auszug her, dampft diesen zur Vertreibung des Ammoniaks fast gänzlich ein und löst dann wieder in so viel Wasser, daß 1 T. Extrakt 1 T. Kasselerbraun entspricht. Von diesem B r a u n k o h l e n e x t r a k t setzt man der auf die gebräuchliche Weise bereiteten Auflösung von Schellack in Boraxwasser etwa 20% zu. Bedingungen für die Haltbarkeit und Unzerstörbarkeit auch einer sog. Dokumententinte ist übrigens, daß das zu benutzende Papier möglichst durchlässig ist, damit die Schrift tief eindringt und nicht durch Radieren entfernt werden kann.

Schellack	60,0	Borax	30,0
arabisches Gummi	30,0	Wasser	680,0
Braunkohlenextrakt (s. ob.)	200,0	Anilinschwarz	10,0.

Der Borax wird im Wasser gelöst und mit dieser Auflösung der Schellack so lange gekocht, bis eine klare Auflösung erfolgt ist. Diese läßt man erkalten, gibt sie durch dichte Leinewand, löst Gummi und Anilinschwarz darin auf, mischt das Braunkohlenextrakt hinzu und bringt das Ganze auf 1000,0.

Statt des Anilinschwarz kann man auch Indigoblau verwenden, oder man ersetzt einen Teil des Wassers durch eine recht kräftige saure Gallustinte, in der etwas Silbernitrat gelöst ist.

Wasserglas-Sicherheitstinte.

1 T. Kienruß wird mit 10 T. Kaliwasserglas in der Weise verrieben, daß man den Kienruß in einer Reibschale zuerst mit wenig Wasserglas zu einem dicken Brei anrührt, diesen durch anhaltendes Reiben auf das innigste vermengt und nun erst das übrige Wasserglas nach und nach hinzufügt. Das zu verwendende Wasserglas darf aber nicht zu dick sein.

Eine solche Tinte dringt in einigermaßen durchlässiges Papier sehr tief ein und scheidet in der Papierfaser Kieselsäure aus, die den Kienruß einhüllt und das Auswaschen desselben unmöglich macht.

Ein Übelstand dieser Tinte ist aber, daß durch die Zersetzung des Wasserglases Alkali frei wird, das zerstörend auf die Papierfaser einwirken kann. Diesem Übelstande kann dadurch abgeholfen werden, daß man die Schrift nach einigen Tagen zuerst in verdünnten Essig und dann in reines Wasser legt, um alles Alkali zu entfernen. Nach dem Trocknen wird das Papier geglättet, und die Schrift ist dann allerdings unangreifbar.

Wechseltinte. Nach Hager.

Gallussäure	5,0	Pikrinsäure (Trinitrophenol)	2,0
Borax	0,5	Ammoniakflüssigkeit (0,960)	20,0
Wasser		50,0	

werden in einer Porzellanschale durch Erwärmen gelöst, dann mischt man hinzu eine Lösung, bestehend aus

Kaliumhydroxyd	1,0	Wasser	50,0.

Nach erfolgter Mischung wird das Ganze unter beständigem Umrühren einige Minuten gekocht, bis die Flüssigkeit bräunlich geworden ist, dann eine Stunde an einem warmen Ort unter öfterem Umrühren beiseite gesetzt. Hierauf wird folgende Mischung hinzugefügt:

Wasser 200,0   Borax 1,5
          Schellack . . . . 3,0.

Man bringt durch Kochen zur Lösung, filtriert nach dem völligen Erkalten und löst in der etwa 150,0 betragenden Masse Anilinblau 4,0.

Die Wirkung dieser Tinte beruht ebenfalls auf der Bildung humusartiger Körper in der Papierfaser.

Die unter dem Namen K a r b o n t i n t e im Handel vorkommende Sicherheitstinte ist eine äußerst feine Verreibung von Lampenschwarz, Gummi und Wasser, unter Hinzufügung einer geringen Menge Oxalsäure. Damit hergestellte Schriftzüge lassen sich vollständig auswaschen.

Hektographentinte und Hektographenmasse.

Die Hektographentinten sind sehr konzentrierte Teerfarbstofflösungen, bei denen man gewöhnlich durch einen Zusatz von Glyzerin ein zu rasches Austrocknen der Schriftzüge verhindert. Es eignen sich hierzu vorzüglich das Methylviolett, Wasserblau und Diamantfuchsin, am wenigsten das Nigrosin. Man verwendet, als die bei weitem ausgiebigste Farbe, meist Violett.

Blaue Hektographentinte.

Anilinblau (Wasserblau) . 100,0   Glyzerin 100,0
          Wasser . . . . 800,0.

Das Anilinblau wird zuerst mit dem Glyzerin verrieben, dann erwärmt und schließlich das kochend heiße Wasser hinzugefügt.

Rote Hektographentinte.

Diamantfuchsin 100,0   Glyzerin 100,0
          Spiritus oder Isopropylalkohol . . 100,0
          Wasser . . . . 700,0.

Bereitung wie oben.

Schwarze Hektographentinte.

a) Nigrosin (Tiefschwarz) . 100,0   Wasser . . . . 900,0.
          Werden durch Erwärmen zur Lösung gebracht.

Diese Tinte liefert, wie schon oben bemerkt, die wenigsten Abzüge.

b) Methylviolett 80,0   Glyzerin 240,0
   Nigrosin (Tiefschwarz) . 160,0   arabisches Gummi . . . 40,0
          Spiritus oder Isopropylalkohol . . 480,0.

c)   Wasserlösliches Nigrosin 15,0
   und   verdünnter Spiritus (7+3) . . . 40,0
   werden unter Erwärmen gelöst. Man versetzt mit
   Essigsäure (96%) 5,0   Wasser 500,0
   und   Glyzerin . . . . 100,0.

Die Mischung wird unter Umrühren erwärmt und filtriert.

Violette Hektographentinte.

a) Methylviolett 100,0   verdünnte Essigsäure (20%) 80,0
          Wasser 820,0

werden durch Erwärmen in Lösung gebracht.

b)   Methylviolett 100,0
         Spiritus oder Isopropylalkohol . . 100,0
         Wasser . . . . 800,0.

Ebenso wichtig wie eine gute Tinte ist aber der H e k t o g r a p h selbst.
Er darf weder zu feucht noch zu fest sein; im ersten Falle werden die Ab-
drücke verwischt, im letzteren gibt auch die beste Tinte verhältnismäßig
wenig Abdrücke. Es gibt zur Herstellung der H e k t o g r a p h e n m a s s e n
Vorschriften, teils mit Leim, teils mit Gelatine, außerdem mit Traganth bzw.
Tylose. Zu bemerken ist, daß nur der beste Hautleim, sog. heller Kölner,
verwendet werden muß. Geringwertige Knochenleime liefern schlechte
Massen. Man verfährt folgendermaßen:

a)   Bester Kölner Leim 200,0
werden, mit Wasser übergossen, 24 Stunden beiseite gestellt. Nach dieser
Zeit gießt man das überstehende Wasser ab und schmilzt den aufgequollenen Leim, das Gewicht wird etwa 600,0 betragen in einem tarierten Gefäß
im Wasserbade. Jetzt fügt man
              Glyzerin 600,0
hinzu und dampft äußerst vorsichtig unter stetem Rühren auf 1000,0 ein.
Die Masse wird einige Zeit der Ruhe überlassen, damit etwaige Blasen verschwinden, und nun v o r s i c h t i g in den Hektographenkasten ausgegossen. Alle etwa hierbei wiederum entstehenden Blasen sind sorgfältig
mittels eines Kartenblattes zu entfernen. Sollte die Oberfläche nach dem
Erkalten dennoch Blasen und Unebenheiten zeigen, so kann man diese entfernen, indem man eine sehr dünne Schicht sehr starken Spiritus darüber
gießt, anzündet und ruhig abbrennen läßt. Die Oberfläche des Hektographen
schmilzt dadurch und wird nach dem Erkalten völlig glatt und blank erscheinen.

Wird eine h e l l e F a r b e d e s H e k t o g r a p h e n gewünscht, so erreicht man sie dadurch, daß man auf 1000,0 Masse 50,0 in Wasser angerie-
nes gefälltes Bariumsulfat oder die gleiche Menge geschlämmtes Kaolin
hinzufügt.

Für die Haltbarkeit des Hektographen ist es wichtig, daß das Abwaschen
der übertragenen Schriftzüge recht vorsichtig mittels eines weichen Schwammes und lauwarmen Wassers geschieht.

b) Bester Kölner Leim . . . 300,0   Wasser 500,0
              Glyzerin . . . . 1100,0.
Man übergießt den Leim mit Wasser, läßt aufquellen, fügt nun das Glyzerin hinzu und erwärmt bis zur Lösung.

Um die Masse zu verbilligen, kann ein Teil des Glyzerins durch Stärkesirup ersetzt werden.

c) Bester Kölner Leim . . . 100,0   Glyzerin 500,0
Wasser 375,0   gefälltes Bariumsulfat . . 25,0.
Bereitung wie unter b. Das Bariumsulfat wird mit etwas Wasser fein
angerieben, zugefügt.

d) M i t G e l a t i n e :
Gelatine 125,0   Wasser 225,0
              Glyzerin . . . . 650,0.
Die Gelatine weicht man in Wasser auf, fügt Glyzerin hinzu und erwärmt.

e) Nach Dieterich:
              Gelatine 22,5
läßt man mit Wasser 40,0
¼ Stunde unter öfterem Durchrühren quellen, fügt
              Glyzerin 70,0

hinzu und dampft auf dem Dampfbad unter Rühren auf 100,0 ein. Soll die Masse weißlich sein, fügt man auf 100,0 Masse mit Wasser angeriebenes gefälltes Bariumsulfat (Blanc fixe en pâte) 10,0 zu.

f) Mit Traganth. Kittartig.

Talk 750,0   Glyzerin 210,0
10prozentiger Traganthschleim . . 20,0

werden in einer Knetmaschine zur Dicke von Glaserkitt verarbeitet. Man streicht darauf die Masse in die Form, glättet sie mittels eines Stahlbleches, das genau so breit ist wie die Form, indem man es über die etwas angefeuchtete Masse zieht.

Man schreibt mit Hektographentinte, die man von der Masse dann mit einem nassen Schwamm entfernen kann. Hierauf trocknet man die Masse mit einem steifen Löschpapier ab.

Zur Verbilligung der Hektographenmasse kann das Glyzerin teilweise durch verflüssigtes Magnesiumchlorid ersetzt werden. Anstelle des Traganths kann Tylose KN treten.

Hektographenblätter.

Um das Abwaschen der Hektographenmasse zu vermeiden, stellt man auch Hektographenblätter her, die nach ein- bis dreimaligem Gebrauche weggeworfen werden. Zu ihrer Herstellung bedarf man guter Glastafeln und eines kräftigen, durchlässigen Papieres. Man bereitet zuerst Hektographenmasse nach angegebener Vorschrift, legt die mit einer winzigen Menge Paraffinöl gut abgeriebenen Glasplatten auf einen völlig ebenen Tisch und übergießt sie nun ganz dünn mit der vollständig blasenfreien Hektographenmasse. Auf diese bringt man, solange sie noch warm ist, durchlässiges Papier, drückt sanft an und läßt erkalten. Jetzt kann man die Hektographenblätter, die eine spiegelblanke Oberfläche zeigen, von der Glasplatte abziehen und zum Überdruck benutzen. Diese Blätter eignen sich, wegen ihrer ungemein glatten Oberfläche, namentlich zum Kopieren feiner Zeichnungen usw.

Autographische und lithographische Tinten.

So wichtig der Hektograph auch zur Vervielfältigung von Schriften ist, so leidet er doch an zwei Übelständen. Einmal ist die Zahl der durch ihn herstellbaren Abzüge ziemlich beschränkt (30—60), andernteils sind die Schriftzüge, weil aus Teerfarbstoff bestehend, vergänglich. Will man ersteres vermeiden, eine unbegrenzte Zahl von Abdrücken erhalten, so muß man zu einem anderen Verfahren, dem sog. autographischen, greifen. Hierbei wird die Schrift mit einer besonderen Tinte auf Papier geschrieben und dann, nachdem dieses auf der Rückseite befeuchtet ist, durch mehrmaliges Überwalzen auf den sog. lithographischen Stein übertragen. Hier wird die Schrift auf gewöhnliche Weise mit Buchdruckerschwärze behandelt, so daß man Tausende von Abzügen von derselben Dauerhaftigkeit wie Druck erhalten kann.

Man kann mit der weiter unten folgenden autographischen Tinte auf jedem Papier schreiben. Sie liefert aber bei ihrer eigentümlichen Natur, weil sie leicht ausfließt, ziemlich breite Schriftzüge. Soll dies vermieden werden, wie z. B. beim Vervielfältigen von feinen Zeichnungen und Baurissen, so muß man zum Schreiben oder Zeichnen ein besonders vorbereitetes Papier benutzen.

Dazu stellt man zuerst zwei Lösungen dar: Eine 10prozentige Gelatine- und eine 5prozentige Tanninlösung. Beide müssen durch Filtration vollständig geklärt werden. Feines, ungeleimtes Papier wird nun mittels des

Kopierpinsels mit der Gelatinelösung getränkt und, nachdem diese eingezogen, mit der Tanninlösung bestrichen. Jetzt läßt man antrocknen und wiederholt diesen Vorgang 2- bis 5mal. Nach dem letzten Antrocknen wird das Papier entweder mittels einer Satinierwalze oder durch vorsichtiges Plätten mit einem mäßig warmen, schweren Plätteisen geglättet. Ein derartiges Papier nimmt die feinsten Striche an und kopiert sie ebenso.

Ihrem Zweck entsprechend muß eine Tinte, die auf einen lithographischen Stein übertragen werden und hier Druckerschwärze aufnehmen soll, fetthaltig sein. In Wirklichkeit ist eine autographische Tinte eine Lösung überfetteter Harz- oder Wachsseifen. Die Darstellung ist nicht ganz leicht, sie erfordert eine gewisse Vorsicht und Übung. Wir geben im nachstehenden eine erprobte, von Lehner veröffentlichte Vorschrift.

Autographische Tinte. Grundmasse.

Gelbes Bienenwachs . . .	300,0	venezianische Seife . . .	300,0
Schellack	125,0	Mastix	100,0
Talg	75,0	Harz	25,0
	Kienruß	75,0.	

Man schmilzt zuerst das Wachs im Wasserbad und erhitzt, bis das Schäumen aufgehört hat. Dann fügt man Talg, Schellack, Mastix und Harz hinzu, und, wenn auch diese Stoffe geschmolzen, die feingeschabte Seife und den Kienruß. Nun wird so lange weiter erhitzt, bis sehr unangenehm riechende Dämpfe auftreten oder die Masse sich entzündet. Im letzteren Falle wird die Flamme durch Auflegen eines Deckels rasch erstickt und die Masse nun in Papierkapseln oder Stangenformen ausgegossen.

Die ganze Schwierigkeit der Bereitung dieser Grundmasse liegt darin, daß man den richtigen Grad der Erhitzung trifft. Zu starke Erhitzung macht die Masse mager, nicht genügende Erhitzung zu fett, und beides verhindert eine gute Übertragung der Schrift ·auf den lithographischen Stein. Die richtige Erhitzung ist erreicht, wenn sich die Dämpfe durch ein in die Nähe gebrachtes brennendes Streichholz sofort entzünden. Es muß also mit sehr großer Vorsicht gearbeitet werden. Ferner kann der Kienruß fehlen und bei der Bereitung der Tinte durch Anilinfarbstoff ersetzt werden.

Wer die autographische Tinte nur selten und in kleinen Mengen braucht, kann die Grundmasse in Stäbchenform, in Art der chinesischen Tusche, auf Glas oder Porzellan mit Wasser anreiben. Für größere Mengen aber und für den Verkauf stellt man die Tinte aus der Grundmasse in folgender Weise dar:

Grundmasse	200,0	Anilinblau	5,0
Wasser	1500,0		

werden so lange zusammengekocht, bis das Gewicht 1000,0 beträgt, dann wird die Flüssigkeit in kleine Flaschen gefüllt.

Der für die Auffärbung der Tinte öfter empfohlene Indigokarmin eignet sich schlecht für diesen Zweck, weil er meistens eine so große Menge von Salzen enthält, daß dadurch eine Ausscheidung von Seife erfolgt.

Lithographische Tinten und Stifte.

Für die Herstellung der Lithographie im engeren Sinne, d. h. zum Zeichnen oder Schreiben unmittelbar auf den Stein, bedarf man etwa der gleichen Tinten und Grundmassen, wie sie zu der autographischen oder Übertragungstinte notwendig sind. Die Tinte wird bei Schrift und feinen Zeichnungen mit der Feder oder dem Pinsel auf den Stein gezeichnet und dieser dann mit Säure abgebeizt; dadurch werden die Stellen, welche mit Tinte bedeckt sind und daher infolge des Fettgehaltes der Tinte von der Säure nicht angegriffen wurden, etwas erhaben stehen. Nachdem die Schrift durch die Walze mit Druckerschwärze überzogen, erfolgt die Übertragung auf das Papier durch einfachen Druck. Für Zeichnungen in sog. Kreidemanier wird der Stein durch Ätzung rauh gemacht, gekörnt, und die Zeichnung durch Stifte, aus der Grundmasse hergestellt, aufgezeichnet. Für die Benutzung der lithographischen Tinte wird empfohlen, sie stets frisch durch Anreiben der Grundmasse mit warmem Wasser herzustellen. Die Mischung wird hierdurch gleichmäßiger. Wir geben im Nachstehenden einige Vorschriften nach Lehner.

Lithographische Tinte. Lithographenstifte. Lithographenkreide.

a) Gelbes Bienenwachs . . . 140,0   Schellack 100,0
    Mastix 30,0   Fichtenharz 10,0
    Talgseife 70,0   Kienruß . . . . 32,0.

    Zur Darstellung, die mit sehr großer Vorsicht ausgeführt werden muß, bedarf man zweier Gefäße, einer kleinen Schmelzpfanne mit Ausguß und eines Topfes mit gut schließendem Deckel. In der ersteren bringt man alle Stoffe, mit Ausnahme von Wachs, im Wasserbade zur Schmelzung; in dem Topfe erhitzt man das Wachs so weit, bis sich die Dämpfe entzünden lassen. In diese brennende Wachsmasse gießt man jetzt die übrigen in der Pfanne geschmolzenen Stoffe und löscht dann die Flamme sofort mittels Auflegens des Deckels, mäßigt die Hitze, rührt noch so lange, bis alles gut vereinigt, und gießt schließlich in Formen aus.

b) **W i e n e r :**
    Gelbes Bienenwachs . . . 180,0   Seife 180,0
    Schellack 140,0   Fichtenharz 60,0
    Talg 100,0   Kautschuk 20,0
    Terpentinöl 50,0   Lampenschwarz . . . . 60,0.

    Man mischt Wachs, Seife, Schellack, Fichtenharz und Talg zusammen, erhitzt die Masse unter Anwendung aller Vorsicht so lange, bis sie Blasen zu werfen beginnt, und rührt sodann die Auflösung des Kautschuks in Terpentinöl und das Lampenschwarz ein. Die Masse wird vorsichtig so lange geschmolzen und gerührt, bis der Geruch des Terpentinöles ziemlich verschwunden ist, und dann in Stangen gegossen.

c) **E n g l i s c h e :**
    Gelbes Bienenwachs . . . 60,0   Talg 60,0
    harte Talgseife 60,0   Schellack 120,0
    Mastix 80,0   venezianischer Terpentin . 10,0
         Lampenschwarz . . . . . 110,0.

    Mastix und Schellack werden in Form feiner Pulver allmählich in den im Wasserbade erhitzten Terpentin eingetragen, sodann Talg, Wachs und Seife der Reihe nach zugefügt und schließlich das Lampenschwarz mit der Masse innig verrieben. Die durch Abkühlen etwas zäher gewordene Masse wird auf einer ebenen Platte ausgerollt und in Stangen zerschnitten oder in passende Formen gepreßt.

d) **E n g l i s c h e :**
    Gelbes Bienenwachs . . . 300,0   Talg 250,0
    Seife 200,0   Schellack 150,0
         Lampenruß . . . . 60,0.

e) **F r a n z ö s i s c h e :**
    Talg 100,0   Seife 85,0
    Schellack 70,0   Mastix 10,0
         Lampenruß . . . . 10,0.

    Die Stoffe werden geschmolzen und vorsichtig solange erhitzt, bis Entzündung eintritt. Man läßt nun eine Zeitlang fortbrennen, löscht dann ab

und formt aus einer kleinen Probe ein Stäbchen, das sich nach dem völligen
Erkalten fein zuspitzen lassen und einen reinen schwarzen Strich liefern muß.
Ist diese Masse noch zu weich, wird noch weiter erhitzt, bis der richtige
Härtegrad erreicht ist. Dann läßt man abkühlen und formt Stangen in der
Dicke des Gänsekieles.

Die Herstellung nach allen diesen Vorschriften muß
mit sehr großer Vorsicht ausgeführt werden.

Tintenpulver und Tintenextrakte.

Tintenpulver und Tintenextrakte dienen zur Selbstbereitung kleiner
Mengen flüssiger Tinten. Bei den Teerfarbentintenextrakten ist nur ein einfaches Lösen in gekochtem Wasser nötig. Nach 24stündigem Absetzenlassen
zieht man auf Flaschen. Bei den Gallus- und Blauholztintenextrakten dagegen muß das Extrakt mit dem Wasser eine Zeitlang gekocht werden,
dann füllt man in eine Flasche und läßt 3—4 Wochen absetzen.

Teerfarben-Tintenextrakt. Anilin-Tintenextrakt. Nach Dieterich.

Blau.

Resorzinblau   6,0   Zucker   20,0
            Oxalsäure . . . .   1,0.
Für 1 Liter Tinte.

Rot.

Eosin   10,0   Zucker . . . .   30,0.
Für 1 Liter Tinte.

Schwarz.

Anilingrün   2,5   Ponceau   2,5
Phenolblau   2,5   Zucker   20,0
            Kaliumbisulfat . . . .   1,0.
Für 1 Liter Tinte.

Violett.

Methylviolett   6,0   Zucker   10,0
            Oxalsäure . . . .   2,0.
Für 1 Liter Tinte.

Teerfarben-Kopiertintenextrakt. Anilin-Kopiertintenextrakt.
Nach Dieterich.

Blau.

Resorzinblau   10,0   Zucker   10,0
            Oxalsäure . . . .   2,0.
Für 1 Liter Tinte.

Rot.

Eosin   15,0   Zucker . . . .   30,0.
Für 1 Liter Tinte.

Violett.

Methylviolett   12,0   Zucker   10,0
            Oxalsäure . . . .   2,0.
Für 1 Liter Tinte.

Auf der Verpackung der Tintenextrakte, die giftige
Stoffe enthalten, muß auf gewisse Vorsicht hingewiesen
werden.

Blauholz-Tintenextrakt.

a) Blauholzextrakt 975,0   gelbes Kaliumchromat . . 25,0

Das Blauholzextrakt wird in der Kälte gepulvert, mit dem ebenfalls gepulverten Kaliumchromat vermengt und in sehr gut schließenden Gefäßen an kühlem Ort aufbewahrt. 25,0 Extrakt auf 1000,0 Tinte.

b) Nach Dieterich:

Blauholzextrakt 70,0   Kaliumdichromat 2,0
Chromalaun 50,0   Oxalsäure 10,0
Salizylsäure 1,5

werden in grober Pulverform gemischt. Zur Tintenbereitung übergießt man das Gemisch in einem irdenen Gefäße mit kochend heißem Wasser 1000,0, rührt eine Zeitlang mit Holz um, bis alles gelöst ist und stellt dann einige Tage lose bedeckt in den Keller. Dann gießt man die Flüssigkeit klar ab und füllt in Flaschen.

Auf der Verpackung der Blauholz-Tintenextrakte, die giftige Stoffe enthalten, muß auf gewisse Vorsicht hingewiesen werden.

Blauholz-Kopiertintenextrakt. Nach Dieterich.

a) Rot:

Blauholzextrakt 100,0   Kaliumbisulfat 20,0
neutrales Kaliumoxalat 40,0   Kaliumdichromat . . . 3,0
Aluminiumsulfat 40,0   Salizylsäure . . . . . . 1,5.

Verwendung wie unter Blauholz-Tintenextrakt. Gleich wie dieses muß auch Kopiertintenextrakt in Glas- oder Blechgefäßen aufbewahrt werden.

b) Violett:

Blauholzextrakt 100,0   Kaliumbisulfat 20,0
neutrales Kaliumoxalat 40,0   Kaliumdichromat . . . 4,0
Aluminiumsulfat 40,0   Salizylsäure . . . . . . 1,5.

Auf der Verpackung der Tintenextrakte, die giftige Stoffe enthalten, muß auf gewisse Vorsicht hingewiesen werden.

Gallus-Tintenextrakt.

a) Nach Dieterich:

Tannin 24,0   entwässertes Ferrosulfat . 20,0
Gallussäure 8,0   Kaliumbisulfat 6,0
arabisches Gummi . . . . . . 15,0.

Man mischt die grob gepulverten Stoffe und fügt hinzu

für Blau:

Phenolblau 5,0   Ponceau 0,5
Anilingrün 0,5;

für Blauschwarz:

Phenolblau 3,0   Anilingrün 2,0
Ponceau . . . . 2,0.

Zur Bereitung der Tinte übergießt man das Pulver mit 1¼ Liter kochend heißem Wasser, erhitzt und erhält eine Viertelstunde lang in langsamem Sieden. Nach dem Abkochen füllt man in eine Flasche und läßt absetzen.

b) Tannin 60,0   zerfallenes Ferrosulfat . . 20,0
arabisches Gummi . . 12,0   Kaliumbisulfat 3,0
Teerfarbstoff . . . . 5,0—10,0.

75,0—100,0 dieses Extraktes auf 1000,0 Tinte.

Tintenstifte.

Unter diesem Namen kommen Schreibstifte in Form der Bleifedern in den Handel, mit denen man gleich diesen schreibt. Die Schriftzüge lassen sich mit angefeuchtetem Kopierpapier durch einfaches Aufdrücken 1- bis 2mal abklatschen und geben gute, deutliche Kopien. Sie bestehen ihrer Zusammensetzung nach aus Graphit, Ton und einem Teerfarbstoff, z. B. Methylviolett. Die Masse wird mit etwas Wasser zu einem Teig angemengt, dann mit einer Presse, in Art der Lakritzenpresse, in Stengelchen geformt, ausgetrocknet und, gleich den Bleifedern, in Hülsen gebracht.

Wenn diese Stifte auch wohl kaum von Drogisten angefertigt werden, so wollen wir doch der Vollständigkeit halber die Zusammensetzung einiger Tintenstifte geben.

Bei der Abgabe der unter Verwendung giftiger Farben hergestellten Stifte sind die Bestimmungen des Giftgesetzes bzw. der Giftordnung und des Gesetzes über die Verwendung giftiger Farben zur Herstellung von Gebrauchsgegenständen zu beachten.

a) Teerfarbstoff 500,0   Graphit 375,0
          Kaolin . . . . 125,0.

b) Teerfarbstoff 250,0   Graphit 250,0
          Kaolin . . . . 500,0.
Stift a ist sehr weich, b sehr hart.

Stifte zum Schreiben auf Glas. Farbige Signierstifte. Buntstifte.

a) Man schmilzt in einer Schale im Wasserbade
Walrat 4,0   Talg 3,0
und weißes Bienenwachs 2,0,
mischt darunter
Mennig . . . . 6,0 und Kaliumhydroxyd . . . . . 1,0.
Nachdem das Ganze noch ½ Stunde erhitzt worden, gießt man die Masse in Glasröhren von dem Durchmesser eines Bleistiftes. Sind sie darin abgekühlt, so preßt man sie in hölzerne Röhren und spitzt sie zum Gebrauch zu.

b) Zeresin 40,0   Karnaubawachs bzw.
Japanwachs 24,0   Kunstwachs O 32,0
Für Blau: Pariserblau . . 12,5   Talkum . . . . 50,0.
für Grün: Chromgrün . . 15,0   für Gelb: Chromgelb . . 15,0
für Schwarz: Lampenruß . 8,0 .   für Rot: imit. Zinnober . . 15,0
           für Weiß: Zinkweiß . . . . . 15,0.

Anstatt der genannten Farben können auch fettlösliche Teerfarbstoffe verwendet werden. Man rechnet auf 1 kg Masse, je nach der Ausgiebigkeit des Teerfarbstoffes 50,0—150,0. Am wenigsten ausgiebig ist das fettlösliche Nigrosin.

Zeresin, Karnaubawachs und Japanwachs werden im Wasserbade zusammengeschmolzen, dann das Talkum und zuletzt der Farbstoff zugerührt. Darauf erhitzt man unter beständigem Umrühren ½ Stunde lang im Wasserbade. Man verfährt dann weiter wie unter a.

c) Nach Capaun-Karlowa:

1. Schwarze Farbstifte.
Feinster Lampenruß . . 10,0   weißes Bienenwachs . . 40,0
         Talg . . . . 10,0.

2. Weiße Farbstifte.

Kremserweiß 40,0   weißes Bienenwachs . . . 20,0
Talg . . . . 10,0.

3. Lichtblaue Farbstifte.

Berlinerblau 10,0   weißes Bienenwachs . . . 20,0
Talg . . . . 10,0.

4. Dunkelblaue Farbstifte.

Berlinerblau 15,0   weißes Bienenwachs . . . 5,0
Talg . . . . 14,0.

5. Gelbe Farbstifte.

Chromgelb 10,0   weißes Bienenwachs . . . 20,0
Talg . . . . 10,0.

Die Farbe wird mit dem im Wasserbad erwärmten Wachs und Talg vermengt, dann gerieben und schließlich der Einwirkung der frischen Luft zum Trocknen ausgesetzt, so daß die Masse mittels der hydraulischen Presse in runde Stifte gepreßt und weiter wie gewöhnliche Bleistifte behandelt werden kann. Nach dem Pressen sollen sie einem abermaligen Trocknen an trockener Luft unterworfen werden, bis sie die gehörige Festigkeit erhalten haben und in das Holz eingeleimt werden können.

Unauslöschliche Tinten zum Zeichnen der Wäsche.

Die Anforderungen, die an sie gestellt werden, sind sehr groß; sie sollen nicht nur dem Wasser widerstehen, sondern sogar die Behandlung mit Seife, Lauge, selbst Chlor aushalten können, ohne zerstört zu werden. In vollkommener Weise erfüllen lassen sich alle diese Ansprüche durch die Salze der Edelmetalle, Gold, Platin und Silber. Die ersten beiden sind aber meist zu teuer, um in den gewöhnlichen Fällen verwendet werden zu können, und die Silbersalze, die die Grundlage der meisten schwarzen unauslöschlichen Tinten bilden, leiden an dem Übelstande der ungemein leichten Zersetzlichkeit bei Gegenwart organischer Stoffe. Sie dürfen daher niemals in größeren Mengen vorrätig gehalten werden. Ein weiterer Übelstand bei allen Wäschetinten ist der, daß man, um wirklich gute Schriftzüge auf Leinen oder Baumwolle zu erhalten, diese vorher mit einer kräftigen Appretur versehen muß. Man benutzt hierzu einen Gummischleim, der mit Natriumkarbonat versetzt ist.

Natriumkarbonat 25,0   arabisches Gummi . . . 15,0
Wasser . . . . 60,0.

Mit dieser Flüssigkeit werden die zu beschreibenden Stellen getränkt und, nach dem oberflächlichen Antrocknen, mit dem Plätteisen geglättet.

Auf so vorbereitetem Stoffe fließen die Schriftzüge nicht aus, sondern erscheinen rein, fast wie auf Papier. Da man es aber vielfach dem Käufer nicht aufgeben kann, diese Vorbereitungen auszuführen, ist man fast immer genötigt, der Tinte selbst so viel Gummi, Natriumkarbonat usw. zuzusetzen, um das Ausfließen zu vermeiden. Eine Folge davon ist eine Zersetzung der Silbertinten.

Hat sich die Wäschezeichentinte auf der Wäsche dennoch mehr ausgebreitet als man wünscht, so betupft man die Stellen zunächst mit einer starken Jodkaliumlösung (Kaliumjodidlösung), um das Silber in Jodsilber (Silberjodid) überzuführen, und entfernt dieses durch darauffolgendes Behandeln mit einer Lösung von Natriumthiosulfat.

Schwarze Wäschetinte.

a) Silbernitrat 10,0   arabisches Gummi 10,0
Ammoniakflüssigkeit(0,960) 30,0   Wasser 50,0
Kienruß . . . . 2,0—3,0.

Beim Verkauf gibt man ein Fläschchen mit Vorbereitungsflüssigkeit 30,0 (s. Einleitung) und ein Fläschchen mit Tinte 10,0.

b) Bei der Marine und sonstigem Militär eingeführt:

Silbernitrat 12,5   Ammoniakflüssigkeit(0,960) 25,0
arabisches Gummi . . . 12,5   Natriumkarbonat 17,5
Wasser . . . . 37,5.

Das Silbernitrat wird zuerst in der Ammoniakflüssigkeit gelöst, Gummi und Natriumkarbonat für sich im Wasser; dann mischt man beide Flüssigkeiten zusammen, setzt so lange dem Sonnenlicht aus, bis die Flüssigkeit hinlänglich gebräunt ist, um sichtbare Schriftzüge hervorzubringen, und füllt nun in kleine schwarze Fläschchen.

Noch besser verfährt man, wenn man die Flüssigkeit im Dampfbade so lange vorsichtig erwärmt, bis sie fast schwarz geworden ist.

c) Silbernitrat 10,0   Weinstein (Kaliumbitartrat) 10,0
Ammoniakflüssigkeit(0,960) 40,0   Zucker 5,0
arabisches Gummi . . . 10,0   Glyzerin 5,0
Wasser 20,0   Kienruß . . . . 2,0—3,0.

d) Silbernitrat 6,0   Kupfersulfat 15,0
arabisches Gummi . . . 10,0   Natriumkarbonat 10,0
Ammoniakflüssigkeit(0,960) 25,0   Wasser . . . . 34,0.

Silbernitrat und Kupfersulfat werden in der Ammoniakflüssigkeit gelöst, Natriumkarbonat und Gummi im Wasser; dann werden beide Flüssigkeiten gemengt und, falls die Lösung nicht ganz klar sein sollte, wird noch so viel Ammoniakflüssigkeit hinzugefügt, bis völlige Klärung erfolgt ist.

e) Kupfersulfat 5,0   Natriumkarbonat 1,5
Silbernitrat 2,0   wasserlösliches Nigrosin . 1,0
Ammoniakflüssigkeit(0,960) 10,0   Wasser 10,0
Glykosesirup . . . . 10,0.

Man löst Kupfersulfat und Silbernitrat in der Ammoniakflüssigkeit und Natriumkarbonat und Nigrosin im Wasser, mischt beide Flüssigkeiten und fügt den Sirup hinzu.

f) Silbernitrat 3,0   gepulverter Karmin . . . 0,3
Weinsäure 2,4   Salmiakgeist 15,0
Gummiarabikumschleim (1+2) . . 15,0.

Man löst das Silbernitrat im Salmiakgeist, fügt die Weinsäure hinzu, reibt mit der Lösung den Karmin und mischt schließlich den Gummischleim dazwischen. Die Tinte wird beim Schreiben rot, dann aber beim Plätten durch die Wärme schwarz.

g) In Stiftform.

Man durchmischt
Mangansuperoxyd . . . 20,0   Aluminiumhydroxyd . . 80,0
mit der Lösung von
Silbernitrat 30,0   in Wasser 50,0,

formt die Masse zu Stengeln, die zu einer Spitze gerollt werden und bringt sie zweckmäßig in eine Holzfassung.

Schwarze Anilinwäschetinte.

a) Diese Tinte beruht auf der Bildung von Anilinschwarz in der Zeugfaser
selbst. Sie liefert, wenn richtig angewendet, sehr schöne, widerstandsfähige
Schrift; nur ist zu beachten, daß, wenn die Tinte haltbar sein soll, Lösung 1
und 2 erst vor dem Gebrauche zusammengemischt werden dürfen.

1. Kupferchlorid   4,0   chlorsaures Natrium (Na-
   Ammoniumchlorid . .   3,0   triumchlorat, Natrium
   Wasser   30,0   chloricum) . . . . . .   5,0.

2. Salzsaures Anilin . .   40,0   arabisches Gummi . . .   15,0
            Wasser . . . .   95,0.

Die Schriftzüge erscheinen anfangs grün, werden aber alsbald schwarz,
wenn man sie nach dem Trocknen zuerst der Einwirkung von heißen Wasser-
dämpfen aussetzt und dann mit Seifenwasser auswäscht.

Man kann das Vorrätighalten der einzelnen Lösungen vermeiden und
eine gute haltbare Schreibflüssigkeit herstellen, wenn man die Lösung 2 zuvor mit etwa 100,0 Salzsäure versetzt, dann der Lösung 1 zufügt und das
Ganze längere Zeit kocht. Man läßt dann in geschlossenem Gefäß absetzen
und füllt in kleine Fläschchen.

b)   Kupfersulfat   20,0
            salzsaures Anilin (Anilinhydrochlorid) 30,0

werden jedes für sich sehr fein zerrieben, man fügt

            Dextrin   10,0

hinzu und mischt alles sehr innig. Das Gemisch reibt man mit

            Glyzerin oder Polyglykol . . .   5,0

und Wasser, soviel wie erforderlich, zu einem Brei an.

Will man die Tinte durch eine Schablone auftragen, S t e m p e l w ä s c h e -
t i n t e , so muß der Dextringehalt größer sein.

Schwarze Kardolwäschetinte.

Die Früchte von Anacardium occidentale und Semecarpus anacardium, die
sogenannten Elefantenläuse, Akajou- bzw. Malakkanüsse, enthalten einen öl-
artigen Stoff, das, als Wäschetinte benutzt, braune Schriftzüge
liefert, die unter der Einwirkung von Alkalien (Ammoniak, ferner auch Kalkwasser usw.) tiefschwarz werden und ungemein widerstandsfähig sind. Leider
ist das Kardol ein nicht ganz ungefährlicher Körper und deshalb zum Verkauf
an die Kundschaft nicht empfehlenswert.

Man bereitet die Kardoltinte in folgender Weise. Die Elefantenläuse werden
gröblich zerstoßen, in geschlossenem Gefäße mit Petroleumäther ausgezogen.
Diesen Auszug läßt man dann in offener Schale mit der nötigen Vorsicht frei-
willig verdunsten. Es bleibt eine bräunliche, ölige Flüssigkeit zurück, die ohne
weiteres zum Schreiben benutzt werden kann. Die anfangs schmutzigbraunen
Schriftzüge werden sofort tiefschwarz, wenn man sie nach dem Antrocknen in
Kalkwasser taucht oder den Dämpfen von Ammoniak aussetzt.

Das Kardol kann auch zum Stempeln der Wäsche, mittels Kautschukstempels, benutzt werden.

Blaue Wäschetinte.

a) Eine der unvergänglichsten Wäschetinten ist die mit Indigoweiß, dem redu-
zierten Indigoblau (Indigotin), hergestellte Tinte. Leider wird sie durch den
Einfluß des Sauerstoffs der Luft so rasch wieder zu Indigoblau oxydiert, daß
sie nur sehr schwer und nur in kleinen und gut geschlossenen Fläschchen
aufbewahrt werden kann. Man stellt die Tinte in folgender Weise dar:

31*

| Gepulverter Indigo . . . | 5,0 | Ferrosulfat (Eisenvitriol) . | 10,0 |
| Natriumhydroxyd . . . | 10,0 | Wasser . . . . | 50,0. |

Der fein gepulverte Indigo und das Ferrosulfat werden in eine passende Flasche geschüttet, dann mit der Natriumhydroxydlösung übergossen, verkorkt und unter öfterem Umschütteln beiseitegesetzt. Nach einigen Tagen ist sämtliches Indigoblau zu Indigoweiß reduziert. Man gießt nun klar ab, verdickt mit etwas durch Anilinblau dunkelblau gefärbten Gummischleim und schreibt auf das nicht vorbereitete Zeug. Die Schriftzüge erscheinen anfangs mehr grünlich, werden aber allmählich tief dunkelblau.

Die entstandene Indigoschrift ist so echt, daß sie nur durch unmittelbare Einwirkung von Chlor zerstört werden kann.

| b) Silbernitrat . . . . . . | 3,5 | Ammoniakflüssigkeit . . | 2,5 |
| Anilinblau . . . . . . | 1,0 | arabisches Gummi . . . . | 10,0. |

Rote Wäschetinte.

a) 1. Zinnsalz (Zinnchlorür,		arabisches Gummi . . .	10,0
Stannochlorid)	1,0	Wasser	89,0.
2. Natriumgoldchlorid . .	1,0	arabisches Gummi . . .	10,0
Wasser			10,0.

Zuerst wird die zu zeichnende Wäsche mit Lösung 1 getränkt, nach dem Antrocknen mit dem Plätteisen geglättet und dann mit Lösung 2 beschrieben.
Die Schriftzüge erscheinen sofort purpurrot.

b) Nach Hager:

| Ammonnitrat . . . . . | 5,0 | Karmin . . . . | 2,5 |
| Ammoniakflüssigkeit(0,960) | 2,5 | Wasser . . . . | 10,0 |

werden durch Reiben aufs innigste vermengt.

Das Zeug wird vor dem Schreiben mit einer Lösung von Aluminiumazetat und Zinnsalz (Zinnchlorür, Stannochlorid) in Wasser getränkt und glatt geplättet.

Diese Tinte kann auch in der nötigen Verdickung als S t e m p e l f a r b e benutzt werden, doch ist auch hierbei die Vorbeizung des Zeuges erforderlich.

c) M i t E o s i n :

Man stellt zuerst durch Kochen mit Wasser eine vollständig gesättigte Eosinlösung her und versetzt diese Lösung mit so viel flüssigem Wasserglas, wie erforderlich ist, um damit gut schreiben zu können. Das Wasserglas beizt den Farbstoff auf der Faser fest und schützt ihn durch die ausgeschiedene Kieselsäure.

In gleicher Weise kann man auch eine K a r m i n w ä s c h e t i n t e herstellen, wenn man Karmin mit verdünntem Wasserglas fein verreibt.

D i e d u r c h V e r r e i b e n j e d e s b e l i e b i g e n F a r b s t o f f e s m i t f l ü s s i g e m W a s s e r g l a s e r h a l t e n e n W ä s c h e t i n t e n zeigen nur den Nachteil, daß die ausgeschiedene Kieselsäure allmählich die Faser des Wäschestoffes durchwetzt, und sich so in der Wäsche anstatt des Schriftzuges ein Loch bildet.

Signiertusche für Fässer, Säcke usw.

a) F e s t.

Es wird eine Auflösung von 1 T. flüssigem Wasserglas, 2 T. Harz in 3 T. Wasser bereitet und der erhaltenen Lösung so viel eines Gemenges gleicher Teile Rebenschwarz und Schwerspat (Bariumsulfat) hinzugemischt, wie sie zu binden vermag, dann in Holzformen gepreßt und getrocknet. Die Tusche ist hart, läßt die Farbe leicht ab und gibt haltbare und reine Bezeichnungen.

b) **Mit Leim.** Nach Technischer Rundschau:

Kölner Leim 80,0

läßt man 24 Stunden in Wasser quellen. Den aufgequollenen Leim löst man im Wasserbad in

Wasser 450,0

unter Hinzufügen von

Dextrin 16,0   Glyzerin 22,0
Zucker 6,0   wasserlöslichem Nigrosin . 26,0,

hierzu rührt man Ruß 400,0

und dickt durch Erwärmen im Wasserbade so weit ein, bis eine herausgenommene Probe hart wird. Um die Masse zu verbilligen, kann man das Nigrosin fortlassen, auch den Glyzerininhalt verringern.

c) **Flüssig:**

Arabisches Gummi . . . 25,0   Natriumkarbonat 2,5

werden in einem Gemische von

Glyzerin 2,5   Wasser 85,0

gelöst. Der Lösung fügt man dann so viel Ruß hinzu, daß man eine dickflüssige Masse erhält.

d) Nach der Augsburger Seifensieder-Zeitung:

Galläpfel 50,0   Blauholz 100,0

kocht man mit

Wasser 600,0

aus, filtriert die Abkochung und löst darin

Kalialaun 30,0   Ferrosulfat 30,0
Dextrin . . . . 80,0.

Darauf fügt man

Essig 50,0

hinzu.

e) Man löst in   kochendem Wasser 1000,0
Borax 12,5,
fügt   Kalilauge (40°) 100,0
und, unter Erhitzen und Umrühren,
weichen Kopal 200,0
bis zur völligen Lösung hinzu, darauf
Kasein 50,0,

rührt so lange, bis alles gleichmäßig ist, läßt abkühlen und fügt darauf so viel Rebenschwarz hinzu, bis die richtige Dicke erreicht ist. Anstatt des Schwarz können auch andere Farben gewählt werden, z. B. Erdfarben wie Ocker, Englischrot usw.

f) Man löst   Schellack, dunkelorange oder rubin   60,0
Borax 90,0
durch Kochen in Wasser 900,0, seiht noch warm durch und fügt
arabisches Gummi 75,0

hinzu. Nach erfolgter Lösung und völligem Erkalten arbeitet man je nach der gewünschten Farbe so viel Ruß oder Erdfarben wie Englischrot, Ocker usw., darunter, bis die gewünschte Dicke erreicht ist.

Fügt man zu dieser **Schellackboraxlösung**, die man mit Anilinschwarz aufgefärbt hat, nur so viel Ruß, daß die Mischung noch so weit flüssig ist, daß man damit schreiben kann, erhält man: **Schwarze Säcke-Signiertinte** und kann durch Änderung der Farbzusätze **Farbige Säcke-Signiertinte** herstellen. Siehe auch „Flüssige Ausziehtusche", S. 486.

Schwarze Tinte zum Zeichnen auf Leder.

1. Galläpfel 10,0   arabisches Gummi . . .
       Wasser . . . . 100,0.
2. Ferrosulfat (Eisenvitriol) . 1,0   arabisches Gummi . . .
   Indigokarmin 0,5   Wasser . . . .

Man bestreicht die zu beschreibende Stelle des Leders mit der Mis‹ läßt diese eintrocknen und schreibt mit der Flüssigkeit 2. Die auf diese gestellten Schriftzüge, die eine schöne schwarze Farbe haben, dringen ti‹ Leder ein, namentlich, wenn man dieses auf der Unterseite stark befeu‹

Säurefeste Tinte für Gefäße mit ätzenden Flüssigkeiten.

Man löst
Schellack . . . . 60,0 und Borax . . . .
in   heißem Wasser 900,0
und seiht noch warm durch. Dann fügt man eine Lösung hinzu, bestel
Nigrosin 24,0   Tannin . . . .
Pikrinsäure(Trinitrophenol) 0,3 in Ammoniakflüssigkeit(0,960)
und   Wasser . . . . 20,0.
Die Tinte ist in gut geschlossenen Gefäßen aufzubewahren.

Ausziehtusche, flüssige. Notentinte, unverwischbare.

Man löst   Schellack 150,0
          Borax 25,0
in   Wasser 1000,0

unter Anwendung von Wärme, verreibt mit dieser Lösung den entspre Farbstoff (Teerfarbstoff), läßt gut absetzen und gießt vom Bodensatz Haltbarkeit halber fügt man etwa 3,0 Formaldehydlösung (40%) hinzu.

Für Notentinte kann man anstatt des Teerfarbstoffes etwa 5% feinst penruß verwenden. Man reibt den Lampenruß sehr fein mit etwas de schellacklösung an und setzt allmählich die übrige B o r a x s c h e l ö s u n g hinzu.

Diese Boraxschellacklösung kann, mit den verschiedenen Farben die man unter Erwärmen in der Boraxschellacklösung auflöst und gut läßt, auch als S t o f f m a l f a r b e verwendet werden.

Stempelfarben.

Auch bei den Stempelfarben unterscheidet man w a s c h e c l Stempelung der Wäsche usw. und g e w ö h n l i c h e , meist zur Ste von Papier. Als man zur Stempelung allgemein M e t a l l s t e m ꝑ wendete, waren die Stempelfarben durchgängig äußerst feine Anre von deckenden Farben mit Öl. Man benutzt hierzu für Schwarz Lan für Blau Berliner- oder Pariserblau, Ultramarin eignet sich nicht d‹ es durch die Säuren des Öles mißfarbig wird; für Rot Zinnober; Chromgelb; für Grün Mischungen aus Blau und Gelb, und als Öl ꝗ Baumöl oder ein Gemisch von Leinöl und Rizinusöl, dem man ein zent Ölsäure zufügt. Leinöl und Rizinusöl haben jedoch den Nach sie mit der Zeit die Stempelkissen hart machen. Oder man benut liche Teerfarben, die man mit etwas Ölsäure anreibt und darauf u wärmen in Rizinusöl auflöst. Man rechnet auf 1 kg Stempelfarbe Ausgiebigkeit 30,0—60,0 des öllöslichen Farbstoffes. Z. B. reibt s c h w a r z e S t e m p e l f a r b e öllösliches Anilinschwarz 50,0 mit

75,0 innig an und fügt nach und nach Baumöl oder Rizinusöl 925,0 hinzu und erwärmt. Heute, wo die Metallstempel durch die Kautschukstempel ziemlich verdrängt sind, kann man für diese die ölhaltigen Stempelfarben nicht mehr benutzen, da sie den Kautschuk angreifen und den Stempel in kurzem verschmieren. Man benutzt deshalb Stempelfarben, die aus mit Teerfarbstoffen gefärbtem, dickem Glyzerin bestehen. Um sie zu verbilligen, kann auch ein Teil des Glyzerins durch Stärkesirup oder Polyglykol ersetzt werden. Die Herstellung derartiger Stempelfarben ist sehr einfach. Man stellt durch inniges Verreiben und nachheriges Erwärmen konzentrierte Lösungen eines beliebigen Teerfarbstoffes in Glyzerin her. Diese Lösung muß in sehr dünner Schicht auf einer weichen Unterlage verrieben werden und gestattet dann die Abnahme einer unendlich großen Zahl von schöngefärbten, klaren Abdrücken.

Oder man reibt Farbstoffe wie Preußischblau oder Ruß mit Dextrin oder Gummiarabikum mit Wasser an und fügt 0,5 Hundertteile Formaldehyd hinzu. Anderseits kann man für manche Zwecke auch in Zaponlack einen schwarzen Teerfarbstoff auflösen und Ruß damit anreiben.

Nitrobenzol, das sich mitunter in Stempelfarben und Wäschezeichentinten vorfindet, muß unbedingt vermieden werden, Nitrobenzol ist stark giftig, und es können dadurch, daß etwas davon von der Haut oder Wunden aufgenommen wird, Vergiftungen entstehen. Auch bei Wäschestücken, die mit Anilin und dessen Verbindungen gezeichnet waren, sind Vergiftungen vorgekommen, so muß sorgfältig beachtet werden, daß solche Beschriftungen vor dem Gebrauch mit Wasser und Seife ausgewaschen werden.

Blaue Stempelfarbe:

a) Anilinblau 3,0   Holzessig 10,0
   Wasser 10,0   Methylalkohol 10,0
                 Glyzerin . . . . 70,0.
Das Anilinblau wird in einem Porzellanmörser mit dem Wasser übergossen und zerrieben, dann fügt man das Glyzerin und die anderen Flüssigkeiten unter Umrühren zu, läßt einige Tage stehen und filtriert.

b) Preußischblau 1,0   Dextrin 1,0
                         Wasser.
Das Preußischblau wird mit etwas Wasser zu einem feinem Teige zerrieben und das Dextrin damit vereinigt; dann verdünnt man mit Wasser.

Hellrote Stempelfarbe:

Eosin 3,0   Methylalkohol 10,0
Wasser 10,0   Glyzerin . . . . 70,0.

Karminrote Stempelfarbe:

Guter Karmin 1,0   Glyzerin 0,5
Ammoniakflüssigkeit(0,910) 8,0   Dextrin . . . . 3,0.
Erst wird der Karmin im Ammoniak gelöst, dann das Glyzerin und schließlich das Dextrin zugefügt.

Violette Stempelfarbe:

Anilinviolett . . . . 0,25—0,5   Methylalkohol 10,0
                 Glyzerin . . . . 20,0.
In allen diesen Vorschriften kann, wie schon oben gesagt, zur Verbilligung ein Teil des Glyzerins durch Stärkesirup oder Polyglykol ersetzt werden.

Allgemeine Formel für verschiedene Teerfarben: Bereitung wie bei der ersten Vorschrift, nur mit folgenden Farben: Methylviolett 2,0 oder Fuchsin 2,0 oder Methylgrün 4,0, oder Venusbraun 5,0, oder Nigrosin blauschwarz 4,0. Oder: a) Man löst Anilinblau 3,0, oder einen anderen Teerfarbstoff in Gummischleim (1 + 2) 30,0 durch Erwärmen und fügt Glyzerin 70,0 hinzu; b) man verreibt Teerfarbstoff 2,0—5,0, je nach Ausgiebigkeit, mit Glyzerin innig und löst dann durch Erwärmen.

Stempelfarbe für Fleischbeschau:

Fettlöslicher Teerfarbstoff   5,0   Kolophonium   5,0
                    Lackbenzin . . . .   90,0.

Überdies können alle für Teerfarbstoff-Stempelfarben gegebenen Vorschriften auch für Fleischbeschau verwendet werden, nur wird man den Methylalkohol durch Äthylalkohol (Spiritus) ersetzen.

Für die Teerfarbstoff-Stempelfarben eignen sich weit besser als die früher gebräuchlichen Tuchunterlagen Stempelkissen aus durchlässigem Kautschuk, wie solche im Handel käuflich sind.

Ein recht zweckmäßiges selbstfärbendes Kissen ist von Capaun-Karlowa veröffentlicht:

Man sättigt 20—40 T. Glyzerin mit beliebiger, in demselben leicht löslicher Farbe, löst darin 10 T. feinen, 24 Stunden lang geweichten Leim und gießt die Masse in ein Blechkistchen so aus, daß keine Luftblasen entstehen. Bilden sich diese, so entfernt man sie durch Überstreichen mit einem festen Kartenblatte. Die erkaltete Masse überzieht man mit einem vielmaschigen Tüll und hat dann eine gleichmäßige Leimmasse, die mit Farbe durch und durch getränkt ist und auch das Stempelkissen ersetzt; sie gibt die Farbe sparsam ab und schont den Stempel sehr. Ist die Oberfläche stark abgenutzt, so kann man durch Umschmelzen diese leicht wieder brauchbar machen; ist sie durch langes Unbenutztsein erhärtet, so wird sie durch einige Tropfen warmen Wassers, mit dem man sie abwischt, wieder brauchbar.

Schwarze unauslöschliche Stempelfarben für Wäsche.

a) Nach Dieterich:

Silbernitrat   25,0   arabisches Gummi . . .   25,0
Ammoniakflüssigkeit(0,910)   60,0   Kienruß . . . .   2,0.

Die Masse wird dünn auf Glasplatten gestrichen und mittels Kautschukstempels auf das Zeug übertragen.

b) Siehe S. 483 schwarze Anilinwäschetinte.

Stempelfarbe für Säcke.

Blauholz   100,0   Galläpfel   60,0

werden mit Wasser ausgekocht, so daß 400,0 Seihflüssigkeit übrigbleiben; hierin löst man

Essig   20,0   Alaun   20,0
Ferrosulfat (Eisenvitriol) .   20,0   Dextrin   100,0
                gewöhnlichen Terpentin   30,0

und mischt alles auf das innigste.

Stempelfarbe ohne Teerfarbstoffe.

Lampenruß   15,0   arabisches Gummi . . .   6,0
Glyzerin   6,0   Wasser . . . .   4,0.

Man löst das Gummi im Wasser, fügt Glyzerin oder Polyglykol zu und seiht durch. Nun reibt man mit der Flüssigkeit den Lampenruß an.

Stempelfarbe, um Schafe zu zeichnen.

a) Man reibt Ruß oder eine beliebige andere Farbe mit so viel Leinölfirnis an, daß eine dicke, aber streichfähige Masse entsteht.

b) Harzöllack 80,0   Sikkativ 20,0
   Kienöl 75,0   Ruß . . . . 25,0.

c) in Stiftform:
   Zeresin 350,0   Stearin 250,0
   Wollfett 200,0   gelbes Vaselin 100,0
   Englisch-Rot . . . . 100,0.

Man schmilzt Stearin und Zeresin im Wasserbade, rührt der heißen Masse Vaselin und darauf das Wollfett hinzu und arbeitet das feingesiebte Englisch-Rot gründlich unter. Die halberkaltete Masse gießt man dann in etwa 2½ cm weite Röhren aus.

Anstatt des Englisch-Rot können beliebige andere Erdfarben verwendet werden.

d) Stempelfarbe für Fleischbeschau S. 488.

Tätowierung für Tiere:
Die Tätowierung bzw. Kennzeichnung von Tieren geschieht meist durch Pulver, die in die eingestochene Haut eingestrichen werden. Von Landwirtschaftskammern wird dazu Tierkohle vorgeschlagen, die in fertiger Verpackung in den Handel kommt, um jede Ansteckungsgefahr durch Übertragung zu vermeiden, die naturgemäß aber auch bei Bezug in geschlossener Packung nicht unmöglich ist. Im übrigen nimmt man zum Tätowieren ungiftige Farbstoffe wie Indigokarmin, Karminlack, Querzitrongelblack oder ein Gemisch von Indigokarmin und Querzitronlack.

Tinten zum Schreiben auf Metall, Porzellan und Glas.

Hierzu können solche Flüssigkeiten dienen, die infolge chemischer Reaktion dunkle Farben in die Oberfläche des Metalles einätzen. Man benutzt sie entweder zum Schreiben mit der Feder oder verdickt die anzuwendenden Flüssigkeiten so weit, daß man die Schrift mittels Borstenpinsels und Schablonen oder eines Kautschukstempels auftragen kann. Das Metall wird zuerst blankgeputzt, dann die Schrift nach Belieben aufgetragen, nach dem Antrocknen abgewaschen und schließlich mit einer dünnen Wachs- oder Lackschicht überzogen, wofür sich auch der Zaponlack gut eignet. Derart bereitete Schilder auf Zinkblech eignen sich z. B. ganz vorzüglich zum Anhängen für Ballone, Fässer und Kisten in den Vorratsräumen. Oder man schreibt mit einem aufgefärbten Spiritus- oder Zaponlack oder einer Boraxschellacklösung, denen man etwas Deckfarbe, z. B. Zinnober, zugefügt hat.

Tinte für Aluminium.

a) Man verreibt eine Boraxschellacklösung (siehe S. 440, 485, 486, 491, 496) mit Schlämmkreide, Zinkweiß oder gefälltem Bariumsulfat für Weiß, mit Ruß für Schwarz.

b) Anstatt der Boraxschellacklösung kann auch Natronwasserglas verwendet werden.

c) Man schreibt mit Antimonchlorürlösung, Liquor Stibii chlorati, dem man ein wenig Platinchloridchlorwasserstoff zugefügt hat.

Ätztinte für Eisen und Messing.

a) Kupfersulfat 20,0   Essig 5,0
   arabisches Gummi . . . 10,0   Kienruß 5,0
   Wasser . . . . 60,0.

b) Man vermischt Kupferkarbonat, basisch Kupferkarbonat, das in Wasser nicht löslich ist, mit wenig Wasser, fügt bis zur Auflösung des Kupfersalzes Ammoniakflüssigkeit hinzu und schließlich Glyzerin oder Polyglykol, etwa 5%, daß die Schriftzüge vor genügender Einwirkung nicht eintrocknen.

Ätztinte für Silber.

Man schreibt mit Platinchloridchlorwasserstofflösung, spült mit Ammoniakflüssigkeit ab und trocknet gut mit Sägespänen.

Ätztinte für Zink.

a) Kupfersulfat 7,5   Kaliumchlorat 5,0
              Wasser . . . . 87,0.
Diese Tinte wird am besten zum Gebrauch immer frisch bereitet und kann beliebig aufgefärbt werden. Zur Verwendung mit Schablonen verreibt man die Salze mit nur wenig Wasser und verdickt mit Dextrin.

b) Kupferazetat 1,0   Ammoniumchlorid . . . 1,0
              Wasser . . . . 30,0.

c) Kupfersulfat 9,0   Kaliumchlorat 4,5
löst man in Wasser 100,0
und fügt zu der Lösung eine Auflösung von
Resorzinblau . . . . 0,1 in Essigsäure (96%) . . . 2,5
              Wasser . . . . 35,0.

Ätztinte für Zinn oder Weißblech.

Man schreibt auf dem vorher sorgfältig gereinigten Weißblech mit nicht zu konzentrierter Lösung von Antimonchlorür, Liquor Stibii chlorati.

Ätztinte für Zinn und Kupfer.

Kupfersulfat 25,0   Salzsäure 10,0
arabisches Gummi . . . 10,0   Ammoniumchlorid . . . 24,0
Kienruß 5,0   Wasser . . . . 26,0.

Diamanttinte zum Schreiben auf Glas. Glasätztinte.
(Siehe auch Glasätzung.)

a) 15—20prozentige Fluorwasserstoffsäure wird mit so viel Lösung von arabischem Gummi versetzt, daß sie wie Tinte aus der Feder fließt, dann setzt man $^1/_8$ der Raummenge der Mischung Glyzerin zu und färbt mit Karamel. Bei Benutzung muß man die Tinte so lange auf dem Glase lassen, bis sie eingetrocknet ist, worauf man sie entfernt.

b) Fluorammonium (Ammoniumfluorid) 30,0   Wasser 15,0
und   reine Schwefelsäure 6,0
werden in einem Bleifläschchen oder Guttaperchafläschchen gemischt, auf 40° C, aber nicht höher, erwärmt und, nach dem Abkühlen, mit
              starker Flußsäure 6,0
sowie   aufgelöstem arabischem Gummi 1,0—2,0
versetzt, worauf das Fläschchen mit einem gut eingeriebenen Blei- oder Guttaperchastopfen geschlossen wird. Man schreibt mit Stahl- oder Gänsefedern und erhält eine matte Schrift. Um die Schrift weiß erscheinen zu lassen, also m a t t z u ä t z e n, verreibt man etwas Bariumsulfat mit der Tinte.

c) Glasätztinte, die beliebig lange haltbar ist und die Ausführung feinster Haarstriche ermöglicht, erhält man in folgender Weise:
Man löst
Natriumfluorid . . . . . 36,0 und Kaliumsulfat 7,0
              in Wasser 500,0,
anderseits
Zinkchlorid . . . . 14,0 in Wasser 500,0
und   konzentrierter Salzsäure . . . . 56,0.

Beim Gebrauch werden gleiche Teile dieser Flüssigkeiten gemischt und dann mit etwas chinesischer Tusche versetzt.

Da die Tinte Glas angreift, muß man sich beim Mischen eines Guttaperchafläschchens, Bleigefäßes, eines innen mit Paraffin überzogenen Glases oder eines ausgehöhlten Paraffinwürfels oder eines Bernsteingefäßes bedienen.

Alle diese Glasätztinten sind äußerst vorsichtig anzuwenden, da sie auf der Haut heftige Entzündungen hervorrufen, auch leicht bösartige Nagelhautentzündung entstehen kann, die sehr schmerzhaft und langwierig ist.

d) **Ohne Ätzwirkung:**

Schellack 60,0   Borax 30,0
Wasser . . . . 340,0.
Dieser Lösung kann man auch 0,5% Formaldehydlösung zusetzen.

Der Borax wird im Wasser gelöst, und mit der Lösung der Schellack so lange gekocht, bis eine klare Auflösung erfolgt ist. Diese läßt man erkalten, seiht sie durch dicke Leinwand und fügt nun so viel feinsten Ruß hinzu, daß eine gut deckende Farbe entsteht.

Um andere Farben als Schwarz zu erhalten, verwendet man Schlämmkreide, die mit jeder anderen beliebigen bunten Farbe vermischt werden kann. Oder man färbt die Boraxschellacklösung mit entsprechenden Teerfarbstoffen auf.

e) Man verreibt   Schwerspat (Bariumsulfat) . . . 10,0
   mit   flüssigem Natronwasserglas . . . 40,0.

f) Um schwarze Schrift zu erhalten, reibt man feinsten Ölruß mit flüssigem Natronwasserglas an; auch kann man dem Ölruß gleiche Teile schwarzen Teerfarbstoff hinzufügen und mit etwas Wasser verdünnen.

Tinte, um Kautschukgegenstände zu zeichnen.

In einer Mischung von 3 Teilen Benzin und 2 Teilen Schwefelkohlenstoff löst man so viel fettlösliches Nigrosin, daß die Lösung tiefschwarz ist. Man beachte die Feuergefährlichkeit!

Verschiedene Tinten.

Tinte für Lackschrift. Tinte für Plakatmalerei.

(Siehe auch Schreiblack für Plakatmalerei und Lederglanzlack, schwarzer.)

Ein nicht zu dünnflüssiger heller Spirituslack wird je nach der gewünschten Farbe mit spirituslöslichem Teerfarbstoff aufgefärbt. Man wähle jedoch solche Farbstoffe, die von den Fabriken als für die Lackbereitung geeignet bezeichnet werden.

Auch Borax-Schellacklösungen, denen man 0,5—1% Formaldehyd (40%) zugesetzt hat (s. S. 440, 485, 486, 491, 496) mit den entsprechenden Farben vermischt, z. B. Ruß, Zinkweiß, Titanweiß (Titandioxyd) eignen sich gut. Oder auch Verreibungen von Farben mit einer nicht zu dünnen Lösung von Gummiarabikum.

Tinte für Schreibmaschinen. Schreibmaschinenfarbe.

a) Transparente Seife . . . 10,0   Glyzerin 40,0
   Wasser 12,0
   Spiritus oder Isopropylalkohol . . 24,0.
Teerfarbstoff soviel wie erforderlich. (Methylviolett 5,0.) (Für Schwarz Phenolblau 1,8, Ponceau 1,2, Anilingrün 1,2.)
Man löst die Seife im Wasser und Glyzerin, den Farbstoff im Spiritus bzw. Isopropylalkohol, wenn erforderlich unter vorsichtiger Erwärmung, z. B. durch Einstellen des Gefäßes in heißes Wasser, mischt beide Lösungen und erwärmt die Mischung durch Einstellen in heißes Wasser.

b)   Fettlöslichen Teerfarbstoff   50,0
löst man unter Anwendung von Wärme (siehe unter a) in
                     Ölsäure   100,0
und fügt
                     Rizinusöl   350,0
hinzu.

Um **Farbbänder**, Seidenband mit der nach den Vorschriften a) und b) bereiteten Farbe zu **durchtränken**, erwärmt man die Farbe im Wasserbade, bringt das Band eine Zeitlang hinein, bis es mit der Farbe übersättigt ist, und läßt es durch zwei ganz eng gestellte Gummiwalzen laufen, wodurch die überschüssige Farbmasse abgepreßt wird. Schließlich trocknet man die Bänder ausgespannt an der Luft. Schon verwendete Farbbänder wieder aufzufärben, ist dann nicht angebracht, wenn das Band selbst bereits zu stark abgenutzt ist. Zum Auffärben kann man die Schreibmaschinenfarbe mit einem Bürstchen auftragen, oder man zieht das Band durch die Farbe, läßt gut ablaufen und trocknet an der Luft.

c) **Kopierfähig:**

Man verreibt 1 Teil Teerfarbstoff ganz fein mit 2 Teilen nicht zu weichem Vaselin. Diese Salbenmasse muß auf das Seidenband aufgestrichen werden. Einfacher ist, die Bänder durch färbende Walzen laufen zu lassen.

Weiße Tinte.

a) Zinkweiß oder Lithopone oder Titandioxyd (Titanweiß) reibt man mit einer Auflösung von arabischem Gummi in Wasser (1 + 29) zu gleichen Teilen an. Soll die Schrift Feuchtigkeit widerstehen, fügt man dem Farbstoff eine geringe Menge Ultramarinblau hinzu und reibt mit einem ganz dünnen Spirituslack an.

b) Permanentweiß   100,0
werden mit
                     Spiritus oder Isopropylalkohol . .   60,0
angerieben und mit
                     Gummischleim (1 + 2)   80,0
vermischt. Ist die Mischung zu dick, verdünnt man mit etwas Wasser und füllt auf Flaschen.

c) Man verreibt eine Boraxschellacklösung (s. S. 440, 485, 486, 491, 496) mit etwa 10% Zinkweiß oder Lithopone.

Um das Aufschütteln des Bodensatzes der abgefüllten Fläschchen zu erleichtern, empfiehlt es sich, der Tinte einige Glaskügelchen beizufügen, wie man sie z. B. verwendet, um Federhalter aus der Hand zu legen und zugleich die Schreibfedern zu reinigen.

d) Man verreibt Cellonlack (Azetylzelluloselack) mit so viel Zinkweiß oder Titanweiß, daß der Lack weiß deckt.

Tinte für Zelluloid.

Tanninpulver   15,0   Azeton   100,0
             trockenes Eisenchlorid . . . . .   10,0.

Man löst das Tannin und das Eisenchlorid einzeln auf, je in der Hälfte des Azetons, worauf man die beiden Lösungen miteinander vermischt. Man schreibt mit möglichst spitzer Feder. Man beachte die Feuergefährlichkeit!

Stifte zum Entfernen von Tinte. Tintenfleckenstifte.

Tintenradierstifte.

a) **Amerikanische.**

Kräftiges weißes Löschpapier wird in eine heiße, gesättigte Lösung von Zitronensäure getaucht, dann fest zur Dicke eines Bleistiftes aufgerollt und getrocknet. Nach dem Trocknen überzieht man die Stifte durch Eintauchen in flüssigen Flaschenkapsellack (siehe diesen) mit einer Harzschicht und spitzt das eine Ende ein wenig zu. Beim Gebrauch wird die zugespitzte Seite angefeuchtet und mit dieser die Tintenflecke oder Schrift wiederholt überfahren, bis die Tinte anfängt zu verschwinden. Dann bepinselt man die Stelle mit einer schwachen Chlorkalklösung, bis sie vollständig rein erscheint, pinselt mit reinem Wasser nach, trocknet gut ab und glättet.

b) **Antifer.**

Die unter diesem Namen in den Handel gebrachten Stifte bestehen aus geschmolzener Oxalsäure. Man kann sie selbst herstellen, indem man in einem Porzellanschälchen mit Ausguß die Oxalsäure vorsichtig schmilzt und dann in entsprechend weite Glasröhren ausgießt, durch die man vorher, um ein leichteres Loslassen der erkalteten Stifte zu ermöglichen, flüssiges Paraffin oder reines Öl fließen ließ. Die Stifte werden in passende Stücke zerschnitten, an einem Ende zugespitzt, und der übrige Teil, entweder wie oben angegeben, mit einer Lackschicht überzogen, oder in farbige Aluminiumfolie eingeschlagen.

Bei der Schmelzung ist zu berücksichtigen, daß die Erhitzung nicht über 120° C getrieben werden darf, da die Oxalsäure anderenfalls in Kohlendioxyd und Kohlenoxydgas zerfällt.

Bei der Benutzung verfährt man ebenso wie bei den amerikanischen Fleckstiften.

Zu beachten ist jedoch, daß die Oxalsäure stark giftig ist und nur gegen Empfangsbescheinigung (Giftschein) abgegeben werden darf.

c) Bimssteinpulver 75,0   Sandarakpulver 15,0
   Dextrin 5,0   Traganth . . . . 5,0.

Die Pulver werden auf das innigste gemengt, mit möglichst wenig Gummischleim bzw. Methylzelluloseschleim zu einer knetbaren Masse angestoßen und diese auf einer Glastafel oder auf Talkpulver zu bleifederdicken Stäbchen ausgerollt. Nach dem Austrocknen spitzt man sie an einem Ende zu und wickelt sie in Zinnfolie.

Radierwasser für Tinten. Tintentod.

a) Flüssigkeit 1. Eau de Javelle.
   „ 2. Essig.

Dieses Tintenentfernungsmittel kann infolge des Freiwerdens von Chlor sowohl für Teerfarbstofftinten als auch für Eisentinten verwendet werden; das Eisensalz wird in lösliches Eisenchlorid übergeführt.

b)   Oxalsäure 75,0
      Natriumthiosulfat 25,0
      Wasser . . . . . . 900,0.

Die Wirkung dieses Tintenentfernungsmittels beruht auf dem Freiwerden von schwefliger Säure.

Die Flüssigkeiten werden auf die Tintenflecke aufgeträufelt oder mit einem feinen Haarpinsel aufgetragen und nach kurzer Zeit der Einwirkung durch Aufnehmen mit Filtrierpapier wieder entfernt. Dies wiederholt man mit Vorsicht so oft, bis der Fleck verschwunden ist. Die Giftigkeit der Lösung ist zu beachten.

c) Für Eisentinten:
   Eine heiße wässerige Lösung von Natriumpyrophosphat (1 + 9).

Dieses Salz gibt mit Eisenverbindungen ein in 20 Teilen Wasser mit grüner Farbe lösliches Doppelsalz, das Natriumferripyrophosphat, das dann durch Betupfen mit Wasser und Aufnehmen durch Filtrierpapier entfernt werden muß.

d)   Für silberhaltige Tinten:
      Flüssigkeit 1. Eine konzentrierte Kaliumjodidlösung.
      Flüssigkeit 2. Eine konzentrierte Natriumthiosulfatlösung.

Man führt zunächst durch Bepinseln mit Flüssigkeit 1 die schwarze Farbe in gelb über infolge Entstehung von Silberjodid und dieses darauf durch Flüssigkeit 2 in farbloses Silberdinatriumthiosulfat. Betupft darauf gründlich mit Wasser und entfernt dieses durch Aufnehmen mit Filtrierpapier.

Auffrischung unleserlich gewordener Schriftzüge.

Es tritt häufig der Fall ein, daß alte Schriftstücke durch den Einfluß von Luft und Feuchtigkeit so weit verblichen sind, daß das Lesen der Schriftzüge fast unmöglich ist. In den meisten Fällen ist eine Wiederherstellung der Schrift möglich, wenn nicht die Vermoderung schon so weit fortgeschritten ist, daß die Tinte gänzlich zerstört ist. Immerhin ist die Aufgabe sehr schwierig, so daß bei wichtigen alten Dokumenten die größte Vorsicht geboten ist, wenn nicht das ganze Dokument verlorengehen soll. Zahlreiche Forscher haben sich mit dieser Sache beschäftigt, und so soll auch hier, gewissermaßen als Anhang zu den Tinten, einiges über die verschiedenen Verfahren angegeben werden.

Da es sich bei älteren Schriftstücken vor allem um Gallustinten handelt, so ist bei dem Verfahren auch besonders auf diese Rücksicht zu nehmen. Die Veränderungen, die eine Gallustinte durch Feuchtigkeit, Schimmelbildung und Lufteinfluß erleiden kann, sind uns klar. Die organischen Bestandteile zersetzen sich allmählich ganz, und das Eisenoxydulsalz, das Ferrosalz geht durch den Sauerstoff der Luft in unlösliches Eisenoxydsalz, in Ferrisalz über. Solange die Einwirkung nur bis zu diesem Punkte gelangt ist, ist ein Wiederleserlichmachen der Schrift möglich. Unter dem Einflusse großer Feuchtigkeit aber kann das ganze Eisenoxydsalz allmählich in Lösung gekommen sein und sich entweder in der Papierfaser ganz verteilt haben oder ausgewaschen sein. In diesem Falle müssen alle Wiederherstellungsversuche scheitern.

Das Nächstliegende wäre nun, die vergilbten Schriftzüge wieder durch Gerb- und Gallussäure in Eisentannat überzuführen und so zu schwärzen. Es ist dieses Verfahren auch möglich, wenn die Schrift nicht zu großer Feuchtigkeit ausgesetzt war. Man setzt dann das Papier eine Zeitlang der Einwirkung von Essigdämpfen aus und überfährt danach die Schriftzüge mittels eines Pinsels mit einer Gallussäurelösung. Die Schrift wird wiederum schwarz hervortreten; aber die Gefahr liegt nahe, daß durch eine solche Überpinselung die Schriftzüge gänzlich verwischt werden. Dieses Verfahren ist deshalb mit der größten Vorsicht anzuwenden. Weit besser ist das folgende:

Man taucht das Schriftstück rasch in eine 1 prozentige Lösung vollständig eisenfreier Salzsäure, läßt abtropfen und flach ausgebreitet so weit abtrocknen, daß das Papier nur eben feucht ist. Dann breitet man es auf einer Glastafel aus, bestäubt die Schriftzüge mit äußerst feingepulvertem gelbem Blutlaugensalz (Kaliumferrozyanid), legt eine zweite Glasplatte darüber und beschwert diese, damit das Pulver fest an die Schriftzüge angedrückt wird. Nach 1—2 Stunden nimmt man die obere Glasplatte ab, trocknet das Papier an einem warmen Orte völlig aus und stäubt das Blutlaugensalzpulver mittels feinen Haarpinsels vorsichtig ab. Die Schriftzüge erscheinen nun, infolge der Bildung von Berlinerblau, schön blau gefärbt. Selbstverständlich muß hierbei das Papier noch so viel Feuchtigkeit besessen haben, daß eine chemische Reaktion eintreten konnte. Soll das Dokument übrigens nicht nur leserlich, sondern auch als solches aufbewahrt werden, so ist es notwendig, ihm die etwa noch anhaftende Salzsäure zu entziehen. Es geschieht dies, indem man das Papier zuerst in eine 1—2 prozentige Lösung von Natriumkarbonat und dann wiederholt in reines Wasser eintaucht. Nach dem Abtropfen trocknet man es zwischen Fließpapier, mit Hilfe eines warmen Plätteisens, gut aus.

Ein drittes Verfahren bewirkt das Leserlichmachen der vergilbten Schriftzüge dadurch, daß das Eisensalz in schwarzes Schwefeleisen übergeführt wird. Dies ist am ungefährlichsten, aber die mit ihr wieder erhaltenen Schriftzüge blassen in verhältnismäßig kurzer Zeit wieder ab, indem das entstandene, ungemein feinverteilte Schwefeleisen, Ferrosulfid, rasch wieder oxydiert wird. Man verfährt folgendermaßen:

Auf dem Boden eines nicht zu hohen Kastens werden einige Schälchen mit Schwefelammon aufgestellt; einige Zentimeter über diesen ist ein mit dünner Gaze bespannter Rahmen angebracht. Auf diesen Rahmen wird das vorher mit einem nassen Schwamm angefeuchtete Schriftstück gelegt, und nun der Kasten der Beobachtung wegen mit einer Glastafel völlig bedeckt. Nach einiger Zeit werden die Schriftzüge so deutlich hervortreten, daß sie mit Leichtigkeit zu lesen und abzuschreiben sind. Die Dunkelfärbung der Schriftzüge verschwindet allerdings wieder, doch läßt sich das Verfahren ohne Beschädigung des Papiers wiederholen.

Bei Schriftstücken neuerer Zeit kann es sich auch um Teerfarbstoff- oder um Chromtinten handeln. Bei ersteren ist, sobald die Schrift unleserlich geworden, alle Mühe vergeblich; eine Auffrischung ist vollkommen unmöglich. Anders liegt die Sache bei den Chromtinten. Ob man eine solche vor sich hat, davon kann man sich leicht durch ein Betupfen mit Essig oder verdünnter Essigsäure überzeugen. Ist das Blauholzextrakt der Chromtinte noch nicht vollständig zerstört, so wird man ein Rotwerden der Schriftzüge bemerken. Ist hierdurch eine Blauholztinte, einerlei ob Chrom- oder Eisentinte, festgestellt, so überfährt man die Schriftzüge mittels Pinsels mit einer Lösung aus 1,0 gelbem Kaliumchromat in 100,0 Wasser.

Beizen.

Holzbeizen.

Die Holzbeizen dienen zur Nachahmung teurer Holzarten, indem man billigem Fichten- oder Ahornholz die Färbung anderer Hölzer verleiht. Es darf aber bei einer solchen Nachahmung die Farbe nicht nur auf der Oberfläche liegen, sondern muß möglichst tief in das Holz eindringen damit dies abgeschliffen und poliert werden kann. Um dies zu erreichen, wendet man die Holzbeize erwärmt an. Harzreiches Holz muß vor dem Beizen naß gemacht oder mit einer schwachen (5%) Natriumkarbonatlösung behandelt und darauf gut abgewaschen werden. Alsdann wird das Holz glatt geschliffen und reichlich mit der Beizflüssigkeit getränkt. Nicht aufgenommene Beizflüssigkeit muß mit einem weichen Schwamm abgesaugt werden. Das gebeizte Holz wird nach dem Trocknen mit nicht zu weichem Filz abgeschliffen. Die Beizen beruhen vielfach nicht nur auf dem Eindringen der Farbstoffe in die Poren des Holzes, sondern in der Bildung der Farbe erst in dem Holze selbst, teils durch den nie mangelnden Gerbstoffgehalt des Holzes, teils durch Auftragen einer zweiten Beizflüssigkeit, die mit der ersten, der Vorbeize, die vielfach ebenfalls gerbstoffhaltig ist, neue, gefärbte Verbindungen bildet.

Außer Wasserbeizen verwendet man spirituslösliche lichtechte saure Teerfarbstoffe, die man in Spiritus (95%) auflöst. Man verwendet je nach der Ausgiebigkeit des Farbstoffes 10,0—40,0 auf 1 Liter Spiritus und löst den Farbstoff, indem man das Gemisch d e r F e u e r g e f ä h r l i c h k e i t h a l b e r a u f d e m W a s s e r b a d e v o r s i c h t i g bis zum Kochen erhitzt, eine kurze Zeit im Kochen erhält, dann abkühlen läßt und filtriert. Spiritus beizen dringen in das Holz tief ein, es läßt sich aber mit ihnen nicht immer ein gleichmäßiges Beizen erreichen. Wasserlösliche Teerfarbstoffe hat man nur in Wasser aufzulösen. Außer diesen sind neben Terpentinölbeizen noch hauptsächlich farbige Holzbeizen im Handel, die als Grundstoff eine wässerige Borax-Schellack-Lösung haben. In dieser Lösung ist dann der entsprechende Teerfarbstoff aufgelöst. Die B o r a x - S c h e l l a c k - L ö s u n g wird hergestellt aus

Schellack 55,0   Borax 30,0
Wasser . . . . 500,0.

Um T e r p e n t i n ö l b e i z e n herzustellen, löst man etwa 2,5% eines öllöslichen Teerfarbstoffes in warmem Terpentinöl auf. Diese Beizen dringen nicht sehr tief in das Holz ein und eignen sich deshalb nur für hellere Farbtöne. Werden etwa 75,0 geschmolzenes Bienenwachs, das teilweise durch Ozokerit ersetzt werden kann, in 1000,0 Terpentinölbeizen aufgelöst, erhält man die T e r p e n t i n ö l w a c h s b e i z e n. Diese haben nicht den Fehler der übrigen Beizen, daß sie das Holz rauh machen.

Künstliche Altersfärbung, z. B. bei Eichenholz, erzielt man auch durch sog. „Räuchern" mit Salmiakgeist oder bei anderen Hölzern durch Metallsalzlösungen.

Soll Holz vollständig durchgefärbt werden, so muß es mit der sauren Teerfarbstofflösung unter Zusatz von etwas Ameisensäure unter Druck oder im Vakuum etwa 3 Stunden gekocht werden. Man läßt es darauf in der Farbbrühe erkalten, spült es ab und trocknet es in einem angewärmten Raume.

Braune Beizen. Nußbaumbeizen.

a) Kasselerbraun 100,0   Ammoniakflüssigkeit(0,960) 300,0
   Spiritus 100,0   Wasser . . . . 600,0.

Das Kasselerbraun wird in einer Flasche zuerst mit Spiritus und dann mit der Ammoniakflüssigkeit übergossen, durchgeschüttelt und beiseite gesetzt. Nach einigen Stunden fügt man das Wasser hinzu, läßt unter öfterem Umschütteln einige Tage stehen und filtriert.

Die Beize ist vollständig haltbar und liefert sehr schöne Nußbaumfarben.

b) Kasselerbraun 60,0   kalzinierte Soda 25,0
   Wasser 1000,0
   werden ½ Stunde zusammen gekocht.

c) Das Holz wird mit einer konzentrierten Kaliumpermanganatlösung 1—2mal überstrichen, nach dem Trocknen geölt und poliert.

d) Man bestreicht zuerst mit einer 10prozentigen Lösung von Walnußschalenextrakt und, wenn das Holz halb getrocknet, mit einer schwachen Kaliumdichromatlösung.

e) Man reibt Alizarin 7,5 mit Wasser 100,0 an und fügt so viel Ammoniakflüssigkeit (0,960) hinzu, daß die Flüssigkeit stark nach dieser riecht.

f) **Dunkelbraun:**
   Man bestreicht zuerst mit einer etwa 10prozentigen Lösung von Manganchlorür, Manganochlorid oder Manganosulfat und, wenn diese eingezogen, mit einer dünnen Lösung von gelbem Kaliumchromat in Wasser. Je nach der Konzentration der Lösungen kann die Farbe abgetönt werden.

g) **in Stücken:**
   Man kocht Kasselerbraun mit 10% des Gewichtes Kaliumkarbonat unter genügendem Zusatz von Wasser so lange, bis eine dicke sirupartige Masse entstanden ist, gießt diese in flache Kästen aus Blech und trocknet aus. Beim Herausschütten zerfällt die Masse in kleine Stücke. Die Lösungen dieser Stückenbeize müssen vor der Anwendung filtriert werden. Man verwendet für helleres Braun eine etwa 2prozentige Lösung.

Eichenbeize. Eichen-Antik-Beize.

a) Katechu 1000,0   Wasser 2000,0
   werden gekocht, die Lösung wird durchgeseiht, etwa auf die Hälfte eingedampft und dann vermischt mit einer Lösung aus:
   Kaliumdichromat 80,0   Wasser . . . . 800,0.

b) Wässeriges Bohnerwachs . 950,0   ungebrannte Terra di Siena 50,0.
   Das hierzu verwendete Bohnerwachs muß eben flüssig sein.

c) Kaliumdichromat 80,0   ungebrannte Terra di Siena 50,0
   warmes Wasser . . . . 870,0.

d) **Dunkelbraun:**
   Man verdünnt Ammoniakflüssigkeit (0,960) mit der doppelten Menge Wasser und trägt diese Flüssigkeit mit einem Pinsel auf, schleift sorgfältig nach und streicht nach völligem Verdunsten des Ammoniaks eine Lösung von Ferrosulfat . . . . 2,0 in Wasser . . . . 1000,0 auf.

e) Man setzt das Eichenholz Ammoniakdämpfen aus, indem man in einem geschlossenen Raume Schalen mit Ammoniakflüssigkeit aufstellt. Darauf streicht man mit Ferrosulfatlösung ein.

Eichenholz, durch Natronlauge nachgedunkelt, wieder hell zu machen.

Nach Lehmann:

Das Eichenholz wird mit einem mit lauwarmem Wasser getränkten Schwamm gut ausgewaschen und mit gut Feuchtigkeit aufnehmenden Tüchern getrocknet. Darauf trägt man mit einem Pinsel eine 10prozentige Oxalsäurelösung auf, läßt gut trocknen und wäscht die Oxalsäurelösung wieder heraus. Ist das Holz wieder vollständig trocken, streicht man es mit einem reinem Terpentinöl ein. Man beachte die Giftigkeit!

Graue Holzbeize.

a) Das Holz wird zuerst zweimal mit einer Lösung aus
Silbernitrat 12,0   Wasser 980 0,
darauf mit Salzsäure, schließlich mit Ammoniakflüssigkeit (0,960) bestrichen und nun im Dunkeln getrocknet. Das Silbernitrat muß unbedingt in destilliertem Wasser aufgelöst werden.

b) Man bestreicht das Holz mit einer Lösung von
Pyrogallol . . . . . . 4,0 in Wasser 96,0
und beizt darauf mit einer 3—4prozentigen Ferrosulfatlösung nach.

Diese Vorschrift eignet sich besonders für gerbstoffarmes Holz wie Kiefern- und Tannenholz, bei gerbstoffreichen Hölzern wie Eichen-, Eschen- und Ulmenholz, Rüster kann die Pyrogallolmenge verringert werden.

c) Man bestreicht das Holz mit einer Lösung von
wasserlöslichem Nigrosin . . 0,5 in Wasser . . . . . . 100,0.

Grüne Holzbeize.

a) Eine schöne g r a u g r ü n e Farbe erzielt man, wenn das Holz .zuerst mit einer Auflösung von
Pyrogallol . . . . . . 1,0 in Wasser 20,0
und, nach dem Trocknen, mit einer Auflösung von
Anilingrün . . . . . . 1,0 in Spiritus 12,0
bestrichen wird.

b) Um d u n k e l g r ü n zu beizen, löst man
Indigokarmin . . . . . 10,0 in Wasser 50,0,
dann   Pikrinsäure (Trinitrophenol) . . 20,0
in k o c h e n d e m W a s s e r und mischt beide Lösungen.

Mahagonibeize. Rotbraune Beize.

a) Zuerst wird das Holz mit Salpetersäure, die man auch mit 2 T. Wasser verdünnt, vorgebeizt und nach dem Trocknen mit folgender Lösung bestrichen:
Alkannawurzel 50,0   Aloe 75,0
Drachenblut 75,0   Spiritus . . . . . . 1000,0.
Die Flüssigkeit wird nach mehrtägiger Digestion filtriert.

b) In einer Porzellanschale wird Salpetersäure erhitzt, dann eine etwa gleiche Gewichtsmenge Aloe ganz allmählich eingetragen und darauf das Ganze mit der 3—4fachen Menge Wasser verdünnt.

Die Herstellung muß im Freien vorgenommen werden, da sich bei der Einwirkung der Salpetersäure auf die Aloe, es bildet sich Trinitrophenol, sehr giftige Dämpfe von Stickstoffdioxyd usw. bilden.

Die entstandene Lösung wird nach dem Erkalten abgegossen und ist vollkommen haltbar.

c) Rotholzextrakt 100,0   Kaliumkarbonat 10,0
Wasser 900,0   Eosin . . . . . . 1,0—3,0.

d) Gelbholzextrakt 15,0   k a l z i n i e r t e Soda . . 25,0
Rotholzextrakt 4,0   Wasser 1000,0
werden ½ Stunde zusammen gekocht.

Palisanderbeize.

Man bereitet die Grundbeize nach der Mahagonibeize c, setzt aber statt des Eosins

Fuchsin 40,0   wasserlösliches Anilinblau   5,0

hinzu. Diese Beize muß beim Gebrauch verdünnt werden.

Rote Holzbeize.

a)   Karmin   10,0
werden fein verrieben und in
                  Ammoniakflüssigkeit (0,910) . . .   40,0
gelöst. Darauf fügt man
                  Wasser   450,0
hinzu, worin
                  Salizylsäure   0,5
gelöst sind.

b) H e l l r o t - r o s a.
Zuerst wird das Holz längere Zeit in eine Lösung von
                  Kaliumjodid (Jodkalium)   7,5
                  Wasser   92,5
gelegt. Darauf kommt es in eine Lösung von
                  Quecksilberchlorid   2,0
                  Wasser . . . .   98,0.

Dabei ist die große Giftigkeit des Quecksilberchlorids zu beachten. Anderseits kann man Rosafärbung auch nach Vorschrift a) erzielen, wenn man entsprechend weniger, etwa den vierten Teil des Karmins verwendet.

Schwarze Beizen. Ebenholzbeize.

a) Blauholzextrakt 100,0   holzessigsaure Eisenlösung 500,0
   Wasser 200,0   Holzessig . . . . 200,0.

Man löst das Blauholzextrakt unter Anwendung von Wärme im Wasser und Holzessig auf und fügt, nachdem die Lösung abgekühlt, unter Umrühren die holzessigsaure Eisenlösung hinzu.

Die Beize kann vorrätig gehalten, muß jedoch vor dem Gebrauch umgeschüttelt werden. Das Holz wird ein- oder zweimal damit getränkt und nach 24 Stunden geölt.

b) Gutes, dichtes Holz wird zuerst mit einer Lösung aus
Kupfersulfat (Kupfervitriol) 10,0   Kaliumchlorat 10,0
                  Wasser 980,0
mehrmals bestrichen und, nach dem völligen Eintrocknen, ebenfalls mehrere Male mit einer zweiten Lösung, bestehend aus
            salzsaurem Anilin (Anilinhydrochlorid)   20,0
            Spiritus . . . .   80,0.

Das Holz färbt sich alsbald durch die Bildung von Nigrosin tiefschwarz und kann, da die Farbe tief eindringt, sehr gut geschliffen werden.

c) Lösung 1.   Kupfersulfat 100,0
                 Kaliumchlorat 50,0
                 heißes Wasser . . . . 630,0.
   Lösung 2.   Anilinhydrochlorid 100,0
                 Ammoniumchlorid 45,0
                 Wasser . . . . 630,0.
   Anwendung wie unter b.

Schließlich ölt man mit einem Gemische von gleichen Teilen Leinöl und Terpentinöl etwas nach.

d) Man bestreicht das Holz wiederholt mit einer k o n z e n t r i e r t e n Lösung von Kaliumpermanganat. Nach dem Trocknen ölt man etwas nach.

Selbstverständlich lassen sich auch noch eine große Zahl anderer Farben, z. B. Blau, Gelb, Grün, Rot usw., auf hellfarbiges Holz auftragen, und man wählt hier, der Haltbarkeit wegen, möglichst dauerhafte Farbstoffe, entweder, wie schon erwähnt, lichtbeständige Teerfarbstoffe oder für Blau Indigokarmin; für Gelb Pikrinsäure (Trinitrophenol) oder Gelbbeerenauszug; für Grün Mischungen aus Blau und Gelb; für Rot ammoniakalische Karminlösung oder Rotholzauszug.

Derartige bunte Farben werden vielfach benutzt zur N a c h a h m u n g v o n s o g. I n t a r s i e n, e i n g e l e g t e r H o l z a r b e i t. Sollen solche Arbeiten hergestellt werden, so ist es notwendig, das Holz für diesen Zweck vorzubereiten, damit die aufgetragenen Farben nicht auslaufen. Gutes, dichtes, möglichst weißes Holz wird geschliffen und zuerst wiederholt mit einer heißen Gelatinelösung und nach dem Trocknen mit einer Lösung von

Zinnsalz (Zinnchlorür, Stannochlorid) 15,0

Alaun 15,0

Salzsäure   3,0   Wasser   67,0

ebenfalls wiederholt bestrichen.

Die beiden Lösungen dienen dazu, das Auslaufen der aufgetragenen Farben zu verhindern und diese zugleich auf der Holzfaser festzubeizen.

Die Zeichnung wird mit der Feder oder dem Pinsel aufgetragen und nach dem Trocknen mit einem sehr hellen Lack überzogen, oder mit weißer Politur poliert.

Hornbeizen.

Um Holz schwarz zu beizen, entfettet man es zunächst gründlich durch Einlegen in Benzin oder eine schwache, etwa 5prozentige Natriumkarbonatlösung und darauf in eine Mischung aus gleichen Teilen Bleiglätte, Bleioxyd und frisch gelöschtem Kalk, mit schwacher Kali- oder Natronlauge zu einem dünnen Brei angerührt. Die Schwefelverbindung des Horns bildet mit dem Blei schwarzes Schwefelblei, Bleisulfid. Nach hinreichender Einwirkung wird das Horn abgespült, geölt und dann poliert.

Läßt man die Einwirkung obiger B l e i k a l k m i s c h u n g auf das Horn nur kurze Zeit dauern, so tritt nur eine mehr oder minder starke Bräunung ein. Hierauf beruht die N a c h a h m u n g d e s S c h i l d p a t t s. Der Bleikalk wird hierbei nur mit so viel Lauge angerührt, daß er eine knetbare Masse bildet. Diese wird in Streifen und Flecken auf die Hornplatten aufgedrückt und nach beliebiger Zeit, die nur die Erfahrung lehren kann, abgespült. Gewöhnlich läßt man dann die ganze Hornplatte noch eine sehr kurze Zeit in einer Bleikalkmischung liegen, um dem Ganzen einen gelblichen Grundton zu verleihen.

Horn kann auch dadurch schwarz gebeizt werden, daß man es in heiße konzentrierte Bleizuckerlösung (Bleiazetatlösung) legt, nach mehreren Stunden gründlich abwäscht und darauf in Schwefelleberlösung so lange hineinlegt, bis Schwärzung eingetreten ist.

In ähnlicher Weise läßt sich aus dem Horn auch P e r l m u t t e r k ü n s t - l i c h nachahmen. Hierzu wählt man helle, möglichst ungefärbte Hornplatten; diese werden in der oben angegebenen Weise schwarz gebeizt. Nach dem Abspülen wird das schwarze Horn kurze Zeit in mäßig starke Salzsäure eingetauscht. Das schwarze Schwefelblei, das Bleisulfid, wird hierbei zersetzt und in Bleichlorid verwandelt, das sich, weil so gut wie unlöslich, in den Schichten des Hornes ablagert. Nach dem Polieren zeigt dieses einen schönen Perlmutterglanz.

Dies kann noch bedeutend erhöht werden, wenn die Hornmasse vor dem Polieren in Teerfarbstofflösungen eingetaucht wurde. Eine derartige Perlmutternachahmung erfordert allerdings einige Übung und gelingt überhaupt dann nur wirklich schön, wenn der Schnitt der Hornplatten ein richtiger ist. Die Schichten der Hornmasse müssen in möglichst waagerechter Richtung verlaufen. Genau so kann auch Perlmutter selbst behandelt werden, wenn die Glasur der Muschel abgesprungen ist. Als Farbstoff wählt man meistens Anilinblau, von dem eine ganz geringe Menge in Spiritus aufgelöst wird, etwa 0,5 auf 100,0.

Um Horn farbig zu beizen, muß man es in eine Vorbeize legen, bestehend aus

| Zinnsalz (Zinnchlorür, Stannochlorid) 4,0 | Kalialaun . . . . 20,0 |
| Weinsäure . . . . 2,0 | Wasser . . . . 975,0. |

Darauf legt man es in eine Lösung des entsprechenden spirituslöslichen Teerfarbstoffs in Spiritus. Schließlich ölt man und poliert.

Um Horn weiß zu beizen, zu bleichen, entfettet man das Horn vollständig durch Einlegen in Benzin oder in eine 5prozentige Natriumkarbonatlösung und bleicht es durch eine 2prozentige Lösung von Natriumperborat oder Natrnumsuperoxyd, die man mit wenigen Tropfen Schwefelsäure angesäuert hat.

Oder man behandelt das entfettete Horn mit ammonikalischer Wasserstoffsuperoxydlösung.

Metallbeizen.

Beim Arbeiten mit Metallbeizen hat man große Vorsicht anzuwenden und sich vor den dabei auftretenden Dämpfen, vor allem Stickstoffdioxyd, zu hüten. Man arbeitet daher zweckmäßig im Freien. Um Metalle zu beizen, müssen sie sehr gut gereinigt und peinlich von jeder Spur Fett befreit sein. Die Beizflüssigkeiten müssen etwa fingerbreit über dem zu beizenden Gegenstande stehen. Bei der Abgabe sind die gesetzlichen Bestimmungen, wie sie die Giftverordnung vorschreibt, zu beachten. Außerdem ist bei allen Zubereitungen, die scharf wirkende Stoffe enthalten, auf große Vorsicht hinzuweisen. Eine Reichsgerichtsentscheidung sagt: Jedermann hat die Pflicht, Gefährdungen und Verletzungen der Gesundheit und des Lebens anderer Menschen durch seinen Gewerbebetrieb möglichst zu vermeiden und dazu diejenigen Vorsichtsmaßregeln anzuwenden, die ihm möglich und zumutbar sind. Darauf, ob eine hiernach erforderliche Vorsichtsmaßregel auch ausdrücklich durch ein Gesetz oder eine Polizeiverordnung vorgeschrieben sei, komme es nicht an. Die Unterlassung der Kennzeichnung einer Sache als gefährlich könne man nicht entschuldigen. Überall dort, wo es sich um unmittelbare chemische Vorgänge handelt bzw. wo die im gewöhnlichen Wasser enthalten en Stoffe irgendeinen nicht erwünschten Einfluß ausüben könnten, muß destilliertes Wasser verwendet werden.

Achselstücke, glänzende, matt zu beizen.

Man legt sie eine Zeitlang in gefällten Schwefel.

Aluminium matt zu beizen, zu mattieren.

Nach vollständiger Reinigung der Gegenstände legt man sie so lange in Natronlauge (15%), bis sich reichliche Gasblasenbildung auf den Gegenständen zeigt. Darauf spült man die Gegenstände ab, beizt sie mit Salpetersäure, die mit 2 Teilen Wasser verdünnt ist, und spült wiederum reichlich ab.

Aluminium schwarz zu beizen.

a) Man beizt die Gegenstände vor mit Schwefelsäure vom spez. Gew. 1,730 und legt sie in eine Lösung von

Antimonchlorür 100,0   Salzsäure 200,0
Manganooxyd 50,0   vergälltem Spiritus . . . 1 Liter.

Man brennt darauf den Spiritus ab und versieht mit einem Überzuge von vergälltem Spiritus . . . 1 Liter.   Sandarak 50,0
spirituslöslichem Nigrosin . . . 50,0.

b) Nach Czodwalski:

Man erhitzt die Aluminiumgegenstände auf 300°—350° und bringt sie heiß in eine Lösung von

Kobaltooxydnitrat . . . 10,0   Wasser 90,0,

der man so viel Ammoniakflüssigkeit (0,960) zufügt, daß der entstehende Niederschlag wieder gelöst wird. Darauf stellt man die noch feuchten Gegenstände bei 60° bis 80° in den Trockenofen und steigert die Hitze bis auf 250°, in der Minute etwa 20° steigend. Dieses Verfahren wiederholt man, bis die Farbe tiefschwarz erscheint.

Aluminium weiß zu beizen.

Man entfettet die Gegenstände in 10prozentiger Natronlauge, spült gut mit Wasser nach und bringt sie in ein Gemisch von

Salzsäure 1,0   Wasser . . . . 99,0.

Soll das Aluminium silberweiß werden, nimmt man anstatt der Salzsäure
Flußsäure . . . . 1,0.

Schließlich spült man gründlich in Wasser.

Brünieren von Gewehrläufen, Stahl.

Für sämtliche Verfahren ist zu beachten, daß man die zu brünierenden Teile gut durch Einlegen in heiße Natriumkarbonat-, Trinatriumphosphat- oder Natriummetaphosphatlösung entfetten muß und sie während der Brünierung niemals mit den bloßen Fingern, sondern nur unter Anwendung von Watte anfassen darf. Vor jedem neuen Anstriche muß der Gegenstand mit einer feinen Stahldrahtbürste bearbeitet werden, und ist das Verfahren schließlich beendet, muß vor dem Einreiben mit Leinölfirnis sorgfältig mit heißem Wasser nachgespült werden.

a) Die Gewehrläufe werden mit Schmirgel fein poliert und dann ein- bis zweimal mit sog. Antimonbutter, Liquor Stibii chlorati abgerieben. Nach 24 Stunden und nachdem der Gewehrlauf mit der Stahlbürste behandelt ist, wird von neuem Antimonbutter aufgetragen. So wird täglich weiter verfahren. Ist die Farbe hinreichend dunkel, was mitunter erst nach 8—10 Tagen der Fall ist, wird mit Wasser abgespült und dann mit Leinölfirnis oder Bohnerwachs abgerieben. Benutzt man letzteres, so muß mit einem trocknen Leder nachgerieben werden. Man kann auch so verfahren, daß man die Antimonbutter mit 3 Teilen Olivenöl bis zur Vermischung erwärmt und so aufträgt.

b) Nach Dieterich:

1. Eisensesquichloridlösung . 14,0   2. Schwefelkalium 10,0
Kupfersulfat 3,0   Quecksilbersublimat (Queck-
Wasser . . . . . . 80,0.   silberchlorid) 3,0
                        rauchende Salpetersäure . . 3,0
                        Wasser . . . . . . 900,0.

Mit 1 wird der vorher gut abgeschmirgelte Lauf zwei- bis dreimal mit einem Schwämmchen oder weichem Fischhaarpinsel angestrichen, nach jedem Anstrich, um das Trocknen zu verlangsamen, in einen kühlen Raum gestellt und vor jedem neuen Anstriche mit der Stahldrahtbürste tüchtig bearbeitet.

Scheint der Lauf dunkel genug, so legt man ihn in das Bad 2, läßt ihn 20 bis 30 Minuten darin, wäscht dann mit warmem Wasser und zuletzt mit Seifenwasser ab. Schließlich reibt man den trocknen Lauf mit Leinölfirnis ein.

Die besten Ergebnisse erzielt man bei diesem Verfahren, wenn man die durch Korke geschlossenen Gewehrläufe in die auf 30°—40° erwärmten Bäder einlegt und darin wenigstens 30 Minuten liegen läßt.

c)
Kupfersulfat 30,0
löst man in   Wasser 250,0
und fügt der Lösung

Salzsäure 60,0   Salpetersäure 10,0
und schließlich vergällten Spiritus 40,0
zu.

Hiermit bestreicht man vorsichtig den völlig fettfreien, abgeschmirgelten Lauf und wiederholt dies nach einigen Stunden, und zwar so oft, bis der gewünschte Ton einigermaßen erhalten ist. Nun läßt man einige Tage beiseite stehen und wiederholt dasselbe Verfahren.

d) Eisenchloridflüssigkeit . . 20,0   Antimonchlorürlösung . . 20,0
   Gallussäure 10,0   Wasser . . . . 50,0.

e) Nach Lintner:

Der gut warme Gewehrlauf wird mit einem Gemisch aus Chlorzink und etwa 60% Olivenöl, das so stark konzentriert ist, daß ein Tropfen der erhitzten Mischung beim Erkalten erstarrt, bestrichen. Bei wiederholtem täglichem Anstreichen des Laufes geht nach 4—6 Tagen die zuerst grünliche Färbung über Rot in Braun über.

f) Für verzierte, damaszierte Teile.

Kupfersulfat 2,0   Wasser 250,0
Salzsäure 0,5   Salpetersäure 7,5
            vergällter Spiritus . . . . . . 7,5.

g) 1. Rauchende Salpetersäure . 2,0   2. Silbernitrat 1,0
    destilliertes Wasser 98,0.   destilliertes Wasser 99,0.

Lösung 1 wird so oft unter jedesmaliger Behandlung mit der Stahldrahtbürste aufgestrichen, bis der Lauf gründlich oxydiert ist. Darauf pinselt man Lösung 2 mehrere Male unter genügender Belichtung auf.

Brünieren von Kupfer.

a) Nach Dieterich:

Das zu brünierende Kupfer wird mit Glaspapier blank geputzt, über Kohlenfeuer stark erwärmt und mit folgender Lösung bestrichen:

Kristallisiert. Kupferazetat 5,0   Ammoniumchlorid . . . 7,0
verdünnte Essigsäure . . . 3,0   Wasser . . . . 85,0.

Schließlich wird mit Bohnerwachs abgerieben.

b) Man taucht die ganz blanken Gegenstände in eine kochende Lösung von

Natriumsulfantimoniat (Schlippesches Salz) 10,0
Wasser 120,0,

spült ab und trocknet.

Um die Gegenstände ganz blank zu bekommen, erhitzt man sie unter Zutritt von Luft eine Zeitlang und legt sie dann in verdünnte Schwefelsäure (1 + 10). Hierauf bringt man sie wenige Augenblicke in ein Gemisch von

Natriumchlorid 100,0   Schwefelsäure 100,0
          Salpetersäure 200,0

und spült schnell und gründlich mit Wasser ab.

c) Nach Dr. Buchner:
Der kupferne Gegenstand wird sehr sorgfältig gereinigt und ebenso sorgfältig poliert, dann wieder mit Leder und feinstgeschlämmtem rotem Eisenoxyd (Caput Mortuum) so lange gerieben, bis der dunkle Farbton und der
hohe Glanz erreicht sind. Die rotbraune Färbung besteht aus Kupferoxydul
(Cuprooxyd).

d) Rotes Eisenoxyd . . . 2 Teile   Graphit . . . . 1 Teil
werden mit vergälltem Spiritus zu einem Brei angerührt, auf den zu brünierenden Gegenstand aufgetragen und entweder über offenem Feuer oder in
einem Trockenofen erwärmt. Dann wäscht man die Masse ab und wiederholt
das Auftragen des Eisenoxyd-Graphitbreies bis die gewünschte Bräunung
entstanden ist. Schließlich reibt man mit Watte, die mit vergälltem Spiritus
getränkt ist, ab und gibt mit Bohnerwachs den Glanz.

Eisen blau zu färben.

Man löst
Natriumthiosulfat . . . . 140,0 in Wasser 1000,0,
fügt eine Lösung von
Bleiazetat (Bleizucker) . . 35,0 in Wasser 1000,0
zu und legt die vollkommen entfetteten und blank geputzten Eisenstücke in
die Mischung.

Eisen, auch Kupfer mit schwarzem Überzug zu versehen.

a) Die Eisenbleche bzw. die eisernen Gegenstände werden zuerst gut gereinigt
und dann in geschmolzenen und bis etwa 100° C erwärmten Ozokerit getaucht. Nach dem Abtropfen entflammt man den anhaftenden Ozokerit und
läßt abbrennen. Es entsteht ein schöner, schwarzer Überzug, der der Einwirkung der Luft vollständig Widerstand leistet und auch von Säuren und
Alkalien nicht angegriffen wird. Für Gefäße, die saure und alkalische Flüssigkeiten aufnehmen sollen, ist eine Wiederholung des Verfahrens zu empfehlen.

b) Auch für Kupfer:
Kupfernitrat 70,0   Spiritus 30,0
werden unter Erwärmen so oft aufgetragen, bis der Ton erreicht ist.

c) Nach Physik.-techn. Reichsanstalt: Man löst
Kupfernitrat 300,0   Silbernitrat 12,0
in   destilliertem Wasser . . . . 1000,0.
Sollte Kupfernitrat auskristallisieren, muß noch etwas Wasser hinzugesetzt werden. Die zu schwärzenden Gegenstände werden mit verdünnter
Salzsäure (1 + 1) 5—10 Minuten gebeizt und darauf in die auf 45° erwärmte
Kupfer-Silberlösung eingetaucht oder damit bepinselt. Man trocknet langsam
und erhitzt die grüngewordenen Gegenstände über Kohlenfeuer, bis sie tiefschwarz aussehen. Schließlich reibt man mit Öl ein.

d) Mattschwarz für Stahl nach Dr. Bersch:
Quecksilberchlorid . . 25,0   Ammoniumchlorid . . . 25,0
löst man in   Wasser . . . . 1000,0.
Nach dem Absetzen filtriert man. Man beachte die Giftigkeit!

e) Schwarzbeize für Säbelscheiden.
Die Scheiben werden völlig entfettet, mit Schmirgel fein poliert und in
eine Lösung von
Kaliumchromat 10,0   Wasser 90,0
gelegt. Darauf an der Luft getrocknet und kurze Zeit über ein hellbrennendes
Holzkohlenfeuer gehalten. Dies Verfahren wird so oft wiederholt, bis der
Ton tiefschwarz ist.

f) In   Natronlauge (40%ig) 100,0
werden   Natriumperoxyd 5,0
gelöst. In dieser Lösung werden die gut entfetteten Gegenstände bis zum
Sieden erhitzt und darauf gründlich gespült.

Glanzbeize.

Salpetersäure 100,0   Salzsäure 15,0
         Ruß . . . . 1,0.

Die Mischung muß frisch verwendet werden.

Gold, amalgamiertes, blank zu beizen.

Man legt den goldenen Gegenstand ganz kurze Zeit in rohe Salpetersäure (40° Bé), spült mit Wasser gut ab und putzt mit präzipiertem Kalziumkarbonat oder Putzwolle blank.

Gold blank zu beizen.

Entwässertes Natriumchlorid 100,0   Natriumnitrat 250,0
mischt man, fügt Wasser 30,0
hinzu und erhitzt die Mischung bis zur Trockne. Dann löst man in
     rauchender Salzsäure (spez. Gew. 1,19 = 37—38%) 175,0
auf und erhitzt, bis Chlorgasgeruch zu beobachten ist. In diese Lösung taucht man die Gegenstände ein und hält dabei die Flüssigkeit in Bewegung.

Königswasser. Acidum chloro-nitrosum. Aqua Regis.

     Reine Salpetersäure (spez. Gew. 1,40)   25,0
     reine Salzsäure (spez. Gew. 1,127) .   75,0.

Die Salpetersäure darf der Salzsäure nur in kleinen Mengen und allmählich zugefügt werden. Königswasser ist frisch zu bereiten.

Mattbeize.

Zinnsulfat (Stannosulfat) .   1,0   Natriumchlorid   1,0
Schwefelsäure 40,0   Salpetersäure . . . . . 100,0.

Man läßt die Mischung 24 Stunden stehen und legt dann die Metalle 5—15 Minuten hinein.

Messing zu ätzen.

Man übergießt den Gegenstand mit flüssig gemachtem Paraffin oder mit Asphaltlack, und zwar mit genügend dicker Schicht, zumal an den Rändern, um ein Abfließen der Beize zu vermeiden, kratzt die Zeichnung s e h r s a u b e r in die Überzugsschicht hinein, so daß das Messing hier freigelegt wird, und überstreicht mit einer Mischung von

Salpetersäure   8,0,   verdünnt mit Wasser . .   80,0
und Kaliumchlorid . .   3,0,   gelöst in Wasser . . . .   50,0.

Nach genügend langer Einwirkung der Beize spült man sie gründlich ab, trocknet den Gegenstand in Sägespänen und entfernt den Asphaltlack durch Terpentinöl. Schließlich spült man gründlich mit heißem Seifenwasser.

Um sicher zu gehen, daß die Ätzung ganz scharf wird, übergießt man den Gegenstand zunächst mit Asphaltlack und nach Trocknen dieses mit einer Paraffinschicht.

Messing braun bis schwarz zu färben.
(Siehe auch S. 507, Messing schwarz zu beizen.)

a) Um schöne Färbungen des Messings in Schwarz zu erzielen, die man nach Belieben bis zu einem lichten Braun abtönen kann, empfiehlt Pfeiffer die Anwendung einer ammoniakalischen Kupferlösung, die durch Lösen von 1 T. Kupfernitrat in 2 T. Ammoniakflüssigkeit vom spez. Gew. 0,960 unter Kühlung erhalten wird. Die in dieses Bad gelegten, sorgfältig gereinigten (d e - k a p i e r t e n) Messinggegenstände nehmen zunächst einen hellen Ton an, der allmählich, oft erst nach mehreren Stunden, bis zu tiefem Schwarz vorschreitet. Man kann die Gegenstände in beliebigen Zeiträumen aus dem Bade herausnehmen, waschen und trocknen, um nach Erlangung des gewünschten Farbtons die Behandlung abzubrechen. Durch Einbürsten von wenig Wachs oder Vaselin erhält die Färbung Glanz. Durch Eintauchen des gefärbten

Stückes in ganz verdünnte Salzsäure wird der aus Kupferoxyd gebildete
Überzug allmählich aufgelöst, wobei neue, hellere Farben von großer Schönheit auftreten, die man nach Belieben festhalten kann, wenn man die Behandlung im geeigneten Augenblick unterbricht.

Die so erhaltenen Färbungen, die sich übrigens je nach der Zusammensetzung der Legierung verschieden gestalten, erinnern lebhaft an diejenigen,
die an den japanischen Bronzen geschätzt werden, und es ist nicht unwahr-
scheinlich, daß die Farben auf diesen auf ähnliche Weise erzeugt werden.

b) Nach Müllauer:

Man reinigt die Gegenstände und beizt sie mit verdünnter Schwefelsäure
vor. Darauf bringt man sie in eine auf 100° erhitzte 5prozentige Natronlauge,
der 1% gepulvertes Kaliumpersulfat zugesetzt ist, und bewegt sie etwa 5 bis
10 Minuten hin und her. Hört die Sauerstoffentwicklung auf, so fügt man
wiederum 1% Kaliumpersulfat hinzu. Darauf spült man ab, trocknet und
reibt die Gegenstände kräftig. Die Wärme des Bades darf nicht unter 70°
sinken. Das Bad ist wiederholt zu verwenden, nur muß stets von neuem
wieder Kaliumpersulfat zugesetzt werden. Mit dieser Beize wird eine Schwarzfärbung erzielt.

Messing- und Kupfergegenstände zu bronzieren.

Man sättigt Ammoniakflüssigkeit (0,960) . . .   20,0

mit Essig und versetzt die Lösung mit

neutralem essigsauren Kupferoxyd (Grünspan) . .   20,0
und   Ammoniumchlorid . . . . . .   6,0.

Mit dieser Flüssigkeit werden größere Gegenstände bestrichen, nachdem sie
von Fett und anderen Verunreinigungen befreit sind; dieses Verfahren ist
zu wiederholen, bis der gewünschte Farbton erreicht ist; das Trocknen geschieht bei Zimmerwärme. Kleinere Gegenstände werden in einem Bade der
Flüssigkeit bis nahe zum Sieden unter beständigem Umrühren erhitzt. Ist die
gewünschte Färbung erreicht, so gießt man die Lösung ab und ersetzt sie
durch heißes Wasser und wiederholt das Abspülen noch zweimal unter Umrühren. Das Trocknen geschieht am besten durch Sägespäne.

Messing bunt zu färben.

Man kocht in

a) Wasser 400,0   Kupfersulfat 20,0
   Natriumthiosulfat . . . 20,0   Weinstein (Kaliumbitartrat) 10,0.

Das Messing wird zuerst r o s a, dann b l a u ; fügt man noch schwefelsaures Eisenoxydammonium 20,0 und Natriumthiosulfat 20,0 hinzu, so wechseln die Farben von Gelb nach Rosa und Blau; nach dem Blau kommt wieder
Gelb und schließlich entsteht ein schönes Grau.

b) Wasser 250,0   Weinstein (Kaliumbitartrat) 5,0
              Kupfersulfat 5,0

dazu Natriumthiosulfat 13,0 in 15 Liter Wasser gelöst. Es scheidet sich
Schwefel aus, und auf dem Messing entstehen Iris-, Regenbogen-Farben.

c) Wasser 250,0   Kaliumchlorat 5,0
   Nickelkarbonat 2,0   Nickelchlorid (Niccolochlorid) 5,0

geben nach längerem Kochen eine braungelbe Farbe, die schön rot schillert.

Messing und Bronze dunkelgrünbraun zu machen
(m i t P a t i n a z u ü b e r z i e h e n, a l t z u m a c h e n).

a) Nach Buchner: Kupfernitrat 20,0
   löst man in   Wasser 80,0,
   ferner
   Zinknitrat . . . . . . 20,0 in Wasser 80,0,

mischt die Lösungen und fügt
Wasserstoffsuperoxydlösung, dreigewichtsprozentig 100,0
hinzu. Mit dieser Lösung bestreicht man die Gegenstände, läßt trocknen,
spült mit Wasser ab, trocknet in Sägespänen und reibt mit Leinölfirnis ein.

b) Ammoniumchlorid . . . 20,0   Kaliumbioxalat 20,0
    Eisessigsäure 20,0   Wasser . . . . 940,0.
    Anwendung wie unter a.

Messing matt zu brennen.

Reine Salpetersäure . . . 46,0   reine Schwefelsäure . . . 47,0
Ammoniumchlorid . . . 3,0   Zinksulfat, reines . . . . 4,0.

Messing schwarz zu beizen. (Siehe auch S. 505.)

a) Kupferkarbonat, basisch   Ammoniakflüssigkeit(0,960) 750,0
    Kupferkarbonat . . . 100,0
       Wasser . . . . 150,0.
Das Kupferkarbonat wird in der Ammoniakflüssigkeit gelöst und der
Lösung das Wasser zugesetzt.
Die zuvor gereinigten Metallgegenstände werden in die kalte Lösung ge-
halten, abgewaschen und getrocknet.

b) Man löse   reines Kupfersulfat 100,0
in kochend heißem Wasser 100,0
ferner   reines Natriumbikarbonat 100,0
in lauwarmem Wasser . . . . 500,0.
Nun schütte man die Kupfersulfatlösung in ein Gefäß, das einen Fassungs-
raum von mindestens 1½ Liter hat und füge der heißen Kupfersulfatlösung
in ganz kleinen Mengen die Natriumbikarbonatlösung hinzu. Würde man zu
große Mengen auf einmal zusetzen, so würde die Flüssigkeit überschäumen.
Darauf läßt man 12 Stunden absetzen und gießt dann vorsichtig die über dem
Niederschlage befindliche Flüssigkeit ab, läßt nochmals 2 Stunden absetzen,
entfernt wiederum die noch vorhandene Flüssigkeit und löst jetzt den erhaltenen Niederschlag in
       Ammoniakflüssigkeit (0,910) . . . 300,0
auf, indem man 48 Stunden beiseite setzt und öfter umschüttelt. Zum Gebrauch erwärmt man die Beize auf 40°—50°, taucht die Messinggegenstände
unter beständigem Bewegen ein paar Sekunden in die Beize, spült in Wasser
leicht ab, bringt wiederum bis zu 1 Minute in die Beize, spült nun gründlich
mit Wasser und trocknet mit Sägespänen.

c) Man taucht die Gegenstände in eine Lösung von:
Arseniger Säure 75,0   Schwefelsäure 40,0
Salzsäure 150,0   Wasser . . . . 1000,0.
    G i f t v e r o r d n u n g Abt. 1 zu beachten.
Siehe auch Metallbeize mattschwarz.

Messing silberfarben zu beizen.

In einem gut mit Schmelz überzogenen eisernen Gefäße werden
Weinstein (Kaliumbitartrat 46,0 und Brechweinstein (Antimon-
                     Kaliumtartrat 4,0
in   heißem Wasser 1000,0
gelöst, der Lösung
         Salzsäure 50,0,
gekörntes, granuliertes oder
gepulvertes Zinn . . . . 125,0 und gepulvertes Antimon . . 30,0
zugegeben. Man erhitzt das Ganze zum Kochen und taucht die zu überziehenden Gegenstände ein. Nach höchstens halbstündigem Kochen sind diese
mit einem schönen, harten und dauerhaften Überzuge versehen.

Metallbeizen, graue.

a) Eine bewährte Vorschrift für eine schwarzgraue Beize ist folgende:

Rohe Salzsäure 1000,0   arsenige Säure 60,0
Antimonchlorür 30,0   fein zerstoß. Hammerschlag 150,0.

Man fügt alle Bestandteile zur Salzsäure, erwärmt das Gemisch auf etwa
70°—80° C und erhält es während einer Stunde auf dieser Temperatur. Bei
öfterem guten Durchrühren wird der größte Teil der arsenigen Säure gelöst,
wonach die Beize gleich nach dem Erkalten gebrauchsfertig ist. Wenn die
Beize nicht gleich gebraucht werden soll, kann die Erwärmung der Salzsäure
fortfallen. Das Gemisch bleibt dann etwa 24—36 Stunden stehen und wird
von Zeit zu Zeit gut durchgeschüttelt.

Für den Gebrauch genügt in den meisten Fällen ein zweimaliges Eintauchen, je höchstens 15 Sekunden, des d u r c h a u s f e t t f r e i e n G e -
g e n s t a n d e s. Dieser muß vor dem zweiten Eintauchen mit Wasser abgespült und mit weicher Leinwand auf abgetrocknet werden. Jeder auf der
Metallfläche befindliche Wassertropfen erzeugt einen Flecken. Sprenger
empfiehlt, nach erfolgter Färbung die Gegenstände zuerst in schwacher
Sodalösung und dann in viel Wasser abzuspülen und darauf in Sägespänen
zu trocknen. Das gleiche Ergebnis wird auch ohne Sodalösung erreicht.

Die grauschwarze Färbung tritt bei allen nachstehend genannten Metallen
und Legierungen ohne wesentliche Verschiedenheit auf: Silber, Kupfer, sowie
Kupfer-Zink- und Kupfer-Zinn-Legierungen wie Messing, Bronze, Rotgüsse,
gegossen und gewalzt, ferner Neusilber, Arsenkupfer, Arsenbronze, Phos-
phorbronze und Lötzinn. Die Beize ist schlecht verwendbar für Aluminium-
undSiliziumbronze, gar nicht wirksam bei Nickel, Aluminium und Zink. Eine
Lackierung der gefärbten Gegenstände ist nicht unbedingt notwendig; dies
richtet sich lediglich nach der Verwendung.

G i f t v e r o r d n u n g A b t. 1 zu beachten.

b) H e l l g r a u , s t a h l g r a u :

Man löst

Ferrosulfat 83,0   und gepulverte arsenige Säure . . 83,0
in   roher Salzsäure . . . . 1000,0.

Herstellungsweise wie bei a. G i f t v e r o r d n u n g A b t. 1 zu beachten.

Die Verwendungsart ist dieselbe wie bei a, sowohl für die dort angegebenen Metalle als auch in der Art und Weise der Anwendung, nur muß das
Eintauchen unter Umständen öfter wiederholt werden. Der Gegenstand muß
auch hierbei vor jedem neuen Eintauchen abgespült und gut abgetrocknet
werden.

Metallbeize, mattschwarz. Schwarzbrennsäureersatz. Nach Bollert.

Kupfernitrat 500,0   Spiritus (von etwa 90%) . 150,0.

Die Lösung des Salzes nimmt ziemlich lange Zeit in Anspruch; es empfiehlt sich daher, das Salz in irdenem Gefäß über schwachem Feuer unter
Umrühren zu schmelzen, dann vom Feuer zu nehmen, den Spiritus hinzuzufügen und das Gefäß zur Verminderung der Alkoholverdampfung kalt zu
stellen.

Die zu beizenden Metallstücke sind stets kalt in die Beize zu bringen. Bei
heißen Stücken vermindert sich durch Verdampfung der Alkoholgehalt, und
beim wiederholten Eintauchen solcher Gegenstände springt der bereits erhaltene
Überzug stellenweise ab, wodurch die Ungleichmäßigkeit der Färbung in stärkerem Maße hervorgerufen wird. Die Beize ist brauchbar für Kupfer-Zinn-Legierungen, Neusilber, Arsenkupfer, Arsen-, Aluminium-, Silizium- und Phosphor-
bronze. Aluminium und Nickel werden fast gar nicht geschwärzt. Die Färbung
wird bei Zink nicht gut.

Neusilber zu brünieren.

Kaliumpermanganat . . .   10,0   Ferrosulfat (Eisenvitriol) .   50,0
Wasser . . . . 940,0.

Man taucht den Gegenstand in die kalte Lösung.

Silber schwarz zu beizen, zu „oxydieren". Altsilber.

Man legt die Silbergegenstände in eine auf 80° erwärmte Lösung von

Kaliumtrisulfid (Schwefel-   Ammoniumkarbonat . . .   10,0
leber)   5,0   Wasser 1000,0,

bis sie tief blauschwarz geworden sind. Die Lösung muß stets frisch angesetzt werden.

Stahl zu ätzen, mit Zeichnungen zu versehen.

Man übergießt den Gegenstand mit flüssig gemachtem Paraffin oder mit
Asphaltlack, und zwar mit genügend dicker Schicht, zumal an den Rändern,
um ein Abfließen der Beize zu verhindern, kratzt die Zeichnung s e h r s a u -
b e r in die Überzugsschicht hinein, so daß der Stahl hier freigelegt wird, und
überstreicht bei w e i c h e m Stahl mit einem Gemische von 1 Teil Salpetersäure
und 3—4 Teilen Wasser. Bei h a r t e m Stahl mit Salpetersäure, der man die
Hälfte des Gewichts Essigsäure vorsichtig zugesetzt hat. Oder mit rauchender
Salpetersäure, die man sehr vorsichtig mit 5 Teilen 80prozentiger Essigsäure
durch einen Glasstab gemischt hat. Diese Flüssigkeit ätzt sehr rasch ab. Um
t i e f z u ä t z e n, beizt man mit einer Lösung von

Kaliumchlorid   2,0   Salzsäure   10,0
Wasser . . . . 88,0.

Nach genügend langer Einwirkung der Beize spült man sie gründlich ab,
trocknet den Gegenstand in Sägespänen und löst schließlich den Asphaltlack
bzw. das Paraffin durch Terpentinöl auf.

Um sicher zu gehen, daß die Ätzung ganz scharf wird, übergießt man den
Gegenstand zunächst mit Asphaltlack und nach dem Trocknen dieses mit einer
Paraffinschicht. Oder man schmilzt Asphalt und Paraffin zu gleichen Teilen im
Wasserbade zusammen und benützt diese Mischung als Deckwachs.

Weißblech zu verzieren.

Erhitzt man Weißblech in waagerechter Lage so weit, daß das Zinn zu
schmelzen beginnt, und bespritzt es dann mit kalter Salzsäure, so entstehen, von
den Tropfen ausgehend, strahlenförmige Kristallbildungen. Nach dem Erkalten
wird das Blech mit Wasser abgespült, geputzt und mit durchsichtigem, farbigem Lack überzogen. Oder man taucht das erhitzte Weißblech in eine Lösung von

Zinnchlorür (Zinnsalz, Stannochlorid 20,0 in Wasser 40,0,
der man

Salzsäure 10,0   Salpetersäure 10,0

hinzugefügt hat, und behandelt dann weiter wie vorher.

Zinkblechgegenstände zu färben.

Die Gegenstände sind 2—3 Minuten in ein Bad zu bringen, das man durch
Auflösen von

Nickelammonsulfat . . .   60,0 und Ammoniumchlorid . . .   60,0
in   Wasser . . . . 1 Liter

bereitet hat. Die Gegenstände werden erst dunkelrot, gelb, dann braun, purpurrot und indigoblau. Die mit diesem Überzuge versehenen Gegenstände
halten leichtes Bürsten, Kratzen und Abwischen sehr gut aus.

Zinkplatten zu beizen; um Farben anzunehmen.

Die Zinkplatte wird vollständig fettfrei gemacht, z. B. durch Einlegen in Benzin, darauf in eine Lösung gelegt von

Kaliumalaun 0,5   Salpetersäure 5,0
                    Wasser . . . . 1000,0.

Nach kurzer Zeit wird die Platte gut ausgewässert.

Zinn ein altes Aussehen zu geben.

Man reinigt die Gegenstände von Fett, bestreicht sie mit einer Lösung von Antimonchlorür (Liquor Stibii chlorati) oder, wenn sie sepiafarbig werden sollen, mit Platinchloridlösung, reibt sie nach dem Eintrocknen vorsichtig ab und schließlich mit etwas Öl nach.

Metallische Überzüge für Glas und Metall.

Bei der Abgabe sind die Bestimmungen, wie sie die Giftverordnung vorschreibt, zu beachten. Außerdem ist bei allen Zubereitungen, die scharf wirkende Stoffe enthalten, auf große Vorsicht hinzuweisen. Siehe S. 501.

Überall dort, wo es sich um chemische Vorgänge handelt bzw. wo die im gewöhnlichen Wasser enthaltenen Stoffe irgendeinen nicht erwünschten Einfluß ausüben könnten, muß stets destilliertes Wasser verwendet werden.

Alle Gegenstände, die einen metallischen Überzug erhalten sollen, müssen vollständig fettfrei und gut gereinigt sein. Man darf sie nicht mit bloßen Fingern, sondern nur unter Anwendung von Watte anfassen. Sämtliche Lösungen sollen nicht in Metallgefäßen verarbeitet werden.

Kobaltüberzüge auf Messing, Kupfer, Zinn und Blei.

Nach Kalmus, Harper und Lavell.

a)   Kobaltammonsulfat wasserfrei 145,0
           Wasser . . . . 1000,0.

b) Kobaltsulfat (Kobalto-   Natriumchlorid 19,6
    sulfat) . . . . . . 312,0'   Wasser 1000,0,

dem Borsäure bis fast zur Sättigung zugesetzt wird.

Für diese Kobaltbäder ist zum Überziehen nur ein schwacher elektrischer Strom erforderlich. Der Überzug braucht bei weitem nicht so dick zu sein wie ein Nickelüberzug.

Platinierung von Glas.

Ein Verfahren, um Glas zu platinieren, d. h. es mit einer Platinschicht zu belegen, so daß es als Spiegel und auch als durchsichtiges Glas benutzt werden kann, besteht in folgendem: Man vermischt einerseits Platinchlorid (Platinchlorid-Chlorwasserstoff) gut mit Lavendelöl, anderseits stellt man ein Flußmittel, bereitet aus Bleiborat und Bleioxyd mit Lavendelöl, dar. Beide Gemenge werden zu einem Teige zusammen gerührt und, wenn dieser eine ganz gleichförmige Masse bildet, mittels eines feinen Pinsels auf die eine Seite des Glases aufgestrichen. Trocken geworden wird das Glas in einer Muffel bei niedriger Rotglut gebrannt.

Vergoldung.

a) Auf nassem Wege (nach Journ. d. Goldschmiedekunst):
      Man löst   Gold 100,0
in Königswasser, verdampft bis nahe zur Trockne, um die überschüssige Säure zu entfernen, und verdünnt dann die Lösung mit
           Wasser . . . . 1 Liter.

Anderseits werden
Kaliumferrozyanid (Ferrozyan-
kalium, gelbes Blutlaugensalz) 300,0   Kaliumkarbonat 100,0
und   Ammoniumchlorid 50,0
in ungefähr   Wasser . . . . 3 Liter
gelöst. Man erwärmt die Lösung auf 30°—40° und setzt allmählich und unter
Umrühren 200 ccm von der Goldlösung hinzu. Nun läßt man die Flüssigkeit
20—30 Minuten kochen, filtriert von dem ausgeschiedenen Eisenoxyd ab,
verdünnt das Filtrat auf 5 Liter und setzt schließlich etwas Zyankalium
(Kaliumzyanid) zu. War das Bad einige Zeit in Verwendung, so setzt man
wiederum 200 ccm der obigen Goldlösung zu und verfährt dabei wie oben.
G i f t v e r o r d n u n g !

b)   Dinatriumphosphat 60,0
werden in   Wasser 700,0
gelöst; ebenso bereitet man eine Auflösung von
Goldchlorid (Goldchlorid-Chlorwasserstoff) 2,5 in Wasser 150,0
und ferner eine solche von
Natriumbisulfat . . . . 10,0 und Zyankalium (Kaliumzyanid) .   1,0
in   Wasser . . . . 150,0.
Zuerst werden die beiden ersten Lösungen langsam miteinander vermischt
und später die dritte hinzugegossen. Die Gegenstände werden in das Goldbad bei 50°—70° gebracht.
   Es ist aber auch hier unerläßlich, eine vollständig blanke, fettfreie Metall-
oberfläche vorher herzustellen, was durch Behandeln mit Laugen und Abspülen mit reinem Wasser und Spiritus oder Äther geschieht.
   Während des Erwärmens in der Lösung werden die zu vergoldenden Gegenstände mit Zinkstäben in Verbindung gebracht. G i f t v e r o r d n u n g !

c) V o n G l a s :
   Man löst reines Gold in Königwasser, setzt auf je
Gold 1,0   Natriumchlorid 0,292
hinzu, dampft bis zur Trockne ein und erhitzt vorsichtig zur Entfernung aller
freien Säure. Man löst dann in so viel Wasser, daß in 100 ccm Flüssigkeit
                   Gold 1,0
enthalten ist.
   Man bereitet sich nun zwei Flüssigkeiten; die eine, indem man von dieser
                   Goldlösung . . . . 50 ccm
mit   Natronlauge von 1,035 spez. Gew. . 20 ccm
und   Wasser . . . . 300 ccm
mischt und diese
   Flüssigkeit auf . . . . 250 ccm
eingekocht. — Zur zweiten Flüssigkeit nimmt man ebenfalls

Goldlösung . . . . . . 50 ccm   Natronlauge . . . . . 20 ccm
                   Wasser . . . . 230 ccm
und stellt das Gefäß 1 Stunde lang in siedendes Wasser. Beide Flüssigkeiten
werden alsdann gemischt und müssen frisch zur Vergoldung verwendet werden.
   Will man nun ein Gefäß innen vergolden, so gießt man in dasselbe den
zehnten Teil seines Rauminhaltes einer Mischung von 2 T. Spiritus und 1 T.
Äther, füllt es sodann mit der noch heißen Vergoldungsflüssigkeit und setzt
es in ein Gefäß mit Wasser, dessen Wärme nicht über 80° C steigen darf.
Der Alkohol reduziert die Goldlösung, und nach 10—15 Minuten ist die Vergoldung beendet.
   Soll das Auflösen des Goldes in Königswasser vermieden werden, so kann
man eine Goldlösung von gleicher Stärke herstellen, indem man
Natriumgoldchlorid . . . . 1,5 in Waser 100,0
löst.

d) **Von Kupfer, Silber, Messing usw. durch einfaches Abreiben:**

Goldchlorid (Goldchlorid-Chlorwasserstoff) . . . 20,0	Zyankalium (Kaliumzyanid) 60,0
Waser 100,0	Kaliumbitartrat (Weinstein) 5,0

ganz feine Schlämmkreide . . . 100,0.

Mit dieser Mischung werden die vorher gereinigten und mit einer Säure abgebeizten Metallgegenstände mittels eines wollenen Lappens gut abgerieben (siehe Brünieren von Kupfer, Vorschrift b, S. 503).

Bei der großen Giftigkeit (Abt. 1) dieser Mischung die äußerste Vorsicht geboten.

e) **Ohne Kaliumzyanid**

Man löst in Wasser 4,0
            Kaliumnitrat 1,0

und in dieser Lösung

            Goldchloridchlorwasserstoff . . . 3,0,
läßt die Lösung von Leinwandläppchen 5,0

aufsaugen, trocknet sie und verkohlt sie bei nicht zu großer Wärme. Die Leinwandkohle, die nunmehr metallisches Gold und Aurochlorid enthält, wird in einer Porzellanreibschale zu feinem Pulver verrieben. Um nun einen Gegenstand zu vergolden, wird er zunächst gereinigt und entfettet, darauf reibt man ihn mit einem angekohlten Kork, der mit Essig schwach befeuchtet und in das Vergoldungspulver eingetaucht ist, unter kräftigem Druck ab.

f) **Von Silber mittels Pinsels:**

Goldchlorid (Goldchlorid-Chlorwasserstoff) . . . 35,0	Wasser 35,0

werden gelöst. Dann fügt man hinzu eine Lösung von

Zyankalium (Kaliumzyanid) 105,0   Wasser . . . . 140,0.

Zu dieser Mischung setzt man so viel ganz feine Schlämmkreide, der etwas Kaliumbitartrat (Weinstein) hinzugefügt werden kann, daß ein Brei entsteht, der sich mit einem Pinsel auftragen läßt. Nach dem Auftragen läßt man bei gewöhnlicher Wärme ganz leicht abtrocknen und erhitzt dann den Gegenstand nicht zu stark auf etwa 60°—70° C. Die so erhaltene Vergoldung läßt sich nach dem Abwaschen und Trocknen noch mit dem Stein polieren. **Man beachte die große Giftigkeit.**

Verkupferung von Eisen und Zink.

a) Zunächst wird das betreffende Stück in einem heißen Kaliumkarbonatbade von allem Fett befreit, abgespült, mit Schmirgelpapier abgerieben, bzw. mit Schwefelsäure blank gebeizt, hierauf in ein Bad, bestehend aus verdünnter Salzsäure (1 + 4), getaucht. Nachdem der Gegenstand mit heißem Wasser abgewaschen, wird er schließlich in Sägespäne eingelegt, die mit einem Gemisch aus

Kupfersulfat (Kupfervitriol) 1,0	Schwefelsäure 1,0
und Wasser 40,0	

getränkt wurden.

b) **Eiserner Nägel usw.:**

Die Nägel sind zuerst in einem Seifen- oder Sodabade von allem Fett zu befreien, dann werden sie mit reinem Wasser abgespült und mit der folgenden Mischung etwa ½ Stunde lang durchgerührt:

Kupfersulfat (Kupfervitriol) 8,0   Zinksulfat (Zinkvitriol) rein   8,0
Zinnchlorid (Stannichlorid) . 5,0   Schwefelsäure   12,0
   Wasser . . . .   2½ Liter.
Diese Menge genügt für 2 kg Nägel.

Nach genügender Verkupferung werden die Nägel herausgenommen und durch Schütteln mit Sägespänen getrocknet.

c) Von Zink nach Hager:
 Kupfersulfat (Kupfervitriol) 15,0   Wasser   75,0
werden gelöst. Dieser Lösung mischt man hinzu.

 Zyankalium (Kaliumzyanid) 19,0   Wasser   80,0
und mischt nun so viel weißen Ton hinzu, daß ein dünner Brei entsteht. Mit dieser Mischung werden die Gegenstände eingerieben, bis die Verkupferung hinreichend erfolgt ist.

 Die Mischung ist stets frisch zu bereiten und muß der Giftigkeit halber (Abt. 1) mit großer Vorsicht benutzt werden.

d) Nach Bacco:
 Man reinigt die Gegenstände mit verdünnter Salzsäure und bringt sie dann in folgendes Bad:

 Man vermischt eine kalt gesättigte Kupfersulfatlösung mit so viel Zyankaliumlösung, bis sich der Niederschlag wieder löst, fügt der Lösung ein Zehntel bis zwei Zehntel des Raumteiles Ammoniakflüssigkeit (0,960) zu und verdünnt auf das Achtfache des Raumteiles mit Wasser. Man beachte die große Giftigkeit (Abt. 1).

e) Kupfersulfat (Kupfervitriol) 50,0   Ammoniakflüssigkeit (0,960) 50,0
   Wasser   950,0
werden gelöst. Darauf fügt man der Lösung Weinsäure 80,0 und so viel Ammoniakflüssigkeit hinzu, daß die Flüssigkeit eben schwach alkalisch ist.

 Man kann bei dieser Vorschrift auch die Weinsäure weglassen, nur ist der Kupferüberzug dann schwächer, so daß man die Gegenstände zweckmäßig mit Zaponlack bestreicht.

Vernickelung.

Die zu vernickelnden Gegenstände werden zuerst in einem heißen Kaliumkarbonatbade vollständig von Fett befreit, dann mit reinem Wasser abgespült, in einer schwachen Säuremischung abgebeizt, wiederum mit Wasser abgespült und nun, unter möglichster Vermeidung des Anfassens, in das Nickelbad eingehängt. Für Nickelbäder geben wir nach Dr. Langbein folgende Vorschriften:

a) Nickelammonsulfat . . . 500,0   Ammoniumsulfat 500,0
   Wasser . . . .   10 Liter.

b) Nickelammonsulfat . . . 725,0   Zitronensäure 50,0
 Ammoniumsulfat 250,0   Wasser . . . . . 10—12 Liter.

c) Nickelammonsulfat . . . 650,0   Ammoniumchlorid . . . 325,0
   Wasser . . . . 10—12 Liter.

d) Kristallis. Nickelchlorür
 (Niccolochlorid) . . . 500,0   Ammoniumchlorid . . . 500,0
   Wasser . . . . 10—15 Liter.

e) Nickelammonsulfat . . . 1000,0   kristallisierte Borsäure . . 500,0
   Wasser . . . . 20· Liter.

f) Nickelammonsulfat . . . 600,0   Nickelkarbonat 50,0
 kristallisierte Borsäure . 300,0   Wasser . . . . . 10—12 Liter.

g) Nickelsulfat 300,0   Ammoniumchlorid . . . 300,0
 Kaliumzitrat 200,0   Wasser . . . . . 10—12 Liter.

h) Nickelphosphat 250,0   Natriumpyrophosphat . . 750,0
   Wasser . . . . 10—15 Liter.

i) Nickelammonsulfat . . . 650,0   Magnesiumsulfat 325,0
   Wasser . . . . 10—12 Liter.

k) Das Bad ist zusammengesetzt aus:
   Chemisch reinem Nickelsulfat . . 1000,0
   neutralem Ammoniumtartrat . . . 750,0
   Gallussäure . . . . . 5,0 und Wasser . . . . 20 Liter.
   Das Ammoniumtartrat wird durch Sättigung einer Lösung von Weinsäure mit Ammoniak hergestellt, das Nickelsalz muß neutral sein. Alles wird vorher in 3—4 Liter Wasser gelöst, in denen man es ungefähr ½ Stunde kochen läßt, hierauf wird so viel Wasser zugesetzt, bis 20 Liter Flüssigkeit erhalten sind, die man filtriert. Für die Vernickelung ist nur ein schwacher elektrischer Strom nötig.

l) Nach Bersch:
   Man löst   Nickelnitrat 10,0
   in einer Auflösung von
   Natriumbisulfit 100,0   Ammoniakflüssigkeit (0,960) 12,0
   Wasser . . . . 360,0.

m) Von Aluminium, Aluminium-Nickel, nach Canac.
   Das Aluminium wird nacheinander in folgenden Bädern gebeizt:
   1. Man legt das Aluminium in ein kochendes Kaliumhydroxydbad.
   2. Bürstet mit Kalkmilch ab.
   3. Taucht wenige Minuten in eine Lösung von
   Kaliumzyanid (Zyankalium)   2,0   Wasser . . . . 1000,0.
   Man beachte die große Giftigkeit Abt. 1.
   4. Läßt eine Lösung von
   Eisen 1,0   in Salzsäure 500,0
   Wasser 500,0
   so lange auf das Aluminium einwirken, bis es ein metallmohrähnliches Aussehen annimmt.
   Dieses vorgebeizte Aluminium kommt in ein Bad von:
   Nickelchlorür (Niccolochlorid) 50,0   kristallisierte Borsäure . . 20,0
   Wasser . . . . 1000,0.

n) Ohne Elektrizität:
   a) Man reinigt die Gegenstände durch Einlegen in eine Kaliumkarbonatlösung von Fett und durch Einlegen in verdünnte Salzsäure von Rost. Darauf verkupfert man sie, wie es z. B. für Eisen angegeben ist, und bringt sie dann in eine Lösung von:

   Nickelammonsulfat . . . 25,0   Nickelsulfat 15,0
   Kaliumbitartrat(Weinstein) 10,0   Natriumchlorid 2,5
   Ammoniumchlorid . . . 5,0   Zinnchlorid (Stannichlorid) 10,0
   Wasser 500,0

   b) Für Kupfer:
   Nickelammonsulfat . . . 20,0   Zinkchlorid (Chlorzink) rein 10,0
   Wasser . . . . 970,0.
   Man fügt der Lösung kleine Zinkstückchen, gekörntes, granuliertes Zink hinzu und kocht die kupfernen Gegenstände mit dem Gemisch etwa eine Viertelstunde. Vernickelung ohne unmittelbaren elektrischen Strom gibt nur einen sehr dünnen Überzug.
   Verchromungen sind, um haltbar zu sein, nur möglich, wenn sie eine Nickelmittelschicht haben, also vorher vernickelt sind.

Versilberung.

a) Von Glas, Herstellung von Silberspiegeln:

Man löst

Silbernitrat . . . . . 10,0 in destilliertem Wasser . 200 ccm
und setzt so viel Ammoniakflüssigkeit (0,960) hinzu, als gerade nötig ist, um
eine klare Lösung zu bekommen. Die Flüssigkeit wird jetzt nach und nach
verdünnt mit   Kalilauge von 1,05 spez. Gew. .   450 ccm
oder   Natronlauge von 1,035 spez. Gew. 450 ccm.

Den etwa entstehenden schwarzbraunen Niederschlag löst man sogleich
wieder durch Ammoniakflüssigkeit auf. Hierauf verdünnt man mit so viel
destilliertem Wasser, daß die ganze Flüssigkeit einen Rauminhalt von
1450 ccm hat. Die Flüssigkeit wird jetzt tropfenweise mit einer verdünnten
Silbernitratlösung versetzt, bis ein bleibender grauer Niederschlag, nicht nur
Trübung, entsteht, und zuletzt wird so viel destilliertes Wasser hinzugefügt,
daß man im ganzen 1500 ccm Flüssigkeit erhält.

Zum Gelingen einer schönen Versilberung ist einmal erforderlich, daß die
Flüssigkeit nicht die geringste Spur überschüssiges Ammoniak enthält, und
anderseits muß die Kali- oder Natronlauge vollständig chlorfrei sein.

Unmittelbar vor dem Gebrauch wird die Versilberungsflüssigkeit mit ⅛
bis ¹/₁₀ ihres Rauminhaltes einer 10prozentigen Milchzuckerlösung vermischt.
Man macht nun eine Vorrichtung, daß das Glas einige Zentimeter über dem
Boden eines passenden Gefäßes schwebt, und gießt die unmittelbar vorher
gemischte Flüssigkeit derart in das Gefäß, daß die obere Seite des Glases
vollständig davon berührt wird.

Die Reduktion des Silbers geht sofort vor sich; die Flüssigkeit färbt sich
dunkel, und die eingelegte Glasplatte erscheint schwarz; nach ¼ Stunde
etwa wird sie spiegelnd, und die Versilberung ist vollendet, wenn die Flüssigkeit sich vollständig mit einem weißen, spiegelnden Silberhäutchen bedeckt hat. Die Platte wird nun herausgenommen, mit warmem, destilliertem Wasser abgespült und an einem warmen Orte getrocknet. Bei
diesem Herausnehmen ist die Platte sehr vorsichtig zu behandeln, da die
noch feuchte Silberschicht ungemein leicht abwischbar ist. Nach dem Antrocknen dagegen sitzt diese derart fest, daß sie sich sogar mittels Pariserrot
und Samt polieren läßt. Für gewöhnlich überzieht man die Rückseite des
Spiegels nach vorheriger Erwärmung mit einem weingeistigen Dammarlack.

Die Glasplatte muß vor der Versilberung auf das sorgfältigste geputzt,
dann mit Äther, zur Entfernung des Fettes, abgewischt und zuletzt mit
Spiritus benetzt werden, um die anhängende Luftschicht völlig zu beseitigen.

Da es ferner notwendig ist, daß die zu versilbernden Glasgegenstände,
um eine ungleiche Versilberung zu vermeiden, überall annähernd gleichweit
vom Boden des Gefäßes entfernt sind, benutzt man für Planspiegel Kasten
mit geradem Boden, für konvexe oder konkave Spiegel dagegen schalen-
förmige Gefäße.

b) Nach Hager:

   1. Reduktionsflüssigkeit.

Silbernitrat 10,0   destilliertes Wasser . 80,0.

Diese Lösung wird eingetropft in eine kochende Auflösung von:

Seignettesalz (Kalium-Natriumtartrat, Tartarus natronatus) . . 80,0
in destilliertem Wasser . . . . 4000,0.

Nach kurzem Kochen wird filtriert.

   2. Versilberungsflüssigkeit.

Silbernitrat 10,0   destilliertes Wasser . 80,0.

Nach erfolgter Lösung tropft man unter stetem Rühren so viel Ammoniakflüssigkeit (0,960) hinzu, bis der entstehende graue Niederschlag sich wieder

klar löst. Hierbei hat man sich sehr zu hüten, daß kein Ammoniak im Überschuß zugesetzt wird, da sonst die Versilberung nicht gut gelingt. (Der Verfasser hat stets bei der Benutzung dieser sehr guten Vorschrift nur so viel Ammoniakflüssigkeit hinzugefügt, daß der Niederschlag nur fast gelöst war.) Jetzt werden noch destilliertes Wasser 1000,0 hinzugefügt.

Unmittelbar vor dem Gebrauch werden gleiche Raumteile der Lösungen gemischt, und die vorher sehr sorgfältig gereinigten und zuletzt mit starkem Spiritus nachgespülten Glasgefäße damit gefüllt und einige Zeit vollkommen ruhige stehengelassen.

c) Man löst zuerst

Silbernitrat . . . . . .   5,0 in destilliertem Wasser .   40,0,
fügt hinzu eine Lösung aus
   Seignettesalz (Kalium-Natriumtartrat, Tartarus natronatus)   4,0
   in destilliertem Wasser   920,0

und erhitzt, bis sich ein grauschwarzer Niederschlag bildet. Dann wird filtriert und mit der klaren Flüssigkeit die zu versilbernden Glaskugeln bis zur Hälfte gefüllt. Die andere Hälfte wird mit einer Kalisalpeterlösung (Kaliumnitratlösung) (1 + 499) aufgefüllt. Nach der Vermischung der beiden Flüssigkeiten geht die Versilberung sofort vor sich und ist in wenigen Minuten beendet. Durch die Benutzung von gefärbtem Glas kann man Vergoldungen und Verkupferungen mit der gleichen Lösung nachahmen.

d) Von Messing, Kupfer, Bronze auf kaltem Wege:

Die Gegenstände werden durch Eintauchen in konzentrierte Lauge oder heiße Kaliumkarbonatlösung von Fett und Schmutz befreit und mit reinem Wasser abgespült. Wenn eine völlig blanke Oberfläche hergestellt ist, taucht man sie in eine Flüssigkeit ein, die aus einer wässerigen, gesättigten Lösung von Natriumbisulfit (Natrium bisulfurosum) besteht, der eine Auflösung von Silbernitrat in destilliertem Wasser zugesetzt wurde. Die Silberlösung wird aus

Silbernitrat . . . . .   30,0 und destilliertem Wasser .   100,0
bereitet. Auf 100,0 des verwendeten Bisulfits rechnet man
          Silbersalz . . . .   6,0.

Die versilberten Gegenstände werden zuerst mit einer ganz dünnen Natriumkarbonatlösung, dann mit reinem Wasser abgespült und schließlich sorgfältig getrocknet.

e) Nach Kuhr, Kuhrsche Versilberungsflüssigkeit:

Silbernitrat   10,0   destilliertes Wasser 200,0
Ammoniumchlorid   5,0   Natriumthiosulfat 20,0
        ganz feine Schlämmkreide . . . 20,0.
Die Flüssigkeit wird mit einem Läppchen auf die zu versilbernden Gegenstände gerieben.
Sie darf nicht zu lange aufbewahrt werden.

f) Versilberungspulver für Messing, Kupfer und schadhaft gewordene plattierte Gegenstände:

Silberchlorid   10,0   Kaliumbitartrat (Weinstein) 65,0
       Natriumchlorid   30,0
                oder
Silberchlorid   10,0   Kaliumbitartrat (Weinstein) 20,0
       Natriumchlorid   20,0
Silberchlorid   10,0   Natriumchlorid   10,0
ganz feine Schlämmkreide . 10,0   Kaliumkarbonat . . . . .   30,0.

Das Pulver wird mit Wasser zu einem Brei angerührt, und die Gegenstände werden damit abgerieben, oder man läßt den Brei darauf antrocknen und putzt mit Kreide nach. Das Silberchlorid muß aber möglichst frisch gefällt sein.

g) **Galvanisch:**

Silbernitrat . . . . . . 3,0 · destilliertes Wasser 100,0.

Hierzu tropft man so viel Kaliumzyanidlösung (Zyankaliumlösung), bis der entstehende Niederschlag völlig gelöst ist. Man beachte die Giftigkeit.

Mit dieser Flüssigkeit können mittel eines nicht zu starken elektrischen Stromes Gegenstände von Kupfer, Messing, Bronze oder von vorher überkupfertem Eisen versilbert werden.

Alle mit Silberverbindungen hergestellten Zubereitungen müssen in dunklen Flaschen aufbewahrt und abgegeben werden.

Um Versilberungen vor Sulfidbildung, vor dem sog. Anlaufen zu schützen, taucht man den versilberten Gegenstand nach dem durch Patent geschützten Verfahren bei Zimmerwärme während 3—6 Minuten in eine konzentrierte Lösung (1 + 9) von Kaliumdichromat $K_2Cr_2O_7$.

Verzinkung von Gegenständen aus Eisen n. Sherard.

Man befreit die Gegenstände durch Behandeln mit schwacher Kaliumkarbonatlösung oder Natriumkarbonatlösung vom Fett, spült gut ab, beizt mit einer 1prozentigen Schwefelsäure, wäscht mit schwachem Kalkwasser, spült gründlich mit Wasser nach und trocknet. Die so vorbereiteten Gegenstände bringt man in ein Gemisch von Zinkstaub und Sand und erhitzt so weit, daß das Zink noch nicht zum Schmelzen kommt. Darauf läßt man abkühlen.

Verzinkung von Kupfer- und Messinggegenständen.

a) In ein irdenes Gefäß bringt man eine Lösung von Zinkchlorid (1 + 20 bis 80), schüttet dann gekörntes, granuliertes Zink hinein, legt auf dieses die zu verzinkenden vom Fett befreiten Gegenstände und erhitzt bis zum Sieden.

b) Nach Strahl:

Fein gekörntes, granuliertes Zink übergießt man mit einer konzentrierten Ammoniumchloridlösung, erhitzt zum Sieden und bringt die vom Fett befreiten, mit Salzsäure vorgebeizten Gegenstände hinein.

Verzinnung.

a) Auf heißem Wege:

Um kupferne Kessel zu verzinnen, verfährt man folgendermaßen: Der Kessel wird zuerst blank gescheuert, dann über Kohlenfeuer so weit erhitzt, bis das zu verwendende Zinn schmilzt. Hierauf schüttet man ein Gemisch von Ammoniumchlorid und gepulvertem Kolophonium hinzu und verreibt das geschmolzene Zinn mittels eines Werg- oder Zeugballens rasch nach allen Seiten.

b) Auf nassem Wege:

Die zu verzinnenden Gegenstände werden zuerst durch eine schwache Natriumkarbonatlösung von allem Fett befreit, dann in einer 15—20prozentigen Schwefelsäuremischung angebeizt und, nachdem die einzelnen Teile mit Zinkstreifen umwickelt sind, in folgendes Bad gebracht:

Kaliumbitartrat (Weinstein)	20,0
Kalium-Alaun	30,0
Zinnsalz (Zinnchlorür, Stannochlorid) .	25,0
Wasser	10 Liter.

In diesem Bade verbleiben die Gegenstände, je nach der Stärke, welche man der Verzinnung geben will, 6—12 Stunden. Dann spült man sie in reinem Wasser, dem ein wenig feine Schlämmkreide untergemischt ist, und trocknet.

Leichtflüssige Metallegierungen.

Diese Legierungen werden vielfach benutzt, um Sicherheitsventile daraus herzustellen, die dazu dienen, ein Überschreiten von bestimmten Wärmegraden zu vermeiden.

Roses Metall.

a) Blei 300,0   Zinn 200,0
    Wismut . . . . 500,0.
    Schmilzt bei 90° C.

b) Zinn 190,0   Blei 310,0
    Wismut . . . . 500,0. .
    Schmilzt bei 98° C.

Woods Metall.

c) Kadmium 135,0   Zinn 135,0
    Blei 270,0   Wismut . . . . 506,0.
    Schmilzt bei 65°—70° C.

Lipowitz' Metall.

d) Kadmium 270,0   Blei 270,0
    Zinn 135,0   Wismut . . . . 506,0.
    Schmilzt bei 60° C.

Metallputzmittel.

Putzflüssigkeit. Metallputzflüssigkeit. Putzwasser. Putzkreme, flüssig.
Geolin-, Sidol-, Basolin- usw.-ähnlich.

Diese Metallputzflüssigkeiten sind meist Verseifungen von Olein, Stearinöl mit Ammoniakflüssigkeit, oder wässerige Kernseifenlösungen gemischt mit Verseifungen von Olein mit Ammoniakflüssigkeit, denen vergällter Spiritus, Benzin, Tetrachlorkohlenstoff, Petroleum oder Paraffinöl und ferner Kieselgur (Infusorienerde), Bolus, Tripel oder Neuburger Kieselkreide, die z.B. von Wunsiedel in Bayern oder durch die A.-G. Fritz Schulz junior, Leipzig, in den Handel kommt, zugesetzt sind. Auch ein geringer Zusatz von Gelatine, etwa 0,1% oder etwas Tyloseschleim, ist gebräuchlich, um das feste Absetzen der festen Bestandteile möglichst zu erschweren. Mitunter sind die Flüssigkeiten auch mit Benzaldehyd, Anisöl und anderen Riechstoffen vermischt, die vor allem den Petroleumgeruch verdecken sollen, mitunter auch mit etwas Eisenoxyd oder rotem Bolus aufgefärbt.

Um eine solche Putzflüssigkeit herzustellen, mischt man Olein mit dem Mineralöl, fügt den pulverförmigen Körper, der äußerst fein geschlämmt und mehrmals gesiebt sein muß, hinzu und darauf, unter Umrühren, das Gemisch von Ammoniakflüssigkeit, Spiritus und Riechstoff. Es tritt Erwärmung ein und allmählich die Verseifung. Zu beachten ist, daß die Flüssigkeit bei Anwendung nicht erst auf dem Metall eintrocknen darf, sondern sofort tüchtig nachgeputzt werden muß, ferner daß man auch zweckmäßig den Zusatz von Riechstoffen, b e s o n d e r s v o ṇ N i t r o b e n z o l v e r -m e i d e t, da sie manchem nicht angenehm sind. Außerdem ist N i t r o -b e n z o l s t a r k g i f t i g, und es können auch durch Aufnahme nur sehr geringer Mengen von der Haut oder Wunden Vergiftungen entstehen. Kommt es darauf an, eine Putzflüssigkeit herzustellen für Metalle, in deren Verzierungen sich pulverförmige Bestandteile leicht festsetzen, so läßt man feste Stoffe wie Kieselgur usw. fort. Kreide, kohlensaurer Kalk, sonst ein sehr beliebtes Putzmittel, eignet sich für diese Art Putzflüssigkeiten überhaupt nicht.

a) Olein 180,0   Neuburger Kieselkreide
   Benzin 135,0   oder weißer Bolus . . 430,0
   Ammoniakflüssigkeit(0,910) 120,0   vergällter Spiritus (95%) . 135,0.

b) Olein 210,0   Kieselgur 335,0
   Benzin 160,0   Ammoniakflüssigkeit(0,910) 135,0
   vergällter Spiritus . . . . . . 160,0.

c) Olein 195,0   Kieselkreide oder Bolus . 385,0
   Benzin 150,0   Ammoniakflüssigkeit(0,910) 120,0
   vergällter Spiritus (95%) . . . . 150,0.

   Sind die Flüssigkeiten zu dick, so fügt man etwas Olein hinzu, aber nicht
   Ammoniakflüssigkeit, wodurch die Flüssigkeit noch dicker wird.

d) Olein 160,0   Kieselgur 250,0
   Petroleum 420,0   Ammoniakflüssigkeit(0,910) 75,0
   vergällter Spiritus (95%) . . . . 95,0.

e) Olein 60,0   Kieselkreide oder Kieselgur 180,0
   Ammoniakflüssigkeit(0,910) 30,0   Wasser . . . . 730,0.

f) Schmierseife 175,0   vergällter Spiritus . . . 75,0
   Wasser 300,0   Kieselkreide . . . . . 450,0.

   Die Seife wird unter Erwärmen im Wasser gelöst, die Kieselkreide oder
   Kieselgur darunter gerührt, und schließlich der Spiritus zugemischt.

g) Weißes Olein 100,0   vergällter Spiritus (95%) 50,0
   Stearin 50,0   Ammoniakflüssigkeit(0,910) 60,0
   Terpentinöl 200,0   Wasser 50,0
   schwer siedendes Benzin . 250,0   Kieselgur . . . . . . 200,0.

   Man schmilzt Stearin mit dem Olein zusammen, fügt Terpentinöl hinzu
   und darauf der Reihenfolge nach die übrigen Stoffe, zuletzt Kieselgur. Anstatt des Benzins kann auch Petroleum verwendet werden.

h) Nach Augsb. Seifens.-Ztg.:
                   Talgkernseife 40,0
   werden in   kochendem Wasser 200,0
   gelöst, mit   feinst geschlämmter Kieselkreide . 220,0
   und   feinst gepulverter Kieselgur . . . 80,0
   gründlich verrührt. Darauf gießt man in dünnem Strahle langsam eine Lösung
   von   Weinsäure 5,0
   in   kochendem Wasser 10,0
   hinzu und schließlich eine Lösung von
   Wollfett . . . . 3,0 in vergälltem Spiritus . . . . 300,0.

   Die Weinsäure kann auch durch Oxalsäure 2,5 ersetzt werden.

i) Kernseife 35,0   Spiritus 65,0
   Kieselgur oder Kieselkreide 300,0   Wasser . . . . 600,0.

k) Kieselgur 50,0   Weinsäure 50,0
   Vaselinöl . . . . 250,0.

l) Kernseife 100,0   Wasser 350,0
   Kieselgur oder Kieselkreide 200,0   Brennspiritus 250,0
   Schwerbenzin . . . . 100,0.

Putzlappen. Putztücher. Putzwatte. Silberputzwatte.

Die unter diesem Namen in den Handel kommenden Zubereitungen sind
starke baumwollene Gewebe, welche man mit verschiedenen Putzmitteln getränkt
hat. Zur Herstellung werden diese z. B. Englischrot, Ziegelmehl, Tripel, Kieselgur, Schmirgel ganz fein geschlämmt, in einer Menge von etwa 10%, mit einem
Zusatz von Magnesiumoxyd in Wasser, worin man 15% Kernseife gelöst hat,

fein verteilt, und nun werden die Baumwolltücher so lange durch die Flüssigkeit gezogen, bis sie sich mit dem Pulver vollgesogen haben. Dann werden sie ausgedrückt und getrocknet. Will man die Tücher schwarz haben, so fügt man der Pulvermischung 10% Kienruß hinzu. Oder man stellt die Putzlappen so dar, daß man Tücher mit Seifenlösung und, nach dem Trocknen, mit einer Eisensalzlösung tränkt, es schlägt sich fettsaures Eisen in dem Tuche nieder. Ferner werden die Tücher mit 4prozentiger Dextrinlösung, der man auch 5% Oxalsäure zufügt, oder einem anderen Klebstoff getränkt, und die Putzstoffe daraufgesiebt. Hier und da setzt man der Flüssigkeit auch Wasserglas und etwas Säure zu, es dient teils als Bindemittel, teils putzt aber auch die nach dem Trocknen ausgeschiedene Kieselsäure mit. Derartige Tücher sind aber nicht sehr weich. Für Maschinenputztücher verwendet man Ölsäure, der man 25% Terpentinöl zusetzt und verteilt darauf ein Eisenoxyd wie Caput mortuum oder besser Pariserrot. Ebenso stellt man auch die Putzwatte her, nur muß man sie nach dem Trocknen locker aufzupfen. Um die Watte rot zu färben, benutzt man wasserlöslichen roten Teerfarbstoff.

Putzpasta. (Siehe auch Putzseife.)

Fein geschlämmte Kieselgur wird mit so viel Wasser angerührt, daß sie einen dicken Brei bildet. Diesen Brei streicht man in Rahmen, in welche unten ein gazeartiger Stoff eingespannt ist. Nach dem oberflächlichen Abtrocknen wird die jetzt zusammenhängende Masse in beliebige viereckige Stücke zerschnitten und im Trockenofen getrocknet. Die Stücke bilden nun eine schwammige Masse, von der sich die Kieselgur mit einem Leder oder Tuch abreiben läßt. Man kann damit sowohl trocken als feucht putzen. Sollen die Stücke dichter und daher von besserem Aussehen geliefert werden, so lassen sie sich leicht mittels einer Presse zusammenpressen. Öfter fügt man diesen Putzpasten auch Natriumbisulfat und etwas freie Schwefelsäure hinzu. Solche Mischungen sind aber wasseranziehend.

Anderseits kann man auch jedes Putzpulver zu einer Putzpasta verarbeiten, wenn man ihm etwas Dextrin oder Tyloseschleim untermischt, das Putzpulver mit Wasser zu einem Teige verarbeitet und weiter wie oben verfährt.

Putzpomade. Putzextrakt.

a) Oxalsäure 10,0   Eisenoxyd 350,0
          Palmöl . . . . 640,0.
   Vermischt mit einem Wohlgeruch.

b) Kieselgur 300,0   roter Bolus 100,0
          Olein . . . . 600,0.
   Vermischt mit einem Wohlgeruch.

c) Oxalsäure 10,0   Caput Mortuum 150,0
   Tripel 200,0   Palmöl 600,0
          Vaselin . . . . 40,0.
   Vermischt mit einem Wohlgeruch.

d) Nach Dieterich:
   Feinstes Ziegelmehl . . . 450,0   Olein 450,0
          Talg . . . . 100,0.

e) Feinstes Ziegelmehl . . . 300,0   ganz fein gemahl. Bimsstein 160,0
   Neuburger Kieselkreide . 160,0   feinstes Schmirgelpulver . 80,0
   Vaselin 200,0   Talg . . . . 100,0.

f) Man schmilzt gelbes Zeresin 70,0
   mit   Olein 430,0
   und verrührt darin
        Englischrot oder Kieselkreide . . 500,0.

g) **Weiß:**

Weißes Olein	450,0	Oxalsäure	15,0
Talg	100,0	Neuburger Kieselkreide	435,0.

h) **Nach Seifens.-Ztg.:**

Weißes Zeresin	60,0	weißes Vaselinöl	100,0
weißes Paraffin	30,0	weißes Olein	310,0

schmilzt man im Wasserbade zusammen und verrührt darin

Zinkoxyd	50,0	Neuburger Kieselkreide	450,0.

i) Neuburger Kieselkreide . 500,0   Zeresin 50,0
       weißes Olein . . . . 450,0.

k) **Für Silber:**

Pariser Rot, Eisenoxyd   Neuburger Kieselkreide . 125,0
   hergestellt aus Ferrooxalat 75,0   Magnesiumoxyd 50,0
   gebrannte weiße Kiesel-   weißes Olein 300,0
     gur 250,0   weißes Stearin . . . . 200,0.
    Die Pulvermischung verreibt man mit dem weißen Olein, trägt sie unter beständigem Rühren in das geschmolzene Stearin ein und rührt bis zum Erkalten.

l) **Für Chrom:**

Chromoxyd 55,0   Stearin 45,0
flüssiges Paraffin so viel wie nötig zur Paste.

Putzpulver.

Sämtliche Putzpulver werden mit einem feuchten, am besten mit vergälltem Spiritus angefeuchteten weichen Tuch aufgetragen und gründlich verrieben. Schließlich reibt man mit einem trocknen Tuche nach. Putzmittelreste müssen aus den Vertiefungen durch Auspinseln oder Ausbürsten entfernt werden.

a) **Für gelb gewordene, plattierte Knöpfe, Mützenpulver, Münzenpulver:**

Geraspeltes Zinn 200,0   Quecksilber 240,0
       fein geschlämmte Kreide . . . . 560,0.
    Die Zinnfeile wird zuerst mit dem Quecksilber zu Amalgam verrieben und dann die Kreide allmählich zugemischt.
    Das durch dieses Pulver bewirkte Weißwerden der gelbgewordenen Gegenstände beruht nur auf einer oberflächlichen Amalgamierung des Metalls, ist deshalb nicht von großer Dauer. Für irgend bessere Gegenstände empfiehlt sich daher die Benutzung eines Versilberungspulvers (siehe dieses).
    Dieses Putzpulver ist für den Hausierhandel nicht zugelassen.

b) **Für Aluminium:**

      Gebrannte Magnesia 250,0
      gefälltes Kalziumkarbonat . . . 250,0
      Caput Mortuum . . . . . . 500,0.
    Das Innere von Aluminiumgefäßen kocht man mit Alaun aus.

c) Stearinsäure 150,0
werden geschmolzen und
      Tripel 950,0
darin verrührt. Man mischt gründlich bis zum vollständigen Erkalten und siebt durch. Um ein rotes fettiges Pulver zu erhalten, ersetzt man ein Drittel des Tripels durch Eisenoxyd (Caput Mortuum).

d) **Für Chrom:**

Feinstes Chromoxyd . . 800,0   weiße Kieselgur . . . . 200,0.

e) **FürFenster:**

Feinst geschlämmte Kreide . . .	400,0		
Kieselgur	200,0	weißer Ton	400,0.

f)

Neuburger Kieselkreide .	400,0	Kieselgur	250,0
weißer Ton	200,0	Trinatriumphosphat . . .	100,0
gepulverte Seife	50,0.		

g) **Für Goldarbeiter:**

Sehr fein geschlämmte		Bleiweiß	130,0
Kreide	520,0	gebrannte weiße Kieselgur .	100,0
Ton	130,0	Pariserrot, Eisenoxyd,	
Magnesiumkarbonat . . .	60,0	hergestellt aus Ferrooxalat	60,0.

Um, wegen des Vorhandenseins von Bleiweiß, das Stäuben des Pulvers zu vermeiden, kann man dieses anstatt mit Wasser mit Ölsäuren anreiben und die Mischung mit Benzin verdünnen. Oder man ersetzt das Bleiweiß je zur Hälfte durch Pariserrot und sehr fein geschlämmte Neuburger Kieselkreide.

h) **FürMessing:**

Kieselgur	400,0	fein geschlämmte Kreide .	200,0
Weinsäure	200,0	Pariserrot, Eisenoxyd, hergestellt aus Ferrooxalat .	200,0

Das Pariserrot kann gegebenenfalls durch Caput Mortuum oder fein geschlämmtes Blutsteinpulver ersetzt werden. Dieses Putzpulver eignet sich auch für Bronze.

i)

Kieselgur	400,0	gebrannte Magnesia . . .	250,0
Caput Mortuum	350,0.		

k) **rostentfernend:**

Weinsäure	100,0	feinst geschlämmte Kreide	400,0
Kaliumbioxalat . . .	100,0	Kieselgur	400,0.

l) **Für Silber:**

Pariserrot, Eisenoxyd, hergestellt aus Ferrooxalat .	600,0	gebrannte Magnesia (Magnesiumoxyd) . . .	400,0.

Wo der Preis die Benutzung des echten Pariserrots nicht erlaubt, ersetzt man es durch sehr fein geschlämmtes und gesiebtes Caput Mortuum oder setzt die Menge des Pariserrots etwas herunter. Ebenso kann die gebrannte Magnesia vorteilhaft durch gebrannte, weiße Kieselgur ersetzt werden.

m)

Sehr fein geschlämmte Neuburger Kieselkreide	
oder Kieselgur	850,0
Magnesiumkarbonat	150,0.

Putzseifen.

Diese werden vielfach auch Putzpasten genannt.

a)

Fein geschlämmte Kreide .	125,0	gebrannte Magnesia . .	75,0
Kaliumbitartrat(Weinstein)	50,0	Seife	750,0.

Die Seife, geringwertige Kokosseife wird gehobelt und in einem Kessel mit wenig Wasser unter beständigem Umrühren geschmolzen. Dann rührt man die vorher gemengten, sehr feinen Pulver nach und nach hinein, gießt in einen Seifenkasten aus und schneidet nach dem Erkalten in beliebige Stücke.

Die Kreide in dieser Vorschrift ist vorteilhaft durch gebrannte weiße Kieselgur oder Neuburger Kieselkreide zu ersetzen.

b)

Kokosseife	850,0	Wasser	70,0
Eisenoxyd	70,0	Ammoniumkarbonat . .	10,0.

Bereitung wie bei a.

c) Kokosseife 850,0   Tripel 80,0
Alaun 35,0   Kaliumbitartrat(Weinstein) 35,0.
Bereitung wie bei a.

d) Gebrannte weiße Kieselgur 650,0   roter Bolus 50,0
Kaliseife . . . . 300,0.

e) Kernseife 100,0   kochendes Wasser . . . 400,0
Englisch Rot . . . . 500,0.
Diese Seife muß verflüssigt, und die Pulver müssen zur heißen Masse gerührt werden.

f) F ü r S i l b e r , S i l b e r p u t z s e i f e :
Pariserrot, Eisenoxyd, aus
Ferrooxalat hergestellt. 50,0   gebrannte weiße Kieselgur 100,0
fein geschlämmte oder besser gefällte Kreide . . 150,0   Kokosseife . . . . . . 700,0.
Bereitung wie bei a.

g) F ü r A l u m i n i u m , nach Augsb. Seifens.-Ztg.:
Späne zerschnittener Talgkernseife 100,0 werden unter Erwärmung und Umrühren mit möglichst wenig Wasser auf dem Wasserbade geschmolzen. Darauf siebt man unter beständigem Rühren ein Gemisch hinzu von:
Weinsäurepulver 10,0   gefällter Kreide 10,0
gebrannter Magnesia . . 10,0   gebrannter weißer Kieselgur 5,0
und läßt langsam in geeigneten Formen erkalten.

Putzwasser. (Siehe auch Putzflüssigkeit.)

a) F ü r M e s s i n g :
Oxalsäure 40,0   gebrannte weiße Kieselgur 140,0
Wasser . . . . 820,0.
Vor dem Gebrauch umzuschütteln.
Die Oxalsäure kann der Giftigkeit halber auch durch Weinsäure ersetzt werden.

b) Zitronensäure 40,0   Alaun 80,0
gebrannte weiße Kieselgur 80,0   Wasser . . . . 800,0.

c) V e r d ü n n t e S c h w e f e l s ä u r e . K u p f e r w a s s e r .
Wasser 850,0   Schwefelsäure . . . . . 150,0.
Die Schwefelsäure muß dem Wasser unter Umschütteln nur in ganz kleinen Mengen und in dünnem Strahle zugefügt werden. Niemals darf umgekehrt verfahren werden.

d) F ü r S i l b e r :
Natriumthiosulfat . . . 200,0   Wasser . . . . 800,0.
Bei den Putzwässern c - d muß mit einem Putzpulver (s. d.) nachgerieben werden.

Rostentfernung. Rostentfernungspaste. Rostentfernungspomade.

a) Feinst gepulverter Bims-   gelbes Zeresin 17,0
stein 15,0   gelbes Vaselinöl . . . . 68,0.
Man schmilzt Zeresin und Vaselinöl, rührt den Bimsstein unter und rührt solange, daß man die Masse' noch gerade in Blechdosen ausgießen kann.
Um die Arbeit der Rostentfernung zu erleichtern, legt man den Gegenstand vorher längere Zeit in Petroleum. Auch Einlegen in eine Zinnchlorürlösung (Stannochloridlösung), der man auch etwas Quecksilberchlorid, etwa 2% des angewandten Zinnchlorürs und etwas Weinsäure zufügen kann, während 12 bis 24 Stunden, darauf Abwaschen mit Ammoniakflüssigkeit und

schließlich mit Wasser, bewährt sich gut. Bei Rostflecken auf poliertem Stahl oder nickelplattierten Gegenständen reibt man während mehrerer Tage mit Öl ein und dann mit der Rostentfernungspaste nach, bei nickelplattierten Gegenständen auch mit Ammoniakflüssigkeit.

Mitunter bewährt sich auch eine Paste aus Tripel und Öl, der man etwas Schwefelsäure hinzufügt.

b) Oxalsäure 5,0   werden in Wasser . . . 85,0
gelöst, darauf fügt man hinzu
                    rohe Salzsäure . . . . 10,0.

c) Man legt den verrosteten Gegenstand in eine konzentrierte Natriumsulfid-lösung. Das aus dem Rost entstandene Schwefeleisen, Ferrosulfid, entfernt man durch Einlegen in verdünnte Salzsäure und wäscht gründlich in etwas alkalisch gemachtem Wasser nach.

Rostschutzmittel. Rostverhütungsmittel.

a) wasserfreies Wollfett . . 70,0   Paraffinöl . . . . . . 30,0.

b) wasserfreies Wollfett . . 25,0   Zeresin 5,0
Paraffin 15,0   Vaselinöl 55,0
werden im Wasserbade bei geringer Wärme zusammengeschmolzen.

c) Anstrich mit Bleisuboxyd ($Pb_2 O$), mit Leinölfirnis angerieben.

d) Anstrich mit oder Eintauchen in oder Spritzen mit verdünntem Asphaltlack.

e) Anstrich mit einem Gemische von Eisenoxydfarbe mit bleihaltigem Zinkoxyd im Verhältnis 4 : 1 in Leinöl und Sikkativ, oder besser noch in Alkydharzfirnis.

f) für blanke Maschinenteile:
                    wasserfreies Wollfett, gelöst in Solventnaphtha.
    Beim Auftragen muß für gute Lüftung gesorgt werden, die Hände müssen dabei gründlich mit einer Salbe, bestehend aus
Wollfett 10,0   Wasser 20,0
                    Vaselin 30,0,
eingerieben werden.

g) Erster Anstrich (französische Vorschrift):
Steinkohlenteer 625,0   Benzol 300,0
Rohphenol 40,0   wasserfreier Steinkohlenteer 10,0.
Zweiter Anstrich:
Steinkohlenteer 625,0   Benzol 250,0
Rohphenol 40,0   wasserfreier Steinkohlenteer 10,0
                    Aluminiumpulver . . . . . . 125,0.

Seifensand. Blitzblankersatz. Scheuerpulver.

a) Seifenpulver 50,0   feinstes Bimssteinpulver . 200,0
kalzin. Natriumkarbonat . 100,0   feingesiebter Scheuersand 550,0.
Trinatriumphosphat (Na_3PO_4) oder Natriummetaphosphat ($NaPO_3$) 100,0.
    Soll der Seifensand rötlich aussehen, so mischt man etwas roten Bolus darunter.

b) Man verreibt   Schmierseife 25,0
mit   kalziniertem Natriumkarbonat . . 200,0,
reibt durch ein feines Sieb, fügt
                    Trinatriumphosphat oder Natriummetaphosphat 100,0
                    feinstes Bimssteinpulver 150,0
                    feingesiebten Scheuersand 525,0
hinzu und verreibt nochmals durch ein Sieb.

c) Schmierseife 15,0   kalzin. Natriumkarbonat . 200,0
　　Trinatriumphosphat oder Natriummetaphosphat 100,0.
　　feingesiebter Scheuersand . . . . 785,0.

d) Ammoniumsulfat 30,0   Trinatriumphosphat . . . 100,0
　　kalzin. Natriumkarbonat . 45,0   feinstes Bimssteinpulver . 825,0.

e) Ammoniumsulfat 50,0   kalzin. Natriumkarbonat . 75,0
　　　　feinstes Bimssteinpulver . . . . 875,0.

Streichriemenpasta für Rasiermesser. Rasiermesserpaste.

a) R o t :　　　Eisenoxydhydrat 100,0,
　frisch bereitet und ausgepreßt, werden mit
　　　　　　Talg 20,0
　im Mörser zerrieben.
　　Die schwarze Paste ist etwas schärfer als die rote. Die rote dient zum
　Nachpolieren.
　S c h w a r z :　Feinst geschlämmter Schmirgel . . 20,0
　feinstes Holzkohlenpulver . 20,0   Zinnasche 20,0
　Blutsteinpulver oder Pariserrot (Eisenoxyd, aus Ferrooxalat herge-
　　stellt) 20,0 und Talg . . . . 60,0.

b) Feinster Schmirgel . . . 30,0   Graphit 30,0
　Caput Mortuum 15,0   Talg 30,0
　　　　　gelbes Wachs . . . . 30,0.
　　Man feuchtet den Streichriemen reichlich an und verteilt die Pasta recht
　gleichmäßig auf dem Leder.

Zinkblech-Reinigung.

　　Man mischt eine 25—30prozentige Natriumbisulfatlösung mit etwa 5 Prozent Tripel oder Kieselgur.

Fleckenreinigungsmittel.

Bei farbigen Stoffen mache man, wenn irgend möglich, an einer nicht weiter sichtbaren Stelle des Stoffes einen Vorversuch, ob das anzuwendende Fleckentfernungsmittel für die Farbe des Stoffes selbst unschädlich ist.

Die Fleckentfernungsmittel, die Stoffe reinigen sollen, die nach dem Azetatverfahren hergestellt sind oder sog. Azetat-Zellwolle enthalten, dürfen niemals Azeton enthalten.

Die von dem Flecke zu befreiende Stelle des Stoffes lege man stets auf einige übereinandergelegte weiße Löschblätter- oder Filterpapiere oder reine weiße Zeugstücke, so daß die abtröpfelnde Flüssigkeit von diesen aufgenommen wird und der gelöste Fleck sich nicht in dem fleckenlosen Stoffe verbreiten kann.

Oder man tauche den Fleck in eine kleine Schale, in die man das Fleckentfernungsmittel gegossen hat.

Man beachte bei Anwendung feuergefährlicher Fleckentfernungsmittel die große Gefahr bei Gebrauch in Räumen mit offenen Flammen.

Überall dort, wo es sich um chemische Vorgänge handelt bzw. wo die im gewöhnlichen Wasser enthaltenen Stoffe irgendeinen nicht erwünschten Einfluß ausüben könnten, muß stets destilliertes Wasser verwendet werden.

Flecke von	In Weißzeug	In farbigen		In Seidenstoffen
		Wollstoffen	Baumwollstoffen	
mechanisch anhängenden Teilchen	Abklopfen, Abbürsten und Wasserstrahl aus der Höhe auf die Kehrseite des Stoffes.			
Schleim, Zucker, Gallerte	Einfaches Auswaschen mit lauwarmem Wasser.			
Fetten	Auswaschen mit Seife oder Lauge.	Laues Auswaschen mit Seife oder Ammoniakflüssigkeit.	Auswaschen mit lauem Seifenwasser.	Benzin, Äther, Ammoniakflüssigkeit, Ton, Magnesia, Kreide.
Ölfarben, Firnis, Harzen	Terpentinöl, Spiritus, Benzin und dann Seife.			Benzin, Äther, Seife, schwach und vorsichtig.
Stearin	Starker Weingeist.			
Pflanzenfarben, Obst, roter Tinte, Rotwein	Schweflige Säure oder heißes Chlorwasser.	Auswaschen mit lauem Seifenwasser oder Ammoniakflüssigkeit.		Wie bei Wollstoff, aber sehr vorsichtig.
Alizarintinte	Je älter die Flecken, desto konzentriertere Weinsäurelösung.	Wenn es die Farbe gestattet, verdünnte Weinsäure.		Wie bei Wollstoff, aber sehr vorsichtig.
Blut- und eiweißhaltigen Stoffen	Einfaches Auswaschen mit lauwarmem Wasser. Bei alten Flecken verdünnter Salmiakgeist. Bei weißen Stoffen schwache Natriumhydrosulfitlösung.			

Flecke von	In Weißzeug	In farbigen		In Seidenstoffen
		Wollstoffen	Baumwollstoffen	
Rost und Gallus-tinte	Heiße Kleesäure-lösung, verdünnte Salzsäure, dann Zinnspäne.	Wie bei Weißzeug Zitronensäure, in naturfarbiger Wolle verdünnte Salzsäure.	Bei echtfarbigen wiederholt mit Zitronensäure zu versuchen.	Keine Versuche, ohne das Übel noch zu ver-größern.
Kalk, Lauge und Al-kalien überhaupt	Einfaches Aus-waschen.	Stark verdünnte Zitronensäure, Tropfen für Tropfen mit der Fingerspitze am genäßten Fleck zu verteilen.		
Säuren, Essig, sau-rem Wein, Most, saurem Obst	Einfaches Aus-waschen, bei Obst auch mit heißem Chlorwasser.	Je nach der Zartheit des Stoffes und der Farbe mehr ver-dünntes Chlorwasser mit einem Läppchen heiß und tropfenweise am genäßten Fleck abwechselnd auftragen und wieder abspülen.		
Gerbstoff von Ka-stanien, Obst oder grünen Nußscha-len, Leder	Bleichlauge, heißes Chlorwasser, kon-zentrierte Wein-säurelösung.	Je nach der Zartheit des Stoffes und der Farbe mehr ver-dünntes Chlorwasser mit einem Läppchen heiß und tropfenweise am genäßten Fleck abwechselnd auftragen und wieder abspülen.		
Teer- oder Wagen-schmiere, auch Fett, Harz, Koh-lenteilchen und Holzessig, gemischt	Seife, Terpentinöl, fallendes Wasser abwechselnd.	Mit Schweinefett einreiben, dann ein-seifen, ruhen lassen, mit Wasser und Terpentinöl abwechselnd auswaschen.		Wie bei Wollstoff, nur statt Terpen-tinöl Benzin und viel hochfallendes Wasser, nur auf der Kehrseite des Fleckens.
oberflächlichem Stoffverlust durch Versengen.	Mit in heißes Chlor-wasser getauchten Läppchen scharf hinüberstreichen.	Wenn möglich nachfärben und auf-rauhen.		Keine Hilfe.

Bevor wir die eigentlichen Vorschriften für die Fleckenreinigungsmittel bringen, fügten wir eine Fleckenreinigungsübersichtstafel ein, wie solche von Prof. Dr. F r e i s e aufgestellt worden ist.

Entfernung von Flecken, durch verschiedene Chemikalien und andere Stoffe entstanden.

a) D u r c h B l e i e s s i g o d e r B l e i w a s s e r e n t s t a n d e n:
Man wäscht den Fleck mit verdünnter Essigsäure aus.

b) D u r c h C h l o r o p h y l l z. B. d u r c h G r a s e n t s t a n d e n:
Wenn die Flecke frisch sind, betupft man mit starkem, etwas erwärmtem Spiritus; wenn bereits alt, mit ammoniakalischer Wasserstoffsuperoxyd-lösung, oder mit Natriumbisulfitlösung; jedoch nur bei weißen Stoffen. Siehe auch S. 535.

c) D u r c h C h r o m s ä u r e o d e r K a l i u m d i c h r o m a t e n t s t a n d e n:
Man behandelt die Flecke mit einer konzentrierten Auflösung von Na-triumthiosulfat, der man einige Tropfen Schwefelsäure zusetzt, oder man wendet von vornherein eine Lösung von schwefliger Säure an. Darauf wäscht man gründlich mit Wasser nach.

d) D u r c h C h r y s a r o b i n e n t s t a n d e n:
Man behandelt die Flecke mit Chloroform, Benzol oder absolutem Al-kohol. Wenn erforderlich erwärmt man vorsichtig.

e) D u r c h E i s e n i n W ä s c h e e n t s t a n d e n, z. B. durch eisenhaltiges Wasser, R o s t:
Man betupft die Flecke mit einer Mischung von
reiner Salzsäure 1,0   Wasser 99,0
und wäscht nach einiger Zeit gründlich mit Wasser und schließlich mit ganz schwacher Natriumkarbonatlösung nach. Oder man betupft die Flecke mit

konzentrierter Kleesalzlösung (Kaliumbioxalat) oder man wendet eine Lösung von Zinnchlorür (Chlorzinn, Stannochlorid, Zinndichlorid) an, wodurch das Eisenoxyd wieder in fast farbloses Eisenhydroxydul zurückgeführt wird. Oder durch eine heiße, mit Borsäurelösung vermischte Lösung von Natriumpyrophosphat, das mit der Eisenverbindung ein in 20 T. Wasser lösliches Doppelsalz Natriumferripyrophosphat bildet. So muß das entstandene, sich zu einer grünlichen Flüssigkeit auflösende Salz durch Nachwaschen mit reichlich Wasser entfernt werden. Bei weißen Stoffen benutzt man auch Natriumhydrosulfit.

f) Durch Goldsalze entstanden:

Man behandelt die Flecke mit einer starken Zyankaliumlösung (Kaliumzyanidlösung). Die große Giftigkeit der Lösung ist zu beachten, und man muß sich davor hüten, etwas in eine Wunde zu bekommen, da sonst Blutvergiftung eintritt.

g) Durch Harn entstanden:

Man behandelt mit einer Lösung von Zitronensäure oder mit 10prozentigem Essigsäurewasser.

h) Durch Henna entstanden:

Man behandelt die Flecke vorsichtig mit einer 2prozentigen kochendheißen Natriumhydrosulfitlösung und wäscht gut nach.
Oder man betupft mit dreigewichtsprozentiger Wasserstoffsuperoxydlösung, der reichlich Salmiakgeist zugesetzt ist.

i) Durch Höllenstein, Silbernitrat entstanden:

Die Flecke werden mit einer konzentrierten Lösung von Jodkalium (Kaliumjodid) behandelt, und das dadurch entstehende gelbe Jodsilber wird durch eine konzentrierte warme Lösung von Natriumthiosulfat (Fixiernatron) entfernt.
Silberflecke von der Haut entfernt man nach Sylla auch dadurch, daß man sie mit einer Lösung betupft von

Quecksilberchlorid (Quecksilbersublimat) 10,0
Ammoniumchlorid 10,0
Wasser . . . . 80,0.
Doch ist die großeGiftigkeit der Lösung zu beachten.

k) Durch Ichthyol, Thiol oder Tumenol entstanden:

Man wäscht die Flecke mit Seifenwasser aus.

l) Durch Jod entstanden:

Man behandelt die Flecke mit einer Lösung von Natriumthiosulfat (Fixiernatron) oder mit Ammoniakflüssigkeit.

m) Durch Kaliumpermanganat, übermangansaures Kalium entstanden:

Man behandelt die Flecke mit einer Lösung von Oxalsäure. Oder man behandelt sie während 5 Minuten mit einer Natriumsulfitlösung, fügt der Lösung etwas Salzsäure zu, behandelt noch kurze Zeit weiter und wäscht gründlich aus. Die Giftigkeit der Oxalsäure ist zu beachten.

n) Durch in Wasser unlösliche Kupferverbindung entstanden:

Man behandelt die Flecke mit einer Lösung von Zyankalium (Kaliumzyanid). Die große Giftigkeit der Lösung ist zu beachten, und man muß sich davor hüten, etwas in eine Wunde zu bekommen, da sonst Blutvergiftung eintritt. Oder man behandelt mit sehr konzentrierter Kaliumjodidlösung.

o) Durch Lebertran oder Schmiertran entstanden. Man behandelt mit Tetrachlorkohlenstoff (Benzinoform).

p) Durch Metol-Hydrochinon entstanden:

Man behandelt die Flecke mit einer Lösung von

Kaliumpermangat 1,0
in Wasser 50,0,

indem man die Lösung auf die Flecke träufelt. Nach 10 Minuten betupft man mit einer Lösung von

Natriumbisulfit 10,0
Wasser 50,0,

der man einige Tropfen Salzsäure zugesetzt hat und wäscht gründlich aus.

Sind die Stoffe gefärbt, ist es nicht immer möglich, die Flecke zu entfernen, es tritt häufig Entfärbung auf. Flecke auf gefärbten Stoffen versucht man durch eine Lösung von

Oxalsäure	12,5	Phosphorsäure	12,5
Salzsäure	50,0	Wasser	925,0

zu entfernen, doch ist es erforderlich, sich durch einen Versuch an einer unauffälligen Stelle des Stoffes zu überzeugen, ob nicht der Stoff und die Färbung geschädigt werden.

q) Durch Mineralöle, wie Mopöle, entstanden:

Man behandelt sie genau wie man Fettflecke entfernt. Am einfachsten ist es, einen Brei von Magnesiumkarbonat oder weißem Ton mit Benzin, Tetrachlorkohlenstoff und anderen Lösungsmitteln auf die Flecke zu bringen und dies öfter zu wiederholen.

r) Durch Perubalsam entstanden:

Man behandelt mit Chloroform und wäscht mit Seifenspiritus. Alte Flecke weicht man vor der Behandlung in Benzylbenzoat ein.

s) Durch Pikrinsäure, Trinitrophenol entstanden:

Man behandelt die Flecke mit einer Lösung von Schwefelkalium oder Schwefelnatrium und wäscht dann mit starkem Seifenwasser nach. Auch ein Brei von Magnesiumkarbonat und Wasser ist angezeigt.

t) Durch Protargol entstanden:

Man betupft mit Jodtinktur und entfernt das entstandene Jodsilber mit Natriumthiosulfatlösung. Siehe auch Silbernitratflecke.

u) Durch Pyoktanin entstanden:

Man behandelt die Flecke mit einer heißen Lösung von

Kaliumpermanganat . . . . . 1,0 in Wasser 50,0,

indem man die Lösung auf die Flecke träufelt. Nach 10 Minuten betupft man mit einer Lösung von

Natriumbisulfit . . . . 10,0 Wasser 50,0,

der man einige Tropfen Salzsäure zugesetzt hat.

Oder man durchfeuchtet die Flecke gut und behandelt sie abwechselnd mit Eau de Javelle (Natriumhypochloritlösung) und 5% Salzsäure haltigem Wasser. Man spült dann gründlich mit Wasser nach, dem man schließlich etwas Natriumthiosulfat zufügt.

Oder man bleicht mit ammoniakalischer Wasserstoffsuperoxydlösung.

v) Durch Pyrogallol (Pyrogallussäure) entstanden:

Man behandelt die Flecke mit einer Lösung von

Ferrosulfat (Eisenvitriol) . 10,0 Wasser 90,0

so lange, bis die Flecke schwarzblau geworden sind. Darauf wäscht man am besten mit destilliertem Wasser gründlich nach und behandelt mit einer konzentrierten Kleesalzlösung. Alte Flecke sind nicht zu entfernen.

Pyrogallolflecke von den Händen zu entfernen (entstanden durch Pyrogallolentwickler):
a) Man wäscht die Hände mit einer Lösung von

Zitronensäure	1,0
Natriumsulfit (schwefligsaurem Natrium)	5,0
Wasser	94,0.

b)	Ammoniumpersulfat	15,0
	Wasser	85,0.

w) Durch Resorzin:
Man behandelt die Flecke mit konzentrierter warmer Zitronensäurelösung.

x) Durch Rhabarber entstanden:
Man behandelt die Flecke mit Essig oder mit Spiritus, dem man etwa 5% Essigsäure zugesetzt hat.

y) Durch Tannin entstanden (nach Andresen):
Man träufelt eine Lösung von
reinem schwefligsaurem Eisenoxydul (Ferrosulfit) . .   5.0
in   Wasser   20,0
auf die Flecke, darauf nach 5 Minuten eine Mischung von
Speiseessig . . . . .   10,0 mit Wasser   10,0,
oder eine Mischung von
Salzsäure   1,0   Spiritus (95%) . . . . .   30,0.
Die nunmehr gelben Flecke werden mit einer Lösung von
Weinsäure . . . . . .   2,0 in Wasser   10,0
durchtränkt. Schließlich wäscht man aus.

z) Durch Teer entstanden:
Man behandelt zunächst die Flecke mit etwas Butter oder fettem Öl, darauf mit Chloroform, Tetrachlorkohlenstoff (Benzinoform) und wäscht mit Seifenwasser nach. Oder man läßt die Fette fort und behandelt die Flecke gleich mit den Lösungsmitteln.

1. Durch Teerfarben entstanden:
Man behandelt die Flecke längere Zeit mit kochendem Seifenwasser, dem man Wasserstoffsuperoxyd zugesetzt hat, spült mit warmem Wasser, worin etwas Natriumkarbonat gelöst ist, nach und darauf mit Wasser, dem etwas Essigsäure zugemischt wurde.
Manche Teerfarbenflecke verschwinden schon durch Auswaschen mit Seifenwasser oder auch durch Betupfen mit einer Mischung von
Salzsäure   10,0   Spiritus (95%)   30,0
und gründlichem Nachspülen. Oder, und zwar bei Baumwoll- und Leinenstoffen, aber nicht bei Woll- und Seidenstoffen, durch Eau de Javelle oder auch durch Spiritus.

2. Durch Ton als Bestandteil von Einheitsseife entstanden:
Man bürstet die Flecke mit einer warmen Lösung von reiner Seife aus.

3. Durch Walnußschalen entstanden:
a) Man behandelt zunächst mit einer Lösung von Kaliumkarbonat oder Natriumkarbonat, betupft mit Salzsäure und wäscht gründlich nach.
b) Man behandelt mit Weinsäurelösung 1 + 4 oder bei weißen Stoffen mit einer Lösung von Natriumhypochlorit.
Hat sich infolge Anwendung einer Säure die Farbe verändert, so wäscht man den Stoff mit Wasser aus und sogleich mit verdünntem Salmiakgeist nach, anderseits mit verdünntem Essig, wenn die Farbe durch Anwendung von Salmiakgeist verändert worden ist.

Entfernung von Flecken in Marmor.

Hierfür kann die Reinigung des Denkmals von Shakespeare in Weimar durch Dr. F. Schmidt in Hamburg als Vorbild dienen. Das Denkmal war von ruchloser Hand mit Farbe, Teer und Karbolineum verunreinigt worden. Schmidt legte eine Paste auf, bestehend aus Butter, Schlämmkreide und Methylalkohol, ließ diese 2 Tage einwirken, wodurch sie dunkelbraun geworden war, und entfernte das dadurch in den Marmor eingezogene Butterfett durch eine Paste aus Chinaclay. Nach Entfernung der Paste wurde das Denkmal mit Seifenwasser, dem Ammoniakflüssigkeit zugesetzt war, gereinigt, und dieses Verfahren häufig wiederholt. Als der Methylalkohol nicht mehr wirksam genug war, wurde er durch Azeton, darauf durch Toluol und schließlich durch Epichlorhydrin ersetzt, und so alles Fett und Harz herausgezogen. Um nun die Teerfarbstoffe zu entfernen, benutzte Dr. Schmidt das Kaliumpermanganat. Hierbei entstand Manganoxydhydrat, das er durch Schwefelammon in Schwefelmangan überführte, und durch Zyankalium in Lösung brachte. Diese Überführung von Manganverbindung in Schwefelmangan und Entfernung durch Zyankalium hatten schon vorher Pettenkofer, Zimmermann und v. Baeyer in München, als das Liebig-Denkmal ebenfalls durch ruchlose Hand mit Silbernitrat und Kaliumpermanganat besudelt war, mit großem Erfolg angewendet. Um nun das Zyansalz aus dem Marmor zu entfernen, legte Dr. Schmidt einen Tonbrei auf und wiederholte darauf das Verfahren mit Kaliumpermaganat, löste das entstandene Schwefelmangan aber nicht gleich in Zyankalium auf; sondern behandelte den Marmor erst mit Schwefelkohlenstoff und einer Paste aus Schwefelkohlenstoff und Chinaclay, um auch die Spuren von Schwefel, die bei der Umsetzung zurückblieben, zu entfernen.

Für einfache Reinigung und um Ölflecke zu entfernen empfiehlt sich eine Paste aus gebrannter Magnesia, Magnesiumoxyd oder weißem Ton und Tetrachlorkohlenstoff, die man etwa 1 cm dick auflegt und mit einem Gefäße bedeckt, damit der Tetrachlorkohlenstoff nicht so schnell verdunstet. Dieses Verfahren wiederholt man so oft, bis der Fettfleck entfernt ist und pinselt darauf mit Wasserstoffsuperoxydlösung ein.

Handelt es sich um Flecke durch Getränke wie Tee, Kaffee oder Rotwein entstanden, durchfeuchtet man mit verdünntem Salmiakgeist und wäscht mit warmem Wasser nach.

Um den Marmor wieder zu polieren benutzt man Zinnasche oder ein Gemisch aus

Zinnasche 10,0   neutralem Kaliumoxalat   5,0,

feuchtet das Pulver mit etwas Wasser an und verreibt mit dem Polierballen aus weichem Stoff.

Oder man poliert aus einem Gemische von feinst gepulvertem Alaun und gefälltem Schwefel zu gleichen Teilen.

Entfernung von Fettflecken in Mattglasscheiben.

Man streiche auf den Fettfleck dick einen Brei von weißem Bolus, vermischt mit Tetrachlorkohlenstoff, Äther und Benzin zu gleichen Teilen oder mit Trichloräthylen und Azeton und wiederhole dies mehrere Male. Schließlich wäscht man mit einer gut warmen Lösung von Trinatriumphosphat in Wasser, der etwas Natriumkarbonat zugefügt ist, nach.

Entfernung von Stockflecken aus Stahl- und Kupferstichen.

Man legt das zu reinigende Blatt auf ein ebenes Brett, das vorher mit Fließpapier bedeckt wurde, und befeuchtet darauf das Papier durch Betupfen mit einem feinen Schwamme. Sobald das Blatt eine gleiche Ausdehnung angenommen hat, bestreicht man die Flecke mittels eines Haarpinsels mit frischer, klarer, Javellescher Lauge (Lösung von Natriumhypochlorit). Nach einigen Minuten wird die Pinselung wiederholt, bis die Flecke nur noch eine hellgelbe Farbe

haben. Die Lauge wird mit einem Schwamm entfernt, und die gelben Flecke
werden mit einer Auflösung von Kleesalz 4,0 in Wasser 100,0 betupft. Nach
Verlauf einer halben Stunde erscheint das Papier rein weiß; das überflüssige
Wasser wird dann mit Fließpapier aufgetrocknet. Den Rand des Blattes be-
streicht man ungefähr 10 mm breit mit Stärkekleister, drückt es damit auf das
Brett und läßt trocknen.

Ein anderes Verfahren besteht darin, daß die betreffenden Stahl- oder Kupferstiche eine Nacht hindurch in verdünntes Chlorwasser gelegt und dann noch
zwischen Fließpapier getrocknet werden.

Kupferstiche reinigt man auch durch Hineintauchen in eine Lösung von 1 T.
dreigewichtsprozentiger Wasserstoffsuperoxydlösung und 4 T. Wasser. Darauf
wird schnell in Wasser ausgewaschen und im Sonnenlicht getrocknet. Zweckmäßig nimmt man das Trocknen zwischen Glasplatten vor.

Stahlstiche werden nach Andresen längere Zeit in eine Lösung von

Dinatriumphosphat . . . .   8,0 in Wasser 90,0

gelegt. Darauf wäscht man aus und trocknet.

Fleckkugeln. Nach Hager.

Seife 150,0   Spiritus (80%) 600,0

werden gelöst und der Lösung hinzugefügt

Eigelb 50,0   Terpentinöl . . . . . . 150,0.

Nachdem alles verrührt, wird so viel fein gepulverter Bolus hinzugemengt,
daß eine knetbare Masse entsteht, aus der man Kugeln preßt. Diese werden an
der Luft oberflächlich getrocknet.

Siehe auch Fleckseife, Vorschrift b.

Fleckpasta.

a) Aphanizon ähnlich:

Die unter diesem Namen in Tuben, in Form eines dicken Breies in den
Handel kommende Zubereitung soll aus Magnesia, weißem Bolus mit Weingeist zum Brei angerieben und mit Nitrobenzol vermischt, bestehen. Das
Nitrobenzol ist durch Benzaldehyd zu ersetzen, da schon durch kleinste Mengen Nitrobenzol Vergiftungen vorgekommen sind.

b) Kid-Reviver ähnlich:

Unter dieser Bezeichnung kommt ein Fein- oder Glanzlederhand-
schuh-Reinigungsmittel in Breiform und als Flüssigkeit vor. In
Breiform erhält man das Reinigungsmittel durch Zusammenmischen von

Chlorkalklösung 350,0   Ammoniakflüssigkeit (0,960) 30,0
geschabter Seife . . . . 450,0 und Wasser . . . . 600,0.

Mit dieser weichen Masse werden die Handschuhe mittels eines Flanelläpp-
chens aufgefrischt. — In flüssiger Form erhält man das Reinigungsmittel
durch Zusammenmischen von

Terpentinöl . . . . . . 1 T. mit Benzin . . . . 2 T.

Waschlederhandschuhe reinigt man durch Hineinlegen in eine
Mischung von

Ammoniakflüssigkeit(0,960) 250,0   Wasser . . . . 750,0.

Man läßt 2 Tage darin liegen, spült in kaltem Wasser und läßt die Handschuhe an der Luft trocknen. Reiben ist dabei zu unterlassen.

Oder man stellt sich ein lauwarmes Seifenwasser aus einer milden neutralen, nicht gefärbten Seife her, setzt etwas Salmiakgeist hinzu, zieht die Handschuhe an, wäscht sie an den Händen in dem Seifenwasser, ohne viel zu
reiben, gleichsam als ob man sich die Hände wäscht, spült in lauwarmem
Wasser nach und trocknet sie ohne Erwärmung hängend an der Luft.

Fleckseife.

a) Quillajaextrakt 45,0   Borax 45,0
Ochsengalle 180,0   Seife . . . . 730,0.

Das Quillajaextrakt bereitet man in der Weise, daß man die Rinde auskocht, und den Auszug so weit eindampft, daß 1 T. Rinde 1 T. Extrakt gibt.

b) Für Kattun und Seide:

Dicker Terpentin 75,0   Ochsengalle 300,0
Seife . . . . 625,0.

Die Seife wird gehobelt, mit der Ochsengalle im Wasserbade geschmolzen und zuletzt der Terpentin hinzugefügt. Diese Seife wird meist in Kugelform gebracht.

c) Für Pech, Wachs, Ölfarben usw.:

Seife 750,0   Kaliumkarbonat . . . 150,0
Terpentinöl . . . . 100,0.

Das Kaliumkarbonat wird zuerst in möglichst wenig Wasser gelöst, mit dieser Lösung wird die gehobelte Seife geschmolzen und ganz zuletzt das Terpentinöl hinzugefügt.

Wildlederhandschuhe reinigt man durch eine Mischung von feinstem Sägemehl mit gepulverter Kokosseife, diesem Gemische kann man auch etwas Veilchenwurzelpulver hinzufügen. Man zieht die Handschuhe an, besprengt sie etwas mit Wasser, streut die Pulvermischung reichlich auf und reibt die Hände, als ob man sie wäscht. Schließlich reibt man sie mit einem weichen Tuche trocken.

Glacehandschuhe reinigt man durch Abreiben mit Benzin oder Tetrachlorkohlenstoff oder einem Gemische dieser. Die Feuergefährlichkeit des Benzins ist zu beachten.

d) Seife 900,0   Boraxpulver . . . . . 100,0.

Der Borax wird mit wenig Wasser angerührt und in dieser Flüssigkeit die gehobelte Seife geschmolzen.

e) Cleansing-Cream-ähnlich:

Quillajarindenextrakt . . 10,0   diese Mischung werden
werden mit Boraxpulver . 20,0   Talgseife 150,0
innigst vermischt und so-   eingearbeitet, so daß eine
dann mit frischer Ochsen-   knetbare Masse entsteht,
galle 40,0   die man in Stücke formt.
gleichmäßig verrieben. In

f) Mit Hexalin (nach W. Schrauth):

Talg 250,0   Kokosöl 250,0
Hexalin . . . . 50,0—100,0   Natronlauge (37°) . . . 250,0

g) Nach Wiener Seifens.-Ztg.:

Palmkernöl 600,0
schmilzt man, siebt
feinst gepulverte Kieselkreide . . 500,0
zu und verrührt bei 40° C mit
Ätznatronlauge (von 38°) . . . . 300,0.
Nun fügt man
20grädige Kaliumkarbonatlösung . 100,0
zu, färbt mit Brillantgrün 3,0,
die man in Wasser gelöst hat, auf, setzt
Terpentinöl 15,0   Benzin 5,0
hinzu und bringt in die Form.

Als „Fleckseife" läßt man das Brillantgrün besser fort.

h) **Auf kaltem Wege:**

Fein gepulverte Seife 150,0
verarbeitet man gründlich mit einer Mischung von
fein gepulvertem Borax . 20,0   Magnesiumkarbonat . . 50,0
frischer Ochsengalle 40,0,
fügt etwas Wasser hinzu, daß eine knetbare Masse entsteht, und formt daraus Stangen.

Fleckstifte. (Siehe auch Fleckseife.)

Borax 80,0   Ochsengalle 160,0
Magnesiumkarbonat . . . 200,0   fein gepulverte Seife . . 560,0.
Borax und Magnesiumkarbonat werden mit der Ochsengalle angerührt, und dann wird das Seifenpulver zugemengt. Wenn nötig, fügt man noch so viel Wasser hinzu, daß eine knetbare Masse entsteht, aus der Stangen geformt werden.

Bei den Fleckseifen und Fleckstiften ist es, wenn man eine tadelfreie Ware liefern will, notwendig, völlig l a u g e n f r e i e , also K e r n seifen zu verwenden. Laugenhaltige Seifen greifen die Farben der Stoffe zu sehr an.

Fleckwasser.

D i e i n d e n V o r s c h r i f t e n a n g e g e b e n e n Ä t h e r - o d e r B e n - z i n m e n g e n k ö n n e n i m a l l g e m e i n e n g a n z o d e r t e i l w e i s e d u r c h T r i c h l o r ä t h y l e n , T e t r a c h l o r k o h l e n s t o f f , H e x a l i n u n d ä h n l i c h e S t o f f e e r s e t z t w e r d e n . A z e t o n i s t z u v e r m e i - d e n , d a A z e t a t w o l l e i n A z e t o n l ö s l i c h i s t .
B e i s ä m t l i c h e n F l e c k w ä s s e r n , d i e m i t S e i f e h e r g e s t e l l t w e r d e n , m u ß s t e t s d e s t i l l i e r t e s W a s s e r v e r w e n d e t w e r d e n .

a) **Für Schmutzflecke:**

Borax 7,5   Natriumkarbonat 7,5
Schmierseife 15,0   Ammoniakflüssigkeit(0,960) 30,0
Äther 30,0   Spiritus (95%) 30,0
Wasser . . . . 880,0.

b) Schmierseife 10,0   Tetrachlorkohlenstoff . . 60,0
Methylhexalin . . . . 30,0.

c) Ammoniakflüssigkeit(0,960) 75,0   Quillajatinktur 40,0
Äther 40,0   Benzol 180,0
Spiritus (95%) . . . . 665,0.
Die gereinigten Stellen sind mit lauwarmem Wasser nachzubürsten.

d) **Nach Dieterich:**

Weingeistiger Salmiakgeist 50,0   Terpentinöl 50,0
Äther 50,0   Lavendelöl 5,0
Spiritus (95%) . . . . 845,0.

e) Quillajatinktur 100,0   Äther 100,0
Ammoniakflüssigkeit(0,960) 25,0   Benzol 870,0
Lavendelöl . . . . 5,0.

f) **Für zarte Gewebe (nach Hager):**

Wässeriger Quillajaauszug) 1 + 5) 850,0
weingeistiger Salmiakgeist . . . 150,0.
Die Flecke werden mittels eines Schwämmchens oder Läppchens ausgerieben.

g) **Non-plus-ultra ähnlich:**

Venezianer Seife 30,0
werden in einem Gemische von
Glyzerin oder Polyglykol . 30,0   Äther 30,0
Ammoniakflüssigkeit(0,910) 7,0   Wasser 500,0
unter Schütteln gelöst. Nach einigen Tagen zu filtrieren.

h) **Mit Galle, Gallenfleckwasser:**

Gute neutrale Seife . . . 150,0   Wasser 650,0
frische Ochsengalle . . . . . . 200,0.

Die Seife wird zuerst im erwärmten Wasser gelöst und die Ochsengalle dann sofort hinzugerührt. Die mit diesem Fleckwasser behandelten Stellen müssen mit warmem Wasser nachgebürstet werden.

Will man eingedickte Ochsengalle, Fel Tauri inspissatum verwenden, so muß entsprechend weniger genommen werden. Man erhält die eingedickte Ochsengalle dadurch, daß man

frische Ochsengalle 100,0

erwärmt, durchseiht und in einem Porzellangefäße, ohne umzurühren, im Dampfbade zu einem dicken Extrakt eindampft, und zwar bis 15,0 zurückbleiben.

i) Brönners:
Dieses Fleckwasser ist nur ein mit Lavendelöl oder anderem Wohlgeruch vermischtes reines Benzin. Will man ein solches Fleckwasser weniger gefährlich machen, so fügt man ihm das Doppelte an Gewicht Tetrachlorkohlenstoff hinzu.

k) Spektrolähnlich:
Tetrachlorkohlenstoff gemischt mit etwas Essigäther.

l) Tetrachlorkohlenstoff . . 100,0   Trichloräthylen 25,0
   Chloroform 25,0   Benzin . . . . 5,0.

m)   Olivenseife 125,0
   löst man kalt in
                Wasser 3500,0,
   filtriert die Lösung und fügt hinzu:
   Ammoniakflüssigkeit(0,910) 125,0   Weingeist (95%) . . . 60,0
   Glyzerin oder Polyglykol . 30,0   Äther . . . . 60,0.

n) Mit Wasserstoffsuperoxyd:
Man befeuchtet Kaffee-, Obst-, Rotwein-, Stockflecke bei weißen Stoffen reichlich mit Wasserstoffsuperoxydlösung und gleich danach mit Ammoniakflüssigkeit. Bei Kaffeeflecken muß vor dem Auftragen des Wasserstoffsuperoxyds mit Tetrachlorkohlenstoff entfettet werden. Bei Eisen-Tintenflecken muß man mit ganz verdünnter Salzsäure (1 + 99) nachwaschen und gründlich mit Wasser oder ganz schwacher Sodalösung nachspülen.

o) Gegen Milchflecke:
Man behandelt den Fleck mit schwachem Salmiakgeist, dem man etwas Glyzerin oder Polyglykol zusetzt, und wäscht mit Seifenspiritus, bei weißen Stoffen mit Wasserstoffsuperoxydlösung nach.

p) Gegen Schweißflecke, auch bei Leder und Filzhüten:
   a) Borax 10,0   Wasser 90,0
   b) Ammoniumkarbonat . 10,0   Wasser . . . . 90,0.
   c) Tetrachlorkohlenstoff, auch gemischt mit Chloroform oder Trichloräthylen. Erforderlich ist, die Fleckentfernungsmittel genügend lange zu verreiben und schließlich mit lauwarmem Wasser nachzuwaschen.
   d) Schmierseife 125,0   Hexalin od. Methylhexalin 225,0
                Tetrachlorkohlenstoff . . . . . 150,0.

q) Gegen Rotweinflecke, auch gegen Grasflecke bei weißen Stoffen:
   Dreigewichtsprozentige Wasser-   Ammoniakflüssigkeit (0,960)   40,0
   stoffsuperoxydlösung . . 10,0   Wasser . . . . 50,0.
   Man läßt einige Minuten einwirken und wäscht dann gründlich mit Wasser nach.

r) Gegen Stockflecke:
   Ammoniumkarbonat . . 3,0   Natriumchlorid 7,0
                Wasser . . . . 90,0.
   Man taucht die Stoffe hinein und trocknet sie an der Sonne,

s) oder man legt die mit Wasser angefeuchteten weißen Stoffe in eine Mischung.
   von dreigewichtsprozentiger Wasserstoffsuperoxydlösung 100,0
   Ammoniakflüssigkeit 5,0,
   bis die Flecke verschwunden sind, und wäscht mit Wasser reichlich nach.

t) Gegen Tabakflecke an den Händen:
  a) Man wäscht mit starkem Essig oder mit konzentrierter Zitronensäure-
     lösung.
  b) Man wäscht die Hände, um sie zu entfętten, mit starkem Seifenwasser,
     pinselt dann eine Lösung von
  Kaliumpermanganat . . .   3,0   Wasser 100,0,
  auf die Tabakflecke und nach dem Eintrocknen eine Lösung von
  Natriumsulfit   5,0   Wasser 100,0,
  der man etwas Salzsäure zugefügt hat.
  c) Man wäscht die Hände mit dreigewichtsprozentigem Wasserstoffsuperoxyd,
     dem man Salmiakgeist zugefügt hat.
  d) Man betupft mit Natriumbisulfitlösung.
  e) Pastenartig:
  Gepulverte Kernseife . . 40,0   feinstes Bimssteinmehl . .   25,0
                 Spiritus . . . . 35,0.

  Gegen Tabakflecke in Stoffen:
     Man behandelt die Stoffe zunächst mit einem Gemisch von Spiritus (95%)
  und Äther, darauf mit Petroleumäther und wendet vorsichtig eines der folgenden Mittel an:
  a) Zitronensäure 20,0   Wasser . . . . 80,0.
  Bei weißen Stoffen:
  b) Natriumbisulfit . . . 10,0   Wasser . . . . 90,0.
     Muß in braunen Flaschen abgegeben werden.
  c) Wasserstoffsuperoxyd, dem man etwas Salmiakgeist zugesetzt hat.

u) Gegen Blutflecke:
  a) Man befeuchtet die Flecke in weißen Stoffen zunächst mit Tetrachlor-
     kohlenstoff, nach dessen Verdunsten kurze Zeit mit dreigewichtsprozen-
     tiger Wasserstoffsuperoxydlösung und wäscht gründlich nach. Man kann
     dem Waschwasser auch eine kleine Menge Salmiakgeist hinzusetzen.
  b) Man befeuchtet die Flecke mit erwärmter Lösung von Trinatriumphosphat
     5 : 100 und wäscht gründlich nach.

v) Zur Reinigung von Kraftwagenpolstern:
  Tetrachlorkohlenstoff . . 100,0   vergällter Spiritus . . . 60,0
                 Benzin 40,0
  werden mit einer Lösung von
  Kaliseife . . . .   25,0 in heißem Wasser 275,0
  vermischt.
     Zum Gebrauch verdünnt man mit der gleichen Gesamtgewichtsmenge
  Wasser.

Gallertartiges Benzin. Gelatiniertes Benzin.

Um dieses Fleckreinigungsmittel herzustellen, schüttelt man 1 T. erkaltete
Quillajarindenabkochung (1 + 4) mit 3 T. Benzin ¼—½ Stunde kräftig durch
und überläßt die gallertartig gewordene Mischung 6—12 Stunden der Ruhe. Die
wässerige Flüssigkeit hat sich während dieser Zeit abgesondert und kann entfernt werden.

Reinigung von Alpakametallgegenständen.

Borax löst man bis zur Sättigung in kaltem Wasser auf, erhitzt die Lösung
zum Sieden, legt den Gegenstand in die Lösung und berührt ihn mit einem blanken Zinkstreifen. Man wäscht dann gut aus.

Reinigung von Lampenschirmen, durch Fliegen beschmutzt.

Man entfernt den Fliegenschmutz vorsichtig mit etwas Watte, die mit wenig
Tetrachlorkohlenstoff oder Benzin getränkt ist. Am zweckmäßigsten nimmt man
einen dünnen Glasstab und wickelt die Watte um dessen Spitze.
Die Gefährlichkeit des Benzins ist zu beachten.

Reinigung und Aufhellung von hellen Lederschuhen.

Man entfernt gründlich den Lederkrem durch Abwaschen mit lauwarmer Boraxlösung und vergälltem Spiritus, wäscht mit Wasser nach, entfernt das überschüssige Wasser und läßt etwas eintrocknen. Den noch feuchten Schuh setzt man Schwefeldioxyddämpfen aus, läßt an der Luft die Dämpfe wieder vollständig entweichen, reibt den Schuh weich und bestreicht ihn mit aufgefärbter Lederappretur.

Reinigung von weißen und hellfarbigen Wollstoffen, auch weißen Filzhüten.

Weiße oder ganz helle Wollstoffe, die das Waschen nicht gut vertragen, reinigt man am besten auf folgende Weise: Man füllt in einen leinenen Beutel fein gemahlenen Gips und reibt mit diesem den vorher glatt ausgebreiteten Stoff bzw. den Filzhut ab und entfernt darauf den Gipsstaub durch Ausschütteln. Nur bei ganz schweren, weichen Stoffen ist ein Ausbürsten mit ganz reiner Bürste nötig.

Um Schweißflecke zu entfernen siehe S. 535.

Reinigung von Straußenfedern. Nach Haus, Hof u. Garten.

Man löst 1 T. kristallisiertes Natriumkarbonat in 10 T. Wasser. In dieses Bad hängt man die Federn so hinein, daß sie den Boden nicht berühren, und erwärmt die Lösung auf 80°, jedoch nicht höher. Die Federn befestigt man am besten mit Fäden, die man um den unteren Teil des Kiels schlingt an einem Holze, das man auf den Rand des Gefäßes legt. Man läßt die Natriumkarbonatlösung etwa 1 Stunde einwirken, hebt die Federn heraus, läßt abtropfen und schwemmt sie durch mehrmaliges Eintauchen in Wasser ab. Sind die Federn sehr beschmutzt, verwendet man ein Bad, bestehend aus:

Seife . . . . 150,0 in Wasser . . . . 1000,0.

Nach dem Trocknen appretiert man die Federn. Man zieht sie durch eine lauwarme Emulsion. Diese bereitet man wie folgt:

kristallisiertes Natriumkarbonat . 200,0

werden unter Erwärmen in

Wasser 1500,0

gelöst, in diese warme Lösung gießt man unter beständigem Umrühren nach und nach   gewöhnliches Baumöl 250,0,

und die erhaltene Flüssigkeit vermischt man noch mit

Wasser . . . . 3500,0.

Nach dem Appretieren schüttelt man die Federn gut und trocknet sie; haben die Kiele noch die Biegsamkeit, bringt man sie in die gewünschte Form und hält sie in eine erwärmte Ofenröhre, bis sie vollständig trocken sind. Darauf kräuselt man die Fahne, indem man sie einzeln über mäßig erwärmte Stricknadeln streift.

Um die Federn zu bleichen, legt man sie etwa 12 Stunden in eine 3prozentige Wasserstoffsuperoxydlösung, wäscht dann gründlich aus und trocknet.

Um Federn schwarz zu färben, verfährt man genau so wie beim Schwarzfärben von totem Haar. S. S. 347 Paraphenylendiaminfarben für totes Haar.

Reinigung von mit Kautschuk wasserdicht gemachten Geweben.

Man bürstet den Gegenstand mit einer starken Seifenlösung, der man Tetrachlorkohlenstoff emulgiert hat, kräftig durch. Die Reinigung von durch wasserunlösliche Tonerdeseife (fettsaures Aluminium) wasserdicht gemachten Geweben ist ohne Zersetzung der Seife und neue Imprägnierung kaum möglich.

Schönungs- und Reinigungsmittel. Für rotes Militärtuch usw.

Kaliumbioxalat (Kleesalz)	30,0	Natriumkarbonat	15,0
Kaliumkarbonat	5,0	Karminlösung	25,0
Wasser	. . . . 935,0.		

Die Stoffe werden zuerst mit dieser Flüssigkeit gebürstet und dann mit reinem Wasser nachgerieben.

Mittel für die Wäsche.

Bleich- oder Fleckwasser. Schnellbleiche.

a) Eau de Javelle, Kaliumhypochloritlösung:

Chlorkalk 30,0	Kaliumkarbonat 30,0
Wasser . . . . 1000,0.

Der Chlorkalk wird zuerst mit 800,0 Wasser angerührt, dann das Kaliumkarbonat im übrigen Wasser gelöst und der Chlorkalkmischung zugesetzt. Nach kräftigem Durchschütteln setzt man beiseite und filtriert nach einigen Tagen. Dem Filtrat setzt man hinzu

Salzsäure . . . . 3,0.

Dieser Salzsäurezusatz kann auch fortbleiben, es bleibt die Hypochloritlösung ohne Salzsäure sogar länger haltbar.

Um Bleichwasser von grüner Farbe herzustellen, müssen die Mengenverhältnisse verändert werden. Man nimmt

Chlorkalk 500,0   Natriumkarbonat . . 100,0
Wasser . . . . 1250,0.

Diese Flüssigkeit muß peinlichst vor Licht geschützt aufbewahrt werden. Den zurückgebliebenen Bodensatz vermischt man mit der gleichen Menge Wasser, verfährt wieder wie oben und kann dann die abfiltrierte Flüssigkeit als gewöhnliches Bleichwasser verwenden.

b) Eau de Labarraque, Natriumhypochloritlösung:

Chlorkalk 50,0   Natriumkarbonat 100,0
Wasser . . . . 1000,0.

Der Chlorkalk wird mit 600,0 Wasser angerührt, nach einigen Stunden durch ein Tuch gegossen und nun mit der Natriumkarbonatlösung vermischt. Sobald sich das entstandene Kalziumkarbonat abgesetzt hat, gießt man klar ab.

Diese Natriumhypochloritlösung wird heute meist als Eau de Javelle bezeichnet.

c) Ergzb.:

Chlorkalk 20,0
werden mit   Wasser 100,0
angerührt und darauf mit einer Lösung von
Natriumkarbonat . . . . . 25,0 in Wasser 500,0
versetzt. Nach dem Absetzen wird die klare Flüssigkeit abgehoben.

d)   Natronlauge (40%)   50,0
verdünnt man mit Wasser zu   320,0
Hiervon nimmt man   300,0
und leitet so lange Chlorgas ein, bis eine Probe von trocknem Phenolphthalein Rotfärbung zeigt. Ist dies der Fall, verdünnt man mit Wasser auf 1000,0.

Vielfach wird das Bleichwasser nicht mit Natriumkarbonat, sondern mit Natriumsulfat umgesetzt. Ein so bereitetes Bleichwasser hat den Fehler, daß es noch lange Zeit nach der Bereitung Kristalle von Kalziumsulfat absetzt. Diesem Übelstande kann man abhelfen, wenn man das in Lösung gebliebene Kalziumsulfat mit etwas Kaliumbioxalat (Kleesalz) ausfällt.

Als Bleichwasser für Wäsche benutzt man auch eine 0,1%ige Lösung von Natriumperborat, oder man fügt auf 1 Liter Wasser 10,0 dreige- wichtsprozentige Wasserstoffsuperoxydlösung hinzu.

Bleichsoda, Waschkristall. Fettfreies Waschpulver. Fettsäurefreies Waschpulver.

a)
     Natronwasserglas (38° B) 600,0
     kalziniertes Natriumkarbonat . . 400,0.

Man erwärmt das Wasserglas, verrührt darin das Natriumkarbonat und läßt die Masse in flachen Weißblechpfannen erkalten, oder gießt sie, schon fast er- kaltet, dünn auf Zementfußboden aus. Die erkaltete Masse wird darauf zu Stücken zerschlagen und fein gemahlen. Zur Herstellung in sehr großen Mengen sind jedoch Kessel mit Rührwerken erforderlich. Auch muß das warme Gemisch in Kühlgefäßen zum Erstarren gebracht und dann, vor dem Feinmahlen, durch Brechmaschinen zerkleinert werden.

Diese sogenannte Bleichsoda eignet sich zum Waschen bei Verwendung von eisenhaltigem Wasser, da das Eisen dadurch niedergeschlagen wird, anderseits enthärtet sie das Wasser und verhindert so die Entstehung von unlöslicher Kalkseife, irgendeine eigentliche Bleichkraft besitzt sie jedoch nicht.

Es muß als feststehend erachtet werden, daß große Men- gen von Wasserglas bzw. Mischungen dieses mit Natrium- karbonat für die Gewebefaser durchaus schädlich sind. Kleine Mengen Wasserglas, die nicht zu lange auf die Ge- webefaser einwirken und nicht zu stark erhitzt werden, dürften dagegen als unschädlich angesehen werden.

Es stellen sich beim Einweichen von Wäsche in verzinkten Waschgefäßen unter Verwendung von sog. Bleichsoda öfter weiße Flecke in der Wäsche ein. Sie bestehen aus Zinkkarbonat, entstanden durch Umsetzen mit Natriumkarbo- nat, und lassen sich durch Behandlung von Essig entfernen.

b) Wasserglas (38° B) . . . 150,0   Wasser 400,0
     Natronlauge (20° B) 50,0
werden erhitzt und in einem Kessel durch Rühren mit
     kalziniertem Natriumkarbonat . . 400,0
zu einer breiigen Masse gemischt. Diese wird in flachen Gefäßen oder auf dem Fußboden so lange umgeschaufelt, bis sie erkaltet und nicht mehr größere Klumpen bildet. Dieses Umschaufeln ist erforderlich, da sich die Masse sonst sehr schlecht zerkleinern läßt. Darauf wird die Masse zerkleinert und fein gemahlen.

c)
    Verwittertes kristallisiertes Natriumkarbonat . 100,0
    kalziniertes Natriumkarbonat 100,0
    Wasserglas (38° B) 100,0
mischt man, läßt trocknen und mahlt zu einem groben Pulver.

d)
    Fein gemahlenes Wasserglas 200,0
    fein gemahlenes kristallisiertes Natriumkarbonat . . 800,0
   werden gemischt,

e) schäumend:
  Man mischt der Bleichsoda 2% Saponin, das in etwas Wasser gelöst wurde, hinzu.

f) Es wird auch Bleichsoda unter Zugrundelegung von Tylose Sap 25 herge- stellt. Dieses Erzeugnis hat den Vorteil großer Schaumkraft. In 4prozentige Tyloselösung, die man mit der doppelten Menge Wasser verdünnt hat, trägt man ein Drittel des Gewichtes der Tyloselösung Natronwasserglas (38° B) und das Vierfache des Gewichtes der Tyloselösung kalzinierte Soda ein. Die erhaltene Masse muß gut umgeschaufelt und später gemahlen werden.

g) mit **Natriumperborat** oder **Natriumperkarbonat**, also durch Freiwerden des Sauerstoffs bleichend.

N. Seifensieder-Ztg.:

Wasserglas (38° B) 400,0
kristallisiertes Natriumkarbonat . 250,0
kalziniertes Natriumkarbonat . . 250,0.

Man trägt in das erhitzte Wasserglas das kristallisierte Natriumkarbonat ein, rührt nach dessen Zerfließen das kalzinierte Natriumkarbonat unter, läßt erkalten, mahlt fein und vermischt mit etwa 2,5% Natriumperborat bzw. Natriumperkarbonat.

Zu beachten ist, daß perborat- und perkarbonathaltige Waschmittel in Mischung mit Natriumkarbonat auf die Gewebefasern sehr schädigend einwirken, was besonders bei Hinzutreten auch nur sehr geringer Mengen von Kupfer oder Seife zutage tritt.

Um Natriumperborat bzw. Natriumperkarbonat nachzuweisen, löst man eine geringe Menge des Waschpulvers in Wasser auf, fügt etwas Salzsäure, darauf 2 ccm Äther und schließlich einige Tropfen einer schwachen Lösung von Kaliumdichromat hinzu; es tritt Blaufärbung auf.

Es befinden sich auch fettlose Waschpulver im Handel, die neben Wasserglas und Natriumkarbonat noch Natriumsulfat enthalten, dieses besitzt jedoch keine Waschkraft. Ein Zusatz von Kaliumkarbonat zur Bleichsoda bzw. fettfreiem Waschpulver, empfiehlt sich nicht, da das Kaliumkarbonat leicht Feuchtigkeit anzieht.

Fettfreien Waschpulvern sollen keine Riechstoffe, vor allem kein Nitrobenzol (Mirbanöl), das giftig wirkt, zugesetzt werden.

Man fügt bleichenden Waschmitteln nach Para-Toluolsulfochloramidnatrium zu, das aktives Chlor enthält, und zwar insofern, als es Wasser zersetzen und so Sauerstoff entwickeln kann.

Cremefarbe, flüssig. Farbe für Vorhänge. Gardinenfarbe.

Man löst je nach dem gewünschten Farbton

a) Cremegelb oder Zitronen-   Ammoniumchlorid . . . 25,0
gelb oder Altgold . . 50,0   in warmem Wasser . . . 1000,0,
stellt einige Zeit beiseite und filtriert.

b)   Cremegelb oder Zitronengelb oder Altgold . 300,0
löst man in heißem Wasser 7 Liter und fügt vergällten Spiritus oder Isopropylalkohol 3 Liter hinzu. Man stellt darauf einige Zeit beseite und filtriert.

Glättolinähnliche Glätte für Kragen.

Talk 50,0   blausäurefreies äther. Bit-
Paraffin 5,0   termandelöl . . . . . 5 Trpf.
helles Karnaubawachs . . . . 45,0.

Durch Glättolin sind, wahrscheinlich infolge des Karnaubawachses, Hautentzündungen am Halse hervorgerufen worden.

Glanzstärke. Stärkeglanz. Wäscheglanz.

a) Weißes Bienenwachs (oder
Kunstwachs bzw. teil-
weise Ozokerit gebleicht) 1000,0   weißes Stearin 1000,0
werden geschmolzen und dann
Ammoniakflüssigkeit (0,960) . . . 250,0

zugerührt. Die Masse verdickt sich sofort, wird aber bei weiterem Erwärmen wieder flüssig, worauf sie mit etwa 20 Liter siedendem Wasser verdünnt, dann, nach erfolgter Abkühlung, mit etwa 100 kg Stärke vermischt und in Formen gegossen wird.

b)   Man löst

Borax . . . . 100,0 in kochendem Wasser 575,0
und fügt der Lösung unter Umrühren ein geschmolzenes Gemisch von

Paraffin (von hohem Schmelzpunkt) 50,0
Stearin 275,0

zu und rührt bis fast zum Erkalten. Glanzkreme.

Anstatt des Gemisches von Paraffin und Stearin kann auch ein Gemisch von hellem Karnaubawachs   weißem Bienenwachs bzw.
(oder Kunstwachs bzw.   Ozokerit gebleicht . . .   25,0
Ozokerit gebleicht) . . 30,0
und   Stearin 85,0
genommen werden, jedoch muß der Wassergehalt dann um etwa ein Viertel vermehrt werden.

c) In Pulverform. Wäscheglanzpulver:

Borsäure   5,0   weißes Bienenwachs (bzw.
Stearin   1,0   Kunstwachs O)   1,0
Borax   3,0

werden mit der entsprechenden Menge Natronlauge von 20° B bis zur Erzielung einer flüssigen Masse von gleichmäßiger Beschaffenheit versotten und hierauf zur Trockne gebracht. Das auf diese Weise erhaltene Erzeugnis wird mit feinster Reisstärke im Verhältnis 1 + 9 gemengt.

d) Walrat   4,0   arabisches Gummi . . .   2,0
Borax . . . .   8,0.

e)   Stearinpulver 300,0,
es kann mittels eines gewöhnlichen Küchenreibeisens hergestellt werden, werden zuerst mit
Boraxpulver 100,0
gut gemischt, dann werden
Kochsalz 10,0   arabisches Gummi . . . 50,0
und   feinste Weizenstärke 400,0
zugesetzt. Hauptbedingung zur Erzielung einer guten Glanzstärke ist ein inniges Mischen. Die Pakete sind zu 50,0 abzuwiegen.

f) Stearin   50,0   Borax 50,0
Stärke . . . . 900,0.

Stearin wird auf der Reibe in feinstes Pulver verwandelt, dann mit dem Borax und Stärkepulver vermengt. Um ein blendend weißes Aussehen zu erzielen, kann man eine Spur Ultramarin hinzufügen.

g) Flüssig. Plättöl. Wäscheglanzöl. Bügelflüssigkeit. Plättglanzöl, Amerikanischer Wäscheglanz.

Für die Anwendung aller flüssigen Stärkeglanzmittel gilt, daß sie entweder unter die Stärke gerührt werden, oder daß man sie nach dem Stärken und Plätten mit einem weichen Schwämmchen auf die Wäschestücke aufträgt und dann nochmals überplättet. Für Traganth, Gelatine und arabisches Gummi kann Tyloseschleim verwendet werden.

Stearin   2,0   arabisches Gummi . . .   2,0
Borax   2,0   Glyzerin bzw. Polyglykol .   5,0
Wasser 49,0
werden gut aufgeschüttelt und im Verhältnis von 1 + 7 der Stärke beim Kochen zugesetzt.

h) Nach Huddingsfeld:

Walrat (oder Zetylalkohol)	50,0	arabisches Gummi	. . .	50,0
Borax	50,0	Glyzerin		125,0

Wasser . . . . 725,0.

Das Ganze wird so lange gekocht, bis eine vollständig gleichmäßige Lösung entsteht.
Beim Gebrauch rechnet man auf 1 Liter gekochte Stärke etwa 200,0 Wäscheglanz.

i) **Amerikanisch** nach Dieterich:

Borax	50,0	Traganthpulver	. . . .	5,0
Wasser	945,0	Lavendelöl		5 Trpf.

Man löst und preßt durch ein Tuch.

k)

Borax	50,0	Traganthpulver	. . . .	5,0

Wasser . . . . 945,0.

Man löst, seiht durch und verreibt mit der Seihflüssigkeit

Talk . . . . 50,0.

Schließlich fügt man Lavendelöl 5 Trpf. hinzu.

1 Liter frisch gekochter Stärke verdünnt man mit ¼ Liter Plättflüssigkeit, stärkt mit der Mischung die Wäsche und plättet wie gewöhnlich.

l)

Kaliumkarbonat	. . . .	15,0	Stearinsäure	50,0
Spiritus (95%)	. . . . .	100,0	Wasser	200,0

erhitzt man, bis die Masse gleichmäßig ist, verdünnt mit heißem Wasser 650,0 und rührt bis zum Erkalten.

Man stärkt und plättet die Wäsche wie gewöhnlich, überstreicht sie mittels eines Schwämmchens mit obiger Masse und plättet nochmals.

m)

Glyzerin	30,0	Borax		12,0

Wasser . . . . 958,0.

n)

Borax	100,0	weiße Gelatine	. . . .	10,0
Glyzerin	100,0	Wasser		800,0.

o) Man verteilt durch Kochen

Stearin	20,0	Borax	100,0

in einem Gemische von

Glyzerin	150,0	Wasser	600,0.

Diese emulsionsartige Flüssigkeit setzt man einer Auflösung von

Gelatine . . . . . . 7,5 in Wasser 122,5

zu und schüttelt kräftig um. Wünscht man die Flüssigkeit etwas dünner, so kann sie durch Wasser verdünnt werden.

p) Man bereitet aus

Traganthpulver . . . . . 5,0 und Wasser 200,0

einen Schleim und gießt diesen in eine heiße Auflösung von

Stearinpulver . . . . 50,0 Borax 50,0

in Wasser . . . . 800,0.

Häufig fügt man auch noch Talk etwa 50,0 hinzu.

q) Nach Seifens.-Ztg., salbenartig, **Glanzkreme:**

Weißes Bienenwachs . .	5,0	gebleicht. Karnaubawachs	10,0
Stearin	20,0	kristallisierter Borax . .	25,0

Wasser . . . . 210,0.

Man schmilzt die Wachssorten und Stearin im Wasserbade, löst Borax in dem Wasser auf, fügt der warmen Masse die Boraxlösung in kleinen Mengen zu und erwärmt unter kräftigem Rühren so lange, bis die Masse vollständig gleichmäßig ist. Man verleiht mit etwas Bergamottöl Wohlgeruch und rührt, bis die Masse etwas erkaltet ist. Dann gießt man in Dosen aus. Man nimmt auf 0,5 kg Stärke einen Kaffeelöffel voll.

r) In S t ü c k e n , **Plättwachs:**

a) Weißes   Bienenwachs   Walrat (od. Zetylalkohol) 400,0
   (oder Kunstwachs bzw.   Stearin   50,0
   Ozokerit gebleicht) . . 200,0   Ultramarinblau   1,0
werden zusammengeschmolzen; ein nußgroßes Stück wird auf die Stärke-
menge für 10 Hemden genommen.

b) Stearin 150,0   Paraffin 200,0
        Japanwachs . . . . 150,0.

Gießt man die geschmolzene und wieder halberkaltete Masse in entsprechende Formen aus, erhält man die P l ä t t s t i f t e oder B ü g e l s t i f t e.

c) Hell. gebl. Karnaubawachs   Stearin   35,0
   (oder Kunstwachs O) . . 40,0   Paraffin . . . .   25,0.

Glühstoff für Plätteisen und Taschenwärmeöfen. Nach Bersch.

Man verarbeitet Holzkohlepulver und Teer unter Zusatz von etwas Natronlauge zu einem Teige, formt ihn zu zylindrischen Stücken und erhitzt diese
unter Luftabschluß bis zur Weißglut. Dieser Glühstoff darf aber n u r i n g u t -
g e l ü f t e t e n R ä u m e n verwendet werden, da sich meist etwas Kohlenmon-
oxydgas bildet.

Plättmasse.

Das unter diesem Namen in dem Handel vorkommende Präparat ist meist
weiter nichts als eine in Formen gegossene Stearinsäure, gewöhnlich von 1 kg
Gewicht. Diese hat den Zweck, die Plätteisen besser gleiten und die Wäsche
gleichzeitig glänzend zu machen. Man überfährt einfach die Masse mit dem
heißen Plätteisen. (Siehe auch Plättwachs, S. 543.)

Waschen von Strohhüten. Strohhutwaschmittel.

a) Man bereitet sich eine Lösung von

Natriumthiosulfat . . . 10,0   in Glyzerin   5,0,
Spiritus (90%) 10,0   und Wasser 75,0;
ferner eine Lösung von
Zitronensäure 2,0   in Wasser 90,0
und   Spiritus (90%) . . . . 10,0.

Mittels eines Schwämmchens bestreicht man nun zunächst mit der erst-
genannten Flüssigkeit den zu waschenden Hut, so daß jede Stelle getroffen
wird, und legt ihn 24 Stunden lang an einen feuchten Ort, am besten in den
Keller. Dann streicht man mit der zweiten Flüssigkeit darüber, läßt noch
einmal 24 Stunden liegen und plättet ihn mit einer nicht zu heißen Plätt-
glocke.

b) Natriumbisulfit (saures schwefligsaures Natrium) 100,0
Weinsäure 25,0   Borax 10,0
mischt man in Pulverform.

c) Bariumsuperoxydhydrat .   75,0   Natriumbisulfat (saures
Borax 10,0   schwefelsaures Natrium) .   15,0
mischt man in Pulverform.

d) Man wäscht die Hüte mit Seifenwasser, dem man etwas Ammoniakflüssigkeit
(0,910) zufügt, spült gründlich mit Wasser nach und bleicht dann in einer
Lösung von
Natriumthiosulfat . . . 5,0   Wasser 95,0,
der man etwas Zitronensäure oder Salzsäure oder Essigsäure zufügt.

Sind die Hüte durch die verschiedenen Bleichverfahren z u s t e i f geworden, so taucht man sie in eine Mischung von Glyzerin und Wasser (1 + 99).
Will man anderseits den H ü t e n A p p r e t u r geben, so überstreicht man

sie mit einer Schellack-Borax-Lösung, wie sie unter „Wässerige Lacke" und Strohhutappretur, S. 452 angegeben ist, läßt den Farbstoff weg, kann aber, um den Überzug fester anhaftend zu machen, etwas Glyzerin hinzufügen.

e) Weinsäure 10,0   Wasser . . . . 90,0.
Die Lösung ist stets frisch herzustellen.

Farbflecke aus Strohhüten zu entfernen:

Man betupft mit konzentrierter Chlorkalklösung, wäscht mit verdünnter Salzsäure 1 + 9 und dann mit Wasser nach.

Wäsche abwaschbar zu machen. Wäscheimprägnierung

Man löst Kollodiumwolle in Amylazetat und verteilt in der Lösung Zinkweiß oder Lithopone. Mit diesem Gemisch überzieht man das gestärkte und geplättete Wäschestück. Darauf überzieht man mehrmals mit einer reinen Lösung von Kollodiumwolle in Amylazetat, ohne Zusatz von Zinkweiß oder Lithopone unter Hinzufügung einer geringen Menge von Rizinusöl. An Stelle der Kollodiumwolle kann auch Zelluloid (Zellhorn) oder Azetylzellulose (Zellon, Zellit) verwendet werden; also ein Zaponlack bzw. ein Cellonlack, dem bestimmte weichmachende Stoffe wie Trikresylphosphat zugesetzt sind.

Auch Schellack-Borax-Lösung (s. diese), die mit Zinkweiß und Stärke vermischt ist, dient gleichem Zwecke.

Waschblaupapier.

Man bestreicht Papier mit einer 20prozentigen Lösung von Indigokarmin, indigschwefelsaurem Natrium oder einem reinblauen Teerfarbstoff wie Wasserblau, Methylblau oder Reinblau in Wasser, der man etwa 5% Glykose zusetzt. Will man beide Seiten des Papiers überziehen, was einfacher ist, so taucht man das Papier in die Lösung hinein, legt die Papiere übereinander auf ein schrägstehendes Brett, daß die überflüssige Lösung abläuft, hängt mehrere Bogen übereinander auf eine Schnur zum Trocknen und zieht nach dem Trocknen auseinander.

Waschblau, flüssiges.

a) Man verreibt   Ultramarinblau 145,0
                 Dextrin 145,0
mit   Glyzerin 325,0
und fügt   Ammoniakflüssigkeit (0,960) . . 250,0
hinzu. Die gefüllten Flaschen müssen gut verkorkt werden, man verwendet zweckmäßig mit Paraffin durchtränkte Korke.

b) Eine 5prozentige wässerige Lösung von Indigokarmin (indigschwefelsaurem Natrium).

Waschblaustäbe.

Feinstes Ultramarin für Wäsche . 800,0
Dextrin 200,0
oder an Stelle von Ultramarinblau ein Gemisch von reinblauem Teerfarbstoff mit Stärke stößt man mit Wasser zu einer Paste an, die man zu Stengeln ausrollt oder zu etwa 1 Zentimeter dicken Platten und dann in ebenso breite Stücke zerschneidet.

Waschblau zum Einfüllen in Blechdosen.

a) Man kocht
irländisches Moos . . . . 100,0 in Wasser . . . . 3 Liter,
löst darin
Borsäure . . . . . . 6,0, fügt Glyzerin 50,0
hinzu, seiht durch und verreibt damit ein Gemisch von
Kartoffelstärke . . . . 125,0 und Ultramarinblau 150,0

b)   Kölner Leim   50,0
läßt man in   Wasser   80,0
einen Tag quellen und löst ihn dann durch Erwärmen im Wasserbade.

Inzwischen stellt man unter Erwärmen eine Lösung her von

             Dextrin   200,0
in   Wasser   130,0,
mischt die beiden Lösungen zusammen und arbeitet

             Ultramarin   400,0,
die gründlich mit Glyzerin oder Polyglykol . . . 130,0
angerieben sind, darunter. Schließlich fügt man
             Phenol   10,0
hinzu.

c) Man weicht   Gelatine   15,0
in   Wasser   150,0
ein, schmilzt und rührt in die Lösung
             Dextrin . . . .   15,0.

Man erhitzt, bis sich das Dextrin gelöst hat und fügt
Stärkesirup 150,0   Glyzerin (28° Bé) 210,0
hinzu. Schließlich mischt man staubfein gemahlenes Ultramarinblau 540,0
darunter. Nachdem alles gleichmäßig verarbeitet ist, reibt man die noch
warme Masse durch eine Farbenmühle, gießt gleich aus und läßt schnell erkalten, daß sich das Ultramarinblau nicht absetzt. Der Haltbarkeit halber
fügt man Borax 5,0 dem Wasser hinzu. Oder auch 0,1% Paraoxybenzoesäure-
Methylester. Für Gelatine kann auch Tylose verwendet werden.

Das Ultramarinblau wird öfter durch einen reinblauen Teerfarbstoff ersetzt.

Seifenpulver. Fettsäurehaltige Waschpulver.

In Anlehnung an die Chemiker-Ztg.

1. Man kocht eine Seifenlösung fertig und fügt dieser unter Umrühren kalzinierte Soda zu, bis innige Mischung erfolgt, zieht nach erfolgter Abkühlung
die breiige Masse ab und läßt in Formen erstarren. Die erhaltenen Stücke werden dann gemahlen.

2. Man schmilzt Kristallsoda und Seife zusammen und verfährt dann weiter
wie unter 1. Dieses Verfahren ist wohl nur dann vorteilhaft anwendbar, wenn
Seifenschnitzel und Abfälle zur Verfügung stehen.

Im ersteren Falle kocht man aus irgendwelchen Fetten, bzw. unter Zusatz
von Harz, einen dünnen Seifenleim und bringt diesen in einen Kessel. Dieser
ist mit einem kräftigen Rührwerk versehen, um die ziemlich steif werdende
Masse gut mischen zu können. Dieser Mischkessel, der aus Gußeisen angefertigt
ist, wird umgeben von einem zweiten schmiedeeisernen Gefäße, in welches Kühlwasser eintreten kann. Die in den Kessel eingelassene Seifenlösung wird gut
abgekühlt und auch während des nun folgenden Einbringens der Soda gut
kühl gehalten. Die Soda wird gleichmäßig und langsam unter stetem Umrühren
eingeworfen. Wenn alle Soda gelöst und die Masse gleichmäßig innig gemischt
ist, zieht man sie durch den Auslauf ab. Als Formen, in denen man das Waschsalz erkalten bzw. kristallisieren läßt, nimmt man zweckmäßig kleine Schalen
von galvanisiertem Eisen-, Zink- oder Weißblech im Format von 50×50×10 cm.
Zum Mahlen des fettsäurehaltigen Waschpulvers kann man nicht jede Vorrichtung gebrauchen, es muß Erwärmung, die durch Reibung entsteht, vermieden
werden, da sonst das Waschsalz stark backt, bzw. flüssig wird. Eine sehr einfache Vorrichtung sind Trommeln aus Stahlblech, die in derselben Weise wie
eine gewöhnliche Kuchenreibe gelocht sind. Die Waschsalzstücke werden an
diese sich drehenden Trommeln durch eine besondere Vorrichtung angedrückt.
Am besten sind jedenfalls die Desintegratoren, wie sie von Gruson in vorzüglicher Ausführung gebaut werden, verbunden mit Vorbrecher, Schüttelsieb und
Elevator, die die groben, auf dem Siebe verbleibenden Teile immer wieder nach
oben bringt und in die Mühle einwirft.

Die Waschpulver sind sehr verschieden zusammengestzt, namentlich schwankt der Gehalt an Fettsäuren, die den höchsten Wert der einzelnen Bestandteile haben, sehr. Ein Teil der Fettsäuren wird gern durch Harz ersetzt, gerade wie bei billigen Seifen. Man kann indes aus Zweckmäßigkeitsgründen nicht viel Harz anwenden, da sonst das Präparat schmierig wird und sich nicht pulvern läßt. Sehr bequem ist die Anwendung von Olein. Man kann dann ohne kaustische Soda auskommen, da sich Olein schon unmittelbar mit Natriumkarbonat verseift. Man hat dann nicht nötig, zuerst einen Seifenleim zu kochen, sondern stellt in dem erwähnten Mischkessel eine Lösung von Soda her, bzw. man schmilzt in demselben Kristallsoda und setzt dann das Olein zu, wenn nötig setzt man zum Schluß eine geringe Menge kaustischer Lauge zu, um sicher zu sein, daß alles Olein verseift wird. Bei Anwendung von unreinen Fetten, wie Knochenfett, Fischtran, ist man genötigt, die Seife durch Aussalzen zu reinigen. Um dunkle Fette zu bleichen, wird etwas Chlorkalklösung zugesetzt. Ein Gehalt an freiem Chlor soll im Waschsalz nicht vorhanden sein; denn als Bleichmittel kann dieses nicht gelten. Durch größere Mengen von Verbindungen mit wirksamem Chlor kann nur die Wäsche leiden. Viele Waschpulver haben einen Gehalt an Wasserglas von 5% und mehr. Gute Präparate enthalten etwa 30—45% Fettsäuren, 30—35% Soda und 30—40% Wasser.

Die geringwertigen Erzeugnisse, die nur 5—10% Fettsäuren enthalten, können zum Gebrauch für Wäsche kaum dienen, sie werden nur zum Scheuern von Tischen und Fußböden verwendet. Auch auf den Dampfern haben sich solche Präparate zum Deckwaschen eingeführt.

Bei einem an Fettsäuren armen Waschpulver ist man derart verfahren, daß man Leinsamen mit kaustischer Lauge auskochte. Auf diese Weise erhielt man eine dünne Leinölseife, und daneben gingen auch einige Eiweißstoffe aus den Samen in Lösung. Diese bewirken dann beim Gebrauch des Waschpulvers ein ziemlich starkes Schäumen, wodurch die Täuschung hervorgerufen wird, als wenn das Pulver einen größeren Seifengehalt besäße, als es in der Tat hat. Ein solches Verfahren ist zu verwerfen.

Große Bedeutung für die Waschpulver haben die Fettalkoholsulfonate als Reinigungsmittel bekommen; sie wirken wie Seifen, deren Reinigungskraft sie übertreffen, sind neutrale Verbindungen und geben mit kalkhaltigem Wasser keine Niederschläge von Kalkseife. Man stellt sie als saure Schwefelsäureester der höheren aliphatischen Alkohole des Lauryl-, Myristil-, Ketyl-, Stearyl- und des ungesättigten Oleylalkohols her, die man durch Neutralisation in alkylschwefelsaure Salze überführt. Sie stellen ein farbloses, leicht in Wasser lösliches Pulver dar. Die Verarbeitung der Fettalkoholsulfonate ist aber durch Patente eingeengt.

Zum Waschen von gebrauchten Klischees und Lettern hat sich ein Präparat gut eingeführt, das wenig Fett, aber viel kaustische Soda, etwa 10—15%, enthält, es führt den Namen „Typenpulver". Die Anwendung dieses Präparates scheint den Druckern bequemer als kaustische Lauge; das Pulver hat indessen den Übelstand, daß es leicht durch Anziehen von Kohlensäure den Gehalt an kaustischer Soda einbüßt.

Manche der fettsäurehaltigen Waschpulver erhalten einen Zusatz von Natriumperborat und wirken so bleichend. Durch eingehende Versuche ist jedoch festgestellt worden, daß durch den Zusatz solcher Sauerstoffbleichmittel die Stoffaser sehr stark angegriffen wird, und daß die Schädigung durch das Perborat besonders bei Mischungen mit Seife und Natriumkarbonat eintritt. Weniger schädlich ist ein Verfahren, wo ein Waschen der Stoffe mit Seife, und, nach gründlichem Spülen, getrennt davon eine Behandlung mit Lösung des Perborats vorgenommen wird.

a) Nach Deite:

Kristallisiertes Natriumkarbonat 500,0   kalziniertes Natriumkarbonat 250,0
            Seife . . . . 250,0.

Man bringt das kristallisierte Natriumkarbonat und die möglichst fein zerkleinerte Seife in einen Kessel, schmilzt, rührt das kalzinierte Natriumkarbonat unter und nimmt vom Feuer. Nun breitet man die Masse auf Blechen in dünner Schicht aus und schaufelt beständig um, bis sich die Masse in Körner zerreiben läßt, und siebt nun durch, und zwar zuerst durch ein gröberes, dann das zweitemal durch ein feineres Sieb.

b) Kernseife 600,0   kristallisiertes Natriumkarbonat 80,0
   Wasser 160,0   kalziniertes Natriumkarbonat . 160,0.
   Man löst das kristallisierte Natriumkarbonat im Wasser auf, schmilzt darin die möglichst fein zerkleinerte Seife, rührt das kalzinierte Natriumkarbonat darunter und nimmt vom Feuer. Weiter verfährt man nach a.

c) Gepulverte Seife . . . . 250,0 . kalziniertes Natriumkarbonat 750,0
   werden gemischt.

d) Weißes Olein 1000,0   Natriumkarbonatlauge (25° B) 1000,0
   kalziniertes Natriumkarbonat . . 1000,0.
   Die Bereitung ist die gleiche wie unter a, nur muß das Olein erst durch die Natriumkarbonatlauge verseift werden.

e) Gemahlenes kristallisiertes Natriumkarbonat 820,0   weißes Olein 120,0
   Ätznatron (Natriumhydroxyd) . . 60,0.
   Ein Seifenpulver mit kristallisiertem Natriumkarbonat hergestellt, wird leichter feucht als bei Verwendung von kalziniertem Natriumkarbonat.

f) Geringere Ware:
   Gemahlenes kristallisiertes Natriumkarbonat 880,0   weißes Olein 80,0
   Ätznatron (Natriumhydroxyd) . . 40,0.

g) Gefüllt:
   Gemahlenes kristallisiertes Natriumkarbonat 740,0   weißes Olein 80,0
   Talk . . . . 180,0.
   In einem genügend großen Kessel erwärmt man das Olein und mischt unter beständigem Umrühren das gesiebte Gemisch der übrigen Stoffe nach und nach zu. Jetzt arbeitet man die Masse gut durcheinander, bis sie vollständig klümpchenfrei ist, und reibt sie durch ein Sieb in einen Kasten, den man mit einem Deckel versieht. Es tritt jetzt Erhitzung und Verseifung ein.

h) Persil ähnlich (nach Augsb. Seifens.-Ztg.). Natriumperborat-Waschpulver:
   Man erhitzt Natronlauge (30°) 180,0 zum Sieden, fügt
   Palmkernöl 100,0   weißes Olein 80,0
   zu und rührt, bis Verseifung eingetreten ist. Den entstandenen Seifenleim vermischt man mit
   Wasserglas (38°—40°) 200,0,
   arbeitet   trockene Ammoniaksoda 340,0
   darunter, breitet die Masse dünn zum Erkalten aus, wie unter a angegeben ist, und verarbeitet dann zu Pulver. Dem trockenen Pulver mischt man Natriumperborat 100,0 zu.

i) Kalziniertes Natriumkarbonat 700,0   gepulverte Seife 200,0
   Natriumperborat 100,0
   werden gemischt.
   Um Natriumperborat in dem fettsäurehaltigen Waschpulver nachzuweisen, schüttelt man eine Kleinigkeit des Gemisches mit 10 Teilen Wasser, fügt etwas verdünnte Schwefelsäure und eine kleine Menge Chloroform hinzu und schüttelt wiederum. Durch die Schwefelsäure werden die Fettsäuren freigemacht, und diese lösen sich in dem Chloroform auf. Man gießt nun die über dem Chloroform stehende Flüssigkeit ab, vermischt sie mit etwa 2 ccm Äther, fügt vorsichtig einige Tropfen einer schwachen Kaliumdichromatlösung hinzu und schüttelt um; es zeigt sich nunmehr eine Blaufärbung.

35*

Salmiakterpentin-Seifenpulver. Nach Seifenfabr.

Kern- oder Harzseife . . 200,0   kalziniertes Natriumkarbonat 200,0
Wasser 250,0   Terpentinöl 20,0
                  Salmiakgeist (0,910) . . . . . . 3,0.

Seife, kalziniertes Natriumkarbonat und Wasser werden zusammengeschmolzen, nach dem Erkalten gepulvert und dann Terpentinöl und Salmiakgeist zugemischt.

Terpentinöl und besonders Salmiakgeist dürften allerdings nach verhältnismäßig kurzer Zeit verdunstet sein.

Flammenschutzmittel.

Die hierzu dienenden Mittel haben nicht die Wirkung, daß die damit getränkten Stoffe im buchstäblichen Sinne des Wortes unverbrennlich werden, sondern nur, daß sie nicht mehr mit Flamme brennen können. Derartig zubereitete Stoffe glimmen nur und sind deshalb verhältnismäßig leicht zu löschen. Man bedient sich der Flammenschutzmittel namentlich für Kulissen, Theater- und Ballkleider, Vorhänge usw. Die Einverleibung der Flammenschutzmittel in die zu schützenden Stoffe geschieht am besten durch Hineinlegen, Tränken der Stoffe mit den Flüssigkeiten, anderseits werden die Flammenschutzmittel aufgespritzt oder aufgestrichen.

Flammenschutzmittel oder Feuerschutzmittel dürfen nur zur gewerblichen Verwendung gelangen, wenn sie von dem Materialprüfungsamt geprüft sind. Die Prüfung ist nach DIN 4102 vorzunehmen.

Flammenschutzmittel.

a) Zyanitähnlich:

Das unter diesem Namen in den Handel kommende Flammenschutzmittel ist nach Helbig nichts weiter als ein sehr unreines alkalireiches Wasserglas.

b) Nach Hager **Phönixessenz:**

Natriumwolframat 15,0   Natronwasserglasflüssigkeit 10,0
Natriumphosphat (Dinatriumphosphat) 3,0   Wasser 35,0
arabisches Gummi nach Belieben.

c) Für Holz, Tauwerk, Strohdecken, Packleinwand usw.:

Ammoniumchlorid . . . 150,0   Borsäure 60,0
Borax 30,0   Wasser . . . . 1000,0.
Die Gegenstände werden in die auf 100° erwärmte Lösung 15—20 Minuten getaucht, dann ausgepreßt und getrocknet.

d) Nach Dieterich:

Ocker 200,0   Zinkweiß 50,0
Natronwasserglasflüssigkeit . . . 800,0
verreibt man miteinander.

Diese Vorschrift von Dieterich läßt sich noch dadurch verbessern, daß man etwa die Hälfte des Ockers durch gleiche Teile von sehr fein gepulvertem Asbest und feuerfestem Ton ersetzt.

e) Für Kulissen:

Ammoniumchlorid . . . 15 kg   Wasser . . . . 100 Liter.
In diese Lösung wird so viel Schlämmkreide eingetragen, daß sie dicklich wird. Dann wird die Masse auf 50°—60° C erwärmt, und die Kulissen werden mittels Pinsels zweimal damit bestrichen.

f) Tonerde 250,0   gelöschter Kalk 100,0
Kieselgur 340,0   Asbest 110,0
Natronwasserglasflüssigkeit . . . 160,0
werden mit so viel Wasser angemengt, daß eine streichfähige Masse entsteht.

g) Nach Dieterich:

Ammoniumchlorid . . . 150,0   Kalziumchlorid 50,0
löst man in   Wasser 1000,0
und verrührt darin
Schlämmkreide . . . . 300,0.

h) **Für leichte Gewebe, Vorhänge, Wäsche, Watte, Christbaumwatte, Theater- und Ballkleider:**
  Ammoniumphosphat . . .   10,0   Wasser . . . . 90,0.
    Man tränkt die Gewebe mit der Lösung und trocknet. Oder, wenn sie gesteift werden sollen, setzt man die Lösung der Stärke zu.

i) Ammoniumsulfat   80,0   Ammoniumkarbonat . . . 25,0
  Borax   20,0   Borsäure 30,0
  Dextrin oder Gelatine . .   4,0   Wasser . . . . 1 Liter.
    Die Stoffe werden mit der auf 30° C erwärmten Lösung getränkt und nach dem Antrocknen auf gewöhnliche Weise gesteift.

k) a) Borax   15,0   Wasser 50,0,
   b) Magnesiumsulfat . . .   11,0   Wasser . . . . 50,0.
    Die beiden Lösungen werden nacheinander auf die Stoffe aufgetragen.

l) Borax   2,0   Kalium-Aluminiumsulfat .   6,0
  Natriumwolframat . . .   1,0   Wasser . . . . 100,0.

m) Leim   5,0   Aluminiumchlorid . . . 80,0
  Zinkchlorid   2,0   Borax 57,0
        Wasser . . . . 568,0.

n) Man löst   Natriumwolframat 15,0
  in   Wasser . . . . 85,0.

o) **Für Papier:**
  Ammoniumsulfat   80,0   Borsäure 30,0
  Borax   20,0   Wasser . . . . 1000,0.
    Das Papier wird mit der auf 50° erwärmten Lösung getränkt.
    Siehe auch unter h.

p) **Flammenschutzstärke:**
  Natriumwolframat . . .   30,0   Borax 20,0
        Stärke . . . . 60,0.
    Zum Steifen von Vorhängen, Wäsche, Theater- und Ballkleidern wird diese wie gewöhnliche Stärke benutzt.

q) **Für Stearin-Kerzendochte:**
  Borsäure   30,0   Ammoniumsulfat 20,0
  Ammoniumphosphat . . .   20,0   Wasser 1000,0

Wärmeschutzmasse für Dampfkessel, Dampfleitungsrohre und ähnliches.

a) Nach Bersch:
    Man entfernt etwaigen Ölfarbenanstrich durch grüne Seife, bestreicht die so gereinigten und erhitzten Rohre mit einer Grundmasse, bestehend aus:
  flüssigem Wasserglas . .   200,0   feinem Sand 150,0
  Wasser   100,0   gesiebten Sägespänen . . 30,0
  und darauf mit einer Deckmasse aus:
  trockenem Lehm   60,0   Kartoffelstärke   4,0
  gesiebten Sägespänen . .   8,0   Dextrin   4,0
  gemahlenen Korkabfällen .   3,0   Wasserglaspulver   4,0
        Wasser . . . . 30,0.
    Der Lehm wird mit dem Wasser gut durchgeknetet, und darauf arbeitet man die übrigen Stoffe gut unter. Die Rohre werden vor dem Aufstreichen erhitzt.

b) Trockenen Lehm oder   gesiebte Sägespäne . . . 100,0
  Bolus   500,0   Dextrin 100,0
        flüssiges Wasserglas 50,0
  mischt man und rührt das Gemenge mit so viel Wasser an, daß sich die Masse streichen läßt. Für Dextrin kann auch Tyloseschleim verwendet werden.

Feuerlöschmittel.

Feuerlöschgranaten.

Man füllt dünnwandige Flaschen mit den Lösungen und wirft im Bedarfsfall eine oder mehrere davon in die Flammen.

a) Nach Harden:

Jede Granate enthält 550,0 Flüssigkeit, diese ist zusammengesetzt aus:

Natriumchlorid	 200,0	Ammoniumchlorid	. . .	90,0
	Wasser	. . . . 710,0.		

b) Kalziumchlorid . . . . ·155,0   Magnesiumchlorid . . . 56,0
    Wasser . . . . 789,0.

c) Schönbergs F e u e r t o d :

Die Flaschen enthalten 450,0 einer Lösung, die zusammengesetzt ist aus:

Natriumchlorid 65,0   Natriumkarbonat 16,0
    Wasser . . . . 920,0.

d) Ammoniumchlorid . . . 100,0   Natriumchlorid 200,0
    Wasser . . . . 700,0.

Feuerlöschwasser für Handspritzen.

a) Hierzu eignen sich alle Salzlösungen ziemlich gleichmäßig gut. Man benutzt dazu Natriumchlorid-, Kalziumchlorid-, Ammoniumsalzlösung usw. Alle diese Lösungen wirken in der Weise, daß sie, auf brennende Gegenstände gespritzt, diese mit Salzmassen umhüllen und daher vor dem Weiterflammen schützen. Wer für sein Geschäft oder fürs Haus eine kleine Handspritze hält, tut gut, neben derselben ein Fäßchen mit irgendeiner konzentrierten Salzlösung bereit zu halten.

b) Ferrosulfat (Eisenvitriol) . 40,0   Ammoniumsulfat 160,0
    Wasser . . . . 800,0.

c) Kalziumchlorid 200,0   Magnesiumchlorid . . . 50,0
    Wasser . . . . 750,0.

Die Füllungen für die im Handel befindlichen F e u e r l ö s c h a p p a r a t e , F l ü s s i g k e i t s l ö s c h e r , bestehen meist in der Hauptsache aus Gemischen von Salzen, wie Natriumbikarbonat in wäßrigen Lösungen, die durch Hinzutreten von Säuren oder sauren Salzen Kohlensäureanhydrid entwickeln, da dieses die Flamme erstickt. Diese Löscher dürfen infolge des Wassergehaltes nicht bei elektrischen Leitungen angewendet werden, wodurch Kurzschluß entstehen kann. Bei gewissen Lösungen ist auch Saponin oder Seifenwurzelextrakt in Lösung, um durch entstehenden Schaum das Kohlensäureanhydrid einzuhüllen und so länger wirksam zu halten.

L u f t s c h a u m l ö s c h e r , wie sie im großen angewendet werden, beruhen auf der Erzeugung mechanischen Schaumes unter Heranziehung von Kohlensäure, Luft, Wasser und kleinen Mengen eines schaumbildenden Stoffes.

Tetrachlorkohlenstoff sollte man, da sich daraus in der Feuerhitze das äußerst giftige, tödlich wirkende Phosgengas bildet, für Innenräume und Kellerräume überhaupt nicht, oder nur mit einer entsprechenden Gasmaske ausgerüstet, benutzen.

T r o c k e n l ö s c h e r :

a) Natriumbikarbonat . . . 980,0   Kieselgur . . . . . . 20,0.

b) A m e r i k a n i s c h e s P a t e n t :

Natriumbikarbonat . . . 950,0   Kaolin 35,0
    Wachs . . . . 15,0.

Das Natriumbikarbonat wird oft teilweise durch Magnesiumkarbonat, Kalziumkarbonat oder Kalziumsulfat ersetzt. Der Zusatz von Kieselgur, Kaolin oder Wachs bezweckt, das Klumpigwerden des Natriumbikarbonats zu verhüten. Manche Trockenlöscher enthalten Kaliumbisulfat, um die Kohlensäureabgabe zu beschleunigen.

H a n d f e u e r l ö s c h e r u n d s o n s t i g e v o n H a n d t r a g b a r e F e u - e r l ö s c h g e r ä t e m ü s s e n l a u t V e r o r d n u n g , e h e s i e i n V e r k e h r g e b r a c h t w e r d e n , a m t l i c h g e p r ü f t u n d z u g e l a s s e n w e r d e n .

Desinfektionsmittel.

Zur Desinfektion können eine große Reihe von Stoffen verwendet werden, deren Auswahl sich nach der Natur des zu desinfizierenden Körpers richten muß. Es kommen zum Gebrauch Chlor und Brom in Gasform und in Lösung, schweflige Säure, Quecksilbersublimat, Phenol (Karbolsäure), Phenolschwefelsäure (Karbolschwefelsäure), Kreolin, Kresol, die Präparate der Firma Schülke und Mayr A.-G. in Hamburg, Lysol, Alkalysol, Parmetol und Sagrotan, Borsäure, Salizylsäure, Kaliumpermanganat u. a. m. Alle diese Stoffe wirken mehr oder minder stark vernichtend auf die verschiedenen Kleinlebewesen, Mikroorganismen; einige von ihnen sind auch zugleich geruchzerstörend. Handelt es sich um diesen letzten Zweck allein, so können außer dem Chlor und Kaliumpermanganat auch solche Stoffe verwendet werden, welche die riechenden Gase chemisch binden. Dieses sind für Kloaken und Schmutzwässer namentlich Kalk, Aluminiumverbindungen und Ferrosulfat (Eisenvitriol). Im großen dient als wichtigstes Desinfektionsmittel für Kleider, Betten und Gebrauchsgegenstände die Anwendung ziemlich bedeutender Hitzegrade bzw. die Einwirkung von strömendem, überhitztem Wasserdampf. Soll frisches F l e i s c h, welches bei großer Hitze beginnende Verderbnis zeigt, wieder g e n u ß f ä h i g g e m a c h t w e r d e n, so genügt dazu meist ein Abspülen mit einer schwachen Lösung von Kaliumpermanganat unmittelbar vor der Benutzung. Zu den oben angeführten Desinfektionsmitteln kommt als eines der wichtigsten der Formaldehyd. Entweder in 35—40 prozentiger Lösung, z. B. als Formalin, oder in Gasform. Zur D e s i n f e k t i o n v o n K r a n k e n z i m m e r n, um die etwa anhaftenden Krankheitskeime zu zerstören, wird in der Weise verfahren, daß man in dem möglichst luftdicht geschlossenen Zimmer durch einen Kochapparat eine dem Raum entsprechende Menge von Formalin erhitzt, so daß der darin enthaltene Formaldehyd gasförmig entweicht. Türritzen, Schlüssellöcher, Fenster usw. werden gründlich verklebt; nach Einwirkung des Formaldehyds während 5—6 Stunden wird das Schlüsselloch geöffnet, ein Gummischlauch hindurchgesteckt und durch diesen ein Strom von Ammoniakgas, den man durch Kochen von Ammoniakflüssigkeiten erhält, eingeleitet. Nach einiger Zeit kann das Zimmer geöffnet werden. Da jedoch Formaldehyddämpfe sehr giftig sind und öfter Todesfälle herbeiführen, muß äußerste Vorsicht beobachtet werden.

Wir lassen das folgen, was die „Allgemeine Desinfektionsanweisung", auf Grund des Reichsseuchengesetzes bekanntgegeben, über die Anwendung der Desinfektionsmittel sagt.

B e i d e r A b g a b e d e r D e s i n f e k t i o n s m i t t e l s i n d d i e g e s e t z l i c h e n B e s t i m m u n g e n, w i e s i e d i e G i f t v e r o r d n u n g v o r s c h r e i b t, g e n a u z u b e a c h t e n. D a r ü b e r h i n a u s s a g t e i n e R e i c h s g e r i c h t s e n t s c h e i d u n g: J e d e r m a n n h a t d i e P f l i c h t, G e f ä h r d u n g e n u n d V e r l e t z u n g e n d e r G e s u n d-

heit und des Lebens anderer Menschen durch seinen Ge-
werbebetrieb möglichst zu vermeiden und dazu diejenigen Vorsichtsmaßregeln anzuwenden, die ihm möglich und zumutbar sind. Darauf, ob eine hiernach erforderliche Vorsichtsmaßregel auch ausdrücklich durch ein Gesetz oder eine Polizeiverordnung vorgeschrieben sei, komme es nicht an. Die Unterlassung der Kennzeichnung einer Sache als gefährlich könne man nicht entschuldigen.

Desinfektionsmittel.

1. **Verdünntes Kresolwasser** (2,5prozentig). Zur Herstellung werden 50 ccm Kresolseifenlösung, Liquor Cresoli saponatus des Arzneibuches für das Deutsche Reich mit Wasser zu 1 Liter Desinfektionsflüssigkeit aufgefüllt und gut durchgemischt.

Bei **Schweineseuche** und **Schweinepest** ist 6prozentiges Kresolwasser zu verwenden. Zu seiner Herstellung sind statt der erwähnten 50 ccm Kresolseifenlösung 120 ccm dieser Lösung erforderlich.

2. **Phenollösung, Karbolsäurelösung**, etwa 3prozentig. 30 ccm verflüssigtes Phenol, verflüssigte Karbolsäure, Phenolum liquefactum, Acidum carbolicum liquefactum des Arzneibuches für das Deutsche Reich, werden mit Wasser zu 1 Liter Desinfektionsflüssigkeit aufgefüllt und gut durchgemischt.

3. **Kresolschwefelsäurelösung** (3prozentig). Zur Herstellung werden zunächst 2 Raumteile rohes Kresol, Cresolum crudum des Deutschen Arzneibuchs, mit 1 Raumteil roher Schwefelsäure, Acidum sulfuricum crudum des Deutschen Arzneibuchs, bei gewöhnlicher Wärme gemischt. Von dieser Mischung werden frühestens 24 Stunden nach ihrer Zubereitung 30 ccm mit Wasser zu 1 Liter Desinfektionsflüssigkeit aufgefüllt und gut gemischt. Die Kresolschwefelsäuremischung ist hierzu binnen 3 Monaten nach ihrer Herstellung zu verwenden.

Wird die Kresolschwefelsäurelösung zur Desinfektion von Plätzen im Freien, Hofräumen, Ladestellen usw. verwendet, so ist sie bei Frostwetter zur Verhütung der Eisbildung zuvor mit Kochsalz, und zwar 0,5 bis 1 kg auf 10 Liter Kresolschwefelsäurelösung unter sorgfältigem Umrühren zu vermischen.

Ställe, Höfe, Geräte usw., die mit Soda- oder Seifenlösung gereinigt wurden, sind vor der Desinfektion mit Kresolschwefelsäurelösung durch Abspülen von Soda- oder Seifenresten zu befreien.

4. **Sublimatlösung, Quecksilbersublimatlösung** (1/10prozentig). Zur Herstellung wird je 1,0 Quecksilbersublimat und Kochsalz unter Zusatz einer kleinen Menge roten Teerfarbstoffs oder eine der käuflichen, rosa gefärbten Sublimatpastillen, Pastilli Hydrargyri bichlorati des Arzneibuchs für das Deutsche Reich, mit 1,0 Sublimat in 1 Liter Wasser aufgelöst.

5. **Frisch gelöschter Kalk**. Frisch gebrannter Kalk wird unzerkleinert in ein geräumiges Gefäß gelegt und mit Wasser, etwa der halben Menge des Kalkes, gleichmäßig besprengt; er zerfällt hierbei unter starker Erwärmung und unter Aufbähen zu Kalkpulver.

Kalkmilch. Sie wird als dicke und als dünne Kalkmilch angewendet.

Dicke Kalkmilch wird bereitet, indem zu je 1 Liter frisch gelöschtem Kalk allmählich unter stetem Rühren 3 Liter Wasser hinzugesetzt werden.

Dünne Kalkmilch wird hergestellt, indem zu je 1 Liter frisch gelöschtem Kalk allmählich unter stetem Umrühren 20 Liter Wasser hinzugesetzt werden.

Falls frisch gelöschter Kalk nicht zur Verfügung steht, kann die Kalkmilch auch durch Anrühren von je 1 Liter gelöschtem Kalk, wie er in einer Kalkgrube vorhanden ist, mit 3 oder 20 Liter Wasser bereitet werden. Jedoch ist darauf zu achten, daß in diesen Fällen die oberste, durch den Einfluß der Luft veränderte Kalkschicht der Grube vorher beseitigt ist.

Die Kalkmilch ist vor dem Gebrauch umzuschütteln oder umzurühren.

6. C h l o r k a l k m i l c h wird aus Chlorkalk, Calcaria chlorata des Arzneibuchs für das Deutsche Reich, der in dicht geschlossenen Gefäßen vor Licht
geschützt aufbewahrt war und stechenden Chlorgeruch besitzen soll, in der
Weise hergestellt, daß zu je 1 Liter Chlorkalk allmählich unter stetem Rühren
3 oder 20 Liter Wasser hinzugesetzt werden. Chlorkalkmilch ist jedesmal vor
dem Gebrauche frisch zu bereiten.

7. F o r m a l d e h y d l ö s u n g (etwa 1prozentig). Zur Herstellung werden
30 ccm der käuflichen Formaldehydlösung mit Wasser zu 1 Liter Desinfektionsflüssigkeit aufgefüllt und gut durchgemischt.

8. W a s s e r d a m p f. Der Wasserdampf muß mindestens die Wärme des
siedenden Wassers haben. Zur Desinfektion mit Wasserdampf sind nur solche
Geräte zu verwenden, welche sowohl bei der Aufstellung, als auch später in
regelmäßigen Zwischenräumen von Sachverständigen geprüft und geeignet befunden worden sind.

Neben Geräten, welche mit strömendem Wasserdampfe von Atmosphären-
druck arbeiten, sind auch solche, die mäßig gespannten Dampf verwerten, verwendbar. Überhitzung des Dampfes ist zu vermeiden.

Die Prüfung der Geräte hat sich namentlich auf die Art der Dampfentwick-
lung, die Anordnung der Dampfzu- und -ableitung, den Schutz der zu desinfizierenden Gegenstände gegen Tropfwasser und gegen Rostflecke, die Handha-
bungsweise und die für eine ausreichende Desinfektion erforderliche Dauer der
Dampfeinwirkung zu erstrecken.

Auf Grund dieser Prüfung ist für jedes Gerät eine genaue Anweisung für
seine Handhabung aufzustellen und neben dem Gerät an offensichtlicher Stelle
zu befestigen.

Die Bedienung der Geräte ist, wenn irgend angängig, nur geprüften D e s -
i n f e k t o r e n zu übertragen. Es empfiehlt sich, tunlichst bei jeder Desinfektion durch eine geeignete Vorrichtung festzustellen, ob die vorschriftsmäßige
Durchhitzung erfolgt ist.

9. A u s k o c h e n in Wasser, dem Soda zugesetzt werden kann. Die Flüssigkeit muß kalt aufgesetzt werden, die Gegenstände vollständig bedecken und
vom Augenblicke des Kochens ab mindestens eine Viertelstunde lang im Sieden
gehalten werden. Die Kochgefäße müssen bedeckt sein.

10. V e r b r e n n e n, anwendbar bei leicht brennbaren Gegenständen von
geringem Werte.

A n m e r k u n g. Unter den angeführten Desinfektionsmitteln ist die Auswahl nach Lage des Falles zu treffen. Auch dürfen unter Umständen andere, in
bezug auf ihre desinfizierende Wirksamkeit und tatsächliche Brauchbarkeit erprobte Mittel angewendet werden, jedoch müssen ihre Mischungs- und Lösungs-
verhältnisse sowie ihre Verwendungsweise so gewählt werden, daß nach dem
Gutachten des beamteten Arztes der Erfolg ihrer Anwendung einer Desinfektion
mit den unter 1—10 bezeichneten Mitteln nicht nachsteht.

Z u r E n t l a u s u n g u n d D e s i n f e k t i o n b e i F l e c k f i e b e r sind
nachstehende Mittel und Verfahren zur Entlausung und gleichzeitigen Desinfektion gegeben:
1. 5 p r o z. K r e s o l s e i f e n l ö s u n g, die einem Kresolgehalt von 2,5 v. H.
entspricht. Zur Herstellung werden entweder 50 ccm Kresolseifenlösung
(Liquor Cresoli saponatus des Arzneibuchs für das Deutsche Reich) oder
½ Liter Kresolwasser (Aqua cresolica des Arzneibuchs für das Deutsche
Reich) mit Wasser zu 1 Liter Flüssigkeit aufgefüllt und gut durchgemischt.
Heiße Lösung verstärkt die Wirkung.
2. S e i f e n f r e i e, a l k a l i s c h e, k r e s o l h a l t i g e E n t l a u s u n g s -
u n d D e s i n f e k t i o n s m i t t e l:
Zur Zeit sind als geeignet anzusehen:
a) 5proz. „Lysol seifenfrei" (S c h ü l k e & M a y r A G., H a m b u r g).
b) 5proz. „Liquor Cresoli Grünau" (Chem. Fabrik G r ü n a u, B e r l i n -
G r ü n a u).
1 Gewichtsteil wird mit 20 Gewichtsteilen Wasser gemischt.
3. 5proz. K a r b o l s ä u r e l ö s u n g
1 Gewichtsteil verflüssigte Karbolsäure (Acidum carbolicum liquefactum)
wird mit 20 Gewichtsteilen Wasser gemischt.

4. **Wasserdampf**
5. **Auskochen in Wasser**
6. **Trockene Hitze**
7. **Verbrennen.**

Desinfektion bei Maul- und Klauenseuche.

a) **Für Ställe, Wände, Borte und Geräte:**
1prozentige Natronlauge, der 5% Kalk zugesetzt sind.
b) **Für die Tiere selbst:**
1prozentige Natronlauge mit Vorsicht der Verätzungsgefahr halber.

Desinfektion von Büchern.

Man stellt in eine Kiste eine Schale mit Formaldehydlösung (35%). Darüber bringt man eine siebartige Vorrichtung an und stellt auf diese die Bücher so auf, daß die einzelnen Blätter nicht aufeinander liegen, sondern frei, nur am Rücken des Buches hängen. Nun wird die Kiste an einen warmen Ort gebracht, und hier läßt man sie 24 Stunden stehen. Gegen Tuberkelbazillen soll nach gemachten Untersuchungen Formaldehyd häufig versagen. Das beste Desinfektionsmittel bei Tuberkelbazillen ist die Behandlung im Dampfapparat.

Desinfektionspulver

a) Rohe Karbolsäure . . . 50,0   gelöschter Kalk 150,0
   zerfallenes Ferrosulfat   Gips . . . . 775,0.
   (zerfallener Eisenvitriol) 25,0
   Wird meist mit Englischrot gefärbt.
   Kalk löscht man dadurch, daß man gebrannten Kalk gut ausbreitet und durch Übersprengen mit Wasser, etwa ⅓ des Gewichtes des Kalkes, mittels einer Gießkanne in Pulverform überführt.
b) Rohe Karbolsäure . . . 200,0   Kieselgur 200,0
   gelöschter Kalk . . . . . . 600,0.
   Kann mit Eisenoxyd rot gefärbt werden.
   Karbolsäure mit Kieselgur werden zuerst innig gemengt, und dann wird der zu Pulver zerfallene Kalk zugesetzt.
c) Nach Dieterich:
   Rohe Karbolsäure . . . 200,0   gelöschter Kalk 300,0
   Torfmull . . . . 500,0.
d) **Für Gruben, Eimer** usw.
   Zerfallenes Ferrosulfat   Gips 475,0
   (zerfallener Eisenvitriol) 500,0 rohe Karbolsäure . . . . 25,0.
e) **Für Stallungen, Kloaken** usw.:
   Zerfallenes Ferrosulfat (Ei-   gelöschter Kalk 300,0
   senvitriol) 300,0   Torfmull . . . . 400,0.
f) Nach Süvern. **Für Abfallwässer, Gruben** usw.:
   Gelöschter Kalk . . . 100,0   Steinkohlenteer 15,0
   Magnesiumchlorid . . . . . 15,0.
   Wird mit Wasser angemengt.
g) **Für Molkereien** nach Lentz: Rohchloramin Heyden,
   5 Eßlöffel auf 10 Liter Wasser.

Desinfektion von Bedürfnisanstalten.

a) Schweres Steinkohlenteeröl 900,0   Rohkresol . . . . . . 100,0.
b) Schweres Steinkohlenteeröl 650,0   Rohkresol 100,0
   geringwertiges Spindelöl . . . . 250,0.

Desinfektion von Nachtgeschirren, Spucknäpfen usw. in Krankenzimmern.

a) Hierzu bedient man sich vor allem einer 1prozentigen Lösung von übermangansaurem Kalium oder von Eau de Javelle oder Chlorkalklösung, und endlich wäscht man mit stark laugehaltiger Schmierseifenlösung aus.
b) **Pulver für Spucknäpfe:**
   Beliebig gefärbter Sand 1000,0
   werden gemischt mit
   Kiefernadelöl 1,5   Zedernholzöl 1,0
   Fichtenadelöl 1,5   Benzoetinktur . . . . . 1,5.
   Man trocknet und füllt in Säckchen.

Desinfektion von Rasierpinseln zwecks Abtötung von Milzbrandsporen.

Nach Angaben des Reichsgesundheitsamtes.

Wasser 900,0

werden auf 60° erwärmt und darin werden

Formaldehydlösung (D. A.-B. 6) . 100,0

gut verrührt. In diese Flüssigkeit hängt man den zu desinfizierenden Rasierpinsel mit den Borsten bzw. Haaren bis zu der Stelle, wo die Holz- oder Metallfassung beginnt. Man bewegt die Flüssigkeit bzw. den schräg gehaltenen Pinsel hin und her, daß die zwischen den Haaren bzw. Borsten eingeschlossene Luft entfernt wird. Nach Einwirkung der Flüssigkeit während 4 Stunden nimmt man den Pinsel heraus, wäscht ihn mit warmem Seifenwasser und trocknet ihn.

Um Rasierklingen zu desinfizieren, taucht man sie in eine 0,5prozentige Lösung von Chloramin (Para-Toluolsulfochloramidnatrium) oder in eine 1prozentige Lösung von Chlorisothymol und trocknet sie gut.

Desinfektion von schlechtem Trinkwasser.

Man setzt demselben so viel einer Lösung von Kaliumpermanganat zu, bis es bleibend rot erscheint, und dann unter stetem Umrühren so viel Wasserstoffsuperoxyd, bis die Färbung wieder verschwindet. Nach einigen Stunden hat sich das ausgeschiedene Mangansuperoxyd zu Boden gesetzt und alle sonstigen Trübungen des Wassers mitgerissen. Der bei dem Zumischen von Wasserstoffsuperoxyd freiwerdende Sauerstoff wirkt desinfizierend auf das Wasser. Geruch und Geschmack sind völlig rein.

Desinfektion von übelriechenden Wunden.

a) Kaliumpermanganat . . 1,0   Wasser . . . . 999,0.
    Mehrmals am Tage als Bad anzuwenden.
b) Silargel 20,0   weißer Ton 40,0
           Talk . . . . 40,0.

Formaldehydseifenlösung.

a) Sächs. Kr.-V.:

Kalilauge 26,0   Formaldehydlösung (mind.
Weingeist (90%) 10,0   35%) (D. A.-B. 6) . . . 44,0
reines Olein 20,0   Lavendelöl . . . . . . 3 Trpf.

Olein, Weingeist und Kalilauge mischt man und schüttelt kräftig, bis Verseifung erfolgt ist. Darauf fügt man die Formaldehydlösung zu und nach erfolgter Lösung das Lavendelöl.

Man stellt nun an einen kühlen Ort und filtriert nach 8 Tagen.

b) Kaliseife 25,0   Formaldehydlösung (D. A.-
Weingeist (90%) 25,0   B. 6 49,0
Lavendelöl 2,0   Zitronellöl . . . . . . 1,0.

c)   Kalilauge 260,0
    (18%ig = 46,8 Kaliumhydroxyd in 260,0 Wasser)

Formaldehydlösung (35%) 150,0   Weingeist (90%) 100,0
Ölsäure 200,0   Lavendelöl 1,0
          Wasser . . . . 289,0.

Man mischt sämtliche Bestandteile mit Ausnahme der Ölsäure, fügt diese hinzu und schüttelt kräftig bis zur vollständigen Klärung.

Soll Formaldehydseifenlösung zur Herstellung eines Mundwassers dienen, ersetzt man das Lavendelöl durch Pfefferminzöl.

Gerüche, üble, zu entfernen.

a) Von Aborten.
    Man gießt eine 5prozentige Lösung von Ferrosulfat (Eisenvitriol) in Wasser hinein, oder eine Lösung von Lysol der Firma Schülke & Mayr, Hamburg.
b) von Baldrian aus Kasten entfernt man mit Senfmehl, das man mit Wasser zu einem Teig angerührt und auf beide Seiten der Wandungen aufgestrichen hat. Nach längerer Einwirkung wäscht man den Kasten gründlich mit warmem Wasser aus, trocknet ihn gut und setzt ihn der Luft aus.

c) Von Formalindämpfen, Formaldehyddämpfen.
Man läßt Ammoniakgas verdunsten, stellt Schalen mit Ammoniakflüssigkeit in die Räume.
Bei kleineren Mengen stellt man eine Schale mit Kaliumdichromatlösung an einer möglichst hohen Stelle auf. Die Giftigkeit der Lösung ist zu beachten.

d) Aus Nachttischen usw.:
Man legt in die Schubladen mit Formaldehydlösung (35%) getränkte Wattestückchen. Die Nachttische müssen aber aus dem Schlafzimmer entfernt werden. Außerdem wäscht man den Nachttisch mehrere Tage hintereinander mit Formaldehydlösung (35%), die man mit 2 Teilen Wasser verdünnt hat, aus. Schließlich läßt man ihn im Freien ausdunsten.

e) Dumpfigen Geruch entfernt man mit Senfmehl, das mit etwa dem fünfzigfachen Gewicht Wasser angerührt wird.

Instrumente zu desinfizieren.

Nach Wille:
Man legt die Instrumente in eine Lösung von

Phenol, flüssig	3,0	Wasser	962,0.
Formaldehydlösung (35%)	20,0	Borax	15,0

Kresolseifenlösung mittels Olein.

Rohes Kresol 500,0   gelbes Olein 250,0
mischt man und fügt der Mischung eine Lösung von
reinem Kaliumhydroxyd . 50,0   in Wasser 200,0
zu. Darauf schüttelt man kräftig, bis Verseifung erfolgt ist. Nun stellt man an einen kühlen Ort und filtriert nach 8 Tagen.

Kresolseifenlösung mit Glyzerin. Nach Woolcock.

Kresol	50,0	Kaliumhydroxyd	4,25
Leinöl	18,0	absoluter Alkohol . . .	2,0
Glyzerin	6,0		

Wasser so viel wie nötig, daß das Gesamtgewicht 100,0 beträgt.
Man löst das Kaliumhydroxyd in 20,0 Wasser und erwärmt die Lösung auf 70°, fügt unter Umrühren das ebenfalls auf genau 70° erwärmte Leinöl zu und dann den Alkohol. Darauf rührt man um und erhitzt gelinde, ohne zu rühren, bis die Verseifung erfolgt ist. Jetzt fügt man das Glyzerin zu, zuletzt das Kresol, und erwärmt wiederum, bis sich die Seife gelöst hat. Schließlich bringt man mit Wasser auf das Gesamtgewicht.

Rauchverzehrer. Zimmerluft-Desinfektionsmittel.

a)
Fichtennadelöl oder besser		Wacholderbeeröl	2,0
Edeltannenöl	20,0	Formaldehydlösung (35%)	20,0
Rosmarinöl	3,0	Spiritus (95%)	600,0
Latschenkieferöl	5,0	Essigsäure, konzentriert .	2,0
feinstes Lavendelöl . . .	1,0	Wasser	347,0.

Man mischt zunächst den Spiritus mit dem Wasser, fügt erst dann die ätherischen Öle, Essigsäure und Formaldehydlösung hinzu, setzt einige Zeit zur Klärung beiseite und filtriert.

b)
Feinstes Lavendelöl . . .	25,0	Rosmarinöl	10,0
Eukalyptusöl	25,0	Spiritus (95%)	600,0
Wasser	350,0.		

Staubbindendes Fußbodenöl. Stauböl.

a) Leinöl	500,0	gelb. Paraffinöl od.Vaselinöl	500,0
b) Gelb. Paraffinöl od.Vaselinöl	750,0	Rüböl	250,0.
c) Gelbes Paraffinöl oder		Rüböl	100,0
Vaselinöl	750,0	Leinöl	150,0.

d) Nach Seifenfabrikant:
Man erhitzt über Dampf
helles geruchloses Spindelöl (0,890—0,900) 1800,0,
fügt Nitronaphthalin 100,0
hinzu und kocht, bis das Nitronaphthalin vollständig gelöst ist. Hierauf
gibt man Chinolingelb 0,8
hinzu, läßt unter Umrühren noch einen Augenblick kochen und vermischt mit
Spindelöl . . . . 7200,0.

e) Gelbes Paraffinöl oder Rüböl 400,0
Vaselinöl . . . . . 500,0 Leinöl . . . . 100,0.

f) Spindelöl . . . . 800,0 Terpentinöl 50,0
Harzöl . . . . 150,0.

g) Von Behörden vorgeschriebene Zusammensetzung:
Mineralöl, möglichst farb- und geruchlos, mit einem Flammpunkt nicht
unter 120° (Pensky-Martenscher Apparat) und einem spez. Gew. von
0,800—0,900, ohne jeden Zusatz von Riechmitteln 900,0 und Leinöl 100,0.

h) wasserlöslich.
N. Seifens.-Ztg.
Mineralöl (spez. Gew. 0,885) . . . 210,0
werden mit
raffiniertem Harzöl 20,0
Destillat-Olein 20,0
gleichmäßig gemischt.
Darauf setzt man dem Gemische von einem Gemenge bestehend aus
Natronlauge (28° B) 7,5
vergälltem Spiritus (95%) . . . 7,5
so viel hinzu, bis das Öl blank ist und sich mit Wasser emulgiert.
Zum Gebrauch mischt man 1 Teil dieses Öles mit 10 Teilen Wasser.

i) Mineralöl, raffiniert . . 750,0 Natronlauge (40° B) . . . 50,0.
Destillat-Olein . . . . . 150,0 vergällter Spiritus . . . 50,0.
Man verfährt wie unter h.

Um dem Fußbodenöl gewissen Wohlgeruch zu geben, fügt man etwas gutes
Fichtennadelöl oder Bornylazetat hinzu.

Mopöl.

a) Leinöl . . . . 300,0 Petroleum 150,0
gelbes Vaselinöl . . . . 450,0 leichtes Kampferöl . . . 50,0
Terpentinöl . . . . 50,0.
Wohlgeruch nach Belieben. Man färbt auch öfter mit fettlöslichem gelbem
Teerfarbstoff auf.

b) Sibirisches Fichtennadelöl 50,0 Petroleum 400,0
gelbes Vaselinöl . . . . . . 550,0.
Wohlgeruch nach Belieben. Färbung wie oben.

c) Raffiniertes Spindelöl . . 680,0 Petroleum 290,0
leichtes Kampferöl . . . . . 30,0.

d) Leinöl . . . . 300,0 Türkischrotöl 200,0
leichtes Kampferöl . . . 50,0 Petroleum . . . . 450,0.

Mopölpolituren enthalten außerdem 2% Montanwachs oder Kunstwachs wie Wachs O. Die Wachsarten werden vorsichtig im Wasserbade geschmolzen und die Flüssigkeiten nach und nach dem geschmolzenen Wachs hinzugesetzt.

Teerwasser. Aqua Picis.

Holzteer 10,0
werden mit
grob gepulvertem Bimsstein . . . 30,0,
die vorher mit Wasser ausgewaschen und wieder getrocknet wurden, gemischt und für den Gebrauch aufbewahrt.
Von diesem Gemische werden 20,0 mit
Wasser 50,0
fünf Minuten lang geschüttelt und darauf filtriert.

Frischerhaltungsmittel. Konservierungsmittel.

Als Konservierungsmittel gelten nicht:

1. Speisesalz (Steinsalz, Siedesalz), Essig, Weingeist (auch in Form von Trinkbranntwein), Zuckerarten, der beim Räuchern entstehende Rauch;
2. Kalk und Wasserglas für die Konservierung von Eiern, Schwefelsäure für die Konservierung von Backhefe;
3. Salpeter, Kohlensäure, Essigsäure, essigsaures Natrium, Milchsäure, milchsaures Natrium, Weinsäure, deren Natriumsalze, Zitronensäure, deren Natriumsalze, Speisefette, Speiseöle und Gewürze.

Soweit Lebensmittel in Packungen oder Behältnissen in den Verkehr gebracht werden, ist der Zusatz von Konservierungsmitteln an einer in die Augen fallenden Stelle in deutlich lesbarer Schrift kenntlich zu machen. Als ausreichende Kenntlichmachung gilt im allgemeinen die Angabe „Chemisch konserviert", ein Zusatz von Borsäure muß jedoch als „Mit Borsäure konserviert" kenntlich gemacht werden.

Eine irreführende Bezeichnung liegt insbesondere vor, wenn ein mit einem Konservierungsmittel behandeltes Lebensmittel als rein oder naturrein bezeichnet oder mit einer gleichsinnigen Bezeichnung versehen wird.

Es ist verboten, anzubieten, feilzuhalten, zu verkaufen oder sonst in Verkehr zu bringen:

1. Konservierungsmittel in Mischungen (auch in Form von Lösungen) untereinander, ausgenommen Mischungen solcher Konservierungsmittel, deren gleichzeitige Verwendung nach dem Verzeichnis der zugelassenen Konservierungsmittel zulässig ist;
2. Konservierungsmittel in Mischung mit anderen Stoffen, ausgenommen Mischungen mit Speisesalz, Zucker, Weinsäure, Zitronensäure sowie Mischungen der Para-Oxybenzoesäureäthyl- und -propylester mit Natriumkarbonat.

Mischungen von Konservierungsmitteln, die zulässig sind, dürfen nur in Packungen oder Behältnissen in den Verkehr gebracht werden. Diese Packungen oder Behältnisse müssen so gekennzeichnet sein, daß bei den genannten Mischungen die Art und die Menge der in den Mischungen enthaltenen Konservierungsmittel, ferner der Verwendungszweck und die jeweils für das in Frage kommende Lebensmittel zulässige Höchstmenge aus der Kennzeichnung deutlich hervorgehen.

Konservierungsmittel dürfen als solche oder in Mischungen oder in Lösungen unter Phantasiebezeichnungen nur dann in den Verkehr gebracht werden, wenn hinsichtlich der Verpackung und der Kennzeichnung den gestellten Anforderungen entsprochen wird. Als Konservierungsmittel sind überhaupt nur zugelassen für

1. Zubereitungen von Fischen und Krustentieren: Para-Oxybenzoesäureäthyl- und -propylester, auch in Form der Natriumverbindungen und in Mischungen untereinander, Hexamethylentetramin oder Mischungen obiger Ester und Hexamethylentetramin, Wasserstoffsuperoxyd (30-

gewichtsprozentige Lösung), Mischung aus Benzoesäure und Para-Chlorbenzoesäure auch in Form ihrer Natriumsalze, und zwar für die verschiedenen Arten auch die verschiedenen Konservierungsmittel, und diese wieder in verschiedenen Mengen.

2. Fischrogen: Hexamethylentetramin und Borsäure.

3. Krabben, Krabbenkonserven: Borsäure.

4. Eikonserven: Benzoesäure, benzoesaures Natrium oder Ester, für Feinbäckereien, Eierteigwarenbetriebe, unter Ausschluß zur Herstellung diätetischer Betriebe, auch Borsäure.

5. Margarine: Benzoesäure, benzoesaures Natrium oder Ester.

6. Gemüsedauerwaren: Gurken, wie unter 5.

Für Meerrettich-Dauerwaren: Schweflige Säure oder Natriumbisulfit.

7. Graupen und Gerstengrütze: Schweflige Säure.

8. Obsterzeugnisse: Obstsäfte (Fruchtmuttersäfte) zur Weiterverarbeitung, ausgenommen Kirschsäfte aller Art, Orangensaft, Zitronensaft:

	Benzoesaures Natrium	180 mg
oder	Ameisensäure	1000 mg
„	Schweflige Säure	125 mg SO₂
„	Kaliumpyrosulfit	435 mg
„	Ester (s. unter 1)	90 mg

Kirschsäfte aller Art, Orangensaft, Zitronensaft:

	Benzoesaures Natrium	180 mg
oder	Ameisensäure (25 prozentige Lösung)	1600 mg
„	Schweflige Säure	125 mg SO₂
„	Kaliumpyrosulfit	435 mg
„	Ester (s. unter 1)	90 mg

Obstpulpe und Obstmark siehe unter Obstsäfte.

Obstkonfitüren, Marmeladen, Pflaumenmus: Benzoesäure, benzoesaures Natrium, Ameisensäure, Ester, in wässerigen oder weingeistigen Lösungen zum Benetzen von Pergamentpapier, das zum Bedecken der Oberfläche des fertigen Erzeugnisses in dem Lieferungsgefäß dient.

Obstsaft zum unmittelbaren Genuß, ausgenommen Traubensaft:

	Schweflige Säure	12,5 mg SO₂
oder	Kaliumpyrosulfit	45 mg
	Trockenobst: Schweflige Säure	200 mg SO₂.

9. Flüssiges Obstpektin, Obstgeliersäfte. Siehe unter 8 Obstsäfte.

10. Limonaden (Obstlimonaden, Fruchtlimonaden), Obstbrauselimonaden (Fruchtbrauselimonaden).

	Benzoesaures Natrium	50 mg
oder	Ester (siehe unter 1)	50 mg

11. Zucker und Schokoladewaren: Marzipan-Ersatz, Kremefüllungen, Fruchtfüllungen; fetthaltige Füllungen auch für Waffeln und waffelartige Gebäcke; fettfreie Glasuren; Makronenmasse; flüssige Fondantmasse.

	Benzoesäure	150 mg
	Ester (s. unter 1)	120 mg

12. Speiseeiskonserven:

Benzoesäure . . . . 100 mg

oder Ester (s. unter 1). . . . . 15 mg

13. Speisegelatine:

Schweflige Säure . . . . 125 mg SO_2

14. Speisesenf:

Benzoesäure . . . . 150 mg

15. Flüssige und halbflüssige Kaffee-Extrakte und Kaffee-Ersatz-Extrakte.

Ester (s. unter 1). . . . . 100 mg

16. Malzextrakt mit einem Wassergehalt zwischen 20 und 25 Hunderteilen und in Packungen von 5 kg und darüber.

Ester (s. unter 1) . . . . 50 mg.

Alle Gewichtsangaben beziehen sich auf 100 g des Lebensmittels. Sind bei Lebensmittelgruppen keine bestimmten Mengen der Konservierungsmittel genannt, so sind auch für diese ganz bestimmte Gewichtsmengen vorgeschrieben, die aus der Verordnung über Konservierungsmittel zu entnehmen sind.

Für die Praxis ist zu beachten, daß benzoesaures Natrium, Natriumbenzoat in neutralen oder alkalischen Stoffen als Konservierungsmittel unwirksam ist. In sauren Stoffen wird das Benzoat zersetzt und es wirkt die freie Benzoesäure konservierend. In sauren Stoffen bietet das Benzoat den Vorteil, daß es in der Kochhitze nicht so flüchtig ist wie die freie Benzoesäure, jedoch ist zu beachten, daß es zu Niederschlägen neigt.

Erhaltung, Konservierung anatomischer und zoologischer Präparate.

a) Wickersheimersche Flüssigkeit.

Alaun	100,0	Natriumchlorid	25,0
Kaliumnitrat	12,0	Kaliumkarbonat	60,0
arsenige Säure	10,0	Wasser	3000,0

werden durch Kochen gelöst und nach dem Erkalten filtriert. Auf 10 Liter dieser Lösung setzt man dann hinzu

Glyzerin . . . . 4 Liter   Methylalkohol . . . . 1 Liter.

Die Präparate werden entweder in dieser Flüssigkeit aufbewahrt, oder man legt sie, je nach ihrer Größe, 6—12 Tage in diese und trocknet sie dann an der Luft. Auf diese Weise hergerichtete Gegenstände halten sich jahrelang, ohne zu verderben. Es ist die Giftigkeit der Flüssigkeit zu beachten.

b) Kaiserlings Erhaltungsflüssigkeit, Konservierungsflüssigkeit.

Die von Kaiserling angegebene Flüssigkeit zum Erhalten, Konservieren von Leichenteilen bzw. pathologisch-anatomischen Präparaten hat die großen Vorteile, daß sie die Teile nicht zum Schrumpfen bringt und weiterhin, was noch wichtiger ist, den Blutfarbstoff nicht zerstört. Die Präparate sehen auch nach Jahren noch vollkommen frisch aus, so daß dieses Verfahren vor allem für den Unterricht und für die forensische Medizin, d. h. bei gerichtlichen Strafverfahren, von großem Wert ist. Nach der von Kaiserling angegebenen Vorschrift werden die Präparate zuerst 14 Tage lang in einer Lösung von

Kaliumnitrat	15,0	Kaliumazetat	30,0
in Wasser	1000,0,	der Formaldehydlösung (40%)	200,0

zugesetzt sind, aufbewahrt und dann mit Spiritus in steigender Konzentration abgewaschen bzw. in Berührung gebracht, bis die Farbe wieder erschienen ist. Aufbewahrt werden sie in einer Lösung von

Kaliumazetat . . . . 200,0 in Wasser 2000,0,
der   Glyzerin 400,0
zugefügt sind. Die Aufbewahrungsflüssigkeit muß vollkommen klar sein; am besten wird sie über Glaswolle oder Asbest mehreremal filtriert.

c) Leuffensche Flüssigkeit:

Arsenige Säure 20,0	5prozentiges Karbol-Phe-	
Quecksilberchlorid . . . 30,0	nolwasser 3250,0	
Spiritus (95%) . . . . 200,0.		

Man beachte die Giftigkeit.

d) Wagnersche Flüssigkeit:

Natriumchlorid 50,0	Zinkchlorid 9,0	
Alaun 75,0	Quecksilberchlorid . . . 9,0	
arsenige Säure 35,0	Wasser 1600,0	
Formaldehydlösung (35%) . . . 600,0.		

Man beachte die Giftigkeit.

e) Formaldehydlösung (35%) 75,0	Spiritus (95%) 25,0	
Glyzerin 75,0	Wasser . . . . 825,0.	

Frischerhaltung, Konservierung von Butter.

Man bringt auf den Boden eines Steingefäßes eine etwa 2 cm hohe, fest eingedrückte Schicht Natriumchlorid, darauf eine doppelt so hohe, fest eingedrückte und so möglichst von Luft befreite Schicht Butter, darauf wieder Natriumchlorid, und fährt so fort, bis das Gefäß gefüllt ist, das oben mit einer 5 cm hohen Schicht Natriumchlorid bedeckt wird. Man muß bei dem Einfüllen beachten, daß möglichst keine Hohlräume entstehen. Das Gefäß wird mit einem nicht fest schließenden Holzdeckel versehen und im Keller aufbewahrt.

Erhaltung von Dokumenten.

Man bespritzt das Dokument in einem Raume, wo Zugluft herrscht und jede Feuergefahr vermieden ist, mit Azetylzellulosenlack, Zellonlack. Nach völligem Erhärten des Lackes preßt man das Dokument unter Druck.

Fricherhaltung, Konservierung von Eiern.

a) Man mischt innig unter beständigem Umrühren
Natron-Wasserglas (36°—38° B) 1 kg mit Wasser . . . . 9 kg.

Nun legt man die, wenn erforderlich, gereinigten, möglichst frischen, keinenfalls aber über 12 Tage alten, festschaligen Eier (ungefähr 100 Stück) in ein Holz- oder Steingut- oder innen mit Schmelz überzogenes Tongefäß und gießt die Flüssigkeit langsam darüber, und zwar so viel, daß mindestens noch 5 cm Flüssigkeit über den Eiern stehen. Man verbindet nun das Gefäß mit Pergamentpapier oder legt einen Holzdeckel dicht darauf und stellt es an einen kühlen Ort, z. B. in den Keller, und zwar am besten auf den Fußboden. Will man so frisch erhaltene Eier später kochen, empfiehlt es sich, mit einer feinen Nadel an mehreren Stellen einen Stich in die Schale zu machen, die mit einer Schicht von Kalziumsilikat bzw. ausgeschiedener gallertartiger Kieselsäure umgeben ist.

Nach Versuchen, die mit 75 000 Eiern nach diesem Verfahren gemacht wurden, ist festgestellt worden, daß nach 9 Monaten nur etwa 3% der Eier genußunfähig waren.

b) Mit Kalk.

Man löscht gebrannten Kalk durch Übergießen mit 4 Teilen Wasser und mischt so viel Wasser hinzu, daß eine dünne Kalkmilch entsteht. Diese gießt man über die in ein Gefäß gelegten Eier, und zwar so viel, daß über den

Eiern noch eine handbreite Schicht Kalkmilch steht. Das Wasser verdunstet mit der Zeit und muß beständig nachgegossen werden. Das Kalziumoxydhydrat der Kalkmilch nimmt aus der Luft Kohlensäureanhydrid auf, wird dadurch zu in Wasser unlöslichem Kalziumkarbonat und schließt so die Luft ab.

Anstatt der Kalkmilch verwendet man auch Kalkwasser, dem man einen Zusatz von 5% Natriumchlorid gibt.

Auch das Verfahren mit Kalk zeigt ein sehr gutes Ergebnis, es sind nach 9 Monaten etwa 6% als verdorben anzusehen.

c) Nach Berger bewährt sich auch ein Einlegen der Eier in eine 10prozentige Seifenlösung oder in ein Gemisch von Wasserglas und 10prozentige Harzseifenlösung.

d) in P u l v e r f o r m :

Diese Pulver sind entweder durch Löschen zu einem Pulver zerfallenes Kalziumoxyd, oder in Wasser leichtlösliches, gepulvertes trockenes Wasserglas

Frischerhaltung, Konservierung von Eigelb und Eiweiß.

Man verarbeitet das E i g e l b mit Mehl zu einer formbaren Masse, rollt diese aus, trocknet und pulvert sie.

Eigelb für technische Zwecke wird auch durch Kochsalz frisch erhalten. Man mischt das Eigelb mit Kochsalz und trocknet bei mäßiger Wärme.

Das E i w e i ß wird unter Zusatz von Kochsalz in geeigneten Vakuumtrommeln eingetrocknet. Es verliert mit der Zeit an Löslichkeit. 4,0 Trockeneiweiß entsprechen dem Eiweiß eines Hühnereies.

Haltbarmachung von Fassadenanstrichen. Wetterfeste Anstrichfarben.

a) Man mischt Schwerspat zu gleichen Teilen mit Kreide, versetzt mit der nötigen Menge Farbe, rührt mit Wasser zu einem dicken Brei an und fügt auf 100 kg trockene Farbe etwa 15 kg Wasserglas, und zwar vorwiegend Kaliumwasserglas zu, das man vorher mit der gleichen Menge weichen Wassers verdünnt hat. Zweckmäßig ist nach dem Hartwerden einen Anstrich mit Wasserglas ohne Farbe zu geben, da der Anstrich hierdurch widerstandsfähiger wird. Ein etwaiges Ausschlagen entfernt man durch Abreiben mit in Leinöl getränkten Lappen.

b) Man mischt Magnesit (natürlich vorkommendes Magnesiumkarbonat, kohlensaures Magnesium) mit der gewünschten Farbe und rührt mit Magnesiumchloridlösung (40° B) zu einer streichbaren Masse an.

Frischerhaltung, Konservierung von Fleisch. Frischerhaltungssalz. Konservierungssalz. Präservierungssalz.

Man beachte die Einleitung der Abt. Frischerhaltungsmittel.

a) Natriumnitrit   0,6   Natriumchlorid . . . . 99,4.

Man beachte das Gesetz über die Verwendung salpetrigsaurer Salze im Lebensmittelverkehr (Nitritgesetz) vom 19. Juni 1934 und das Rundschreiben betr. Ausführung.

b) Natriumchlorid . . . 85,0   Kaliumnitrat 10,0
Zucker . . . . 5,0.

c) Das F l e i s c h r ö t e n d :

Natriumchlorid 10,0   Zucker 10,0
Kaliumnitrat 80,0   Wasser . . . . 400,0.

F r i s c h e r h a l t u n g von W u r s t :

a) Man trocknet die Wurst längere Wochen in einem luftigen Raume aus und bestreicht sie darauf mit einem Brei aus Gips und Wasser, den man gut austrocknen läßt.

b) nach Polenske:
Man schmilzt
Kolophonium 62,8   Paraffin 35,0,
arbeitet   Schlämmkreide 2,2
darunter und pinselt die Mischung 90° warm auf die Wurst auf.

Nach dem Fleischbeschaugesetze vom 29. Oktober 1940 dürfen bei der gewerbsmäßigen Behandlung oder Zubereitung von Fleisch folgende Stoffe und solche Stoffe enthaltende Zubereitungen nicht angewendet werden:
Alkali-, Erdalkali- und Ammoniumhydroxyde und -karbonate,
Aluminiumverbindungen,
Borsäure und ihre Verbindungen,
Farbstoffe jeder Art, ausgenommen gesundheitsunschädliche Farbstoffe zur
    Gelbfärbung der Hüllen der Wurstarten, bei denen die Gelbfärbung herkömmlich und als solche ohne weiteres erkennbar ist,
Fluorwasserstoffsäure und ihre Verbindungen,
Formaldehyd und Stoffe, die bei ihrer Verwendung Formaldehyd abgeben,
organische Säuren und ihre Verbindungen, ausgenommen Essigsäure, Milchsäure, Weinsäure, Zitronensäure und deren Natriumverbindungen,
Phosphorsäure und ihre Verbindungen,
Räuchermittel, ausgenommen frisch entwickelter Rauch,
schweflige Säuren und ihre Verbindungen.
Ferner dürfen nicht Verfahren angewendet werden, die zur Befreiung tierischer Fette von Geruchsstoffen, Geschmackstoffen, Farbstoffen und freien Fettsäuren dienen.

Frischerhaltung, Konservierung von eingemachten Früchten.

Es soll besonders darauf hingewiesen werden, daß ein vorzügliches, bewährtes Frischerhaltungsmittel die reichliche Anwendung von Zimt und Gewürznelken darstellt. Im Zimt wirkt der Zimtaldehyd, in den Nelken das Eugenol als fäulniswidriger Stoff. Im übrigen sind die Konservierungsmittel für Früchte S. 560 unter 8 angegeben.

Es wird ausdrücklich darauf aufmerksam gemacht, daß alle Konservierungsmittel, die von a) bis g) aufgeführt sind, nur zur Konservierung von Lebensmitteln dem Käufer verabfolgt werden, der sie nur im eigenen Haushalt verwendet oder ohne besonderes Entgelt an die in seinem Betriebe beschäftigten Personen zum eigenen Verbrauch abgibt. Als eigener Haushalt im Sinne dieser Bestimmung gilt nicht der Haushalt der Krankenhäuser, Erziehungsanstalten, Speiseanstalten, Armenhäuser und ähnlicher Einrichtungen.

Zu beachten ist, daß Frischerhaltungsmittel, die Salizylsäure enthalten, heute nicht mehr als für die Gesundheit ungefährlich angesehen, zur Verwendung, mit Ausnahme bei gekochtem Obst, abgelehnt werden.

a) Frischerhaltungspulver. Salizyl-Einmachepulver. Konservierungspulver. Konzentriert.
Salizylsäure 50,0   fein gepulverter Zucker .   50,0.
b) Salizylsäure 50,0   fein gepulverter Zucker . 950,0
werden innig gemischt. Man rechnet 10,0—15,0 auf 1 kg und bestreut damit die Oberfläche der in die Gefäße gefüllten Früchte.
c) Frischerhaltungsflüssigkeit. Konservierungsflüssigkeit. Salizylsäurelösung. Salizylspiritus zum Einmachen.
Salizylsäure   5,0   Rumverschnittessenz . .   2,5
Spiritus (95%) 45,0   Wasser . . . . 47,5.
d) Salizylsäure   4,0   Spiritus (95%) 146,0
              Wasser . . . .   50,0.
Soll die Salizyllösung mit den Früchten erwärmt werden, so ist zu beachten, daß nur irdene Gefäße dazu verwendet werden, da bei fehlerhafter Emaille Karbolgeruch (Phenolgeruch) und -geschmack auftreten. Ebenso ist zu beachten, daß die Erhitzung nicht zu plötzlich und nicht zu stark sein

darf, da sonst infolge Zersetzung der Salizylsäure ebenfalls Geruch und Geschmack nach Karbolsäure (Phenol) auftreten.

e) **Frischerhaltungspech. Konservierungspech. Salizylpech. Fruchtpech. Fruchtharz.**
   Man schmilzt geruchloses Paraffin 98,0
   und verrührt darin
                   Salizylsäure . . . . 2,0.
   Diese Masse dient dazu, geschmolzen auf die Früchte gegossen zu werden

f) Man schmilzt vorsichtig im Wasser- oder Dampfbade
                   Gallipot 1000,0,
   und fügt vorsichtig
                   Salizylsäure 20,0,
   gelöst in   Spiritus (95%) 60,0
   hinzu.

g) Anstatt des Gallipots verwendet man auch zweckmäßig
                   Kolophonium 900,0
                   geruchloses Paraffin . . . . . . 100,0.

h) Um **Einmachgläser zu dichten** streicht man zwischen Gefäß und Deckel eine Kautschuk-Benzollösung. Den Kautschuk zerschneidet man in möglichst kleine Stücke, läßt diese bei etwa 30° eine Woche liegen und übergießt sie dann mit dem siebeneinhalbfachen Benzol.

Haltbarmachung, Konservierung von elastischen Gummiwaren, Kautschukwaren.

Elastische Gummiwaren müssen vor unmittelbarem Sonnenlicht, vor Luft, Kälte und Hitze geschützt werden und öfter mit Vaselin oder Glyzerin, n i e - m a l s a b e r m i t f e t t e m Ö l eingerieben werden.

Das Hart- bzw. Brüchigwerden beruht auf einer Oxydation. H a r t g e w o r - d e n e K a u t s c h u k w a r e n f r i s c h t m a n durch nicht zu langes Einlegen in Azeton oder Benzol a u f.

Oder man gießt in einen mit eingeriebenem Glasstopfen versehenen Pulverhafen eine Kleinigkeit Azeton oder auch Benzol, so viel, daß der Boden eben bedeckt ist, darauf legt man auf den Boden eine dünne Schicht Watte und auf diese die Kautschukgegenstände und läßt etwa 8 Tage oder länger an nicht zu kaltem Orte stehen.

Haltbarmachung und Verhütung des Weichwerdens von Gurken.

a) Zu 1 Liter Flüssigkeit bringt man
   Milchzucker   7,5   Natriumchlorid 60,0,
   kocht die Flüssigkeit auf, läßt sie halb erkalten und übergießt damit die Gurken, die man 3 Tage vorher liegen ließ, mit Salzlösung abwusch, mit Nadeln durchstochen, in die Fässer gepackt und mit dem nötigen Gewürz versehen hat.

b) Sind die Gurken nach einigen Wochen fertig, gießt man die Flüssigkeit ab, seiht sie durch, oder besser, filtriert sie, löst darin 1% Weinsäure auf, packt die Gurken in ein anderes Faß und gießt die Flüssigkeit wieder darüber, oder man löst in der Flüssigkeit anstatt der Weinsäure, um die Buttersäuregärung zu verhindern, 0,25% Paraoxybenzoesäureäthylester auf.

   G e g e n S c h i m m e l b i l d u n g können den Gurken gleich beim Einlegen Benzoesäure oder Natriumbenzoat, die die erforderliche Bildung von Milchsäure nicht hindern, hinzugefügt werden.

Erhaltung, Konservierung von Holz. Imprägnierung von Holz.

a) Gleichzeitig widerstandsfähig gegen die Einwirkung der Nässe und des Feuers soll Bauholz durch das Verfahren von Hasselmann zu machen sein. Das Verfahren besteht im wesentlichen darin, daß die Hölzer in einer Mischung von kupferhaltigem Ferrosulfat, Aluminiumsulfat und Kainit bei erhöhter Wärme unter Druck gekocht werden, wobei die der Erhaltung und dem Schutze dienenden Chemikalien mit den Holzzellwandungen eine chemische unlösliche Verbindung eingehen. Für das Kubikmeter Holz sind erforderlich

Ferrosulfat . . . . . .   2,5 kg   Kainit oder Sylvinit oder
Aluminiumsulfat . . . .   2,0 „   Kalziumchlorid (Chlor-
Kupfersulfat(Kupfervitriol) 1,0 „   kalzium) . . . . . .   1,5 kg.

b) **Finnischer Anstrich:**
Man verrührt Roggenmehl 2500,0
mit   kaltem Wasser 6000,0,
bis man eine gleichmäßige Masse erhalten hat. In diese Masse gießt man eine kochend heiße Lösung von
Zinksulfat (Zinkvitriol) . . 2000,0 in Wasser 4000,0
und fügt eine vorher durch Zusammenschmelzen erhaltene und noch heiße Masse von
Kolophonium 1000,0   Tran 4000,0
hinzu. Diesem Anstrich kann man auch Erdfarben zusetzen. Man reibt sie dann mit genügend Wasser an und vermischt sie mit der Anstrichmasse. Der Zusatz von Zinksulfat bezweckt das Holz vom Holzwurme frei zu halten.

c) **Schwedischer Anstrich:** Er besteht gewöhnlich aus Erdfarbe und Mehl, die einen Zusatz von Kupfersulfat, auch wohl Ferrosulfat erhalten haben. Das Mehl wird mit Wasser zu einem Kleister gekocht und diesem wird die heiße wässerige Lösung des Sulfats, der man die Erdfarbe zugefügt hat, untergerührt. Darauf setzt man so viel Wasser hinzu, daß eine streichfertige Farbe erhalten wird. Auch dieser schwedische Anstrich wird vielfach durch Kolophonium und Tran in den finnischen Anstrich umgewandelt.

d) Kupfersulfat 7,5   Wasser . . . . 92,5.
Man stellt das Holz solange in die Lösung hinein, bis es sich vollgesogen hat und läßt es dann trocknen. Anderseits werden auch Fluorverbindungen und Phenole als Holzschutzmittel verarbeitet.

e) **Durch Tränken mit Karbolineum:**
Das Durchtränken des Holzes mit Karbolineum ist nicht mit dem **einfachen Anstreichen des Holzes mit Karbolineum** zu verwechseln, wobei das Karbolineum nicht tief genug in das Holz eindringt, keine genügend dicke Schicht im Holzkörper bildet und so selbst viel größere Ansprüche erfüllen muß, als ein Karbolineum, das das ganze Holz durchtränkt. Es muß vor allen Dingen nicht leicht von Wasser auszuwaschen sein, sondern dieses abstoßen, darf nicht zu leicht sein, vom spezifischen Gewicht zwischen 1,10—1,13, es darf nicht zuviel leicht verdunstende und nur geringe Mengen wasserlösliche Stoffe enthalten.

Farbiges Karbolineum stellt man aus mit Chlor gebleichtem Karbolineum her, durch Vermischen mit kräftig färbenden, spezifisch nicht zu schweren Buntfarben oder auch durch öllösliche Teerfarben, die aber häufig in dem Karbolineum nicht sehr beständig sind. Verwendet man Erdfarben, so reibt man sie unter Zusatz von etwas Harzfirnis, wie bei Ölfarben durch die Farbenmühle; öllösliche Teerfarbstoffe müssen als Resinatfarben, basische Teerfarbstoffe, die mit Harzseife und Aluminiumsulfat niedergeschlagen sind, angewendet werden.

f) **Nach Nowack:**
Man tränkt das Holz mit einer Lösung von Alkydkunstharz in Trichloräthylen.

g) Man tränkt das Holz mit einer Lösung von Natriumfluorid. Im Handel befinden sich solche Lösungen, auch mit einem Zusatz von Arsenverbindungen, sie dürfen für Innenanstriche nicht verwendet werden. Die Giftigkeit ist zu beachten.

h) **Zum Schutze gegen Holzwurm:**
Man kocht
schwarzen Pfeffer   10,0   zerschnittenen Wermut .   10,0
schwarzen Senf   10,0   Natriumchlorid   10,0
zerschnittenen Knoblauch . 10,0   Essig   1000,0
und bestreicht mit der Abkochung die zu schützenden Gegenstände mehrere Male.

i) Man spritzt mit einer kleinen Glasspritze in die Bohrlöcher
Formaldehydlösung (D. A.-B. 6) . .   25,0
Wasser   75,0
und verklebt die Bohrlöcher dann mit Fensterkitt oder besser mit 10prozen-
tiger grauer Quecksilbersalbe. Man tut gut, sich einen Schwamm vor den
Mund zu binden, um nicht Formaldehyddämpfe einzuatmen.

k) Man löst
Naphthalin . . . . . .   10,0 in Benzin   90,0
und verfährt wie unter h) angegeben, doch der Feuergefährlichkeit halber
mit der nötigen Vorsicht.

l) Zum Schutze gegen den Hausbock, Hylotrupes baiulus:
Man streicht das Holz gründlich mit chlorierten Kohlenwasserstoffen,
chlorierten Naphthalinen, z. B. mit Xylamon ein und dichtet die Räume etwa
10—14 Tage ab.
Die Behandlung hat möglichst im April zu geschehen, da das Weibchen
während der Schwärmzeit, von Mai bis Juli, die Eier in die Risse der Sprünge
des Holzes ablegt. Aus den Eiern entwickeln sich 8—20 mm lange und 3 bis
5 mm dicke, geringelte weißliche Larven, die 3—8 Jahre in das Holz ganze
Gänge fressen, die man gewöhnlich von außen nicht bemerkt. Diese Larve
verpuppt sich unter der Oberfläche des Holzes und aus dieser Puppe heraus
arbeitet sich das ausschlüpfende Insekt durch ein elliptisch gebohrtes Loch
heraus. Anstriche mit chlorierten Kohlenwasserstoffen, z. B. mit Xylamon,
das öl-, tallölhaltig ist, können nach einiger Zeit mit Öl- oder Lackfarbe gedeckt werden.

m) Erhaltung von blaugewordenem Holz.
Nach Scheiderer.
Das Holz wird mit Salmiakgeist von 0,910 befeuchtet, darauf mit 30volum-
prozentigem Wasserstoffsuperoxyd gründlich behandelt.

Erhaltungsmittel, Konservierungsmittel für Katgut und Carnofil.

Man löst
Kaliumjodid   5,0   Jod   5,0
in Wasser . . . .   490,0.
An Stelle von Katgut wird als Nähfaden bei Operationen viel C a r n o f i l ,
ein in Deutschland, in Friedrichshagen bei Berlin hergestellter gesponnener,
sterilisierbarer und leicht resorbierbarer Fleischfaserfaden verwendet.
Katgut kann auch in einer 0,4prozentigen Nipasol-Natriumlösung aufbewahrt werden.

Haltbarmachung, Konservierung von Kleister, Stärkekleister.

Man setzt dem Kleister einige Tropfen, je nach Menge einer Mischung von
Holzkreosot   10,0   Spiritus (95%)   40,0
zu. Oder eine weingeistige Auflösung von Salizylsäure oder Thymol.
Oder 0,5—1% Formaldehydlösung (35%).
Zu wenig darf von allen diesen Lösungen nicht genommen werden, da sonst
gerade das Gegenteil, eine starke Schimmelbildung eintritt.

Haltbarmachung, Konservierung von Klötzen, Stanzklötzen.

Man durchtränkt die Holzklötze mit einem Gemisch von 2 Teilen Leinölfirnis
und 1 Teil Vaselinöl.

Erhaltung, Konservierung von Knochen, Zähnen und ähnlichem.

Man läßt die Knochen oder Zähne in etwas feuchter Luft ganz allmählich
austrocknen, reinigt sie, legt sie in eine heiße dünne Gelatinelösung und trocknet.

Haltbarmachung von Kreidegegenständen.

Man durchtränkt die Gegenstände mit einer Auflösung von venezianischer Seife, und zwar so viel, als aufgenommen wird. Oder man überzieht sie mehrmals mit einer dünnen Schicht von Zaponlack.

Haltbarmachung, Konservierung mikroskopischer Präparate.
Nach Marpmann.

a) Für pflanzliche Präparate:

Azeton 100,0   Wasser 900,0
mischt man.

b) Für tierische Präparate:

Azeton 100,0   Glyzerin 300,0
           Wasser . . . . 600,0.

c) Fixationsmittel:

Man legt die Präparate mehrere Tage in eine Lösung von

Quecksilberchlorid (Queck-   Azeton 50,0
   silbersublimat) 1,0   Wasser . . . . 50,0.

Darauf nur in Azeton, das man wiederholt erneuert, und schließlich in eine Lösung von

Pyroxylin 10,0   Kampfer 10,0
           Azeton 80,0,

oder in eine dünne Auflösung von Zelluloid.

Bei dieser Vorschrift ist zu beachten, daß das Pyroxylin nicht gelagert werden darf, sondern sofort verarbeitet werden muß. Eine Lagerung bzw. Aufbewahrung ohne polizeiliche Erlaubnis würde gegen das Sprengstoffgesetz verstoßen und mit Gefängnisstrafe nicht unter 3 Monaten geahndet werden.

d) Zenkersche Lösung:

Quecksilberchlorid . . . 5,0   Natriumsulfat 1,0
Kaliumdichromat 2,5   5prozentige Essigsäure . 100 ccm.

Die Giftigkeit der Flüssigkeiten c) und d) ist zu beachten.

Erhaltung, Konservierung von frischer Petersilie.

Man zerkleinert die Petersilie mit einem Wiegemesser und mischt ein Viertel des Gewichtes der Petersilie Natriumchlorid hinzu. Die Aufbewahrung muß luftdicht in Glasgefäßen geschehen.

Erhaltung, Konservierung von Pflanzenteilen,

wie Farnwedeln, Tannenzweigen, Heidekraut, Blättern, Herbstlaub usw.

a) Man legt die Pflanzenteile einige Stunden in ein Gemisch von

Glyzerin 100,0   Wasser 200,0
und läßt dann gut abtropfen. Nach dem Trocknen kann man die Pflanzenteile mit Teerfarbstofflösungen, die man am zweckmäßigsten aufspritzt, auffärben.

b) Nach Hacker: ;

Man taucht die Pflanzenteile in eine 20prozentige Gelatinelösung oder in eine 30prozentige wässerige Eiweißlösung und nach dem Trocknen in eine 10prozentige Formaldehydlösung.

c) Nach Spitzer:

Man durchfeuchtet 1 Liter trocknen feinen Sand gleichmäßig mit folgender Lösung

Stearinsäure 5,0   Salizylsäure 3,0
        Spiritus (95%) 100,0
und läßt den Spiritus verdunsten.

Von diesem Sande legt man in eine passende Kiste eine Schicht und darauf die zu erhaltende äußerlich trockene Pflanze, jedoch so, daß kein Teil der Pflanze den andern berührt, und siebt nun von dem zubereiteten Sande so viel hinein, daß die Pflanze in allen ihren Teilen vollständig bedeckt ist. Die Kiste stellt man dann etwa 2 Tage an einen warmen Ort, der die Wärme von 30°—40° C hat, also etwa auf den Küchenofen. Darauf läßt man den Sand durch ein in die Kiste gemachtes Loch ablaufen. Sehr empfindliche Pflanzen kann man auch an einem Draht in die Kiste hängen und siebt dann recht vorsichtig den Sand hinein.

d) Die Pflanzenteile werden mit einer gesättigten Naphthalinlösung durchtränkt. Bei roten oder violetten Pflanzenteilen fügt man der Lösung eine Spur einer Säure zu, z. B. Salizylsäure.

e) Die Pflanzen werden in Paraffinöl gelegt und gelinde erwärmt bis alle Feuchtigkeit aus den Pflanzen entfernt ist.

H e r b s t l a u b setzt man einige Stunden in einem geschlossenen Gefäße Formaldehyddämpfen aus, trocknet dann bei mittlerer Wärme aus und überzieht es mittels eines Zerstäubers mit einem stark verdünnten weißen Spirituslack.

Will man T a n n e n z w e i g e n bereiftes A u s s e h e n g e b e n, so bestreicht man sie mit einer Wasserglaslösung oder taucht sie in solche ein. Dies wiederholt man in Zwischenräumen von einigen Tagen.

Erhaltung, Konservierung von Sandstein.

Man mischt Magnesit (natürlich vorkommendes Magnesiumkarbonat, kohlensaures Magnesium) mit Magnesiumchloridlösung (40° B), (Chlormagnesiumlösung) zu einer streichbaren Masse und streicht bald auf. Wenn erforderlich, kann dem Magnesit auch etwas Erdfarbe zugerührt werden.

Erhaltung, Konservierung von Tierbälgen.

a) A r s e n i k s e i f e, giftig:

Arsenige Säure 250,0   Kaliumkarbonat 125,0
            Wasser 250,0
werden durch Kochen zur Lösung gebracht. Dann mischt man hinzu
Kernseife 250,0   gebrannten Kalk 35,0,
erhitzt abermals und mischt nach dem Erkalten schließlich noch hinzu
            Kampferpulver . . . . 15,0.
Mit dieser Seife werden die Tierbälge auf der Innenseite eingerieben.

b) A r s e n i k s e i f e, s a l b e n a r t i g, giftig:

Salizylsäure 100,0   Boraxpulver 50,0
Naphthalinpulver . . . 50,0   arsenige Säure 200,0
Kernseife 500,0   Wasser . . . . 1000,0.
Man mischt innig und reibt mit dieser salbenartigen Seife die Innenseite der Bälge ein.

c) O h n e A r s e n i k:

Für den Fall, daß arsenhaltige Mittel vermieden werden sollen, verfährt man nach folgender Vorschrift:
Alaunpulver 3,0   Pfefferpulver 2,0
            Bleiweiß 1,0
werden mit so viel Spiritus verrieben, daß ein dünner Brei entsteht. Mit dieser Mischung wird die Innenseite sorgfältig eingepinselt. Nach dem Trocknen wiederholt man dies öfters, bis die Haut lederartig geworden ist.

Erhaltung, Konservierung von Zinngegenständen.
Verhinderung der Zinnpest.

Zinngegenstände dürfen nicht in kalten Räumen aufbewahrt werden. Unter + 18° C länger aufbewahrt, erfährt das Zinn eine Umwandlung, einen Zerfall, es tritt die Zinnpest ein. Zinnsachen müssen von Zeit zu Zeit in Wasser, dem eine Kleinigkeit Natriumkarbonat hinzugefügt ist, erwärmt werden bzw., wenn sie von der Zinnpest befallen sind, darin gekocht werden.

Zubereitungen für die Milchwirtschaft.

Butterfarbe.

a) Öllösliches Buttergelb . . 20,0   Hanföl oder Sesamöl . . 980,0.
Unter gelinder Erwärmung zu lösen. Am geeignetsten ist Hanföl.

b) Sesam- oder Hanföl . . . 1000,0   Kurkumapulver 250,0
Orlean . . . . 125,0.

Man verfährt in der Weise, daß man den Orlean zuerst auf einen Teller streicht und an einem warmen Orte völlig austrocknet. Dann verreibt man ihn mit dem Kurkumapulver, mischt mit dem Öl und erwärmt mehrere Stunden im Wasserbad unter öfterem Umrühren. Will man freies g e l i n d e s Feuer benutzen, darf die Erhitzung nicht bis zum Sieden des Öles getrieben werden. Hierbei genügt ½ Stunde. Schließlich wird noch warm abgepreßt und filtriert. 40—50 Tropfen genügen, um 1 kg Butter schön gelb zu färben. Man darf nicht mehr von der Farbe verwenden, da gewöhnlich ein Nachdunkeln eintritt. Es darf auch die Butterfarbe nicht der Butter selbst zugesetzt werden, sondern man muß sie dem zu verbutternden Rahm unterrühren. Ausbeute etwa 1000,0.

c) Nach Dieterich:

Ätherisches Orleanextrakt   20,0   Olivenöl . . . . 980,0.

Das ätherische Orleanextrakt von Gehe & Co. löst sich vollständig in Öl auf; jedoch ist die nach dieser Vorschrift bereitete Butterfarbe nicht so ausgiebig wie die nach Vorschrift a und b bereitete; sie stellt sich auch teurer als diese. Auch gibt das Olivenöl der Butter öfter einen schlechten Geschmack. Man verwendet besser Hanföl.

d) K o n z e n t r i e r t, 10fach s t a r k :

Ätherisches Orleanextrakt   10,0   weingeist. Kurkumaextrakt   10,0
werden im Wasserbade in Sesam- oder Hanföl . . 100,0
gelöst und am anderen Tage filtriert. Diese Butterfarbe wird unmittelbar der Butter zugesetzt.

Butterpulver.

a) Zum Zweck des leichteren Abbutterns werden vielfach dem Rahme Stoffe hinzugesetzt, die dies bewirken sollen. Man benutzt hierzu zwei vollkommen entgegengesetzt wirkende Stoffe, das Natriumbikarbonat und das Kaliumbitartrat (Weinstein, Cremortartari). Dem Natriumbikarbonat, das sich namentlich bei saurem Rahm gut eignet, fügt man zuweilen etwa 1% feinstes Kurkumapulver hinzu. Dieser Zusatz empfiehlt sich sehr bei Stallfütterung, um der gewonnenen Butter eine bessere Farbe zu verleihen.

An anderen Orten vermischt man das Natriumbikarbonat mit der gleichen Menge Natriumchlorid. Auch hierbei kann gefärbt werden.

Auf 1 Liter Rahm rechnet man 2,0—3,0 Natriumbikarbonat, die unmittelbar vor dem Buttern zugesetzt werden. Eine gleiche Menge rechnet man auch für das Kaliumbitartrat.

b)   Natriumbikarbonat 1000,0
Safransurrogat, frei von gesundheitsschädlichen Stoffen . . 5,0.

Es ist auch zweckmäßig, wenn sich die Milch schlecht buttern läßt, den Kühen in das Saufwasser eine Kleinigkeit Salzsäure zu geben.

Käsefarben.

a) Vielfach wird zum Färben der Käsemasse die oben angeführte Butterfarbe benutzt. Besser aber ist es, für diesen Zweck eine wässerige Farbe zu benutzen, die dann der Milch unmittelbar bei der Käsebereitung zugesetzt wird. Neben den Teerfarbstoffen, die frei von gesundheitsschädlichen Stoffen sein müssen, eignet sich dazu ein alkalischer Orleanauszug.

Orlean 100,0   Kaliumkarbonat 50,0
            Wasser . . . . 1000,0.

werden aufgekocht und die erkaltete Auflösung nach dem Absetzen filtriert. Man rechnet von dieser Lösung 1 Teelöffel voll auf 50 Liter Milch.

b) Orlean 100,0   Kurkumapulver 50,0
Kaliumkarbonat 100,0   Spiritus (95%) 400,0
            Wasser 400,0

werden 8 Tage digeriert und dann filtriert.

Rote Käsefarbe für die Außenseite.

Man löst
fettlöslichen, von gesundheitsschädlichen Stoffen freien roten Teerfarbstoff 5,
in   Paraffin (58°) . . . . 95,0.

Käsekräuter, ostfriesische.

Kümmel 315,0   Anis 315,0
Koriander 135,0   Kuminfrüchte 135,0
Nelken 95,0   Safranpulver . . . . . 5,0.

In einzelnen Gegenden verwendet man hierfür einfach das grobgepulverte Kraut des blauen Steinklees, des Herba Meliloti coerulei.

Käsigwerden der Milch, zu rasches.

Präzipit. Kalziumkarbonat 400,0   gepulv. Fenchel 250,0
Natriumchlorid 250,0   Leinsamenmehl . . . . 100,0.
Zweimal täglich den Kühen 40,0 der Mischung in lauwarmem Wasser zu geben.

Labessenz.

a) Nach Dr. Neßler:

Die frischen, womöglich von ganz jungen Kälbern herrührenden, mit Wasser abgespülten, aber nicht in solches eingeweichten Labmagen sind aufzublasen und an einem trockenen, möglichst luftigen Ort aufzuhängen, damit sie rasch trocknen. Die getrockneten, am besten drei Monate alten Mägen sind fein zu zerschneiden oder noch besser mit einer kleinen Fleischhackmaschine möglichst zu zerkleinern. 30,0 dieser zerkleinerten Labmagen sind mit einer Auflösung von
Natriumchlorid . . . . . 50,0 in Wasser . . . . 1 Liter
zu mischen und unter öfterem Umrühren an einem nicht zu warmen Ort etwa 5 Tage stehenlassen. Dann werden nochmals
      Natriumchlorid 50,0
und   Weingeist (95%) 150,0
zugesetzt, gut umgeschüttelt, bis das Natriumchlorid gelöst ist, dann wieder absetzen gelassen und zuerst die obere Flüssigkeit, dann der Satz filtriert oder abgeseiht. Sowohl zur Darstellung der ersten Salzlösung als zum zweiten Zusatz ist die Menge des Natriumchlorids genau innezuhalten, denn zuviel wirkt nachteilig. Zur Darstellung der Labflüssigkeit soll man auch für den eigenen Gebrauch immer gleich viel Labmagen verwenden, um soviel als möglich immer eine gleichwirkende Labflüssigkeit zu erhalten. Die Labflüssigkeit sollte man immer messen und nicht so ungefähr zusetzen.

b) Aus frischem Labmagen kann man eine sehr wirksame und haltbare Lab-
essenz nach folgender Vorschrift darstellen: In eine Zweiliterflasche werden
1½ Liter Regen- oder reines Bachwasser, kalkhaltiges Brunnenwasser ist
nicht gut, und Natriumchlorid 80,0 gebracht; wenn letzteres aufgelöst, bringt
man einen in möglichst kleine Stückchen zerschnittenen Labmagen hinein,
rührt gut um und läßt 12—14 Stunden stehen, dann gießt man ein Fünftelliter
Spiritus (95%) hinzu, verkorkt und läßt das Ganze unter öfterem Umrühren
3 Wochen lang stehen. Die entstandene dicke, schleimige Flüssigkeit wird
jetzt in eine Flasche mit weiter Öffnung abgegossen und so viel Stücke zer-
rissenes und zusammengeknittertes weißes Fließpapier hineingebracht, bis
dies eben noch mit der Flüssigkeit bedeckt ist, dann wird die Flasche verkorkt und stehengelassen. Durch das Fließpapier wird der Schleim entfernt.
Nach 3—4 Wochen drückt man das Fließpapier leicht aus, füllt die Flüssigkeit in Flaschen und bewahrt sie auf. 1 Liter genügt, um etwa 4000 Liter
Milch zum Gerinnen zu bringen. Man kann die Flüssigkeit in großer Menge
darstellen und sie dann jahrelang in gut verkorkten Flaschen im Keller aufbewahren. Hervorzuheben ist, daß die Labflüssigkeit hinreichend lange Zeit
mit genügend Fließpapier in Berührung sein muß, damit der Schleim möglichst vollständig entfernt wird. Solange die Flüssigkeit schleimig ist, ist sie
weniger wirksam.

c) Nach Dieterich:

          Labmagen 100,0

zerkleinert man auf einer Fleischhackmaschine und übergießt sie dann mit
einer Mischung von

Wasser 500,0   Weingeist (90%) 100,0,

in welcher man vorher

          Natriumchlorid 30,0

löste und

Talkpulver 20,0   Filtrierpapierabschnitte . 10,0

verrührte. Man bringt das Ganze in eine enghalsige Flasche, verkorkt und
läßt, vor Tageslicht geschützt, 4 Wochen in gewöhnlicher Zimmerwärme unter zeitweiligem Schütteln mazerieren, um dann durchzuseihen und zu filtrieren.

     Das anfänglich trübe Filtrat wird auf das Filter so oft zurückgegossen,
bis es klar ist, und dann in kleine Fläschchen, die man nach dem Korken
verpicht, abgefüllt und im Dunkeln aufbewahrt.

     Beim Verkauf verabreicht man gleichzeitig ein Meßfläschchen und läßt
für 10 Liter Milch 5,0 Essenz abmessen.

     Die Ausbeute beträgt ungefähr 500,0.

d) Ergzb.:

          Labmagen 100,0

werden gewaschen, zerkleinert und mit einer Lösung von

Natriumchlorid . . . . . 30,0 in Wasser 500,0

übergossen und

          Weingeist (90%) 100,0

zugesetzt. Die Mischung wird 8 Tage lang unter häufigem Umschütteln bei
15°—20° C stehengelassen, durchgeseiht und die Flüssigkeit filtriert.

e) Labpulver (1:100 000) . . 10,0 oder Labpulver Witte (1:300 000) 4,0
   Glyzerin 40,0   Weingeist (90%) 100,0
   Natriumchlorid 80,0   Wasser . . . . 800,0.

     Mit Natriumchlorid, Glyzerin und Wasser 100,0 wird das Labpulver an-
geschüttelt, nach 5 Minuten die zurückgebliebenen 700,0 Wasser zugesetzt,
einige Zeit geschüttelt und darauf der Weingeist zugegeben. Gut durchgeschüttelt, kann nach 15—20 Minuten abfiltriert werden.

     Oder man verfährt so, daß man das Labpulver mit dem Natriumchlorid
und der ganzen Wassermenge unter öfterem Umschütteln einen halben Tag
stehenläßt, darauf das Glyzerin und den Weingeist hinzufügt und eine Zeitlang schüttelt. Es kann dann nach einer halben Stunde filtriert werden.

f) Pepsin 37,5   Natriumchlorid 25,0
        Weinsäure 25,0
löst man in einem Gemische von
Wasser 125,0   Weißwein 875,0,
fügt Spiritus (95%) 25,0 hinzu und filtriert nach einigen Tagen.

Bei allen Labessenzen liegt eine große Schwierigkeit·in der Filtration, die wegen des Schleimgehaltes sehr langsam vor sich geht. Wir verweisen daher hier nochmals auf das bei der Filtration der Fruchtsäfte Gesagte. K o h l e und K i e s e l g u r s i n d b e i· d e r F i l t r a t i o n n i c h t a n z u w e n- d e n, da sie die Wirkung der Essenz abschwächen, indem sie das Ferment aufsaugen.

Labpulver. Nach Dieterich.

        Labmagen 100,0
zerkleinert man möglichst fein auf einer Fleischhackmaschine, indem man die Masse einige Male durch die Maschine gehen läßt, fügt
        Natriumchlorid 20,0   Milchzucker 60,0
hinzu, trägt die Masse in 1—2 mm dicker Schicht auf Glasplatten auf und trock- net bei 35°—40°. Nach dem Trocknen verreibt man die entstandenen Blättchen zu einem feinen Pulver und bringt mit Milchzucker auf das Gesamtgewicht 100,0. 1,0 Labpulver auf 10 Liter Milch.

Melkfett s. S. 84.

Milchsäuerungsmittel. Säurewecker.

Sie dienen dazu, die Säurebildung von zu verbutternder Milch zu beschleu- nigen. Meist sind es Reinkulturen von Milchsäurebakterien wie Streptococcus cremoris oder Betacoccus cremoris, deren Herstellung für den Drogisten nicht recht geeignet ist; man bezieht sie zweckmäßig von Geschäften, die mit Molkerei- bedarfswaren handeln.

Milchstein-Entfernung. Reinigung der Geräte.

Man bringt in die Zentrifugen und anderen Geräte eine konzentrierte Lösung von Dinatriumphosphat hinein und läßt sie einige Tage einwirken, dann läßt sich der weißgraue Milchstein, auch M i l c h t a r t a r u s genannt, leichter ent- fernen. Auch starke Natronlauge dient diesem Zweck, wirkt aber gewöhnlich langsamer.

Zur einfachen Reinigung der erforderlichen Geräte und Flaschen wendet man am zweckmäßigsten eine lauwarme 5prozentige Lösung von Trinatriumphosphat an. Um Milchbakterien zu vernichten, gibt man einen geringen Zusatz (1%) von Chloramin (Para-Toluolsulfochloramidnatrium).

Schlagsahnezusatz.

Hierunter versteht man gepulverten Traganth auch Tylose. Ein solcher Zu- satz wird jedoch von manchen Sachverständigen als Nahrungsmittelfälschung angesehen. Eine Kenntlichmachung ist demnach erforderlich. Dasselbe gilt auch für den zur Verdickung angewendeten Zuckerkalk.

Farben für Spirituosen, Zuckerwaren usw.

Für Blau.

Indigokarmin in wässeriger oder weingeistiger Lösung.

Für Braun.

a) Zuckerfarbe. Doch ist hierbei zu bemerken, daß man für Spirituosen stets sog. Rumfarbe, Rumkouleur, d. h. in 60prozentigem Weingeist lösliche Zuckerfarbe verwenden muß.

b) Katechutinktur.

Für Gelb.

Weingeistige Auszüge von Kurkuma oder Safran; ferner wässerige Lösungen eines gelben Teerfarbstoffes, der frei ist von gesundheitsschädlichen Stoffen.

Für Grün.

a) Chlorophyll (Schütz).

b)
    Indigokarmin 40,0
    gelber Teerfarbstoff, frei von gesundheitsschädlichen Stoffen 15,0
    Wasser . . . . 945,0.
    Beide Stoffe werden für sich in der Hälfte des Wassers aufgelöst und dann gemischt.

    Diese Farbe ist dauerhaft und sehr zu empfehlen. Es muß nur bemerkt werden, daß nicht jeder Indigokarmin gleich ausgiebig ist, daher muß die Menge des Teerfarbstoffes bald ein wenig verringert, bald ein wenig vermehrt werden.

c) Smaragdgrün, spritlöslich.

Für Rot.

a) Karminlösung:

Karmin 10,0   Ammoniakflüssigkeit(0,910) 20,0
Glyzerin 100,0   Wasser . . . . . . 900,0.

Man löst zuerst in einer Porzellanschale den Karmin in der Ammoniakflüssigkeit, fügt dann das Glyzerin hinzu und erwärmt nun im Wasserbad unter Umrühren so lange, bis fast aller Geruch nach Ammoniak verschwunden ist. Schließlich wird mit dem Wasser verdünnt.

Bei dieser Vorschrift, die ein sehr schönes Ergebnis liefert, ist vollkommen reines Glyzerin zu verwenden, da andernfalls, bei Gegenwart von Ameisensäure, die Lösung nach einiger Zeit mißfarbig wird.

b) Karmin 10,0   Ammoniakflüssigkeit (0,910) 20,0
Wasser 1000,0   Kaliumbitartrat (Weinstein) 20,0.

In einer geschlossenen Flasche wird zuerst der Karmin mit der Ammoniakflüssigkeit übergossen und erst nach einigen Stunden mit dem Wasser verdünnt. Dann schüttelt man mit dem Kaliumbitartrat durch und filtriert nach einiger Zeit.

Diese Farbe ist sehr schön, aber in offenen oder halbgefüllten Gefäßen nicht sehr lange haltbar.

c) Koschenillefarbe:

Koschenillepulver 30,0   Kaliumkarbonat 60,0
                . Wasser 750,0
werden 2 Tage lang mazeriert. Dann fügt man hinzu
Kaliumbitartrat (Weinstein) 180,0   Alaun . . . . 15,0.

Nach beendetem Aufbrausen bringt man auf ein Filter, läßt abtropfen und wäscht mit so viel kochendem Wasser nach, daß das Filtrat 950,0 beträgt. Diesem fügt man hinzu

Weingeist (90%) . . . . 50,0.

d) **Himbeerfarbe:**

Orseilleextrakt	250,0	Wasser	500,0
Weingeist (90%)	250,0	Weinsäure	10,0.

Nach erfolgter Lösung mischt man so viel verdünnte Zuckerfarbe hinzu, bis eine schöne Himbeerfarbe entsteht. Die Menge der Zuckerfarbe läßt sich nicht bestimmen.

e) Ferner können zum Rotfärben benutzt werden der vergorene Saft von Holunderbeeren (Fliederbeeren) und Heidelbeeren, während das Alkannin sich für Spirituosen und Zuckerwaren nicht besonders eignet. Auch giftfreie, von gesundheitsschädlichen Stoffen freie Teerfarbstoffe können verwendet werden, nur dürfen nicht solche gewählt werden, die sich auf der Glaswandung niederschlagen.

Für Violett.

Mischungen aus Rot und Blau.

Die zum Färben von Zuckerwaren mitunter noch benutzten sog. P a r i s e r S a f t f a r b e n sind nichts weiter als Niederschläge der verschiedenen Pflanzenfarbstoffe mittels Tonerde, die man bis zur Teigdicke abgepreßt hat. Man kann sie sich selbst aus den verschiedenen Farbholzabkochungen, aus Krapp, Gelbbeeren, Kreuzdornbeeren u. a. m. durch Ausfällen mittels Alaunlösung unter Zusatz von Natriumkarbonatlösung herstellen. Der erhaltene, ziemlich dicke Teig wird, um ihn stets feucht zu erhalten, mit etwas Glyzerin versetzt. Auch von gesundheitsschädlichen Stoffen freie Teerfarbstoffe kommen in Teigform in den Handel.

Eierfarben.

Die früher gebräuchliche Färbung der Ostereier mit Farbholzabkochungen, unter Zusatz von etwas Alaun, ist immer mehr in Vergessenheit geraten, und man verwendet dafür ganz allgemein die sog. Brillant-Eierfarben. Diese bestehen aus Mischungen eines beliebigen Teerfarbstoffes, der frei von gesundheitsschädlichen Stoffen sein muß, mit Dextrin und Zitronensäure oder Natriumsulfat. Man rechnet von diesen Mischungen auf je 5—10 Eier 5,0 der Farbenmischung. Diese wird am besten in Wachspapierbeutelchen verpackt. Die Gebrauchsanweisung lautet:

„Man löst die Farbe in einem irdenen Topf in ½ Liter kochendem Wasser auf und rührt so lange, bis sich alles gelöst hat. Anderseits siedet man 5 rein gewaschene Eier 5 Minuten lang in Wasser, bringt sie ins Farbebad und läßt sie unter öfterem Wenden einige Minuten oder so lange darin, bis die Färbung hinreichend dunkel ist. Man trocknet sie dann mit einem weichen Tuch ab, ohne zu drücken, und reibt sie, damit sie Glanz bekommen, mit etwas Öl oder Speck ein.

Das Farbebad ist so stark, daß man noch weitere 5 oder mehr Eier in der angegebenen Weise damit färben kann.“

Blau.

Marineblau	5,0	Natriumsulfat	35,0
Dextrin		60,0.	

Gelb.

Naphtholgelb	15,0	Natriumsulfat	25,0
Dextrin		60,0.	

Grün.

Brillantgrün	15,0	Natriumsulfat	25,0
Dextrin		60,0.	

Orange.

Orange	 10,0	Natriumsulfat 25,0
	Dextrin . . . . 65,0.	

Rosa.

Eosin 5,0   Natriumsulfat 35,0
       Dextrin . . . . 60,0.

Rubinrot.

Diamantfuchsin 5,0   Natriumsulfat 25,0
       Dextrin 70,0

Schokoladenbraun.

Vesuvin 25,0   Natriumsulfat 25,0
       Dextrin . . . . 50,0.

Violett.

Methylviolett 4,0   Natriumsulfat 25,0
       Dextrin . . . . 71,0.

Die einzelnen Pulver werden aufs feinste verrieben, gemengt und je in 20 Teile abgewogen.

Man kann den Farben auch etwas Ammoniumchlorid zufügen.

Farben für Stoffe.

Die Selbstanfertigung der Farben für Stoffe möchte bei den billigen Preisen, zu denen sie von den Fabriken geliefert werden, kaum lohnend sein. Hinzu kommt, daß bei den heutigen verschiedenen Kunststoffen sich ein und dieselbe Farbenart nicht für alle Kunststoffe eignet und auch die Art des Färbens sich bei den verschiedenen Stoffen unterscheidet, je nachdem es sich um s u b s t a n t i v e F ä r b u n g, d.h. unmittelbare Bindung des Farbstoffes mit der Faser oder um a d j e k t i v e F ä r b u n g handelt, d.h. vorherige Beizung der Faser mit Chemikalien wie Alaunen und Verbindung der Beize mit Faser und Farbstoff oder sich aus Beize und Farbstoff ein sogenannter unlöslicher Farblack bildet, so daß auf den Verpackungen die Gebrauchsanweisung genau angegeben sein muß. Trotzdem wollen wir sie nicht ganz übergehen, wollen uns aber an die Veröffentlichung von E. Dieterich halten. Wir bemerken noch, daß Dieterich für seine Versuche die Teerfarbstoffe der Fabrik von Franz Schaal in Dresden zugrunde gelegt hat, womit übrigens nicht gesagt sein soll, daß sich die Farben anderer Fabriken nicht gleichgut für denselben Zweck eignen. Nur sind die Farbenbezeichnungen der einzelnen Fabriken verschieden.

Beim Auffärben der Stoffe muß vom Käufer darauf Rücksicht genommen werden, daß nicht jede Farbe auf beliebigem Untergrunde gefärbt werden kann. Wir bringen daher im nachstehenden eine Anleitung hierfür.

Auf W e i ß jede beliebige Farbe.

„ G e l b lassen sich überfärben: Orange, Rot, Grün, Braun, Schwarz.

„ R o t lassen sich überfärben: Violett, Kaffeebraun, Dunkelbraun.

„ V i o l e t t lassen sich überfärben: Dunkelgrau, Kaffeebraun oder Dunkelbraun.

„ B l a u lassen sich überfärben: Violett, Schwarz, Kaffeebraun, Dunkelbraun oder Dunkelgrün.

Auf **Grün** lassen sich überfärben: Kaffeebraun, Dunkelbraun, Dunkelgrau oder Schwarz.

„ **Braun** lassen sich überfärben: Schwarz; mit Rot erhält man Rotbraun.

„ **Grau** lassen sich überfärben: Braun, Dunkelrot, Dunkelgrün oder Schwarz. Auf **Hellgrau** auch Marineblau.

Bismarck- oder Modebraun.

Vesuvin 25,0   Dextrin . . . . 75,0.
30,0 auf 0,5 kg Seide, Wolle oder Baumwolle.

Dunkelblau.

Echtblau 40,0   Oxalsäure 10,0
          Dextrin . . . . 50,0.
40,0 auf 0,5 kg Seide oder Wolle.

Gelb.

Naphtholgelb 20,0   Oxalsäure 4,0
          Dextrin . . . . 76,0.
40,0 auf 0,5 kg Seide oder Wolle.
Für Baumwolle nicht geeignet.

Goldorange.

Orange 30,0   Oxalsäure 6,0
          Dextrin . . . . 64,0.
30,0 auf 0,5 kg Seide, Wolle oder Baumwolle.

Grau.

Nigrosin 15,0   Oxalsäure 5,0
          Dextrin . . . . 80,0.
40,0 auf 0,5 kg Seide oder Wolle.

Grün.

Neuviktoriagrün 25,0   Dextrin . . . . 75,0.
20,0 auf 0,5 kg Seide, Wolle oder Baumwolle.

Kaffeebraun.

Vesuvin 40,0   Dextrin . . . . . . 60,0.
40,0 auf 0,5 kg Seide, Wolle oder Baumwolle.

Kirschrot.

Zerise 20,0   Dextrin . . . . 80,0.
20,0 auf 0,5 kg Seide, Wolle oder Baumwolle.

Kornblau.

Wasserblau 12,0   Oxalsäure 3,0
          Dextrin . . . . 85,0.
50,0 auf 0,5 kg Seide, Baumwolle oder Leinen.

Marineblau.

Neuviktoriablau 20,0   Methylviolett 20,0
          Dextrin . . . . 60,0.
25,0 auf 0,5 kg Wolle oder Baumwolle.

Scharlach.

Echtponceau 15,0   Oxalsäure 3,0
          Dextrin . . . . 82,0.
60,0 auf 0,5 kg Seide, Wolle oder Baumwolle.

Schwarz.

Anilin-Tiefschwarz . . . 30,0   Oxalsäure 10,0
          Dextrin . . . . 60,0.
100,0 auf 0,5 kg Seide oder Wolle.

Violett, bläulich.

Methylviolett 25,0   Dextrin 75,0
20,0 auf 0,5 kg Seide, Wolle oder Baumwolle.

Violett, rötlich.

Methylviolett 30,0   Dextrin . . . . 70,0.
20,0 auf 0,5 kg Seide, Wolle oder Baumwolle.

Viele der hier gegebenen Vorschriften möchten sich wohl kaum für den Preis, zu dem die Päckchen in den Fabriken käuflich sind, herstellen lassen. Es hat dies seinen Grund darin, daß dort nicht die ganz reinen Farbstoffe verwendet werden. Auch werden manche Farben nicht mit Teerfarbstoffen geliefert, z. B. Kaffeebraun, das fast immer aus zwei Päckchen besteht, wovon das eine Katechu, das andere Kaliumdichromat als Beize enthält.

Für Schwarz kann man mit vielem Vorteil Blauholzextrakt geben, dem einige Prozent Eisen- und Kupfervitriol zugemengt sind. Diese Mischung, in den meisten Gegenden Pechfarbe genannt, ist bedeutend billiger als Anilinschwarz, dabei auch haltbarer.

Bei allen Mischungen, die giftige Stoffe enthalten, ist auf die Reichsgerichtsentscheidung S. 501 hinzuweisen.

Flüssige Aufbürstfarben.

Anilin Echtblau 24,0   Oxalsäure 10,0
gepulverter Alaun . . . 120,0   Dextrin 46,0
         heißes Wasser . . . . 2500,0.

B r a u n.

Vesuvin 30,0   Dextrin 60,0
Eisenalaun 110,0   heißes Wasser . . . . . 2500,0.

G r ü n.

Methylgrün 24,0   Dextrin 80,0
gepulverter Alaun . . . 96,0   heißes Wasser . . . . . 2500,0.

R o t.

Bordeauxrot 16,0   Dextrin 74,0
gepulverter Alaun . . . 110,0   heißes Wasser . . . . . 2500,0.

S c h w a r z.

Nigrosin-Tiefschwarz . . 30,0   Oxalsäure 20,0
Dextrin 150,0   Wasser . . . . 2500,0.

V i o l e t t.

Methylviolett 16,0   Dextrin 94,0
gepulverter Alaun . . . 90,0   heißes Wasser . . . . 2500,0.

Die Lösungen werden mit der Bürste auf das Zeug aufgetragen.

Um ein späteres Abfärben zu vermeiden, verfährt man folgendermaßen: Ehe man die Aufbürstfarbe aufträgt, muß der zu färbende Stoff gleichmäßig naß gemacht werden, darauf trägt man die Farbstofflösung gleichmäßig mit einer Bürste auf und läßt den Stoff gründlich austrocknen. Schließlich muß der nun wieder völlig trockene Stoff so lange mit einer trockenen Bürste behandelt werden, bis der Stoff keine Farbe mehr abgibt.

Pflanzenteile zu färben.

Man legt die Pflanzenteile einige Stunden und länger in ein Gemisch von
Glyzerin 100,0   Wasser 200,0
und läßt gut abtropfen. Nach dem Trocknen spritzt man eine Auflösung eines Teerfarbstoffes darauf.

Oder man bespritzt die Pflanzenteile mit einem entsprechend gefärbten Zapon- oder Zellonlack.

Wichse und Lederfette.

Anstatt des Terpentinöls werden vielfach zur Verbilligung Gemische des Terpentinöls mit Tetralin, Dekalin, Schwerbenzin oder anderen Lösungsmitteln verwendet. Ebenso kann das Karnaubawachs durch Kunstwachs, das Bienenwachs teilweise durch Ozokerit und das Japanwachs durch das Kunstwachs E ersetzt werden.

Armaturpasta für schwarzes Riemenzeug.

Karnaubawachs od. Kunst		Zeresin	70,0
wachs O	70,0	Terpentinöl bzw. Ersatzmittel	740,0
Japanwachs oder Kunst-		Kienruß	50,0.
wachs E	70,0		

Der Kienruß wird zuvor mit etwas Terpentinöl bzw. Ersatzmittel ganz fein gerieben, dann dem im Wasserbade geschmolzenen Wachsgemenge, vom Feuer entfernt, beigegeben, das übrige Terpentinöl, fern von Feuer, hinzugefügt und das Ganze bis zum Erkalten gerührt.

Geschirrwichse.

Gelbes Zeresin	2500,0	gelbes Bienenwachs oder	
Kolophonium	400,0	teilweise Ozokerit	800,0

werden im Wasserbade zusammengeschmolzen. Anderseits verreibt man

Kienruß	1500,0	Terpentinöl bzw. Ersatzmittel	2000,0.

Sobald die Schmelze halb erkaltet ist, rührt man, fern von Feuer, die Rußverreibung darunter und gibt mit Zimtöl oder einem anderen billigen ätherischem Öle Wohlgeruch.

Lackledererhaltung. Lacklederkonservierung.

Zum Verhüten des Springens und zum Glänzendmachen von Lackleder, Lackstiefeln usw.

a) Karnaubawachs od. Kunst-		Japanwachs oder Kunst-	
wachs O	50,0	wachs E	50,0
Terpentinöl oder Ersatz-		Leinöl	50,0
mittel	800,0	öllösliches Anilinschwarz	10,0.

Man schmilzt die Wachsarten im Wasserbade, vermischt mit dem Leinöl und fügt, entfernt vom Feuer, das Terpentinöl, worin das fettlösliche Anilinschwarz gelöst wurde, hinzu. Darauf wird bis zum Erkalten verrührt und in Blechdosen gefüllt.

b) Karnaubawachs od. Kunst-		Terpentinöl oder Ersatz	905,0
wachs O	90,0	öllösliches Anilinschwarz	5,0.

Die Masse wird gewöhnlich mit etwas Wohlgeruch, z. B. Lavendelöl, vermischt, jedoch ist Mirbanöl unbedingt zu vermeiden, da damit Vergiftungen vorgekommen sind. Man verreibt mit einem Läppchen auf dem Lackleder und reibt, wenn oberflächlich angetrocknet, mit Lappen oder sehr weicher Bürste blank.

Lederglanz. Lederkreme. Schuhglanz. Schuhkreme.

Schuhkreme darf nur hauchdünn aufgetragen werden. Man benutze dazu ein Wolltuch und nicht eine Auftragbürste und reibe nach dem Antrocknen mit einem Wolltuch oder einer weichen Bürste nach.

a) **Farblos:**

Gelbes Bienenwachs oder .   gelbes Vaselin . . . . . 800,0.
Ozokerit 200,0
Terpentinölkreme, zusammengeschmolzen. Siehe auch Gelb zusammengeschmolzen h und i S. 581 und Schwarz n, o, p, q, S. 582.

b) Karnaubawachs od. Kunst-   Zeresin (56°—57°) . . . 85,0
     wachs O 45,0   Terpentinöl oder Ersatz-
Montanwachs 130,0   mittel . . . . . . 740,0.
Bereitung wie unter c. Es ist zweckmäßig, nach dem Erstarren nochmals unter Anwendung der entsprechenden Vorsicht im Wasserbade zu erwärmen und dann schnell abzukühlen. Um einen blanken Spiegel an der Oberfläche zu bekommen, schmilzt man auch etwas Schellackwachs dazwischen.

c) Karnaubawachs od. Kunst-   Zeresin 24,0
     wachs O 10,0   Terpentinöl oder Ersatz-
Kolophonium 16,0   mittel . . . . . . 150,0.
Man schmilzt die Wachse und Harz im Wasserbade zusammen, fügt in einem Raume, wo kein Feuer brennt, den Terpentinölersatz zu und rührt tüchtig bis zum Erstarren.

d) Kolophonium 5,0   Zeresin 45,0
Karnaubawachs od. Kunst-   Paraffin 15,0
     wachs O 35,0   Harzöl 300,0
Bereitung wie unter b und c.

e) **Verseift mit Terpentinöl.** Siehe auch Gelb verseift k, l, m S. 581.
Gelbes Bienenwachs oder   Seife 20,0
     teilweise Kunstwachs . 180,0   Wasser . . . . . . 400,0.
Terpentinöl 400,0
Das Wachs wird zuerst im Wasserbade geschmolzen, dann in einem Raume, wo kein Feuer brennt, mit dem Terpentinöl vorsichtig vermischt, hierauf die heiße Seifenlösung zugefügt und das Ganze bis zum Erkalten gerührt.
Aus dieser farblosen Kreme kann man durch Zusatz von Teerfarbstoffen beliebig gefärbte Kreme herstellen. Will man den Schuhglanz schwarz herstellen, ist es jedoch unbedingt erforderlich, neben dem öllöslichen schwarzen Teerfarbstoff etwas feinen Ruß hinzuzusetzen.

f) Gelbes Bienenwachs oder   Terpentinöl oder Ersatz-
     teilweise Kunstwachs . 150,0   mittel 400,0
Seife 50,0   Wasser 400,0
Siehe unter e.

g) **Verseift, ohne Terpentinöl:**
     Man löst unter Erwärmung
Kaliumkarbonat . . . 25,0   Borax 7,5
in   Wasser 807,5,
fügt Karnaubawachs oder   Kolophonium 25,0
     Kunstwachs O . . . 125,0   Zeresin 10,0
hinzu und erhitzt unter beständigem Rühren, bis die Masse gleichmäßig ist.
Auch diese Kreme kann beliebig aufgefärbt werden, doch müssen alkalibeständige Farbstoffe gewählt werden. Über schwarzen Schuhglanz s. unter e).

Gelb, zusammengeschmolzen.

h) Zeresin 300,0   gelbes Bienenwachs oder
Karnaubawachs oder   teilweise Ozokerit . . . 100,0
   Kunstwachs O . . . 50,0   Japanwachs oder Kunst-
                    wachs E 50,0

werden im Wasserbade zusammengeschmolzen. In der Masse löst man öllöslichen gelben Teerfarbstoff, erhitzt noch eine Zeitlang, nimmt von der Erwärmungsstelle und setzt vorsichtig nach und nach fern von Feuer

Terpentinöl oder Ersatzmittel . . 1600,0

zu. Darauf rührt man kräftig fast bis zum Erkalten und gießt·in Dosen aus.
Ist die Masse zu fest geworden, so erwärme man sie n u r i m W a s s e r b a d e.

i) Zeresin 100,0   Japanwachs oder Kunst-
Karnaubawachs oder   wachs E 78,0
   Kunstwachs O . . . 350,0   helles Fichtenharz . . . 100,0

werden im Wasserbade zusammengeschmolzen. In einem anderen Gefäß erwärmt man v o r s i c h t i g a u f d e m W a s s e r b a d e

Terpentinöl bzw. Ersatz-   Lärchenterpentin 50,0
   mittel 850,0
Kienöl 150,0   Glyzerin 100,0
      gelben, öllöslichen Teerfarbstoff . 8,5.

Darauf setzt man die Terpentinölmischung langsam der Wachsmischung
unter Rühren zu und rührt so lange, bis die Masse halb erkaltet ist. Dann
gießt man in Dosen aus.

k) V e r s e i f t.

Kristallisiertes Natriumkarbonat . 300,0
löst man unter Erwärmen
in Wasser . . . . . . 3000,0, fügt Marseiller Seife 30,0
zu und erhitzt bis zum Kochen. Ist die Seife gelöst, setzt man
   helles Fichtenharz 40,0
   gelbes Bienenwachs oder teilweise Kunstwachs bzw. Ozokerit 250,0
   Karnaubawachs oder Kunstwachs O 150,0
zu und kocht weiter, bis eine gleichmäßige Masse erhalten ist. In diese Masse
rührt man nach und nach

Kaliumbitartrat (Weinstein) . . . 50,0,
nimmt vom Feuer und setzt, nachdem die Masse etwas erkaltet ist, fern von
Feuer

Terpentinöl bzw. Ersatzmittel . . 250,0
zu und rührt die Masse, bis sie anfängt zu erstarren. Zum Färben benutzt
man öllöslichen Teerfarbstoff, den man in Terpentinöl auflöst.

l)   Gelbes Bienenwachs oder teilweise Kunstwachs   300,0
werden im Wasserbade geschmolzen und, entfernt vom Feuer,
Terpentinöl bzw. Ersatzmittel . . 1000 ccm
hinzugegeben; anderseits löst man
Harzseife . . . . 120,0 in Wasser . . . . 1000 ccm
und verrührt die Lösung mit dem inzwischen kalt gerührten Terpentinöl-
gemische zu einer schaumigen Paste. Hierzu gibt man
Nankingbraun . . . . . 15,0 in Weingeist (95%) 75,0
gelöst.

m) Triäthanolamin 10,0   Stearinsäure 30,0
      Wasser 660,0
werden bis zur vollständigen Verseifung gekocht.
In einem anderen Gefäße schmilzt man im Wasserbade
Karnaubawachs oder Kunstwachs O 110,0,
bringt es mit Terpentinöl bzw. Ersatzgemisch . . 190,0

zusammen, erhitzt unter Anwendung v o n a l l e r V o r s i c h t auf 85° C und
setzt diese heiße Wachs-Terpentinöllösung der heißen Seifenlösung unter
anfänglich kräftigem Rühren hinzu und rührt dann bis zum Erkalten.

n) S c h w a r z. Nach Seifens.-Ztg. G u t t a l i n - ä h n l i c h :

Zeresin	400,0	fettlösliches Nigrosin	30,0
Karnaubawachs oder		feinstes Lampenschwarz	20,0
Kunstwachs O	40,0	Terpentinöl bzw. Ersatz-	
schwarzes Montanwachs	40,0	mittel	1200,0
Wollfett	20,0	Kienöl	400,0.

Die Wachssorten werden im Wasserbade zusammengeschmolzen. In der geschmolzenen Masse löst man das Nigrosin, nimmt die Masse von der Erwärmungsstelle und setzt in einem Raume, wo kein Feuer brennt, das Terpentinöl nach und nach zu, bis auf einen Rest, mit dem man den Lampenruß anreibt. Nachdem auch dieser zugesetzt ist, rührt man fast bis zum Erkalten und gießt in Dosen aus. Ein Erwärmen der fertigen Masse darf n u r i m W a s s e r b a d e g e s c h e h e n.

o)
Japanwachs oder Kunstwachs E	200,0	Terpentinöl bzw. Ersatzmittel	900,0
Zeresin	520,0	Karnaubawachs oder	
fettlösliches Nigrosin	5,0	Kunstwachs O	50,0.

Bereitung siehe unter n.

p)
Zeresin 350,0
gelbes Bienenwachs bzw. teilweise Ozokerit . . . 100,0
Karnaubawachs oder Kunstwachs O 50,0
werden im Wasserbade geschmolzen und in der Masse
fettlösliches Nigrosin 30,0
aufgelöst. Darauf nimmt man von der Erwärmungsstelle, fügt fern von Feuer
Terpentinöl oder Kienöl 1250,0
und feinsten Ruß 20,0,
die mit Terpentinöl 50,0
verrieben sind, zu. Man rührt bis zum Erkalten, schlägt die Masse dann noch eine Zeitlang, daß sie recht gleichmäßig wird und erwärmt zum Einfüllen in Dosen i m W a s s e r b a d e g a n z g e l i n d e.

q)
Zeresin	360,0	fettlösliches Nigrosin	20,0
Japanwachs oder Kunstwachs E	100,0	Kienruß	30,0
Karnaubawachs oder		Terpentinöl bzw. Ersatz-	
Kunstwachs O	40,0	mittel	500,0
Wollfett	50,0	Kienöl	1000,0.

Bereitung siehe unter p.

r) V e r s e i f t :
Paraffin (56°—57°) . . . 200,0   Wollfett 100,0
werden mit aller Vorsicht im Wasser- oder Dampfbad auf 100° C erhitzt. Darauf setzt man allmählich
Natronlauge (38° B) 50,0
hinzu, kocht ungefähr 20 Minuten, so daß eine gleichmäßige Masse entsteht und fügt weiter unter Kochen in kleinen Mengen
Karnaubawachs oder Kunstwachs O   200,0
zu. In der Masse löst man
fettlösliches Nigrosin 40,0
und gießt in kleinen Mengen allmählich und unter beständigem Rühren
heißes Wasser 1500,0
zu. Ist die Kreme gleichmäßig, fügt man ebenfalls unter Rühren eine Lösung von
wasserlöslichem Nigrosin . 40,0   Formaldehydlösung (35%) 5,0
in heißem Wasser 1000,0
zu und schlägt, bis die Masse vollständig gleichmäßig ist.

s) **W e i ß** :

Weißes Zeresin   150,0   raffin. Karnaubawachs
oder Kunstwachs O . . 100,0
schmilzt man im Wasserbade und fügt nach Entfernung von der Erwärmungsstelle
Terpentinöl bzw. Ersatzmittel . . 600,0
zu. Andererseits verreibt man auf der Farbmühle
Zinkweiß 100,0
und eine kleine Menge Ultramarinblau mit
Terpentinöl bzw. Ersatzmittel . . 200,0,
setzt diese Verreibung unter beständigem Umrühren der Wachsmischung zu
und gießt sofort in Dosen aus.

Um die Vorschriften zu verbilligen, kann das Bienenwachs teilweise durch Ozokerit, das Karnaubawachs durch
Kunstwachs O, das Japanwachs durch Kunstwachs E, das
Terpentinöl teilweise durch Tetralin, Dekalin oder Schwerbenzin ersetzt werden.

Lederfett. Lederschmiere.

Als Lederfett wurden früher die verschiedensten Mischungen von fetten Ölen,
vor allem das Rizinusöl, Tran und Talg benutzt, die gewöhnlich mit Elfenbein-
schwarz gefärbt wurden. Diese Lederfette sind für Leder (vom Wollfett abgesehen) die besten Schmiermittel, nehmen dem Leder aber den Glanz. So benutzt
man vielfach Rohvaseline, denen hier und da noch etwas Talg oder Rizinusöl
zugeschmolzen wird. Besser für das Leder ist jedenfalls Wollfett, das man mit
Talg oder etwas Vaseline verarbeitet hat. Mineralöle, Harze und freie Fettsäuren
sind dem Leder nicht zuträglich, man soll sie vermeiden, obwohl ein Zusatz von
Mineralöl Schimmelbildung verhindert, was aber auch durch Zusatz von Stoffen
wie Paraoxybenzoesäureäthyl- und propylester zu erreichen ist bzw. müssen die
Lederwaren von Zeit zu Zeit damit behandelt werden. Da sich aber Lederfette,
die Mineralöle, Harze und freie Fettsäuren enthalten, im Handel befinden, folgen
auch Vorschriften, die diese Stoffe enthalten. Soll das Lederfett schwarz gefärbt
werden, so benutzt man dazu öllösliches Anilinschwarz. Zu bemerken ist noch,
daß man beim Füllen der Verkaufsschachteln guttut, Vaselin-Lederfett in geschmolzenem Zustand einzugießen. Es erscheint dadurch nach dem Erstarren
weit härter, als wenn es in ungeschmolzenem Zustande mit dem Spatel eingestrichen wird. Da es sich beim Zusammenschmelzen um leicht
brennbare Stoffe handelt, ist größte Vorsicht geboten;
man benutze das Wasserbad.

a) Vaselin   800,0   Zeresin . . . .   200,0.
Farbe nach Belieben.

b) Vaselin   340,0   Tran   400,0
Talg   240,0   Zeresin   20,0
Farbe nach Belieben.

c) Talg   750,0   Rizinusöl   380,0

d) Wasserfreies Wollfett . .   400,0   Talg . . . .   600,0.
Farbe nach Belieben.

An Stelle des wasserfreien Wollfettes kann auch rohes Neutral-Wollfett genommen werden.

e) Wasserdicht. Schwedische Lederschmiere, Jagdstiefel-
Lederschmiere.
Rizinusöl oder Tran . . . 400,0 und Talg 200,0
erhitzt man mit aller Vorsicht auf 125° C,
fügt   fein zerschnittenen Rohkautschuk . 100,0
zu und erhält unter beständigem Umrühren mit einer Holzkeule so lange auf
der Wärme von 125°, bis alles gleichmäßig geworden ist. Will man eine
schwarze Färbung erzielen, fügt man etwas Ruß mit Tran angerieben zu.

f) Kolophonium 65,0   Schweinefett 670,0
Tran 265,0
schmilzt man zusammen und färbt, wenn gewünscht, mit Ruß auf.

g) Nach R. Brunner:

Ölsäure	240,0	Ammoniakseife	180,0
rohe Stearinsäure	60,0	Gerbstoff	30,0
	Wasser	240,0.	

Man schmilzt vorsichtig die Stearinsäure mit der Ölsäure und fügt dann nach und nach die Ammoniakseife, den Gerbstoff und das Wasser hinzu. Die Ammoniakseife wird erhalten, wenn man zu erhitzter Ölsäure so lange Ammoniak zusetzt, bis der Geruch desselben nicht mehr verschwindet und das Ganze gallertartig erstarrt. Gibt man eine Auflösung von Ferrosulfat (Eisenvitriol) 2,0 und Wasser 6,0 hinzu, so erhält man ein Lederfett von tiefschwarzer Farbe und sehr geeignet zur Behandlung von Schuhwerk.

h) Harzsaures Eisen . . . . 50,0 öllösliches Anilinblau . . 5,0
Rohvaselin . . . . 950,0.

Das harzsaure Eisen wird dargestellt, indem man eine Lösung von Harzseife mittels Ferrosulfatlösung (Eisenvitriollösung) ausfällt. Der gewonnene Niederschlag wird mehrfach ausgewaschen, dann nach völligem Abtropfen auf Porzellan oder Glas ausgebreitet, bei mäßiger Wärme getrocknet und erkaltet zu Pulver zerrieben.

Das auf diese Weise erhaltene Pulver löst sich bei mäßigem Erwärmen leicht in Vaselin auf.

i) Rizinusöl . . . . . . 500,0 Tran . . . . 500,0.

k) wasserfreies Wollfett .. . 300,0 Tran . . . . 700,0.
Man erwärmt den Tran und verteilt darin das Wollfett unter weiterem Erwärmen.

An Stelle des wasserfreien Wollfettes kann auch rohes Neutral-Wollfett genommen werden.

l) Flüssig. Lederschmieröl.

Rüböl	500,0	Harz	300,0
Paraffinöl	200,0	Tran	100,0.

m) Tran . . . . 500,0 Rüböl 400,0
Talg . . . . 100,0.

Reinigungsmittel für farbiges Schuhwerk.

Man bereitet einen Traganthschleim aus
Traganth . . . . . . 15,0 und Wasser . . . . 1 Liter.
Man übergießt den gepulverten Traganth mit ¼ Liter Wasser, läßt unter häufigem Umrühren bis zum nächsten Tage stehen und fügt in drei gleichen Mengen innerhalb drei Tagen den Rest des Wassers hinzu. Darauf treibt man den Schleim durch ein sehr feinmaschiges Sieb, läßt absetzen und gießt die klare Flüssigkeit vorsichtig ab. Schließlich löst man in 1 Liter Flüssigkeit
Oxalsäure 5,0
auf und färbt mit säureechtem Teerfarbstoff auf.

Anstatt des Traganthschleims kann auch Tyloseschleim verwendet werden.

Sattelpasta. Zum Reinigen und Glänzendmachen von Sattel- und Reitzeug.

Gelbes Zeresin	135,0	Japanwachs oder Kunst-	
gelbes Bienenwachs oder		wachs E	135,0
Ozokerit	135,0	Terpentinöl bzw. Ersatz-	
		gemisch	595,0.

Die Wachsarten werden im Wasserbade zusammengeschmolzen, und entfernt von der Erhitzungsstelle wird dann das Terpentinöl fern von Feuer zugemischt. Das Terpentinöl kann teilweise durch Tetralin, Dekalin oder einen ähnlichen Stoff ersetzt werden. Bevor man die Pasta aufreibt, wendet man gern behufs Reinigung eine Sattelseife an.

a) Man löst Kaliumkarbonat . 25,0 in Wasser 250,0,
erhitzt bis zum Sieden, fügt
gelbes Bienenwachs oder Kunstwachs 140,0
hinzu und erhitzt noch einige Minuten, bis Verseifung eingetreten ist. Dieser
Verseifung setzt man eine erwärmte Lösung von
Marseiller Seife . . . . 50,0 in Wasser 250,0
unter beständigem Umrühren zu, nimmt vom Feuer, fügt fern von Feuer
Terpentinöl 285,0
zu und rührt bis fast zum Erkalten. Diese Seife gibt zugleich Glanz, ist also
Seife und Pasta zu gleicher Zeit.

b) Gelbes Bienenwachs bzw. Kunstwachs . 120,0
werden mit Kaliumkarbonat 15,0
und gelber Seife 7,5
in Wasser 360,0
so lange gekocht, bis eine gleichmäßige Milch entstanden ist, die man von der
Erhitzungsstelle nimmt und fern von Feuer mit
Terpentinöl 240,0
und einer Lösung von
Phosphine . . . . . 0,25 in Weingeist (95%) . . . . . 15 ccm
versetzt und schüttelt, bis eine gleichmäßige Mischung entstanden ist, die
man dann mit Wasser auf 700,0 bringt.

c) Man erwärmt auf gelindem Feuer bis zur Lösung
neutrale geschabte Palm- Gelatine 10,0
seife . . . . . . 100,0 Wasser 700,0
und gießt noch flüssig in Dosen aus. Der an der Oberfläche sich bildende
Schaum wird mit einem Kartenblatt abgenommen, daß die Fläche glatt erscheint.

Haltbarmachung von Sohlen. Sohlenkonserve.

a) Leinöl . . . . . . 800,0 Tran 100,0
Terpentinöl 100,0
werden gemischt. Mit dieser Mischung tränkt man die Sohlen. Man darf aber
bei hellfarbigen Schuhen des Guten nicht zuviel tun, da das Öl sonst in das
Oberleder steigt.
Diesem Gemische fügt man auch zweckmäßig 10% einer 10prozentigen
Kautschuklösung in Benzol hinzu.

b) Wasserglas . . . . . 400,0 Leinöl . . . . 600,0.
Beide Bestandteile, das Wasserglas muß sehr konzentriert sein, werden
kräftig bis zur vollständigen Emulgierung durchgeschüttelt und dann in weithalsige Flaschen gefüllt. Beim Gebrauch wird die Masse mit Schwamm oder
Pinsel wiederholt auf die neuen Sohlen aufgetragen.

c) Rindertalg . . . . . 50,0 Leinöl . . . . 1400,0.
Bienenwachs oder teil-
weise Ozokerit 50,0

d) Asphalt . . . . . . 60,0 Zeresin 40,0
werden im Wasserbad in
Fischtran . . . . . . 200,0 Leinöl 700,0
gelöst und der Mischung 50,0 einer 10%igen Kautschuklösung in Benzol hinzugefügt. Schließlich kann man etwas Wohlgeruch untermischen; jedoch ist
Nitrobenzol der Giftigkeit halber u n b e d i n g t zu vermeiden.

e) Kolophonium . . . . . 350,0 Leinöl 150,0
Terpentinöl bzw. Ersatzgemisch . 500,0.
Das Kolophonium ersetzt man zweckmäßig durch Bakelit.
Man löst das Kolophonium in Terpentinöl auf und fügt das Leinöl hinzu.

Treibriemenfett. Adhäsionsfett für Treibriemen.

a) Rohes Neutral-Wollfett . 70,0   Rizinusöl . . . . 30,0.
Das Treibriemenfett trägt man auf beide Seiten des Riemens auf.

b) Rohes Neutral-Wollfett . . 650,0   Fischtran 150,0
           Talg . . . . 200,0.
Der Talg wird im Wasserbade geschmolzen, darauf das Wollfett hinzugefügt und dem geschmolzenen Gemisch der Fischtran untergerührt.

c) Talg 100,0   Rizinusöl . . . . 900,0.

d) Nach Münder:
Man schmilzt im Wasserbade
Talg . . . . 27,0 mit Kautschuk 2,0
zusammen, fügt der Schmelze
          Tran 15,0
hinzu und rührt
          rohes Neutral-Wollfett 56,0
darunter.

e) Kolophonium 180,0   Talg 230,0
        Tran oder oxydiertes Rüböl . . . 590,0.

f) Fein zerschnitt. Kautschuk 500,0   Terpentinöl bzw. Ersatzgemisch 500,0
werden zusammengemischt und i m W a s s e r b a d e v o r s i c h t i g auf 50° C
erwärmt. Ist der Kautschuk geschmolzen, setzt man
Kolophonium 400,0   gelbes Wachs 400,0
hinzu und schmilzt wiederum i m W a s s e r b a d e.
In einem andern Gefäße schmilzt man im Wasserbade
Fischtran 1500,0   Talg 500,0
zusammen und setzt unter stetem Umrühren die erste Flüssigkeit zur zweiten.
Das Umrühren wird bis zum Erkalten fortgesetzt.
     Treibriemen, mit obiger Mischung bestrichen, haften auf der Scheibe gut,
aber der Gehalt an Harz schädigt mit der Zeit den Treibriemen.

g) f ü r B a u m w o l l t r e i b r i e m e n:
Rizinusöl 175,0   Melasse 125,0
erhitzt man, verteilt in der Masse
rohes Wollfett 200,0   Graphit 400,0
und mischt die ganze Masse unter im Wasserbade
        geschmolzenes Kolophonium . . . 200,0.

h) F l ü s s i g. A d h ä s i o n s f l ü s s i g k e i t f ü r T r e i b r i e m e n.
Manilakopal 1000,0   Kolophonium 200,0
        Spiritus (95%) . . . . 700,0.
     Mit den Adhäsionsfetten wie mit der Adhäsionsflüssigkeit werden die
Riemen bestrichen, um das Gleiten derselben auf der Riemenscheibe zu ver-
hindern.

i) Kolophonium 50,0   Leinöl 450,0
Talg 50,0   Tran . . . . 450,0.
Der Gehalt an Kolophonium darf in Treibriemenfetten niemals zu hoch sein.

Wichse. Glanzwichse.

a) Rüböl 50,0   Sirup 125,0
Wasser 450,0   Knochenkohle 250,0
        Schwefelsäure . . . . 125,0.
     Rüböl, Knochenkohle und die Hälfte des Wassers werden zuerst miteinan-
der vermischt, dann die Schwefelsäure allmählich zugefügt. Nach beendetem
Aufbrausen rührt man den Sirup und das übrige Wasser hinzu und füllt in
Gefäße.

b) Gebranntes Elfenbein . . 100,0   Sirup 50,0
Glyzerin 50,0   Baumöl 25,0
werden gemischt, eine Lösung von
rohem Ferrosulfat (Eisenvitriol) 2,0 in heißem Wasser 50,0
dazugerührt und schließlich noch
Schwefelsäure 25,0
unter Rühren hinzugefügt.

c) Nach Dieterich:
Beinschwarz 250,0   Dextrin 80,0
Alaunpulver 20,0   Sirup 250,0
Holzessig 100,0   Wasser 150,0
werden auf das innigste gemengt, dann fügt man hinzu
Baumöl . . . . 67,0 und zuletzt Schwefelsäure . . 85,0.

d) Knochenkohle 500,0   Dextrin 500,0
heißes Wasser 500,0   Schwefelsäure 100,0
werden im Wasserbade so lange erhitzt, bis der chemische Vorgang völlig
vorüber ist. Dann fügt man der noch warmen Mischung hinzu
Olein 30,0   Walrat bzw. Kunstwachs E 30,0.
Nach inniger Mischung füllt man in Schachteln oder Kruken, oder fügt,
wenn f l ü s s i g e W i c h s e gewünscht wird, 40% Branntwein hinzu und
füllt in Flaschen.

e) Beinschwarz 450,0   Salzsäure 120,0
Schwefelsäure 120,0   rohes Glyzerin 225,0
werden miteinander gemengt und dann hinzugefügt
Rüböl 25,0   Wasser . . . . 60,0.

f) S ä u r e f r e i e G l a n z w i c h s e :
Kienruß 1000,0   Knochenschwarz 150,0
und   Sirup . . . . 3000,0—3500,0
werden in einem Kessel erwärmt und so lange gerührt, bis man eine gleichförmige Masse erhalten hat. In einem anderen Kessel werden
fein zerschnittene Guttapercha . . 150,0
über s c h w a c h e m Kohlenfeuer vorsichtig so lange gelinde erwärmt, bis
sie ziemlich zerflossen sind, worauf man unter stetem Umrühren allmählich
Baumöl 250,0
und nach vollständiger Auflösung der Guttapercha noch
Stearin 50,0
zusetzt. Diese noch warme Lösung wird unter Umrühren der obigen Mischung
von Kienruß und Sirup zugegeben, und nachdem auch hier eine gleichmäßige
Mischung stattgefunden hat, werden
Senegalgummi 200,0   in   Wasser 600,0
gelöst, ebenfalls der Masse unter Umrühren zugesetzt. Endlich, um der Masse
einen angenehmen Geruch zu erteilen, gibt man noch
Lavendelöl 10,0
hinzu.

g) P e r l e b e r g e r.
Knochenkohle 600,0   Glyzerin 300,0
Rüböl 30,0   Essig 70,0
werden auf einer Farbmühle miteinander verrieben.

h) A u g e n b l i c k s w i c h s e :
Schellack 25,0   Harz 50,0
Kampfer 3,0   Nigrosin 15,0
Methylalkohol . . . . 950,0.
Wird mit Schwamm oder Pinsel aufgetragen.

Kitte und Klebmittel.

Ölkitte.

Bei diesen sog. Ölkitten ist das Bindemittel ein trocknendes Öl, fast ohne Ausnahme Leinöl, dem solche Stoffe zugemengt sind, die mit Säuren des Öles feste chemische Verbindungen eingehen. Sie dienen vor allem zum Befestigen und Dichten von Gegenständen, die dem Einflusse des Wassers und der Luft ausgesetzt sind. Man bestreicht die an der Bruchstelle völlig staubfreien, zu kittenden Gegenstände vor Anwendung des Kittes ganz dünn mit etwas Leinöl. Auch der Kitt selbst darf nur dünn aufgetragen werden. Die Kittflächen werden darauf fest zusammengepreßt, und der überschüssige herausgetretene Kitt wird sofort entfernt. Die gekitteten Gegenstände dürfen nicht früher berührt werden, ehe der Kitt nicht vollständig hart geworden ist, was unter Umständen mehrere Tage dauert.

Kitte für chemische Apparate und hohe Wärmegrade. Nach Lehner.

a) Trockener Ton 10,0   Leinöl 1,0
werden zu einer gleichmäßigen Masse geknetet.

b) Für hohe Wärmegrade:
Ton 100,0   Kreide 2,0
Borsäure 3,0   Leinöl . . . . 10,0.
   Bereitung wie unter a.

c) Für sehr hohe Hitzegrade:
Ton 100,0   Glaspulver 2,0
      Leinöl . . . . 10,0.
   Bereitung wie unter a.

Kitt für Aquarien und andere Wasserbehälter.

a) Bleimennige 150,0   Bleiweiß 150,0
      Kopallack . . . . 50,0.
   Leinölfirnis soviel wie nötig, um einen steifen Teig zu erhalten.

b) Nach Dieterich:
Bleiglätte 100,0   feiner Quarzsand 100,0
Gips 100,0   Kolophoniumpulver . . . 350,0
borsaures Manganoxydul
   (Manganoborat) . . . 5,0
Leinölfirnis soviel wie nötig zur Bereitung eines steifen Teiges.

c) Feines Glaspulver . . . 400,0   Bleiglätte 400,0
      Leinölfirnis . . . . 200,0.

d) Feines Glaspulver . . . 25,0   Gebrannter Gips . . . 50,0
feinster Sand 25,0   Bleiglätte 75,0
      feines Kolophoniumpulver . . . 125,0.
Leinölfirnis soviel wie nötig zur Bereitung eines steifen Teiges.
   Die Pulver werden in den im Wasserbad erhitzten Leinölfirnis eingemengt, die Fugen mit dem heißen Kitt ausgestrichen, und für Gefäße, die saure

Flüssigkeiten enthalten, der eingestrichene Kitt noch mit feinstem Glaspulver eingerieben. Die Gefäße können meist schon nach zwei bis drei Tagen in Gebrauch genommen werden.

Kitt für Dampfröhren, Dampfkessel, Motorgehäuse usw.

a) Nach Lehner:

Graphit	300,0	zerfallener Kalk	250,0
Bariumsulfat	300,0	Leinöl	150,0.

Die Pulver werden in das kochende Leinöl eingetragen und der Kitt heiß verarbeitet

b)

Schlämmkreide	150,0	Graphit	520,0
Bleiglätte	165,0	Leinölfirnis	165,0.

Bereitung wie unter a.

Kitt für Edelsteine, Bernstein und Glas auf Glas.

Zur Befestigung von Glas auf Glas oder von Edelsteinen benutzt man meistens als Kitt eingedickten, hellen Leinölfirnis oder fette Lacke, wie Dammar- und Kopallack, auch sehr vorteilhaft den Kanadabalsam, den man mit etwas Xylol verdünnt und worin man vielfach etwa 10% gepulverten, möglichst hellen Mastix auflöst. Sie bedürfen allerdings einer längeren Zeit zum Hartwerden, bieten aber dafür den Vorteil der völligen Durchsichtigkeit und einer großen Haltbarkeit. Man beachte das in der Einleitung Gesagte.

Bernstein läßt sich auch gut durch sehr starke Natronlauge (50%) kitten. Nur müssen die Stücke fest zusammengepreßt oder fest zusammengebunden werden.

Kitt für Eisen. Risse in eisernen Öfen   (s. auch S. 599, 601).

a)

Mangansuperoxyd (Braunsteinpulver	10,0	Lehm	40,0
		Boraxpulver	50,0

werden mit Milch zu einem dicken Brei geknetet. Mit diesem verschmiert man die Risse und läßt mindestens 24 Stunden in der Kälte trocknen. Durch starkes Erhitzen des Gefäßes schmilzt der Kitt und schließt den Riß vollständig.

b) Auch M a s t i x k i t t genannt oder S c h w a r z k i t t:

Graphit	500,0	Schlämmkreide	180,0
Bleiglätte	160,0	Leinölfirnis	160,0.

c) Ö l f r e i e r S i l i k a t k i t t. Man mischt

Eisenpulver	50,0	mit weißem Ton	10,0

und rührt mit Essig (6%ig) zu einem dicken Brei an. Es tritt Erwärmung ein und man verbraucht den Kitt sogleich. Man läßt dann 24 Stunden trocknen, darf den Eisenteil vor dieser Zeit aber nicht erhitzen.

d)

Eisenpulver	65,0	Ammoniumchlorid	3,0
Schwefel	1,0	Lehm oder weißen Ton	31,0

mischt man und rührt mit Essig (4%ig) zu einem dicken Brei an. Der Kitt bindet durch das nachfolgende Erhitzen.

e) Nach König:

Feinstes Eisenpulver	65,0	fettfr. Ruß od. feinst. Graphit	2,0
Dextrin	5,0	gebrannter Gips	30,0.

Zur Verwendung mische man mit wenig Wasser zu einem steifen Teig.

Kitt für Fußböden usw. Fugenkitt.   (S. auch S. 593, 602).

Gelöschter Kalk	100,0	Leinölfirnis	100,0.
Roggenmehl oder feines Sägemehl	200,0		

Der Kitt wird je nach der Farbe des Fußbodens gefärbt. Er erhärtet langsam, wird aber mit der Zeit äußerst hart.

Glaserkitt. Fensterkitt. Dachkitt.

Die Bereitung dieses in großen Massen gebrauchten Kittes, der aus Leinöl
oder Firnis und Kreide besteht, ist bei irgend größeren Mengen nicht gut ohne
ein Walzwerk möglich. Man rührt zuerst in einem Gefäß in das Leinöl, das möglichst arm an freien Fettsäuren sein soll, nach und nach so viel vollständig ausgetrocknete Schlämmkreide, als irgend aufgenommen wird. In diese dicke Masse
knetet und stampft man noch immer mehr Kreide, bis diese selbst nach längerem
Schlagen und Stampfen nicht mehr aufnehmen will. Die so erhaltene Masse ist
aber zu ungleichmäßig, um sie gut verarbeiten zu können; man ist daher gezwungen, sie einige Male durch ein wagerecht stehendes Walzwerk gehen zu
lassen. Es können dies hölzerne Walzen sein, die sich, wie bei den Mangel-
maschinen, in verschiedener Richtung drehen. Man bringt den Kitt in Stangenform, bringt ihn so zwischen die Walzen und dreht ihn nun durch. Er fällt in
ein untergesetztes Gefäß und wird jetzt, wenn nötig, noch mit mehr Kreide
durchgeknetet und abermals durchgewalzt. Die Masse wird hierdurch völlig
gleichmäßig und bedeutend leichter knetbar als vor dem Durchwalzen. Ein auf
diese Weise bereiteter Kitt hält sich an kühlem Ort und möglichst vor dem Einflusse der Luft geschützt einige Monate. Sollte er zu hart geworden sein, so befeuchtet man ihn mit etwas Leinöl und läßt ihn wiederholt durch die Walze
laufen.

Vielfach werden dem Glaserkitt beliebige Farben zugemengt, hierzu dienen
sowohl Erd- als auch Metallfarben.

Wird ein sehr rasch trocknender Kitt verlangt, so kann man das Leinöl durch
Firnis ersetzen. Ein derartiger Kitt erhärtet allerdings rascher, wird aber niemals so steinhart wie Leinölkitt.

Eine Verordnung bestimmt, daß Kitt für Verglasungen auf Holz und für
senkrechte Verglasungen auf Eisenkonstruktionen — F e n s t e r k i t t — mindestens 14 und nicht mehr als 15% Bindemittel enthalten darf. In dem Bindemittel dürfen nur 70 Teile pflanzliche oder tierische Öle und Fette, deren Fettsäuren, sowie Firnisse und Standöle sein. Für andere Verglasungen muß D a c h -
k i t t verwendet werden, ein Kitt, in dem sich weder tierische oder pflanzliche
Öle, Fette und die aus derartigen Ölen und Fetten gewonnenen Erzeugnisse
vorfinden.

Kitt für Glasbuchstaben auf Glas.

a) Bleiglätte   150,0   Bleiweiß 150,0
            Mastix 100,0

werden mit Leinölfirnis zu einer aufstreichbaren Masse verarbeitet.

b) Bleiweiß   und Schlämmkreide
zu gleichen Teilen

werden mit Leinölfirnis zu einer dicken Masse verarbeitet und sogleich verwendet.

Kitt zum Dichten von Holzgefäßen, Fässern und dergl.

Konzentrierte Leimlösung   100,0   Leinölfirnis 50,0
            Bleiglätte 10,0

werden zusammen gekocht und heiß aufgetragen.

Kitt für Marmor. Marmorplattenkitt. (S. auch S. 597, 599).

a) W e i ß :

Man stellt zuerst eine T o n e r d e s e i f e dar, indem man Talgkernseife in
heißem Wasser löst und so lange mit einer Alaunlösung versetzt, als noch
ein Niederschlag entsteht. Dieser wird wiederholt mit kaltem Wasser ausgewaschen, dann abgepreßt, bei gelinder Wärme getrocknet und schließlich gepulvert. Beim Gebrauch wird dieses Pulver mit so viel Leinöl eingeknetet,
bis ein Kitt entsteht. Er wird fest und ist vollkommen wasserdicht.

b) 9 T. gut gebrannte Kieselgur reibt man mit 1 T. Bleiglätte zusammen. Dem Gemische fügt man nach und nach so viel Leinöl hinzu, bis eine leicht knetbare Masse entsteht. Nach 4—5 Tagen wird der Kitt so hart wie Stein.

c) Mastix   9,0   Bleiweiß   9,0
Bleiglätte   18,0   Leinöl   27,0
werden fein verrieben, dann mit aller Vorsicht bis zur gleichmäßigen Masse geschmolzen und heiß angewendet.

Mennigkitt.

Er wird in gleicher Weise wie der Glaserkitt bereitet, nur muß er weicher sein. Er dient namentlich zur Verdichtung von Metallröhren bei Gas- und Wasserleitungen. Er erhärtet bedeutend rascher als der Glaserkitt und wird allmählich steinhart. Man darf von Mennigkitt nie große Mengen vorrätig halten, doch läßt auch er sich, wenn zu hart geworden, durch erneutes Schlagen und Walzen wieder erweichen. Vielfach wird ein Teil der Mennige durch Schlämmkreide oder zu Pulver zerfallenen, gebrannten Kalk ersetzt.

Kitt für Metallbuchstaben auf Glas.
a) Nach Lehner:
Mastix   9,0   Bleiglätte   18,0
Bleiweiß   9,0   Leinöl . . . .   27,0.
Zuerst wird der Mastix in dem vorsichtig erhitzten Leinöl geschmolzen, dann werden die übrigen Bestandteile zugerührt und der Kitt heiß verwendet.

b) Bleiweiß   10,0   Bleiglätte   20,0
mischt man und verarbeitet das Pulver mit einem Gemische von 1 T. Kopallack und 3 T. Leinöl zu einer Masse von der Knetbarkeit des Glaserkittes.

c) Gebrannter zerfallener Kalk 10,0   feinstes Glaspulver . . .   10,0
Bleiglätte   20,0
verarbeitet man mit heißem Leinölfirnis zu einer steifen Masse.

d) Bleiweiß   10,0   Kopallack   10,0
Mennige   10,0   Leinöl   25,0
werden kurz vor der Verwendung zusammengearbeitet.

Kitt für Steine.

Gebrannter, zerfallener Kalk 420,0   feines Glaspulver   180,0
fein gepulvertes Ziegenmehl 200,0   Leinöl . . . .   200,0.
Bereitung wie beim Glaserkitt, darf aber nicht unter Wasser aufbewahrt werden.

Zementkitt. Mastixkitt. Französischer Kitt. Französischer Mastix. Bildhauerkitt.

Quarzsand   610,0   Kalksteinpulver   210,0
Bleiglätte   100,0   Leinöl . . . .   80,0.

Harzkitte.

Außer dem im Vorworte zu den Ölkitten Gesagten ist zu beachten, daß die zu kittenden Stellen vollständig trocken und fettfrei sein müssen. Man legt sie, wenn irgend möglich, eine Zeitlang in Benzin oder andere fettlösliche Stoffe, oder wischt sie wenigstens damit ab und bestreicht die Bruchstellen kurz vor dem Aufbringen des Harzkittes mit Terpentinöl bzw. Spiritus. Wenn möglich erwärmt man die Bruchstellen vor dem

Bestreichen mit Terpentinöl bzw. Spiritus. Auch für die Harzkitte gilt, wie für alle anderen Kitte, daß die gekitteten Gegenstände nicht früher berührt werden dürfen, ehe nicht der Kitt vollständig erhärtet ist, was nicht unter 24 Stunden der Fall ist.

In den meisten Fällen kann die in den Vorschriften angegebene Menge des Schellacks teilweise durch Kunstharze, Albertol-Schellack oder Wackerschellack ersetzt werden. Jedoch gilben Albertol-Schellacke mitunter etwas nach.

Kitt für weiße Emaillezifferblätter.

Dammarharz 100,0   nicht fossiler Kopal . . . 100,0
Lärchenterpentin 110,0   rohes Zinkoxyd (Zinkweiß) 60,0
         Ultramarinblau . . . . . . 3,0.

Man reibt das Zinkoxyd und Ultramarinblau mit möglichst wenig Lärchenterpentin sehr fein an, schmilzt die Harze mit dem zurückgebliebenen Terpentin, im Wasserbade, verrührt die Farbenanreibung innig mit den Harzen, trägt den Kitt möglichst warm auf und poliert nach dem Erkalten.

Kitt für Glas und Porzellan.

a) Gebleichter Schellack . . 6,0   Lärchenterpentin 1,0
werden vorsichtig im Wasserbade zusammengeschmolzen, mit ein wenig rohem Zinkoxyd, Zinkweiß gefärbt und in Stängelchen geformt. Beim Gebrauch werden die vorher staubfrei gemachten und durch Benzin entfetteten Bruchstellen erhitzt, mit dem ebenfalls erwärmten Kitt bestrichen und dann stark aneinander gedrückt.

b) Mastix 10,0   Lärchenterpentin 1,0
werden vorsichtig im Wasserbade zusammengeschmolzen und dann in Stängelchen geformt. Die erwärmten Bruchstellen werden mit dem Kitt bestrichen und fest aneinandergedrückt.

Dieser Kitt zeichnet sich vor dem in ähnlicher Weise (nach Vorschrift a) bereiteten Schellackstangenkitt dadurch aus, daß er völlig durchsichtig und auch haltbarer ist.

c) Mastix 4,0   gebleichter Schellack . . 2,0
         Lärchenterpentin . . . . . . 1,0.

Man zerreibt Mastix und gebleichten Schellack zu feinem Pulver, fügt den Lärchenterpentin hinzu und erwärmt vosichtig im Wasserbade, bis die Stoffe zusammengeschmolzen sind. Schließlich fügt man nach und nach etwas Terpentinöl hinzu, bis eine Lösung entstanden ist.

d) Englischer:
Mastix 40,0   Ammoniak-Gummiharz . . 40,0
         Spiritus (95%) 450,0
werden gelöst. Ferner löst man durch Kochen
Hausenblase 120,0   in Wasser . . . . . . 1200,0.

Die erhaltene Lösung gießt man durch Leinwand und dampft dann auf etwa 450,0 ein. Nun mischt man die beiden Lösungen und bringt das Gewicht auf 1000,0. Die Mischung erstarrt beim Erkalten.

Beim Gebrauch wird sie durch Einsetzen in heißes Wasser verflüssigt, die erwärmten Bruchstellen werden damit bestrichen und an einem mäßig warmen Orte getrocknet.

Dieser Kitt ist leicht zu handhaben, bindet, wenn gute Hausenblase verwendet wurde, vorzüglich, ist daher zum Verkauf sehr zu empfehlen.

e) Nach Blücher:
Schellack (s. Einleitung) . 30,0   Lärchenterpentin 2,0
Mastix 10,0   Spiritus (95%) . . . . 110,0.

Kitt zum Ausfüllen von Holzfugen und Astlöchern. (Siehe auch S. 589, 602).

a) Kolophonium und gelbes Bienenwachs bzw. als Ersatz dafür teilweise Ozokerit werden im Wasserbade zu gleichen Teilen zusammengeschmolzen und mit so viel Raspelspänen oder Sägespänen des betreffenden Holzes vermischt, wie die Masse zu binden vermag. Stehen Holzspäne nicht zur Verfügung, kann an deren Stelle ein heller Ocker verwendet werden.

Der Kitt wird warm in die Fugen gestrichen. Er kann auch zum Ausfüllen von Astlöchern verwendet werden. Es müssen die Holzteile, wie auch in der Einleitung gesagt, völlig trocken sein.

Auch Mischungen von Holzmehl mit einem Nitro-Zelluloselack, worin Kolophonium gelöst ist, dienen zum Ausfüllen von Holzfugen.

b) für Drechsler:

> Kolophonium 35,0
> Karnaubawachs bzw. Kunstwachs O 15,0
> Paraffin (56°—57°) . . . . 50,0.

Kitt für Holzbuchstaben auf Lackuntergrund.

a) Schellack (s. Einleitung) . 60,0   Mastix 30,0
Lärchenterpentin . . . . . 10,0.

Man schmilzt die Harze im Wasserbade zusammen und fügt den Lärchenterpentin hinzu.

b) Schellack (s. Einleitung) 30,0   Spiritus (95%) 60,0
Lärchenterpentin . . . . . . 10,0.

Kitt für Horn, Galalith und Schildpatt.

a) Mastix 500,0   Lärchenterpentin 160,0
Leinöl 340,0

werden im Wasserbade zusammengeschmolzen und heiß angewendet. Bei diesem Kitt ist das in der Einleitung Gesagte besonders zu beachten.

b) Nach Bersch:

Farbloser Leim 4,0   Hausenblase 2,0,
gelöst in   Wasser 60,0
werden bis zur Sirupdicke eingedampft, dann vermischt mit
Mastix 1,0   Spiritus (95%) 6,0
und heiß aufgetragen.

Kitt für Linoleum. (S. 596).

a) Gewöhnlicher Terpentin . 400,0   Kolophonium 100,0
werden im Wasserbade zusammengeschmolzen. Beim Gebrauch erwärmt man die Masse bis zum Flüssigwerden.

b) Nach Seifens.-Ztg.:

> Kolophoniumpulver 200,0
> schmilzt man vorsichtig, fügt
> vergällten Spiritus 50,0
> zu, erwärmt vorsichtig, bis die Masse gleichmäßig ist und setzt
> Rizinusöl . . . . 20,0—40,0,
> je nach der Dicke, zu.

c) Man löst unter s c h w a c h e r Erwärmung im Wasserbade
Schellack (s. Einleitung) . 88,0 in vergälltem Spiritus . . . . 192,0.

Diese Kitte eignen sich jedoch vor allem für Holzfußböden; für Z e m e n t - f u ß b ö d e n ist ein Kitt nach der Vorschrift S. 596 u. 603 zu empfehlen.

Kitt für Messerhefte. Nach Lehner.

Kolophonium 600,0   Schwefel 150,0
Eisenfeile . . . . 250,0.

werden vorsichtig zusammengeschmolzen. Wird heiß in die erwärmte Hülse eingegossen und das gleichfalls erwärmte Messer eingeschoben. Etwa übergetretene
Masse muß sofort abgestrichen werden.

Kitt für wasserdichte Ölhaut-Mäntel.

a) Man verklebt von innen mit vorsichtig angewärmtem Guttaperchapapier.
b) Schellack 25,0   Lärchenterpentin 5,0
   Elemi 5,0   Spiritus (95%) . . . . . 65,0.

Kitt für Porzellan in Messing. (S. auch Wasserglaskitt, S. 600).

Gepulverter Schellack . . 50,0   feines Glasmehl 50,0
werden vorsichtig zusammengeschmolzen und heiß aufgetragen.

Kitt, um Stockkrücken auszufüllen. Nach Breuer.

Kolophonium 40,0   Schiffspech 30,0
gelbes Bienenwachs bzw.   gepulverter Hammerschlag 60,0
   teilweise Ozokerit . . . 20,0   fein gepulvert. Ziegenmehl 50,0.

Nachdem diese Stoffe im Wasserbade durch Zusammenschmelzen bzw. Unterrühren vereinigt sind, fügt man geschmolzenen Schwefel 10,0
darunter, verrührt gleichmäßig und schüttet die Masse in kaltes Wasser.
Die auszufüllenden Gegenstände müssen gleichwie die Masse erwärmt werden.

Kautschukkitte.

Es ist besonders darauf zu achten, daß die zu kittenden Bruchstellen fettfrei sind. Der Kautschuk darf
nicht vulkanisiert sein.

Kautschukkitt für Glas, Marmor, und dergleichen.

a) Fein zerschnittener Kautschuk 20,0   Mastix 180,0
   Chloroform . . . . 800,0.

Kautschuk und Mastix werden kalt im Chloroform gelöst. Der Kitt bindet
sofort und eignet sich vorzüglich zum Befestigen von Glasbuchstaben
auf Glasscheiben.

b) Kautschuk 400,0   gepulverter Mastix . . . 100,0
   Chloroform . . . . 500,0.

Der Kautschuk muß sehr fein zerschnitten werden. Die Mischung stellt
man gut geschlossen an einen warmen Ort, bis in ungefähr 10 Tagen Lösung
erfolgt ist. Während dieser Zeit schüttelt man vorsichtig um.

Kautschukkitt für Gummischuhe und Regenröcke. Nach Lehner.

Lösung 1.
   Fein zerschnittener Kautschuk 10,0   Chloroform . . . . . . 280,0.
Das Chloroform kann auch teilweise durch Tetralin oder Trichloräthylen er-
setzt werden.

Lösung 2.
   Kautschuk 10,0   Kolophonium 4,0
   Lärchenterpentin 2,0   Terpentinöl . . . . . . 40,0.

Lösung 1. Wird in einer Flasche durch Mazeration bewirkt.
Lösung 2. Wird dadurch bereitet, daß man den klein zerschnittenen Kautschuk mit dem Kolophonium im Wasserbade schmilzt, dann den Terpentin zusetzt, von der Erwärmungsstelle nimmt und schließlich das Ganze im Terpentinöl auflöst. Die beiden Lösungen werden nun vereinigt.

Um einen Riß in einem Gummischuh oder in einem Regenrocke zu verkleben, taucht man ein Stück dichte Leinwand in den Kitt ein und legt es auf eine Seite der auszubessernden Stelle, die man ebenfalls mit dem Kitte bestrichen hat. Sobald die Leinwand festklebt, trägt man auch auf der anderen Seite der gerissenen oder durchlöcherten Stelle den Kitt auf und glättet diesen.

Sollen Regenröcke, die durch Zellophan wasserdicht gemacht wurden, geklebt werden, so verwendet man Zapon- oder Zellonlacke.

Kautschukkitt für Lederriemen. Leder-Guttapercha-Kitt. Treibriemenkitt. Trommelfellkitt. Zement zum Abdichten schadhaft gewordener Automobilverdecke.

a) Fein zerschnittene Guttapercha 40,0   Asphalt   12,0
Kolophonium 10,0   Petroleum 60,0
werden in einer Flasche im Wasserbad einige Stunden erhitzt. Der wieder erkalteten, zähen Mischung fügt man
Schwefelkohlenstoff 150,0
hinzu und läßt das Ganze unter öfterem Schütteln einige Tage lang stehen. Die Feuergefährlichkeit ist zu beachten.

Die mit dem Kitte gleichmäßig bestrichenen aufgerauhten Riemen sollen zwischen warmen Walzen einem starken Druck ausgesetzt werden und haften dann mit großer Festigkeit aneinander. Die zu kittenden Stellen müssen jedoch fettfrei gemacht sein.

b) Fein zerschnittene Guttapercha 100,0   Asphalt oder Pech . . . 100,0
werden vorsichtig im Wasserbade zusammengeschmolzen und dann werden, fern von Feuer, hinzugerührt
Terpentinöl . . . . 15,0.
Der Kitt ist heiß anzuwenden.

c) Kautschukkitt, nicht fest antrocknend:
Fein zerschnittenen Kautschuk . . 15,0
löst man in
Petroleumäther . . . . 7,5.
Der Lösung fügt man
Bienenwachs 10,0   Kolophonium 65,0,
die man im Wasserbade geschmolzen hat, und
Glyzerin 2,5
hinzu und verarbeitet gleichmäßig.

Kautschukhaltiger Lederzement für Schuhfabriken
Amerikanischer Lederzement. Sohlenbefestiger.

a) Auflag-, Zwick- und Umbugzement:
Sehr fein zerschnittener Kautschuk   30,0
Benzin . . . . 600,0.

b) Rißzement:
Sehr fein zerschnittener   Benzin 800,0
Kautschuk 30,0   Kolophonium . . . . 40,0.

c) Zum Befestigen von Sohlen:
Fein zerschnittene Guttapercha . . 10,0
werden in   Benzin 100,0
gelöst, die Lösung wird dann vermischt mit
Leinölfirnis . . . . 100,0.
Das Leder muß vor dem Kitten aufgerauht werden.

d) Ein dünnflüssiges Zaponlack.

e) Alkylzellulose.

Linoleumkitt, für Zementfußböden, s. auch S. 593, 603.

Zerschnittene Rohguttapercha . . 16,0
löst man in   Schwefelkohlenstoff . . . . . . 72,0.
Die Feuergefährlichkeit ist zu beachten.

Elastischer Marineleim.

Die unter diesem Namen in den Handel kommenden Kitte sind Lösungen von Kautschuk in Benzin oder ähnlichen Lösungsmitteln, z. B. Tetralin oder Dekalin. Vielfach fügt man auch Asphalt oder Schellack bzw. Schellackersatz hinzu und verdickt mit Schlämmkreide oder Ton. Dieser Leim ist völlig wasserbeständig.

Nach Bersch:

Fein zerschnittenen Kautschuk . . 10,0
läßt man ungefähr 14 Tage in
Terpentinöl oder einem Gemische
dieses mit Tetralin oder Dekalin 120,0
an einem warmen Ort aufquellen, erwärmt dann vorsichtig im Wasserbad und fügt
gepulverten Asphalt 10,0
hinzu.

Kitt für Radreifen, für Gummireifen. Fahrräderkitt.

a) Man läßt Kautschuk in fein zerschnittenem Zustand in Benzol so lange quellen, bis nach tüchtigem Umrühren eine fast salbendicke Lösung entsteht.

b) In   Chloroform 60.0
löst man   fein zerschnittenen Kautschuk . . 10,0
und   Mastix . . . . 15,0.

c) Fein zerschnittener Kautschuk 30,0 werden in Chloroform . . . 600,0
gelöst; dann schmilzt man vorsichtig im Wasserbade
zerkleinerten Kautschuk . 30,0   Fichtenharz 12,0,
setzt   Lärchenterpentin 5,0
hinzu und löst fern von Feuer die etwas abgekühlte Masse in
Terpentinöl . . . . 110,0.
Beide Lösungen werden alsdann gemischt.

d)   Fein zerschnittene Guttapercha . . 5,0
fein zerschnittenen Kautschuk . . 20,0
Hausenblase 5,0
läßt man in   Schwefelkohlenstoff 70,0
aufquellen. Die Feuergefährlichkeit des Schwefelkohlenstoffs ist zu beachten.

e) Fein zerschnittene Guttapercha 250,0   gekochtes Leinöl 60,0
Kolophonium 120,0   Schellack . . . . 30,0.
Die Guttapercha muß vorsichtig im Wasserbade geschmolzen werden, man kann auch teilweise Abfälle von Hartgummi verwenden. Dann fügt man unter Umrühren das Kolophonium und den Schellack hinzu und schließlich das gut gekochte Leinöl. Ist die Masse gleichmäßig, so gießt man sie in Wasser und formt sie dann in Stangen, die man für den Gebrauch vorsichtig erwärmt.

f) Man löst allmählich unter öfterem Umschütteln und längere Zeit Stehenlassen
Schellack . . . . 10,0 in Salmiakgeist (0,910) . . . 90,0.

Kautschukkitt für Säuregefäße usw.

Fein zerschnittener Kautschuk 100,0   Talg 8,0
werden im Wasserbade zusammengeschmolzen, dann hinzugerührt
zerfallener gebrannter Kalk   8,0   Mennige . . . . 20,0.
Der Kitt wird sehr bald hart. Läßt man die Mennige fort, so bleibt der Kitt auch nach dem Erhärten dehnbar und eignet sich dann ganz vorzüglich für Säurebeförderungsgefäße.

Beim Schmelzen des Kautschuks mit dem Talg ist darauf Rücksicht zu nehmen, daß die Masse sich l e i c h t e n t z ü n d e t. Man muß daher stets einen passenden Deckel zum Ablöschen bereit halten.

Kaseinkitte.

Das reine Kasein bildet, mit Alkalien oder alkalischen Erden zusammengebracht, sehr hart werdende Kitte, die ihrer großen Billigkeit wegen für viele Zwecke sehr empfehlenswert sind. Das Kasein wird entweder frisch verwendet oder getrocknet aufbewahrt. Im letzteren Falle läßt man es vor dem Gebrauch in warmem Wasser quellen. Eine Hauptbedingung für die Erzielung guter Kaseinkitte ist die, daß das Kasein m ö g l i c h s t f e t t - f r e i ist. Man scheidet es daher aus völlig abgerahmter Milch durch Weinsäure oder Salzsäure ab, wäscht das Gerinnsel wiederholt mit warmem Wasser aus, läßt auf einem Leinentuch abtropfen und preßt aus. Soll das Kasein getrocknet werden, so breitet man es auf Porzellan, Glas oder auch auf Papier aus und trocknet es an mäßig warmem Orte. Es entstehen hierbei durchsichtige, hornartige Massen, die sich gut aufbewahren lassen.

Kaseinkitt.

a) Trocknes Kasein 100,0   Wasser 200,0
gelöschter zerfallener Kalk   25,0   Holzasche . . . . . . 20,0.
    Man kocht das Kasein mit dem Wasser so lange, bis eine fadenziehende Masse entsteht, und rührt in diese die fein gesiebten Pulver ein. Dieser Kitt haftet vorzüglich.

b) H a l t b a r :
Kaseinpulver 200,0   Kampferpulver 1,0
gepulverter gebrannter Kalk . . 40,0.
    Die Pulver werden für sich allein dargestellt, sodann innig gemischt und in wohl geschlossenem Glasgefäß aufbewahrt. Beim Gebrauch rührt man das Pulver schnell mit der nötigen Wassermenge an und verwendet den Kitt sogleich.

c) F l ü s s i g :
    Trockenes Kasein wird entweder mit so viel 5prozentiger Boraxlösung erwärmt, bis vollständige Lösung eintritt, oder man löst das Kasein in so viel Ammoniakflüssigkeit (0,960), daß Ammoniak schwach vorherrscht.

d) M i t W a s s e r g l a s, K a s e i n - W a s s e r g l a s - K i t t :
    Frisches Kasein wird mit so viel starkem flüssigem Natron-Wasserglas verrieben, daß eine sirupdicke Masse entsteht. Dieser Kitt läßt sich in geschlossenen Gefäßen ziemlich lange aufbewahren, klebt sehr schön, ist aber nicht wasserbeständig. Oder man löst
frisches Kasein . . . . . 1,0 in starkem flüss. Natron-Wasserglas 3,0
und fügt gebrannte Magnesia (Magnesiumoxyd) so viel hinzu, daß man einen formbaren Teig bekommt. Am besten bereitet man diesen Kitt frisch.

e)   Frisches Kasein 200,0
werden zunächst mit
        gelöschtem zerfallenen Kalk . . . 15,0
und darauf mit
        starkem Wasserglas 50,0
verrieben.

Kaseinkitt für Alabaster und Marmor.

Frisches Kasein 800,0   gelöschter zerfallener Kalk 200,0
werden verrieben und frisch verwendet.

Kasein-Borax-Kitt für Holz und Papier.

Kaseinpulver . . . . 2,0　　　　Boraxpulver 1,0

werden mit so viel warmem Wasser als nötig angerieben. Mit diesem Kitt kann man Holz und Papier verbinden. Er schimmelt nicht und eignet sich daher für feuchte Räume.

Kasein-Borax-Kitt für Galalith.

Kaseinpulver . . . . 50,0　　　　gepulverten Borax . . 35,0
fein gepulverten Schellack . . . 15,0

mischt man und füllt in gut trockene Glasgefäße. Zum Gebrauche rührt man das Pulver mit kochendem Wasser an, läßt einige Zeit stehen, gießt das überflüssige Wasser ab und mischt die entstandene Masse nochmals gründlich durch. Die zu kittenden Gegenstände wärmt man etwas an.

Kasein-Brandsohlenzement. Nach Seifen-Ztg.

Kaseinpulver . . . . . 250,0　　　　Borax 20,0
Wasser . . . . 1000,0　　　　Salmiakgeist (0,910) . . . 150,0
Wasserglas (38° B) . . . . . 150,0.

Man löst den Borax im Wasser bei einer Wärme von 40° C auf, verrührt mit dieser Lösung das Kasein und läßt die Masse 2 Stunden quellen. Darauf fügt man langsam und unter kräftigem Rühren den Salmiakgeist zu und rührt so lange, bis eine völlig gleichmäßige, langziehende Masse entstanden ist, worauf man das Wasserglas einrührt. Die fertige Masse kann man mit ganz schwachem, 2prozentigem Salmiakgeist verdünnen.

Kaseinkitt für Meerschaum. Nach Dieterich

Frisches Kasein . . . . 100,0　　　　gelöschter zerfallener Kalk　20,0
gebrannte Magnesia (Magnesiumoxyd)　5,0.

Kaseinkitt für Steine.

Frisches Kasein . . . . 100,0　　　　feiner Quarzsand 450,0
gelöschter zerfallener Kalk . . . 450,0.

Dieser Kitt eignet sich vorzüglich zum Ausfugen von Steinen und Ausfüllen von Löchern in diesen.

In gleicher Weise wie das Kasein kann man auch das Albumin, sowie das Blutfibrin verwenden.

Albuminkitt. Nach Dieterich.

Gebrannter Kalk . . . . 10,0　　　　frisches Eiweiß 20,0

werden in einem Mörser zu einer gleichmäßigen Masse verrieben und dann mit

Wasser 10,0

verdünnt. In diese Mischung rührt man

Gips 55,0

und verbraucht den Kitt sofort.

Blutkitt.

a) Nach Lehner:

Gelöschter zerfallener Kalk　40,0　　　　Ziegelmehl 40,0
Eisenfeile . . . . . . 10,0　　　　Ochsenblut 8,0
Wasser . . . . 8,0.

Das frische Blut wird zuerst tüchtig geschlagen, um es vor dem Gerinnen zu bewahren, dann mit dem Wasser verdünnt und nun werden die Pulver hineingeknetet. Eignet sich vorzüglich zum Verstreichen beim Ziegelrohbau.

b) Chinesischer:

Gelöschter zerfallener Kalk　100,0　　　　geschlagenes Ochsenblut . 75,0
gepulverter Alaun . . . . . 2,0.

Dieser Kitt, der vollkommen wasserdicht ist, kann zum Dichtmachen von Holz oder Pappe, sowie zum Bestreichen feuchter Wände benutzt werden.

Wasserglaskitte.

Wasserglaskitte dürfen niemals zum Befestigen von Glas auf Glas verwendet werden, da das Wasserglas das Glas anätzt.

a) **Universalkitt.**
   1. Konzentrierte Natronwasserglaslösung.
   2. Schlämmkreide . . . 10,0   Kaolin . . . . 190,0.

   Zum Gebrauche wird das Pulver 2 mit der Flüssigkeit 1 zu einem dünnen Teige verrührt, die zu kittenden Flächen zuerst mit der Flüssigkeit 1 bestrichen und dann, mit dem Teig überpinselt und fest zusammengebunden, zum Trocknen gestellt.

b) 1. Konzentrierte Natronwasserglaslösung.
   2. Fein geschlämmtes Fluß-   feinstes Glaspulver . . . 10,0.
      spatpulver 10,0
   Verwendung wie unter a.

c) **Hydraulischer:**
   Dicke Natronwasserglaslösung wird mit der nötigen Menge Zementpulver rasch zu einem Kitt angerührt. Dieser erhärtet sehr schnell, wird deshalb erst unmittelbar vor dem Gebrauche zusammengerührt. Man gibt deshalb wie bei a) Wasserglaslösung und Zementpulver getrennt ab. Die zu verkittenden Stellen werden zuvor mit der Wasserglaslösung eingepinselt.

Wasserglaskitt für Dampfrohre und Risse in eisernen Öfen.

Braunstein (Mangansuper-   rohes Zinkoxyd (Zinkweiß) 100,0
   oxyd) 80,0   Natronwasserglas . . . . 20,0.
Dieser Kitt muß frisch bereitet werden und eignet sich vorzüglich zum Dichten von Röhren, die hohen Hitzegraden ausgesetzt werden. Der Kitt verglast dabei.

Wasserglaskitt für eiserne Gefäße.

Man verreibt Talkpulver mit Natronwasserglas, dem man 1 v. H. Natronlauge (40° B) zugesetzt hat, zu einem dicken Brei. Dem Talkpulver kann man, um ihm die Farbe des Schmelzüberzuges zu geben, etwas Ruß bzw. Ultramarinblau zumischen. Talkpulver und Wasserglas werden gesondert abgegeben. Die zu kittende Stelle wird mit dem Wasserglas vorher bestrichen.

Wasserglaskitt für Marmor.

a) Man vermischt Schlämmkreide 100,0
   innig mit konzentr. Natronwasserglaslösung . . . 25,0
   bis zu einer knetbaren Masse, die sogleich verbraucht werden muß.

   Dieser Kitt erhärtet schon nach wenigen Stunden und eignet sich vorzüglich zum Auskitten der Fugen zwischen polierten Marmorplatten. Am besten kittet man nicht mit einem Male, sondern trägt erst eine dünne Schicht auf, und wenn diese erhärtet ist, die zweite Schicht. Über der Kittstelle stehende Kittmasse muß vor dem Erhärten entfernt werden. Man schleift dann mit feinem Glaspapier ab und poliert mit Bohnerwachs.

b) Man verrührt gelöschten zerfallenen Kalk mit Wasserglas zu einem dicken Brei, der sogleich verbraucht werden muß.
   Um die Farbe des Marmors auch dem Kitte zu geben, mischt man die entsprechenden Farben unter die Kittmasse.

Wasserglaskitt für Papier auf Blech, Stanniol usw.

Ersatz für flüssigen Leim für Schreibstuben.
                  Gepulverten Zucker 10,0
löst man in   flüssigem Natronwasserglas . . . 90,0.

Wasserglaskitt, säurefest.

Feinstes Asbestpulver	100,0	Schwerspat (Bariumsulfat)	100,0
feinstes Sandpulver	100,0	flüssiges Natronwasserglas	200,0.

Wasserglaskitt für Stein.

Man mischt

gelöschten zerfallenen Kalk 100,0   Schlämmkreide 100,0
weißen Ton 100,0

und rührt mit flüssigem Natronwasserglas zu einem dicken Brei an. Der Kitt erhärtet sehr rasch.

Wasserglaskitt für Ton, Porzellan und Emaille.

a) Man reibt Magnesit (Magnesiumkarbonat) mit flüssigem Natronwasserglas zu einem dicken Brei an. Der Kitt muß dünn aufgetragen werden.

b) An Stelle des Magnesitpulvers kann man auch Zinkoxyd verwenden und dieses auch zur Hälfte mit schön weißer Kreide mischen.

c) In Pulverform, Kittpulver, Emaillekittpulver:
Man mischt

trockenes gepulvertes Natronwasserglas 65,0
Magnesit (Magnesiumkarbonat) 35,0

und rührt das Pulver beim Gebrauch mit Wasser an.
An Stelle des Magnesits kann auch Schlämmkreide genommen werden.

d) Kaseinpulver	24,0	Natriumsilikat	12,0
Kalziumoxydhydrat (ge-		Quarzmehl	30,0
löschter zerfallener Kalk)	8,0	Glasmehl	10,0
kalzinierter Borax	20,0	Kaolin	100,0.

Sämtliche Stoffe werden in Pulverform innig miteinander gemischt. Vor dem Gebrauche feuchtet man das Gemisch unter Umrühren mit etwas warmem Wasser an und läßt eine Zeitlang stehen, damit das Kasein aufgeschlossen wird. Darauf fügt man so viel Wasser hinzu, daß ein Brei entsteht. Zu beachten ist, daß die zu kittenden Stellen fettfrei und rostfrei sein müssen.

Glyzerinkitte.

Das Glyzerin bildet, mit Bleioxyd (Bleiglätte) angemengt, Kitte, die derartig hart werden, daß sie mit einem Meißel abgestemmt werden müssen. Zugleich sind sie widerstandsfähig gegen Wasser, Säuren, Laugen, ätherische und fette Öle. Sie eignen sich zum Verkitten und Dichten von Wasserbehältern, Verbinden von Stein und Metall, sowie Glas u. a. m. Vor der Benutzung werden die zu verbindenden Stellen mit Glyzerin eingepinselt.

Bedingung für ein sehr rasches Erhärten des Kittes ist: Höchste Konzentration des Glyzerins (28°—30° B.), sowie ferner vollständige Trockenheit der Bleiglätte. Man trocknet letztere daher in der Wärme aus und rührt das noch warme Pulver in das Glyzerin ein, bis ein dünner Brei entsteht.

Man rechnet auf ½ Liter dickes Glyzerin 5 kg Bleiglätte. Wünscht man ein weniger rasches Erhärten des Kittes, so hat man nur nötig, ein Glyzerin von geringerere Konzentration anzuwenden.

Verschiedene Kitte.

Alabasterkitt.

Fein gepulvertes Gummiarabikum   30,0
Alabastergips 70,0

werden innig gemischt.

Man rührt dieses Gemenge mit Wasser oder einer 4%igen Boraxlösung auf einer Glasplatte zu steifem Brei, bestreicht damit die sorgfältig gereinigten trockenen Bruchflächen der zu kittenden Gegenstände, drückt sie fest aneinander und läßt sie 24 Stunden an einem mäßig warmen Orte stehen.

Brauerpech. Nach Bersch.

a) B r a u n :

Dunkles Kolophonium 1500,0
schmilzt man im Wasserbad und fügt
Englischrot 90,0   Ruß 2,5,
die mit   Harzöl 300,0
angerieben sind, hinzu.

b) S c h w a r z :

Pech 500,0   dunkles Kolophonium . . 400,0
schmilzt man im Wasserbad und fügt
Harzöl 100,0
hinzu.

c) G e l b :

Helles Kolophonium 1500,0
schmilzt man im Wasserbad und fügt
Goldocker 100,0,
die mit   Harzöl 300,0
angerieben sind, hinzu.

d) Kolophonium 750,0   Galipot 150,0
Harzöl . . . . 100,0.
Man schmilzt Kolophonium und Galipot im Wasserbad und fügt unter
Umrühren das Harzöl hinzu.

Chromkitt für Glas.

Gelatine 10,0   Wasser 145,0
werden in der Wärme gelöst und der heißen Lösung werden hinzugefügt
Kaliumdichromat . . . . 1,5 in Wasser 5,0
gelöst. Der Kitt ist in braunen Gläsern, vor Licht geschützt, aufzubewahren.

Für den Gebrauch wird er erwärmt, auf die gleichfalls erwärmten Bruchstellen
aufgetragen und diese dann, wenn nötig, zusammengebunden, dem Sonnenlicht
ausgesetzt.

Kitt für Destillierblasen.

Trockener Lehm . . . 55,0   Bimssteinmehl 30,0
Kleie 15,0
werden mit Wasser zu einem dicken Teig angestoßen.

Eisenkitt.

a) Lehm 50,0   Eisenfeile . . . . 25,0•
Essig 10,0   Wasser . . . . 15,0.
Dieser Kitt widersteht der Hitze und dem Wasser.

b) F e u e r f e s t   f ü r   E i s e n r ö h r e n :

Eisenfeile 45,0   Ton 20,0
Lehm 15,0   gesättigte Natriumchloridlösung (Kochsalzlösung)   8,0.

c) F ü r   e i s e r n e   Ö f e n :

Braunsteinpulver (Mangan-   feine Eisenfeile 20,0
superoxyd) 10,0   trockener Lehm 45,0
Borax 20,0   Natriumchlorid . . . . 5,0.
Das Gemisch wird mit so viel Wasser angerührt, daß ein steifer Teig ent-
steht, womit die Fugen und Risse der eisernen Öfen verschmiert werden. Der
Kitt muß, bevor geheizt wird, trocken sein.

d) Bolus 45,0   Borax 20,0
Eisenpulver 15,0   Schwefel . . . . 20,0.
Verwendung wie unter c.

e) **Zum Befestigen von Eisen in Stein:**
Feine Eisenfeile 100,0   gebrannter Gips 300,0
Ammoniumchlorid 5,0
werden mit Essig zu einem dünnen Brei angerührt und sofort verbraucht.

f) **Zur Vereinigung eiserner Gegenstände:**
Schwefel 1,0   Ammoniumchlorid . . . 2,0
Eisenfeilspäne 16,0
werden gemengt. Bei der Verwendung wird noch das gleiche Gewicht Eisenfeile zugegeben und das Ganze mit Wasser, dem einige Tropfen Schwefelsäure zugesetzt worden sind, zu einem dicken Brei angerührt. Dieser Kitt
bindet dadurch, daß er in sich und mit den umgebenden Eisenteilen fest zu-
sammenrostet.

Kitt für Elfenbein und Knochen.

Gelatine oder Hausenblase wird mit Wasser zu einer dicken Lösung gekocht,
dieser ein Viertel ihrer Raummenge an weingeistiger Mastixlösung (1 + 4) zugefügt und zuletzt so viel rohes Zinkoxyd (Zinkweiß) eingerührt, daß eine sirupdicke Flüssigkeit entsteht.

Kitt für Glas und Porzellan.

a) Hausenblase 30,0   **Wasser** 30,0
Eisessig 60,0   **Mastix** . . . . 3,0.
Bereitung siehe unter b.

b) **Kristallkitt, Alexandra-Zement:**
Beste Gelatine wird mit Essigsäure (von 50%) in einem Porzellangefäß
unter beständigem Umrühren so lange erwärmt, bis die Lösung beim Erkalten
zu einer festen Gallerte erstarrt.
Beim Gebrauch wird der Kitt durch Einstellen in warmes Wasser verflüssigt und mit einem Pinsel auf die erwärmten Bruchstellen gestrichen.

Kitt für Holzfugen. (S. auch S. 589, 593).

a) Man rührt Magnesit (Magnesiumkarbonat) oder ein Gemisch von gleichen
Teilen Magnesit, Asbest, Kreide und Talk mit einer konzentrierten Magne-
siumchloridlösung zu einem Brei an und arbeitet mit Wasser angefeuchtete
Sägespäne, bzw. soll besondere Dehnbarkeit erzielt werden, grob gemahlenen
Kork, die man nach Wunsch beizen bzw. färben kann, darunter, bis man
die Masse eben noch in die Fugen streichen kann (**Magnesiazement,
Xylolith, Steinholz**).

b) Man quellt Kölner Leim in Wasser auf, erwärmt vorsichtig, daß der Leim
eben schmilzt, fügt etwa den gleichen Teil einer Erdfarbe, die mit Wasser
angerührt ist, hinzu und schließlich mit Wasser angefeuchtete Sägespäne so
viel, daß sich die Masse eben noch in die Fugen streichen läßt. Soll der Kitt
sehr schnell fest werden, muß die Erdfarbe durch Gips ersetzt, dann aber
sofort verstrichen werden.

Lederriemenkitt.

Leim 100,0
werden mit   Wasser 150,0
kalt übergossen, nach dem Quellen im Wasserbade geschmolzen und dann, vollständig gelöst, mit
Kaliumdichromat . . . 3,0 und Glyzerin 3,0
versetzt. Beim Gebrauch wird der Kitt auf die vorher rauh gemachten Riemen-
enden heiß aufgetragen, und diese dann während 24 Stunden stark zusammengepreßt.
An Stelle des Kaliumdichromats können auch
Tannin 15,0
in gleicher Weise verwendet werden.

Linoleumkitt zum Befestigen. Linoleumklebstoff. Linkrustaklebstoff.
(S. auch S. 593, 596.)

a) Gewöhnlicher Terpentin 1,0 und grobes Roggenmehl 2,0 werden mit so viel kochendem Wasser angerührt, daß ein dicker Kleister entsteht.

Linkrusta wird an der Klebseite gut mit Wasser befeuchtet, daß sie nach einiger Zeit weich wird, darauf mit dem Kleister bestrichen. Der Untergrund muß mit einer Knochenleimlösung gut vorgestrichen und wieder gut trocken sein.

b) A u f Z e m e n t. Nach Breuer:

Man läßt Leim . . . . . . 25,0 in Wasser 50,0
quellen, fügt eine Lösung
von Salzsäure . . . 4,0　　Zinksulfat 6,0
in　　　　Wasser 15,0
zu und erwärmt 1—2 Stunden im Wasserbade. Man bestreicht mit dem Klebemittel sowohl den Zement als auch das Linoleum.

c) Kolophoniumpulver . . . 80,0　　vergällter Spiritus . . . 20,0
Rizinusöl . . . . 10,0.
Man schmilzt das Kolophonium bei möglichst geringer Wärme im Wasserbade, fügt dann unter Anwendung der nötigen Vorsicht, um auch Überschäumen zu vermeiden, den Spiritus und darauf das Rizinusöl zu.

Universalkitt.
Gips . . . . 4,0　　arabisches Gummi . . . 1,0
werden mit einer kalt gesättigten Boraxlösung zu einem dicken Brei angerührt, der zum Kitten von S t e i n, G l a s, H o r n, P o r z e l l a n, E l f e n b e i n usw. verwendet werden kann. Der Kitt wird marmorhart, erhärtet aber erst nach 24 Stunden.

Kitten von Zelluloidgegenständen, Zellhorngegenständen, Zelluloidfilmen.
a) Die Bruchflächen, wenn möglich ein ganz klein wenig übereinandergelegt, werden von Staub befreit, mit konzentrierter Essigsäure oder Essigäther oder auch mit Zaponlack, den man bis zur Sirupdicke durch Verdunstenlassen des Lösungsmittels eingedickt hat, bestrichen, dann fest zusammengedrückt, darauf werden die Gegenstände am besten in eine Presse gelegt, bis Verklebung stattgefunden hat.

b) Z e l l h o r n, Z e l l u l o i d a u f H o l z z u k i t t e n:
Hierzu benutzt man Zapon- oder Zelluloidlack, den man einige Zeit der Luft ausgesetzt hat, um ihn dickflüssiger zu erhalten.

Klebmittel.
Chromleim. Glaskitt und für Pergamentpapier.
a) Kölner Leim . . . . . 100,0　　verdünnte Essigsäure (30%) 200,0
Kaliumdichromat . . . . 5,0.
Man läßt den Leim mit der Essigsäure quellen, erwärmt bis zur Lösung im Wasserbad und fügt das Kaliumdichromat hinzu.

Muß vor Licht geschützt aufbewahrt werden. Wo es auf sehr hellen Leim ankommt, ersetzt man den Leim durch Gelatine.

Dieser Leim, der durch die Einwirkung des Sonnenlichtes völlig unlöslich wird, kann als vorzüglicher G l a s k i t t benutzt werden, dient aber vor allem zum Kleben von P e r g a m e n t p a p i e r.

b) C h r o m g e l a t i n e.
Zum L e i m e n v o n T ü t e n u n d B e u t e l n a u s P e r g a m e n t-
p a p i e r.
Man erhält sie durch Vermischen einer warmen 15prozentigen Gelatinelösung mit einer 3—5prozentigen Lösung von Kaliumdichromat. Der am Licht erhärtende Leim wird zum Gebrauch in kleinen schwarzen Gläsern aufbe-

wahrt und im Wasserbade flüssig gemacht. Beim Kleben der Tüten oder Beutel muß das Pergamentpapier feucht sein; die geklebten Gegenstände sind möglichst schnell zu trocknen.

c) Ohne Chrom:
Etwas eingedickter Zellonlack.

d) Kanadabalsam 20,0   Xylol . . . . 10,0.

Dextrinleim. Dextrinkleister.

a) Dextrin 400,0   Wasser 600,0
werden gelöst, dieser Lösung noch
Glyzerin 20,0   Glukose (Stärkezucker) . 10,0
hinzugefügt, und das Ganze auf 90° erhitzt.

Man kann diesen Dextrinleim auch mit Wohlgeruch versehen und noch heiß in Tuben füllen.

b) Dextrin 1000,0   Wasser 450,0
werden 10 Minuten hindurch gerührt, darauf bringt man auf freies Feuer, rührt beständig und erhitzt ohne zu kochen, bis die Flüssigkeit milchig geworden ist. Man läßt erkalten und setzt auf 1 Liter
Glyzerin . . . . 50,0 und Salizylsäure 1,0
hinzu.

c)   Dextrin 100,0
rührt man mit Wasser zu einem dicken Brei an, erhitzt langsam und fügt
flüssiges Natronwasserglas 25,0   Glyzerin 10,0
zu.

d)   Dextrin 400,0
rührt man in Wasser 500,0
zu einem Brei an, erhitzt langsam auf 90°, läßt abkühlen, fügt
              Glyzerin 50,0
              Stärkesirup 100,0
              10proz. Aluminiumsulfatlösung . . 100,0
hinzu und ergänzt das verdunstete Wasser.

e) Man löst unter Anwendung von Wärme
Borax . . . . 50,0 in Wasser 500,0,
fügt Dextrin 400,0   Glukose (Stärkezucker) . 50,0
hinzu und rührt kräftig um.

Fischleim.

a) Zucker 60,0   Wasser 180,0
werden durch Kochen gelöst. In die noch heiße Lösung werden
              gelöschter zerfallener Kalk . . . 15,0
eingetragen und das Ganze an einem warmen Ort unter öfterem Umrühren einige Tage beiseite gesetzt. Dann läßt man absetzen, gießt die entstandene klare Zuckerkalklösung ab, läßt darin
              Kölner Leim 60,0
quellen und verflüssigt nach 24 Stunden durch Erwärmen im Wasserbade.

Dieser Leim klebt vorzüglich, darf aber nicht für gefärbte Papiere, Leder usw. verwendet werden.

b) Kalziumchlorid 1,0   Wasser 4,0
    In der entstandenen Lösung läßt man
              Kölner Leim 5,0
quellen und bringt die Mischung durch Erwärmen im Wasserbade zur vollständigen Lösung.

c) Nach Dieterich:

In   Zuckerkalklösung (s. a.) 400,0
quellt man
                 Kölner Leim 600,0,
der vorher in kleine Stücke zerschlagen wird, 3 Stunden lang und erhitzt
dann bis zur vollständigen Lösung im Wasserbade. Das verdampfte Wasser
ergänzt man, neutralisiert den Leim mit Oxalsäure (etwa 30,0) und fügt
                 Phenol (reine Karbolsäure) . . .   1,0
hinzu.

Flüssiger Leim.

Zur Bereitung flüssiger Leime, zu deren Herstellung
Säuren verwendet werden, dürfen niemals Metallgefäße
benutzt werden.

a) Kölner Leim   100,0   Wasser   260,0
läßt man quellen und löst dann durch Erwärmen in einer Porzellanschale. Der heißen Lösung fügt man unter beständigem Umrühren allmählich
                 Salpetersäure   16,0
hinzu. Der Leim bleibt auch nach dem Erkalten flüssig und eignet sich vorzüglich zum Kleben von Holz, Pappe usw.

b) Kölner Leim   100,0   Gelatine   100,0
verdünnte Essigsäure (30%) 400,0   Spiritus (90%)   25,0
                 gepulverter Alaun . . . . . .   5,0.

Leim und Gelatine läßt man in einer Porzellanschale mit der
Essigsäure quellen, erwärmt längere Zeit im Wasserbad und fügt zuletzt
Alaun und Weingeist hinzu. Vor dem Einfüllen in Flaschen läßt man die
Flüssigkeit absetzen.

Dieser flüssige Leim eignet sich auch gut für Briefumschläge.

c)   Gummiarabikumschleim (1 + 2) . 980,0
                 Aluminiumsulfat . . . .   20,0.

Man löst, läßt an kühlem Ort mindestens 5—8 Wochen stehen und gießt
dann vom Bodensatz ab.

Zweckmäßig fügt man etwa 5% Glyzerin hinzu, hierdurch wird beim Gebrauche die Krustenbildung an dem Glashalse vermieden.

d) Man weicht
Kölner Leim . . . . . .   250,0 in Wasser 1000,0
in einem nicht metallenen Gefäß auf. Nachdem der Leim aufgequollen ist,
löst man ihn im Wasserbad und fügt der Lösung
Zinksulfat (Zinkvitriol) .   75,0   Salzsäure   25,0
hinzu.

e)   Arabisches Gummi 100,0
werden in einer Glasflasche mit weiter Halsöffnung mit kaltem
                 Wasser 140,0
übergossen und so unter öfterem Umrühren gelöst. Nach erfolgter Lösung
setzt man   Glyzerin   10,0,
dann
verdünnte Essigsäure (30%) 20,0   Aluminiumsulfat   6,0
hinzu und läßt durch Absetzen klären.

f)   Arabisches Gummi 100,0
werden in einem Gemische von
Wasser   180,0   Spiritus (90%)   20,0
gelöst. Schließlich fügt man, um das Durchschlagen zu verhindern, 2% Aluminiumsulfat hinzu.

g) Nach D. A.-B. 6: Gummischleim, Mucilago Gummi arabici:
Arabisches Gummi . . . 100,0   Wasser . . . . 200,0.

Das arabische Gummi wird entweder in einer Flasche, die halb mit Wasser
gefüllt ist, wiederholt gewaschen, bis das Wasser klar abfließt, oder man
bringt das Gummi auf ein feines Sieb und läßt aus einer Wasserleitung solange Wasser darüber fließen, bis dieses klar abläuft. Dann löst man an einem
kühlen Ort ohne umzuschütteln auf und seiht nach völliger Lösung durch.

Kaltleim. Pflanzenleim.

a) Mit Natronlauge.
Stärke (Kartoffelstärke) . 15,0   Wasser . . . . 90,0 -
Natronlauge (40° Bé) 4,0
werden unter gelinder Erwärmung verkleistert. Darauf neutralisiert man mit
Salpetersäure oder etwas Leinöl oder Magnesiumchloridlösung. Durch
Magnesiumchlorid wird die Masse dicker, jedoch wird die Klebkraft dadurch
beeinträchtigt. Man fügt der Haltbarkeit halber etwas Formaldehydlösung
(35%) hinzu. Oder auch etwas Thymol.

b) Ohne Natronlauge nach Hildebrand:
Kartoffelstärke 7,5
durchfeuchtet man mit
Spiritus (95%) 3,0,
überläßt einige Zeit sich selbst und verrührt darauf mit
kaltem Wasser 12,0
und trägt in   kochendes Wasser 100,0
ein. Darauf bringt man zum Kochen, fügt eine Lösung von
Alaun . . . .   0,75 in warmem Wasser 1,5
hinzu und erhält so lange im Kochen, bis die Masse gummiartig geworden
ist. Schließlich seiht man durch.

c)   Kartoffelstärke 50,0
werden in 25prozentige Kalziumchloridlösung 250,0 eingerührt und unter
fortwährendem Rühren bei 63°—65° so lange erwärmt, bis die Masse völlig
klar geworden ist. Darauf ergänzt man mit Wasser auf 500,0 und rührt bis
zum Erkalten.

d) Zellulosekleister.

Kasein-Kaltleim.

a)   Borax 6,0
löst man unter Erwärmen in
Wasser 94,0
auf und trägt unter weiterem Erwärmen allmählich frisch gefälltes Kasein so
viel hinein, bis nichts mehr gelöst wird.

b) Mit Trockenkasein:
Trockenes Kasein . . . 20,0   Borax 2,0
Wasser . . . . 78,0.
Man verrührt mit Wasser und erwärmt.

c) In Pulverform:
a) Fein pulverförmiges Säure-Kasein   90,0
gepulverter Borax   10,0
b) Feinpulverförmiges Säure-Kasein .   87,0
kalziniertes Natriumkarbonat . .   13,0.
c) Feinpulverförmiges Säure-Kasein .   85,0
Natriumbikarbonat . . . . . .   15,0.

Der Verbilligung halber kann der Kaseingehalt bis auf 60% heruntergesetzt werden.

Zum Gebrauch rührt man das Pulver mit der doppelten Menge Wasser an
und läßt eine Zeitlang stehen.

Um Kaseinleim wasserbeständiger zu machen, fügt man 1% des Leimes Kupfersulfat hinzu. Die Klebefähigkeit erhöht man durch Zusatz von etwas Tannin.

Klebmittel auf Galalith.

a) Etwas verdickter Nitro- oder Azetylzelluloselack.

b) K u n s t l e d e r a u f G a l a l i t h :

Schellack 25,0   Kasein 50,0

Borax 40,0

rührt man mit recht heißem Wasser zu einem Brei an.

Klebmittel für Leder auf Haar.

a) Dünnflüssiger Zaponlack.

b) Guttapercha 10,0   Benzin 100,0

Leinölfirnis . . . . 25,0.

Das Austrocknen des Kittes muß unter Druck geschehen.

Klebmittel für Leder auf Metall.

Zaponlack 99,0   gepulverter Schellack . . 1,0.

Man läßt etwas verdunsten, daß der Lack dickflüssiger wird, trägt auf und läßt unter starkem Druck trocknen.

Klebmittel von Leder auf Zelluloid.

Etwas verdickter Zaponlack oder sonstiger Zelluloidlack, z. B. eine Lösung von

Zelluloid . . . . . . 20,0 in Azeton 60,0,

der man zur Erweichung

Lärchenterpentin 2,0

und zur Verdünnung

Benzol 18,0

zugefügt hat.

Klebmittel für Papier.

a) Kandiszucker 20,0   frische Kuhmilch 7,0

Glyzerin 5,0

werden durch Kochen gelöst, dann rührt man

flüssiges Natronwasserglas (36%) . 50,0

hinzu und dampft bei gelinder Wärme bis zur gewünschten Dicke ein.

Dieser Klebstoff haftet sehr gut, eignet sich aber wegen seiner Alkalität n i c h t f ü r f a r b i g e Papiere u. dgl.

b) Zellulosekleister.

Klebmittel zum Aufkleben von Papier auf Ölfarbenflächen.

a) Schellack bzw. Wacker-   venezian. Terpentin . . . 12,5

schellack 400,0   Spiritus (95%) . . . . . 587,5.

b)   Venezianischen Terpentin . . . 30,0

löst man in   Spiritus (95%) 100,0,

ferner löst man Schellack blond bzw. Wackerschellack 1000,0

in   Spiritus (95%) 800,0

und vermischt die beiden Lösungen.

Klebmittel zum Aufkleben von Papierschildern auf Glas.

Nach Schmetolla:

Technisch weißes, nicht völlig aufgeschlossenes Dextrin 300,0

kaltes Wasser 800,0

verrührt man miteinander, fügt

Gelatine 20,0   Zucker 50,0

hinzu, erhitzt unter Rühren, bis Lösung erfolgt ist, reibt, um die mitentstandenen Klümpchen zu verteilen, durch ein Sieb und verdünnt nach Wunsch mit Wasser. Als Konservierungsmittel kann man dem f e r t i g e n Kleister 0,2% einer Verreibung von gleichen Teilen Benzoesäure, Borsäure und Salizylsäure hinzufügen.

Klebmittel zum Aufkleben von Papierschildern auf Kästen und Blechgefäße.

a) Aus gutem Leim wird in einem n i c h t metallenen Gefäß mittels Essig eine nicht zu dicke Lösung bereitet. In diese rührt man noch heiß so viel Roggenmehl ein, daß ein guter Kleister entsteht, mischt dann 1% gewöhnlichen Terpentin und nach dem Erkalten etwas Spiritus hinzu.

    Dieser Leim haftet vorzüglich und hält sich an kühlem Orte ziemlich lange.

b) Dextrin 400,0   Stärkezucker 20,0
   Aluminiumsulfat 10,0   Glyzerin 50,0
             Wasser. . . . . 600,0.

c) Man rührt   Stärkemehl 100,0
   mit etwas kaltem Wasser an, fügt siedendes Wasser hinzu, erhitzt bis die Verkleisterung vollständig eingetreten ist, und setzt etwas Lärchenterpentin und eine geringe Menge Salizylsäure hinzu.

d) Man verrührt
           Kartoffelstärke 100,0
   mit einer Lösung   von
   Kalziumchlorid . . . . 125,0 in Wasser 375,0,
schlägt durch ein Sieb, erhitzt im Wasserbade solange unter beständigem Rühren, bis die Masse durchsichtig geworden ist. Schließlich fügt man so viel lauwarmes Wasser hinzu, daß die Gesamtmenge 1000,0 beträgt und rührt bis zum Erkalten.

e) Kanadabalsam 20,0   Xylol oder Chloroform . . 10,0.

f) Kapillärsirup.

g) Zellulosekleister.

h) Man bestreicht die zu beklebende Stelle mit Spirituslack und läßt gut austrocknen.

Klebmittel für Pappdächer.

a) F ü r T e e r p a p p d ä c h e r :
    Steinkohlenteer wird mit gepulverter Knochenkohle innig vermischt, vorsichtig erwärmt und heiß aufgetragen. Anstatt der Knochenkohle kann auch Kreide genommen werden.

b) F ü r t e e r f r e i e P a p p d ä c h e r :
Nach Breuer:
           Abfallharz 40,0
werden mit   Rohparaffinöl 20,0
vorsichtig im Wasserbade zusammengeschmolzen und mit feingemahlenem Bolus in der Hitze vermischt.

    Der Feuergefahr wegen ist bei der Herstellung größte Vorsicht zu beachten.

Klebmittel für Schilder und Briefmarken. Signaturengummi.

a) Dextrin 225,0   verdünnte Essigsäure (30%) 110,0
   Wasser 555,0   Spiritus (90%) . . . . . 119,0.
    Die Lösung soll n i c h t in einem Metallgefäß vorgenommen werden.

b) Arabisches Gummi . . . 35,0   Gelatine 10,0
   Zucker 10,0   Wasser . . . . 105,0.
    Diese in der Wärme bereitete Lösung eignet sich vorzüglich zum Gummieren von Vorratsschildern.

c) Zellulosekleister.

Klebmittel für Tuch, Filz und Leder auf Tischplatten.

a)   Weizenmehl . . . . 1 kg
wird mit   Wasser . . . . 4 Liter
und feinst gepulvertem Alaun 20,0
zu einem gleichmäßigen Brei angerührt, dieser wird dann unter stetem Rühren so lange gekocht, bis er so dickflüssig wird, daß ein Spatel aufrecht in der Masse

stehenbleibt, und in dem bedeckten Gefäß erkalten lassen. Der zähe Teig wird in möglichst dünner Schicht auf die Tischplatte aufgetragen, das Tuch aufgelegt und von der Mitte aus durch Rollen niedergedrückt. Die vorstehenden Stücke des Tuches werden erst nach dem vollständigen Austrocknen des Klebemittels abgeschnitten. L e d e r wird vor dem Auflegen an der Unterseite befeuchtet, sonst aber genau so behandelt wie Tuch.

b)   Zaponlack.

Klebmittel für Zellophan — Cellophan.

a) Etwas verdickter Zaponlack.

b) Konzentrierte Lösung von Gummiarabikum (1 + 2). Das Trocknen muß möglichst rasch geschehen.

Klebmittel aus Zellstoffablauge. Aus Sulfit-Zellulose-Ablauge.
Nach Dr. König.

a)   Zellstoffablauge (33° Bé)   450,0
werden kalt mit Kalkmilch,
                 hergestellt aus Kalziumoxydhydrat   10,0
und   Wasser   100,0
verrührt und darauf nach und nach mit
                 Magnesiumoxyd   40,0
vermischt.
    Dieses Klebmittel kann auch mit etwas verdünntem Wasserglas vermischt, auch durch Wasser weiter verflüssigt werden.

b) Man rührt in
                 Zellstoffablauge   90,0
eine Kalkmilch aus
Kalziumoxyd . . . . .   10,0 und Wasser   70,0
ein und erwärmt unter Umrühren etwa 45 Minuten.

Klebstifte.

                 Dextrin   28,0
werden in   Wasser   32,0
gelöst. Die Lösung gießt man über
                 Leim   54,0
und siebt rohes Zinkoxyd   4,0
hinzu. Man läßt nun 8 Stunden stehen, erwärmt im Wasserbade, bis durch Umrühren eine gleichmäßige Masse erzielt ist, fügt bis zu einer dünnen Leimflüssigkeit   erwärmte Glykose   160,0
hinzu und rührt gründlich um. Schließlich gießt man die Masse in Röhren aus.

Kontorgummi.

a) Arabisches Gummi . . . 100,0   Aluminiumsulfat   6,0
   Glyzerin 10,0   verdünnte Essigsäure (30%) 20,0
                 Wasser . . . .   140,0.
    Zuerst wird das Gummi gelöst, dann das Glyzerin und die Essigsäure und schließlich das Aluminiumsulfat hinzugerührt.
Man läßt einige Tage absetzen und füllt auf Gläser.
    Der Zusatz von Glyzerin verhindert das Krustenbilden am Flaschenhalse. Will man billiger arbeiten, also weniger Gummiarabikum verwenden, so fügt man bis zu 5% weiße Gelatine hinzu, die in kaltem Wasser aufgequollen ist, und in der Gummiarabikumlösung erwärmt wird.
S. auch S. 599, Wasserglaskitt für Papier.
    Die Lösung soll n i c h t in einem Metallgefäß geschehen.

Stärkekleister. Mucilago Amyli.

Weizenstärke 10,0
werden mit Wasser 30,0
gut und möglichst fein verrührt, darauf gießt man unter kräftigem Rühren
mit einem flachen Rührscheit in dünnem Strahl allmählich
siedendes Wasser 960,0
hinzu.
Die Masse muß vollständig gleichmäßig, d. h. ohne Klümpchen sein. Nötigenfalls muß durchgeseiht werden. Die Haltbarmachung des Kleisters s. S. 567.

Tapetenkleister. Nach Diederich.

a)
Kartoffelstärke 40,0
werden mit kaltem Wasser 50,0
verrührt.
Darauf gießt man unter beständigem Rühren in dünnem Strahl eine heiße
Lösung von
kristallisiertem Kalziumchlorid . 50,0
in Wasser 600,0
hinzu.

b) Zellulosekleister.

Tischlerleim wasserbeständig machen.

Man fügt dem Leim etwa 10% Alaun oder 5% Chromalaun oder 2% Gerbsäure hinzu.
Oder man verwendet den Chromleim, wie er auf S. 603 angegeben ist.

Traganthschleim. Mucilago Tragacanthae.

Ergzb.
Fein gepulverten Traganth . . . 1,0
reibt man mit
Glyzerin 5,0
an und schüttelt kräftig mit
lauwarmem Wasser . . . . . . 94,0.
Soll der Traganthschleim längere Zeit haltbar sein, muß man wie unter
Bandoline S. 317 angegeben, verfahren.

Universalkitt. Diamantkitt.

a) Nach Dieterich:
Zucker 250,0
löst man in einem Glaskolben im Wasserbad in
Wasser 75,0
setzt hierauf gelöschten Kalk 65,0
zu und erwärmt die Mischung 3 Tage lang auf 70°—75° C unter öfterem Umschütteln. Man läßt dann erkalten und gießt nach dem Absetzen klar ab. In
200,0 der klaren Lösung, verdünnt mit
Wasser 200,0
quellt man besten Kölner Leim 550,0
etwa 3 Stunden lang und erhitzt im Wasserbade bis zur vollständigen Lösung.
Das verdampfte Wasser ergänzt man und setzt dem stark alkalisch reagie-
renden Leim
Essigsäure (96%) 50,0
und Phenol (reine Karbolsäure) 1,0
zu.

b)
Kölner Leim 500,0
quellt man in einem n i c h t metallenen Gefäß in
Wasser . . . . 400,0 und Essigsäure (96%) 100,0
mehrere Stunden lang, erwärmt dann im Wasserbade bis zur Lösung und
fügt zuletzt Phenol (reine Karbolsäure) 1,0
hinzu.

Flaschen- und Siegellacke.

Flaschenlack.

Gelbes Harz	300,0	Kolophonium	350,0
Zeresin	50,0	Japanwachs oder Kunst-	
Bariumsulfat und eine be-		wachs E	50,0
liebige Farbe	250,0	vergällter Spiritus	25,0.

Harze und Wachs werden im Wasserbade geschmolzen, aber nicht überhitzt, darauf wird die vollständig trockene Farbenmischung nach und nach eingesiebt, zuletzt der Spiritus zugemischt und sofort ausgegossen.

Bei dieser Vorschrift ist zu beachten, daß beim Zumischen des vergällten Spiritus starke Blasenbildung eintritt, so darf das Schmelzgefäß nicht zu klein gewählt werden. Man wählt am besten ein tönernes Schmelzgefäß.

Flaschenlack mit Gold und Silber.

a) Bei diesen Lacken fallen die Farbenzusätze fort, statt dessen werden dem geschmolzenen Flaschenlack auf 1000,0 etwa 10,0—15,0 Blattgold oder Blattsilber, mit vergälltem Spiritus fein gerührt, zugemischt.

Soll die Harzmischung außerdem gefärbt werden, so benutzt man dazu die öllöslichen Teerfarben.

Zur Verbilligung mischt man statt des Blattgoldes und des Blattsilbers feines Bronzepulver darunter.

b) Nach Dieterich:

Gewöhnlicher Terpentin	100,0	Japanwachs oder Kunst-	
unechtes Schaumgold oder		wachs E	100,0
Schaumsilber	10,0	helles Kolophonium	800,0.

Bereitung siehe unter Flaschenlack.

Flaschenlack für Einmachgläser, Konservengläser. Flaschenzement.

Kolophonium	60,0	Natriumhydroxyd	20,0
Wasser	100,0	gebrannter Gips	90,0.

Das Natriumhydroxyd wird im Wasser gelöst, das Kolophonium mit der entstandenen Lauge durch Erhitzung verseift und in diese Seife der Gips eingerührt.

Der Zement erhärtet in etwa ¾ Stunden, wird sehr hart und eignet sich namentlich für Einmachgläser.

Flaschenlack, roter.

Kolophonium	375,0	gewöhnlicher Terpentin	125,0
Zeresin	125,0	Mennige	125,0
	Bariumsulfat (Schwerspat)	250,0.	

Harz und Zeresin werden im Wasserbade geschmolzen, aber nicht überhitzt, darauf wird der Terpentin hinzugefügt und, wenn alles im Fluß, werden die Farben eingesiebt und nach erfolgter Mischung wird sofort in Kapseln ausgegossen.

Statt der Mennige können alle beliebigen Farben verwendet werden, wie Chromgelb, Ocker, Zinkgrün, Ultramarin usw.

Flaschenlack, schwarzer.

Zeresin	100,0	schwarzes Pech	250,0
Kolophonium	500,0	gebranntes Elfenbein	150,0.

Flaschenlack, weißer.

a) Die Stoff- und Mengenverhältnisse werden wie unter rotem Flaschenlack angegeben genommen, nur ist sehr helles Kolophonium auszusuchen. Als Farbenmischung benutzt man Schwerspat und Zinkweiß, denen man eine Spur Ultramarin zugesetzt hat. Bereitung siehe unter Flaschenlack.

b) Nach Dieterich:

Gewöhnlicher Terpentin	160,0	helles Kolophonium	600,0
Zinkweiß	160,0	Schwerspat (Bariumsulfat)	700,0

Flaschengelatine, flüssige, für Blumenduftgläser u. dgl.

a) Nach Dieterich:

Gelatine	50,0	arabisches Gummi	50,0
Borsäure	2,0	Wasser	700,0

werden durch Kochen gelöst, abgeschäumt und durchgeseiht. Anderseits rührt man

Stärke	50,0	Wasser	100,0

an, setzt unter Rühren die kochende Gelatinelösung hinzu, so daß Kleisterbildung stattfindet, und färbt nun die Masse mit einer wasserlöslichen Teerfarbe, zum Beispiel Fuchsin 2,0 oder Wasserblau 5,0 usw.

Der Flaschenkopf wird in die warme Masse eingetaucht und muß an der Luft trocknen.

b) Man löst

Gelatine	30,0	in Wasser	100,0
Borsäure	2,0	Glyzerin	10,0

und fügt der Lösung eine Anreibung von

rohem Zinkoxyd (Zinkweiß)	100,0	in heißem Wasser	25,0

unter Erwärmung zu.

Wünscht man gefärbte Lacke, so setzt man in Wasser gelöste Teerfarbstoffe oder Erdfarben oder Bronzepulver zu, kann auch die Gelatine durch Knochenleim ersetzen.

Diese flüssigen Flaschengelatinen können durch Eintauchen des Flaschenkopfes in Formaldehydlösung (35%) gehärtet werden. Bei der Verwendung der Flaschengelatine müssen die Flaschenhälse fettfrei sein.

Flüssiger, farbiger Flaschenlack.

a) Dieser Lack, der anstatt der Metallkapseln zum Überziehen der Flaschenköpfe von abgefaßten Zubereitungen dient und bei großer Billigkeit den Gefäßen ein prächtiges Aussehen verleiht, wird dargestellt, indem man guten Spirituslack oder Zaponlack oder besser Azetylzelluloselack oder eine Auflösung von Azetylzellulose, von Zellon (5 + 95) in irgend einem Lösungsmittel wie Azeton, Penta- oder Hexachloräthan zuerst mit etwa ¼ des Gewichtes Lithoponeweiß kräftig durchschüttelt und dann andere Farben je nach Wunsch zufügt.

Für Blau . . . . Ultramarin,
„ Grün . . . . Ultramarin- oder Permanentgrün,
„ Rot . . . . Zinnoberersatz,
„ Gelb . . . . Neugelb.
Oder auch Bronzepulver.

Bei der Anwendung taucht man die Flaschenköpfe in den gut durchgemengten Lack ein, läßt unter Drehen den überschüssigen Lack abtropfen und wiederholt diesen Vorgang, wenn nötig, noch einmal. Man läßt dann vor Luft geschützt langsam austrocknen.

b)

Azetylzellulose	140,0	Rizinusöl	40,0
Azeton	580,0	Lithopone	70,0
	Azeton	170,0	

Die Lithopone wird mit 170,0 Azeton angerieben bzw. kräftig durchgeschüttelt mit der Azetylzelluloselösung vermischt.

c) Nach Dieterich:

Schellack 40,0   Lärchenterpentin 10,0
        Borsäure 1,0
löst man in
vergälltem Spiritus (95%) 70,0   Äther 5,0
und fügt   Talk 20,0
zu. Soll der Lack gefärbt sein, so setzt man spirituslöslichen Teerfarbstoff zu.

d) Man löst in Kollodium den gewünschten Teerfarbstoff auf.

Siegellacke.

Der Bedarf an Siegellacken ist, seitdem die mit Klebstoff bestrichenen Briefumschläge allgemein gebräuchlich sind, geringer geworden, und da die Herstellung wirklich tadelloser Siegellacke nur im großen möglich ist, so geschieht deren Anfertigung fast ausnahmslos in eigenen Fabriken. Bei den Siegellacken, bei denen die Erweichung nicht wie bei den Flaschenlacken durch Schmelzen im Gefäße, sondern durch Entzünden der Lackstangen vorgenommen wird, muß die anzuwendende Harzmischung von ganz anderer Beschaffenheit sein, als bei den Flaschenlacken. Sie muß durch Erhitzung wohl schmelzen, darf dabei aber nicht so dünnflüssig werden, daß sie tropft. Diese Eigenschaft erlangt die Harzmischung nur durch mehr oder minder großen Zusatz von Schellack.

Eine weitere Bedingung für das Gelingen eines guten Siegellackes ist die, daß die Harze nicht weiter erhitzt werden, als durchaus zu ihrer Verflüssigung nötig ist. Man nimmt die Schmelzung daher am besten in nicht zu großen Mengen in einem Sandbade vor und vermeidet Metallgefäße.

Die Farbenpulver werden auf das innigste gemengt und fein gerieben, am besten erwärmt, unter kräftigem Umrühren in kleineren Teilen in die geschmolzene Harzmasse eingetragen, besser eingesiebt.

Soll Siegellack für den Verkauf dargestellt werden, so bedarf man dazu Formen aus Messing oder geschliffenem Stein, in welche die flüssige Masse nach Nässung der Formen oder Einreiben mit etwas Vaselinöl eingegossen und möglichst rasch abgekühlt wird. Nach dem Erkalten nimmt man die Stangen aus den Formen und gibt ihnen dadurch einen höheren Glanz, die sog. P o l i t u r, daß man sie so lange in heiße Luft hält, z. B. in eine heiße Ofenröhre, bis die Oberfläche ein wenig schmilzt und hierdurch erhöhten Glanz bekommt. In diesem halbweichen Zustande werden auch die etwaigen Stempel und Verzierungen aufgedrückt.

Für den eigenen Gebrauch bedarf man keiner Formen, sondern rollt die etwas erkaltete Siegellackmasse auf einer Marmor- oder Glasplatte in Stangen aus.

Beim Schmelzen der Harze im Sand- bzw. Wasserbade wird zuerst der Schellack sehr vorsichtig geschmolzen, dann fügt man den Terpentin hinzu, und wenn die Mischung gleichmäßig, die anderen Harze, hierauf die erwärmten Farben und, fern von Feuer, unter gewisser Vorsicht, das Terpentinöl. Schließlich den etwaigen Wohlgeruch.

Blauer Siegellack.

Harzmischung wie bei rotem und gelbem Siegellack, jedoch ersetzt man den Farbstoff durch Blau.

Gelber Siegellack.

Schellack	475,0	Kolophonium	160,0
Lärchenterpentin	240,0	Neugelb	80,0
Talk	20,0	Terpentinöl	25,0.

Goldsiegellack.

Schellack	640,0'	Lärchenterpentin	320,0
grobes Bronzepulver	40,0	echter Goldschaum	10 Blatt.

Grüner Siegellack.

Harzmischung wie bei gelbem bzw. rotem Siegellack, jedoch ersetzt man den Farbstoff durch

Zinkgrün . . . . 100,0.

Roter Siegellack.

a) **F e i n s t e r:**

Schellack	350,0	Lärchenterpentin	240,0
Zinnober	260,0	Magnesiumoxyd	60,0

Terpentinöl . . . . 90,0.

b) **F e i n e r:**

Schellack	240,0	Kolophonium	160,0
Lärchenterpentin	280,0	Zinnober	180,0
Kreide	60,0	Gips	60,0

Terpentinöl . . . . 20,0.

c) **M i t t e l f e i n:**

Schellack	160,0	Kolophonium	320,0
Lärchenterpentin	225,0	Zinnoberersatz	125,0
Kreide	125,0	Gips	20,0

Terpentinöl . . . . 25,0.

Soll die Herstellung billiger sein, ersetzt man Zinnober ganz oder teilweise durch Englischrot.

Schwarzer Siegellack.

Harzmischung wie bei gelbem bzw. rotem Siegellack, jedoch ersetzt man den Farbstoff durch

Kienruß . . . . 50,0.

S o l l e n d i e S i e g e l l a c k e w o h l r i e c h e n d a n g e f e r t i g t w e r - d e n , s o m i s c h t m a n e t w a s P e r u - o d e r T o l u b a l s a m o d e r B e n z o e h a r z o d e r L a v e n d e l ö l h i n z u.

Schellackfreie Siegellacke.

Sie sind gewöhnlich, um das Tropfen möglichst zu vermeiden, mit einem mit Wachs durchtränkten Docht versehen, oder es ist etwas kurzfaseriger Asbest dazwischen gerührt.

Kolophonium	400,0	Zeresin	100,0
gewöhnlicher Terpentin	100,0	Schwerspat	200,0

Farbstoff . . . . 200,0.

Packlack.

a)

Schellack	75,0	Kolophonium	340,0
Lärchenterpentin	240,0	Englischrot	240,0
Kreide	80,0	Terpentinöl	25,0.

b)

Gewöhnlicher Terpentin	40,0	Englischrot	80,0
Kolophonium	350,0	Schwerspat (Bariumsulfat)	560,0
Akaroidharz	50,0	Leichtspat	240,0
Schellack	120,0	Terpentinöl	40,0.

Zubereitungen für die Gärtnerei.

Baumwachs.

a) Zeresin oder gelbes Bienenwachs 375,0

gewöhnlicher Terpentin . 200,0
Kolophonium 375,0

Rüböl . . . . 50,0.

Werden im Wasserbade zusammengeschmolzen mit Kurkuma oder öllöslichem Anilingelb gefärbt und in Stangen gerollt.

b) Kolophonium 450,0
gewöhnlicher Terpentin . 140,0
gelbes Bienenwachs oder
teilweise Ozokerit . . . 275,0
Färbung wie bei a.

Hammeltalg 90,0
Rüböl . . . . 45,0.

c) Nach Dieterich:
Kolophonium 400,0
Japanwachs oder Kunst-
wachs E 150,0

gelbes Bienenwachs oder
teilweise Ozokerit . . . 150,0
gewöhnlicher Terpentin . 240,0

Talg . . . . 30,0.

Färbung wie bei a.

d) Gelbes Bienenwachs oder
teilweise Ozokerit . . . 200,0
gewöhnlicher Terpentin . 400,0

Japanwachs oder Kunst-
wachs E 100,0
weißes Pech . . . . . . 300,0.

e) Durchsichtig:
Kolophonium 850,0

gelbes Vaselin . . . . . 150,0.

In der kälteren Jahreszeit muß die Menge des Vaselins etwas erhöht werden.

f) Flüssig. Kaltflüssig:
Kolophonium 600,0
Leinöl 50,0
gelbes Bienenwachs . . . 60,0

schwarzes Pech 100,0
gewöhnlicher Terpentin . 25,0
vergällter Spiritus (95%) . 165,0.

Harz und Wachs werden in genügend großem Gefäße im Wasserbade geschmolzen, Leinöl und Terpentin hinzugefügt, die Masse wird von der Erwärmungsstelle genommen, und wenn sie anfängt dick zu werden, wird der Spiritus ganz allmählich zugerührt.

g) Kolophonium . . . 600,0 Talg 50,0
vergällter Spiritus (95%) . . . 350,0.

Man schmilzt in genügend großem Gefäße im Wasserbade zuerst das Harz, dann setzt man den Talg hinzu, wenn alles gleichmäßig geschmolzen, rührt man, fern von Feuer und nachdem man ein wenig hat erkalten lassen, den Spiritus ganz allmählich hinzu und füllt in weithalsige Flaschen.

Dieses Baumwachs wird mit dem Pinsel aufgetragen.

Blumendünger. Nährflüssigkeit für Topfgewächse. Pflanzennährsalz.

a) Nach Professor Nobbe:
In 1000,0 Wasser löst man
Kaliumchlorid 25,0
krist. Magnesiumsulfat . . 25,0

Kalziumnitrat 75,0
Kaliumphosphat 25,0

Ferriphosphat . . . . 10,0.

Das Ferriphosphat ($FePO_4$) wird frisch durch Fällung einer Ferrichlorid-lösung mit einer Lösung von Dinatriumphosphat bereitet und der übrigen Lösung zugemischt; da es in Wasser so gut wie unlöslich, muß die Lösung vor dem Gebrauche durchgeschüttelt werden.

Von dieser konzentrierten Lösung werden zum Begießen der Pflanzen auf 1 Liter Wasser 10 ccm hinzugesetzt. Auf einen Blumentopf rechnet Professor Nobbe 1 Liter dieser verdünnten Lösung, mit der die Pflanze allmählich begossen werden soll. Ein derartiges Begießen soll nicht zu häufig vorgenommen werden, da ein Übermaß mehr schadet als nützt. Von Oktober bis zum nächsten Frühjahr hat ein Begießen zu unterbleiben.

b) Superphosphat 1000,0   Kaliumnitrat 250,0
   Magnesiumsulfat 250,0   Ferriphosphat . . . . . 20,0.

Beim Gebrauch werden 2,0 dieses Pulvers in 1 Liter Wasser gelöst.

c) Ammoniumsulfat 10,0   Natriumchlorid 10,0
   Kaliumnitrat 5,0   Magnesiumsulfat 5,0
   Magnesiumkarbonat . . . 1,0   Dinatriumphosphat . . . 20,0.

   1 Teelöffel voll auf 1 Liter Wasser.

d) Ammoniumsulfat 40,0   Ammoniumphosphat . . . 15,0
   Kalziumnitrat 15,0   Natriumnitrat 25,0
                    40%iges Kalidüngesalz . . . . . 5,0.

e) Für Gemüse-, Obst- und Blumengärten.
   Ammoniumphosphat . . . 30,0   Natriumnitrat 25,0
   Kaliumnitrat 25,0   Ammoniumsulfat 20,0

   1,0 auf 1 Liter Wasser. Man wendet es alle drei bis fünf Tage an.

Entferung von Gras und Unkraut.

Man besprengt reichlich mit einer Lösung von

a) Ferrosulfat (Eisenvitriol) . 25,0   Alaun 20,0
                    Wasser . . . . 955,0.

b)   Natriumchlorat, chlorsaures Natrium   20,0
             Wasser . . . . 980,0.

Beim Ausspritzen dieser Lösung ist zu beachten, daß Stoffe, die mit der Lösung behaftet werden, sich entzünden können, wenn sie nicht bald ausgewaschen werden. Die Gefahr ist besonders an heißen Tagen sehr groß. So ist es zweckmäßig, Waschanzüge zu tragen und diese gleich nach der Arbeitsbeendigung zu waschen. Auch empfiehlt es sich, die Lösung mit einem sauren Wollfarbstoff e i n w e n i g aufzufärben. Der Farbstoff läßt sich beim Waschen der Kleidung leicht entfernen. Beim Ausspritzen ist weiter zu beachten, daß die Flüssigkeit eine Handbreit von den Einfassungspflanzen der Wegränder fernbleiben muß. Auch kann man der Flüssigkeit 2 v. H. Natriumkarbonat hinzufügen. Bei trockner Witterung muß der Erdboden vor der Bespritzung gründlich durchfeuchtet werden.

c) Ferrosulfatlösung, 2½%ig (Eisenvitriollösung), die mit etwa 5% Salzsäure angesäuert wurde.

d) Zinkchlorid 100,0   Wasser . . . . 900,0.

e) Zinksulfat 80,0   Wasser . . . . 920,0.

f) Natriumchlorid (Kochsalz) 200,0   Wasser . . . . 800,0.

g) Kalziumchlorat, chlor-   Wasser . . . . 980,0.
   saures Kalzium . . . 20,0

h) Ausstreuen von Kalkstickstoff.

Karbolineumersatz für Obstbäume, zur Winter- und Früjahrsspritzung.

Dieser Karbolineumersatz unterliegt, da er mehr als 1 v. H. Kresol enthält, den Vorschriften über giftige Pflanzenschutzmittel Abt. 3 und muß demgemäß bezeichnet und verpackt sein. Siehe S. 618.

a) Borax 100,0   Natriumhydroxyd . . . 50,0
          Wasser 4000,0
erhitzt man bis zum Kochen, löst darin
          Schellack 450,0
und fügt unter Umrühren
          rohe Karbolsäure (40—50%ig) . . 200,0
hinzu
        Zur Verbilligung kann ein Teil des Schellacks durch Kolophonium ersetzt werden.

b) Nach Rauch:
          Rohkresol (30%) 500,0
mischt man bei 50° C mit
          Saponifikatolein 250,0,
fügt   Salmiakgeist 160,0
          destilliertes Wasser . . 90,0
hinzu und rührt so lange, bis eine gleichmäßige Flüssigkeit entstanden ist.

Mittel gegen Ungeziefer und Pflanzenschädlinge.

Bei der Abgabe sämtlicher Ungeziefermittel, die unter Verwendung von Gift hergestellt sind, muß, auch wenn die Ungeziefermittel selbst nicht mehr zu den Giften zu zählen sind, eine Belehrung mitverabfolgt werden über die Gefahren, die bei unvorsichtigem Gebrauche damit verbunden sind. Es kommen z. B. in Betracht: Brechweinstein, Phenol, Karbolsäure, Koloquinten, Kaliumdichromat, Lysol und ähnliche Kresolseifenlösungen, Quecksilbersublimat, Nieswurz, Silikofluoride (Kieselfluorwasserstoffsaure Verbindungen), lösliche Fluoride, Kresol, Kreosot, Natriumhydroxyd, Schwefelkohlenstoff, Sabadillsamen, Kokkelskörner, Stephanskörner, Zinksulfat, Arsenverbindungen (Natriumarsenit und Schweinfurtergrün), Chloroform, Phosphor, Meerzwiebel, Strychninnitrat, Bariumverbindungen, Nitrobenzol und Schwefelsäure.

Giftige Ungeziefermittel dürfen nur an solchen Orten ausgelegt werden, wo sie Menschen und Haustiere keine Gefahr bringen können.

Es sind auch die Verordnungen zu beachten, die über das Auslegen von Gift in Feld und Flur erlassen worden sind. Als Auslegen in Feld und Flur gilt jedes Auslegen außerhalb von Gebäuden oder außerhalb des sonstigen befriedeten Besitztums.

Als Gifte im Sinne der Verordnung gelten die in Anlage I der Giftverordnung betreffend den Handel mit Giften aufgeführten Drogen, chemischen Präparate und Zubereitungen.

Zum Vergiften von Mäusen und Ratten dürfen Giftgetreide, Phosphorlatwerge und damit behandelte Köder ausgelegt werden. Giftgetreide ist entweder in die Baue (Erdlöcher) der Tiere selbst einzubringen, z. B. mittels Legeflinte, oder so verdeckt, z. B. in Röhren auszulegen, daß andere Tiere nicht daran gelangen können. Phosphorlatwerge und damit behandelte Köder dürfen nur in die Erdlöcher selbst eingebracht werden.

Zum Vergiften von Nebel- und Rabenkrähen sowie von Elstern dürfen mit Phosphor vergiftete Eier ausgelegt werden. Es ist verboten, Vergiftungsmittel (Giftbrocken, -Köder, -Kapseln, -Ampullen und dergleichen) anderer als der bezeichneten Arten zur Verwendung in Feld und Flur anzubieten. Zuwiderhandelnde haben außer der Bestrafung die Zurücknahme der Erlaubnis mit Giften zu gewärtigen.

Giftige Mittel gegen Pflanzenschädlinge, giftige Pflanzenschutzmittel müssen auf den Abgabebehältnissen eine eingehende Gebrauchsanweisung sowie eine Belehrung über die mit einem unvorsichtigen Gebrauch verknüpften Gefahren enthalten. Bleihaltige Pflanzenschutzmittel müssen an auffallender Stelle den deutlich erkennbaren Hinweis tragen, daß ihre Verwendung im Weinbau verboten ist.

Folgende giftige Pflanzenschutzmittel müssen, sofern sie nicht von Natur eine ausgesprochene dunkle Eigenfarbe haben, deutlich gefärbt sein, und zwar:

arsenhaltige Pflanzenschutzmittel grün,

quecksilberhaltige Pflanzenschutzmittel blau oder rot,

fluorhaltige Pflanzenschutzmittel blau oder violett.

Die Färbung muß so sein, daß Wasser, je nach dem betreffenden Gift, grün, blau, rot oder violett angefärbt wird.

Saatbeizmittel müssen einen Farbstoff (ausgenommen Weiß) enthalten, der das gebeizte Getreide kennzeichnet.

Phosphorwasserstoff entwickelnde Zubereitungen müssen dauerhaft blau oder rot gefärbt sein. Getreide, das mit Phosphorwasserstoff entwickelnden Verbindungen zubereitet ist und strychninhaltiges oder als Krampfgift wirkende Pyrimidin-Derivate enthaltendes Getreide müssen dauerhaft dunkelrot gefärbt sein.

Bei giftigen Pflanzenschutzmitteln in abgabefertiger Packung der Abteilungen 1 und 2 muß sich auf den Abgabebehältnissen neben dem Worte „Gift" auch das Totenkopfzeichen, bei der Abteilung 3 das Wort „Vorsicht" und ferner die Art des Giftes, z. B. Arsenzubereitung, auf der Beschriftung befinden. Außerdem muß das Wort „Gift" und das Totenkopfzeichen bzw. das Wort „Vorsicht" auch auf dem Verschluß und an einer dritten auffallenden Stelle des Abgabebehältnisses angebracht sein.

Das Giftzeichen, Totenkopfzeichen, hat eine bestimmte Form durch das Normblatt DIN 13 400 erfahren.

Sind diese Bestimmungen nicht erfüllt, unterliegen die Pflanzenschutzmittel dem Verkehr mit Giften. Hiervon sind ausgenommen:

Zubereitungen in fester Form mit nicht mehr als vier Hundertteilen Nikotin (z. B. Nikotinstäubemittel, wie Blattlauspulver, ferner Räuchermittel), soweit sie einen vom Genuß abschreckenden Geruch und Geschmack aufweisen und die deutlich erkennbare Aufschrift tragen: „Schwach nikotinhaltiges Pflanzenschutzmittel";

Verdünnungen und sonstige Zubereitungen, die nicht mehr als 3 Hundertteile Phenol enthalten;

Obstbaumkarbolineum und Teeröl-Emulsionen, die nicht mehr als 10 Hundertteile Phenole enthalten und die deutlich erkennbare Aufschrift tragen: „Beim Arbeiten mit dem Mittel sind Hände und Gesicht gegen Hautschädigungen gut einzufetten sowie Schutzbrillen zu tragen";

Lösungen und Zubereitungen von Kresolen (Kresolseifenlösungen usw.), die nicht mehr als 1 Hundertteil Kresol enthalten.

Aber auch bei diesen Ausnahmen, sowie bei allen anderen Zubereitungen, die als Pflanzenschutzmittel dienen, wird man bei Vorhandensein von giftigen oder scharf wirkenden Stoffen, auch wenn sie nicht unter die Giftverordnung oder die Verordnung über den Verkehr mit giftigen Pflanzenschutzmitteln fallen, unbedingt durch Vermerke wie „Vorsicht, sehr scharfwirkend" oder ähnliches darauf aufmerksam machen, daß durch unvorsichtiges Umgehen damit Unheil entstehen kann. (Siehe Reichsgerichtsentscheidung S. 501 und 662.)

Unter die Verordnung „Verkehr mit giftigen Pflanzenschutzmitteln" fallen:

Abteilung 1. Arsenverbindungen. Bleiverbindungen. Nikotin und seine Verbindungen. Phosphorwasserstoff entwickelnde Verbindungen. Quecksilberverbindungen.

Abteilung 2. Chromsäure und ihre Verbindungen. Fluorverbindungen. Nitrokresole und ihre Verbindungen. Phosphorwasserstoff entwickelnde Zubereitungen, die höchstens 7 Hundertteile Phosphorwasserstoff entwickelnde Verbindungen enthalten. Giftgetreide, das höchstens 0,5 Hundertteile salpetersaures Strychnin oder als Krampfgift wirkende Pyrimidin-Derivate enthält.

Abteilung 3. Bariumverbindungen. Kresole, auch sog. rohe Karbolsäure, Kresolschwefelsäuren, Kresolsulfosäuren. Oxalsaure Salze. Phenol (Karbolsäure) auch verflüssigtes und verdünntes. Schwefelkohlenstoff. Tabakextrakt, der nicht mehr als 10 Hundertteile Nikotin enthält. Zinksalze.

Ebenfalls die Zubereitungen, die Stoffe der drei Abteilungen enthalten, sobald sie zur Bekämpfung d. h. Vertilgung und Abwehr von Pflanzenschädlingen dienen sollen.

Beize für Selleriesamen gegen Knollenschorf.

Kupfersulfat 20,0   Wasser . . . . . . 980,0.

Nach Biol. Reichsanstalt:

Man füllt die Samen in ein Leinensäckchen, das dreimal so groß ist als die Menge des Samens, legt dieses ¼ Stunde in Wasser, wobei man öfter das Säckchen vorsichtig durchknetet, und läßt es darauf 24 Stunden in der Kupfersulfatbeize liegen. Nun wäscht man den Samen mit Kalkwasser und trocknet. Will man zur Aussaat den Samen mit Sand vermischen, muß dieser sauber und frei von Pflanzenkrankheit erregenden Stoffen sein.

Mittel gegen Ameisen.

Die Vertilgung der Ameisen in Gärten oder äußeren Gebäudeteilen ist leicht zu erreichen, wenn man in die Mitte des Ameisenhaufens bzw. die Ameisengänge oder auch in die Fugen, wo sich Ameisen aufhalten, früh morgens oder spät abends mit der nötigen Vorsicht, der Feuergefahr und der giftigen

Dämpfe wegen, Lösungen von N a p h t h a l i n in B e n z i n oder S c h w e f e l -
k o h l e n s t o f f oder T e t r a c h l o r k o h l e n s t o f f oder eine h e i ß g e -
s ä t t i g t e A l a u n l ö s u n g oder ein 40 p r o z e n t i g e s K a l i d ü n g e s a l z -
oder L ö s u n g v o n L y s o l v o n S c h ü l k e & M a y r , H a m b u r g oder
eine h e i ß e T a b a k a b k o c h u n g eingießt oder einspritzt und darüber ein
Gefäß stülpt. Auch eine M i s c h u n g v o n N a p h t h a l i n und I n s e k t e n -
p u l v e r , in die Fugen gestäubt, ist sehr empfehlenswert. Im Garten genügt
allenfalls auch B e g i e ß e n m i t P e t r o l e u m , doch ist dies nicht so von
kräftiger Wirkung wie die obengenannten Lösungen. Will man im Garten keine
Chemikalien anwenden, so stellt man dort, wo sich Ameisen zeigen, Blumentöpfe mit der Einpflanzöffnung nach unten auf, die Ameisen suchen diese Töpfe
zum Eierablegen auf, und sie sind nach einiger Zeit gefüllt. Man macht nun mit
einem Gartenspaten einen Stich unter den Topf und wirft den Topf in ein
Gefäß mit kochendem Wasser. Oder man pflanzt an den verschiedensten Stellen
des Gartens Knoblauch oder Zwiebeln; die Ameisen meiden solche Plätze in
größerem Umkreise.

In Innenräumen müssen alle Ritzen und Spalten im Holz, in Fußböden mit
starker Natriumchloridlösung oder heißer Alaunlösung ausgespritzt und dann
gut verkittet werden.

Schwieriger gestaltet sich die Aufgabe, wenn die Ameisen in die Speisekammern und Speiseschränke eindringen. Hier verbietet sich die Anwendung aller
stark riechenden Mittel, und Insektenpulver allein hingestreut, versagt für die
Vertreibung von Ameisen. Es empfiehlt sich für Speisekammern und Schränke
folgendes Verfahren: Man mischt Honig oder Sirup mit etwas Sauerteig oder
Hefe oder auch Kaliumkarbonatlösung und stellt dies in kleinen Schälchen auf,
oder man verdünnt mit Wasser und tränkt damit Lappen oder einen Schwamm,
kann auch etwas Brechweinstein darunter mischen. Die Ameisen, welche begierig davon naschen, werden dadurch getötet, indem durch die Hefe oder
Kaliumkarbonat und den Zucker im Magen der Tierchen Gärung und eine so
starke Zellenwucherung stattfindet, daß sie daran sterben. Auch zerriebener
Knoblauch wird empfohlen.

Sind Räume von Waldameisen befallen, muß unter den nötigen Vorsichtsmaßregeln eine Ausgasung mit Schwefeldioxyd vorgenommen werden.

Ferner:
Brechweinstein   100,0   gepulverter Zucker . . .   200,0
werden gemischt und in die Ameisenhaufen gestreut. D i e G i f t i g k e i t d e s
M i t t e l s i s t z u b e a c h t e n. Siehe Einleitung S. 618.

Oder
a) Borax   10,0   Kieselgur . . . .   90,0.
b) Kalmuspulver   90,0   Hirschhornsalz . . . . .   10,0.
c) Natriumfluorid   (Fluor-   kalziniertes   Natriumkar-
   natrium)   . -   50,0   bonat   10,0
   Berlinerblau   2,0   Kieselgur . . . .   40,0.
   Gift der Abt. 2, auch Belehrung!
d) Arsentrioxyd   0,15   Zuckerlösung . . . . .   100,0.
Die Lösung muß mit einem in Wasser leicht löslichen grünen Teerfarbstoff aufgelöst und darf nur gegen polizeilichen Erlaubnisschein abgegeben
werden.

Mittel gegen Bienen- und Wespenstiche.

Vor allem bestreicht man die Wunde mit Jodtinktur oder Sepso bzw.
Jodanatinktur oder man legt ein Stück Salpeterpapier vielfach zusammen, um-
gibt es mit Verbandmull, durchtränkt es mit kaltem Wasser und legt es so auf
die Stichwunde. Oder man verreibt den Saft des frischen Knoblauchs auf der
Stichwunde oder man träufelt einen Tropfen Aloetinktur auf die Stichwunde.
Im Notfall üben auch zerquetschte Rosenblütenblätter eine gute Wirkung aus.

Um W e s p e n n e s t e r z u z e r s t ö r e n, gießt man nach Sonnenuntergang
in die Einfluglöcher u n t e r B e a c h t u n g d e r F e u e r g e f ä h r l i c h k e i t
u n d G i f t i g k e i t etwa 50,0 Schwefelkohlenstoff und tritt die Löcher fest zu.

Um W e s p e n z u f a n g e n, stellt man einige Flaschen auf, in die man
etwas Honig oder Sirup mit Wasser verdünnt oder gärendes Obst hineinbringt.
Die Wespen können nicht mehr aus den Flaschen hinauskriechen.

Mittel gegen Schlangenbisse.

Nach einem Arzt auf Java.

Das gebissene Glied wird sofort abgebunden und in die etwas erweiterte Wunde eine starke Lösung von Kaliumpermanganat in Wasser eingerieben. Man öffnet nach einer halben Stunde die Abschnürung eine Minute und wiederholt dieses halbstündlich etwa achtmal. Außerdem gibt man reichlich Weinbrand zu trinken.

Mittel gegen Blattläuse.

Um Blattläuse von Pflanzen fernzuhalten, ist vor allen Dingen ein häufiges Abspritzen mit Wasser, bei Zimmerpflanzen auch im Winter, unbedingt erforderlich. Ferner sind bei Zimmerpflanzen die Töpfe und Untersetzer öfter mit Schmierseifenwasser abzuwaschen.

Die Bekämpfung der Blattläuse muß beginnen, sobald sich auch nur vereinzelt Blattläuse zeigen, vor allem ist dies bei Rosen erforderlich. Die Bespritzung hat an regenlosenTagen, am Morgen oder Abend, zu geschehen.

a) Tabakblätter oder -staub .   30,0   Schmierseife   30,0
   Fuselöl (Amylalkohol) . .   50,0   vergällter Spiritus (95%) . 250,0
                     Wasser . . . .   670,0.

Zuerst wird der Tabak mit heißem Wasser ausgezogen, dann die Seife in dem Aufgusse gelöst und das mit dem Spiritus gemischte Fuselöl hinzugefügt. Mit dieser Flüssigkeit, die je nach der Zartheit der Pflanze noch mit der drei- bis vierfachen Wassermenge verdünnt werden muß, werden die von den Läusen befallenen Pflanzen mittels Zerstäubers bespritzt.

b) Schmierseife   15,0   Fuselöl (Amylalkohol) . .   20,0
   Phenol (Karbolsäure) . .   1,0   Wasser . . . .   964,0.
   Anwendung wie bei a. Abgabe siehe Einleitung S. 618.

c) Salizylsäure   15,0   Quassiatinktur   845,0
   Koloquintentinktur . . .   100,0   Schmierseife . . . . . .   40,0.
   Anwendung wie bei a. Doch muß die Flüssigkeit mit bedeutend mehr Wasser verdünnt werden. Abgabe siehe Einleitung S. 618.

Die hierzu erforderliche **K o l o q u i n t e n t i n k t u r , T i n c t u r a C o l o c y n t h i d i s** , wird hergestellt:

                Grob zerschnittene Koloquinten .   1,0
                vergällter Spiritus (90%) . . . .   10,0.

Die hierzu ebenfalls erforderliche **Q u a s s i a t i n k t u r , T i n c t u r a Q u a s s i a e** , wird hergestellt:

                Mittelfein zerschnitt. Quassiaholz . .   200,0
                verdünnter vergällter Spiritus (68%) 1000,0.

d) Nach Merck: Naphthalin   1,0
   wird unter Erwärmen in
                Paraffinöl   10,0
   gelöst und diese Lösung mit einer Auflösung von
   Schmierseife . . . . .   33,0 in Wasser   33,0
   von etwa 85° C heftig geschüttelt. Von der entstandenen Emulsion werden 15,0 mit   Wasser   1000,0
   vermischt.

e) Nach Koch, **K o c h s c h e F l ü s s i g k e i t** :
                Grüne Seife   100,0
   löst man in   heißem Wasser   500,0,
   ferner kocht man
   Quassiaholz . . . . .   25,0 in Wasser . . . . . .   500,0.
   Die Flüssigkeit mischt man nach 12 Stunden und verdünnt beim Gebrauche mit Wasser auf das Gesamtgewicht 5000,0.

f) Nach Hollrung. **P e t r o l e u m s e i f e n l ö s u n g. Petroleumemulsion:**
                Natronseife   10,0
   löst man in   Wasser   80,0,
   erhitzt bis zum Sieden und gießt die Seifenlösung
   in   Petroleum   160,0,
   mischt gründlich durch und verdünnt zum Gebrauch
                im Sommer mit 1,5 Liter Wasser,
                im Winter mit   1 Liter Wasser.

g) Reichliche Bestäubung mit Insektenpulver.

h) Die Spritzmittel aus Pyrethrum- und Derrisextrakt, wie sie S. 624, 628 angegeben sind.

i) Quassiaseifenbrühe. Siehe auch S. 622 e Kochsche Flüssigkeit.

Quassiaholz 500,0

werden mit

Wasser . . . . 10 Liter

gründlich ausgekocht, dann läßt man sie noch einen Tag auslaugen. Die durchgeseihte Flüssigkeit vermischt man mit einer Auflösung von

Schmierseife 1000,0   Wasser . . . . 50 Liter.

k) gegen Schildläuse fügt man der Kochschen Flüssigkeit Nikotin 1,5, in vergälltem Spiritus gelöst, hinzu.

Mittel gegen die Blutlaus.

a) Nach Prof. Neßler:

Schmierseife 50,0   Fuselöl (Amylalkohol) . . 100,0
vergällter Spiritus (95%) . 200,0   Wasser . . . . 650,0.

Man löst die Schmierseife im Wasser auf und fügt den vergällten Spiritus und das Fuselöl hinzu.

Mit dieser Flüssigkeit werden die von der Blutlaus befallenen Bäume abgewaschen.

b) Schmierseife 30,0   Schwefelleber 2,0
Fuselöl (Amylalkohol) . . 32,0   Wasser . . . . 1000,0.

c) Schmierseife 100,0   Phenol (Karbolsäure) . . 2,0
Wasser . . . . 1000,0.

Abgabe siehe Einleitung S. 618.

d) Nach Dr. Börner:

Pferdefett 100,0   vergällter Spiritus (95%) . 300,0
Schmiertran 100,0   etwas Kochsalz.

Diese „Fuhrmannsche Fettmischung" wird auf die befallenen Teile gepinselt. Für ältere Zweige fügt man

rohe Karbolsäure 25,0

zu und rührt gut durch.

Abgabe siehe Einleitung S. 618.

e) Man kocht   Tabakrippen 25,0
mit   Wasser 150,0

ab. Andererseits löst man

Schmierseife . . . . . 25,0 in Wasser 150,0

auf, vereinigt beide Flüssigkeiten und fügt

vergällten Spiritus (95%) 125,0

und schließlich Wasser 250,0

hinzu.

f) Kleinere Stellen des Stammes und der Äste, wo sich die Blutlaus an saftreichen Wucherungen zeigt, bepinselt man zweckmäßig mit Spirituslack, der viel Harzkörper enthält, so daß sich eine dickere Harzschicht bildet.

g) Wiederholtes Einstreichen mit Leinöl.

Von allgemeinen Vorsichtsmaßregeln sind zu nennen: Die Bäume müssen alljährlich in der Zeit vom Herbst bis zum Beginn des Frühjahrs durch Baumscharren oder Bürsten von Pilzen, Flechten, Moosen und abgestorbener Rinde gründlich befreit und dann, um Schaden durch späten Frost vorzubeugen, mit Kalkmilch bestrichen werden. Zum Abbürsten verwendet man zweckmäßig eine 5 prozentige Schmierseifenlösung. Erkrankte oder abgestorbene Zweige entfernt man und verbrennt sie. Zeigen sich bei größeren Bäumen viel Läuse, so schneidet man sie stark zurück. Wunden an Bäumen reinigt man sehr sorgfältig und pinselt sie mit einem groben Pinsel gründlich mit Fett aus. Oft überwintern die Blutläuse an den mehr geschützten Stellen um die Wurzeln herum und am Stammende. Deshalb müssen Wurzelhals und die oberen Wurzelteile frei gelegt und mit einem der Blut-

l a u s m i t t e l b e h a n d e l t u n d w i e d e,r d u r c h E r d e g e s c h ü t z t
w e r d e n. A u c h w i r d m a n z w e c k m ä ß i g T a b a k s t a u b v o r d e m
Z u s c h ü t t e n r e i c h l i c h a u f d i e W u r z e l n b r i n g e n.

Mittel gegen Erdflöhe.

Gegen diese lästigen Insekten, welche namentlich die jungen Pflanzen in den
Treibbeeten oft ganz vernichten, wird angewendet:

a) Einstreuen einer Mischung aus Gips und einigen Prozent Phenol (Karbolsäure). — Abgabe siehe Einleitung S. 618.

b) Bestäuben mit Schwefelblumen.

c) Bestäuben mit gepulvertem Wermut.

d) Besprengen mit einer Auflösung von Glanzruß in Wasser.

e) Abkochung von Tabakabfällen (Rippen usw.) 0,5 kg auf 1 Eimer Wasser.
Man verteilt die Flüssigkeit durch eine Gießkanne mit Brause. Abgabe siehe
Einleitung S. 618.

f) Besprengen mit Petroleumseifenlösung (siehe diese 622 f).

g) Bestreuen mit einer Mischung von Gips, Guano und Holzasche zu gleichen
Teilen.

h) Bestreuen mit Thomasmehl.

Das Bestäuben muß frühmorgens, wenn der Tau auf den Blättern liegt,
geschehen.

Mittel gegen Fliegen.

Wenn auch die Fliegen im Herbst durch einen sehr kleinen Pilz Empusa
muscae, der sich im Körper der Fliegen entwickelt, zu Grunde gehen, ist doch
der Kampf gegen die Fliegen mit aller Schärfe aufzunehmen, da sie gefährliche
Überträger von ansteckenden Krankheiten wie Tuberkulose, Cholera, Typhus,
Genickstarre usw. sind.

Das wirksamste Mittel gegen Fliegen ist immer das Verstäuben von gutem,
ganz fein gemahlenem k r ä f t i g e m I n s e k t e n p u l v e r. Nur hat dieses
Verfahren den Übelstand, daß durch das Pulver die Hausgeräte sehr bestäubt
werden. Auch muß die Verstäubung täglich wiederholt werden.

Außerdem kommt hinzu, daß das Insektenpulver von Pyrethrumarten gewonnen bei längerer Lagerzeit an Wirkung einbüßt; indem die nur bis zu 0,3%
vorhandenen wirksamen Bestandteile, Ester, die Pyrethrin I und Pyrethrin II
genannt werden, leicht flüchtig sind. Diese Stoffe lähmen bei den Insekten und
den übrigen Kaltblütern Gehirn und Muskeln, sowie den ganzen Körper. Um
recht wirksame Mittel herstellen zu können, werden fabrikmäßig Pyrethrumextrakte aus möglichst frischen Blüten mittels Petroleumdestillaten, Azeton,
Äthylendichlorid, Alkoholen, Trichloräthylen, Benzol u. a. konzentriert hergestellt und nach der Stärke gehandelt. Diese Pyrethrumextrakte werden gleichwie die Derriswurzelextrakte auch den Kupfervitriol-Kalkbrühen hinzugesetzt.
Alkoholische Extrakte mischen sich mit Wasser emulsionsartig, mit Petroleum
hergestellte bedürfen zur Vermischung mit Wasser eines Emulgens. Alkoholische Auszüge sind haltbarer, nur dürfen sie nicht mit alkalisch wirkenden
Stoffen, z. B. alkalischen Seifen zusammengebracht werden, wodurch allerdings
infolge der erzielten Netzbarkeit die Wirkung augenblicklich gesteigert, die
Haltbarkeit jedoch zurückgedrängt und die Pyrethrinlösung bald unwirksam
wird. Um nun die insektentötenden Mittel herzustellen, werden diese Extrakte
mit den entsprechenden Lösungsmitteln verdünnt.

Auch die aus dem Malaischen Archipel kommende, vielfach bereits schon
gepulverte und zusammengepreßte D e r r i s w u r z e l oder T u b a w u r z e l
findet ihrer insektentötenden Wirkung wegen als allgemeines insektentötendes
Mittel eine große Verwendung.

Besonders ist die Derriswurzel ein bewährtes Mittel gegen die D a s s e l -
f l i e g e, d i e R ä u d e m i l b e, aber auch sehr gut wirksam gegen alle möglichen Pflanzenschädlinge wie Blattläuse und Raupen. Die insektentötenden Bestandteile der Derriswurzel sind bis 6% giftiges Rotenon, harzartige Stoffe und
Deguelin. Das Rotenon, der Hauptbestandteil, löst sich in Äther, Benzol, Azeton,
fetten Ölen, schwer in Alkohol, gar nicht in Wasser. Gleichwie aus den Pyre-

thrumblüten kommen Extrakte aus der Derriswurzel in den Handel, ihr Wert wird durch den Gesamtgehalt an wirksamen Stoffen und dem darin enthaltenen Rotenongehalt bestimmt. Auch bei Derrisextrakten geht der Gehalt an wirksamen Bestandteilen allmählich zurück.

Zur Bekämpfung der Dasselfliege dient ein Derriswurzelextrakt mit verbürgtem Gesamtgehalt von 20% mit 8% Rotenon. Von diesem Extrakt stellt man folgende Mischung her:

Derriswurzelextrakt . . . 30,0   Schmierseife 25,0
          Wasser 945,0,

reibt sie 1—2 Wochen vor dem Weideaustrieb auf die Beulen bzw. den ganzen Rücken des Rindes und wiederholt dies am nächsten Tage. Für ein Tier gebraucht man etwa ¼—⅓ Liter der Flüssigkeit.

Anstatt der Schmierseife kann man, um die Alkalität zu vermeiden, Türkischrotöl oder einen Seifenleim, hergestellt aus

Ölsäure 11,0   Triäthanolamin 5,0

hinzusetzen.

Auch Einreibung mit einer 10prozentigen Naphthalin-Lanolin-Salbe dient als Vorbeugungsmittel gegen die Dasselfliege.

Außer Aufstellen von flachen Gefäßen mit Lorbeeröl, bewähren sich gegen Fliegen auch ganz verdünnte Formaldehydlösungen.

Formaldehydlösung (35%) . 20,0   Wasser . . . . 980,0.

Dieser Lösung fügt man zweckmäßig

          Glyzerin 25,0

hinzu.

In Schlafstuben dürfen Formaldehydlösungen über Nacht nicht stehen bleiben. Die Lösung darf nicht stärker gemacht werden, da die Fliegen sie sonst meiden. Außerdem muß die Lösung täglich mindestens zweimal erneuert werden, da die Lösung an der Luft nicht haltbar ist.

Oder   Natriumsalizylat 10,0
          Wasser 970,0
          Glyzerin . . . . 20,0.

Man kann mit dieser Lösung, die sehr wirksam und haltbar ist, auch Filtrierpapier tränken.

Für die Vertreibung der Fliegen aus Ställen sind die von der „Deutschen Landwirtschaftsgesellschaft" veröffentlichten Ratschläge beachtenswert. Nach diesen sollen

a) die Fensterscheiben der Ställe mit Kalkmilch, der etwas Ultraminblau zugesetzt ist, bestrichen werden, um das Licht abzudämpfen, oder besser, man verwendet für die Fenster blaues Glas; oder man bestreicht die Fenster mit Kresolseifenlösung, Liquor Cresoli saponatus S. 33;

b) die Wände und Decken mehrere Male mit Kalkmilch und Alaun, etwa 1000,0 Alaun auf einen Eimer Kalkmilch, gestrichen werden. An Stelle des Alauns kann auch Kreolin genommen werden (2%);

c) bei geschlossenen Türen und Fenstern öfter größere Mengen von Insektenpulver verstäubt werden;

d) die Ställe gut durchlüftet werden, und zwar so, daß der Luftzug an der Decke entlang geht;

e) soll das Nisten der Schwalben in Ställen begünstigt werden;

f) Stäbe mit Fliegenleim bestrichen aufgehängt werden, oder die Träger des Stalles ziemlich hoch mit Papier umwickelt werden, das mit Fliegenleim bestrichen ist.

In Amerika vertreibt man die Fliegen aus Pferdeställen dadurch allmählich, daß man Borax oder Kalziumborat auf den Pferdemist siebt und darauf mit Wasser befeuchtet. Die Fliegenlarven werden hierdurch abgetötet. So empfiehlt sich, den Stallmist wenigstens mit Kalkmilch zu bespritzen.

Zwiebelfliegen zu vernichten: Man zerschneidet nicht zu große Zwiebeln in zwei Hälften, durchtränkt sie mit einer Lösung von

Natriumfluorid	30,0	Berliner Blau	20,0
Zucker	30,0	Wasser	1000,0

und legt sie mit der Schnittfläche nach oben in reichlichem Maße aus.
Abgabe s. Einleitung S. 618.

Die Pflanzen selbst begießt man dreimal in einem Monat mit einer ganz schwachen 0,05prozentigen Quecksilberchloridlösung.
Abgabe s. Einleitung S. 618.

Fliegenlack.

Weingeistiger Insektenpulverauszug (1 + 4) 50,0
Stärkesirup (Bonbonsirup) . . . . 50,0.

Anstatt des Insektenpulverauszuges kann auch ein Auszug der Derriswurzel, auch Tubawurzel genannt, oder von Quassiaholz verarbeitet werden.

Ein wirksames Fliegengift ist ferner Natriumsalizylat. So kann dem Fliegenlack 1% Natriumsalizylat hinzugefügt werden. Man löst es in dem Auszug auf. Mit diesem Fliegenlack bestreicht man Glasscheiben oder Holz.

Fliegenleim. Vogelleim.

a) Kolophonium	600,0		b) Kolophonium		500,0
geblasenes Rüböl	350,0		geblasenes Rüböl		250,0
Paraffin	50,0		gewöhnlicher Terpentin		250,0.
c) Kolophonium	650,0		d) Kolophonium		520,0
geblasenes Rüböl	270,0		Rizinusöl		280,0
Honig	80,0		Honig		150,0
			Glyzerin		50,0.

e) Nach Vorschrift der biologischen Anstalt:

Kolophonium	200,0	Terpentinöl	100,0
geblasenes Rüböl	100,0	Sirup	150,0.

Man schmilzt Kolophonium mit dem geblasenen Rüböl im Wasserbade, nimmt von der Erhitzungsstelle, setzt unter den nötigen Vorsichtsmaßregeln das Terpentinöl zu, verrührt gründlich und fügt schließlich den Sirup zu.

Als Witterung kann man den Fliegenleimen einige Tropfen Ananasäther zufügen oder etwas feingeriebenen, alten Käse, oder man macht einen Zusatz von etwa 2% gelbem Bienenwachs.

Geblasenes Rüböl ist dickflüssig und zieht Fäden.

f) Kolophonium	40,0	Guttapercha	1,7
Erdnußöl	10,0	Honigaroma für Fliegen-	
geblasenes Rüböl	7,0	fänger (R. Lauche, Leipzig)	40,0.

Fliegenöl, Bremsenöl zum Schutz der Pferde
(s. auch Fliegen- u. Bremsenwasser S. 628).

a) Kreolin 100,0   Rüböl . . . . 900,0.
    Diese Mischung hat dieselbe Wirkung wie Ol. animale foetidum, ohne dessen durchdringenden Geruch zu besitzen.

b) Eukalyptusöl 10,0   fettes Lorbeeröl . . . . 15,0.

c)   Kampfer 7,5
    wird unter Erwärmung in
                    Rüböl 92,5
    gelöst.

d) Eukalyptusöl 20,0   fettes Lorbeeröl 20,0
    Äther 20,0   Spiritus (95%) . . . . . 150,0.

e) Abkochung von Walnußblättern unter Zusatz von Essig, auch Wermutabkochung.

Mit diesen Zubereitungen werden die Weichteile der Tiere täglich eingerieben.

In Salbenform, Bremsensalbe:

Fettes Lorbeeröl 5,0   Eukalyptusöl 5,0
                gelbes Vaselin . . . . 90,0.

Fliegenpapier.

a) Quassiaholz 500,0
zerstoßener schwarzer Pfeffer oder besser zerstoßener langer Pfeffer 50,0
werden in einigen Liter Wasser so weit eingekocht, daß etwa 1 Liter Seihflüssigkeit überbleibt. In dieser löst man Zucker 100,0 und tränkt damit
Fließpapier.

Beim Gebrauche werden die auf einen Teller gelegten Papierstücke feucht
erhalten.

Vielfach wird die Quassiaholzabkochung mit Teerfarbstoff rot gefärbt.

b) Von einer heißen Quassiaholzabkochung (1 + 9) werden 25,0 mit
braunem Zucker 6,0
und zerstoßenem schwarzem oder besser langem Pfeffer 3,0
gemischt, eine Zeitlang stehen gelassen und durchgeseiht. Mit der Flüssigkeit tränkt man Löschpapier, legt es auf Tellern aus und erhält es feucht.

c)   Quassiaholz 20,0
werden mit   Wasser 100,0
etwa 24 Stunden mazeriert, eine halbe Stunde gekocht und nach 24 Stunden
abgepreßt. Die Flüssigkeit wird mit
            Melasse 3,0
gemischt und auf 10,0 verdampft, dann wird
            Weingeist (90%) 1,0
zugesetzt. Mit dieser Mischung tränkt man das Löschpapier und legt es aus.

d)   Quassiaholz 500,0
werden wie oben auf 1 Liter Seihflüssigkeit ausgekocht und in dieser
            Brechweinstein 10,0
gelöst. Mit dieser Flüssigkeit wird Fließpapier getränkt. Abgabe S. 618.

e)   Quassiaholz 75,0
werden mit   Wasser 200,0
bis auf die Hälfte eingekocht. Die Seihflüssigkeit wird mit
Kobaltchlorid 5,0   Brechweinstein 1,0
und Tinktur aus
langem Pfeffer (1 + 3 verdünnter vergällter Spiritus [68%]) . . 40,0
versetzt und mit der Mischung Löschpapier getränkt und dieses auf Tellern
ausgelegt. Abgabe siehe Einleitung S. 618.

f) Pulver von langem Pfeffer, Piper longum, wird mit so viel weißem Zucker-
sirup angerührt, daß ein dünner Brei entsteht, der mittels eines Pinsels auf
Fließpapier gestrichen wird. Die Papierbogen werden dann getrocknet, beim
Gebrauch aber wieder angefeuchtet.

Der lange Pfeffer gilt für schädlicher für Insekten als der schwarze Pfeffer.
Ein sehr wirksames Fliegengift ist auch eine Abkochung von langem Pfeffer
in Milch. Die Fliegen werden jedoch nur betäubt, nicht
getötet, müssen daher zusammengefegt und verbrannt
werden.

g) Zerstoßener schwarzer oder besser langer Pfeffer 1,0
und brauner Zucker 1,0
werden mit
         Milch oder Sahne 15,0
gemischt, die Mischung auf Papier gebracht und auf flachen Tellern aufgestellt.

h) Kaliumdichromat 5,0   Zucker 15,0
         Wasser . . . . 60,0.
Nach erfolgter Lösung setzt man hinzu
vergällten Spiritus (90%) . 10,0   ätherisches Pfefferöl . . . 1,0.

Mit dieser Lösung wird ungeleimtes Papier getränkt und dann gut getrocknet.
Abgabe siehe Einleitung S. 618.

i) Natriumsalizylatlösung s. S. 625.

k) Formaldehydlösung s. S. 625.

Um giftfreie Fliegenteller herzustellen, tränkt man mit obigen Flüssigkeiten Pappteller.

Fliegensprühmittel. Fliegenspritzmittel.

Es sind dies Auszüge von Insektenpulver, auch unter Zusatz von Derriswurzel, in leichtflüchtigen Stoffen wie Petroleumdestillaten oder Alkoholen im Verhältnis 1 : 10 oder 1 : 20, denen Wohlgerüche zugefügt sind. Diese Fliegensprühmittel können wie folgt wasserlöslich gemacht werden und verlieren dadurch die große Feuergefährlichkeit:
Man stellt sich aus

Ölsäure 11,0   Triäthanolamin 5,0

ohne Erwärmen durch beständiges Rühren einen durchsichtigen Seifenleim her, löst den etwas erwärmten Seifenleim in
    Insektenpulverextrakt (1 + 5 mit Petroleumdestillat hergestellt) 80,0
auf und fügt unter kräftigem Schütteln allmählich

Wasser . . . . 100,0 hinzu.

Der Wassergehalt kann je nach Wunsch vergrößert werden. Um die Netzbarkeit zu erhöhen und so die Wirkung zu steigern, fügt man auf 1 Liter des fertigen Spritzmittels Schmierseife 25,0
hinzu, muß die Flüssigkeit aber bald verbrauchen, da sie infolge der Alkalität der Seife an Wirksamkeit einbüßt. Etwaige Wohlgerüche wie Zitronenöl oder Wintergrünöl oder andere Stoffe löst man, je nach der Löslichkeit, vor dem Zusammenbringen von Petroleumdestillat und Wasser in einer dieser beiden Flüssigkeiten auf.

Fliegen-, Mücken- und Schnakenstifte.

Zum Bestreichen von Gesicht, Hals, Händen usw

Zeresin 50,0   Paraffinöl 50,0

werden zusammengeschmolzen, mit etwa 5% Eukalyptusöl oder mit der gleichen Menge Anisöl oder mit 2,5% Eukalyptusöl und 2,5% Nelkenöl vermischt und ähnlich den Mentholstiften in Formen, oder wie die Lippenpomade, in Glasrohre gegossen.

Fliegen- und Bremsenwasser für Tiere.

(S. auch Fliegenöl, Bremsenöl S. 626.)

Insektenschutztinktur für Pferde.

a) Aloe 10,0   Wasser 1000,0

werden bis zur Lösung der Aloe gekocht; mit dieser Flüssigkeit werden die Tiere mittels Putzbürste bestrichen. Doch darf nicht das ganze Tier auf einmal damit bestrichen werden, sondern stets nur kleinere Flächen des Körpers.

b) Insektenpulver 250,0   Spiritus (95%) 500,0
            Wasser 500,0
werden 8 Tage mazeriert und dem Filtrat werden hinzugefügt
        Nelken- oder Eukalyptusöl . . 5,0
und vorteilhaft auch etwas ätherisches Lorbeeröl.

Mit dieser Tinktur werden namentlich die Teile des Pferdes bestrichen, welche dasselbe nicht mit dem Schwanze zu schützen vermag.

c) Asafoetidatinktur (Stinkasanttinktur).

Mit dieser Tinktur dürfen die Tiere nur stellenweise am Körper bestrichen werden.

d) Kaliumkarbonat 5,0   Walnußblätter 50,0
Stinkasant 12,0   Nelken 25,0
werden mit kochendem Wasser 1000,0 übergossen. Nach einer halben Stunde wird durchgeseiht. Anwendung wie unter c.

Räucherkerzen zum Schutz gegen Fliegen und Insekten. Schnakenkerzen. Moskitokerzen.

a) Gepulverter Thymian . . 100,0   gepulverte Lavendelblüten 100,0
Insektenpulver 100,0   Kaliumnitrat 100,0
Traganthpulver oder entsprechend Tyloseschleim 20,0
werden gut gemischt und mit so viel Wasser zu einer Masse angestoßen, daß sich Räucherkerzen daraus formen lassen.

b) Insektenpulver..... 250,0   Kaliumnitrat 25,0
werden aufs innigste gemengt und mit Traganthschleim oder Tyloseschleim zu einer knetbaren Masse angestoßen, aus welcher Räucherkerzen von etwa 2,5 Gewicht geformt werden.

Mittel gegen Flöhe.

Flöhe, und zwar kommen vor allem in Betracht der Menschenfloh (Pulex irritans) und der Hundefloh (Ctenocephalides canis), aber auch der Hühnerfloh (Ceratophyllus gallinae) und der Taubenfloh (Ceratophyllus columbae), müssen unbedingt vernichtet werden, da sie Typhus, Cholera, Rückfallfieber und andere ansteckende Krankheiten, wie der Ratfenfloh (Xenopsylla cheopis) die Pest, übertragen.

Hierzu dient für Betten und Kleidungsstücke als unfehlbares Mittel ein gutes kräftiges Insektenpulver, Derriswurzelpulver oder ein Gemisch von beiden, das die Tiere unmittelbar tötet. In Räumen dagegen, wo sich Flöhe eingenistet haben, pflegen sie in den Ritzen der Fußböden ihre Eier abzulegen, aus denen nach wenigen Tagen weiße wurmförmige Larven auskriechen. Hier ist es notwendig, die Räume wiederholt und sehr sorgfältig mit einer Lösung von Karbolsäure, rohem oder reinem Phenol, Kreolin, Lysol, Schmierseife u. dgl. oder mit verdünntem rohem Holzessig oder mit einer Quecksilbersublimatlösung (1 : 1000) zu waschen und dieses längere Zeit täglich einmal vorzunehmen. Auch Abkochungen von Koloquinten, Kalmus und anderen würzigen Pflanzenteilen sind zweckentsprechend. Abgabe siehe Einleitung S. 618. Schließlich müssen alle Ritze gut verkittet werden.

Um Flöhe vom Körper fernzuhalten, betupft man den Körper und auch die Leibwäsche stellenweise mit 2prozentiger Phenollösung (Karbolölösung).

Hundeflöhe vernichtet man durch Waschungen mit s e h r s c h w a c h e n Kreolinlösungen (etwa 1%) und gründliches Nachspülen mit Seifenwasser. Starke Kreolinlösungen sind u n b e d i n g t z u v e r m e i d e n , es tritt sonst leicht eine Vergiftung ein.

Oder man wäscht wiederholt mit s c h w a c h e n Formaldehydseifenlösungen.

Insektenpulvermischung. Insektenpulverersatz

a) Tabakpulver...... 10,0   verflüssigtes Phenol (ver-
Insektenpulver 10,0   flüssigte Karbolsäure) . 0,5
Borsäurepulver 2,5   Zitronellöl .... 0,12.

b) Tabakpulver...... 6,0   weißer Nieswurz 0,25
Schwefelblumen . . . 4,0   Naphthol 4,0
Kresol .... 0,5.
Abgabe von a und b siehe Einleitung S. 618.

Insektenpulvertinktur. Chrysanthemumtinktur. Tinctura Chrysanthemi.

Chrysanthemumblüten (Insektenpulverblüten) . 20,0
Weingeist (90%) . . . . 100,0.
In dieser Tinktur kann man auch je 1% Eukalyptusöl und Anisöl auflösen.

Brumata-Frostspannerleim.

a) Nach Prof. Neßler:

Kolophonium 500,0   Schmalz 200,0
Olein 200,0   gewöhnlicher Terpentin . 100,0.

Mit dieser Mischung, die im Wasserbade zu bereiten ist, sind etwa drei-
fingerbreite Streifen von dickem Packpapier, welche mittels eines Bindfadens
in der Weise um den Baumstamm geschnürt sind, daß der obere und untere
Rand etwas abstehen, zu bestreichen.

b) Gewöhnlicher Terpentin . 800,0   fettes Lorbeeröl . . . . 200,0.

c) Kolophonium 535,0   Leinöl 450,0
Paraffin . . . . 15,0.

Zuweilen kommt im Handel auch s c h w a r z e r B r u m a t a l e i m vor;
hier ist das Kolophonium durch schwarzes Pech ersetzt. Doch muß man in
diesem Falle die Menge des Pechs gegen die des Kolophoniums etwas erhöhen und dementsprechend die Menge des Oleins bzw. des fetten Öles verringern.

d) Kolophonium 350,0   geblasenes Rüböl 350,0
Burgunderpech· 200,0   gewöhnlicher Terpentin . 50,0
Holzteer . . . . 50,0.

e) Nach Andresen:

Kolophonium 1500,0   gelbes Bienenwachs . . . 100,0
werden im Wasserbade geschmolzen. Nachdem die Masse abgekühlt, rührt
man Leinölfirnis 1000,0
hinzu. Das Bienenwachs darf n i c h t durch Zeresin oder teilweise Ozokerit
ersetzt werden.

Getreidebeize. Saatgetreidebeize.

S a a t b e i z m i t t e l m ü s s e n e i n e n F a r b s t o f f, a u s g e n o m m e n
W e i ß, e n t h a l t e n, d e r d a s g e b e i z t e G e t r e i d e k e n n z e i c h n e t.

a) Kupfervitriol (Kupfersulfat) 10,0   Wasser . . . . 1000,0.
Beizung mit Kupfervitriol, N a ß b e i z v e r f a h r e n d u r c h T a u c h -
b e i z e, zeigt gewisse Nachteile. Sie ist gegen Flugbrand des Weizens und
des Hafers und Streifenkrankheit der Gerste nicht wirksam; das Getreide
muß sehr lange in der Beize liegen und läßt sich dann schwer trocknen und
schließlich wird das Getreide durch die längere Zeit der Reizwirkung oft
totgebrannt, d. h. in der Keimfähigkeit schwer beeinträchtigt.

b) M i t F o r m a l d e h y d l ö s u n g (40%), F o r m a l i n. F ü r W e i z e n,
H a f e r u n d G e r s t e:
Formalin (40%) 250,0   Wasser . . . . 100 Liter.

Bevor die Formaldehydbeize mit dem Getreide zusammenkommt, muß dieses
gründlich mit soviel Wasser gewaschen werden, daß dieses etwa 10 cm über
dem Getreide steht. Hierbei setzen sich die leichteren von Brandsporen befallenen Körner, die Brandbutten, oben ab und werden entfernt. Darauf breitet
man das zu beizende Getreide auf einer undurchlässigen Fläche in einem
schmalen, langgestreckten Haufen flach aus und besprengt mittels einer fein-
löcherigen Gießkanne die breitgeworfenen Getreidekörner mit der Formalinlösung, daß sie damit gut benetzt werden (B e n e t z u n g s v e r f a h r e n). Man
schaufelt durch, besprengt nochmals und schaufelt wieder gut durch. Darauf
bedeckt man mit Säcken, die ebenfalls mit der Formalinlösung getränkt sind
und überläßt nun 3 Stunden sich selbst. Darauf breitet man aus, trocknet, und
s ä t b a l d u n d z w a r, w e n n i r g e n d m ö g l i c h, i n f e u c h t e n B o d e n
a u s, d a ß d i e K e i m u n g s c h n e l l e i n t r i t t. Unterläßt man vor dem

Beizen die Entfernung der Brandbutten, ist durch die Beizung keine Gewähr für vollständige Abtötung der Brandsporen gegeben.

Wird der Weizen in die Formalinlösung e i n g e t a u c h t (T a u c h v e r - f a h r e n), d. h. wird er in die Beizflüssigkeit eingeschüttet und werden auch bei diesem Verfahren die Brandbutten entfernt, soll die Einwirkungsdauer ½ Stunde betragen. Werden die von den Brandsporen befallenen Körner nicht entfernt, muß die Beize etwa 3 Stunden einwirken.

Eine Überbeizung und so Beeinträchtigung der Keimkraft des Weizens durch die Beizlösung soll bei gutem Saatweizen und genauer Innehaltung der Vorschrift nicht beobachtet worden sein. Die Beizung geschieht als Mittel gegen S t e i n b r a n d b e f a l l des W e i z e n s und der. G e r s t e, sowie gegen F l u g b r a n d des H a f e r s. Bei S t a u b b r a n d des W e i z e n s und der G e r s t e hilft chemische Beize allein nicht; hier muß H e i ß w a s s e r b e i z e angewendet werden, und zwar Wasser von 52°—54° C, dem man vielfach Chemikalien hinzufügt (k o m b i n i e r t e B e i z e).

c) Mit Q u e c k s i l b e r v e r b i n d u n g e n. Vor allem werden Quecksilberchlorid, Quecksilberbromid und das U s p u l u n, C h l o r p h e n o l q u e c k - s i l b e r angewendet.

Hier bewährt sich vor allem das Tauchverfahren und man wendet hierbei eine 0,5prozentige Lösung an.

Abgabe s. Einleitung S. 618.

Auch T r o c k e n b e i z v e r f a h r e n werden viel angewendet, z. B. mit P o r z o l. Mit diesem Pulver wird das Getreide in großen Fässern durchgeschüttelt oder in Trommeln gerollt, so ist das genaue Herstellen der Lösungen erspart, und es fällt außerdem das Trocknen des feucht gewordenen Getreides weg. Die Wirkung des Trockenbeizverfahrens tritt erst in der Erde ein, indem die wirksamen Stoffe sich durch die Erdfeuchtigkeit lösen und die Brandsporen abtöten.

Ein durch Patent geschütztes Saatbeizmittel verhindert alle durch die Saat übertragbaren Krankheiten. Der wirksame Stoff ist Monoorganomercuriazetyliden, hier ist ein organischer Rest mit Quecksilber verbunden.

Mittel gegen Grillen-Heimchen.

a) Hefe 10,0   Zucker . . . . 20,0.
b) Verdunstenlassen von Tetrachlorkohlenstoff. Abgabe s. Einleitung S. 618.
c) Insektenpulver 10,0   gepulv. Borax . . . . . 10,0.
d) Insektenpulver 10,0   gepulv. Quillajarinde . . 10,0.
     Als Spritzpulver.
e) Spritzflüssigkeit s. Fliegenspritzmittel S. 624, 628.

Mittel gegen den Holzwurm.

Siehe auch Erhaltung, Konservierung, Behandlung, Durchtränkung,
Imprägnierung von Holz.

Bei M o b i l i e n. Bestreichen mit einer Naphthalin-Benzin-Lösung oder Ausräuchern mit Phenol-, (Karbolsäure) oder Kreosotdämpfen oder mit Schwefelkohlenstoff. Außerdem bewähren sich auch Einspritzungen von Formaldehydlösung. Bei der Naphthalin-Benzin-Lösung und Schwefelkohlenstoff ist die F e u e r g e f ä h r l i c h k e i t z u b e a c h t e n. Abgabe s. Einleitung S. 618.

Bei B a l k e n , D a c h s p a r r e n usw. Bestreichen mit einer heißen Kupfervitriollösung (Kupfersulfatlösung) oder mit Karbolineum.

Nach Biologischer Reichsanstalt, Berlin, verwendet man

Hartes Paraffin 10,0
Tetrachlormethan   (Benzinoform)
    oder Terpentinöl 30,0
Hexachloräthan   (Perchloräthan,
    Carboneum trichloratum) . . . 20,0.

Abgabe s. Einleitung S. 618.

Nach öfterer Anwendung der Vertilgungsmittel verschmiert man die Bohrlöcher mit Glaserkitt.

Die Einspritzungen nimmt man zweckmäßig mit einem Augentropfglas oder einer Pravazspritze oder mit einer Nähmaschinenölspritze vor. Vor der Behandlung sind die Wurmlöcher mit einer elastischen Gummi- oder ähnlichen Spritze, die starken Luftzug hervorruft, auszublasen, um das Holzmehl zu entfernen.

a) Kreosot . . . . : 40,0   Leinöl . . . . 860,0.

b) Kreosot 50,0   borsaures Manganoxydul
   Terpentinöl 30,0   (Manganoborat) . . . 4,0
          Leinöl 1000,0

c) Borax 100,0   Natriumhydroxyd . . . 50,0˙
          Wasser . . . . 1000,0.
   erhitzt man bis zum Sieden und fügt unter Umrühren
          Schellack 500,0
zu. Man erhitzt weiter, bis eine gleichmäßige Lösung entstanden ist, läßt abkühlen und rührt, wenn die Flüssigkeit lauwarm ist,
          rohe Karbolsäure (95%) 200,0
darunter. Dieses Mittel wendet man lauwarm an.
   Die Giftigkeit ist zu beachten. 'Über Abgabe dieser sämtlichen Mittel siehe Einleitung S. 618.

d) Man streicht in die Bohrlöcher graue Quecksilbersalbe (30prozentig).

e) Quecksilberchlorid (Queck-   Methylalkohol 50,0
   silbersublimat) 1,0   Wasser . . . . 950,0.
   Die Giftigkeit ist zu beachten. Abgabe s. S. 618.

f) Handelt es sich um kleinere Holzgegenstände, so legt man sie in luftdicht zu schließende Kästen und setzt sie hierin Schwefelkohlenstoffdämpfen aus. Die Feuergefährlichkeit bzw. Giftigkeit und Explosionsfähigkeit der Dämpfe müssen hierbei beachtet werden.

g) Man bringt Möbel in einen sehr gut abgedichteten Raum und streut in die Schubfächer und in die geöffneten Schranktüren ganz fein zerriebenes Hexachloräthan.

Mittel gegen Korkwürmer, Korkmotten.

Man legt die Korke 12 Stunden in 2prozentige schweflige Säure oder in Wasser, das mit 1% reiner Salzsäure angesäuert worden ist.

Mittel gegen den Kornwurm, Kornkäfer, Klander, Kornkrebs, Wippel.

Der Kornkäfer ist etwa 0,5 cm groß, schwarzbraun und trägt einen Rüssel, mit dem er das Getreide anbohrt. In das entstandene Loch legt er ein Ei und verklebt die Öffnung. Die noch leeren Lagerräume sind gründlich, besonders in den Ecken, zu reinigen, Risse in Holz und Mauer sind auszuschmieren und etwaige Reste von Getreide zu entfernen. Schließlich ist der noch leere Lagerraum mit Ausräucherungsmitteln zu behandeln bzw. zu bespritzen, wobei Wände und Decken nicht zu vergessen sind. Die Ausspritzung soll bei 12° C stattfinden, da der Käfer bei dieser Temperatur sehr beweglich wird.

Gegen den Kornwurm, der in dem lose aufgeschütteten Korn der Getreideböden häufig große Verwüstungen anrichtet, wendet man Begießen bzw. Bespritzen der Kornhaufen mit Schwefelkohlenstoff, Tetrachlorkohlenstoff (Benzinoform) oder Propylendichlorid und nachheriges ˙Bedecken mit Säcken an. Nach einigen Tagen werden diese entfernt und das Korn nun durch häufiges Umschaufeln, sog. Umstechen, von dem etwa noch anhaftenden Geruche befreit. Oder man stellt in den Speichern Gefäße mit Schwefelkohlenstoff auf und läßt diesen verdunsten. Selbstverständlich können derartige Verfahren wegen der großen Feuergefährlichkeit nur am Tage und in Räumen geschehen, welche eine Lüftung ermöglichen, zumal die Dämpfe giftig sind. Abgabe s. S. 618. Wir möchten in Gebäuden, die bewohnt werden, eine solche Behandlung nicht anraten. Hier empfiehlt es sich, durch kräftiges Rühren eine milchige Flüssigkeit von Anilin und Wasser 1 + 10, worin man 1 Teil Schmierseife aufgelöst hat, anzuwenden und die Fugen und Ritzen der Getreideböden damit sorgfältig auszupinseln. Gewisse Vorsicht ist auch bei diesem Verfahren notwendig, da die Dämpfe des Anilins auch giftig sind und Hautentzündungen hervorrufen. Überdies ist zu beachten, daß das Getreide mit der Anilinflüssigkeit nicht in Berührung kommt. Nach Zacher muß jede unmittelbare Berührung mit dem Anilingemische vermieden werden. Während der Arbeit sind dichtschließende und waschbare Arbeitskleider zu tragen, die einschließlich Leibwäsche sofort nach der Arbeit abzulegen sind, als Fußbekleidung sind Pantoffeln zu verwenden. Zum Schutze gegen Einatmung muß eine Industriegasmaske mit entsprechendem Einsatze getragen werden. Nach einer Stunde Arbeit ist diese mindestens ¼ Stunde zu unterbrechen, die nicht in dem Arbeitsraum, am besten im Freien zu verbringen ist.

Tetrachlorkohlenstoff wirkt nicht so kräftig wie Schwefelkohlenstoff, es muß deshalb die doppelte Menge genommen werden, zwei- bis dreimal so lange mit dem Getreide in Berührung bleiben, ist aber, da die Dämpfe nicht entzündlich und auch nicht so sehr stark giftig sind wie die des Schwefelkohlenstoffes, nicht so äußerst gefährlich, aber auch durch Einatmen von Tetrachlorkohlenstoffdämpfen sind Vergiftungen eingetreten. Man rechnet auf einen Rauminhalt von 1000 Liter von Schwefelkohlenstoff 250 ccm, von Tetrachlorkohlenstoff 500 ccm. Bei Anwendung von Schwefelkohlenstoff dürfen selbstverständlich die Räume nicht mit brennenden Zigarren oder Pfeifen betreten werden. Als sehr gut wirkende Mittel sind die Phosphorwasserstoff entwickelnden Stoffe erkannt worden, die aber nur von solchen Personen angewendet werden dürfen, die ausdrücklich dafür die Genehmigung erhalten haben. Quarzmehle, die auch als Mittel gegen den Kornkäfer verwendet wurden, indem man Fangwälle daraus herstellte, sind nach der Verordnung vom 8. 3. 41 nicht mehr zulässig, an ihre Stelle kann Magnesit, natürlich vorkommendes Magnesiumkarbonat treten.

Mittel gegen menschliche und tierische Parasiten, Läuse.

Läuse übertragen Fleckfieber!

Die früher gegen Läuse vielfach angewendeten starken Gifte werden jetzt immer mehr und mehr durch minder schädliche Mittel verdrängt. Die sog. L ä u s e p u l v e r, Mischungen aus verschiedenen giftigen Drogen, wie Sabadillsamen oder Kokkelskörnern u. a. m., sind weit besser durch ein gutes Insektenpulver zu ersetzen. Dieses ist nicht giftig und wirkt gleich kräftig. Die viel gebräuchlichen Läusesalben waren meist Mischungen oben genannter Pulver mit Fett. Graue Quecksilbersalbe, die noch heute oft angewendet wird, soll niemals in größerer Stärke als 1 + 9 benutzt werden. Selbst in dieser Verdünnung kann die Salbe noch schädlich wirken, namentlich bei Kindern mit wundgekratztem Kopfe, oder bei Tieren, welche sie ablecken. Bei letzteren empfehlen sich Waschungen mit stark verdünntem Kreolin, 1%igen Lösungen, oder mit einer Mischung von 15,0 Aloetinktur auf 1 Liter warmes Wasser, bei Menschen dagegen, bei denen der Geruch des Kreolins zu unangenehm wäre, Einreibungen mit 5prozentigem Phenolöl (Karbolöl) und späteres Auswaschen der Haare mit lauem Seifenwasser.

Der in vielen Gegenden gebräuchliche L ä u s e e s s i g, ein Auszug von gepulvertem Sabadillsamen mit Essig und Weingeist ist immerhin sehr giftig und wäre besser durch einen Insektenpulverauszug zu ersetzen. Vor allem darf er nicht bei wunder Kopfhaut verwendet werden, da schon Vergiftungen dadurch entstanden sind. Man tut gut, v o r d e r A n w e n d u n g d e s S a b a d i l l - e s s i g s d i e K o p f h a u t m i t V a s e l i n e i n z u r e i b e n, um so das Eindringen des Sabadillessigs in die Kratzwunden zu verhindern.

Die L ä u s e d e r S c h a f e, die früher stets durch Waschungen mit Arsenik beseitigt wurden, entfernt man durch Waschungen mit verdünntem T a b a k - e x t r a k t, Abgabe s. S. 618. Dieses Extrakt, das aus Tabakstaub und -abfällen hergestellt wird, ist ein ungemein wirksames und dabei nicht so gefährliches Mittel gegen die Läuse aller Haustiere.

Bei dem F e d e r v i e h sind Einstäubungen mit Insektenpulver zu empfehlen.

Anisöl darf nur in 10 Teilen Weingeist gelöst und nur mit Vorsicht angewendet werden; es darf niemals auf die Haut der Tiere kommen, sondern wird
nur in ganz geringen Mengen auf das Gefieder gewischt. Vögel und junge
Hühner sind gegen Anisöl sehr empfindlich, sie gehen dadurch leicht ein.

Als ein vorzügliches Mittel gegen Ungeziefer bei sämtlichen Tieren,
auch bei Federvieh, ist das Hanföl, auch der Fischtran, zu betrachten,
zumal es auch unschädlich ist.

Um Ungeziefermitteln Wohlgeruch zu verleihen, darf niemals Nitrobenzol (Mirbanöl) zugesetzt werden, da schon winzige
Mengen bei äußerlicher Anwendung Vergiftungen hervorgerufen haben.

Vielfach wird zum Vertreiben der Läuse bei den Tieren Petroleum an-
empfohlen, doch ist vor dessen Anwendung auf das dringendste zu warnen, da bei dem Gebrauche dieses häufig Vergiftungserscheinungen auftreten.

a) Läuseessig. Sabadillessig, Acetum Sabadillae:
Sabadillsamen 100,0   verdünnte Essigsäure (30%) 200,0
Weingeist (90%) 100,0   Wasser . . . . 700,0.
    Man schüttelt zunächst den Sabadillsamen mit dem Wasser und der Essig-
säure kräftig durch und fügt den Weingeist erst nach einigen Stunden hinzu. Man zieht 8 Tage aus und filtriert. Oder man kocht nach D. A.-B. 6
zerquetschten Sabadillsamen 100,0 mit Wasser 700,0
eine halbe Stunde lang, wodurch die eine Trübung herbeiführenden Per-
oxydasen zerstört werden, ergänzt darauf mit Wasser bis zum erforderlichen
Gewichte von 800,0, füllt in eine geeignete Flasche, fügt die verdünnte Essigsäure und den Weingeist hinzu und zieht 10 Tage lang aus.
    Sollte die Filtration Schwierigkeiten bieten, so empfiehlt es sich, eine
geringe Menge Kieselgur hinzuzufügen, öfter umzuschütteln und erst
nach einigen Tagen zu filtrieren. .
    Diesem Essig muß, da er ein unter Verwendung von
Gift hergestelltes Ungeziefermittel ist, bei Abgabe
eine Belehrung beigefügt werden über die Gefahren,
die bei unvorsichtigem Gebrauche damit verknüpft sind.
    Als Austauschstoff für Sabadillsamen gelten die Stephanskörner, Semen
Staphisagriae von Delphinium staphisagria, Ranunculazeen, abstammend,
Staphisagriaessig. Dieser Essig wird genau so hergestellt wie der
Sabadillessig.
    Auch Rhizoma Veratri von Veratrum album, Nieswurz, kann auf Läuse-
essig verarbeitet werden.
    Abgabe wie bei Sabadillessig.
    Nach Veröffentlichung von Arbeiten des Reichsgesundheitsamtes ist bei
genügend langer Einwirkung die Wirksamkeit des rohen und gereinigten Holzessigs der des Sabadillessigs vollständig gleich. Den
durchdringenden Geruch des Holzessigs kann man durch süßliche Wohlgerüche z. B. durch Zimtöl abmildern.

b) Läuseessenz. Ungezieferessenz:
Quillajarinde 25,0   Wasser 50,0
          Weingeist (95%) 100,0
werden einige Tage digeriert, dann durchgeseiht und der Seihflüssigkeit
hinzugefügt.
Lebensbalsam 20,0   Glyzerin . . . . 20,0.
    Man läßt einige Tage absetzen und filtriert.

c) Quillajatinktur 50,0   Sabadillessig . . . . . 50,0.
          Siehe unter a.

d) Schwefelkalium 1,0   Anisöl . . . . 5 Trpf.
    Kaliseife 5,0   Bergamottöl . . . . . 5 „
          Wasser . . . . 94,0.

e) Schwefelkalium 1,0   Petersilienöl 1,0
    Seifenspiritus 25,0   Bergamottöl . . . . . 2 Trpf.

f) Lysol 5,0   Wasser . . . . 95,0.
   Die Lösung trägt man vorsichtig mit einem nicht zu stark
   befeuchteten Schwämmchen auf. Bei der Abgabe sind die Bestimmungen des Giftgesetzes zu beachten. Siehe Einleitung S. 618.

g) Xylol 40,0   Ätherweingeist . . . . 60,0.
   Man mischt, tränkt mit der Lösung etwas Watte und reibt die von Ungeziefer befallenen Körperteile damit ein. Bei dieser Ungezieferessenz ist
   jedoch die Feuergefährlichkeit zu beachten.

h) Kaliseife 100,0   heißes Wasser 560,0
   Formaldedydlösung (35%) 20,0   verflüssigtes Phenol (Kar-
   Anisöl 5,0   bolsäure) 20,0
        Weingeist (90%) . . . . 295,0.

Man löst die Kaliseife in dem heißen Wasser, vermischt die Lösung mit dem
Weingeist, worin die übrigen Stoffe gelöst sind, schüttelt tüchtig um und setzt
beiseite. Nach einigen Tagen filtriert man dann.
   Man darf diese Ungezieferessenzen nicht unter der Bezeichnung Gold-
geist verkaufen, da das Wort als Warenzeichen gesetzlich geschützt ist.
   Bei der Anwendung irgendeines Läusemittels ist streng
darauf zu achten, daß nichts davon in die Augen kommt.

Läusesalbe, gelbe.

Xylol 25,0   gelbes Vaselin . . . . . 75,0.
Die Feuergefährlichkeit der Salbe ist zu beachten. Man reibt des Abends die
Salbe ein und wäscht am andern Morgen mit Seife wieder aus.

Läusesalbe, graue. Graue Salbe. Graue Quecksilbersalbe.
Unguentum Hydrargyri cinereum. Unguentum contra Pediculos.

Zu bereiten aus:
Quecksilber 10,0   Wollfett 5,0
Erdnußöl 1,0   Schweineschmalz 55,0
        Hammeltalg . . . . 29,0.
Dem Gemische von Wollfett und Erdnußöl setzt man unter beständigem
Reiben allmählich das Quecksilber hinzu und verreibt es so lange, bis mit der
Lupe keine Quecksilberkügelchen mehr wahrzunehmen sind. Darauf fügt man
das geschmolzene und wieder halb erkaltete Gemisch von Schweineschmalz und
Hammeltalg hinzu.
   Soll das Quecksilber sehr schnell verrieben werden, kann man es, bevor es
mit dem Wollfett-Erdnußöl zusammengebracht wird, mit etwas Terpentinöl
verreiben.
   Wünscht man die Salbe dunkler, so färbt man sie mit etwas in Erdnußöl an-
geriebenem Ruß auf. Bei Abgabe für Tiere muß darauf aufmerksam gemacht
werden, daß die Salbe nicht in zu großem Maße und nur dort aufgestrichen
wird, wo sich die Tiere nicht ablecken können. Auch müssen die Tiere so getrennt gestellt werden, daß sie die Salbe nicht gegenseitig ablecken können.
Zur Vorsicht überbindet man die mit Quecksilbersalbe eingeriebenen Stellen mit
Säcken. Bei Rindvieh, Schafen und Ziegen darf Quecksilber-
salbe überhaupt nicht angewendet werden; hier tritt der
Tod schon bei Einreibungen von kleinen Mengen ein.
   Bei Pferden und Schweinen verreibt man in Zwischenräumen von 10 Tagen
dreimal je 10,0 Salbe, die man zweckmäßig noch mit dem doppelten Gewichte
Vaselin vermengt, über den Körper.
   Unbedingt ist darauf zu achten, daß die Salbe keinenfalls
aus ranzigen Fetten hergestellt wird und daß sie bei der Ab-
gabe nicht zu alt ist, da die Giftigkeit der Salbe mit dem
Alter infolge der Entstehung von Quecksilberseife steigt.
   So tut man gut Schweineschmalz und Hammeltalg durch Wollfett und
gelbes Vaselin zu gleichen Teilen zu ersetzen oder vom Wollfett nur ein Drittel,
vom Vaselin zwei Drittel zu nehmen.

Läusesalbe, weiße. Weiße Quecksilbersalbe. Weiße Präzipitatsalbe.
Quecksilberpräzipitatsalbe. Unguentum Hydrargyri album. Unguentum contra
Pediculos album.

Weißes Quecksilberpräzipitat 2,0   weißes Vaselin . . . . . 98,0.
Quecksilberpräzipitat muß erst mit einer sehr geringen Menge Vaselin vollständig fein verrieben werden, ehe das übrige allmählich zugesetzt wird.

Zu beachten ist ferner, daß bei der Abgabe der Salbe nach den Bestimmungen der Giftverordnungen eine Belehrung mitverabfolgt wird, die über die damit verbundenen Gefahren aufklärt, da die Salbe ein unter Verwendung von Gift hergestelltes Ungeziefermittel darstellt.

Filzläusesalbe.

Nach Dr. Dub:
Salizylsäure 2,0   Diachylonsalbe . . . . 98,0.

Gegen Kleiderläuse.

Sie finden sich in den Kleidungsstücken, der Leibwäsche und der Bettwäsche und legen die Eier auch an die Körperhaare, sogar an die Barthaare und die Augenbrauen. Von Kleiderläusen Befallene müssen am ganzen Körper gründlich mit warmer Schmierseifenlösung gebadet werden. Oder man reibt den Körper mit einem Gemisch aus 3 Teilen ganz feinem Bimssteinpulver, 2 Teilen Petroleum und 1 Teil Schmierseife ab. An Stelle dieses Gemisches kann auch ein Gemenge von 2 Teilen ganz feinem Bimssteinpulver, 1 Teil kalzinierter Soda (Natrium carbonicum calcinatum) und 3 Teilen Schlämmkreide angewendet werden. (Zur Bekämpfung der übertragbaren Krankheiten.) Zur Entkleidung stellen sich solche Personen auf ein großes Leinentuch, das man mit einprozentiger Kresollösung bzw. dreiprozentiger Kresolseifenlösung oder dreiprozentiger bis fünfprozentiger Phenollösung (Karbolsäurelösung) getränkt hat. Abgabe nach der Giftgesetzgebung. Die Körperteile, welche hauptsächlich von den Läusen befallen werden, wie zwischen den Schultern, reibt man mit weißer Präzipitatsalbe ein. Abgabe s. S. 618. Die Kleidungsstücke werden in das mit Kresollösung getränkte Leinentuch gewickelt und dann, soweit es möglich ist, wie bei Leibwäsche, in starker Sodalösung in bedecktem Gefäße gekocht, wobei die Flüssigkeit über der Wäsche stehen muß, und etwa ½ Stunde im Sieden erhalten. Können Kleidungsstücke nicht gekocht werden, so durchtränkt man sie mit Phenollösung (Karbolsäurelösung) oder Kresolwasser oder bügelt sie, und zwar besonders in den Nähten, öfter mit einem recht heißen Eisen. Hat man Vorrichtungen, wie etwa einen Backofen, zur Verfügung, erhitzt man auf 110° etwa 2 Stunden. Wirksamer ist es, heiße Luft eine Stunde lang durch die sehr locker aufgehängten Kleidungsstücke zu jagen. Ausräucherungsverfahren mit Schwefeldioxyddämpfen, die man durch Verbrennen von Schwefel erzeugt, tötet die Kleiderläuse, greift aber die Stoffe an. Das Blausäureverfahren und das Gasverfahren, T. V. Verfahren, eine Mischung von Tritox- und Ventoxgas, wie es im Großen angewendet wird, darf nur von für diesen Zweck ausgebildeten und geprüften Personen ausgeführt werden. Als Schutzmittel wird das Tragen von seidener Wäsche empfohlen. Ferner Einstreuungen in die Kleidung von T r i k r e s o l p u d e r.

a) Trikresol 3,0   Magnesiumoxyd . . . 10,0
    Talk 57,0   weißer Ton 30,0
technisches Fenchelöl einige Tropfen.
    Bei der Abgabe muß der Giftgesetzgebung entsprechend eine Belehrung beigefügt werden.

b) Trikresol 3,0   Zinkoxyd 10,0
    Talk 17,0   Stärke (Kartoffel-) . . . 70,0.
    Abgabe siehe a.

c) Naphthalinpulver.

d) Paradichlorbenzol.
    Man kann dieses Mittel auch in kleinen Säckchen in die Kleidungsstücke einnnähen.

e) Von ätherischen Ölen: Technisches Fenchelöl, Eukalyptusöl, Bergamottöl, Anisöl, die mit 5 Teilen Weingeist (90%) verdünnt werden.

f) Bergamottöl 10,0   Kalmustinktur . . . . . 90,0.

g) Anisolpuder, man ersetzt im Trikresolpuder das Trikresol durch Anisol.

h) Kienöl.

i) 3prozentige Kresolseifenlösung.
   Man beachte die Giftverordnung!
   Bei der Anwendung irgendeines Läusemittels ist
   streng darauf zu achten, daß nichts davon in die Augen
   gerät.

Mittel gegen Läuse auf Kakteen.

Man bepinselt die Pflanzen vorsichtig mit einem alkoholischen Auszuge von
Tabakabfällen oder frischem Insektenpulver, oder einer alkoholischen Spritzflüssigkeit aus Insektenpulver- oder Derriswurzelextrakt und wiederholt dies
mehrmals von Woche zu Woche.

Zu beachten ist, daß nichts von den Flüssigkeiten in die Topferde gelangt.
Auch dürfen keine Mineralöle enthaltende Flüssigkeiten zum Bepinseln angewendet werden.

Viehwaschmittel.

Viehwaschessenz.

Als solche wird meistens Lysol oder Kreolin angewendet, die dann in wässeriger Lösung zum Waschen des Viehes benutzt werden. Jedoch ist zu beachten, daß die Lösungen niemals zu stark angewendet werden dürfen, da sonst
eine Erkrankung der Tiere eintritt, die sogar zum Tode führen kann.

Siehe auch Einleitung und die übrigen angeführten Mittel. Oder

Quassiatinktur 50,0   Aloetinktur 25,0
Quillajatinktur 50,0   vergällter Spiritus (95%) . 50,0
Stinkasanttinktur 25,0   Wasser . . . . 300,0.
   Beim Gebrauch verdünnt man mit 10 Liter Wasser.
   Oder

Insektenpulver 100,0   Petroleum 97,5
Schmierseife 2,5   Lavendelöl . . . . . . 0,25.
Man zieht unter täglichem mehrmaligen Umschütteln 14 Tage aus und filtriert.
Zum Gebrauch verdünnt man die Flüssigkeit mit Wasser 400,0. (Siehe jedoch
S. 634, Warnung vor Petroleum. Jedenfalls darf nur wenig von diesem Auszuge
aufgetragen werden.)

Viehwaschpulver, sog. Satruper.

a) Gepulv. Sabadillsamen . . 75,0   gepulv. Nieswurz . . . . 25,0.

b) Gepulv. Sabadillsamen . . 75,0   gepulv. Nieswurz 15,0
      rohes Zinksulfat . . . . 10,0.

c) Nieswurz, Kokkelskörner, Sabadillsamen, Stephanskörner, alles gepulvert,
   rohes Zinksulfat, von jedem gleiche Teile.

d) Gepulv. Quassiaholz . . . 750,0   gepulv. Aloe 50,0
   Schwefelblumen 50,0   gepulv. Stinkasant . . . 50,0
      rohes Zinksulfat . . . . 100,0.

Bei allen diesen Mischungen ist die große Giftigkeit zu beachten,
und bei der Abgabe muß eine Belehrung beigefügt werden über
die Gefahren, die bei unvorsichtigem Gebrauche damit verbunden sind.

Viehwaschseife.

a) Tran 125,0   Schmierseife 650,0
   gepulvertes Quassiaholz . 125,0   Schwefelblüte 80,0
      rohe Karbolsäure (100%) . . . 20,0.
Man reibt das Quassiaholz und den Schwefel mit wenig Schmierseife an,
fügt das übrige der Schmierseife nach und nach hinzu und arbeitet den Tran
und schließlich die Karbolsäure unter, bis alles gleichmäßig gemischt ist.

b) Seifenfabr.:

200,0 aus Palmkernöl und Talg hergestellte, noch heiße Eschweger Seife werden in eine Abkochung von

gut zerkleinertem spanischen Pfeffer 0,5

Galläpfel . . . . 0,5 und Wasser 30,0

verrührt, hierauf zerkleinerte

Aloe 1,0

darin zergehen lassen und in die etwas abgekühlte Seife dann unter ständigem Rühren, damit sich keine Klumpen bilden,

gepulv. Kokkelskörner . . 20,0   gepulverte Sabadillsamen . 10,0

gepulverter weißer Nieswurz . . 2,0

hineingesiebt. Nachdem das Pulver gut mit der Seife vermischt, werden dieser

noch   rohe Karbolsäure (100%) 5,0

langsam zugerührt. Die Seife muß, um gleichmäßig zu sein, nachdem sie in Kisten oder Fässer geschöpft ist, möglichst kalt gekrückt werden. Von der so hergestellten Viehwaschseife wird beim Gebrauch 1 kg in 16 Liter kochendem Wasser gelöst, und diese etwas abgekühlte Lösung mittels einer weichen Bürste auf die zu waschenden Tiere aufgetragen, welche dann etwa eine halbe Stunde stehen und hierauf mit reinem Wasser nachgewaschen werden müssen.

Dieser Seife muß, da sie unter Verwendung von Gift, Kokkelskörnern, Sabadillsamen und Nieswurz hergestellt ist, bei der Abgabe eine Belehrung beigefügt werden über die Gefahren, die bei unvorsichtigem Gebrauche damit verbunden sind.

c) Weiter findet auch eine unter Zusatz von 5—10% Kreolin hergestellte Riegel- oder Schmierseife als Viehwaschseife Verwendung.

d) Flüssige:

Kreolin 650,0   Seifenspiritus . . . . . 350,0.

Zur Anwendung verdünne man 1 T. mit 20 T. Wasser.

Mittel gegen echten Mehltau und falschen Mehltau, Peronospora viticola.

Jede Bekämpfungsart der Pernospora viticola, eines Pilzes, der alle Teile des Rebstockes, Blätter, Gescheine und Trauben befällt, beruht schon auf der Vorbeugung und besteht in Besspritzung des Rebstockes mit einer geeigneten Kupferbrühe, am besten mit einer Kupfervitriol-Kalkbrühe. Kupfervitriol-Kalkbrühe ist auch erforderlich zum Bespritzen der Apfel- und Birnbäume gegen die Schorfkrankheit, die Blattbräune der Birnen, die Schrotschußkrankheit der Kirsche, sowie die Krankheiten der Pfirsichbäume, die Blattkrankheiten der Himbeeren, Erdbeeren und der Kartoffel, sowie der Gurkenpflanzen, des Sellerie und der roten Rübe. Gegen Mehltau an Rosen verwendet man vor allem ein Bestäuben mit ganz fein gepulvertem Schwefel, nach der Biologischen Reichsanstalt für Land- und Forstwirtschaft darf sublimierter Schwefel (Schwefelblume) nicht genommen werden. Das Bestäuben muß bei warmem, sonnigem Wetter, aber nicht in der heißen Mittagszeit vorgenommen werden.

a) Die Kupfervitriol-Kalkbrühe soll bei der ersten Besspritzung 1 kg Kupfersulfat (Kupfervitriol) und 1 kg Kalk auf 100 Liter Wasser enthalten.

Bei weiteren Besspritzungen 2 kg Kupfersulfat und 2 kg Kalk auf 100 Liter Wasser.

Um die Lösung herzustellen, nimmt man die Hälfte der herzustellenden Flüssigkeitsmenge und hängt das zur Verwendung gelangende Kupfersulfat hinein. Oder man löst das Kupfersulfat in 5 Liter heißem Wasser auf und ergänzt die Lösung mit dem noch fehlenden kalten Wasser. Alsdann löscht man den Kalk, verdünnt den gelöschten Kalk mit der andern Hälfte Wasser, gießt diese Kalkmilch durch ein feines Sieb und gibt in die Kalkmilch Kupfersulfatlösung unter Umrühren so lange zu, bis sich hineingetauchtes rotes Lackmuspapier blau färbt bzw. Phenolphthaleinlösung rötet. Einerseits muß die Flüssigkeit jetzt nicht mehr sauer, aber auch nicht zu alkalisch sein. Das zu verwendende Kupfersulfat darf weder Zinksulfat noch Eisensulfatverbindungen enthalten.

Die erste Bespritzung des Rebstockes muß Ende Mai erfolgen, die zweite vor der Blüte, die dritte nach der Blüte. In Jahren mit sehr starken Regenfällen und großer Hitze sollen womöglich drei Bespritzungen in Zwischenräumen von je drei Wochen ausgeführt werden. Folgt einer Bespritzung starker Regen, ehe die Spritzflecken gut angetrocknet sind, so ist sie zu wiederholen. Die Verstäubung soll möglichst fein sein, da es sich darum handelt, alle Teile des Stockes, auch Gescheine und Trauben, gleichmäßig zu bedecken. Bei Obstbäumen unterscheidet man die bis Mitte März zu vollziehende Winterspritzung, die Vorblüten- und die Nachblütenspritzung. Die Vorblütenspritzung geschieht meist zweimal. Zunächst bei Weiterentwicklung der Winterknospen, die zweite Spritzung, wenn die Blütenknospe noch nicht geöffnet ist. Die Nachblütenspritzung nimmt man nach Abwerfen der Blütenblätter vor und wiederholt die Spritzung nach einiger Zeit. Anstatt Kalk kann auch die gleiche Menge Kristallsoda (kristallisiertes Natriumkarbonat) verwendet werden (K u p f e r s o d a b r ü h e , B u r g u n d e r b r ü h e). K u p f e r k a l k b r ü h e , B o r d e a u x b r ü h e , B o r d e l a i s e r B r ü h e.

Sehr vorteilhaft ist es, wenn auf je 1 Liter Brühe Zucker 30,0 zugesetzt werden. Es soll hierdurch vermieden werden, daß junge und zarte Blätter durch das Bespritzen Brandstellen bekommen. Auch haftet dadurch die Brühe den Blättern besser an.

Die Brühe soll erst kurze Zeit vor der Verwendung hergestellt werden.
b)	Gebrannter, fetter Kalk	16,0
werden gelöscht und mit
	Wasser auf	500,0
verdünnt. Die entstandene Kalkmilch wird von den gröberen Verunreinigungen abgegossen und vermischt mit einer Lösung aus
Kupfersulfat (Kupfervitriol) 30,0 in Wasser	400,0.
Nach kräftigem Durchrühren wird das Ganze auf 1000,0 gebracht.
c) Kupfersulfat	20,0	Kalk	10,0
	Wasser	1000,0.
Bereitung siehe unter b.
d) K u p f e r b r ü h e nach G. Lavergne:
Kupfersulfat	5,0	Schmierseife	10,0
	Wasser	1000,0.
Das Kupfersulfat wird in Wasser etwa 100,0 gelöst und dieser Lösung unter fortwährendem Rühren ganz allmählich die zuvor bereitete Seifenlösung zugesetzt.
e) A r s e n h a l t i g e K u p f e r k a l k b r ü h e:
Kupfersulfat	2,0	Wasser	50,0
löst man und setzt eine Lösung zu aus
Natriumarsenit	0,15	Wasser	1,0
Dieser Lösung fügt man dann
gelöschten Kalk	1,0	Wasser	50,0.
hinzu.
Für Obstbäume muß der Gehalt an Natriumarsenit verringert werden, und zwar für Birnen- und Pfirsichbäume auf die Hälfte.
Die große Giftigkeit ist zu beachten, und es ist deshalb diese Flüssigkeit nur mit der größten Vorsicht anzuwenden und niemals dann, wenn schon Fruchtansatz stattgefunden hat. Abgabe S. 618.
f) Kupfersulfat	2,0	Schweinfurter Grün . . .	0,24
gelöschter Kalk	2,0	Wasser	150,0.
Giftigkeit siehe unter e. Abgabe S. 618.
Soll an Stelle von Schweinfurter Grün der Kupfervitriol-Kalkbrühe Kalziumarsenat, und zwar als Höchstmenge auf 1 Liter Brühe 4,0 hinzugesetzt werden, mischt man das Kalziumarsenat mit etwas Wasser und fügt es unter Umrühren der fertigen Kupfervitriol-Kalkbrühe hinzu.
g) N i k o t i n h a l t i g e K u p f e r v i t r i o l - K a l k b r ü h e:
	Kupfervitriol-Kalkbrühe	1000,0
	Nikotin	1,0,
bei Verwendung von Tabakextrakt (bis 10% Nikotin enthaltend) auf 1000,0 Brühe 10,0,
Die sehr große Giftigkeit ist zu beachten. Abgabe S. 618.

Die Kupferkalkbrühe findet ferner Anwendung gegen **K r ä u s e l -
k r a n k h e i t d e r P f i r s i c h e , S c h o r f u n d a n d e r e K r a n k h e i -
t e n d e r O b s t b ä u m e , g e g e n d i e B l a t t f l e c k e n k r a n k h e i t
d e r O b s t b ä u m e u n d d e s B e e r e n o b s t e s , w i e J o h a n n i s -
b e e r e u n d S t a c h e l b e e r e , d e r K r a u t f ä u l e d e r K a r t o f f e l
u n d T o m a t e n , d e s H o p f e n s , d e r Z i e r p f l a n z e n u n d d e r G e -
m ü s e . A u ß e r d e m i m z e i t i g e n F r ü h j a h r , A n f a n g M ä r z , a l s
S p r i t z m i t t e l g e g e n a l l e A r t e n L ä u s e u n d M i l b e n .**

Vom Reichsgesundheitsamt ist ein Merkblatt zur Verhütung von Unglücksfällen beim Gebrauch arsenhaltiger Mittel gegen Pflanzenschädlinge herausgegeben worden, das wie folgt lautet:

Jeder, der mit arsenhaltigen Mitteln umgeht, bedenke, daß er es mit sehr
gefährlichen Stoffen zu tun hat.

Wer sich selbst, seine Mitmenschen und die Nutztiere vor Schäden bewahren
will, beachte dabei gewissenhaft folgende Vorsichtsmaßregeln:

1. Die giftigen arsenhaltigen Mittel kommen als feine grüne Pulver in den
Handel; sie dürfen vom Verkäufer (Händler) nur in dichten, festen, gut geschlossenen Gefäßen abgegeben werden; der Käufer kann daher einerseits nicht
beanspruchen und lehne es andererseits bestimmt ab, daß ihm ein solches Gift
in einer Papiertüte, Pappschachtel oder in einem nicht gut geschlossenen Gefäße, offenem Topfe u. dgl. verabfolgt wird.

2. Das Gift muß von dem Verbraucher so aufbewahrt werden, daß es Un-
befugten nicht zugänglich ist; es ist in einer verschließbaren Kiste aufzubewahren. Darin müssen sich auch die Löffel und anderen Geräte, die zur Ent-
nahme des Giftes gebraucht werden und mit ihm in Berührung kommen, befinden; sie dürfen zu anderen Zwecken nicht benutzt werden. Die Kiste ist in
einem nicht bewohnten Raume (Verschlag, Gerätekammer, Schuppen) unter-
zubringen, der unter sicherem Verschlusse gehalten wird. Lebensmittel, Eß-,
Trink- und Kochgeschirr, auch Kleidungsstücke, ausgenommen die bei der
Bespritzung gebrauchte Schutzkleidung, sowie Betten dürfen in diesem Raume
nicht aufbewahrt werden.

3. Bei jedem Arbeiten mit den Giften muß man sich davor hüten, das Pulver
aufzuwirbeln und zu verstäuben. Berühren des Pulvers mit den Händen ist zu
vermeiden.

4. Nur die jedesmal zur Verwendung benötigte Giftmenge soll, und zwar
vorsichtig, dem Vorrat entnommen, in einem dichten, festen Behälter, z. B. einer
leeren Konservendose — nicht in Papier! — an die Stelle, wo die Spritzflüssigkeit fertiggestellt wird, gebracht und mit der Flüssigkeit vermischt werden,
wobei aber jedes Verschütten und Verstäuben peinlichst vermieden werden
muß. Bei der Herstellung der Spritzflüssigkeit soll man sich davor hüten, die
Hände mit dem Pulver in Berührung zu bringen; auch ist dafür Sorge zu tragen,
daß die Umgebung, besonders Brunnen, nicht verunreinigt werden. Die Arbeiten
dürfen nur geeigneten, zuverlässigen Personen übertragen werden, die vorher
mit der Gefährlichkeit des Giftes bekannt gemacht worden sind. Kinder sind
von allen Arbeiten mit arsenhaltigen Mitteln auszuschließen.

H i e r z u w ä r e z u b e m e r k e n , d a ß d i e v o r g e s c h l a g e n e K o n -
s e r v e n d o s e n a c h G e b r a u c h s o f o r t w i e d e r n a c h V o r s c h r i f t
A b s a t z 2 a u f b e w a h r t w e r d e n m ü ß t e .

5. Beim Bespritzen der Pflanzen hat der Arbeiter sich davor zu hüten, daß
er von der Flüssigkeit getroffen wird; er soll deshalb nicht gegen den Wind
spritzen. Jeder Arbeiter ist mit einer Schutzkleidung, zum mindesten mit einem
Schutzmantel zu versehen; sehr ratsam ist das Tragen einer Schutzbrille und
eines Schutztuches vor Mund und Nase.

Der Arbeiter darf bei der Arbeit weder essen noch rauchen; nach der Arbeit
soll er die Speisen nicht mit ungewaschenen Händen berühren. In gleicher
Weise soll auch bei den Laubarbeiten und unter Umständen auch bei der Lese
verfahren werden.

Verstopfte Spritzenmündungen dürfen nicht mit dem Munde ausgeblasen
werden; dies ist den Arbeitern immer aufs neue einzuschärfen.

6. Da der Genuß von Trauben, Früchten oder Gemüse, die mit arsenhaltigen Mitteln bespritzt wurden, gesundheitsgefährlich ist, dürfen Bespritzungen bei vorgeschrittener Entwicklung der Trauben und des Obstes nicht mehr vorgenommen werden. Aus diesem Grunde dürfen mit arsenhaltigen Mitteln nur Rebpflanzen, Obstbäume oder -sträucher, niemals Gemüsepflanzen bespritzt werden, das Bespritzen der Rebpflanzen ist zu unterlassen, wenn zwischen den Rebstöcken Gemüsepflanzen angebaut sind.

Das Laub der bespritzten Rebpflanzen darf nicht mit Lebensmitteln in Berührung gebracht werden; auch zum Verfüttern sollte es nicht verwendet werden.

7. Gegen den Sauerwurm dürfen arsenhaltige Mittel zum Bespritzen der Trauben nicht benutzt werden, weil das kurz vor der Lese auf die Trauben gebrachte Gift beim Verzehren der Trauben oder beim Genusse des aus den Trauben hergestellten Mostes oder Weines oder des aus den Trestern bereiteten Haustrunks ernste Erkrankungen, schleichende Arsenvergiftung, herbeiführen kann.

8. Arsenhaltige Mittel sind nur als Bespritzungsflüssigkeiten anzuwenden; das Aufstäuben des trockenen Giftpulvers auf die Pflanzen ist unzweckmäßig und auch wegen der damit verbundenen größeren Gefährdung der Arbeiter ganz zu unterlassen.

9. Mittel, die neben Arsen auch noch Blei enthalten, Bleiarsenat, sollen als Bespritzungsmittel nicht verwendet werden; unter keinen Umständen dürfen sie in trockenem Zustande verstäubt werden.

10. Bei Unglücksfällen, die während des Arbeitens mit den genannten Pflanzenschutzmitteln sich ereignen, und bei den ersten etwa sich einstellenden Krankheitszeichen ist sofort ärztliche Hilfe in Anspruch zu nehmen.

g) Für echten Mehltau Bestreuen mit feinst gepulvertem Schwefel, nicht Schwefelblumen (sublimierter Schwefel).

h) Perocidbrühe, auch Cerdidymsulfat genannt, von der Deutschen Gasglühlicht-Aktiengesellschaft in Berlin. Im Perocid soll die Wirkung auf der Radioaktivität geringer Spuren von Radium, Thorium und Mesothorium beruhen. Perocid muß gleich wie Kupfervitriol-Kalkbrühe durch Kalkmilch abgestumpft werden.

Schwefelkalkbrühe. Kalifornische Brühe.

Gebrannter Kalk . . . . 1,5 kg   Schwefelblumen . . . . 3 kg
Wasser . . . . 10 Liter.

Man löscht den Kalk mit 4 Liter Wasser, fügt den mit Wasser angeriebenen Schwefel und das noch fehlende Wasser hinzu, kocht das Ganze etwa 2 Stunden, läßt absetzen, gießt die braune Flüssigkeit ab und bringt sie auf die Flüssigkeitsmenge von 10 Liter. Zum Gebrauch verdünnt man 1 Liter dieser Flüssigkeit mit 10 Liter Wasser. Diese Schwefelkalkbrühe verwendet man statt der Bordelaiser Brühe hauptsächlich bei Obstbäumen, vor allem bei der Monilia, Polsterschimmel der Kirschbäume als Winterspritzmittel. Sie bewährt sich auch vorzüglich bei dem Mehltau der Erbsen, der Tomaten und der Stachelbeersträucher, hier muß sie aber schwächer angewendet werden, für die ersten Spritzungen 1 T. Schwefelkalkbrühe und 30 T. Wasser; für die weiteren Spritzungen 1 T. Brühe und 25 T. Wasser. Im übrigen siehe unter Mittel gegen Mehltau S. 638a.

Die Schwefelkalkbrühe kann auch bei der Nachblütenspritzung an Stelle der Kupferkalkbrühe dienen.

Schwefelkaliumbrühe gegen Mehltau der Stachelbeersträucher, auch Rosen.

Schwefelkalium 4,0   Wasser . . . . 1000,0.
Alle 8 Tage aufspritzen.

Pilzbildung in Molkereien.

Die Pilzbildung in Molkereien, Milchschimmel (Oidium lactis), Käsepilze (Monilia nigra und Cladiosporium herbarum), den Butterpilz Cladiosporium butyri, ferner Penicillium glaucum verhindert man durch gründliche Desinfektion mit einer 1prozentigen Rohchloraminlösung.

Schimmelpilze auf Fischen.

Nach Fischerei-Ztg.:

Man setzt die Fische ¼ Stunde in eine Lösung von

a) Magnesiumsulfat . . . . 2,0 in Wasser . . . . 998,0.

b) Kupfersulfat . . . . . 1,0 Wasser . . . . 999,0.

c) bei F l e c k e n a u f d e r H a u t, von kleinen Geißeltierchen verursacht, bringt man die Fische kurze Zeit in
Natriumchlorid . . . . 20,0 Wasser . . . . 1000,0.

Mottenmittel.

A b g a b e s i e h e E i n l e i t u n g S. 618.

Mottenessenz. Mottentinktur.

a) Formaldehydlösung (D. A.-B. 6).

Man spritzt die Lösung mit einer Pravazspritze in die Polstergegenstände r e i c h l i c h ein. Auf ein Sofa z. B. mindestens 50,0 auf einmal. Das Einspritzen hat mit Vorsicht zu geschehen, daß nichts in die Augen und an die Hände gelangt, auch bindet man einen Schwamm vor den Mund und die Nase. An Stelle der Pravazspritze kann man auch eine gewöhnliche Glasspritze benutzen, muß dann aber mehr Formaldehydlösung verwenden und die Gegenstände von unten her gründlich einspritzen. Zweckmäßig ist die Behandlung im Freien vorzunehmen, andernfalls muß für reichlichen Luftzug gesorgt werden. Dies kann ohne Bedenken geschehen, da die Polsterung das Gas längere Zeit festhält. Will man aber die Durchtränkung der Gegenstände in einem geschlossenen Raume vornehmen, ist die Anwendung einer Gasmaske erforderlich.

Wenn auch von anderer Seite Formaldehydlösung als unwirksam bezeichnet wird, hat die Erfahrung doch gelehrt, daß bei r e i c h l i c h e r Anwendung die gewünschte Wirkung eintritt.

b) Naphthalin . . . . 20,0 verflüssigtes Phenol (ver-
Kampfer . . . . 50,0 flüssigte Karbolsäure) . 20,0
Patschuliöl . . . . . 5,0 Terpentinöl 50,0
Lavendelöl . . . . . 5,0 vergällter Spiritus (95%) . 850,0.
Mit dieser Tinktur wird Fließpapier getränkt, das dann zwischen die Wäsche, Kleidungsstücke oder Pelzsachen gelegt wird. Abgabe siehe Einleitung S. 618.

c) Melilotenkraut . . . . . 50,0 vergällter Spiritus (95%) . 900,0
Insektenpulver . . . . . 50,0 Patschubliblätter 25,0
werden 8 Tage digeriert und dann filtriert. Im Filtrat werden gelöst
Kampfer . . . . 50,0 Patschuliöl . . . . . 25 Trpf.
Lavendelöl . . . . 25 Trpf.
Das Ganze wird mit Wasser auf 1000,0 verdünnt.

d) Naphthalin . . . . . . 60,0 Spanisch-Pfeffer-Tinktur . 150,0
verflüssigtes Phenol (ver- Nelkenöl 5,0
flüssigte Karbolsäure) . 60,0 Lavendelöl 2,0
Kampfer . . . . 150,0 vergällter Spiritus (95%) . 2400,0
Terpentinöl . . . . 150,0.
Abgabe siehe Einleitung S. 618.

e) Fliegensprühmittel, hergestellt aus Insektenpulver und Derriswurzel. Siehe S. 628.

Mottenäther.

a) Kampfer 20,0   Petroleumäther 835,0
   Naphthalin 75,0   Nelkenöl 5,0
   Chloroform 60,0   Lavendelöl 5,0

Man beachte die Feuergefährlichkeit des Mottenäthers. Abgabe siehe Einleitung S. 618.

b) Kampfer 80,0   zerquetschte Koloquinten . 20,0
   fein zerschnittener spani-   vergällter Spiritus (95%) . 420,0
   scher Pfeffer 20,0   Petroleumäther 500,0

werden 8 Tage ausgezogen, dann filtriert. Sonst siehe unter a.

c) Paradichlorbenzol 50,0   Kampfer 50,0
        Tetrachlormethan . . . . 900,0.

Zu beachten ist, daß alle festen Stoffe, die als Mottenmittel Verwendung finden, sobald sie in den luftförmigen Zustand übergehen, wie Paradichlorbenzol, Kautschuk schädigen, so daß kautschukhaltige Kleidungsstücke nicht in den Schränken oder sonstigen Umhüllungen bleiben dürfen.

Mottenkräuter.

Patschulikraut 10,0   Rosmarinblätter 20,0
Thymian 20,0   Salbei 20,0

werden zerschnitten und mit folgender Lösung getränkt:

Naphthalin 20,0   Lavendelöl 2,0
Terpentinöl 5,0   vergällter Spiritus (95%) . 50,0.

Zweckmäßig mischt man den Mottenkräutern einen größeren Prozentsatz Paradichlorbenzol oder Hexachloräthan unter.

Die Kräuter werden in kleine Säckchen gefüllt und zwischen die Wäsche oder Kleidungsstücke gelegt.

Mottenpapier. Naphthalinpapier.

a) Naphthalin 450,0   Zeresin 250,0
   Eukalyptol 20,0   vergällter Spiritus (95%) . 100,0

Zuerst wird das Zeresin im Wasserbade geschmolzen, dann das Naphthalin hinzugefügt und, wenn beides in Fluß ist, allmählich Spiritus und Eukalyptol zugerührt. Die geschmolzene Masse wird noch warm mittels eines breiten, sog. Kopierpinsels auf passendes, durchlässiges Papier gestrichen, wobei die Masse aber oft umgerührt werden muß.

Die Schmelzung und die Zumischung der anderen Stoffe müssen mit größter Vorsicht im Wasserbade geschehen, damit die Dämpfe sich nicht entzünden. Auch soll der Arbeitende selbst sich möglichst vor dem Einatmen der Naphthalindämpfe schützen.

b) Nach Dieterich:

Naphthalin 500,0   verflüssigtes Phenol (ver-
Zeresin 250,0   flüssigte Karbolsäure) . 250,0

schmilzt man im Wasserbade zusammen und streicht die heiße Masse mittels breiten Pinsels auf ungeleimtes Papier, das sich auf einer erwärmten Platte befindet.

Will man das Erwärmen der Platte, da die Nähe freien Feuers ausgeschlossen ist, vermeiden, so setzt man der Masse

       vergällten Spiritus (95%) 100,0

zu, muß dann aber mit dem Pinsel oft umrühren.

Abgabe siehe Einleitung S. 618.

c) Soll reines Naphthalinpapier hergestellt werden, so wird das Naphthalin vorsichtig im Wasserbade geschmolzen und passendes durchlässiges Pa-

41*

pier in dasselbe eingetaucht. Um das Naphthalin besser haften zu machen, tut man gut, ihm ein wenig Zeresin hinzuzusetzen.

Soll jede Erwärmung vermieden werden, bestreicht man Papier mit Stärkekleister, siebt Naphthalinpulver auf das Papier und zieht dieses durch die Walzen einer Wringmaschine.

Mottenpulver.

a) Insektenpulver 990,0   Naphthalinpulver . . . . 10,0.

b) Insektenpulver 900,0   gepulv. Quillajarinde . . 100,0.

c) Gepulv. weißer Pfeffer . . 100,0   Naphthalinpulver 250,0
Insektenpulver 250,0   Lavendelöl . . . . . . 30 Trpf.

d) Insektenpulver 250,0   Naphthalinpulver . . . 100,0
gepulv. Vetiverwurzel . . 250,0   gepulv. weißer Pfeffer . . 150,0.

e) Gepulv. Patschulikraut . . 100,0   gepulv. Baldrian 50,0
gepulv. Kampfer 40,0   gepulv. Vetiverwurzel . . 50,0
Patschuliöl . . . . 1,0.

f) Gepulverte Nelken . . . 50,0   gepulv. schwarzer Pfeffer . 100,0
gepulv. Quassiaholz . . . 100,0   Ammoniumkarbonat . . . 20,0
gepulv. Vetiverwurzel . . 20,0   Zimtöl 2,0
Bergamottöl 2,0   gepulv. Kampfer . . . 5,0.

g) Möglichst frisches Insektenpulver 50,0
gepulverte Derriswurzel . . . . 50,0.

Diesen Mottenpulvern gibt man zweckmäßig einen größeren Prozentgehalt an Paradichlorbenzol (Globol). Der Name Globol ist gesetzlich geschützt.

Mottenschutzmittel.

a) N a p h t h a l i n k a m p f e r. I n d i a - K a m p f e r ähnlich.

Die unter diesem Namen in den Handel kommenden Mottenschutzmittel bestehen aus einer zusammengeschmolzenen und in Formen gegossenen Mischung von etwa 4 T. Naphthalin und 2 T. Kampfer, meist mit etwas Nelkenöl vermischt.

Über die Vorsichtsmaßregeln bei der Herstellung siehe Mottenpapier S. 643.

b) T h y m o l i n ähnlich. Tabletten, die bestehen aus
Naphthalin 95,0   Kampfer 3,5
Thymol . . . . : . . . . . . 1,5.

c) D i c h l o r b e n z o l, P a r a d i c h l o r b e n z o l, G l o b o l.

Um Wollstoffe dauernd gegen. Mottenfraß zu schützen, tränkt man sie mit einer essigsauren Lösung von Eulan, einem Dinitronaphthaderivat.

Mückenmittel.

In dem Merkblatt, betreffend Maßnahmen zur Mückenbekämpfung, herausgegeben von dem städtischen Gesundheitsamte zu Leipzig, heißt es:
I m W i n t e r. 1. In den Monaten Dezember, Januar und Februar sind die Keller, Schuppen und Ställe wiederholt nach überwinternden Mücken abzusuchen. Man wischt die Wände und Decken mit einem feuchten Tuche ab und zerdrückt die Mücken; oder man sengt die Wände unter Anwendung größter Vorsicht mit einer Löt- oder Spirituslampe ab. Sind die Schlupfwinkel nicht zugänglich, oder ist das Absengen feuergefährlich, so vertilgt man die Mücken durch Ausräuchern des befallenen Raumes mit einem M ü c k e n v e r t i l - g u n g s p u l v e r.

Ein solches Pulver kann hergestellt werden durch Vermischung von

gepulvertem, spanischem   gepulverter dalmatinischer
Pfeffer 400,0   Chrysanthemenblüte . . 200,0
gepulvertem Baldrian . . 200,0   gepulvertem Kalisalpeter . 200,0.

Von diesem Pulver werden in flachen, etwas erhöht aufgestellten Schalen etwa 3 Eßlöffel voll auf je 50 Kubikmeter Luftraum des Kellers oder Stalles abgebrannt. Das Entweichen des beim Abbrennen entstandenen Qualmes ist durch Verstopfen oder noch besser durch Verkleben der Tür- und Fensterritzen mit Papierstreifen zu verhindern. Der Qualm soll 2 bis 3 Stunden einwirken.

2. I m S o m m e r. Regenfässer, Wassertonnen, sowie alle sonstigen Wasserbehälter sind völlig dicht und mückensicher abzudecken, und zwar besonders dann, wenn sie in Gärten aufgestellt sind. Das Wasser in den Gefäßen darf nicht länger als 1 Woche stehen.

3. Alle im Freien zwecklos umherstehenden Gefäße, in denen sich Wasser ansammeln kann, wie Fässer, Kübel, Eimer, leere Blechbüchsen, leere Flaschen, Blumentopfuntersetzer usw., sind zu entfernen.

4. Vom Eintritt der wärmeren Witterung an ist die Mückenbrut durch Übergießen der frischfreien Tümpel, Lachen, Wassertonnen usw. mit Schnakensaprol oder Petroleum zu vernichten. Das Öl verhindert die Atmung der Mückenbrut und erstickt sie; außerdem hält die Öldecke die Mückenweibchen davon ab, ihre Eier auf das Wasser zu legen. Um derartig zu wirken, muß das Öl die ganze Wasserfläche bedecken und nach Bedarf erneuert werden. Das Öl verteilt sich am besten, wenn ein mit Öl getränkter Lappen auf die Mitte der Wasserfläche gebracht wird.

5. I m g a n z e n J a h r. Alle ruhenden Gewässer, wie tote Flußarme (Altwasser), Tümpel, Wassergruben und Ziegellachen, sind zuzuschütten.

6. Teiche und Wasseransammlungen, die nicht zugeschüttet werden sollen oder können, sind regelmäßig zu begrenzen und mit gleichmäßig geböschten Ufern zu versehen. Dies gilt insbesondere für Ziegelgruben.

7. Alle stehenden Gewässer, die nicht zugeschüttet werden sollen oder können, sind möglichst mit larvenfressenden Insekten, z. B. Wasserkäfern und Fischen (Karpfen, Stichlingen), zu besetzen.

Mückensprühmittel.

Um die M ü c k e n in Winter zu b e k ä m p f e n, verstäubt man nach Reichsgesundheitsblatt folgendes M ü c k e n s p r ü h m i t t e l:

Insektenpulvertinktur (1 + 5 Spiritus 96%) 550,0
Schmierseife 180,0
Glyzerin 240,0
Tetrachlorkohlenstoff . . . . . 30,0.

Die Mischung wird zum Gebrauch mit der 20fachen Menge Wasser verdünnt.

Siehe auch Fliegensprühmittel S. 628.

Schließlich soll noch hervorgehoben werden, daß sich nach Mitteilung von Dr. F o c k aus Südwestafrika der Anbau der S o n n e n b l u m e n empfiehlt. Die Rückseite der Stengelblätter hält infolge einer gewissen Klebrigkeit die Insekten fest, und sie gehen so zugrunde. Überdies bilden die Kerne der Sonnenblume ein gutes Hühnerfutter.

Mittel zum Schutz gegen Mückenstiche. Kosmetika gegen Mückenstiche.

a) Insektenpulvertinktur siehe S. 630.

Mit dieser Tinktur werden die Körperteile etwas eingerieben, und bleiben so mehrere Stunden vor Mückenstichen geschützt. Diese Tinktur bewährt sich gut und kann selbstverständlich etwas, aber nur sehr schwach, mit Wohlgeruch versehen werden. Nach eingehenden Versuchen ist festgestellt worden, daß bedeutend größerer Schutz erreicht wird, wenn man der Tinktur 5% Kaliseife und 5% Glyzerin hinzufügt und diese Mischung mit 20 Teilen Wasser verdünnt anwendet. Diese nunmehr alkalische Flüssigkeit muß jedoch bald verbraucht werden, da hierdurch nach Stunden die Wirkung geringer ist.

b) Essigsaure Tonerdelösung. 65,0   Eukalyptusöl 2,0
   Spiritus (95%) 30,0   Nelkenöl 2,0
               Bergamottöl . . . . 1,0.

c) Formaldehydlösung (35%) . 5,0   Azeton 1,0
   Xylol 5,0   Kanadabalsam . . . . 1,0.
         Wohlgeruch nach Belieben.

d) Magnesiumsulfat 5,0   Wasser 95,0
               Rosenöl . . . . 3 Tropfen.

e) Einreiben der Stichflecke mit Zitronensaft.

f) B a m b e r ö l nach Schimmel & Co.:
   Zitronellöl 15,0   Kokosöl 20,0
   Petroleum 10,0   verflüssigtes Phenol . . . 0,45.

g) Zitronellöl 30,0   Kampferspiritus 35,0
   Zedernholzöl 15,0   Sassafrasöl . . . . . . 20,0.

h) M ü c k e n k r e m e.
   Wollfett 45,0   essigsaure Tonerdelösung . 35,0
   flüssiges Paraffin . . . 20,0   Rosenöl . . . . 3 Trpf.

i) M ü c k e n s t i f t e siehe S. 628.

Mittel gegen Raupen.

a) Man bespritzt die Pflanzen mittels einer Blumenspritze mit Tabakblätter-
aufguß, mit Teerwasser, oder schwacher Phenollösung (Karbolsäurelösung).
Abgabe siehe Einleitung S. 618.

b) Schwefelleber 50,0   Schmierseife 300,0
               Wasser . . . . 10 Liter.

c) Schmierseife 250,0   Amylalkohol (Fuselöl) . . 80,0
               Wasser . . . . 10 Liter.

d) Q u a s s i a b r ü h e.
               Quassiaholz 150,0
   weicht man einige Stunden in
               Wasser 1000,0
   ein und kocht dann aus. Die Abkochung seiht man durch, verdünnt sie mit
               Wasser . . . . 10 Liter
   und löst in der Brühe
               Schmierseife . . . . 300,0.

e) Man bestäubt die Pflanzen mit Thomasmehl.

f) R a u p e n l e i m (siehe auch B r u m a t a - F r o s t s p a n n e r l e i m) nach
   Nessler:
   Kolophonium 50,0   Schweineschmalz 20,0
   weißes Pech 50,0   Ölsäure 20,0
               Lärchenterpentin . . . . 10,0.
   Man vermeide beim Schmelzen im Wasserbade zu große Hitze.

g) Nach H. Mayer:
   Grünöl 500,0   Harzstocköl 90,0
   Kalziumoxydhydrat . . 60,0   Holzteer . . . . 20,0.

Mittel gegen die Reblaus.

Gegen die Phylloxera vastatrix, Reblaus, werden die verschiedenartigsten
Mittel empfohlen, bei welchen der wirksame Stoff fast immer der Schwefel ist.
Garnier empfiehlt gemahlene Hochofenschlacken, die mit der Erde vermengt
werden. Der Schwefelgehalt der Schlacken erzeugt schwefelhaltige Gase, die
das Insekt töten sollen. Auch Eingießen von Schwefelkohlenstoff in die Erde
ist wirksam. Papasogli läßt mit einer Mischung aus
   Nitrobenzol 30,0   Schwefelsäure 50,0
               Wasser 920,0

begießen. Schließlich wird auch ungeglühter Kienruß empfohlen, der in eine Grube um die Wurzeln gebracht und dann mit Erde bedeckt wird. Abgabe siehe Einleitung S. 618.

Mittel gegen Schaben, Schwaben, Russen, Feuerkäfer, Kakerlaken.

Die Vertilgung dieser Insekten hat ihre Schwierigkeit, da man nur schwer an die Brutstätten und Schlupfwinkel der Tiere gelangen kann. Sie verkriechen sich fast immer in die Ritzen und Fugen an Feuerherden und Öfen. Diese Ritzen und Fugen müssen nach Tötung der Tiere gut gedichtet werden.

Die früher viel angewendeten giftigen Vertilgungsmittel, Mischungen mit arseniger Säure oder Schweinfurtergrün, sind allerdings sehr wirksam, aber nicht zu empfehlen, da die Auslegung dieser Gifte fast immer in der Küche geschehen muß, ein Umstand, der schon viele Unglücksfälle mit sich gebracht hat. D i e A b g a b e d a r f s t e t s n u r g e g e n p o l i - z e i l i c h e n E r l a u b n i s s c h e i n e r f o l g e n. Außerdem siehe Einleitung S. 618. Das Wirksamste, abgesehen von diesen Giften und dem mit Erfolg angewendeten Natriumfluorid, bleibt immer, wenn man w o c h e n l a n g j e d e n A b e n d die Fugen und Ritzen um den Feuerherd mit gutem Insektenpulver einspritzt und darauf alle Fugen und Ritzen gut verkittet. Die Wirkung des Insektenpulvers oder eines Gemisches dieses mit gepulverter Derriswurzel wird noch bedeutend erhöht, wenn man ihm etwa 10% Quillajarindenstaub zumischt. Derriswurzel allein tötet die Schaben nicht, sondern betäubt sie nur. Am anderen Morgen werden die getöteten oder betäubten Tiere zusammengefegt und ins Feuer oder in siedendes Wasser geworfen.

Oder man wendet folgende Mischungen an:

a) Gepulv. Angelikawurzel 1000,0   Eukalyptusöl 20,0

b) Eine Mischung aus Borax und Mehl zu gleichen Teilen.

c) Eine Mischung aus 5 T. gebranntem Gips und 1 T. Mehl.

d) Insektenpulver . . . . . 250.0   gepulv. Angelikawurzel . 500,0
   gepulv. Borax 250,0   Eukalyptusöl . . . . . . 5,0.

e) Gepulv. Borax 500,0   Insektenpulver . . . . . 250,0.

f) Natriumfluorid . . . . . . 50,0.   Kieselgur . . . . 48,0.
          Berliner Blau . . . . 2,0.
Für Kieselgur nimmt man auch Mehl.
Abgabe siehe Einleitung S. 618, außerdem wie unter g).

g) Kieselfluornatrium . . . 50,0   Kieselgur . . . . 50,0.
Abgabe s. Einleitung S. 618. Die Mischung muß mit Berlinerblau 2,0 versetzt werden. Die Abgabe darf nur in dichten, festen und gut verschlossenen Behältnissen erfolgen, die mit der Aufschrift „Gift" und dem Totenkopfabzeichen, sowie der Inhaltsangabe deutlich und dauerhaft versehen sind.

h) Man löst
Kieselfluornatrium 40,0   Wasser 500,0
verarbeitet diese Lösung mit
       Kleie 1000,0
und färbt nach der Giftverordnung mit 2% Berliner Blau. Abgabe wie unter g).

i)   S c h w e i n f u r t e r g r ü n e r s a t z :
Gepulv. Borax 250,0   Insektenpulver 250,0
mischt man, durchfeuchtet mit einem in Spiritus gelösten grünen Teerfarbstoff und trocknet.

Man kann, um die Wirksamkeit zu erhöhen, den Mischungen 1% B r e c h -
w e i n s t e i n hinzufügen. Muß aber dann bei der Abgabe eine Belehrung
mitverabfolgen über die Gefahren, die bei unvorsichtigem Gebrauche damit
verbunden sind.

Mittel gegen Garten- und Kellerschnecken.

Im Keller streut man an den Orten, wo sich Schnecken finden, Ferrosulfat
(Eisenvitriol), oder zerfallenen gebrannten Kalk, oder Natriumchlorid (Kochsalz, Staßfurter Salz). Oder man sprengt eine ganz schwache, etwa 1prozentige
Tanninlösung aus, wobei auch die unteren Teile der Wände nicht vergessen
werden dürfen.

Im Garten sprengt man f r ü h m o r g e n s in der Morgendämmerung bei
trockenem Wetter mit einer Auflösung von Glanzruß oder Alaun (2%), oder
streut, wo dies angängig, die obengenannten Pulver. Vor allem bewährt sich
die Kalkstreuung, die j e d o c h n a c h k u r z e r Z e i t, e t w a i n e i n e r
h a l b e n S t u n d e, w i e d e r h o l t w e r d e n m u ß. Es ist dabei darauf zu
achten, daß der Kalk n i c h t i n d i e A u g e n d e s A u s s t r e u e n d e n
f l i e g t, man hat sich deshalb der Windrichtung anzupassen. Nach beendeter
Arbeit müssen Hände und Gesicht mit Öl eingerieben werden, n i c h t m i t
W a s s e r, um die Ätzwirkung zu vermeiden. Auch empfiehlt es sich, schon
vor dem Ausstreuen die Augenbrauen einzufetten, außerdem alte Lederhandschuhe anzuziehen.

Mittel gegen den Kartoffelkäfer.

Nach Absuchen der Käfer von den Kartoffelfeldern werden die Felder durch
den Abwehrdienst mit 0,4prozentiger Kalkarsenbrühe behandelt. Befinden sich
in der Erde Käfer, Larven oder Puppen, muß die Erde an diesen Stellen mindestens 30 cm tief durchgearbeitet, durchgesiebt und mit Schwefelkohlenstoff
entseucht werden. Der Befall eines Feldes mit dem Kartoffelkäfer ist dem Abwehrdienst anzumelden.

Mittel gegen Kartoffelschorf.

Man beizt das Saatgut mit 0,1prozentiger Quecksilberchloridlösung.
Abgabe s. S. 618.

Vertreibung des Maulwurfs.

Man gießt in die Maulwurflöcher reichlich Chlorkalklösung oder besser eine
geringe Menge Petroleum. Oder man besprengt die zu schützenden Beete usw.
mit einer Mischung von Petroleum und Wasser 1 + 2000, eine solche Mischung
schädigt die Pflanzen nicht. Oder man steckt mit etwas Oleum animale foetidum
bestrichene Lappen in die Löcher. Mistbeete schützt man vor dem Maulwurf
durch Auflegen von Wacholderzweigen auf die Dungschicht.

Vertreibung von Ohrwürmern.

Man füllt in gewöhnliche Blumentöpfe etwas gekochte Kartoffeln und darauf
trockenes Gras. Diesen Schlupfwinkel suchen die Tiere gern auf, und können
dann ausgeschüttelt und getötet werden.
Oder man mischt sehr fein
Natriumflorid . . . . . 50,0 mit Mehl 50,0
Zucker 10,0
und färbt nach der Giftverordnung mit Berlinerblau 2,5.
Abgabe s. Einleitung S. 618, außerdem Mittel gegen Schaben S. 647 g).

Vertreibung von Regenwürmern.

Um Regenwürmer an die Oberfläche zu treiben, hat man nur nötig, eine
schwache Quillajarindenabkochung auf die Erde zu gießen. Die Regenwürmer
kommen in großen Massen hervor.

Vertilgung des Spargelkäfers.

Nach den von Surma angestellten Versuchen stehen uns zwei einfache und sichere Mittel zu Gebote, die leicht ausführbar sind und den Pflanzen nicht schaden. Sobald man die ersten Eierchen an den Stauden bemerkt, kann man entweder mit Kupferkalkbrühe, wie solche mit Erfolg gegen die Rebenkrankheit angewendet wird, oder mit einer Abkochung von Quassiaholz und Schmierseife, Quassiaseifenbrühe gegen den Schädling zu Felde ziehen. Die Kupferkalkbrühe stellt man, je nachdem die Stengel sich entwickelt haben, schwächer oder stärker zusammen. In der Regel genügen 1½ kg Kupfersulfat (Kupfervitriol) und 2 kg Kalk auf 100 Liter Wasser. Das Kupfersulfat wird zuerst in einer kleinen Menge Wasser aufgelöst, dann der Kalk und schließlich das noch erforderliche Wasser zugesetzt. (Siehe auch Seite 638.) Hat sich die Flüssigkeit etwas geklärt, so kann mit dem Spritzen zu jeder Tageszeit, ausschließlich bei Regenwetter, begonnen und die Arbeit in Abständen von 10—14 Tagen wiederholt werden. Die Mischung von Quassiaholz und Schmierseife stellt man folgendermaßen her: In etwa 10 Liter Wasser werden 2 kg Quassiaholz ungefähr 24 Stunden lang eingeweicht und sodann 1 Stunde lang bei mäßigem Feuer gekocht. Zum Schluß fügt man noch 3 kg Schmierseife hinzu, die aber nur so lange gekocht werden, bis sie sich vollständig aufgelöst haben. Sodann wird der Inhalt am besten durch ein Stück Leinen geseiht, und man verwendet zum Spritzen auf je 1 Liter dieser dicken, trüben Flüssigkeit 10—12 Liter Wasser. Auch hier muß die Arbeit wiederholt werden, und ist sie sorgsam ausgeführt, trägt sie dem Züchter reiche Zinsen. Die Anwendung von Quassiaholz und Schmierseife ist namentlich in größeren Betrieben sehr vorteilhaft, weil man alsdann eine größere Menge herstellen und für längere Zeit ohne Verlust in geeigneten Gefäßen aufbewahren kann, während die Kupferkalklösung bei jedesmaligem Anwenden neu hergestellt werden muß. Hat man, soweit es notwendig war, das Spritzen gegen Eier und Larven eifrig fortgesetzt, so ist der Entwicklung des Käfers vorgebeugt.

Vertilgung der Speckkäfer in Räucherkammern.

Man läßt unter Anwendung aller Vorsichtsmaßregeln Schwefelkohlenstoff (Abgabe S. 618) oder Formaldehyd verdunsten, und die Dämpfe einen halben Tag lang einwirken. Die Kammer muß vorher gründlich abgedichtet sein, das Schlüsselloch mit Papier verklebt. Nach der Einwirkung muß gründlich gelüftet werden.

Die Kammern müssen oft mit heißer Natriumkarbonatlösung (70°) gründlich gereinigt werden.

Mittel gegen Wanzen.

Die Vertreibung der Wanzen aus den Zimmern und Einrichtungsgegenständen ist eine ungemein schwere Aufgabe, die nur durch Ausdauer und die Anwendung der richtigen Mittel gelingt. Am schwierigsten ist die Vertilgung der Eier und Brut in ihren Schlupfwinkeln. Für die Vertreibung der Wanzen aus dem Bettzeuge genügt fast immer häufiges Einstreuen von gutem, kräftigem Insektenpulver. Hölzerne Bettstellen, in deren Fugen die Wanzen sich verkriechen und ihre Eier ablegen, müssen auseinander genommen werden, und sämtliche Fugen mit roher Karbolsäure ausgepinselt, oder noch besser mit einer 10prozentigen Lösung von Naphthalin in Terpentinöl oder Benzin ausgespritzt werden. Selbstverständlich darf die Arbeit, da diese Naphthalinlösung sehr feuergefährlich ist, nicht bei künstlichem Licht und nur in offenen, gut zu lüftenden Räumen stattfinden. Mit dieser Lösung kann man auch Bettzeug und Mobilien, sowie Tapeten unter Beachtung der Vorsichtsmaßregeln einsprengen. Sie hinterläßt keine Flecke, sondern überzieht die Gegenstände nur mit einer sehr dünnen Naphthalinschicht, welche die Wanzen vertreibt und, wo sie von der Lösung selbst getroffen werden, auch tötet. Auch Pinselungen mit Terpentinöl allein bewähren sich. Möbel und Fußböden werden zweckmäßig auch mit 4prozentiger Kresolseifenlösung abgewaschen.

In Räumen, wo die Tapeten stellenweise nicht ganz fest an der Wand haften, ist die vollständige Vertilgung der Wanzen nur möglich, wenn die Tapeten entfernt werden. Man spritzt dann zuerst bei guter Lüftung alle Fugen hinter Fußboden-, Tür- und Fensterbekleidungen mit obiger Naphthalinlösung aus und gibt den Wänden einen neuen Kalkanstrich, den man mit einer Abkochung von Koloquinten, Aloe und Wermut, unter Zusatz von etwas Natriumkarbonat vermischt hat. Erst über diesen neuen, trocken gewordenen Kalkanstrich werden die Tapeten geklebt, wobei durch einen Zusatz von gewöhnlichem Terpentin zum Kleister dafür gesorgt wird, daß die Tapeten überall fest anhaften.

Auch A u s r ä u c h e r u n g e n m i t S c h w e f e l d i o x y d, durch Verbrennen von arsenfreiem Schwefel gewonnen, empfehlen sich. Bei einer Ausräucherung mit Schwefeldioxyddämpfen ist selbstverständlich die Giftigkeit der Dämpfe und weiter die Feuergefährlichkeit des brennenden Schwefels zu beachten. Am einfachsten benutzt man einen feuerfesten irdenen Topf, stellt diesen auf eine mindestens 40 cm hohe und möglichst breite Schicht Erde, oder besser Kieselgur, füllt in den Topf etwas Erde oder Kieselgur, umkleidet auch die Wandungen des Topfes mit Erde, füllt den Schwefel hinein, überschichtet ihn mit glühenden Kohlen oder gießt etwas Brennspiritus darauf, den man unter Anwendung der nötigen Vorsicht mit einer Lunte, etwa einem Gasanzünder, entzündet. Der Raum muß vorher gründlich abgedichtet sein, das Schlüsselloch mit Papier verklebt, so daß nirgends die Schwefeldioxyddämpfe aus dem Raum entweichen können. Alle Metallteile werden mit etwas Vaselin eingerieben. Farbige Stoffe müssen aus dem Raum entfernt werden. Nachdem der Schwefel in Brand geraten, verläßt man sofort den Raum, schließt die Tür dicht, verklebt die Fugen und betritt den Raum erst nach 6 Stunden. Darauf muß gründlich gelüftet werden.

Anstatt des Schwefels kann man auch ein aus Schwefel, etwas Kaliumnitrat und Holzkohlenpulver oder Ruß zusammengeschmolzenes und in Tafeln ausgegossenes Gemisch verwenden:

Arsenfreier Schwefel . . 98,5   Kaliumnitrat 1,0
                    Ruß . . . . 0,5.

Die Ausräucherung im großen geschieht durch Schwefeldioxydgas, das in Stahlflaschen in den Handel kommt, oder durch Blausäurepräparate, die aber nur durch eigens für diesen Zweck zugelassene Desinfektoren zulässig ist.

Bemerkt muß noch werden, daß alle Räume, wo sich Wanzen zeigen, soviel wie irgend möglich gelüftet werden müssen, da Wärme und dumpfe Luft ihre Vermehrung ungemein begünstigen. Durch Leerstehenlassen der Räume wird eine Vernichtung der Wanzen n i c h t erreicht, denn Wanzen können ohne Nahrungsaufnahme über ein Jahr lang leben.

Abgabe siehe Einleitung S. 618.

Um eine vollständige Vernichtung von Wanzen zu erzielen, ist es erforderlich, neben der sorgfältigen Beachtung aller Maßregeln auch die nötige, d. h. nicht zu kleine Menge des Wanzen-Vernichtungsmittels anzuwenden. So sollten von Wanzenmitteln nicht gar zu kleine Packungen in den Handel gebracht werden.

Wanzenessenz. Wanzentinktur.

a) Essigsäure (80%) 100,0   Ammoniakflüssigkeit (0,960) 10,0
                    Äther . . . . 10,0.
b) Z u m E i n p i n s e l n d e r M o b i l i e n :
   Tabak 100,0   Insektenpulver 100,0
              vergällter Spiritus (95%) 1000,0
   werden 8 Tage digeriert und filtriert. Dann werden dem Filtrat hinzugefügt:
   Borsäure 25,0   Naphthalin 75,0
              Zitronellöl . . . . 4,0.
c)   Tabakblätter 100,0
   werden mit   Benzin 1000,0
   in einer geschlossenen Glasflasche 4—5 Tage unter öfterem Umschütteln digeriert, und das Filtrat versetzt man mit
              Naphthalin 100,0
   und etwas Melissenöl. Diese Tinktur zerstäubt man in Bettstellen, hinter Bilder usw. J e d o c h i s t d i e F e u e r g e f ä h r l i c h k e i t z u b e a c h t e n , u n d d a s Z e r s t ä u b e n n i e m a l s b e i k ü n s t l i c h e m L i c h t u n d n u r i n o f f e n e n , g u t z u l ü f t e n d e n R ä u m e n , i n d e r e n N ä h e k e i n F e u e r i s t , v o r z u n e h m e n .

d) Insektenpulver 250,0   Koloquinten 50,0
vergällter Spiritus (95%) 1000,0
werden 8 Tage digeriert, dann abgepreßt und filtriert. Dem Filtrat werden
hinzugefügt
Kresolseifenlösung . . . 50,0   Terpentinöl 100,0
Lavendelöl . . . . 5,0.

Diesem Wanzenmittel muß, da es unter Verwendung von Gift hergestellt
ist, bei der Abgabe eine Belehrung beigegeben werden über die Gefahren, die
bei unvorsichtigem Gebrauch damit verbunden sind.

e) Sadebaumspitzen 150,0   Koloquinten 50,0
Naphthalin 50,0   vergällt. Spiritus (95%) . 1000,0.

Behandlung wie bei d. Man bestreiche mit der Tinktur die Fugen der
Möbel oder mische sie Anstrichfarben und Tapetenkleister bei.
Hinsichtlich der Abgabe siehe unter d).

f) Verflüssigtes Phenol (verflüssigte Karbolsäure) 3,0
Paraffin 2,0   Naphthalin 2,0
Terpentinöl . . . . 90,0.
Hinsichtlich der Abgabe siehe unter d).

g) Man kocht fein zerschnittenes Quassiaholz . . . 100,0
mit   Wasser 1000,0,
seiht durch, ergänzt mit Wasser auf das Gewicht 1000,0 und löst darin
Alaun . . . . 120,0.

h) Insektenpulver 250,0   grob zerschnittener spani-
grob zerschnittene Tabak-   scher Pfeffer 50,0
rippen 250,0   Kresolseifenlösung . . . 100,0
Naphthalin 250,0   Lavendelöl 10,0
gepulverte Aloe 50,0   vergällter Spiritus(95%) . 3000,0.
Terpentinöl 1000,0

Man zieht die Stoffe mit dem Spiritus 8 Tage aus, filtriert und fügt Kresolseifenlösung, Lavendelöl und Terpentinöl hinzu.
Hinsichtlich der Abgabe siehe unter d).

i) Helles Xylamon.

Wanzenpulver.

a) Naphthalinpulver 300,0   Insektenpulver 300,0
gepulverter Alaun . . . 300,0   Lavendelöl . . . . . . 1,0.

b) Gepulverter Alaun 80,0   Borsäurepulver 10,0
Salizylsäure . . . . 10,0.

Von diesem Pulver kann man auch 10% einer heißen Seifenlauge, der man
2½% Kresolseifenlösung zugesetzt hat, zufügen und zum Reinigen der Fußböden benutzen. Abgabe s. Einleitung S. 618.

c) Natriumsilikofluorid . . . 40,0   Kieselgur 60,0
Berliner Blau . . . . 2,0.
Abgabe s. S. 618.

Mittel gegen Feuerwanzen in Gärten.

a) Petroleumseifenlösung (s. S. 622).

b) Quassiaseifenbrühe (s. S. 622, 649).

c) Derriswurzelextrakt-Verdünnungen (s. S. 625).

d) Bestreuen des Bodens mit Kalkstickstoff.

Mittel gegen Zecken bei Hunden, Tauben und anderen Tieren.

a) Verflüssigtes Phenol (verflüssigte Karbolsäure) 10.0
       Rüböl oder besser Hanföl . . . . 90,0.

Mit diesem Öl bestreicht man die Zecken, reißt sie aber nicht ab. Hinsichtlich der Abgabe siehe Einleitung S. 618.

b) Naphthalin 10,0   grüne Seife 45,0
    Hanföl oder Rüböl . . . 25,0   Wasser . . . . 20,0.

Man reibt das Naphthalin mit ein wenig Seife ganz fein, fügt das noch fehlende Gewicht Seife hinzu, darauf das Öl und schließlich das Wasser.

c) Benzin.

Man kann alle diese Mittel auch auf den Hinterleib der festgesogenen Zecken aufträufeln.

d) Benzin und Petroleum zu gleichen Zeiten.

Da Zecken auch auf den Menschen übertragen werden können und hier starken Juckreiz, aber auch Lähmungen der Beine und Arme, ja des ganzen Körpers hervorrufen, die sogar zum Tode führen können, müssen sie so schnell wie möglich entfernt werden.

Mittel gegen Ratten und Mäuse.

Zur Vertilgung dieser ungemein lästigen Nagetiere gibt es eine große Menge von Mitteln, die aber alle an verschiedenen Übelständen leiden. Teils sind es sehr starke Gifte, die durch Verschleppung oder, wie dies vielfach von den Ratten geschieht, durch das Ausbrechen des gefressenen Giftes auch für andere Haustiere von den schlimmsten Folgen sein können. So ist z. B. ein Fall bekannt, wo ein ganzer Hühnerhof von einigen 30 sehr wertvollen Hühnern innerhalb 24 Stunden durch ausgebrochene Phosphorlatwerge zugrunde ging. Das einzige für Nagetiere anwendbare, für andere Tiere aber in kleineren Mengen weniger schädliche Gift ist die echte Meerzwiebel, angebaute Meerzwiebeln sind ohne jede Wirkung. Jedoch ist auch beim Auslegen von Meerzwiebelzubereitungen große Sorgfalt zu beachten, sind doch schon Schweine, große Wolfshunde und Katzen durch Fressen solcher Zubereitungen binnen ganz kurzer Zeit unter Krampferscheinungen zugrunde gegangen. Meerzwiebel wirkt nur in frischem Zustande, und selbst die daraus bereitete Latwerge ist von beschränkter Haltbarkeit. Getrocknete Meerzwiebel aber ist vollkommen wirkungslos. Meerzwiebel wirkt auf das Herz und erhöht den Blutdruck.

Von den Giften sind es namentlich Arsen, Phosphor, Strychnin oder auch die Krähenaugen selbst, Thallium, Barium und auch Fluor. Das Arsen wird entweder in Mischung mit Mehl oder Fett verwendet; Phosphor als Phosphorlatwerge, Phosphoreier oder Phosphorpillen; Strychnin als Strychninweizen, Thallium in Pasta und in Körnern, und Bariumkarbonat in Mischung mit Mehl.

Für sämtliche Rattenmittel gilt die Regel, daß man gut tut, die Ratten, bevor man das Rattengift auslegt, zu ködern, indem man an die für das Gift bestimmte Plätze einige Tage lang etwas angebratenes Fleisch, Bückling, Wurst oder ähnliches legt, deren Form man möglichst dem auszulegenden Gift anpaßt. Witterung s. S. 661. Zweckmäßig ist es, mit dem Köder öfter zu wechseln, nur darf man Köder und Giftstoff nicht mit den bloßen Händen berühren. Entweder zieht man sich Handschuhe an oder benutzt zum Bearbeiten Geräte. Köder und Gift, die mit einer w i n z i g e n Menge Anisöl benetzt werden, m ü s s e n u n m i t t e l b a r a u f d i e E r d e , n i c h t a u f T e l l e r oder ähnliches gelegt werden. Auch ist dafür zu sorgen, daß die Ratten möglichst keine andere Nahrung finden.

Ratten-Alkaloid-Präparate sind meist Meerzwiebelzubereitungen, denen Alkaloide zugesetzt sind, die die Wirkung der Meerzwiebel verstärken sollen.

F e l d m ä u s e (A r v i c o l a a r v a l i s), W ü h l m ä u s e (A r v i c o l a a m p h i b i u s) vernichtet man am besten durch Schwefelkohlenstoff. Entweder man gießt in die Löcher eine Kleinigkeit davon hinein, oder man tränkt etwas Watte oder Lappen damit und legt diese in die Löcher. Darauf tritt man die Löcher sofort zu. Oder man legt Stückchen von Kalziumkarbid in die Löcher und tritt die Löcher sofort zu oder legt ein Brettchen darüber und dann erst Erde, die man festklopft; durch die Feuchtigkeit entwickelt sich Azethylengas, das die Mäuse tötet. Aus Gärten soll man sie entfernen können durch Anbau des giftigen Wolfsmilchgewächses Euphorbia lathyris Linné.

Als ein unschädliches Vertilgungsmittel von Ratten und Mäusen gilt auch eine Mischung aus gleichen Teilen gebranntem Gips und Mehl. D o c h i s t h i e r i m b e s o n d e r e n u n b e d i n g t e r f o r d e r l i c h , w a s f ü r a l l e V e r t i l g u n g s m i t t e l g i l t , d a ß d e n z u v e r g i f t e n d e n T i e r e n W a s s e r i n r e i c h l i c h e m M a ß e z u g ä n g l i c h g e m a c h t w i r d . F e r n e r i s t z u b e a c h t e n , d a ß s ä m t l i c h e V e r t i l g u n g s m i t t e l n i e m a l s m i t d e r H a n d b e r ü h r t w e r d e n d ü r f e n , d a d a s M i t t e l v o n d e m U n g e z i e f e r s o n s t g e m i e d e n w i r d .

T h a l l i u m h a l t i g e U n g e z i e f e r m i t t e l dürfen für den Handel nicht frei hergestellt werden.

Für den e i g e n e n Betrieb kann man sich ein Rattenmittel nach folgender Vorschrift herstellen.

Thalliumsulfat   1,0   Sirup 25,0
Roggenmehl   49,0   Glyzerin 24,0
            wasserlöslicher blauer Farbstoff . .   1,0.

T h a l l i u m h a l t i g e U n g e z i e f e r m i t t e l dürfen außerhalb befriedeten Geländes nur mit behördlicher Erlaubnis ausgelegt werden.

Arsenbutter.

Arsenige Säure   5,0   Mehl 25,0
Schmalz   70,0   Anisöl . . . . 5 Trpf.
Die Mischung wird mit wasserlöslichem Anilingrün gefärbt.

Beim Gebrauch wird von dieser Mischung auf Brotscheiben gestrichen und diese auf einem Brette befestigt.

Gift der Abt. 1 siehe auch Einleitung S. 618.

Bariumlatwerge, Barytbrei. Barytlatwerge.

Abgabe siehe Einleitung S. 618.
a) Schmalz   500,0   Talg . . . . 50,0—100,0
werden mit einer fein zerschnittenen Zwiebel so lange erhitzt, bis diese gebräunt ist. Hierauf wird abgegossen und im noch heißen Fett gelöst
            Salizylsäure . . . .   5,0.
Sobald die Fettmischung anfängt zu erstarren, werden ihr unter Umrühren zugesetzt:
Gefällt. Bariumkarbonat . .   500,0   Kupferazetat (Grünspan) .   10,0
gelöst in   Wasser   40,0
Als Konservierungsmittel kann man statt Salizylsäure Paraoxybenzoesäuremethylester 2,0 nehmen.

b)   Bariumkarbonat   50,0
rührt man mit Wasser   100,0
an und fügt so viel Mehl und etwas alten Käse hinzu, daß ein dicker Brei
entsteht. Schließlich mischt man einige Tropfen Anisöl unter.

Das Bariumkarbonat kann in allen Vorschriften durch das als Ratten- und
Mäusegift sehr wirksame Bariumsilikofluorid, Kieselfluorbarium ersetzt werden. Nur muß beachtet werden, daß dann die Zubereitung mit mindestens
2% Berliner Blau vermischt werden muß. Die Abgabe hat dann in dichten
festen und gut verschlossenen Behältnissen zu erfolgen, die mit der Aufschrift Gift und dem Totenkopfabzeichen sowie mit der Inhaltsangabe deutlich und dauerhaft versehen sind.

S ä m t l i c h e   b a r i u m h a l t i g e n   V e r t i l g u n g s m i t t e l   m ü s s e n
e t w a   j e d e n   d r i t t e n   T a g   f r i s c h   h i n g e l e g t   w e r d e n.

Bariumkuchen, Rattenkuchen.
Abgabe siehe Einleitung S. 618.

a) Alter, getrockneter und   gefälltes Bariumkarbonat . 100,0
   geriebener Käse   50,0   Glyzerin   50,0
   gekochtes und fein gewieg-   Aniswasser   20,0
   tes Rindfleisch   50,0
und so viel fein geriebenes Brot als nötig, um eine knetbare Masse herzustellen.
Diese wird etwa ½ cm dick ausgemangelt, mittels eines Glases in runde Scheiben
geformt und diese bei mäßiger Wärme stark ausgetrocknet. Vor dem Gebrauche sind die Kuchen am besten durch Anfeuchten etwas aufzuweichen.

b) Bariumkarbonat   5,0   Brot   20,0
   knetet man mit etwas Wasser zu einer gleichmäßigen Masse, formt daraus
   Kuchen, die man mit etwas Wasser anfeuchtet und mit Mehl überzieht.

Auch in diesen beiden Vorschriften kann das Bariumkarbonat vorteilhaft
durch Bariumsilikofluorid ersetzt werden. Jedoch ist dann das unter Bariumlatwerge Gesagte zu beachten.

Bariumpillen. Barytpillen.
Abgabe siehe Einleitung S. 618.

a) Man bereitet sie nach der Vorschrift b der Bariumkuchen, nur macht man
   die Masse so derb, daß man Pillen daraus formen kann.

b) Man mengt
   Erbsen . . . . 1000,0 mit Glyzerin   50,0
   und rührt mit gefälltem Bariumkarbonat trocken.

c) Nach Andresen:
   Alter Käse   200,0   Roggenmehl   20,0
   gefälltes Bariumkarbonat . 100,0   roter Bolus   10,0
   werden mit   Glyzerin   60,0
   zu Pillen verarbeitet, die man mit Kleie bestreut und an der Luft trocknet.

Ein Teil des Käses kann auch zweckmäßig durch gekochtes, fein gewieg-
tes Fleisch ersetzt werden.

Bariumpulver.
Abgabe siehe Einleitung S. 618.
Gefälltes Bariumkarbonat . 50,0   Anisöl . . . .   3 Trpf.
Mehl   50,0   Rosenholzöl . . . . . .   3 Trpf.

Bariumweizen. Barytweizen.
Abgabe siehe Einleitung S. 618.
Man löst   Bariumnitrat oder Bariumchlorid   60,0
in   heißem Wasser   350,0,

tränkt mit der Lösung 1000,0 Weizen in einem Weithalsgefäße, stellt so lange an einem warmen Orte unter öfterem Umschütteln beiseite, bis das Wasser völlig aufgesogen und die Getreidekörner zu keimen beginnen, und fügt dann eine Lösung von

| Eosin . . . . | 2,0 | Natriumkarbonat . . . . | 65,0 |
| Wasser . . . . | 200,0 | | |

hinzu. Nun stellt man wiederum einige Stunden beiseite, trocknet dann an warmem Orte gut aus und fügt schließlich einige Tropfen Rosenholzöl hinzu.

Will man Körnerfrüchte mit Bariumsilikofluorid vergiften, nimmt man nicht Weizen, sondern Bruchreis dazu und färbt diesen dauerhaft rot. Hinsichtlich der sonstigen Abgabe s. Bariumlatwerge S. 653.

Meerzwiebellatwerge. Szillitinlatwerge. Glirizin-ähnlich.

Abgabe und Wirkung siehe Einleitung S. 618.

a) Frische Meerzwiebeln werden auf einer Reibe oder durch eine Zerkleinerungsmaschine, sogen. Wolf, zu feinem Brei zerrieben, dann wird etwa die Hälfte des Gewichts an Mehl und ebensoviel Fett eingeknetet. Die Masse wird in Blechdosen gefüllt und zur Erzielung größerer Haltbarkeit mit einer Talgschicht übergossen, worin man etwas Paraoxybenzoesäuremethylester gelöst hat. Auch die Latwerge selbst kann aus diesem Grunde mit etwas Salizyl- oder Borsäure oder Paraoxybenzoesäuremethylester vermischt werden. Schließlich legt man ein Stück Paraffinpapier (Wachspapier) oder Zellophan darauf.

Der Saft der Meerzwiebel ruft an den Händen ein starkes Brennen hervor, kann sogar zu Hautentzündungen führen, es sind deshalb die Hände zu schützen, entweder man reibt sie mit Öl ein, oder besser man zieht für die Herstellung der Latwerge alte Lederhandschuhe an.

Als Witterung für sämtliche Meerzwiebelzubereitungen hat sich Anis in Form von Anisöl oder in Pulverform darübergestreut gut bewährt.

b)

| Mehl . . . . | 250,0 | Natriumchlorid . . . . . | 5,0 |
| Talg . . . . | 50,0 | Milch . . . . | 500,0 |

werden zusammengerührt und etwa 20 Minuten im Dampfbad erhitzt. Darauf fügt man der halb erkalteten Masse frisch zerriebene Meerzwiebeln 200,0 hinzu.

c) Nach Gesundheitsamt.

Frisch ausgepreßter Meerzwiebelsaft wird mit einer Verreibung von Eigelb mit Olivenöl und darauf mit einem Gemenge von frischen Bücklingen und gedörrtem Weißbrot innig vermischt und mit etwas Anisöl und Moschustinktur versetzt.

Meerzwiebelpastillen. Meerzwiebelkuchen.

Abgabe und Wirkung siehe Einleitung S. 618.

a) Frische Meerzwiebeln werden möglichst fein zerhackt oder zu einem feinen Brei zerrieben (siehe unter Meerzwiebellatwerge), mit etwas zerkleinerter Wurst, am besten Leberwurst, oder mit fein geschabtem Pferdefleisch sowie mit Mehl, unter Hinzufügung von etwas Paraoxybenzoesäuremethylester zu einem Teige verarbeitet. Dieser wird wie Pfannkuchen mit Fett leicht gebacken ausgelegt. Sollen die Kuchen längere Zeit haltbar sein, müssen sie etwas schärfer gebacken werden.

b) Frische Meerzwiebeln werden auf einer Reibe oder durch einen sogenannten Wolf zu feinem Brei verrieben (siehe unter Meerzwiebellatwerge) und Mehl und Bariumkarbonat zu gleichen Teilen hinzugefügt, daß ein Teig entsteht, dem man etwas Schweinefett unterarbeitet und darauf mit Fett wie einen Pfannkuchen leicht bäckt.

Vorsichtsmaßregel bei der Herstellung siehe unter Meerzwiebellatwerge.

Phosphorlatwerge. Phosphorbrei.

Hinsichtlich der Abgabe siehe Einleitung S. 618. Phosphorhaltige Ungeziefermittel sind Gifte der Abt. 1.

a) Phosphor . . . . 20,0　　Mehl 400,0
　　Wasser　. . . . . . . 600,0　　Anisöl . . . . 0,5.

Ein Teil des Wassers, etwa 80,0, kann durch gewöhnlichen Sirup ersetzt
werden, den man mit den 520,0 Wasser mischt.

Man verfährt am besten in der Weise, daß man zuerst das Wasser in eine
Flasche wiegt, in diese den Phosphor bringt und die Flasche **n i c h t v e r -
k o r k t** durch Eintauchen in heißes Wasser, das man z. B. in einen Metall-
eimer gefüllt hat, so weit erwärmt, bis **d e r P h o s p h o r e b e n s c h m i l z t**.
Dann schließt man die Flasche, umwickelt sie fest mit einem dicken wollenen
Tuche, geht am besten damit ins Freie und schüttelt bis zum Erkalten oder
doch so lange, bis der Phosphor erstarrt ist. Auf diese Weise erhält man ihn
in ungemein feiner Verteilung. Darauf rührt man nach und nach in kleinen
Mengen, um Mehlstaubexplosion zu vermeiden, das Mehl und das Anisöl unter.
Mehr als 2 v. H. der Latwerge darf vom Phosphor der Latwerge nicht zuge-
setzt werden, da die Ratten die Latwerge sonst nicht annehmen. Bei einem
Gehalt von über 3 v. H. ist die Gefahr der Selbstentzündung gegeben.

Um die Phosphorlatwerge haltbarer zu machen, kann man einige Prozent
Senfmehl hinzufügen. Immerhin tut man gut, nicht zuviel davon vorrätig zu
halten, da sie leicht in Gärung gerät. In Geschäften, wo sie selten verlangt
wird, bereitet man sie am besten frisch, eine Arbeit, die sehr rasch auszuführen ist, wenn man Phosphor auf obige Weise gekörnt vorrätig hält.

Sehr zweckmäßig ist es auch, sich einen **P h o s p h o r s i r u p** vorrätig zu
halten Zu diesem Zwecke schmilzt man

　　　　　　Phosphor 100,0

unter Wasser, indem man wie unter a angegeben verfährt. Ist der Phosphor
nach dem Erkalten fein verteilt, läßt man ihn absetzen, gießt das Wasser ab
und fügt dem Phosphor sogleich bereits vorher abgewogenen

　　　　　　weißen Zuckersirup 400,0

zu. Will man nun Phosphorbrei herstellen, so wiegt man in eine Salbenkruke,
nachdem man den Sirup gut umgeschüttelt hat,

Phosphorsirup . . . . . 10,0　　Wasser 55,0
　　　　　Mehl 35,0

oder so viel, daß ein dicker Brei entsteht und rührt mit einem eisernen oder
porzellanenen Spatel gründlich um.

Um aus **P h o s p h o r s i r u p P h o s p h o r e i e r** herzustellen, darf nicht
Mehl sondern nur, um Gärung zu vermeiden, Kieselgur verwendet werden.
Man füllt die Latwerge wie folgt in das Ei: Man feilt mit einer kleinen Rund-
feile ein Loch in die Eischale, läßt durch eine Glasröhre, die man durch die
entstandene Öffnung in das Ei einführt, ungefähr 2,5 ccm Eiinhalt ausfließen,
zerstICht die um das Dotter liegende Haut, bringt 2 ccm Phosphorbrei hinein,
verschließt die Öffnung durch Gipsbrei und verteilt nach dem Erhärten durch
vorsichtiges Schütteln den Phosphorbrei mit dem Eiinhalt. Will man den
Zuckersirup ebenfalls vermeiden und man muß dies nach dem Jagdgesetz
tun, wenn die Eier in Flur und Feld ausgelegt werden sollen, um **E l s t e r n
und K r ä h e n** zu vernichten, löst man den Phosphor in 4 Teilen
Schwefelkohlenstoff auf, und zwar darf die Phosphormenge nur 0,1 bis
0,3 v. H. des Eigewichts betragen. Die Phosphoreier müssen wie jede andere
Phosphorzubereitung der Giftverordnung gemäß bezeichnet, aufbewahrt und
abgegeben werden. Es ist besonders darauf hinzuweisen, daß die Eier nur
so ausgelegt werden, daß Kinder und Weidetiere nicht dazu kommen können. Die Eier sind nach der Vorschrift des Jagdgesetzes nach 3 Tagen wieder
einzusammeln.

Andere Vergiftungsmittel als Phosphoreier dürfen in Feld und Flur nicht ausgelegt werden.

b) Nach Dieterich:

Phosphor	20,0	Talg	80,0
Borax	40,0	Wasser	500,0
Mehl	350,0	gebranntes Elfenbein	10,0.

Phosphor, Talg, Borax und Wasser werden in einem Mörser so weit erhitzt, bis der Phosphor geschmolzen ist, und dann werden das Mehl und das gebrannte Elfenbein hinzugerührt.

c) Man löst   Gelatine 25,0
in   siedendem Wasser 500,0,
fügt   Glyzerin 100,0
hinzu und übergießt mit dieser Flüssigkeit in einer genügend großen Blechdose   Phosphor . . . . 20,0.
Darauf rührt man in kleinen Mengen
    Mehl 500,0,
etwas Beinschwarz und etwas Senfmehl zu.

d) Vorschr. d. Hamburger Polizeibehörde:
Man bringt
    gewöhnlichen Sirup 150,0
in einem Eisen- oder Blechgefäße mit
    Wasser 500,0
zum Kochen, nimmt die Flüssigkeit vom Feuer, fügt
    Phosphor 20,0
hinzu, stellt die Masse in ein Wasserbad und rührt mit einem breiten Holzspatel 10 Minuten lang bis der Phosphor gleichmäßig verteilt ist. Darauf gibt man eine Lösung von
Gelatine . . . . . 15,0 in Wasser 250,0
sowie ein rohes Ei hinzu und rührt nochmals das Ganze etwa 10 Minuten lang gründlich durch. Die Masse kühlt man dann in einem mit kaltem Wasser gefüllten Gefäß ab, sie stellt nun eine sämige Flüssigkeit dar.

Zur Verwendung verrührt man die Masse mit einem Brei aus Bücklingen und Weißbrot unter Zusatz von etwas Borax.

Zu beachten ist, daß der Phosphorgehalt der Latwerge 2% nicht übersteigen darf, da die Ratten die Latwerge dann nicht fressen. Bei mehr als 3% Phosphorgehalt besteht Gefahr der Selbstentzündung.

Hat sich Phosphor selbst entzündet, so muß das Gefäß sofort vollständig unter Wasser gesetzt, d. h. mit reichlich Wasser übergossen werden, da der brennende Phosphor sonst sehr bald herumspritzt. So halte man sich bei jeder Verarbeitung von Phosphor ein größeres Gefäß mit Wasser in unmittelbarer Nähe.

Bei Verbrennung durch Entzündung von Phosphor ist wie folgt zu verfahren: Möglichst schnelle und restlose Entfernung des Phosphors von der Kleidung und der Haut.

Sofortiges Ablegen der von Phosphor getroffenen Kleidungsstücke, wenn möglich unter Wasser.

Entfernung der Phosphorteilchen von der Haut durch Abbürsten mit oder ohne Seife im Bad, bei Fehlen von Wasser kräftiges Abreiben mit Sand.

Bei ausgedehnteren Verbrennungen tunlichst schnelle Überführung ins Krankenhaus; bei der Überführung von Phosphorgeschädigten ist stets Wasser mitzuführen, um nachträglich auftretende Brände zu löschen. Zur Inaktivierung des Phosphors wird die geschädigte Haut mit Natriumbikarbonat-Lösung (5%ig) abgespült. Mullstreifen mit Natriumbikarbonatlösung werden aufgelegt und bis zum Verschwinden der Phosphoreszenz erneuert.

Bei Verletzen der Augen: Spülen mit Natriumbikarbonatlösung oder Kamillenaufguß.

Phosphorpillen.

Abgabe siehe Phosphorlatwerge S. 656.

a) Man befeuchte in einem möglichst flachen Kessel unter sorgfältigem Umrühren
Erbsen . . . . 1000,0 mit Phosphorsirup 100,0
wie er auf S. 656 angegeben ist, füge sogleich Mehl hinzu und rühre wieder
trocken.

b) Nach Dieterich:
Phosphor 50,0
übergießt man mit
Wasser 500,0
und rührt, wenn der Phosphor geschmolzen ist, von
Roggenmehl 2500,0
so viel unter, daß ein dünner Brei entsteht. Man rührt bis zur vollständigen
Verteilung des Phosphors, fügt noch
heißes Wasser 500,0
und so viel Mehl hinzu, bis ein Teig entstanden ist. Dieser wird dann in einer
Teigknetmaschine, wie die die Bäcker benutzen, zu einem sehr steifen Teige
verarbeitet. Diesen preßt man durch eine sog. Lakritzenpresse in Stränge
und formt diese auf der Pillenmaschine zu Pillen, die an der Luft ausgetrocknet werden.

Phosphorweizen.

a) Nach Hager.
Man verrührt   Weizen 3500,0
in einer genügend großen Schale mit Phosphorsirup   500,0,
den man aus   Phosphor 50,0
und weißem Zuckersirup 450,0
hergestellt hat, mit einem Holzspatel so lange, bis der Weizen mit dem Phosphorsirup gleichmäßig befeuchtet ist. Darauf fügt man nach und nach
feines Roggenmehl 800,0
und ist dieses gleichmäßig verteilt,
Kalziumsulfat (Gips) 200,0
hinzu, arbeitet alles gründlich durch und färbt schließlich mit Fuchsin rot.
Dieser Phosphorweizen fällt unter die Abt. 1 des Giftverzeichnisses.

b) Man löst
Zucker . . . . 1000,0 in   Wasser 150,0,
schüttelt damit Weizen 1000,0
die sich in einem genügend großen Weithalsgefäße befinden, bis der Weizen
gleichmäßig befeuchtet ist. Darauf fügt man
Phosphorzinkpulver 25,0
hinzu und schüttelt wieder solange, bis der Weizen vollständig gleichmäßig
mit dem Phosphorzink überzogen ist. Schließlich färbt man durch Schütteln
mit einem durch Fuchsin aufgefärbten indifferenten Pulver rot. Dieser Phos-
phorzinkweizen fällt unter die Abt. 3 des Giftverzeichnisses.

Bei der Bereitung des Phosphorzinkweizens darf das Zinkphosphid nicht
mit den Händen in Berührung kommen. Diese sind nach Fertigstellung des
Weizens gründlich zu reinigen.

Phosphorwasserstoff entwickelnde Verbindungen, wie Kalziumphosphid
und Zinkphosphid, dürfen nur zur Herstellung von Zubereitungen als
Fraßgifte gegen Ungeziefer, niemals aber als Vergasung verwendet
werden. Die Verwendung als Vergasung ist nur gegen eine besondere An-
wendungserlaubnis zulässig.

Strychninweizen. Giftgetreide.

Abgabe siehe Einleitung S. 618.

a) Zum Vergiften der Getreidekörner eignet sich der Weizen am besten, weil
er die wenigsten Hülsen enthält. Außer diesem lassen sich auch noch Maiskörner verwenden. Erbsen dürfen nicht mit Strychninnitrat vergiftet werden, da Erbsen nicht als Getreide gelten können, und die Giftverordnung
nur mit Strychninnitrat vergiftetes Getreide zuläßt.

Reines bruzinfreies Wasser 200,0
Strychninnitrat . . . 2,0 Fuchsin 2,0
werden zur Lösung gebracht. Dann schüttet man in eine hinlänglich weite
Glasflasche Weizen- oder Maiskörner 1000,0, übergießt sie mit der heißen
Strychninnitratlösung und setzt unter öfterem Umschütteln so lange an
warmem Orte beiseite, bis alle Flüssigkeit völlig aufgesogen ist und die Getreidekörner zu keimen beginnen. Hiernach werden die Körner bei gelinder
Wärme ausgetrocknet. Oder man übergießt die 1000,0 Getreidekörner mit
einem Viertelliter Wasser, läßt so lange am warmem Orte stehen, bis die
Körner aufgequollen sind bzw. zu keimen anfangen, und durchtränkt sie
erst dann mit der Strychninnitratlösung.

Da die Mäuse durch den sehr bitteren Geschmack des Strychninweizens
vielfach abgeschreckt werden, kann man den bitteren Geschmack durch
einen Saccharinzusatz verdecken, jedoch muß das Saccharin der Strychninnitratlösung sofort zugesetzt werden, damit es gleich diesem die Körner
durchdringt. In diesem Falle kann der Gehalt an Strychninnitrat auf die
gesetzlich zulässige Höchstgrenze von 5,0 auf 1000,0 Strychningetreide erhöht werden Die Trocknung soll bei einer niederen Wärme vorgenommen
werden, da die Getreidekörner, welche bei größerer Wärme getrocknet sind,
von den Mäusen nicht gern gefressen werden.

b) Giftmalz.
Statt des Weizens kann auch frisches Gerstenmalz, wie solches aus den
Brauereien zu beziehen ist, verwendet werden. Das feuchte Malz wird mit
einer durch Fuchsin rot gefärbten Lösung von Strychninnitrat in verdünn-
tem Weingeist, und zwar auf 1 kg Gerstenmalz 2,0 Strychninnitrat bzw. bei
Saccharinzusatz 5,0, übergossen und dann bei mäßiger Wärme ausgetrocknet.

Es ist unbedingt erforderlich, daß den zu vergiften-
den Tieren Wasser in reichlichem Maße zugänglich gemacht wird, da nachgewiesen worden ist, daß das Versagen der Wirkung des Strychningetreides auf Wasser-
mangel zurückzuführen ist.

Vertilgungsmittel für Drahtwürmer.
Man streut auf einen Morgen Acker feingemahlenen Kainit 100 bis
150 kg sorgfältig aus.

Vertilgungsmittel für Hamster.
Da den Hamstern selten mit Gift beizukommen ist, es würde sich für sie als
Nagetiere die Meerzwiebel am besten empfehlen, pflegt man sie meistens in
ihrem Bau, vermittels sog. Hamsterpatronen, durch Rauch zu ersticken. Man
verfährt hierbei in der Weise, daß man in jedes der auffindbaren Schlupflöcher
eine mittels Zünders angezündete Hamsterpatrone bringt und dann die Öffnung
mit einem Stein oder Brett verschließt. Man rechnet auf jede Patrone, die aus
einer länglichen Papierhülse dargestellt wird, etwa 100,0 einer der nachfolgenden Mischungen.

a) Naphthalin . . . . . . 60,0 Schwefelblumen 20,0
Kaliumnitrat . . . . 20,0.
Die fest eingefüllte Papierhülse schließt man mit etwas unter Vorsicht
im Wasserbade geschmolzenem Naphthalin, in das man einen Docht oder
Schwefelfaden als Zünder eintauchen läßt.

b) Kaliumnitrat . . . . . 80,0 Kohlenpulver . . . . . 20,0.
Man füllt diese Mischung in eine Hülse von Salpeterpapier in der Weise,
daß aus dem Papier am oberen zugedrehten Ende eine Art von Fidibus entsteht, den man beim Einschieben der Patrone in die Öffnung entzündet.

Es ist kaum anzunehmen, daß die Herstellung und Abgabe dieser Hamsterpatrone als Herstellung und Abgabe eines Sprengstoffes angesehen werden dürfte, wir verweisen jedoch auf S. 618, Einleitung.

42*

Anstatt der Hamsterpatronen läßt sich auch Schwefelkohlenstoff vorteilhaft verwenden. Man tränkt etwas Baumwolle mit Schwefelkohlenstoff (Abgabe S. 618), legt den Gang des Hamsters frei, legt in diesen die Watte und zündet unter Anwendung größter Vorsicht an. Darauf wird der Gang zugeschüttet.

Um Baumwurzeln vor dem Hamster zu schützen, gräbt man in einiger Entfernung vom Stamme mit stinkendem Tieröl, Oleum animale foetidum, getränkte Lappen ein.

Vertilgungsmittel der Kohlfliege.

a) Sie schädigt besonders Blumenkohl und Rotkohl. Man lege beim Auspflanzen um jedes Kohlpflänzchen, dicht um den Fuß ein rundes, nicht zu kleines Stück Asphaltpapier glatt und fest auf die Erde, die überall gleich hoch sein muß. Auf diese Weise verhindert man, daß die Kohlfliege ihre Eier, aus denen die den Kohl schädigenden Maden sich entwickeln, an den Wurzelhals des Kohlpflänzchens legen können. Das Umlegen des Asphaltpapiers muß aber sehr sorgfältig geschehen.

b) Ausstreuen von Naphthalin.

c) Begießen der Pflanze einige Tage nach dem Auspflanzen mit einer 0,06prozentigen Quecksilberchloridlösung. Man beachte die Giftigkeit (Abgabe S. 618). Diese Begießung wiederholt man nach 2 Wochen.

Vertilgungsmittel der Kohldrehherzmücke.

Öfters Bespritzen mit Tabakabkochung oder Bestreuen mit Tabakstaub.

Vertilgungsmittel für Krähen.

Es sind die Verordnungen über das Auslegen von Gift in Feld und Flur zu beachten. Siehe S. 618 und 656.

Ein sehr gutes Mittel, das namentlich deshalb empfehlenswert ist, weil andere Tiere nicht an dieses Gift gehen, besteht darin, daß man kleinen Fischen den Bauch öffnet und etwas Phosphorlatwerge einfüllt. Diese Fische werden begierig von Krähen gefressen. In Feld und Flur dürfen aber nur Phosphoreier ausgelegt werden, Eier, in die etwas Phosphor, gelöst in Schwefelkohlenstoff, gefüllt ist. Siehe S. 618 und 656.

Ferner wird empfohlen, das Saatgut mit Steinkohlenteer zu vermischen. Man rechnet auf 100 kg Saat 1 Liter Steinkohlenteer und schaufelt den Teer und darauf feine Asche unter die Saat, bis die Körner nicht mehr zusammenkleben.

Milben in Polsterungen

vernichtet man durch Einspritzungen von Pyrethrumextraktverdünnungen. Siehe Fliegensprühmittel S. 638. Ferner durch Einwirkung von Paradichlorbenzol.

Vertilgungsmittel für Silberfischchen oder Zuckergast Lepisma saccharina.

Man streicht die Holzgegenstände mit einem Läppchen, das mit Terpentinöl getränkt ist, mehrmals ein. Die Räume, worin sich die Silberfischchen vorfinden, sind öfter mit Lösungen von Kresolseifenlösung aufzuwischen. Auch spritzt man die Schlupfwinkel mit frischem Insektenpulver aus.

Vertilgungsmittel für Vogelmilben.

Man wäscht alle Holzteile öfter mit 2,5 prozentiger Kreolinlösung ab. Die Sitzstangen werden außerdem öfter in recht heißes Wasser gelegt. Den Singvögeln selbst spritzt man eine ganz geringe Menge Insektenpulver oder ein Gemisch von

gepulverter Derriswurzel . 25,0   Tabakstaub 75,0

unter die Flügel. Anisöl darf niemals, auch nicht in kleinsten Mengen, auf die Haut eines Vogels kommen, er geht dadurch ein.

Raubtierwitterung für Füchse, Iltis und Marder.

Für alle Witterungen gilt, daß sie nur in ganz geringen Mengen angewendet werden dürfen. Es ist festgestellt, daß sie in winziger Menge verwendet, durchaus wirksam sind, bei größerer Menge aber die Tiere argwöhnisch machen und abschrecken. Zu beachten ist auch, daß die Witterungen niemals mit den Händen angefaßt werden dürfen.

a) Hierzu verwendet man am besten eine Mischung aus:

Mehl	10,0	sehr fein gepulvert. Biber-	
Moschustinktur	10 Trpf.	geil	1,0
gepulv. Veilchenwurzel	1,0	Baldrianöl	4 Trpf.

b)

Propylamin	10,0	Moschus	1,0
fein gepulverte Asa foetida		fein gepulverter Baldrian	2,0.
(Stinkasant)	2,0		

c)

Fein gepulverter Baldrian	20,0	Zibet	1,0
fein gepulverte Asa foetida		gepulv. Kampfer	2,0
(Stinkasant)	5,0	Anisöl	1,0.

d)

Nitrobenzol (Mirbanöl)	5,0	Anisöl	4,0
Stinkasanttinktur (Asa-foetida-Tinktur)	2,0	Benzoetinktur	12,0.

Auf recht alten Hering zu pinseln. In Feld und Flur darf eine Witterung nach d infolge des Nitrobenzolgehaltes nicht ausgelegt werden. Vorsicht bei der Abgabe!

Witterung für Krebse.

Als beste Witterung für Krebse wird stinkendes Tieröl, Ol. animale foetidum, empfohlen, das in ganz geringen Mengen auf den Fleischköder gestrichen wird.

Witterung für Mäuse und Ratten.

a) Weizenmehl verreibt man mit einem entgräteten geräucherten Bückling und fügt etwas Salizylsäure, etwas Rosenholzöl und Fenchelöl hinzu. Dieses Witterungsmittel streut man auf die Giftzubereitung.

b) Man verreibt Weizenmehl mit altem Käse und fügt etwas Rosenholz- und Anisöl zu.

Witterung für Ottern und Fische.

a)

Perubalsam	1,0	synthet. Bittermandelöl	1,0
Weingeist (90%)			4,0.

Mit Teerfarbstoff rot zu färben.

b)

Perubalsam	5,0	Zibet	0,2
Anisöl			2,5.

c)

Perubalsam	5,0	Zibet	0,15
Moschus	0,05	Anisöl	2,5.

d)

Lebertran	15,0	Anisöl	1 Trpf.

Witterung für Schmetterlinge.

Man vermischt gleiche Teile Honig und obergäriges Bier (Malzbier), und fügt ein wenig Apfeläther hinzu. Man streicht die Witterung, die nicht lange haltbar ist, auf Bäume auf.

Feuerwerkskörper.

Das Reichsgesetz vom 9. Juni 1884, betreffend den Verkehr mit Sprengstoffen, bestimmt:

Alle diejenigen, die den Bestimmungen über die Herstellung, den Vertrieb und den Besitz von Sprengstoffen nicht nachkommen, werden mit schweren Strafen bestraft. Eine Reichsverordnung regelt den Verkehr mit explosiven Stoffen, dazu gehören unter anderen Schieß- und Sprengpulver, Nitrozellulose, explosive Gemische, die chlorsaure und pikrinsaure Salze enthalten, auch Feuerwerkskörper. Wer explosive Stoffe feilzuhalten beabsichtigt, muß davon der Polizeibehörde Anzeige machen.

§ 367, 3, 4 und 5 des Reichsstrafgesetzbuches sagen: Bestraft wird: Wer ohne die vorgeschriebene Erlaubnis Schießpulver oder andere explodierende Stoffe oder Feuerwerke zubereitet, wer bei der Aufbewahrung oder Beförderung von Schießpulver und Feuerwerken oder bei der Aufbewahrung, Beförderung, Verausgabung oder Verwendung von Sprengstoffen oder anderen explodierenden Stoffen oder bei Ausübung der Befugnis zur Zubereitung oder Feilhaltung dieser Gegenstände die deshalb ergangenen Verordnungen nicht befolgt, wer bei Versendung oder Beförderung von leicht entzündlichen Stoffen die deshalb ergangenen Verordnungen nicht befolgt.

§ 368, 7. Bestraft wird: Wer in gefährlicher Nähe von Gebäuden oder feuerfangenden Sachen mit Feuergewehr schießt oder Feuerwerke abbrennt.

§ 16 der Reichsgewerbeordnung sagt: Die Genehmigung der nach den Landesgesetzen zuständigen Behörde ist erforderlich zur Errichtung von Schießpulverfabriken, Anlagen zur Feuerwerkerei und zur Bereitung von Zündstoffen aller Art.

So muß die Herstellung und das Feilhalten bei der Ortspolizeibehörde angemeldet werden.

Es kann hier nicht die Aufgabe sein, zahlreiche Vorschriften zur Herstellung großer Feuerwerkskörper zu geben. Eine solche Darstellung würde sich sehr wenig mit dem ohnehin schon feuergefährlichen Betrieb eines Drogisten vertragen. Es kann sich für uns nur um die Herstellung von sog. bengalischen Flammen handeln, und selbst diese ist, wenn die Flammensätze Kaliumchlorat (chlorsaures Kalium) enthalten, nicht unge-

fährlich und erfordert so dringend der Vorsicht, daß man niemals uner-
fahrene Angestellte damit betrauen darf. Werden bengalische Flammen
dieser Art aufbewahrt, so darf dies nur feuersicher geschehen, da eine
Selbstentzündung der Flammensätze selbst dann schon beobachtet wurde,
wenn alle erdenklichen Vorsichtsmaßregeln beachtet waren. Die wichtigsten
dieser Vorsichtsmaßregeln, die niemals außer acht gelassen werden dürfen,
sind:

1. Alle anzuwendenden Stoffe müssen völlig trocken, möglichst chemisch rein und jeder für sich gepulvert sein.
2. Der zu verwendende Schwefel muß entweder gepulverter
   Stangenschwefel oder gereinigter Schwefel sein. Niemals
   dürfen, wegen der anhängenden Säure, ungewaschene Schwefelblumen, sublimierter Schwefel, zur Anwendung kommen.
3. Die Mischung der Pulver wird am besten in der Weise vorgenommen, daß man die einzelnen Pulver zuerst durch Sieben von allen
   etwa zusammengeballten Klumpen befreit. Darauf werden sämtliche
   Stoffe, mit Ausnahme des Kaliumchlorats (des chlor-
   sauren Kaliums), entweder mit den Händen oder durch ganz
   vorsichtiges Mischen mittels weichen hölzernen Löffels, unter
   Vermeidung von Reiben leicht gemengt. Erst wenn
   diese Arbeit vollendet, wird das Kaliumchlorat darüber gesiebt und nun das Ganze vorsichtig mit den Händen oder
   allenfalls mit einem weichen Kartenblatt oder einer
   Federfahne gemengt.

Die fertigen Flammensätze werden gewöhnlich in Papier- oder Papp-
hülsen eingefüllt. Nur die später zu besprechenden Magnesiumflammen füllt
man in Röhren aus dünnem Zinkblech, die an Stangen befestigt werden.

Man kann bei den bengalischen Flammen drei Arten unterscheiden:

1. Solche mit Schwefel und Kaliumchlorat oder Salpeter, welche wegen
   ihres kräftigen Brennens allerdings die schönsten Lichtwirkungen
   geben, aber wegen ihrer starken Rauchentwicklung niemals in geschlossenen Räumen zu verwenden sind.
2. Sogenannte Salon- oder Theaterflammen. Diese bestehen aus Schellack, dem die farbengebenden Stoffe zugemischt sind.
3. Magnesiumflammen. Sie sind Flammen der zweiten Art, denen einige
   Prozent pulverförmiges Magnesiummetall zugefügt sind. Diese Art
   eignet sich übrigens nur für Weiß, Rot und höchstens Grün. Diese
   sog. Magnesiumfackeln erzeugen ein ungemein helles, glänzendes
   Licht, sind aber, wegen starker Rauchentwicklung, ebenfalls nur im
   Freien verwendbar.

Zündplättchen, Amorces und Zündbänder, Amorces-
bänder für Spielzeugpistolen, welche mehr als
7,5 Gramm Sprengmischung (Knallsalz) auf 1000 Blättchen enthalten, dürfen als Spielwaren nicht in den Verkehr gebracht werden.

Über die gesetzlichen Bestimmungen hinaus sagt
eine Reichsgerichtsentscheidung: Jedermann hat die
Pflicht, Gefährdungen und Verletzungen der Gesundheit und des Lebens anderer Menschen durch seinen Ge-

werbebetrieb möglichst zu vermeiden und dazu diejenigen Vorsichtsmaßregeln anzuwenden, die ihm möglich und zumutbar sind. Darauf, ob eine hiernach erforderliche Vorsichtsmaßregel auch ausdrücklich durch ein Gesetz oder eine Polizeiverordnung vorgeschrieben sei, kommt es nicht an. Die Unterlassung der Kennzeichnung einer Sache als gefährlich könne man nicht entschuldigen.

So dürfen auch Kaliumchlorat, roter Phosphor und ähnliche Stoffe niemals an Personen unter 18 Jahren abgegeben werden, an Personen über 18 Jahren nur dann, wenn eine mißbräuchliche Verwendung völlig ausgeschlossen ist.

Blaue Flammen. Blaufeuer.

a) Technisches Kupferoxyd . 100,0
Kaliumchlorat 300,0
Schwefel 200,0
Kaliumnitrat . . . . . 400,0.

b) Antimontrisulfid (Schwefelantimon) 120,0
sublimierter Schwefel . . 140,0
Zinkoxyd 120,0
Kaliumnitrat 310,0
Kaliumchlorat . . . . . 310,0.

c) Nach Eschenbacher:
Kaliumnitrat 270,0
Schwefel 150,0
Kaliumchlorat 280,0
Bergblau . . . . 150,0.

d) Schwefelsaures Kupferoxydammonium . . . 470,0
Kaliumchlorat 470,0
Schellackpulver . . . . 60,0.

Gelbe Flammen. Gelbfeuer.

a) Antimontrisulfid (Schwefelantimon) 60,0
Kohle . . . . 15,0.
Natriumnitrat 675,0
Schwefel 250,0

b) Kaliumchlorat 600,0
Natriumbikarbonat . . . . 230,0.
Schwefel 170,0

c) Natriumnitrat 480,0
Schwefel 160,0
Kohlenpulver . . . . 10,0.
Antimontrisulfid (Schwefelantimon) 40,0

d) Natriumnitrat 800,0
gepulv. Schellack . . . . 200,0.

Grüne Flammen. Grünfeuer.

a) Bariumnitrat 570,0
Schwefel . . . . 215,0.
Kaliumchlorat 215,0

b) Bariumnitrat 485,0
Schwefel 180,0
Kaliumchlorat 245,0
Antimontrisulfid (Schwefelantimon) . . . . 90,0.

c) Bariumnitrat 715,0
Schwefel 80,0
Kaliumchlorat 55,0
Kohlenpulver . . . . . 150,0.

d) Nach Eschenbacher:
Bariumnitrat 400,0
Kaliumchlorat 40,0
Schwefel 80,0
Kalomel(Quecksilberchlorür) 100,0
Ruß 20,0
gepulv. Schellack . . . . 10,0.

e) Bariumnitrat 840,0
gepulv. Schellack . . . . 160,0.

f) Mit Magnesium. Magnesium-Grünfeuer:
Schellack-Grünfeuer . . 980,0
Magnesiummetall . . . . 20,0.

Rote Flammen. Rotfeuer.

a) Strontiumnitrat . . . 665,0
Schwefel 165,0
Kaliumchlorat 70,0
Antimontrisulfid (Schwefelantimon) 70,0
Kohlenpulver . . . . . 30,0.

b) Strontiumnitrat 665,0   Schwefel 150,0
    Kaliumchlorat 120,0   Kohlenpulver . . . . . 65,0.

c) Nach Dieterich:
    Strontiumnitrat 645,0   Kohlenpulver 30,0
    Schwefel 160,0   Kaliumchlorat 100,0
          Antimontrisulfid (Schwefelantimon) 65,0.

d) Strontiumnitrat 200,0   Schwefelkupfer 30,0
    Kaliumchlorat 30,0   Kalomel (Quecksilberchlorür) 60,0
    Schwefel 80,0   gepulv. Schellack . . . . 10,0.

e) **Rotes Salonfeuer.**
    Man erhitzt
    Schellack . . . . . 3,0 mit Strontiumnitrat 30,0,
im Wasserbade bis ersterer schmilzt; dann läßt man erkalten und pulvert
fein. Zu diesem Pulver fügt man eine Mischung von
gepulvertem Kaliumchlorat 3,0 und Milchzucker 2,0
und mengt das Ganze mit einer Federfahne oder den Fingern gleichmäßig
untereinander. Man kann das Pulver auch mit einigen Tropfen eines ätherischen Öles, Bergamottöl und dergleichen wohlriechend machen.

f) Strontiumnitrat 840,0   Schellack . . . . 160,0.
    Der Schellack wird im Wasserbade bis zum völligen Schmelzen erhitzt,
dann das gepulverte und erwärmte Strontiumnitrat eingerührt. Hierauf wird
die geschmolzene Masse auf einen Stein ausgebreitet und nach dem Erkalten
gepulvert.

g) **Mit Magnesium. Magnesium-Rotfeuer:**
    Schellack-Rotfeuer . . . 980,0   Magnesiummetall . . . . 20,0.

Violette Flammen. Nach Dieterich.

Kohlenpulver 100,0   Schlämmkreide 205,0
Schwefel 205,0   Kaliumchlorat 270,0
        Kaliumnitrat . . . . 310,0.

Weiße Flammen.

a) Kaliumnitrat 620,0   Schwefel 230,0
       Antimontrisulfid (Schwefelantimon) 150,0.

b) Kaliumnitrat 650,0   Schwefel 200,0
    Antimontrisulfid (Schwe-   ungelöschter Kalk . . . 85,0.
    felantimon) 65,0

c) **Salonflamme:**
    Kaliumnitrat 180,0   Kaliumchlorat 550,0
    Milchzucker 180,0   Bariumkarbonat 45,0
       Stearinsäurepulver . . . . . 45,0.

d) **Mit Magnesium, Magnesium-Weißfeuer:**
    Bariumnitrat 825,0   Schellack 150,0
       Magnesiummetall . . . . 25,0.
    Bereitung wie oben.

Sollen die Flammen längere Zeit brennen, so mischt man ihnen, je nach der
gewünschten mehr oder weniger längeren Zeit Mehl und Zucker darunter.

Flammenbecken.

Schalen werden gewöhnlich mit sehr reinem Petroleum gefüllt. Oder die Füllung besteht aus einer Auflösung von Harz und fettem Öl in Petroleum. Hat
das Flammenbecken einen Dochtbrenner, so besteht der Brennstoff gewöhnlich
aus Kolophonium, Paraffin, Montanwachs, Rüböl und Petroleum, denen man
als Flammenfarbe bunte Flammensätze zugefügt hat.

Japanische Blitzähren. Nach Schwarz.

Kaliumnitrat 60,0   Schwefel 30,0
         geglühter Kienruß . . . . . . 10,0.

Von diesem Pulver wird in feines Seidenpapier eine reichliche Messerspitze in der Weise eingedreht, daß an beiden Enden eine zusammengedrehte Spitze entsteht. Eine der Spitzen wird in die Hand genommen und die andere angezündet. Es entsteht zuerst eine lebhafte rasche Verbrennung, dann aber sprühen längere Zeit aus der geschmolzenen Masse blitzartige Funken. Zuletzt fällt eine geschmolzene Kugel herab; man tut daher gut, falls man die Blitzähren im Zimmer abbrennt, einen Teller oder dergleichen unterzustellen.

Magnesiumfackeln. Patent Grätzel in Bremen.

Für r o t b r e n n e n d e Fackeln mischt man:

Reines, trockenes, abge-   mit geschmolzenem und ge-
    siebtes Strontiumnitrat .   50,0   pulvertem Strontiumchlo-
                                rid, (Chlorstrontium) . .   2,5.
Anderseits bereitet man durch Zusammenschmelzen im Wasserbade von
    Schellack . . . .   2,0 und Kolophonium 1,0,

Erkaltenlassen der Schmelze auf Blech und Mahlen derselben eine Harzmischung. Zu obiger Salzmischung nimmt man 10,0 des Harzpulvers und füllt das Gemenge noch warm ein, weil es sonst nach und nach feucht wird. Kurz vor dem Füllen der Zinkhülsen gibt man 2,5% Magnesiumpulver zu und schließt die gefüllten Hülsen luftdicht mit Kork und Paraffin.

Zur Herstellung w e i ß b r e n n e n d e r Magnesiumfackeln mischt man
         abgesiebtes, reines und trockenes
             Bariumnitrat 60,0
mit   Harzmischung 10,0,

schmilzt vorsichtig in dünner Schicht auf einer Eisenplatte, so daß keine Dämpfe zersetzten Harzes auftreten, läßt die abgehobenen Kuchen auf Blechen erkalten und mahlt möglichst fein, indem man, wenn nötig, absiebt und nochmals mahlt. Die Masse wird dann mit 2,5% Magnesiumpulver gemischt und in Hülsen von dünnem Zinkblech eingefüllt.
Siehe auch Magnesium-Weißfeuer S. 665.

Nebelerzeugung.

Nach Eschenbacher.
a) H e l l g r a u :
    Gepulvertes Zink   25,0   Kieselgur   25,0
    Zinkoxyd   20,0   Tetrachlorkohlenstoff . .   50,0.

b) D u n k e l g r a u :
    Gepulvertes Zink   41,6   Kaliumpermanganat . . .   2,5
    Anthrazen   14,0   Kieselgur   0,3
          Hexachloräthan . . . . . . 41,6.
    Die Mischungen werden einfach angezündet. Der giftigen Gasentwicklung wegen darf die Erzeugung der Nebel aber nur im Freien geschehen.

Sprengkohle.

Holzkohlenpulver   90,0   Kaliumnitrat 2,0
        Benzoe 1,0

werden mit Traganthpulver 2,0 und Wasser oder mit Tyloseschleim zu einem steifen Teige geknetet, den man in Stängelchen von der Dicke eines Federkieles ausrollt und an der Luft trocknet.
Um Glas abzusprengen, steckt man ein Stängelchen an einer Flamme an, macht an der Ausgangsstelle einen kleinen Riß in das Glas und fährt mit der Sprengkohle langsam über das Glas in der gewünschten Richtung hinweg. Zeigt sich hierbei nicht sofort im Glas ein Riß, so läßt man einen Tropfen Wasser darauf fallen, es wird sich dann sofort der Riß zeigen.

Wunderkerzen. Nach Hess.

Eisenfeilspäne 10,0   gepulv. Aluminium . . .   2,0
fein zerrieb. Bariumnitrat 22,0   Stärkemehl   6,0

werden gemischt und mit siedendem Wasser zu einer formbaren Masse verrieben. Dies trägt man auf einen dünnen Eisendraht in der Länge von 10—15 cm auf und trocknet aus. Zu beachten ist, daß beim Auftragen die Masse immer gleichmäßig sein, demnach oft umgerührt werden muß. Anstatt des Stärkemehls kann auch Dextrin genommen werden.

Zündpillen. Zündblättchen. Amorces. Nach Hager.

Man rührt   Kaliumchlorat   10,0
mit dünnem Gummischleim an, fügt
              amorphen Phosphor   1,0

hinzu und bringt die Mischung tropfenweise auf Papier. Darauf klebt man mit dünnem Stärkekleister einen zweiten Bogen darüber und schneidet die Bogen so, daß in jedem Abschnitte sich ein Tröpfchen befindet.

Gesetzliche Bestimmungen siehe Einleitung Feuerwerkskörper S. 662.

Lichtbildnerei, Photographie
und photographische Bedarfswaren.

Die Photographie zerfällt in zwei Teile: I. die Herstellung des Negativs und II. die Herstellung des Positivs.

I. Zur Herstellung des Negativs sind erforderlich:

A. Die Aufnahme des Bildes, d. h. die Einwirkung der reflektierten Lichtstrahlen des vor der Linse — dem Objektiv des Apparates — liegenden Bildes auf die lichtempfindliche Platte, entweder bei Tage oder, unter Zuhilfenahme des Magnesiumblitzlichtes oder der Heimlampe oder sonstigen künstlichen Lichtes und entsprechenden Aufnahmematerials, auch des Abends bzw. bei Nacht.

B. Das Hervorrufen, Entwickeln des latenten Bildes durch die Hervorrufer in der Dunkelkammer bei rotem Licht bzw. unter Anwendung von Pinakryptol-Gelb bzw. Pinakryptol-Grün oder Phenosafranin bei gewöhnlichem Kerzenlicht oder gelbem Lampenlicht, dagegen bei orthochromatischen, bei hellrotem und bei panchromatischen, d. h. auch für Rot sehr empfindlichen Platten und Filmen bei blaugrünem Licht. Wendet man bei der Entwicklung Desensibilatoren wie Pinakryptol oder Phenosafranin an, so muß sehr gut durchentwickelt werden.

C. Das Verhindern einer weiteren Zersetzung der entwickelten Platte durch weißes Licht: Das Fixieren. Dies ist notwendig, weil die Platte noch viel unzersetztes Silberbromid enthält, das von keinem Lichtstrahl getroffen und auch von dem Entwickler nicht angegriffen wurde, da Entwickler nur bereits von Lichtstrahlen getroffenes Silberbromid in der kurzen Zeit der Einwirkung weiter zersetzen. An weißes Licht gebracht, würde das überschüssige Silberbromid augenblicklich zersetzt werden und das Negativ verderben.

A. Die Dauer der Aufnahme, der Exposition, richtet sich bei Tageslicht nach der Lichtstärke des Objektivs, der Güte, d. h. der Lichtempfindlichkeit der Platten bzw. Filme und der Stärke der Lichtquelle. Momentaufnahmen, Augenblicksaufnahmen, wo die Belichtungszeit weniger als eine Sekunde bis herab zu $1/_{2200}$ Sekunde beträgt, sind nur mit guten Objektiven und äußerst lichtempfindlichen Platten oder Filmen vorzunehmen. Für Zeitaufnahmen ist die Belichtungszeit im allgemeinen im Freien 1—5 Sekunden, im Waldinnern bis zu 10 Sekunden, für Landschaften mit Sonne 1 Sekunde, doch werden Aufnahmen besser bei wolkigem Himmel gemacht. Im Zimmer muß die Exposition von 10 Sekunden bis zu 1 Minute und mehr währen.

Als Grundsatz gilt: Frühmorgens und in der Dämmerung, ebenso im Winter, Frühjahr und Herbst muß länger belichtet werden. Die beste Tageszeit für Aufnahmen ist: im Sommer von 9—6, im Winter von 11 bis 1 Uhr.

Je kleiner die B l e n d e und je geringer die Entfernung des aufzunehmenden Gegenstandes, desto länger die Expositionszeit, die quadratisch mit der Verkleinerung der Blende wächst. Wird bei 1 cm Blendenöffnung z. B. 1 Sekunde belichtet, so ist bei $1/2$ cm 4 Sekunden und bei $1/4$ cm 16 Sekunden zu belichten. Bei Landschaftsaufnahmen darf nicht zu stark abgeblendet werden. Bei Aufnahmen von Schneelandschaften dagegen blendet man stark ab und benutzt außerdem, um die Wirkung der ultravioletten Strahlen abzustumpfen, G e l b f i l t e r.

M o n d s c h e i n w i r k u n g und Stimmungsbilder erzielt man durch ganz kurze Belichtung gegen die Sonne, wobei das Objektiv selbst möglichst nicht von Sonnenstrahlen getroffen werden darf. Man belichtet, wenn die Sonne hinter Wolken geht. Auch Aufnahmen bei Sonnenuntergang ergeben wirkungsvolle Bilder. Aufnahmen b e i R e g e n w e t t e r müssen mit lichtstarken Objektiven gemacht werden, die Belichtungszeit beträgt etwa $1/10$ Sekunde. Auf das Objektiv darf aber kein Regentropfen fallen. Man benutzt zur Aufnahme lichthoffreie, hochempfindliche Platten.

Aufnahmen bei Abend oder des Nachts werden im Zimmer bei der elektrischen H e i m l a m p e oder dem V a k u b l i t z, einem Glaskolben, worin sich ein feines Aluminiumblättchen in sauerstoffreicher Luft befindet, das durch Elektrizität entzündet und verbrannt wird, oder bei Magnesiumlicht gemacht, das erhalten wird durch Verbrennen von reinem Magnesiumpulver, das man in der P u s t l a m p e durch die Flamme bläst. Für Bildnisse eignet sich besser ein explosives Magnesiumgemisch, sogenanntes B l i t z - p u l v e r, weil es äußerst rasch verpufft. Anderseits werden aber auch Metalle wie Osmium, Wolfram, Zer, Zirkon und die Nitrate von Zer und Zirkon verwendet. Ein Blitzpulver d a r f n i e m a l s i n d e r P u s t l a m p e v e r w e n d e t w e r d e n. Man schüttet es recht dünn und lang auf eine Blechplatte oder Kohlenschaufel und entzündet es vorsichtig mit einer langen Lunte aus Salpeterpapier oder einem Gasanzünder, aber niemals mit einem Streichholze, was zu Unglücksfällen führen kann. Oder verwendet es in Form von Blichtzlichtpatronen mit Zündfaden.

Blitzpulver muß sehr trocken aufbewahrt werden. Feucht gewordenes ist beiseite zu schaffen, aber nicht auszutrocknen, da häufig dadurch Unglücksfälle durch Explosion entstehen. A u c h h a t m a n s i c h z u h ü - t e n, m i t b r e n n e n d e n Z i g a r r e n i n d i e N ä h e v o n B l i t z - p u l v e r z u k o m m e n.

Zu hinreichender Belichtung genügen 2,0—10,0 Pulver. Je nach der Entfernung des aufzunehmenden Gegenstandes vom Objektiv steigert sich die erforderliche Menge, die sich gewöhnlich zur Entfernung verhält wie 2 : 1, also bei 1 m Entfernung 2,0, bei 2 m Entfernung 4,0 usw.

Das Bild wird bei künstlichem Licht eingestellt, dieses kurz vor der Aufnahme etwas niedriger geschraubt, aber nicht ganz verlöscht, um Blendung der Augen zu vermeiden. Vor dem Apparat soll sich kein Licht befinden.

Das Magnesiumlicht muß so aufgestellt werden, daß es sich mindestens 2 m von dem aufzunehmenden Gegenstand entfernt, vor demselben, etwas seitwärts, mindestens 2 m hoch und hinter dem Objektiv befindet. Vorteilhaft ist es, zwischen Lichtquelle und dem aufzunehmenden Gegenstand einen großen Bogen Seidenpapier, z. B. einen größeren mit Seidenpapier beklebten Streifen, oder lichtdurchlässigen, dünnen weißen Stoff, Vorhänge anzubringen, um zu große Gegensätze zu vermeiden.

Will man Lichthöfen und Solarisation vorbeugen, die durch sehr große Überstrahlung, infolge des grellen Lichtes, entstehen und auf dem Positiv weiße Flecken geben, verwende man orthochromatische, farbenempfindliche Platten, wo der Bromgelatine Teerfarbstoff zugesetzt ist, und Lichtfilter.

Beim Einlegen solcher farbenempfindlichen Platten in die Kassetten muß selbst das rote Licht möglichst heruntergeschraubt werden, da sie auch für rotes Licht noch sehr empfindlich sind.

Ausgleichentwickler dienen dazu, Überbelichtung auszugleichen. Sie arbeiten sehr langsam, enthalten viel Kaliumbromid und sehr wenig Alkali. Es sind hierfür z. B. Glyzin-Entwickler, Brenzkatechin-Entwickler und Metol-Hydrochinon geeignet. Zu beachten ist, daß manche Menschen Metol-Hydrochinon-Entwicklern gegenüber sehr überempfindlich sind und kleine, stark juckende Blasen an die Finger bekommen, die schwer abheilen.

Entwickler können gebrauchsfertig angesetzt werden oder in konzentrierter Form, sie sind dann haltbarer.

Um einen konzentrierten Entwickler gebrauchsfertig zu machen, verdünnt man ihn mit destilliertem Wasser. Um die Wirkung eines Entwicklers überhaupt zu vermindern, dient Verdünnung mit destilliertem Wasser, oder ein Zusatz von einigen Tropfen Kaliumbromidlösung (Bromkaliumlösung), 1 + 9, wodurch auch größere Gegensätze auf der Platte erreicht werden, öfter auch Schleierbildung verhindert wird. Auch ein Zusatz von Pinakryptol, und zwar besonders von Pinakryptolgelb und Pinakryptolweiß, möglichst bei hellerem Licht entwickelt, setzt die Kraft des Entwicklers etwas herunter.

Für alle Lösungen, die vorrätig gehalten werden sollen, verwende man nur destilliertes Wasser. Zum nachherigen Verdünnen einer Lösung kann auch gewöhnliches Wasser verwendet werden, auch zur Herstellung der Fixierbäder.

Alle Chemikalien seien chemisch rein und nicht verwittert!

C. Ist das Bild hervorgerufen, das Negativ entwickelt, so enthält es noch viel unzersetztes Silberbromid, das entfernt werden muß, soll das Negativ nicht unbrauchbar werden. Die Platte wird fixiert.

Zu diesem Zwecke legt man das Negativ in ein Fixierbad, eine Lösung von Natriumthiosulfat — Fixiernatron —, das die Eigentümlichkeit hat, infolge Bildung von Doppelsalzen, in Wasser nicht oder sehr schwer lösliche Salze, wozu Silberbromid gehört, aufzulösen. Noch besser eignen sich hierzu saure Fixierbäder: Lösungen von Natriumsulfit und Natriumthiosulfat, denen auch noch einige Kubikzentimeter reine Schwefelsäure zugesetzt werden, es wird hierdurch die Haltbarkeit der Lösung erhöht.

Saure Fixierbäder klären zu gleicher Zeit, indem sie ein Braunwerden des Bades verhindern, es entweicht aber stets Schwefeldioxyd.

Ist alles Silberbromid entfernt, das Negativ vollständig schwarz geworden, müssen durch reichliches Wässern das Fixiernatron und die entstandenen Salze, das Silberdinatriumthiosulfat, das Silbernatriumthiosulfat und das Silberthiosulfat, entfernt werden.

Bei fließendem Wasser genügt eine Stunde. Hat man dies nicht zur Verfügung, muß länger gewässert und das Wasser öfter gewechselt werden.

Kräuselt die Gelatineschicht infolge der Bäderbehandlung an den Rändern, legt man die Platte gleich nach dem Fixieren in eine Alaun-, Chromalaun- oder Formaldehydlösung (Formalinlösung), wodurch die Gelatineschicht gegerbt, widerstandsfähiger wird, und wässert darauf genügend aus.

Nun läßt man das Negativ an möglichst staubfreiem Orte langsam austrocknen, oder man wendet das Schnelltrockenverfahren an, indem man die Platte einige Minuten in rektifizierten Spiritus (95%) legt, der der Gelatineschicht das Wasser entzieht, und trocknet an der Luft.

Bei dem Entwicklungsverfahren ist sorgfältig zu beachten, daß vom Fixierbade nichts in den Entwickler kommt, was gelbe Flecke auf dem Negativ erzeugt.

Das Negativ ist nun entweder fehlerfrei — gut durchgearbeitet, normal —, oder es befriedigt nicht: es ist zu dünn, d. h. es war richtig belichtet, wurde aber nicht lange genug entwickelt; oder es ist zu flau, es ist überlichtet und die Entwicklung nicht danach geregelt, es wurde zu wenig Kaliumbromid zugesetzt, die Lichter sind nicht genügend geschwärzt, es sind zu geringe Gegensätze.

Platten, die diese Fehler zeigen, entweder zu dünn oder zu flau sind, müssen verstärkt werden, der Silberniederschlag muß verdichtet, die Gegensätze vermehrt werden. Hierzu benutzt man das Quecksilbersublimat-Ammoniak (Quecksilberchlorid-Ammoniak), Bromkupfer-Höllenstein, das Uran-, das Natriumsulfid- und das Kaliumpermanganatverfahren.

Beim Sublimatverfahren wird die Platte weiß, indem sich Silberchlorid und Quecksilberchlorür bilden, aus denen die Metalle durch Ammoniak, unter Bildung von Ammoniumchlorid, metallisch niedergeschlagen und geschwärzt werden. Eine gewünschte teilweise Verstärkung erreicht man dadurch, daß man die nicht zu verstärkenden Teile des Negativs mittelst eines feinen Pinsels mit Olivenöl bestreicht und darauf mit einer Quecksilberchloridlösung verstärkt.

Anderseits können die Platten zu dicht sein, die Gegensätze zu stark. Sie drucken, kopieren dann zu langsam und müssen abgeschwächt werden.

Abschwächend wirken z. B. Ammoniumpersulfat (Tiefenabschwächer), eine Kupfersulfat-Natriumchloridlösung und Kaliumferrizyanid (rotes Blutlaugensalz) mit Natriumthiosulfat (Oberflächenabschwächer).

Dies beruht darauf, daß das metallische Silber in lösliche Verbindungen übergeführt, und dadurch das Negativ dünner wird. Es wird z. B. beim Blutlaugensalzabschwächer Silber in Ferrozyansilber verwandelt, das dann in dem Natriumthiosulfat löslich ist.

Ein sehr häufiger Fehler ist das S c h l e i e r n, sog. G r a u s c h l e i e r. Die Platte wird überall grau und hat gar keine Gegensätze. Man entfernt Grauschleier, zumal bei sehr dichten Negativen, mit dem Blutlaugensalzabschwächer. Nur sind hierbei die allergrößte Vorsicht und ganz geringe Einwirkungszeit geboten, da sonst die zarten Einzelheiten vollständig weggefressen werden, und die Platte verdorben ist.

Auch Gelb-, Grün- und Rotschleier finden sich mitunter.

G e l b s c h l e i e r läßt sich entfernen mit demselben Bade wie Grauschleier, nur muß dieses nur ganz kurze Zeit darauf einwirken, oder durch ein schwaches Bad in einer Kaliumpermanganatlösung (1 : 1000) und darauf folgendem Bade von Natriumsulfit (1 + 9) oder, falls er von schlechtem Ausfixieren herrührt, durch erneutes Einlegen in ein Fixierbad.

R o t - und G r ü n s c h l e i e r kommen häufig von zuviel Gehalt an Ammoniak in der Entwicklungsflüssigkeit. Man entfernt diesen Schleier durch Baden in einer Eisenchlorid-Kaliumbromid-Lösung und nachheriges Einlegen in einen Eisenentwickler.

Schließlich l a c k i e r t man, der Haltbarkeit wegen, das Negativ mit N e g a t i v l a c k. Man faßt das trockene Negativ mit Daumen, Zeige- und Mittelfinger der linken Hand an der unteren linken Ecke, erwärmt die Platte mäßig und vorsichtig über einer kleinen Spiritusflamme, gießt reichlich Lack auf die Mitte der Platte, läßt ihn durch Bewegen der Platte schnell über die ganze Fläche und dann über die rechte untere Ecke in die Flasche zurücklaufen. Jede Blasenbildung ist dabei zu vermeiden. Der Lack muß häufig filtriert werden. Wird N e g a t i v k a l t l a c k verwendet, ist ein Erwärmen der Platte überflüssig.

Kleinere Flecke auf der Platte, wie Nadelstiche, die von Staub herrühren oder von Blasen in der Gelatineemulsion, entfernt man durch R e t u s c h e vermittels des Bleistiftes oder des Pinsels und der Wasserfarben. Hierzu streicht man etwas M a t t o l e i n auf die Platte, wodurch die Retusche besser angenommen wird.

Stellen, die z u d u n k e l d r u c k e n, deckt man auf der Glasseite mit Karmin.

II. Zur Herstellung eines P o s i t i v s von einem Negativ, einer K o p i e, eines A b z u g e s (P h o t o g r a m m s) oder D r u c k e s, bedient man sich gewöhnlich lichtempfindlicher Papiere, die in einem K o p i e r r a h m e n oder bei größeren Drucken auf ein K o p i e r b r e t t Schicht auf Schicht gelegt oder in einem K o p i e r a p p a r a t dem zersetzenden Einflusse des Lichtes ausgesetzt werden.

Man unterscheidet

1. Auskopierpapiere, die heute seltener verarbeitet werden, wo sich infolge des Einflusses von Licht das Bild durch Dunkelwerden der lichtempfindlichen Schicht sofort zeigt und

2. Entwicklungspapiere, wo das Bild, gleichwie bei den Trockenplatten, nach der Belichtung latent ist und erst durch Hervorrufer entwickelt werden muß.

1. A u s k o p i e r p a p i e r e sind vor allem Silberchloridpapiere (Chlorsilberpapiere), denen der Haltbarkeit halber etwas Zitronensäure zugesetzt ist.

Man teilt sie je nach dem Emulsionsmittel ein in

a) Zelloidin- oder Silberchloridkollodiumpapiere (Chlorsilberkollodium-
   papiere),
b) Aristo- oder Silberchloridgelatinepapiere (Chlorsilbergelatine-
   papiere),
c) Protalbin- oder Silberchloridpflanzeneiweißpapiere (Chlorsilber-
   pflanzeneiweißpapiere). Diesen ähnlich die Kaseinpapiere, auch
   Kasoidinpapiere genannt,
d) Albuminpapiere, die auch fertig im Handel zu haben sind, meist
   aber nur Papiere sind, die mit einer natriumchloridhaltigen Eiweißlösung überzogen sind, und die man sich selbst lichtempfindlich
   machen muß, indem man sie auf einer Silbernitratlösung schwimmen läßt. Es tritt Wechselwirkung ein. Wir erhalten ein Silberchlo-
   rideiweißpapier (Chlorsilbereiweißpapier) und in Lösung Natriumnitrat.

Diese Papiere unterscheiden sich nicht viel voneinander, nur eignen sich
Aristopapiere besonders für flaue Negative.

Zelloidinpapiere sind an und für sich gegen die wässerigen Bäder widerstandsfähiger als Aristopapiere, nur dürfen sie nicht zu warm aufbewahrt
werden, sa sie sonst leicht hornig werden und keine reinen Weißen
geben. In diesem Falle kommen sie nach dem Drucken in ein Bad von
Spiritus (95%) 1,0 und Wasser 2,0.

Alle Gelatinepapiere, die nicht durch Alaun gehärtet sind, dürfen niemals zwischen Fließpapier getrocknet, oder mit der Schichtseite
naß auf Fließpapier gedrückt werden, wo sie infolge der erweichten Gelatine ankleben, sie müssen stets Schicht nach oben auf Fließpapier gelegt
trocknen. Gegerbt können sie wie Zelloidinpapiere behandelt und gleich
dem Albuminpapiere zwischen Fließpapier trocknen.

Das Einlegen der Auskopierpapiere in die Kopierrahmen
oder sonstigen Kopierapparate, ebenso wie das Nachsehen, ob das Bild
auch die nötige Kraft hat, geschehe nur bei gelbem oder sehr gedämpftem
Tageslicht! Die Schichtseite, zumal bei Silberchloridgelatinepapieren (Chlor-
silbergelatinepapieren), darf nicht mit den Fingern berührt werden. Dichte
Negative können in der Sonne gedruckt werden, doch tut man gut, ein
Stück Seidenpapier oder eine Mattscheibe darüber zu legen, da die Drucke
sonst zu weich werden.

Vorzuziehen ist für gut durchgearbeitete Negative ein Drucken bei
zerstreutem Licht. Dünne oder flaue Negative druckt man nur bei zer-
streutem Licht und verzögert die Zersetzung außerdem durch Auflegen von
Seidenpapier oder Mattscheibe. Hierdurch werden die Gegensätze stärker.
Nimmt man eine gelbe Scheibe, werden die Drucke härter, bei roter
Scheibe weicher.

Die Drucke müssen dunkler gedruckt werden, als das Bild sein soll,
da fast alle Papiere in den erforderlichen nachfolgenden Bädern zurück-
gehen.

Ebenso wie Trockenplatten bzw. Filme nach der Entwicklung durch
Fixieren von dem nicht zersetzten Silberbromid befreit werden, muß
es auch mit Silberchloriddrucken (Chlorsilberdrucken) geschehen, um das

überschüssige Silberchlorid unschädlich zu machen. Sie werden ebenfalls in ein Bad von Fixiernatron gelegt.

Hierdurch erhält das Silberbild eine nicht sehr hübsche, rotbraune Farbe. Deshalb überzieht man es, um den eigentlichen bläulichen photographischen Ton zu erhalten, ganz dünn mit Gold oder einem anderen Tonbad, man g o l d e t, man t ö n t es. Zugleich wird das Bild dadurch haltbarer.

Dieses Tonen kann entweder für sich, und zwar vor dem Fixieren, geschehen, in getrennten Bädern, wobei man gleichmäßigere Bilder erhält, oder man vereinigt beides in einem T o n f i x i e r b a d e, man tönt und fixiert zu gleicher Zeit.

Tonfixierbäder brauchten eigentlich nur zu bestehen aus einer Goldsalzlösung und einer Lösung von Natriumthiosulfat. Der Haltbarkeit wegen, und um die Wirkung zu erhöhen, die Säure des Goldsalzes zu binden, das entstandene Silberchlorid herauszuholen, werden ihnen aber Stoffe zugesetzt, wie Natriumazetat, Bleinitrat oder Ammoniumsulfozyanat. Das Goldbad wird hierdurch neutral oder schwach sauer und liefert blauviolette Töne. Werden die Kopien im Tonfixierbade grünlich, so ist dieses zu goldarm, es muß etwas Chlorgold bzw. Goldchloridchlorwasserstoff oder Chlorgoldkalium zugesetzt werden.

Wird mit getrennten Bädern gearbeitet, tut man gut, um das Goldbad vor schneller Zersetzung zu bewahren, den Druck, wie er aus dem Rahmen genommen wird, einige Minuten in gewöhnlichem Wasser zu baden, das öfter gewechselt werden muß, und zwar so lange, bis das Wasser nicht mehr milchig wird. Hierdurch entfernt man einen Teil des Silbersalzes.

Sowohl das Vorwässern als auch das Golden- und Fixieren haben bei sehr gedämpftem Tages- oder bei Lampenlicht zu geschehen. Es ist zu empfehlen, die Schale, worin getont und fixiert wird, mit Papier zu bedecken.

Zu langes Tonen erzeugt schiefergraue Bilder, zu schnelles Tonen, also zu goldreiche Bäder, nicht haltbare Bilder. Ebenso ist ein zu warmes Goldbad zu verwerfen, es soll möglichst Zimmerwärme haben.

Um Gold zu sparen, gibt man dem Druck eine angenehme Färbung auch durch Bleinitrat, Schwefelleber oder Bariumsulfid.

Sind Tonen und Fixieren beendigt, hat das Bild den gewünschten Ton, muß durch Wässern, entweder 1 Stunde lang in fließendem oder 2 Stunden bei 8—10 maligem Wasserwechsel, alles Fixiernatron entfernt werden, es würde sonst das Bild zerstören. Beim Auswässern werden zweckmäßig Korkklammern benutzt, die Drucke schwimmen dann an der Oberfläche und wässern so schneller aus.

Entweder noch feucht oder nach dem Trocknen und Beschneiden werden die Bilder mit n i c h t s a u r e m Kleister aufgeklebt. Der Kleister wird gleichmäßig aufgestrichen, das Bild auf den Karton gebracht, mit Wachs- oder Pergamentpapier bedeckt und mit dem Ballen der Hand fest aufgedrückt. Um es glatt zu trocknen, legt man das Bild zwischen zwei Glasplatten, die man schwach und vorsichtig beschwert. Wünscht man besonderen Glanz, preßt man die Drucke vor dem Aufkleben auf eine mit Talk gleichmäßig abgeriebene Glasplatte oder auf eine emaillierte

Platte oder, wenn man künstliche Wärme benutzt, auf Chromplatten, d. h. verchromte Metallplatten, oder man arbeitet mit stark erhitzten Trommeln.

Aristopapier springt von solchen Platten von selbst ab. Zelloidindrucke lüftet man an einer Ecke, worauf man sie von der Tafel abziehen kann.

Aristopapiere, bei denen sich die Gelatineschicht leicht verschiebt, müssen nach dem Tonbade 5 Minuten in einem Alaunbade gegerbt werden.

Silberchloriddrucken (Chlorsilberdrucken) können bei Verwendung von Platintonbädern, an Stelle des Goldtonbades, verschiedene Farbtöne verliehen werden, von Rötel bis tief braunschwarz, je nachdem die Kopie nach vorherigem Wässern kürzere oder längere Zeit im Platintonbade liegen bleibt.

Bei ganz kurzer Einwirkung erhält man rötlichen Ton.

Auch Selenschwefelverbindungen werden zum Tonen verwendet und geben gelbbraunen bis violettbraunen Ton.

Nach dem Tonen muß in saurem Fixierbade, wie es für Platten und Filme vorgeschrieben ist, gründlich fixiert werden.

2. Entwicklungspapiere sind Silberbromidpapiere (Bromsilberpapiere) oder weniger empfindliche Chlorbromsilberpapiere, Kunstlichtpapiere, Gaslichtpapiere genannt, und gewissermaßen auch Platinpapiere, die aber auch als auskopierbar in den Handel kommen.

Silberbromidpapiere (Bromsilberpapiere) sind nicht ganz so empfindlich wie Platten. Sie werden für Vergrößerungen verwendet und bei orangerotem Licht oder bei Tageslicht verarbeitet. Kunstlichtpapiere, Gaslichtpapiere dagegen zur Herstellung von Drucken. Zu ihrer Belichtung wird gelbes Licht, gewöhnliches Lampenlicht, elektrisches Licht oder nicht zu helles Gaslicht mit Gelbfilter verwendet, da Tageslicht größtenteils zu stark wirkt. Die Stufenleiter der Kraft, der Intensität des Lichtes ist: Petroleumlampenlicht, gewöhnliches Gaslicht, elektrisches Glühlicht, Gasglühlicht.

Der Kopierrahmen wird in einer Entfernung von ungefähr 1 m von der Lichtquelle aufgestellt und nur wenige Sekunden belichtet. Oder man kopiert im Kopierapparat.

Bei zu langer Belichtung erhält das Bild keine Gegensätze, bei zu kurzer wird es zu kontrastreich.

Zum Entwickeln können sämtliche Entwickler verwendet werden, jedoch in Verdünnung, unter Zusatz von Alkalibromiden besonders geeignet sind Metol-Hydrochinon, Glyzin, Edinol, der Eisenoxalatentwickler und Rodinal (1 + 39).

Die Bilder entwickeln sich sehr schnell und gehen beim Fixieren nicht zurück. Aus diesem Grunde muß die Entwicklung bei der richtigen Kraft des Bildes sofort durch eine halbprozentige Eisessiglösung gehemmt werden.

Das Fixieren geschieht wie bei Trockenplatten oder Filmen, nur wendet man ausschließlich saures Fixierbad an. Nach dem Fixieren wird gründlich ausgewässert.

Durch Urantonbad können die grauschwarzen Bromsilberbilder (Silberbromid) in Rötel und Braun übergeführt werden. Solche gefärbten Bilder müssen dann in ein Salzsäure-Zitronensäurebad, um die Weißen zu erhalten.

43*

Für Chlorbromsilberpapiere, Kunstlicht- oder Gaslichtpapiere ist zur Entwicklung vor allem Metol-Hydrochinon- oder
Glyzin-Entwickler zu empfehlen, und zwar immer frisch bereiteter. Diese
Papiere eignen sich besonders zur Herstellung von Positiven im Winter, wo
die Belichtungszeit sehr abgekürzt ist, werden aber heute allgemein zur
Herstellung von Drucken verwendet und haben die Auskopierpapiere sehr
zurückgedrängt. Infolge des Gehaltes an Silberchlorid sind sie nicht so lichtempfindlich wie reines Silberbromidpapier und müssen daher länger belichtet werden. Sie geben dafür aber nicht grauschwarze Drucke, sondern rotbraune bis dunkelschwarze.

Platinpapiere sind auskopierbar und Entwicklungspapiere. Sie
unterscheiden sich voneinander dadurch, daß im Auskopierpapiere
neben dem Kaliumplatinchlorür, das für sich allein nicht lichtempfindlich
ist, ein Doppelsalz: Ferrihaliumoxalat (oxalsaures Eisenoxydkalium) enthalten ist, welches infolge der Belichtung und etwas Feuchtigkeit der Luft
als Entwickler wirkt und metallisches Platin ausscheidet. Platinent-
wicklungspapiere dagegen haben neben dem Kaliumplatinchlorür
nur einen Gehalt an Ferrioxalat (oxalsaurem Eisenoxyd) neben Bleioxalat,
aber nicht Kaliumoxalat. Die Papiere müssen nach dem Drucken, wodurch
man ein schwaches Eisenoxydulbild erhält, in ein Bad. von neutralem
Kaliumoxalat gebracht werden, worin dann durch die reduzierende Kraft
des Salzes ein Platinbild entsteht.

Beide Papiere müssen in 2 prozentiger Salzsäurelösung, die mehrmals
gewechselt wird, ausfixiert werden, um die überschüssigen Platin- und
Eisensalze zu entfernen.

Platinpapiere sind nicht so lichtempfindlich wie Silberbromid, sie können wie Silberchloridpapiere bei sehr gedämpftem Tageslicht in den Kopierrahmen gelegt werden.

Die auskopierbaren werden wie Silberchloridpapiere gedruckt; die Entwicklungspapiere bei gewöhnlichem Lampenlicht entwickelt.

Zu dem Pigmentverfahren oder Kohledruck benutzt man die
Eigenschaft der Chromate, der chromsauren Salze: mit Leim gemischt und
dem Licht ausgesetzt, in Wasser unlöslichen Chromleim zu bilden. Man
verwendet Gelatine, die mit einem beliebigen Farbstoff versetzt wird, um
farbige Drucke herzustellen, und überzieht damit Papier. Dies macht man
dann mit einer durch Ammoniak neutralisierten Kaliumdichromatlösung
lichtempfindlich.

Die Belichtung durch das Negativ hindurch ist dieselbe wie bei Zelloidinpapier, aber infolge des Pigments schlecht zu verfolgen, weshalb man
sich einer Kopieruhr, eines Kopierphotometers oder eines
Kontrollstreifens Zelloidinpapier, der mitbelichtet wird, bedienen
muß.

Durch die Belichtung ist die Pigmentschicht mehr oder weniger unlös-
lich geworden. Diese Unlöslichkeit der Gelatine wird natürlich in den oberen
Schichten größer sein, während die unterste Schicht, wo das Licht keine
Einwirkung mehr gehabt hat, und wo auch kaum Chromat (chromsaures
Salz) vorhanden ist, noch löslich ist.

Um diese lösliche Schicht zu entfernen, was geschehen muß, damit nicht
das ganze Bild bei dem Entwickeln von dem Papier abschwimmt, weicht

man den Druck bei Lampenlicht in kaltem Wasser auf. Darauf preßt man ihn mit einem zweiten Papiere, das mit gehärteter unlöslicher Gelatine überzogen ist, dem Ü b e r t r a g u n g s p a p i e r e, Schicht auf Schicht fest zusammen. Nun entfernt man durch Behandeln mit warmem Wasser die lösliche, nicht vom Licht getroffene Schicht, zieht das belichtete Papier vorsichtig ab und hat jetzt die unlösliche Pigmentschicht fest auf dem Übertragungspapier aufgepreßt.

Nun beginnt die eigentliche Entwicklung, man behandelt mit heißem, schließlich kochendem Wasser, bis alle lösliche Gelatine mit dem Farbstoff abgestoßen, und die Weißen des Bildes tadelfrei sind.

Schließlich gerbt man in einem Alaunbad und trocknet.

Durch das Übertragen ist das Bild s e i t e n v e r k e h r t geworden, weshalb bei Bildnissen eine doppelte Übertragung erforderlich ist.

Ähnlich wie das Pigmentverfahren ist der G u m m i d r u c k.

Hierzu wird an Stelle der Gelatine arabisches Gummi durch Chromate (chromsaure Salze) lichtempfindlich gemacht. Wie beim Pigmentverfahren werden die belichteten Stellen unlöslich, während sich die von den Lichtstrahlen nicht getroffenen Schichten mit kaltem Wasser leicht ablösen lassen. Eine Übertragung ist nicht nötig.

Diese Drucke leiden jedoch darunter, daß einfache Drucke selten wirklich schön sind, und man erst durch wiederholtes Überdrucken ein und desselben Papiers tadelfreie Positive erhält, die dann allerdings künstlerisch vollkommen sind. Das Überdrucken bedingt natürlich auch ein wiederholtes S e n s i t i e r e n, für Licht empfindlich machen, und ein peinlich genaues Auflegen des Papiers auf dieselbe Stelle des Negativs wie beim ersten Drucke.

Auch beim Gummidruck kann man durch Zumischen beliebiger Farben zum arabischen Gummi beliebig farbige Positive erzeugen.

Der B r o m ö l d r u c k beruht auf der Quellbarkeit der Gelatine. Man stellt mittels eines Bromsilberpapieres einen Druck her, verwendet dabei zum Entwickeln des Bromsilberbildes zweckmäßig Amidol-Entwickler und fixiert mit saurem Fixierbade. Das Bromsilberbild bleicht man darauf durch eine Lösung von Kupfersulfat und Kaliumbromid, der man eine Lösung von Kaliumdichromat zugefügt hat und führt dadurch das auf dem Drucke befindliche Silber in Silberbromid über. Dieses Silberbromid entfernt man durch ein saures Fixierbad und trocknet das Papier aus. Dort, wo das Silberbild gewesen, ist das Papier in seiner Quellbarkeit verändert, die Gelatine ist gegerbt und so an den Stellen am wenigsten für Wasser aufnahmefähig geworden, wo am meisten Silber niedergeschlagen war, es stuft sich demnach die Quellbarkeit entsprechend der vorhanden gewesenen Silbermenge ab. Um nun einen Bromöldruck herzustellen, weicht man das gegerbte Papier gut in kaltem Wasser ein, es zeigt sich jetzt das Bild wieder in Form der mehr oder weniger bzw. gar nicht aufgequollenen Gelatine. Das von der Gelatine nicht aufgenommene Wasser entfernt man durch ein auf das Bild gelegtes Leinentuch und bringt mittels eines Dachshaarpinsels eine zubereitete Ölfarbe durch Auftupfen auf die Gelatineschicht. Die Farbe wird desto reichlicher aufgenommen, je mehr Gelatine gegerbt ist, desto geringer, je mehr Wasser die Gelatine aufgenommen hat.

Werden zur Herstellung von Positiven nicht undurchsichtige Papiere, sondern Trockenplatten, lichtempfindliche Zelluloid- oder abziehbare Zelloidin-, Aristopapiere und derartiges verwendet, erhält man D i a p o s i t i v e , die zur Fensterverzierung und zum Übertragen auf alle möglichen Gegenstände wie Gläser, Tassen usw. dienen. Ihre Anfertigung schließt sich eng der der Silberbromid d r u c k e , Bromsilber d r u c k e bzw. dem sonstigen Kopierverfahren an. Diapositive müssen ganz klare Lichter haben. Ist dies nicht der Fall, legt man sie unter Beobachtung der nötigen Vorsicht in den Blutlaugensalzabschwächer.

Sie können ebenso wie Silberbromid d r u c k e (Bromsilberdrucke) durch Urantonbad farbig hergestellt werden.

Diapositivplatten sind größtenteils Chlorbromsilberplatten.

Zwischen der Fachgruppe Gesundheitspflege, Chemie und Optik Wirtschaftsgruppe Einzelhandel und dem Reichsinnungsverbande des Photographenhandwerks ist ein Abkommen getroffen und vom Reichswirtschaftsminister genehmigt worden; es sagt:

1. Der einer Photohandlung angegliederte Betrieb eines Photolaboratoriums, soweit es sich auf das Entwickeln, Kopieren und Vergrößern — o h n e R e t u s c h e — von Amateuraufnahmen beschränkt und sofern die Arbeiten für unmittelbare Abnehmer ausgeführt werden, gilt nicht als eintragungspflichtiger handwerklicher Betrieb.
2. Jede g e w e r b s m ä ß i g a u s g e ü b t e photographische Tätigkeit, insbesondere die photographische Aufnahmetätigkeit, gilt als Ausübung des Photographenhandwerks und ist ausschließlich den in die Handwerksrolle eingetragenen Betrieben vorbehalten. Hinsichtlich dieser Tätigkeit verzichtet der Photohandel gegenüber dem Photographenhandwerk auf Geltendmachung einer Unerheblichkeitsgrenze. Eigene Amateuraufnahmen des Photohändlers und seiner Mitarbeiter für eigene Werbezwecke berühren das Photographenhandwerk nicht, ein gewerbsmäßiger Vertrieb der hierbei erzielten Bilder, der über einen gelegentlichen Verkauf hinausgeht, begründet dagegen die Pflicht zur Eintragung in die Handwerksrolle.
3. Reproduktionen werden grundsätzlich nur in Handwerksbetrieben ausgeführt. Reproduktionen von Amateuraufnahmen o h n e R e t u s c h e können auch vom Photohandel ausgeführt werden, jedoch darf der Handel hierfür keine Werbung entfalten.

Aufnahme.

Blitzlichtaufnahmen.

Fein gepulvertes M a g n e s i u m für sich allein oder ein Gemisch von M a g n e s i u m p u l v e r 20,0 und trockenem T h o r i u m n i t r a t 10,0, das unmittelbar vor dem Gebrauche zu mischen ist, gibt ein blitzartig aufleuchtendes, sehr helles Licht, das sich zur Aufnahme feststehender Gegenstände oder einzelner Personen bei Nacht sehr gut eignet. Meist aber werden, wenn es sich um Aufnahmen größerer, auch bewegter Gruppen, wo sehr kurze Belichtung angebracht ist, anstatt des Magnesiums oder Aluminiums andere Metalle, Osmium, Wolfram, Titan, Zer, Zirkon und Nitrate von Zer und Zirkon verwendet. Es kommen auch die Metalle als ganz feines Band in geschlossener Glasumhüllung zur Verbrennung. Immerhin kommen aber auch andere Magnesiumpulver-Mischungen in Betracht, und so sollen diese noch aufgeführt werden; z. B. a) Magnesiumpulver 10,0, Kaliumchlorat 12,0, oder b) Magnesiumpulver 3,0, Kaliumchlorat 6,0 und Antimontrisulfid (Schwefelantimon) 1,0. Das Antimontrisulfid beschleunigt die Verbrennung außerordentlich, macht aber auch das Gemisch in der Hand Ungeübter sehr gefährlich. Weniger leicht explosionsfähig, wenn auch immer noch gefährlich, ist eine Mischung aus c) Magnesiumpulver 4,0, Kaliumchlorat 3,0, Kaliumperchlorat 3,0; d) Magnesiumpulver 10,0, Kaliumperchlorat 5,0. Die Herstellungsweise bzw. Vorsichtsmaßregeln bei der Herstellung von Blitzlicht siehe Einleitung Feuerwerkskörper S. 662 und Blitzlichtpatronen S. 680.

Die Aufbewahrungsgefäße für explosionsfähige Blitzpulver sind nur mit Korken, nicht mit Glasstöpseln zu schließen, um Reibung und Explosion eines zwischen Stopfen und Wandung gekommenen Teilchens Blitzpulver zu vermeiden.

Bei Verwendung orthochromatischer Platten kann man statt Einschaltung einer Gelbscheibe durch passende Zusätze Blitzlicht selbst gelb färben. Ein kräftig gelbes Licht gibt ein Gemisch aus 1 T. Magnesiumpulver und 5—7 T. reinen und trocknen Natriumnitrats.

Das Anzünden der Blitzlichtsätze geschieht am einfachsten mit Bändern aus Salpeterpapier, Fließpapier mit einer Auflösung von 20 T. Kaliumnitrat in 100 T. Wasser getränkt und wieder getrocknet, oder nach Süß hergestellt, dadurch, daß man Fließpapier in eine Lösung von

| Kaliumnitrat . . . . | 150,0 | Kaliumchlorat . . . . | 15,0 |
| Wasser . . . . . | 1000,0 | | |

eintaucht und nach 10 Minuten zum Trocknen aufhängt, oder mittels einer Lunte. Niemals mit einem Streichholze. In größeren Werkstätten macht man die Elektrizität hierzu dienstbar. Für eine Belichtung rechnet man im allgemeinen von reinem Magnesiumpulver 0,05—0,1, von Explosionspulver 0,02—0,1.

Das Mischen von Blitzpulver darf niemals in einer Reibschale unter Druck eines Pistills geschehen, sondern nur durch vorsichtiges Vermengen ohne Druck, am besten durch Zusammenschütteln auf einem Stück Papier oder in einer Pappschachtel. Das Abbrennen von Blitzlicht darf niemals in unmittelbarer Nähe von brennbaren Stoffen geschehen.

Andererseits ist es auch zweckmäßig, die einzelnen Bestandteile getrennt abzugeben und kurz vor der Verwendung lose durch Zusammenschütteln mischen zu lassen, es wird dadurch die Gefährlichkeit des Blitzpulvers sehr vermindert.

Für Pustlicht empfiehlt sich folgende Zusammensetzung:

| Magnesiumpulver . . . . | 100,0 | Ammoniumnitrat . . . . | 5,0 |
| Bärlappsporen | . . . . | 25,0. | |

Gefärbte Pustlichtmischungen erhält man nach folgenden Vorschriften:

Gelbes Licht.

| Magnesiumpulver . . . . | 100,0 | Bärlappsporen . . . . . | 20,0 |
| Ammoniumnitrat . . . . | 5,0 | neutrales Natriumoxalat . | 12,0. |

Rotes Licht.

Magnesiumpulver	100,0	Strontiumoxalat	12,0
Bärlappsporen	25,0	Ammoniumnitrat	5,0.

Grünes Licht.

Magnesiumpulver	100,0	Bärlappsporen	20,0
Ammoniumnitrat	5,0	Bariumoxalat	10,0
	Bariumchlorat	2,0.	

Die Menge des Ammoniumnitrats darf keinesfalls vergrößert werden, da Ammoniumnitrat als Explosivstoff auftreten kann.

Zusammensetzungen für Blitzlicht, die aber niemals in Pustlampen verwendet werden dürfen. Über die Herstellung und die anzuwendende Vorsicht siehe Blitzlicht S. 669 u. 679, sowie Einleitung Feuerwerkskörper S. 662 und Blitzlichtpatronen S. 680.

a) Magnesiumpulver . . . . 10,0 Kaliumnitrat . . . . . 10,0.

b) Magnesiumpulver . . . . 5,0 Aluminiumpulver 5,0
Kaliumnitrat . . . . 10,0.

Mischungen nach diesen zwei Vorschriften sind als ziemlich ungefährlich zu betrachten. Auch kann das Kaliumnitrat durch völlig trockenes Strontiumnitrat ersetzt werden.

c) Nach Lainer:
Magnesiumpulver . . . . 10,0 Ammoniumnitrat . . . . 10,0.
Siehe über Ammoniumnitrat S. 680.

d) Magnesiumpulver . . . . 15,0 Kaliumperchlorat . . . . 8,0.

e) Aluminiumblitzpulver:

Ganz feines Aluminium-		Kaliumchlorat	60,0
pulver	24,0	Zucker	6,0.

f) Aluminiumpulver . . . . 30,0 Kaliumchlorat 75,0
Antimontrisulfid (dreifach Kaliumnitrat . . . . . 15,0.
Schwefelantimon) . . . 12,0

Diese Mischung verbrennt sehr schnell, ist aber nur mit alleräußerster Vorsicht zu verwenden.

g) Aluminiumpulver . . . . 10,0 Kaliumperchlorat . . . . 10,0.

Orthochromatisches Blitzpulver.

Magnesiumpulver . . . . 10,0 Bariumsuperoxyd 5,0
Kaliumchlorat . . . . 2,5.
Herstellung siehe unter Blitzpulver und Blitzlichtpatronen.

Blitzlichtpatronen.

a) Lichtdauer $1/30$ Sek. b) Lichtdauer $1/6$ Sek.

Magnesiumpulver	1,0	Magnesiumpulver	1,0
Kaliumchlorat	0,75	Kaliumnitrat	1,0.
Kaliumperchlorat	0,75		

c) Lichtdauer ¼ Sek. und länger.

Magnesiumpulver . . . . 1,0 Ammoniumdichromat . . . . 1,0.

Das Mischen der Blitzpulver darf niemals in einer Reibschale unter Druck eines Pistilles geschehen, sondern nur durch vorsichtiges Vermengen ohne Druck, am besten durch Zusammenschütteln auf einem Stück Papier oder in einer Pappschachtol.

Herstellung der Negative.

I. Entwicklung.

Es ist nicht nötig, die belichtete Platte oder den Film sofort nach der Belichtung zu entwickeln. Es kann dies noch nach Wochen geschehen, da sich die Platte bzw. der Film, wenn gut vor Licht geschützt, nicht weiter zersetzt. Ein völliger Abschluß von schädlichem Licht und schädlichen Gasen ist aber unbedingt erforderlich.

A. Langsame Entwickler.
Alle Entwickler müssen filtriert werden.
Glyzinentwickler. Paraoxyphenylamidoessigsäure.

a) A. Destill. Wasser . . 1000 ccm krist. Natriumsulfit . . . 100,0
   Glyzin . . . . 20,0.
   Durch gelindes Anwärmen zu lösen.
   B. Destill. Wasser . . . 500 ccm Kaliumkarbonat . . . . 100,0.
   Für richtig belichtete Platten bzw. Filme mischt man zum Gebrauch:
   Lösung A 50 ccm, Lösung B 25 ccm, Wasser 50 ccm.

b) Konzentrierte Lösung:
   In 100 ccm destill. Wasser von Zimmerwärme werden
   fein pulverisiertes Natriumsulfit . 25,0
   aufgelöst. Hierauf fügt man
   Glyzin 5,0
   hinzu und rührt um, bis es sich in der Flüssigkeit verteilt hat. Alsdann gibt
   man   Kaliumkarbonat 25,0
   nach und nach hinzu und rührt, bis völlige Lösung eingetreten ist. Zum Gebrauch wird diese konzentrierte Lösung mit 3—5 Teilen Wasser verdünnt.
   Die Flaschen, worin konzentrierte Lösungen aufbewahrt werden, müssen stets
   vollgefüllt sein. Man bewirkt dies durch Glasperlen oder Glaskugeln.

c) Glyzin 50,0   Kaliumkarbonat 250,0
   krist. Natriumsulfit . . . 250,0   destilliertes Wasser . . . 1000 ccm.
   Die Reihenfolge bei der Lösung der Stoffe ist dieselbe wie bei Vorschrift b.
   Zum Gebrauch mischt man 1 T. dieser Lösung mit 4 T. Wasser.

d) Nach David:
   Destill. Wasser . . . . 200 ccm krist. Natriumsulfit . . . 25,0
   Glyzin 10,0   Kaliumkarbonat . . . . 50,0.
   Bereitung wie nach Vorschrift b.
   Zum Gebrauch mischt man 1 T. der Lösung mit 4 T. Wasser.

e) Nach Hübl:
   In   destilliertem Wasser . . . . 80 ccm
   werden   krist. Natriumsulfit 50,0
   warm gelöst, worauf man
   Glyzin . . . . . . 20,0 und Kaliumkarbonat 100,0
   zusetzt. Der Zusatz des Kaliumkarbonats muß allmählich erfolgen, was für
   die übrigen Glyzinvorschriften auch gilt, da die Flüssigkeit unter Kohlensäureentwicklung aufschäumt. Nach dem Erkalten erhält man 150 ccm einer
   dünnbreiigen Flüssigkeit, die sich unverändert aufbewahren läßt. Ist der
   Rauminhalt geringer als 150 ccm, so deutet dies an, daß Wasser verdunstet
   ist, man füllt dann das fehlende nach.
   Vor dem Gebrauche wird die Masse jedesmal kräftig aufgeschüttelt.
   Für richtig belichtete Platten nimmt man: 1 T. konzentrierten Glyzinentwickler und 15 T. Wasser.

f) Gebrauchsfertig nach Eder:
   Glyzin 3,0   kristall. Natriumkarbonat . 22,0
   Natriumsulfit 15,0   destill. Wasser . . . . . 200 ccm.
   Alle diese Vorschriften arbeiten ganz vorzüglich.
   Im allgemeinen gilt, daß Glyzinentwickler sehr vorteilhaft sind, da sie
   für alle Aufnahmen zu verwerten sind und außerdem die Finger nicht angreifen. Jedoch dürfen sie keinesfalls mit Fixiernatron zusammenkommen,
   man achte deshalb peinlichst auf saubere Schalen und Finger. Überdies
   schützt man die Hände durch elastische Gummihandschuhe, da etwaige gelbe
   durch das Glyzin entstehende Flecke äußerst schwer zu entfernen sind.

g) Feinkornentwickler.
   Nach Photo-Beobachter:
   Natriumsulfit, wasserfrei . 70,0   Glyzin 5,0
   Paraphenylendiamin . . . 10,0   Wasser . . . . 1000 ccm.
   Entwicklungszeit 10—20 Minuten. Eignet sich sehr gut bei überbelichteten
   Platten und Filmen.

h) N. Pierdon für Superpan:

Natriumsulfit, wasserfrei .   30,0   Glyzin   5,0
Paraphenylendiamin . . .   5,0   Wasser auffüllen bis . . .   400 ccm.
Für weniger empfindliche Emulsionen werden von den beiden Entwick-
lungssubstanzen nur je 4,0 gelöst.
Man erzielt mit diesem Entwickler kontrastreiche Negative, er eignet sich
auch gut für überlichtete Platten und Filme.
Siehe auch S. 683 für Kleinbildaufnahmen Feinkornentwickler.

i) Für Standentwicklung:
Nach Agfa:
Glyzin   2,0   kristallis. Natriumsulfit . .   2,0
Kaliumkarbonat   15,0   luftfreies Wasser   500,0
für richtige und kurze Belichtung, 1000,0 für stark überlichtete Platten und
Filme.

Hydrochinonentwickler.

a) Lösung A: Destill. Wasser 50 ccm, kristallis. Natriumsulfit 5,0, Hydrochinon 1,0.
Lösung B: Destill. Wasser 50 ccm, Kaliumkarbonat 5,0.
Zum Gebrauch mischt man gleiche Raumteile der Lösungen A und B.

b) Lösung A: Destill. Wasser 900 ccm, kristallis. Natriumsulfit 100,0, Hydro-
chinon 15,0, Zitronensäure 5,0, Kaliumbromid 4,0.
Lösung B: Destilliertes Wasser 900 ccm, Natriumhydroxyd 15,0.
Zum Gebrauch mischt man gleiche Teile der Lösungen. Bei warmem
Wetter verdünne man diesen Entwickler mit 2 T. Wasser.
Mit dieser Vorschrift werden sehr schöne Ergebnisse erzielt.

c) Lösung A: Destill. Wasser 900 ccm, kristallis. Natriumsulfit 60,0, Hydrochinon 9,0.
Lösung B: Destill. Wasser 900 ccm, Kaliumkarbonat 120,0.
Zum Gebrauch mischt man gleiche Raumteile der Lösungen und setzt
sofort einige Tropfen einer Kaliumbromidlösung 1 + 9 hinzu.

d) Lösung A: Destill. Wasser 600 ccm, kristallis. Natriumsulfit 50,0, Hydrochinon 10,0.
Lösung B: Destill. Wasser 80 ccm, krist. Natriumkarbonat 10,0.
Zum Gebrauch mischt man 3 Raumteile der Lösung A mit 1 Raumteile
der Lösung B.
In der ersten Minute erscheint das Bild, die Entwicklung soll in 5 Minuten beendet sein.

e) Nach Dr. Eder:
Lösung A: Hydrochinon 10,0, kristallis. Natriumsulfit 40,0, destill. Wasser
400 ccm.
Lösung B: Kaliumkarbonat 20,0, destill. Wasser 200 ccm.
Zum Gebrauch werden gemischt Lösung A 40 ccm mit B 20 ccm.
Ist, wie alle Hydrochinonentwickler, mehrfach zu verwenden und wirkt
in der Regel beim zweien Gebrauche besser als beim ersten.

f) Lösung A: Hydrochinon 2,5, kristallis. Natriumsulfit 15,0, destill. Wasser
100 ccm.
Lösung B: Kaliumkarbonat 10,0, destill. Wasser 100 ccm.
Zum Gebrauch sind 2 T. der Lösung A mit 1 T. der Lösung B zu mischen.

g) Nach Newton:

Natriumhydroxyd   1,0   Hydrochinon   3,0
Kaliumnatriumtartrat(wein-   kristallis. Natriumsulfit . .   15,0
   saures Kalinatron) . . .   13,0   kristallis. Natriumkarbonat   3,0
         destill. Wasser . . . . 500 ccm
Diese Lösung muß unverdünnt verwendet werden.

h) Nach Dr. Eder:

Destill. Wasser . . . . .   900 ccm   reinstes kristallis. Natrium-
Hydrochinon   10,0   karbonat   150,0
kristallis. Natriumsulfit . .   75,0
Das zu verwendende Wasser muß angewärmt werden.
Diese Lösung wird unverdünnt verbraucht.

i) Hydrochinon 0,5   kristallis. Natriumsulfit . 5,0
   reinstes kristallis. Natrium-   destill. Wasser . . . . . 100 ccm.
   karbonat 5,0
   Anwendung wie g und h.

k) Konzentrierter Hydrochinonentwickler:
   Destill. Wasser . . . . 900 ccm   kristallis. Natriumsulfit . 240,0
   Hydrochinon 36,0   Kaliumkarbonat . . . 300,0
   Die Lösung der Salze hat der Reihe nach so zu geschehen, daß das darauf-
   folgende Salz erst nach vollständiger Lösung des vorhergehenden hinzu-
   gesetzt wird.
   Zum Gebrauch verdünnt man 1 Raumteil des Entwicklers mit 4—6 Raum-
   teilen destill. Wassers.
   Die Flaschen, worin der konzentrierte Entwickler aufbewahrt wird, müssen
   stets voll gefüllt sein. Man bewirkt dies durch Glasperlen oder Glaskugeln.

l) Destill. Wasser . . . 100 ccm   Hydrochinon 10,0
   kristallis. Natriumsulfit . 40,0   Kaliumkarbonat 50,0
   Bereitung wie die Lösung k.
   Zum Gebrauch wird 1 Raumteil der Lösung mit 10 Raumteilen Wasser
   verdünnt.

m) Rapid-Hydrochinonentwickler nach Lainer:
   Lösung A: Destill. Wasser 950 ccm, kristallis. Natriumsulfit 30,0, Kalium-
   ferrozyanid (gelbes Blutlaugensalz) 90,0, Hydrochinon 10,0.
   Lösung B: Destill. Wasser 90 ccm, Natriumhydroxyd 30,0.
   Zum Gebrauch werden 5 T. der Lösung A mit 1 T. der Lösung B gemischt.
   Für alle Hydrochinonentwickler gilt, daß sie sehr
   lange Zeit haltbar sind, Über,lichtung sehr schön aus-
   gleichen, doch frisch verwendet leichter zu Schleier
   neigen als die Glyzinentwickler.
   Gebrauchter Hydrochinonentwickler arbeitet schleierlos.

Brenzkatechinentwickler.

a) Nach Eder:
   Lösung A. Destill. Wasser 500 ccm, kristallis. Natriumsulfit 40,0, Brenz-
   katechin 10,0.
   Lösung B: Destill. Wasser 500 ccm, Kaliumkarbonat 60,0.
   Zum Gebrauch mischt man gleiche Teile von A und B.
   Dieser Brenzkatechinentwickler arbeitet langsam, das Bild erscheint all-
   mählich.

b) Schnellwirkend:
   Lösung A: Destill. Wasser 500 ccm, kristallis. Natriumsulfit 50,0, Brenz-
   katechin 10,0.
   Lösung B: Destill. Wasser 500 ccm, Natriumhydroxyd 7,0.
   Zum Gebrauch mischt man gleiche Teile von A und B und verdünnt die
   Mischung mit 2—4 T. Wasser.

c) Feinkornentwickler für Kleinbildaufnahmen n. Windisch-Franz:
   Lösung 1:
   Brenzkatechin 8,0   Natriumsulfit, krist. . . . 2,5
                  Wasser . . . . 100 ccm
   Lösung 2: Zehnprozentige Ätznatronlauge.
   Lösung 1 füllt man in kleine, 15 ccm haltende Fläschchen. Man mischt:
                  Lösung 1 . . . . 12 ccm
                  Lösung 2 . . . . 7 ccm
                  Wasser . . . . 500 ccm.
   Bei Normalbelichtung und Normalfilm Entwicklungszeit 20 Minuten; bei
   zweifacher Überlichtung 15 Minuten; bei Normalbelichtung auf weich arbeiten-
   dem Film 20 Minuten unter Zusatz von 2 ccm Lösung 2.

Bei kräftig arbeitendem Film und Normalbelichtung mischt man
Lösung 1 . . . .   20 ccm
Lösung 2 . . . .   5 ccm
Wasser . . . .   500 ccm.
Bei unterbelichteten Aufnahmen mischt man:
Lösung 1 . . . .   15 ccm
Lösung 2 . . . .   15 ccm
Wasser . . . .   500 ccm.

Paraphenylendiaminentwickler.

a) Paraphenylendiamin . . .   10,0   Wasser . . . . 1000,0.
Natriumsulfit, kristall. . .   60,0
(wasserfrei 30,0)
Entwicklungszeit 45 Minuten.

b) N. amerikanisch. Vorschr.:
Salzsaures Phenylendiamin   3,0   Trinatriumphosphat . . .   6,0
Natriumsulfit, wasserfrei .   25,0   Wasser . . . .   500 ccm.

c) Paraphenylendiamin   .   5,0   Ammoniumkarbonat . . .   2,0
Natriumsulfit, wasserfrei .   30,0   mit Wasser aufzufüllen bis 400 ccm.

d) N. Lumiere:
Natriumsulfit, kristall. . . 120,0   Paraphenylendiamin . . .   10,0
(wasserfrei 60,0)   Trinatriumphosphat . . .   3,5
Metol   5,0   Bromkalium   1,0
Wasser . . . . 1000,0.

Paraphenyldiaminentwickler geben ein feines Korn, sind aber nicht lange haltbar.

Pyrogallolentwickler.

Es sind gutwirkende Ausgleichentwickler. Der Silberniederschlag ist grünbraun und von guter Deckung. Aber die Lösungen sind nicht längere Zeit haltbar.
Man muß bei der Arbeit mit Pyrogallolentwickler die Finger schützen, da sonst leicht Entzündungen auftreten.

a) Lösung A: Destill. Wasser 250 ccm, kristallis. Natriumsulfit 50,0, Pyrogallol 7,0.
Man löst das Natriumsulfit in dem Wasser auf und fügt dann das Pyrogallol hinzu.
Lösung B: Destill. Wasser 250 ccm, reinstes kristallis. Natriumkarbonat 25,0.
Zum Gebrauch werden gleiche Teile der Lösungen A und B gemischt und ein gleicher Raumteil Wasser hinzugesetzt.

b) Lösung A: Destill. Wasser 500 ccm, Schwefelsäure 1,0, Pyrogallol 7,5.
Lösung B: Destill. Wasser 500 ccm, kristallis. Natriumsulfit 100,0, reinstes kristallis. Natriumkarbonat 60,0.
Zum Gebrauch werden gleiche Raumteile der Lösungen A und B mit dem doppelten Raumteile Wasser gemischt.

c) Lösung A: Destill. Wasser 100 ccm, Kaliummetabisulfit 2,0, werden vollständig gelöst, dann setzt man hinzu: Pyrogallol 10,0.
Lösung B: Destill. Wasser 500 ccm, kristallis. Natriumsulfit 100,0, reinstes kristallis. Natriumkarbonat 50,0.
Zum Gebrauch wird 1 Raumteil der Lösung A mit 3 Raumteilen Lösung B und 5 Raumteilen Wasser gemischt.

d) Nach David und Scolik:
Lösung A: Destill. Wasser 200 ccm, kristallis. Natriumsulfit 100,0, kristall. Zitronensäure 3,0, Pyrogallol 15,0.
Lösung B: Destill. Wasser 200 ccm, Kaliumkarbonat 25,0.
Lösung A wird bereitet, indem man Säure und das Natriumsalz in heißem Wasser löst und erst nach dem Erkalten Pyrogallol zusetzt.
Zum Gebrauch mischt man 6 T. Wasser, 1 T. Lösung A und 1 T. Lösung B.

e) Mit Ammoniumkarbonat:

Lösung A: Ammoniumkarbonat (glasige Stücke) 15,0, destill. Wasser 100 ccm.
Lösung B: Pyrogallol 1,0, destill. Wasser 20 ccm, Kaliumbromidlösung (1 + 9) 30—40 Tropfen.
Man mischt zum Gebrauch 5 T. A mit 1 T. B.

f) Mit Ammoniakflüssigkeit.

Lösung A: Destill. Wasser 100' ccm, einer Lösung von 5,0 Ammoniakflüssigkeit (0,910) in 30 ccm Wasser 2—3 Tropfen.
Lösung B: Pyrogallol 1,0, destill. Wasser 20 ccm, 30—40 Tropfen einer 10prozentigen Kaliumbromidlösung.
Zum Gebrauch mischt man 5 T. A mit 1 T. B.

g) Mit Ammoniakflüssigkeit und schwefliger Säure:

Lösung A: Schweflige Säure 90,0, destill. Wasser 210 ccm, Pyrogallol 30,0.
Lösung B: Ammoniakflüssigkeit (0,889) 30,0, destill. Wasser 210 ccm.
Lösung C: Ammoniumbromid 30,0, destill. Wasser 270 ccm.

Zum Gebrauch werden: Lösung A 1—2 ccm, B 3 ccm, C 1 ccm mit Wasser 45 ccm gemischt.

h) Mit Lithiumkarbonat:

Laut Chem.-Ztg. gibt man zu 1 Liter einer 10prozentigen Mischung von Lithiumkarbonat mit Wasser eine Auflösung von 20,0 Bariumhydrat in 400 ccm Wasser.
Man gießt die überstehende klare Flüssigkeit von dem sich bildenden Niederschlage von Bariumkarbonat ab und verwahrt sie in einer gut verstöpselten Flasche. Zum Entwickeln setzt man an: Pyrogallol 7,0, kristallis. Natriumsulfit 20,0, Wasser 100 ccm und versetzt 1 T. dieser Lösung mit 1—3 T. Lithiumhydratlösung, sowie mit 10 T. Wasser. Dieser Entwickler arbeitet sehr kräftig und gleichmäßig und ganz schleierfrei, selbst ohne Zusatz von Kaliumbromid. Dieser ist zu verwerfen und statt dessen Vermehrung des Pyrogallols und Verminderung des Alkalis empfehlenswert. Weichere Negative erhält man mit diesem Entwickler, wenn man zur Verdünnung desselben an Stelle des reinen Wassers eine 4prozentige Natriumchloridlösung verwendet.

i) Konzentrierter Pyrogallolentwickler:

Lösung 1: Salizylsäure 1,0, Pyrogallol 10,0, Weingeist (95%) 100,0.
Lösung 2: Kristallis. Natriumsulfit 25,0, Kaliumkarbonat 50,0, destill. Wasser 125 ccm.

Kurz vor dem Gebrauche sind 2,0 von Lösung 1 mit 4,0 von Lösung 2 mischen und mit 100 ccm Wasser zu verdünnen.

k) Lösung 1: Pyrogallol 10,0, Weingeist (95%) 100,0.
Lösung 2: Ammoniumbromid 5,0, destill. Wasser 100 ccm.

Gebrauchsanweisung: 2,0 von Lösung 1 und 2,0 von Lösung 2 werden mit 100 ccm Wasser verdünnt und für überlichtete Platten der Mischung 2 Tropfen, für unterlichtete Platten 5 Tropfen dreifachen Salmiakgeistes (spez. Gew. 0,910) hinzugefügt.
Pyrogallolentwickler werden viel von Fachphotographen, besonders für Bildnisse, verwendet. In einer Lösung sind sie nur ganz beschränkte Zeit haltbar, weshalb sie stets in getrennten Lösungen, die unbegrenzt haltbar sind, angesetzt werden. Es müssen jedoch die Flaschen stets vollgefüllt sein. Man bewirkt dies durch Glasperlen oder Glaskugeln. Der fertige Pyrogallolentwickler kann zwei-, auch dreimal gebraucht werden, die Negative werden bei Anwendung von gebrauchtem Entwickler nur schöner. Jedoch ist er nach 1—2 Stunden schon braun und dann unbrauchbar. Eine Verzögerung der Entwicklung durch einige Tropfen einer 10prozentigen Kaliumbromidlösung macht die Negative sehr schön.

Als besonders empfehlenswert haben sich die Vorschriften a, b und c erwiesen.

Zeigt sich Gelbschleier, so spült man die Negative nach dem Entwickeln gut ab und legt sie etwa 1 Minute in ein Bad von

kristallis. Natriumbisulfit .   2,0   destill. Wasser . . . . .   98 ccm
und darauf in das Fixierbad.

B. Rapidentwickler.

Amidolentwickler.

a) Nach Dr. Eder.

Amidol, salzsaures oder   kristallis. Natriumsulfit .   20,0
essigsaures Diamidophenol 2,0   destill. Wasser . . . .   100 ccm.

Wird vor dem Gebrauche mit der 2—4fachen Menge Wasser verdünnt. Die verdünnte Lösung ist nicht lange haltbar. Auch der konzentrierte Entwickler ist nicht dauernd haltbar. Um Schleier zu verhindern, fügt man etwas Zitronensäurelösung (1+9) hinzu.

b) Lösung A: Destill. Wasser 100 ccm, Kaliummetabisulfit 25,0, Amidol 5,0.
Lösung B: Destill. Wasser 100 ccm, reinstes Kaliumbikarbonat 20,0.

Zum Gebrauch werden gemischt: Wasser 100 ccm, Lösung A 10 ccm, B 5—50 ccm. Die Menge des Zusatzes von B richtet sich nach der Länge der Belichtung.

Bei der Arbeit mit Amidolentwickler müssen die Finger geschützt werden, da sonst leicht Entzündungen auftreten.

Edinolentwickler.

Destill. Wasser . . . . .   200 ccm   Kaliumkarbonat   45,0
kristallis. Natriumsulfit . .   80,0   Kaliumbromidlösung
Edinol, Monoamidoortho-   (10%) . . . . 10—20 Trpf.
oxybenzylalkohol . . .   6,5

Man löst zuerst das Natriumsulfit in dem Wasser, fügt das Edinol hinzu und, nach dessen Lösung, das Kaliumkarbonat.

Zum Gebrauch verdünnt man diesen Entwickler mit der 5—6fachen Menge Wasser. Edinol macht die Negative weich.

Eikonogenentwickler. Amidonaphtholsulfosaures Natrium.

a) Lösung A: Eikonogen 50,0, kristallis. Natriumsulfit 200,0, destill. Wasser 3 Liter.
Lösung B: Kristall. Natriumkarbonat 150,0, destill. Wasser 1 Liter.
Lösung A wird bereitet, indem man zuerst das Natriumsulfit im Wasser auflöst, dann das Eikonogen hinzugibt und so lange schüttelt, bis es gelöst ist.

Zum Gebrauch mischt man 3 T. A mit 1 T. B.

b) Kristallis. Natriumsulfit 120,0, Kaliumkarbonat 50,0 und Eikonogen 30,0 löse man zusammen in 1 Liter kochendem Wasser und fülle die Lösung noch warm in gut zu schließende Flaschen ab.

Die Lösung ist unbegrenzt haltbar, wenn kochendes Wasser und nicht verwittertes Natriumsulfit verwendet wurden.

Bei zu kräftiger Wirkung verdünne man den Entwickler mit Wasser.

c) Eikonogen   1,0   Borax   2,0
kristallis. Natriumsulfit .   2,0   destill. Wasser . . . . . 100 ccm.

Im Jahre 1899 führte Andresen diesen Entwickler ein, der das Natriumsalz der Amido-Beta-Naphthol-Beta-Sulfosäure ist und unter dem Namen Eikonogen in den Handel kommt. Die Eikonogenentwickler haben den wesentlichen Vorteil großer Ausgiebigkeit, sind somit billig.

Metolentwickler. Monomethylparaamidophenol.

a) Lösung A: Metol 15,0 werden in 1 Liter destill. Wasser aufgelöst. Hierzu gibt man kristallis. Natriumsulfit 150,0 und schüttelt, bis es gelöst ist.
Lösung B: Kristallis. Natriumkarbonat 150,0, destill. Wasser 2 Liter.
Zum Gebrauch mischt man 1 T. der Lösung A mit 2 T. der Lösung B und fügt auf 100 ccm der Mischung 5—10 Trpf. Kaliumbromidlösung (1+9) zu.

b) Nach Hauff:
Lösung A: Metol 15,0, kristallis. Natriumsulfit 120,0, destill. Wasser 1 Liter. Bereitung wie unter a.
Lösung B: Kristallis. Natriumkarbonat 150,0, destill. Wasser 1 Liter, Kaliumbromid 1,5.
Zum Gebrauch mischt man für Zimmeraufnahmen gleiche Raumteile A und B, für Landschaften gleiche Raumteile A, B und Wasser.

c) Nach Stillmann für Augenblicksaufnahmen, Momentaufnahmen, bis zu $^1/_{1000}$ Sekunde:

Glyzin	0,5	kristallis. Natriumsulfit	125,0
Metol	0,5	Kaliumkarbonat	125,0
	Wasser	1 Liter.	

d) Konzentriert:
In 1 Liter destill. Wasser löse man Metol 15,0 und hierauf nacheinander krist. Natriumsulfit 150,0, Kaliumkarbonat 75,0 und Kaliumbromid 2,0.
Zum Gebrauch verdünne man mit 3 T. Wasser.

e) Nach Dr. E. Vogel:
Lösung A: Destill. Wasser 500 ccm, kristallis. Natriumsulfit 100,0, Metol 10,0.
Lösung B: Destill. Wasser 500 ccm, Kaliumkarbonat 100,0.
Zum Gebrauch mischt man Lösung A 3 T. mit 1 T. der Lösung B und 4—8 T. Wasser. Vorteilhaft ist der Zusatz einiger Tropfen Kaliumbromidlösung (1+9).

f) In 1 Liter destill. Wasser löse man Metol 15,0 und nacheinander kristallis. Natriumsulfit 120,0, Kaliumkarbonat 50,0, Kaliumbromid 1,5.
Zum Gebrauch verdünne man mit 3 T. Wasser.
Metolentwickler wirken augenblicklich, jedoch müssen die Negative noch lange Zeit im Entwickler liegen, um die nötige Dichte zu erhalten, wodurch sie leicht Schleier bekommen. Aus diesem Grunde werden Metolentwickler gern mit Hydrochinon vermischt angewendet.
Bei empfindlicher Haut entstehen mitunter durch Arbeiten mit Metolentwickler Hautentzündungen. So empfiehlt es sich die Finger beim Arbeiten öfter in ein Gefäß mit reinem Wasser zu tauchen und nach der Arbeit die Finger mit einer Hautsalbe, der man etwas Ichthyol zusetzen kann, einzureiben.

g) Ausgleich-Entwickler:

Metol	1,5	destill. Wasser	100 ccm
Natriumsulfit	15,0	Kaliumbromid	0,2.

h) Nach Agfa:

Metol	8,0	wasserfreies Natriumkarbonat	5,75
wasserfreies Natriumsulfit	125,0	Kaliumbromid	2,5
	destilliertes Wasser	1000 ccm.	

Paramidophenol-Entwickler. Der Name Rodinalentwickler ist geschützt.

a) Nach Andresen:
In kochendem Wasser 100 ccm löst man Kaliummetabisulfit 30,0, darauf Paramidophenol 10,0. Unter Umrühren setzt man so viel Natronlauge (15%) zu, bis das abgeschiedene Paramidophenol sich wieder gelöst hat.
Zum Gebrauch verdünnt man mit der 10—30fachen Menge Wasser.

b) Rodinal 2,0, Kaliumkarbonat 20,0, kristallis. Natriumsulfit 40,0, destill. Wasser 500 ccm.

Unalentwickler ist Rodinalentwickler (Paramidophenol-Entwickler) in Pulverform. Man löst 2,0 auf 100 ccm destill. Wasser.

C. Gemischte Entwickler.

Hydrochinon-Metol-Entwickler.

Für das Ansetzen aller Hydrochinon-Metol-Entwickler gilt folgendes: Man löst zunächst das Metol in der Hälfte der vorgeschriebenen Wassermenge. Nach völliger Lösung schüttelt man eine kurze Zeit, fügt Hydrochinon hinzu und schüttelt wiederum. Darauf löst man das Natriumsulfit in der zweiten Hälfte der Wassermenge, die man zweckmäßig auf 50° erwärmt, vereinigt die beiden Lösungen unter Schütteln und fügt schließlich das Alkalikarbonat hinzu.

a) Lösung A: Destill. Wasser 1 Liter, krist. Natriumsulfit 100,0, Hydrochinon 10,0, Metol 2,0.

Lösung B: Destill. Wasser 1 Liter, Kaliumkarbonat 100,0.
Zum Gebrauch werden gleiche Raumteile Lösung A und B gemischt.

b) Lösung A: Destill. Wasser 500 ccm, kristallis. Natriumsulfit 70,0, Metol 7,0.

Lösung B: Destill. Wasser 500 ccm, kristallis. Natriumsulfit 50,0, Hydrochinon 8,5.

Lösung C: Destill. Wasser 500 ccm, Kaliumkarbonat 50,0.
Zum Gebrauch werden gleiche Raumteile A, B und C gemischt.

c) Konzentriert nach Vogel:

Destill. Wasser 500 ccm, Metol 2,0, kristallis. Natriumsulfit 40,0, Hydrochinon 3,5 und Kaliumkarbonat 20,0.

Zum Gebrauch verdünnt man mit der gleichen Menge Wasser und setzt einige Tropfen Kaliumbromidlösung (1+9) hinzu.

d) Gebrauchsfertig:

Destill. Wasser 1 Liter, Hydrochinon 4,5, Metol 5,5, kristallis. Natriumsulfit 57,0, Kaliumbromid 3,0, Natriumkarbonat 57,0.

e) Für Kleinbildaufnahmen n. Franz.

Metol	2,0	Natriumkarbonat	50,0
Hydrochinon	4,0	(oder wasserfrei 20,0)	
Natriumsulfit, kristall.	50,0	Kaliumbromid	2,0
(oder wasserfrei	25,0)	Wasser	1000,0
Entwicklungszeit 10—20 Minuten.			

f) Nach Kodak:

Metol	2,0	Hydrochinon	5,0
Natriumsulfit	200,0	Borax	2,0
(oder wasserfrei 100,0)		mit Wasser auf	1000 ccm
		aufzufüllen.	

g) Nach Lumière:

Metol	10,0	Orthophenylendiamin	5,0
Natriumsulfit	60,0	Kaliumbromidlösung	
Hydrochinon	1,5	(10prozentig)	7 ccm
	destilliertes Wasser	1000 ccm.	

h) Nach Leitz:

Natriumsulfit	60,0	Paraphenyldiamin	10,0
Trinatriumphosphat	3,5	Metol	5,0
	destilliertes Wasser	1000 ccm.	

i) **Feinkorn-Tank-Entwickler:**
Nach Kodak:

Metol	70,0	Hydrochinon	175,0
wasserfreies Natriumsulfit	3500,0	Borax	70,0
	Wasser	35 000 ccm.	

Man löst Metol in etwas heißem destilliertem Wasser auf, gießt die Lösung in den Tank, löst 1000,0 des Natriumsulfits und das Hydrochinon in heißem destilliertem Wasser und fügt diese Lösung der Metollösung hinzu. Darauf löst man den Rest des Natriumsulfits, fügt den Borax hinzu, gießt die Lösung in den Tank und ergänzt mit dem noch fehlenden destillierten Wasser.

k) **Tankentwickler nach Agfa:**

Metol	0,8	Natriumkarbonat	7,8
Natriumsulfit	45,0	Kaliummetabisulfit	4,0
Hydrochinon	1,2	Kaliumbromid	1,5
	destilliertes Wasser	1000 ccm.	

Als **Ergänzungsflüssigkeit**, als **Regeneratorlösung** werden die gleichen Gewichtsmengen, wie oben angegeben, **jedoch ohne Kaliumbromid**, in 250 ccm destilliertem Wasser gelöst.

l) **Röntgenentwickler:**
Als Röntgenentwickler verwendet man gewöhnlich einen Hydrochinon-Metol-Entwickler. Da diese sich aber den verschiedenen Fabrikmarken der Röntgenfilme auch verschieden verhalten, ist es zweckmäßig, bei der betr. Fabrik anzufragen. Im allgemeinen sind die Vorschriften a—d zu verwenden.
Frischer Hydrochinon-Metolentwickler erzeugt mitunter Schleier, man verwendet deshalb zu Beginn der Entwicklung gern gebrauchten.

Hydrochinon-Rodinal-Entwickler.

a) Lösung A: Destill. Wasser 100 ccm, kristallis. Natriumsulfit 10,0, Hydrochinon 2,0, Rodinal (1+9) 6,0.
Lösung B: Destill. Wasser 100 ccm, Kaliumkarbonat 6,0.
Man entwickelt mit Lösung A. Bei Augenblicksaufnahmen (Momentaufnahmen) und Unterbelichtung setzt man von Lösung B hinzu.

b) Nach Norath:
Lösung A: Destill. Wasser 100 ccm, Paramidophenol 1,5, kristallis. Natriumsulfit 10,0 Hydrochinon 0,5.
Lösung B: Destill. Wasser 100 ccm, Kaliumkarbonat 6,0.
Zum Gebrauch mischt man gleiche Teile A und B.

Hydrochinon-Edinol-Entwickler. Nach Spörl.

Destill. Wasser	150 ccm	Edinol	2,0
Azetonsulfit	5,0	Kaliumbromid	0,5
kristallis. Natriumsulfit	30,0	Hydrochinon	1,0
	Kaliumkarbonat	30,0.	

Zum Gebrauch verdünne man mit 4—6 T. Wasser.

Eikonogen-Hydrochinon-Entwickler.

a) Nach Dr. Eder:
Lösung A: Destill. Wasser 1250 ccm, kristallis. Natriumsulfit 150,0, Eikonogen 12,5, Hydrochinon 7,5.
Lösung B: Destill. Wasser 250 ccm, Kaliumkarbonat 75,0.
Zum Gebrauch mischt man 5,0 A mit 1,0 B.

b) Nach Angerer:
Lösung A: Destill. Wasser 1250 ccm, kristallis. Natriumsulfit 150,0, Eikonogen 22,5, Hydrochinon 7,5.
Lösung B: Destill. Wasser 250 ccm, Kaliumkarbonat 75,0.
Zum Gebrauch mischt man 5,0 A mit 1,0 B.

Dieser Entwickler wirkt ungemein kräftig und liefert reichlich Einzelheiten, ohne die Halbtöne zu zerstören.

Paraphenylendiamin-Glyzin-Entwickler.

Für Kleinbildaufnahmen. Feinkornentwickler.
Nach Leitz:

Natriumsulfit	. . . . .	90,0	Paraphenylendiamin . . .	10,0
	Glyzin		6,0.	

Pyrogallol-Metol-Entwickler.

Lösung A: Destill. Wasser 1000 ccm, Pyrogallol 6,0, Metol 5,0 Kaliummeta-
bisulfit 14,0,. Kaliumbromid 2,0.
Lösung B: Destill. Wasser 1000 ccm, kristallis. Natriumkarbonat 200,0.
Zum Gebrauch nimmt man gleiche Teile Lösung A und B.

Entwicklerpatronen.

Brenzkatechin-Entwickler.

A: Brenzkatechin 10,0.
B: Entwässertes Natriumsulfit 25,0, Kaliumkarbonat 75,0.
A teilt man in 10 gleiche Teile, die man je in Paraffinpapier verpackt.
B teilt man ebenfalls in 10 gleiche Teile, die man luftdicht verpacken muß.
Zum Gebrauch werden 1 Pulver A und 1 Päckchen B in destill. Wasser
150 ccm aufgelöst.

Eikonogen-Entwickler.

Man mischt
A: Eikonogen. 3,3, entwässertes Natriumsulfit 6,7 und wickelt in Paraffin-
papier ein.
B: Kaliumkarbonat 4,0.
Zum Gebrauch löst man A und B in 250 ccm Wasser auf.

Glyzinentwickler.

A: Glyzin 1,0, entwässertes Natriumsulfit 2,5 werden gemischt.
B: Kaliumkarbonat 5,0.
Zum Gebrauch löst man A und B in 150 ccm destill. Wasser.

Metol-Hydrochinonentwickler.

A: Metol 3,0, Hydrochinon 6,0, Kaliummetabisulfit 1,0.
B: Entwässertes Natriumsulfit 19,5, Kaliumkarbonat 49,5, Kaliumbromid 1,0.
Man teilt A in 10 gleiche Teile von je 1,0 und B in 10 gleiche Teile von je 7,0
und löst zum Gebrauch je ein Pulver A und B in 150 ccm destilliertem Wasser auf.

Als Grundregeln für alle angeführten Entwickler gelten:
Starke Verdünnung, Zusatz von Kaliumbromidlösung (Bromkaliumlösung) (1 + 9), Anwendung eines schon gebrauchten oder alten Entwicklers und Abkühlung verlangsamen die Entwicklung und heben Überbelichtung auf.

Geringer Zusatz von Kaliumbromidlösung (Bromkaliumlösung) erhöht
die Dichte der Negative, verstärkt die Gegensätze. Zu großer Zusatz von
Kaliumbromidlösung macht die Negative hart.

Konzentration, viel Alkali, Frische des Entwicklers und erhöhte Temperatur beschleunigen die Entwicklung und sind angebracht bei Unterbelichtung. Zuviel Alkali macht die Negative leicht flau und verursacht Schleier.

Sehr kurze Augenblicksaufnahmen (Momentaufnahmen) legt man vor
dem Entwickeln eine Minute in eine Natriumkarbonatlösung 1 + 7, Winter-
landschaftsaufnahmen dagegen in eine Kaliumbromidlösung (Bromkaliumlösung) 1 + 99, ebenso überbelichtete Platten ungefähr 1—2 Minuten in eine
Bromkaliumlösung 1 + 199 und bringt sie, ohne abzuspülen, in den Entwickler.

Bei der Entwicklung ist zuerst gebrauchter oder alter Entwickler anzuwenden, kommen die höchsten Lichter, legt man die Platte in frischen. Geht hierin die Entwicklung zu schnell, wird wieder gebrauchter verwendet.

Man halte stets frischen und gebrauchten Entwickler vorrätig, um die Entwicklung zu regeln.

Es muß so lange entwickelt werden, bis das Negativ die nötige Dichte hat, ein allzulanges Entwickeln ruft Schleier hervor. Bei Stand- und Tankentwicklung, wo eine größere Zahl Platten oder Filme auf einmal entwickelt werden können, müssen die Entwickler auf das 30fache, starke Rapidentwickler noch bedeutend mehr verdünnt werden. Die Platten müssen in dem Entwicklungstroge von dem Entwickler vollständig bedeckt sein.

Die Reinigung von Entwicklungsgefäßen, Tanks geschieht durch eine Lösung von

a) Kaliumdichromat . . . 40,0   Schwefelsäure 40,0
   Wasser . . . . 920,0.

b) Kaliumpermanganat . . . 20,0   Schwefelsäure 35,0
   Wasser . . . . 20 Liter

Man löst das Kaliumpermanganat in dem Wasser auf und fügt die Schwefelsäure nach und nach hinzu.

II. Fixierung.

Fixierbäder dürfen nicht unmittelbar nach der Herstellung benutzt werden; durch die Auflösung des Natriumthiosulfats in Wasser ist die Lösung abgekühlt worden. Zweckmäßig bewahrt man Fixierbad in einer Glasstopfenflasche auf, deren Stopfen etwas mit Paraffin überzogen ist.

a) Gewöhnliches Wasser . . 1000 ccm   Natriumthiosulfat. . . . 400,0

b) Saures Fixierbad:
   Gewöhnliches Wasser . . 1000 ccm   Natriumthiosulfat 250,0
   Natriumbisulfit . . . . 30,0.

c) In 1 Liter Wasser löst man kristallis. Natriumsulfit 50,0, säuert mit konzentrierter Schwefelsäure 11,0 an und fügt Natriumthiosulfat 200,0 hinzu.

d) Gewöhnliches Wasser . . 1000 ccm   Natriumthiosulfat 200,0
   Natriumbisulfit . . . . 25,0.

e) Man mischt zum Gebrauch 1000 ccm Natriumthiosulfatlösung (1+4) mit 50—100 ccm saurer Sulfitlauge. Diese stellt man her, indem man 70 ccm Natriumsulfitlösung (1+4) mit 30 ccm Weinsäurelösung (1+4) mischt.

f) Lösung A: Wasser 650 ccm, Natriumthiosulfat 150,0.
   Lösung B: Wasser 100 ccm, kristallis. Natriumsulfit 22,5, Zitronensäure 5,0.
   Ist alles gelöst, wird die Natriumsulfitlösung in Lösung A gegossen.

   Fixierbad a wirkt vorzüglich, ist aber nicht lange haltbar, auch werden die sauren Fixierbäder vorgezogen, weil sie die Negative klären.

g) Schnellfixierbad:
   Man löst Natriumthiosulfat 125,0 in destill. Wasser 250 ccm.
   Ferner löst man Ammoniumchlorid 50,0 in destill. Wasser 250 ccm und mischt die beiden Flüssigkeiten.

Saures Schnellfixierbad.

Nach Ohlandt:
Natriumthiosulfat 225,0   Wasser . . . . 600 ccm.
Dieser Lösung fügt man hinzu
                    Ammoniumchlorid 60,0,
gelöst in   Wasser . . . . 300 ccm,
und ferner   saure Sulfitlauge 60,0
oder   Kaliummetabisulfit 25,0
                    Wasser . . . . 300 ccm.
Das Bad wird filtriert und ist gebrauchsfertig.

Härtefixierbad.

Nach Kodak:
Einer Auflösung von
Natriumthiosulfat 240,0   Wasser 720,0
fügt man   Härtelösung 200,0
hinzu. Die H ä r t e l ö s u n g besteht aus:
wasserfreiem Natriumsulfit   75,0   kristall. Borsäure 37,5
Eisessig 66,0   Kaliumalaun 75,0
                Wasser von etwa 50° . . . . . 600,0.

Saures Fixiersalz

ist ein Gemisch von 7 Teilen Natriumthiosulfat und 1 Teil Natriumbisulfit in
trockenem Zustande.

Schnellwirkendes Fixiersalz

erhält man dadurch, daß man dem Natriumthiosulfat 40% Ammoniumchlorid
hinzufügt.
      I m F i x i e r b a d e m u ß d i e P l a t t e n o c h e i n m a l s o l a n g e l i e g e n -
b l e i b e n, a l s z u m V e r s c h w i n d e n d e r w e i ß e n S t e l l e n ge-
b r a u c h t w u r d e, d a d i e N e g a t i v e b e i u n g e n ü g e n d e m F i x i e r e n
g e l b w e r d e n.

Entfernung von Fixiersalz aus Negativen.

      D i e b e s t e E n t f e r n u n g i s t g r ü n d l i c h e s W ä s s e r n. S c h n e l l ·
v e r f a h r e n sind folgende:

a) In eine geschwärzte Flasche von 500 ccm Inhalt bringt man
                    Chlorkalk 10,0
mit etwas Wasser angerieben, dazu fügt man eine Lösung von chemisch reinem
Zinksulfat . . . . 20,0 in Wasser . . . . . . 50 ccm,
füllt die Flasche mit Wasser und stellt an einen dunklen Ort. Nach ungefähr 48 Stunden filtriert man ab und bewahrt die Flüssigkeit in geschwärz-
ter Flasche auf. Zum Gebrauch verdünnt man die Flüssigkeit mit 8 T. Wasser
und legt die Platte einige Minuten hinein, darauf wässert man.

b) Man löst   Ammoniumpersulfat 2,0
in   Wasser . . . . 100 ccm
und fügt einige Tropfen Ammoniakflüssigkeit (0,910) zu. In diese Lösung
legt man das Negativ einige Minuten und wässert dann kurze Zeit.
      Anstatt des Ammoniumpersulfats kann auch Kaliumpersulfat oder Na-
triumperkarbonat verwendet werden.

c) Man legt das Negativ in eine eben rosa gefärbte Lösung von Kaliumpermanganat und erneuert die Lösung, bis sie nicht mehr entfärbt wird und wässert
dann kurze Zeit.
      Wird hierbei die Schicht etwa braun gefärbt, infolge der Entstehung von
Mangansuperoxydhydrat, so legt man das Negativ in eine schwache Salzsäurelösung oder in eine Natriumbisulfitlösung (1 + 9).

d) Kaliumhypochloritlösung . 15,0   Wasser . . . . 1000 ccm.

III. Gerbbäder.

Um ein teilweises Ablösen der Schicht von der Platte während der Behandlung in den Bädern zu verhüten, legt man die Platten entweder sofort nach dem Entwickeln oder nach dem Fixieren einige Minuten in ein Gerb- oder Härtebad. Bei Hydrochinonentwickler darf das Härten erst nach dem Fixieren geschehen. Das Alaunbad darf nicht warm angewendet werden.

Zu beachten ist jedoch, daß gehärtete Negative weder verstärkt noch abgeschwächt werden können.

a) Gewöhnl. Wasser . . . . 1000 ccm   Alaun 200,0
     Der Alaun wird heiß gelöst und die erkaltete gesättigte Lösung von den ausgeschiedenen Kristallen abgegossen.

b) Gewöhnl. Wasser . . . . 1000 ccm   Chromalaun 70,0
     Dieses Bad verleiht dem Negativ zugleich einen blauschwarzen Ton.

c) 40prozentige wässerige Formaldehydlösung 10,0, gewöhnliches Wasser 200 ccm.

d) Nach Elliot:
Wasser . . . . 455 ccm   Tannin 3,8
       Alaun . . . . 56,0.

Das gut ausfixierte und ausgewaschene Negativ wird 4 Minuten, nicht länger, in der Lösung unter leichtem Schaukeln der Schale gebadet. Bei längerer Einwirkung löst sich die Schicht vom Rande. Dieses Gerbbad eignet sich besonders für Negative, von denen eine sehr große Anzahl Abzüge hergestellt werden sollen.

IV. Verstärkungsverfahren.

a) Lösung A: Quecksilbersublimat 5,0, destill. Wasser 250 ccm.
     Lösung B: Kristallis. Natriumsulfit 25,0, destill. Wasser 250 ccm oder Ammoniakflüssigkeit (0,910) 15,0, Wasser 200 ccm oder Schwefelammonium 2,0, Wasser 200 ccm.

Das Verstärken geschehe bei Tageslicht. Das gut gewässerte Negativ kommt in Lösung A, worin es so lange verbleibt, bis es vollständig weiß und das Bild positiv erscheint. Ist dies geschehen, in der Regel in 2—3 Minuten, wird die Platte mindestens ½ Stunde gewässert, um alsdann in eine der Lösungen B zu kommen, worin das Negativ wieder schwarz bzw. braun und auch dichter wird. Nach längerem Waschen ist die Platte zu trocknen und nunmehr erst gebrauchsfertig. Der Sublimatverstärker hat den Vorteil kräftiger Wirkung, doch den schwerwiegenden Nachteil ungemein großer Giftigkeit. Die Natriumsulfitlösung wählt man zum Schwärzen, wenn es sich um Platten handelt, die nur wenig verstärkt werden sollen, während Ammoniakflüssigkeit und Schwefelammonium die Platte sehr verdichten.

Ungemein wichtig für das Verstärken ist, daß das Negativ vollständig ausfixiert und ausgewässert ist. Zu langes Verstärken ist zu vermeiden, da die Negative dann zu schlecht drucken.

b) Lösung A. Quecksilbersublimat 4,0, Kaliumbromid 4,0, destill. Wasser 200 ccm.
Lösung B: Wasser 100 ccm, Salmiakgeist (0,910) 5,0.
Verwendung wie bei Vorschrift a.

c) Lösung A: Quecksilbersublimat 3,0, destill. Wasser 100 ccm.
Lösung B: Salmiakgeist (0,910) 5,0, Wasser 100 ccm.
Verwendung wie Vorschrift a. Doch darf die Verstärkung nicht zu lange währen, da dieser Verstärker äußerst scharf wirkt.
Um alle Sublimatverstärker abzuschwächen, können die Sublimatlösungen A mit destilliertem Wasser verdünnt werden.

Ist das Negativ z u s e h r v e r s t ä r k t und druckt infolgedessen zu langsam, muß man es nach gründlicher Wässerung in eine Lösung von

Natriumthiosulfat. . . .   1,0   Wasser . . . . 100 ccm

legen; doch hat man die äußerste Vorsicht walten zu lassen, damit die
Schwächung durch das Natriumthiosulfat nicht zu weit geht.

d) Q u e c k s i l b e r j o d i d - V e r s t ä r k e r :

Quecksilberjodid   1,0   Natriumsulfit   20,0

destilliertes Wasser . . . . . . 100 ccm.

Der Quecksilberjodid-Verstärker gibt nur eine schwache Verstärkung.
Die Platte bleibt in dem Bade schwarz.

e) U r a n v e r s t ä r k e r :

Lösung A: Destill. Wasser 100 ccm, Urannitrat 1,0.
Lösung B: Destill. Wasser 100 ccm, Kaliumferrizyanid (rotes Blutlaugen-
salz) 1,0.
Lösung C: Eisessig.

Zum Gebrauch werden gemischt: A 50 ccm, C 10 ccm, B 50 ccm in der
angegebenen Reihenfolge. Die Mischung muß im Dunkeln aufbewahrt werden,
hält sich aber auch dann nur wenige Tage. Das zu verstärkende Negativ
bringt man, gut gewässert, in obige Mischung, worin es einen rotbraunen
Ton annimmt. Wenn genügend verstärkt, wässert man 10—15 Minuten, mindestens aber so lange, bis das Wasser nicht mehr in Fettstreifen abläuft. Zu
langes Waschen schwächt ab, worauf man zu achten hat. Zu beachten ist ferner, daß das Wässern nicht durch Wasserstrahl erfolgen darf. Es darf auch
beim Trocknen kein Wassertropfen auf dem Negativ bleiben, man muß das
Wasser mit weichem Fließpapier entfernen. Auch darf das Wasser nicht
eisenhaltig sein, sonst muß das Negativ vor dem Verstärken in einer 2pro-
zentigen Oxalsäure gebadet werden.

Bei diesem Verstärker tritt Verdichtung ein, in dem sich Silberferrozyanid
und Uranferrozyanid bilden und Rotbraunfärbung der Schicht eintritt, so daß
bei diesem Verfahren der Fortschritt der Verstärkung sehr schwer beobachtet werden kann. Im übrigen tritt eine kräftige Verstärkung ein. Ist sie zu
weit gediehen, kann man durch ammoniakhaltiges Wasser wieder abschwächen. Für panchromatische Platten und Filme ist Uranverstärkung nicht gut
geeignet.

f) Nach Photo-Rundschau.

Lösung A:

| Destill. Wasser. . . . . | 100 ccm | Schwefelsäure . . . . . | 3 ccm |
| Natriumsulfat . . . . . | 25,0 | Urannitrat . . . . . . | 6,0 |

Chromalaun . . . . 6,0.

Lösung B:

| Kaliumferrizyanid . . . | 10,0 | destill. Wasser . . . . . | 100 ccm |

Zum Gebrauch mischt man:

| Destill. Wasser . . . . . | 100 ccm | Lösung A . . . . . . | 20 ccm |

Lösung B. . . . . 4 ccm.

Während des Verstärkens muß die Schale beständig bewegt werden.

In U r a n n i t r a t b ä d e r d a r f m a n n i c h t m i t u n g e s c h ü t z t e n
F i n g e r n h i n e i n l a n g e n ; m a n b e d i e n e s i c h d e r K a u t s c h u k-
f i n g e r l i n g e o d e r d e s P l a t t e n h e b e r s. E s k ö n n e n a n d e r n-
f a l l s b ö s a r t i g e N i e r e n e r k r a n k u n g e n h e r v o r g e r u f e n
w e r d e n.

g) B r o m k u p f e r v e r s t ä r k e r :

Lösung A: Destill. Wasser 100 ccm, Kupfersulfat 48,0.
Lösung B: Destill. Wasser 100 ccm, Kaliumbromid 36,0.
Lösung A und B werden zusammengemischt, und das zu verstärkende
Negativ so lange in der Mischung gelassen, bis es vollständig gebleicht ist.

Alsdann wird es von neuem mit einem beliebigen Entwickler bei Tageslicht entwickelt.

h) Nach Schleifer:

Die Negative werden in eine Lösung gelegt, bestehend aus:

Kupfersulfat 1,0   Kaliumbromid 1,0
destilliertes Wasser . . . . 100 ccm.

Nach vollständiger Bleichung wäscht man gut aus, läßt abtropfen und spült in destilliertem Wasser nach. Darauf entwickelt man in folgender Lösung:

Destill. Wasser . . . . . 80 ccm   Pyrogallol 0,5
kristallis. Natriumsulfit . . 10,0   Kaliumbromidlösung (1+9) 6 Trpf.
kristallis. Natriumkarbonat 12,0   Silbernitratlösung (1+49) 10 Trpf.

Wird die Silbernitratlösung weggelassen, ist die Verstärkung schwächer.

i) Nach David:

Man wässert die Platte vor dem Verstärken ¼ Stunde in destilliertem Wasser und bleicht sie in einer Lösung, bestehend aus:

Destill. Wasser . . . . . 100 ccm   Kupfersulfat 1,0
Kaliumbromid . . . . 1,0.

Darauf schwärzt man sie in 5prozentiger Silbernitratlösung und wässert sie wenigstens 1 Stunde unter Lichtabschluß.

k) Bromjodkupfer-Verstärker.

Lösung A: Kupfersulfat 6,5, destill. Wasser 90 ccm.
Lösung B: Kaliumjodid 0,5, Kaliumbromid 1,3, destill. Wasser 30 ccm.

Man mischt die Lösungen, filtriert und legt das zu verstärkende Negativ bei hellstem Tageslicht so lange hinein, bis es kanariengelb geworden ist. Nun wird eine Viertelstunde, nicht länger, gewässert und mit Hydrochinonentwickler oder mit einer starken Natriumsulfitlösung, der 10 Tropfen Silbernitratlösung (1 + 9) zugesetzt sind, geschwärzt.

l) Natriumsulfidverstärker, Schwefelnatriumverstärker:

Man löst

Kaliumferrizyanid, (rotes   Kaliumbromid 20,0
Blutlaugensalz) 10,0   in destill. Wasser . . . . 500 ccm.

Man legt das Negativ in diese Lösung, bis es gebleicht ist, wäscht einige Minuten, bis die gelbliche Farbe geschwunden ist, und schwärzt in

Natriumsulfid 3,0   Wasser . . . . 250 ccm.

m) Kaliumpermanganatverstärker. Nach Bakler:

Man legt das Negativ in eine schwache Kaliumjodidlösung, bis das Silber zum Teil in Jodsilber übergeführt ist, wäscht die Platte einige Minuten und legt sie in eine Lösung von:

Kaliumpermanganat . . . 2,0 in Wasser . . . . 200 ccm
Salzsäure . . . . 1 ccm.

Darauf schwärzt man mit beliebigem Entwickler.

V. Abschwächungsverfahren.

a) Nach Dr. Eder:

Man löst einige Kristalle von grünem Ferrikaliumoxalat (oxalsaurem Eisenoxydkalium) im Fixierbad auf und legt die Platten bis zur genügenden Abschwächung hinein. Nach reichlichem Waschen und Trocknen sind die Platten fertig.

b) Nach Belitzki:

Man löst der Reihe nach in destill. Wasser 200 ccm, Ferrikaliumoxalat 10,0, kristall. Kaliumsulfat 8,0, Oxalsäure 3,0, Natriumthiosulfat 50,0.

Die Lösung muß filtriert und vor Licht geschützt aufbewahrt werden.

c) **Blutlaugensalzabschwächer:**

Bei diesen ist äußerste Vorsicht geboten, da sie äußerst schnell und kräftig wirken und die zarten Einzelheiten zerstören. Sie wirken von der Oberfläche nach unten, entschleiern demgemäß zugleich, dürfen aber nur bei dichten Negativen verwendet und mit ihnen nur ganz kurze Zeit zusammengebracht werden. Ist die gewünschte Abschwächung erreicht, muß sofort gründlich abgespült und darauf hinreichend gewässert werden. Man überzeuge sich alle 10 Sekunden, ob das Negativ etwa genügend abgeschwächt ist. Der Blutlaugensalzabschwächer eignet sich auch sehr gut für überlichtete Platten.

Lösung A: Kaliumferrizyanid (rotes Blutlaugensalz) 20,0, destill. Wasser 200 ccm.

Lösung B: Natriumthiosulfat 100,0, destill. Wasser 500 ccm.

Zum Gebrauch mischt man von A 10 ccm mit B 200 ccm.

Lösung A muß vor Licht geschützt aufbewahrt werden. Die benutzte Abschwächungsflüssigkeit ist wegzugießen.

d) **Nach Farmer:**

Lösung A: Kaliumferrizyanid (rotes Blutlaugensalz) 20,0, destill. Wasser 100 ccm.

Lösung B: Natriumthiosulfat 200,0, destill. Wasser 1 Liter.

Zum Gebrauch mischt man Lösung A 5 ccm mit Lösung B 100 ccm.

Je mehr von Lösung A zugesetzt wird, desto stärker wirkt der Abschwächer.

e) **Nach Agfa:**

Lösung A: Natriumthiosulfat 50,0, destill. Wasser 500 ccm.

Lösung B: Kaliumferrizyanid (rotes Blutlaugensalz) 25,0, destill. Wasser 500,0.

Zum Gebrauch mischt man von A 10 ccm mit B 1 ccm

f) **Kupferabschwächer:** In 1 Liter Wasser löst man Kupfersulfat 100,0, Natriumchlorid 300,0 und vermischt 100 ccm dieser Lösung mit 1 Liter Wasser. Nach der Abschwächung muß die Platte gut gewaschen werden.

g) **Nach Valenta:**

Lösung A: Gepulvertes Kupfersulfat 25,0, Ammoniakflüssigkeit (0,960) 100 ccm.

Lösung B: Natriumthiosulfat 10,0, destill. Wasser 100 ccm.

Zum Gebrauch setzt man zur Lösung B einige Kubikzentimeter der Lösung A und ebensoviel Ammoniakflüssigkeit (0,960).

Dieser Abschwächer kann mehrmals verwendet werden. Sollte sich die blaue Lösung verfärbt haben, fügt man einige Kubikzentimeter Ammoniakflüssigkeit hinzu.

Die Abschwächung geschieht sehr rasch, die Negative müssen dann rasch ausgewaschen werden.

h) **Ammoniumpersulfatabschwächer.** Ist angebracht bei zu harten, kreidigen Negativen, er schwächt bei unterlichteten Platten zuerst, im Gegensatz zum Blutlaugensalzabschwächer, die dichtesten Stellen, schont also die zarten Einzelheiten. Die Negative müssen vollständig ausfixiert und ausgewässert, aber nicht gegerbt sein. Man legt sie trocken in eine Lösung, bestehend aus:

Destill. Wasser . . . . 100 ccm   Ammoniumpersulfat . . . 2,0.

Nach genügender Abschwächung unterbricht man diese sofort durch Hineinlegen in ein saures Fixierbad oder eine 10prozentige Natriumsulfitlösung, läßt hierin 10 Minuten liegen und wässert aus.

Ist die Platte nicht gründlich ausfixiert und ausgewässert, so empfiehlt es sich, die Platte zuerst in eine mit etwas Ammoniakflüssigkeit alkalisch gemachte Ammoniumpersulfatlösung zu legen, gründlich abzuspülen und dann erst in der neutralen Ammoniumpersulfatlösung abzuschwächen.

i) **Benzochinonabschwächer.**

Benzochinon 1,0   reine Schwefelsäure . . . 5,0
destilliertes Wasser . . . . . . 100 ccm.

k) **Sehr langsam wirkender Abschwächer:**
Man löst
Kaliumjodid 1,0   Natriumthiosulfat 25,0
in   Wasser . . . . 100 ccm.
Die Wirkung tritt erst nach 1 Stunde und später ein.

l) **Teilweises Abschwächen** erreicht man dadurch, daß man die abzuschwächenden Stellen so lange mit einem in Alkohol getauchten, reinen
Leinenlappen reibt, bis die Stellen genügend durchscheinend geworden sind.

VI. Entfernung von Schleier.

a) **Gelbschleier:**
Rührt her von zu langem und zu warmem oder zu alkalireichem Entwik-
keln, verbrauchtem Entwickler oder schlechtem Fixieren.
Entwicklungsschleier wird entfernt durch den Blutlaugensalzabschwächer,
mit der erforderlichen Vorsicht angewendet, während man bei schlechtem
Fixieren das Negativ nochmals in ein saures Fixierbad legt.

b) **Ein anderes Verfahren ist folgendes:**
Man legt das gelbe Negativ in eine Mischung von 2 T. einer gesättigten
Lösung von neutralem Kaliumoxalat und 1 T. 3prozentiger Essigsäure.

c) Man legt das Negativ kurze Zeit in eine Ammoniumpersulfatlösung 2 + 98,
spült gründlich ab und badet es in einer 10prozentigen Natriumsulfitlösung.

d) **Grünschleier:**
Kommt mitunter bei schlechtem Pyrogallolentwickler vor oder infolge
von zuviel Ammoniak im Entwickler. Man legt die Platte in eine Lösung
bestehend aus
Wasser . . . . 80 ccm   Eisenchlorid 5,0
Kaliumbromid 5,0
und bringt sie darauf in den Eisenentwickler, wie er zur Entwicklung von
Bromsilberpapier vorgeschrieben ist.

e) **Dichroitischer Schleier:**
Das Negativ sieht bei auffallendem Licht grünlich, bei durchfallendem
Licht rötlich aus. Rührt mitunter von zu großem Bromkaliumgehalt oder Ver-
unreinigung des Entwicklers mit Natriumthiosulfat her, oder eine unter-
belichtete Platte wurde zu lange entwickelt, gequält. Man legt die Platte
kurze Zeit in eine Lösung von
Kaliumpermanganat . . . 1,0   Wasser . . . . 1000 ccm
und darauf in saure Sulfitlauge. S. S. 691e.

VII. Für Lichtdrucke, Autotypie usw. Negative abziehbar zu machen.

Sämtliche Bäder zur Herstellung des Negativs müssen von gleichmäßiger
Wärme sein.
Das fertige Negativ härte man in einem Alaunbade 5 + 95, wässere es gut
aus und lasse es trocknen.
Das vollständig trockne und waagerecht gelegte Negativ übergieße man, unter
Vermeidung von Blasenbildung, möglichst gleichmäßig und etwa 1 mm hoch, mit
Wasser 100 ccm, Gelatine 15,0, Glyzerin 5,0, Eisessigsäure 20,0, wobei man
die Essigsäure auch fortlassen kann.
Die Gelatinelösung muß heiß bereitet und durch Flanell durchgeseiht, aber
nur lauwarm auf die Platte gegossen werden. Ist die Gelatineschicht erstarrt,
wird die Platte stehend getrocknet. Zum Gebrauch werden die Ränder rund
herum eingeschnitten, und die Haut vorsichtig abgezogen.

VIII. Negativlacke.

a) Lack für heiße Platten:

Spiritus (96%) 600,0   Sandarak 100,0

Rizinusöl 30,0

b) Lack für kalte Platten:

Ein ganz ausgezeichneter Lack für kalte Platten ist Zaponlack, wie solcher auf S. 415 angegeben ist. Er eignet sich deshalb zu gedachtem Zwecke sehr gut, weil er einen kaum merkbaren und doch widerstandsfähigen Überzug zurückläßt.

c) Sandarak 150,0   Lavendelöl 110,0

Chloroform 50,0   Spiritus (96%) 720,0

Der Lack wird durch Übergießen auf der Glasplatte verteilt.

d) Gebleichter Schellack . . 125,0   Mastix 25,0

Terpentinöl 25,0   Spiritus (96%) 825,0

e) Sandarak 250,0   Lärchenterpentin 25,0

Chloroform 30,0   Äther 30,0

Spiritus (96%) . . . . 650,0.

f) Manilakopal 5,0   Mastix 2,5

Tetrachlorkohlenstoff . . . . 100,0.

Man löst unter Erwärmung.

g) Dammarharz 110,0   Mastix 7,0

Benzol . . . . 883,0.

h) Retuschier-Mattlack:

Äther 50,0   Sandarak 4,0

Benzol 20,0   Kanadabalsam 1,0

i) Man löst in   Äther 45,0

Sandarak 5,0

Dammar 1,5

und fügt der Lösung Benzol . . . . 25,0 hinzu.

k) Retuschierlack:

Sandarak 210,0   Mastix 70,0

Lavendelöl 70,0   Lärchenterpentin 50,0

Kopaivabalsam . . . 20,0   Spiritus (96%) 580,0

l) Wässeriger Retuschierlack nach Monkhoven:

Schellack in Blättern wird in eine gesättigte Lösung von Ammonium-karbonat iu Wasser durch 24 Stunden gelegt, die Lösung abgegossen und durch die gleiche Menge von reinem Wasser ersetzt; die Flüssigkeit wird unter fortwährendem Rühren gekocht, bis vollständige Lösung erfolgt ist. Das Verhältnis zwischen Schellack und Wasser ist 1 + 8. — Mit dieser Lösung wird das vollkommen trockene Negativ zweimal übergossen, und man kann auf diesem Überzuge rascher und feiner retuschieren, als wenn man andere Überzüge anwendet.

m) Mattlack:

Man löst in Äther 45,0, Sandarak 5,0, filtriert und setzt hinzu Toluol 20,0.

n) Man löst in Äther 45,0, Sandarak 5,0, filtriert und setzt hinzu Benzol 28,0. absoluten Alkohol 1,0.

o) Dammarharz 250,0   Kopaivabalsam 135,0

Elemi 30,0   Terpentinöl 570,0

p) Sandarak 100,0   Äther 800,0

Benzin . . . . 100,0.

Der Sandarak wird zuerst im Äther gelöst, dann das Benzin hinzugesetzt. Es scheidet sich ein Teil des Harzes hierdurch wieder aus, und die Lösung wird später klar abgegossen.

q) Dammarharz. . . . . . 100,0 . Mastix 15,0
          Benzin . . . . 884,0.

r) **Brauner Mattlack für flaue Negative:**

Man löst in Mattlack 100,0 fein gepulverten Asphalt 5,0, gießt klar ab und überzieht das Negativ. Man erreicht dadurch eine Verlangsamung des Kopiervorganges.

Entfernung des Negativlackes.

Man legt die Platte kurze Zeit in Spiritus, darauf in Spiritus, dem einige Prozent Ammoniakflüssigkeit (0,910) zugefügt sind, und wäscht mit Wasser ab.

Herstellung der Positive.

I. Auskopierpapiere.

A. Zelloidinpapiere.

Getrennte Ton- und Fixierbäder.

a) Lösung A: In 1 Liter destilliertem Wasser löst man Zitronensäure 6,0, Alaun 6,0, Ammoniumsulfozyanat 24,0.
Lösung B: Destill. Wasser 100 ccm, Goldchlorid 1,0.
    Zum Gebrauch mischt man Lösung A 100 ccm mit Lösung B 5 ccm und tont ungefähr 10 Minuten.
    Nach dem Tonen wässert man die Bilder unter wiederholtem Wasserwechsel einige Minuten und fixiert sie in einer Lösung von:
    Gewöhnlichem Wasser 1 Liter, Natriumthiosulfat 100,0.
    Mit diesem Tonbade erhält man braune bis blaue Töne

b) Nach Lainer:
    Lösung A: Destill. Wasser 1 Liter, Ammoniumsulfozyanat 100,0.
    Lösung B: Destill. Wasser 100 ccm, Goldchloridkalium 1,0.
    Lösung C: Destill. Wasser 1 Liter, Bleinitrat 200,0.
    Zum Gebrauch mischt man zu 500 ccm gewöhnlichem Wasser von Lösung A 12,5 ccm, Lösung B 15 ccm, Lösung C 25 ccm genau der Reihenfolge nach.
    Fixierbad wie bei a.
    Dieses Bad gibt blaue Töne.

c) Lösung A: Destill. Wasser 1 Liter, Borax 32,0, kristallis. Natriumazetat 20,0, Ammoniumsulfozyanat 20,0.
Lösung B: Destill. Wasser 100 ccm, Goldchlorid 1,0.
    Zum Gebrauch mischt man Lösung A 100 ccm mit Lösung B 10 ccm.
    Die Mischung ist nur kurze Zeit haltbar.
    Fixierbad wie bei a.
    Dieses Bad gibt wie b blaue Tönung.

d) Lösung A: Destill. Wasser 1 Liter, Ammoniumsulfozyanat 10,0.
Lösung B: Destill. Wasser 900 ccm, Goldchlorid 1,0.
    Man mischt zu gleichen Teilen.
    Fixierbad wie bei a. Man erhält blaue Töne.

e) Nach David:
    Lösung A: Destill. Wasser 500 ccm, krist. Natriumazetat 25,0.
    Lösung B: Destill. Wasser 200 ccm, Kaliumsulfozyanat 4,0.
    Lösung C: Destill. Wasser 100 ccm, Goldchlorid 1,0.
    Zwei Stunden vor dem Gebrauche mischt man Lösung A 100 ccm, Lösung B 25 ccm, Lösung C 5 ccm, wobei man Lösung C unter Schütteln zusetzt.
    Fixierbad wie bei a.
    Gibt braune bis blauschwarze Töne.

f) Lösung A: Destill. Wasser 100 ccm, Borax 2,0.
Lösung B: Destill. Wasser 100 ccm, Goldchlorid 1,0.

Zum Gebrauch mischt man Lösung A 100 ccm mit Lösung B 5 ccm.
Fixierbad wie bei a.
Gibt braune Töne.

g) In destill. Wasser 1 Liter löst man krist. Natriumazetat 30,0 und Gold-chlorid 1,0.

Ein gutes, aber immerhin nicht allzu lange haltbares Goldbad.
Fixierbad wie bei a.

Im allgemeinen ist zu beachten, daß die Ton- und Fixierbäder und Waschwässer möglichst gleichmäßige Wärme haben. Ist das Bad zu warm, mehr als 16°, wird das Bild sehr schnell getont, hält sich aber nicht, sondern verdirbt. Auch das übermäßig lange Liegen in den Bädern und Waschwässern ist zu vermeiden.

Gemischtes Tonfixierbad.

a) In 2 Vorratslösungen:
Lösung A: Destill. Wasser 500 ccm, Bleinitrat 5,0, Natriumthiosulfat 100,0.
Lösung B: Destill. Wasser 100 ccm, Goldchlorid 1,0 oder destill. Wasser 100 ccm, Goldchloridkalium 2,0.

Zum Gebrauch mischt man Lösung A 100 ccm mit der Lösung B 5 ccm.

b) In einer Lösung: Destill. Wasser 1 Liter, Natriumthiosulfat 250,0 Ammonium-sulfozyanat 27,5, Alaun 7,5, Zitronensäure 7,5, Bleiazetat 10,0, Bleinitrat 10,0.
Man löst alles der Reihe nach für sich in Wasser, mischt und fügt der Lösung hinzu: 75 ccm einer Goldchloridlösung (1 + 199) oder 75 ccm einer Goldsalzlösung (1 + 99).
Die Mischung ist erst nach 3—4 Tagen, nach erfolgter Klärung, zu gebrauchen, ist aber äußerst haltbar.
Gebrauchtes Tonfixierbad ist wiederholt zu verwenden, doch ist ein Zusatz eines gleichen Raumteiles frischen Tonfixierbades zu empfehlen.
Zeigen die Drucke in den freien Zeichnungen einen grünlichen Ton, müssen einige Kubikzentimeter Goldchloridlösung zugesetzt werden.

c) Mehr bläulicher Ton nach Harbers:
Destill. Wasser 1 Liter, Natriumthiosulfat 250,0, Ammoniumsulfozyanat 29,0, Alaun 75,0. Man löst alles und fügt hinzu: 75 ccm einer Goldchlorid-lösung (1 + 199).

Dieses Bad wird wie Vorschrift b bei und nach der Zusammensetzung milchig, klärt sich aber im Verlauf von 4—5 Tagen vollständig und ist dann zum Gebrauch fertig, indem es abgegossen wird.
Diese drei Vorschriften sind ganz vorzüglich und genügen für alle Fälle. Doch fügen wir noch ein sogenanntes alkalisches Tonfixierbad bei.

d) Destilliertes Wasser 1 Liter, Natriumthiosulfat 250,0, kristallis. Bleiazetat 20,0, Kalziumchlorid 20,0, Kalziumkarbonat 10,0, Goldchlorid 0,3.
Für den Gebrauch filtriert man die klare Lösung ab.

B. Aristo- oder Chlorsilbergelatinepapiere.

1. Getrennte Ton- und Fixierbäder.

a) Lösung A: Destill. Wasser 250 ccm, Goldchlorid 0,5.
Lösung B: Destill. Wasser 100 ccm, Ammoniumsulfozyanat 5,0.

Zum Gebrauch gießt man von Lösung A 25 ccm in Lösung B 100 ccm und verdünnt mit 250 ccm Wasser.

Man tont etwa 10 Minuten. Nach dem Tonen wässert man die Bilder unter wiederholtem Wasserwechsel einige Minuten und fixiert in folgendem Fixierbade:

Gewöhnliches Wasser 1 Liter, Natriumthiosulfat 100,0, Alaun 40,0.

Der Alaunzusatz hat den Zweck, die Gelatineschicht zu härten, um sie widerstandsfähiger zu machen. Nach dem Fixieren werden die Bilder gründlich gewässert.

b) Lösung A: Destill. Wasser 100 ccm, Ammoniumsulfozyanat 5,0.
Lösung B: Destill. Wasser 100 ccm, Goldchlorid 0,5.

Man gießt in 100 ccm destill. Wasser je 100 ccm Lösung A und B.

Diese Mischung hält sich gut.

Fixierbad wie bei a.

2. Gemischtes Tonfixierbad.

a) Man löst in destill. Wasser 1 Liter, Natriumthiosulfat 250,0, Ammoniumsulfozyanat 29,0, Alaun 7,5, Zitronensäure 7,5, kristillis. Bleiazetat 10,0 und setzt der Lösung zu:

Goldchloridlösung (1 + 199) 75 ccm oder Goldsalzlösung (1 + 99) 75 ccm.

Nach 3—4 Tagen ist die anfangs milchige Flüssigkeit geklärt, gebrauchsfertig und äußerst haltbar.

Um die Gelatineschicht zu härten, empfiehlt es sich, die Drucke nach reichlichem Wässern in ein Alaunbad (5 + 95) oder in eine Lösung von Formalin (40prozentige wässerige Lösung des Formaldehyds) 10 + 190 zu legen.

Unter Goldsalz ist Chlorgoldnatrium zu verstehen, wovon stets die doppelte Menge zu nehmen ist, als von Goldchlorid.

b) In destill. Wasser 900 ccm löst man Natriumthiosulfat 150,0, Ammoniumsulfozyanat 150,0, Alaun 15,0, kristall. Natriumazetat 10,0 und fügt unter Schütteln hinzu: eine Lösung von Goldchlorid 1,0, Natriumchlorid 10,0, in destill. Wasser 100 ccm.

Nach 3—4 Tagen ist das Tonfixierbad gebrauchsfertig.

Härtebad wie unter B 1, a.

c) Destill. Wasser 1 Liter, Natriumthiosulfat 250,0, kristallis. Natriumazetat 20,0, Strontiumchlorid 30,0, kristallis. Bleiazetat 15,0, 1prozentige Chlorgoldlösung 40,0.

Goldfreie Tonung.

a) Nach Pilkington:

Bariumsulfid (Schwefelbarium) . .	15,0
destilliertes Wasser	120 ccm.

Die Tonung soll in einer halben Stunde beendet sein. Darauf wird eine Viertelstunde gewässert.

b) Nach Namias:

Man bleicht den Druck in einer Lösung von:

Kaliumbromid	10,0
Kaliumferrizyanid (rotem Blutlaugensalz)	20,0
in destilliertem Wasser	500 ccm

und tont in einer Lösung von:

Bariumsulfid . . . . . . 10,0 in destilliertem Wasser . . . 500 ccm.

Schließlich wird gewässert.

Eine beim Tonen entstehende, dünne weiße Schicht entfernt man beim Wässern mit etwas Watte.

c) Nach Formstecher:

Lösung A: Natriumthiosulfat 250,0
              Wasser . . . . 1 Liter.
Lösung B: Bleinitrat 40,0
              Wasser . . . . 200 ccm.

Man mischt unmittelbar vor dem Gebrauche 50 ccm der Lösung B zu 500 ccm der Lösung A. Das frisch gemischte Tonbad wirkt zu stark, man schwächt es dadurch ab, daß man Abfälle der Drucke oder schlechtere Drucke hineinbringt. Die Tonung soll in 10 Minuten beendet sein. Darauf ist gründlich zu wässern. Das gemischte Bad ist nicht haltbar.

d) Siehe Schwefeltönung, S. 707.

C. Bäder, um Chlorsilberpapieren Platinton zu verleihen.

a) Man druckt sehr kräftig, wässert den Druck einige Minuten unter mehrmaligem Wasserwechsel und bringt die jetzt roten Drucke in folgendes Goldtonbad: Destill. Wasser 100 ccm, kristallisiertes Natriumazetat 10,0, Borax 10,0, Goldchloridlösung (1 + 99) 2,5 ccm.

In einigen Minuten sind die Bilder violett gefärbt, man wässert nur kurze Zeit und legt sie in das Platinbad aus:

              Destilliertem Wasser . . . . . 100 ccm.
              Kaliumplatinchlorürlösung (1+9) .   2,0
              Phosphorsäure (spez. Gew. 1,120) .   2,0
bestehend.

Das Bild hat nun den schwarzen Platinton angenommen, es wird wieder einige Minuten gewässert und in ein Fixierbad: Gewöhnliches Wasser 500 ccm, Natriumthiosulfat 50,0 gelegt.

Nach etwa 10 Minuten ist das Fixieren beendigt, nun wird das Bild sehr sorgfältig ausgewässert.

b) Um mehr braune Töne zu erhalten, läßt man das Goldbad fort und legt die Bilder nach dem Wässern sofort in das Platinbad.

c) Nach David: Töne von Rötel bis Braunschwarz zu erzielen.

Nach dem Wässern der Drucke legt man sie in folgendes Platinbad:

Destill. Wasser 100 ccm, Kaliumplatinchlorür 1,0, reine Milchsäure 20,0.

Dann wässert man und bringt den Druck in ein saures Fixierbad, wie es für Platten vorgeschrieben ist, und wässert danach gründlich aus. Die Tonung im Platinbade dauere bis zu 3 Minuten. Nach ½ Minute erhält man Rötelton.

Für Platintonung verwendet man nur matte, nicht glänzende Papiere, oder man nimmt den glänzenden ihren Glanz, indem man sie auf eine matte Glasscheibe aufquetscht. Sehr schöne Erfolge erzielt man mit stumpfen Chlorsilberauskopierpapieren, auch Salzpapiere genannt. Die Herstellung dieser Papiere ist eine andere, als die der gewöhnlichen Zelloidin- oder Aristopapiere:

Die Papiere werden mit Stärkekleister oder ganz dünner Gelatine überzogen, mit Natriumchloridlösung getränkt und dann auf Silbernitratlösung schwimmen gelassen. Das Chlorsilber liegt infolge dieses Verfahrens nicht bloß auf dem Papiere, sondern dringt etwas in die Papierfaser ein, und man erhält Positive von künstlerischer, plastischer Wirkung.

D. Chlorsilberpapieren karminroten Ton zu geben.

Destill. Wasser 1 Liter, Kaliumjodid 1,5, Ammoniumsulfozyanat 5,0, Goldchloridlösung (1 + 99) 30,0.

Die schwach überkopierten Bilder wässert man kurze Zeit und bringt sie erst dann in das Bad. Der Tonungsvorgang währt lange Zeit, und man kann verschiedene Töne erzielen.

Vorbad für Zelloidin- und Aristopapiere.

Natriumbikarbonat 0,5   Natriumchlorid 2,5
destill. Wasser . . . . 100 ccm.

Die Drucke werden in dem Bade rot. Sie werden darauf gewaschen und in die Tonbäder gebracht.

Hervorrufer für zu schwach gedruckte Aristo- und Zelloidinpapiere.

Lösung A: Weingeist (95 %) 100 ccm, Hydrochinon 10,0.
Lösung B: Destill. Wasser 100 ccm, kristallis. Natriumsulfit 50,0, Zitronensäure 2,5.

Man mischt je 50 ccm der Lösungen und verdünnt die Mischung mit 100 ccm destill. Wasser.

Nach der Entwicklung, die etwa 10 Minuten und länger währt, wird abgespült, und darauf legt man das Bild in das Tonfixierbad.

Überkopierte Chlorsilberbilder abzuschwächen.

Man tont, filtriert und wässert wie gewöhnlich aus und bringt dann die Bilder noch feucht in eine Lösung von:

Destill. Wasser . . . .   1 Liter.
Natriumthiosulfat . . . .   100,0.
Kaliumdichromatlösung (1 + 99)   .   15,0.

E. Albuminpapiere.

Für Albuminpapiere gelten alle Vorschriften der Getrennten Ton-und Fixierbäder, nur müssen die Drucke nach dem Herausnehmen aus dem Kopierrahmen, ehe sie ins Fixierbad kommen, so lange gewässert werden, bis sich keine milchige Trübung mehr zeigt, um das von der Bereitung her noch überschüssige Silbernitrat zu entfernen. Vorschriften, die sich besonders für Albuminpapier eignen, sind:

a) Goldchlorid 1,0   kristallis. Natriumazetat . 30,0
destill. Wasser . . . . 500 ccm.

Diese Lösung wird zum Gebrauch mit der zehnfachen Menge Wasser verdünnt. Als Fixierbad verwendet man eine Lösung von Natriumthiosulfat 1,0 in Wasser 8,0.

b) Lösung 1: Goldchlorid 1,0 und destill. Wasser 100 ccm.
Lösung 2: Borax 30,0 und destill. Wasser 500 ccm.
Lösung 3: Kaliumkarbonat 10,0 und destill. Wasser 250 ccm.

Einige Zeit vor dem Gebrauch mischt man 12,0 von Lösung 1, 15,0 von Lösung 2, 2,0 von Lösung 3 und 200 ccm destill. Wasser (Tonbad).

Nach beendetem Waschen werden die Bilder in das etwas angewärmte Tonbad so lange (einige Minuten) gelegt, bis sie den gewöhnlichen Ton erreicht haben, hierauf folgt ein einmaliges Waschen, worauf sie etwa 5 Minuten in das aus Natriumthiosulfat 12,0 und Wasser 100 ccm bestehende Fixierbad kommen.

Nach dem Fixieren haben die Bilder noch 6—8 viertelstündige Wasserbäder durchzumachen.

Um Albumindrucke zu aquarellieren, reibt man sie mit etwas Glyzerin ab.

Blaudrucke auf Albuminpapier.

Sehr schöne Wirkungen erhält man, wenn man zum Drucken gewöhnliches Albuminpapier benutzt, welches in folgendem Bade lichtempfindlich gemacht wurde:

a) Ferriammoniumzitrat (zitronensaures Eisenoxyd-Ammon) 15,0
Wasser . . . . 65 ccm.

b) Kaliumferrizyanid (rotes Blutlaugensalz) 10,0
Wasser . . . . 65 ccm.

Man mischt davon gleiche Teile, läßt das Papier ½ Stunde darauf schwimmen und hängt es dann im Dunkeln zum Trocknen auf. Die Abdrücke, die nach dem Drucken in Wasser ausgewaschen werden, zeigen fast ebenso reichlich Einzelheiten wie Albuminbilder, dabei ist das Verfahren einfacher und billiger. Die Abdrücke können aufgeklebt und satiniert werden. Das lichtempfindlich gemachte Papier hält sich ebensowenig wie die beiden Lösungen, es ist daher alles vor dem Gebrauche frisch zu bereiten.

Vorschriften für Zyanotypie siehe S. 719.

II. Entwicklungspapiere.

A. Bromsilberpapier und Chlorbromsilber-, Kunstlicht- oder Gaslichtpapier.

Zur Entwicklung von Bromsilberpapier und Chlorbromsilberpapier eignen sich fast alle Entwickler, besonders aber Glyzin und Rodinal (1 + 39), unter Zusatz einiger Tropfen Kaliumbromidlösung (1 + 9), ebenso Edinol, das mit der zehnfachen Menge Wasser verdünnt wird. Auch der Eisenoxalatentwickler ist vorteilhaft, da er sich der Belichtung anpaßt und dem Bilde mehr einen blauschwarzen Ton gibt. Will man mit Hydrochinon arbeiten, so ist der Metol-Hydrochinon-Entwickler S. 688 zu empfehlen.

Eisenoxalatentwickler.

a) Lösung A: Destill. Wasser 500 ccm, neutrales Kaliumoxalat 150,0.
Der Lösung fügt man so viel gesättigte Oxalsäurelösung zu, bis die Lösung neutral ist.
Lösung B: Destill. Wasser 250 ccm, reinstes Ferrosulfat 75,0, reinste Weinsäure 1,25 oder reine Schwefelsäure 3 Tropfen.
Diese Lösung ist nicht haltbar, wird deshalb am besten frisch angesetzt.
Lösung C: Kaliumbromidlösung 1 + 9.
Unmittelbar vor dem Gebrauche gießt man Lösung B 50 ccm in Lösung A 150 ccm und fügt Lösung C 1 ccm hinzu.
Ist man einer richtigen Belichtungszeit nicht gewiß, nimmt man von Lösung B erst die Hälfte und fügt, wenn erforderlich, d. h. wenn das Bild nicht kräftig kommt, dann die andere Hälfte noch zu.

b) Lösung A: Destill. Wasser 300 ccm, neutrales Kaliumoxalat 100,0.
Lösung B: Destill. Wasser 150 ccm, reinstes Ferrosulfat 50,0, reine Schwefelsäure 2 Tropfen.
Unmittelbar vor dem Gebrauche mischt man Lösung B 1 T. mit Lösung A 3 T. und fügt einige Tropfen Kaliumbromidlösung 1 + 9 zu. Wenn erforderlich wie nach Vorschrift a erst die Hälfte von Lösung B.

c) Nach David:
Lösung A: Destill. Wasser 500 ccm, neutrales Kaliumoxalat 125,0.
Lösung B: Destill. Wasser 125 ccm, reinstes Ferrosulfat 50,0 krist. Zitronensäure 2,0.
Lösung C: Destill. Wasser 25 ccm, Kaliumbromid 1,0.
Unmittelbar vor dem Gebrauche werden gemischt: Lösung B 20 ccm, Lösung A 120 ccm, Lösung C 2 ccm, wenn nötig wie nach Vorschrift a erst die Hälfte von Lösung B.

d) Lösung A: Neutrales Kaliumoxalat 100,0, destill. Wasser 400 ccm.
Lösung B: Chemisch reines Ferrosulfat 30,0, destill. Wasser 100 ccm,
reine Schwefelsäure 5 Tropfen, oder kristallis. Zitronensäure 1,0.

Der Säurezusatz bewirkt eine Lösung des durch den Einfluß des Sauerstoffs der Luft etwa gebildeten, photographisch unwirksamen Ferrisulfats (Eisenoxydsulfats).

Während A in geschlossenen Gefäßen unbegrenzt haltbar ist, oxydiert B sehr leicht, wodurch die anfangs hellgrüne Farbe in Gelb und Braun umgewandelt wird.

Da eine derart gefärbte Lösung zu verwerfen ist, halte man Ferrosulfatlösung nicht vorrätig. Kurz vor dem Gebrauche werden in einer Mensur gemischt: 1 T. B mit 3 T. A und einige Tropfen Kaliumbromidlösung 1 + 9 zugesetzt. B muß zu A gegossen werden, da im umgekehrten Fall ein schwerlöslicher brauner Niederschlag entsteht. Dieser Entwickler ist, was auch für die Vorschriften a—c gilt, nur, wenn er **kurz nach dem ersten Gebrauche** zur Entwicklung eines zweiten oder weiteren Bildes benutzt wird, zum zweiten Male verwendbar.

e) **Brauner Ton:**

Lösung A: Destill. Wasser 250 ccm, neutrales Kaliumoxalat 80,0.
Lösung B: Destill. Wasser 250 ccm, reines Ferrosulfat 12,0, kristallis. Zitronensäure 1,0, Kaliumbromid 1,0.
Lösung C: Destill. Wasser 200 ccm, Kaliumchlorid 24,0.

Zum Gebrauch mischt man je 20 ccm Lösung B und C und gießt diese Mischung in 80 ccm Lösung A.

Metol-Hydrochinon-Entwickler.

Nach Agfa:

Metol	1,0	Natriumkarbonat . . .	26,0
Natriumsulfit	13,0	Kaliumbromid	1,0
Hydrochinon	3,0	destill. Wasser	1000 ccm.

Unterbrechen der Entwicklung.

Um eine allzu große Kraft des Silberbildes zu vermeiden, muß die Entwicklung, wenn das Bild die gewünschte Kraft hat, unterbrochen werden, da es später nicht zurückgeht, und auch Gelbschleier entsteht. Man legt es einige Minuten in ein **Klärbad, Unterbrechungsbad:**

a) Eine Essigsäurelösung 2 + 98 oder

b) Wasser . . . . 250 ccm   Alaun 60,0
Eisessig . . . . 2 ccm,

c) Zitronensäure   2,0   Wasser 98,0

d) Kaliummetabisulfit . . .   10,0   destill. Wasser . . . . . 100 ccm,
spült gut ab und fixiert etwa 10 Minuten in einem Fixierbad (1 + 9) oder besser in einem verdünnten sauren Fixierbade.

Prüfung des Fixierbades für Papiere auf Wirksamkeit.

Man prüft das bereits gebrauchte Fixierbad auf noch genügend vorhandene Wirksamkeit nach Lumière: Man befeuchtet ein Stück Filtrierpapier mit einem Tropfen des zu prüfenden Fixierbades und setzt es zerstreutem Licht aus, daß es nicht so schnell trocknet. Zeigt sich Bräunung, ist das Fixierbad erschöpft und so unwirksam.

Abschwächung von Chlorbromsilber- und Bromsilberdrucken.

Man wässert den Druck, legt ihn auf eine Glasplatte und trägt mittels eines Schwammes oder eines Wattebausches auf die abzuschwächenden Teile auf

Wasser . . . . 300 ccm
Ammoniumkupferchloridlösung . . . 15,0
Natriumthiosulfatlösung (50prozentig) . 15,0,

Die Abschwächung geschieht sehr schnell und muß durch rasches Abspülen unterbrochen werden.

Die **Ammoniumkupferchloridlösung** wird hergestellt:

Man löst Kupferkarbonat in 10prozentiger Salzsäure bis zur Sättigung und fügt so viel Ammoniakflüssigkeit (0,910) hinzu, daß der entstehende Niederschlag wieder gelöst wird.

Selentonbad für Chlorbromsilberpapier.

a) Lösung 1:

Man löst	Natriumsulfit	60,0
in	Wasser	450 ccm
fügt	gepulv. Selen	2,0

hinzu und kocht unter Umrühren, daß das Selen schnell gelöst wird.

Lösung 2:

Ammoniumchlorid . . 75,0   Wasser . . . . 600 ccm werden gelöst.

Nachdem Lösung 1 erkaltet, mischt man Lösung 2 hinzu und bringt die Silberbilder nach dem Fixieren in das Bad; worauf man wässert.

b)

Natriumselenit oder selenige Säure	1,0
kristall. Natriumsulfid	8,0
Wasser	50 ccm.

Für das Bad verdünnt man

Lösung 1,0   Wasser . . . . . . 20,0 legt das Silberbild nach dem Fixieren und Waschen hinein und wässert.

Urantonbad.

Um Silberbilder in **Rötel**, **Braunrot** und **Sepia** überzuführen, benutzt man als unmittelbare Tönung Uransalzbäder. Hierin werden sie erst braun und schließlich ziegelrot. Die Bilder müssen aber völlig ausfixiert und ausgewässert sein.

a) Nach Schaeuffelen:

Lösung A: Destill. Wasser 100 ccm, Urannitrat 1,0.

Lösung B: Destill. Wasser 100 ccm, Kaliumferrizyanid (rotes Blutlaugensalz) 1,0, reine Salzsäure 3 Tropfen.

Diese Lösung muß vor Licht geschützt aufbewahrt werden.

Lösung C: Destill. Wasser 50 ccm, reine Salzsäure 6,0.

Lösung D: Destill. Wasser 50 ccm, Ammoniumsulfozyanat 2,5.

Zum Gebrauch mischt man: Lösung A 15 ccm, B 10 ccm, C 5 ccm, D 2 ccm mit destill. Wasser 25 ccm.

Ist der gewünschte Ton erreicht, übergießt man das Bild mit einem Klärbade, bestehend aus:

Gewöhnl. Wasser . . . . 1 Liter   Alaun 30,0
reiner Salzsäure 2,5,

bis der Gelbschleier verschwunden und die Lichter weiß sind. Dann spült man einige Minuten unter fließendem Wasser, am besten mit einer Brause.

b) Lösung A: Destill. Wasser 100 ccm, Urannitrat 1,0, Essigsäure 5,0.

Lösung B: Destill. Wasser 100 ccm, Kaliumferrizyanid (rotes Blutlaugensalz) 1,0, Eisessigsäure 5,0.

Diese Lösung ist vor Licht zu schützen.

Zum Gebrauch mischt man gleiche Raumteile der Lösungen A und B.

Ist der gewünschte Ton erreicht, wässert man das Bild ungefähr 5 Minuten, bis das Wasser nicht mehr in Fettstreifen abläuft. Darauf kommt das Bild einige Minuten in ein Klärbad aus:

Gewöhnl. Wasser . . . 500 ccm   kristall. Zitronensäure . . 2,0
und   reiner Salzsäure . . . . . . 2,0.

c) Um blaugrünen Ton zu erhalten, tönt man die gut ausfixierten und ausgewässerten Bromsilberbilder in einem Urantonbad und legt sie in eine Lösung von:

Destill. Wasser . . . . 500 ccm   Eisenchlorid 2,5,

ohne darauf auszuwässern.

Siehe auch S. 707 Grüntönung.

In Urannitratbäder darf man nicht mit ungeschützten Fingern hineinlangen; man bedient sich der Kautschukfingerlinge oder des Plattenhebers. Es können andernfalls bösartige Nierenerkrankungen hervorgerufen werden.

Blautönung.

Lösung A: Destill. Wasser 100 ccm, Ferriammoniumzitrat (zitronensaures Eisenoxydammonium) 1,0, reine Salzsäure 10,0.

Lösung B: Destill. Wasser 100 ccm, Kaliumferrizyanid (rotes Blutlaugensalz) 1,0.

Die Lösungen sind vor Licht zu schützen.

Zum Gebrauch mischt man gleiche Teile der Lösungen A und B.

Die Drucke müssen gut gewässert, von allem Fixiernatron befreit sein.

Braunfärbung. Schwefeltönung.

a) Die ausfixierten Bilder werden in Wasser gelegt und darauf in folgendem Bade gebleicht, mittelbare Tönung:

Destill. Wasser . . . . . 100 ccm   Kaliumferrizyanid (rotes

Kaliumbromid 4,0   Blutlaugensalz) . . . . 2,0.

Nun werden sie mit Wasser gründlich abgespült und in:

Destill. Wasser . . . . . 100 ccm   kristallis. Natriumsulfid . 1,0

gelegt. Darauf gewässert.

Sind die Drucke zu dunkel, so schwächt man sie mit dem Blutlaugensalz-abschwächer ab.

b) Nach Photo-Ind. Die Bilder werden gebleicht, Bleichbad nach Agfa:

Kaliumferrizyanid (rotes   Kaliumbromid 4,0

Blutlaugensalz) 60,0   destill. Wasser 936,0

etwa 10—20 Minuten in fließendem Wasser gewässert und darauf in folgendem Bade getönt (mittelbare Tönung):

Thiokarbamid (10prozentige Lösung) . 20 ccm

Natronlauge (8prozentige) . . . . . 25 ccm

Wasser . . . . 1000 ccm.

Grüntönung.

Nach David:

Vanadiumchlorid . . .   1,0   Ferrichlorid   0,5

Ferrioxalat   0,5   gesätt. Oxalsäurelösung . 60 ccm

destill. Wasser bis zu . . . 1000 ccm.

Nach vollständiger Lösung fügt man Kaliumferrizyanid (rotes Blutlaugensalz) 1,0 hinzu.

Kupfertönung.

Man bleicht den Druck in destill. Wasser 100 ccm, Kaliumferrizyanid (rotem Blutlaugensalz) 7,8, Kaliumbromid 2,0 (mittelbare Tönung), wässert 10 Minuten und legt in eine Lösung von:

Destill. Wasser . . . . 300 ccm   Natriumsulfantimoniat . . 7,8,

darauf in eine Mischung von Ammoniakflüssigkeit (0,910) und Wasser 1 + 149 und wässert, bis alles Ammoniak entwichen ist. Darauf tönt man in:

Wasser 1200 ccm, 9prozentiger Kupfersulfatlösung 15 ccm, 10prozentiger reiner Salzsäure 15 ccm, fixiert und wässert.

Röteltönung.

Nach Starke:

Die Silberbilder werden zunächst durch das Urantonbad in Sepia übergeführt, darauf in einem Goldbade unter andauernder Bewegung in die Röteltönung.

2%ige Lösung von Goldchlorid . . 5,5 ccm

5%ige Thioharnstofflösung . . . 5,5 ccm

destilliertes Wasser . . . . . . 100,0.

Mattglanzierung von getönten Bildern.

Man reibt die Bilder mittels eines weichen Wolläppchens mit
Paraffin 1,5   Benzin 100,0
ab.

B. Platindruck, Platinotypie.

Platinpapiere sind teils Auskopierpapiere, wie die Silberchloridpapiere
(Chlorsilberpapiere), teils Entwicklungspapiere, je nachdem sie Kaliumoxalat
bzw. Natriumoxalat enthalten oder nicht. Auskopierendes Platinpapier
wird wie Chlorsilberpapier im Kopierrahmen, und zwar sehr vorteilhaft in
der Sonne, gedruckt. Das Bild wird aber erst sichtbar, nachdem es Feuchtigkeit
angezogen hat bzw. man haucht es an oder zieht es durch Wasserdampf.
Das fertig gedruckte Bild legt man, um das Eisensalz und nicht verbrauchtes
Platinsalz zu entfernen, in ein Salzsäurebad 2 + 98, das man erneuert,
wodurch die Weißen herauskommen, und wäscht schließlich etwa
eine halbe Stunde, unter häufigem Wechseln des Wassers, aus.

Will man sich das Platinauskopierpapier selbst herstellen,
überstreicht man gewöhnliches Zeichen- oder Aquarellpapier vermittelst
eines Borstenpinsels möglichst gleichmäßig mit folgendem Kleister:
Arrowroot 7,5 rührt man mit etwas kaltem Wasser an und trägt es unter
kräftigem Umrühren in siedendes Wasser 250 ccm ein. Ist dieser Kleister
getrocknet, macht man das Papier lichtempfindlich.

Lösungen zur Selbstbereitung von Platinauskopierpapier.

a) Lösung A: Natriumferrioxalat (oxalsaures Eisenoxydnatrium) 40,0, neutrales
Natriumoxalat 3,0, Kaliumchlorat 0,1, destill. Wasser 100 ccm.
Lösung B: Kaliumplatinchlorür 10,0, destill. Wasser 60 ccm.
Zum Gebrauch sind 14 T. von Lösung A mit 9 T. von Lösung B zu mischen.
Während Lösung B unbegrenzt haltbar ist, ist Lösung A sehr lichtempfindlich,
muß bei Lampenlicht angesetzt und in braunem Glas aufbewahrt werden.

b) Lösung A: Kaliumplatinchlorür 1,0, destill. Wasser 6 ccm.
Lösung B: Natriumferrioxalat 25,0, destill. Wasser 50 ccm.
Über diese Lösung gilt das unter a Gesagte.
Lösung C: Destill. Wasser 50 ccm, Kaliumdichromat 0,5.
Zum Gebrauch sind zu mischen: Lösung A 8 ccm, B 12 ccm, C 8 Tropfen.

Will man die Platinbilder mehr grau als schwarz haben, verdünnt man
die zum Gebrauch fertiggestellten, gemischen Lösungen, sowohl a wie b, mit
dem fünften Teil des Raumteiles destill. Wasser.
Diese Lösungen streicht man bei Lampenlicht, am besten bei gewöhnlicher
Petroleumlampe, mit einem Borstenpinsel auf das geleimte Papier, vertreibt
sie mit einem Dachsvertreiber, bis die Feuchtigkeit verschwunden ist, und
trocknet nun schnell über einer Spirituslampe.

Platinentwicklungspapiere.

Werden im Kopierrahmen am besten in unmittelbarem Sonnenlicht angedruckt,
bis die Schatten blaßgrau und alle Einzelheiten deutlich sichtbar sind,
wobei man den Hinzutritt feuchter Luft vermeidet. Dann entwickelt man bei gewöhnlichem
Lampenlicht im Platinentwickler:

a) Neutrales Kaliumoxalat 20,0 löst man in destill. Wasser 60 ccm und fügt vor
dem Gebrauche noch destill. Wasser 40 ccm hinzu oder

b) neutrales Kaliumoxalat 15,0 löst man in destill. Wasser 50 ccm und fügt
nach erfolgter Lösung hinzu: Glyzerin 10,0.
Vor dem Gebrauche mischt man 10 ccm der Lösung mit 50 ccm destill.
Wasser.

Die Entwicklung nimmt man so vor, daß man das Bild durch den Entwickler hindurchzieht, bis es in etwa 1—2 Minuten die gewünschte Kraft hat.

Will man wärmere Töne erzielen, setzt man den Entwickler auf etwa 50 ccm Entwickler 1,0 Natriumbikarbonat zu. Nach dem Entwickeln klärt und fixiert man die Abzüge in einem Salzsäurebad 2 + 98.

Auch das Platinentwicklungspapier kann man sich selbst bereiten, indem man auf das mit Stärkekleister geleimte Papier eine lichtempfindliche Lösung streicht, die aber das Kaliumoxalat nicht enthält.

Platinpapiere müssen äußerst trocken, in einer Blechdose aufbewahrt werden, in die man Kalziumchlorid legt.

C. Kohle- oder Pigmentdruck.

Schon sensitierte, d. h. schon lichtempfindlich gemachte Pigmentpapiere sind nicht besonders haltbar, sondern müssen, wenn sie nicht Zitronensäure enthalten, innerhalb 24 Stunden verwendet werden. Die käuflichen Pigmentpapiere sind meist nur mit einer Gelatineschicht, der eine beliebige Farbe zugemischt wird, überzogen, und müssen mit Kaliumdichromatlösung erst lichtempfindlich gemacht werden. An Stelle des Kaliumdichromats kann auch Ammoniumdichromat verwendet werden.

Lösung zum Lichtempfindlichmachen, Sensitieren des Pigmentpapieres.

Man löst in destilliertem Wasser 500 ccm, Kaliumdichromat 20,0 und setzt so viel Ammoniakflüssigkeit (0,910) zu, bis die Lösung strohgelb ist, d. h. bis die Lösung nicht mehr sauer reagiert.

Diese Lösung ist nicht lichtempfindlich.

Nun legt man das Pigmentpapier in die Lösung und läßt es so lange darin, bis sich die Ränder nach rückwärts biegen, was in einigen Minuten eintritt.

Dieses Bad kann bei Tageslicht vorgenommen werden, da erst das trockne Papier äußerst lichtempfindlich ist. Die Wärme des Bades muß sich zwischen 15°—17° C halten und darf keinesfalls höher sein. Nach dem Lichtempfindlichmachen quetscht man vorsichtig von der Mitte nach den Rändern zu das Papier auf eine Glasscheibe, die man vorteilhaft mit etwas Ochsengalle abgerieben hat, wobei es keine Blasen bekommen darf, und trocknet im Dunkeln, am besten in einem trockenen, luftigen Raume bei 25° C, oder man hängt das Papier zum Trocknen im Dunkeln auf.

Will man nun drucken, beklebt man die vier Ränder, oder hat man keine Kopieruhr, nur drei auf der Glasseite mit einem etwa ½ cm breiten schwarzen Papierstreifen, um Belichtung der Ränder zu vermeiden, dadurch ein richtiges Entwickeln zu ermöglichen und Abschwemmen der ganzen Schicht zu verhindern. Die vierte Randseite wird mit einem Stückchen Zelloidinpapier beklebt, das infolge der Mitbelichtung als Kopieruhr dient und den Grad der Kräftigung anzeigt. Ist das Bild fertig gedruckt, legt man es bei einfacher Übertragung bei Lampenlicht in eine Schale mit kaltem Wasser, die Schicht nach unten, und zugleich in dasselbe Wasserentwicklungsbad ein einfaches Übertragungspapier, die Schicht nach oben, ohne daß sich die beiden Papiere berühren. Krümmt sich das Papier nach rückwärts, nimmt man die Papiere, Schicht an Schicht gepreßt, heraus und quetscht sie auf der Glasplatte fest zusammen. Darauf entfernt man das überflüssige Wasser durch vorsichtiges Aufsaugen in Fließpapier, legt eine zweite Glasplatte darüber und beschwert mit einem größeren Gewicht. Nach ungefähr ¼—½ Stunde legt man die zusammengequetschten Papiere in eine Schale mit warmem Wasser von 38° C und schaukelt sie, bis die Schicht sich löst. Quillt nach reichlich 10 Minuten die Farbstoffgelatine nach einem leisen Druck mit dem Fingernagel nicht hervor, muß etwas wärmeres Wasser nachgegossen werden. Quillt die Gelatine an den Seiten hervor, faßt man das obere Pigmentpapier an einer Ecke an, löst es etwas und zieht das obere Papier vorsichtig ab. Nun befindet sich das Bild auf dem einfachen Übertragungspapier und man hat jetzt die Entwicklung fortzusetzen, indem man unter beständigem Schaukeln immer heißeres, schließlich kochendes Wasser zugießt, bis sich keine Farbe mehr ablöst und die Lichter rein weiß sind. Dann spült man das Bild gut ab, legt es zum Härten in ein Alaunbad 5 + 95, wässert eine knappe halbe Stunde und hängt es zum Trocknen auf.

Das Bild ist infolge des Übertragens seitenverkehrt. Wünscht man ein seiten-richtiges Bild, so quetscht man den Druck nicht auf ein einfaches Übertragungs-papier, sondern auf Entwicklungspapier, das mit Wachs oder Kautschuk bestri-chen ist, und verfährt genau wie beim einfachen Übertragungspapier angegeben.

Nachdem das Bild getrocknet, legt man es in kaltes Wasser, und zugleich in eine andere Schale mit Wasser von 37° C ein doppeltes Übertragungspapier, das mit gehärteter Gelatine überzogen ist. Fühlt sich das Übertragungspapier schlüpfrig, glitschig an, quetscht man es auf die Glasscheibe, legt das Bild auf das Übertragungspapier Schicht auf Schicht und preßt beide zusammen; oder man nimmt das Übertragungspapier aus der Schale, bringt es in die Schale, in der sich das Bild befindet, nimmt beide Schicht an Schicht zusammen heraus und quetscht sie auf der Glasplatte unter nicht zu starkem Drucke zusammen. Dar-auf werden die zusammenhängenden Papiere zum Trocknen aufgehängt und lassen sich nach 10—12 Stunden leicht voneinander trennen.

D. Gummidruck.

Sensibilisator für vorbereitete,
geleimte und mit Farbe und arabischem Gummi bestrichene **Papiere.**

Destill. Wasser . . . . 500 ccm   Kaliumdichromat 20,0
chemisch reinstes Kaliumkarbonat   1,0.

In dieses Bad taucht man die Papiere, die Farbschicht nach oben, eine knappe Minute, unter beständigem Bewegen der Schale. Das Bad darf eine Wärme von 10° C nicht übersteigen. Das Lichtempfindlichmachen, Sensitieren kann bei Tageslicht stattfinden, während das Trocknen nur im Dunkeln vorgenommen werden darf.

E. Diapositive farbig zu tönen.

Lösung A: Destill. Wasser 100 ccm, Urannitrat 1,0, Eisessig 5,0.
Lösung B: Destill. Wasser 100 ccm, Kaliumferrizyanid (rotes Blutlaugensalz) 1,0, Eisessig 5,0.
Lösung C: Destill. Wasser 100 ccm, Ferrosulfat 5,0, Schwefelsäure 10 Tropfen.
Lösung B ist nur 14 Tage haltbar.

Das Positiv fixiert man sorgfältig, und zwar zweimal, darauf wässert man gründlich aus. Nun mischt man gleiche Teile der Lösungen A und B und bringt das Positiv hinein. Nach wenigen Minuten erscheinen die Töne Violett, Sepia, Braunrot und Gelbrot. Ist der braune oder rote Ton erreicht, nimmt man heraus und wässert, bis die Lichter klar sind.

Um blauen Ton zu erhalten, läßt man das Positiv rot werden, wässert gründ-lich, damit keine Schleierung eintritt, und taucht einen Augenblick in Lösung C.

In Urannitratbädern darf man nicht mit ungeschützten Fin-gern hineinlangen; man bediene sich der Kautschukfinger-linge oder des Plattenhebers. Es können andernfalls bös-artige Nierenentzündungen hervorgerufen werden.

Positivlack.

Sandarak 225,0   Mastix 75,0
Lavendelöl 75,0   Lärchenterpentin 55,0
Kopaivabalsam 20,0   Spiritus (95%) 550,0

Emaillelack für Positive, um sie zu aquarellieren. Nach Jandaurek.

Dammar 20,0   Äther . . . . 150 ccm
Benzin . . . . 150 ccm.

III. Spiegelglanz zu erhalten.

a) Für Zelloidinbilder: Vor dem Aufquetschen auf die Emailleplatte legt man sie eine halbe Stunde in folgende Lösung:

Gewöhnl. Wasser . . . . 150 ccm   Spiritus (95%) 35,0
Glyzerin . . . . 30,0.

b) Für Kunstlichtbilder: Man löst in Schwefeläther 75 ccm, weißes Wachs 1,0, reibt mit einigen Tropfen dieser Lösung die Glas- oder Emailleplatte, worauf das Bild gequetscht werden soll, sorgfältig ab und putzt mit einem weichen Leder nach.

IV. Klebmittel.

a) Weizenstärke 10,0 verrührt man mit kaltem Wasser 25 ccm, trägt dieses Gemisch unter Umrühren in siedendes Wasser 75 ccm ein und erhitzt unter beständigem Rühren, bis die Masse verkleistert und durchscheinend geworden ist.

Dieser Kleister eignet sich für dünne Drucke, ist aber nur sehr kurze Zeit haltbar. Durch Zusatz von etwas Thymollösung oder einiger Tropfen von verflüssigtem Phenol kann man ihn für einige Tage haltbar machen.

b) Haltbaren Kleister erhält man, wenn man

Weizenstärke 16,0   mit   kaltem Wasser . . .   40 ccm

verrührt, dieses Gemisch in 160 ccm kochendes Wasser langsam einträgt und so lange erwärmt, bis der Kleister durchscheinend geworden ist. Darauf fügt man 40prozentige Formaldehydlösung 2,0
hinzu und rührt, bis der Kleister gleichmäßig ist.

Dieser Kleister ist in geschlossenen Gläsern unbegrenzt haltbar und zersetzt die Drucke nicht.

c) Dextrin 75,0   Zucker 12,0
gepulv. Alaun 3,0   Wasser . . . . 110 ccm
etwas Thymollösung.

d) Für Hochglanzdrucke: Gelatine 15,0 löst man in
heißem Wasser . . . . 90 ccm
und fügt   Fuselöl (Amylalkohol) 3,0
hinzu.

e) Gelatine 10,0   Zucker 10,0
werden im Wasserbad erwärmt, bis alles geschmolzen ist, dann werden
Spiritus (95%) 50,0   Glyzerin . . . . 10 Trpf.
zugemischt.

f) Für Filme:

Um die Ränder der Filme z. B. für Kinematographen aufeinander zu kitten, benutzt man bei Nitrozellulosefilmen Zelluloidlack in Sirupdicke, den man dadurch erhält, daß man das Lösungsmittel zum Teil verdunsten läßt, bei Azetylzellulosefilmen Zellonlack oder eine Auflösung von

Azetylzellulose 1,0
Azeton oder Chloroform . . . . 9,0.

Man beschwert die Filme bis zum vollständigen Erhärten.

Verschiedenes.

Auffrischung vergilbter Bilder.

Man bleicht das Bild zunächst in:

Destill. Wasser 400 ccm, Kaliumdichromat 15,0, Natriumchlorid 7,0, Salzsäure 2,5, entwickelt wieder und wäscht gut aus.

Filme, Rollfilme geschmeidig zu machen.

Man legt sie kurze Zeit in folgendes Bad:

Glyzerin 5,0   Spiritus (95%) . . . . . 250 ccm
Wasser . . . . 250 ccm.

Mattscheibenherstellung für photographische Zwecke.

a) Man übergießt Gelatine mit Milch. Nach dem Einziehen der Milch schmilzt man vorsichtig bei niedriger Temperatur und gießt auf Glasplatten aus.

b) Man läßt in Wasser 100 ccm, weiße Gelatine 15,0 quellen, erwärmt im Wasserbade bis zur Lösung und fügt eine Lösung von Natriumsulfat 5,0 in Wasser
20 ccm hinzu. Nach vollständiger Vermischung fügt man ferner unter fortwährend dem Umrühren eine Lösung von
Bariumchlorid   3,5   in Wasser . . . . 20 ccm
zu und gießt die Masse auf Platten aus. Ist nach vollständigem Erhärten der
Masse die Platte noch zu durchsichtig, so muß noch eine Schicht der Gelatine-
masse aufgegossen werden.

c) Mastix   2,0   Äther   75,0
Sandarak   8,0   Benzol   15,0
werden gelöst, und mit der Lösung wird die Glasplatte übergossen.

d) man löst
weiße Gelatine   5,0   in   Wasser . . . . . . .100 ccm
und schüttelt damit
        Natriumfluorid 5,0
kräftig an. Hiermit begießt man eine vollständig waagerecht gelegte Glastafel
genügend dick, stellt sie aufrecht und läßt die Schicht trocknen. Nach dem
Trocknen taucht man die Platte kurze Zeit in verdünnte Salzsäure (6 + 94),
läßt darauf an der Luft die Gelatine wieder antrocknen und entfernt sie
schließlich durch Einlegen in heißes Wasser.
     Siehe auch Glasätzung, S. 490, 491. Man beachte die Giftigkeit der Flüssigkeit.

e) Mit einem Brei aus feinstem Schmirgelpulver und Wasser reibt man die Glastafel mittels eines dünnen Metallbleches solange in kreisender Bewegung, bis
die Mattierung eingetrocknet ist.

Papiermachéschalen-Lack.

Asphaltlack   38,0   Zaponlack   38,0
       Spiritus (95%) . . . . 24,0.

Scherzbilder, photographische.

Man druckt ein Bild auf ein Mattzelloidinpapier, bleicht den Druck vollständig in einer Lösung von:
Quecksilbersublimat (Queck-   Wasser . . . . 100 ccm,
     silberchlorid) 2,0
wässert, trocknet und hat nun ein lichtempfindliches Papier. Um nun das Bild
erscheinen zu lassen, legt man das Papier in eine Lösung von Natriumthiosulfat
oder in ganz verdünnte Ammoniakflüssigkeit, oder man tränkt Fließpapier mit
einer starken Natriumthiosulfatlösung, legt dies auf das zu schwärzende Bild und
feuchtet mit Wasser an.
     Hierauf beruht auch die photographische Schnellmalerei.

Schrift auf Negativen anzubringen.

a) Nach Kolmar:
     Man löst Kupfersulfat 6,5 in Wasser 25 ccm und fügt Natriumchlorid 4,5
hinzu. Mit dieser grünlichen Flüssigkeit und einer gebrauchten Feder schreibt
man in verkehrter Schrift auf das Negativ. Nach einigen Minuten ist die
Schrift gebleicht. Nun legt man das Negativ in ein Fixierbad, bis das Geschrie-
bene vollständig schwarz geworden ist, wässert eine kurze Zeit und trocknet.

b) Mittels Kautschuktypen oder Stahlfeder:
     Man mischt fein gepulvertes rotes Blutlaugensalz (Kaliumferrizyanid) 2,5,
fein gepulvertes Natriumthiosulfat 4,0.
     Von diesem Gemische, das in einem gut geschlossenen, geschwärzten Gefäß
aufzubewahren ist, löst man eine Kleinigkeit in wenigen Tropfen Wasser,
fügt ebenfalls wenige Tropfen Glyzerin hinzu und verreibt diese Stempelfarbe auf einem Stückchen Zeug. Nun befeuchtet man die Typen mit der
Farbe und überträgt diese auf das Negativ. Sobald die Ätzung beendet ist,
spült man gut mit fließendem Wasser ab, wässert einige Minuten und trocknet.
Will man mit einer Stahlfeder die Beschriftung vornehmen, so schreibt man
mit einer gesättigten Lösung von rotem Blutlaugensalz auf Papier, drückt es
getrocknet mit der Schriftseite einen Augenblick auf die etwas angefeuchtete

Stelle des Negativs, zieht es ab, bestreicht die Stelle mit einer konzentrierten Lösung von Natriumthiosulfat und wässert gründlich aus.

c) Man schreibt mit gewöhnlicher guter Kopiertinte auf weißes Papier, feuchtet die Stelle, auf welche die Schrift kommen soll, etwas an und quetscht das Papier auf das Negativ. Nach einigen Minuten zieht man das Papier ab und verstärkt die Schriftzüge noch mit einem feinen Pinsel und Farbe.

d) Man schreibt mit Tusche, der etwas Klebstoff zugesetzt ist, auf dünne, klare Gelatine und klebt diese Schicht auf Schicht an das etwas angefeuchtete Negativ.

Silhouettenherstellung.

Nach Kastner:

Man überzieht einen Holzrahmen mit weißer Pausleinwand und stellt ihn in einem sonst dunkeln Zimmer vor eine starke Lichtquelle. Nun setzt man die Person zwischen Holzrahmen und den photographischen Apparat so in Profilstellung, daß sich das Profil scharf von dem Schirm abhebt. Man belichtet nur ganz kurz und benutzt am besten lichthoffreie Platten.

Zersprungene Negative zu retten.

Man legt das zersprungene Negativ eine Viertelstunde lang in ein Bad, bestehend aus:

40prozentigerFormaldehydlösung40,0   destill. Wasser . . . . 150 ccm
Glyzerin 3,0

und trocknet. Nun bestreicht man die Gelatineschicht des Negativs mehrere Male, etwa 2—3 mal, mit einem Zaponlack, der nur aus Zelluloid, Azeton und Amylazetat hergestellt ist (siehe Zaponlack), trocknet, schneidet die Schicht an den Rändern ringsherum ein, erwärmt die Glasplatte gelinde und kann nun die Gelatineschicht abziehen und als Film benutzen.

Oder man fixiert eine Trockenplatte gleicher Größe gründlich aus und weicht sie so lange in Wasser ein, bis die Gelatine aufgequollen ist. Auf diese Gelatineschicht preßt man dann die Glasseite des zu rettenden Negativs fest auf.

Silber aus photographischen Bädern wiederzugewinnen.

Man bringt in die Lösungen Zinkstaub, mit Wasser angerührt, und schüttelt öfter um. Nach etwa 6 Stunden fügt man in einem Probierröhrchen einer kleinen Menge der über dem Bodensatz stehenden klaren Flüssigkeit etwas dünne Natriumsulfidlösung hinzu. Entsteht kein Niederschlag, sondern nur eine schwache Braunfärbung, so ist das Silber ausgefällt. Die Lösung wird in diesem Falle von dem Niederschlage durch Dekantieren oder Abhebern getrennt, und der Niederschlag zur Entfernung etwa noch vorhandenen Zinks mit verdünnter Schwefelsäure behandelt. Der endgültig bleibende Niederschlag wird dann gründlich ausgewaschen und getrocknet. Sollte sich bei der Prüfung mit Natriumsulfid ein dunkler Niederschlag, herrührend von Silbersulfid, zeigen, so muß der Lösung noch etwas Zinkstaub zugesetzt werden.

Statt des Zinks kann man auch Eisen oder besser Karbonyleisen verwenden.

Oder nach E n g l e r t :
Man fügt 1 Liter der zu verarbeitenden und auf 60° erhitzten silberhaltigen Flüssigkeit: Natriumkarbonat 8,0
Natriumhydrosulfit ($Na_2S_2O_4$) . . . 8,0
hinzu. In einigen Stunden hat sich das Silber abgesetzt. Man hebert die darüberstehende Flüssigkeit ab, bringt den Rückstand in eine Weithalsflasche, läßt hier absetzen und schwemmt mit Wasser auf ein Papierfilter.

Oder man fügt den gesammelten Bädern so lange Schwefelleberlösung, die man durch Natronlauge alkalisch gemacht hat, nach und nach hinzu, bis kein dunkler schlammiger Niederschlag mehr entsteht.

Entfernung des Lackes lackierter Negative.

Man legt das Negativ unter Anwendung der erforderlichen Vorsicht, der Feuergefährlichkeit halber, in ein Gemisch von Spiritus und Äther in eine bedeckte Schale. Darauf bringt man das Negativ kurze Zeit in ein Ammoniakflüssigkeitsbad.

Verschiedenes.

Adhäsionspulver für Treibriemen.

Schlämmkreide 40,0
nicht zu fein gepulvertes Kolophonium . 60,0
werden gemischt.

Akkumulatorensäure.

a)   Spez. Gewicht . . . . . 1,171—21° Bé
Reine Schwefelsäure, chlor- und arsenfrei 66° . 26,0
destill. Wasser . . . . 74,0.

b)   Spez. Gewicht . . . . . 1,200—24° Bé
reine Schwefelsäure, chlor- u. arsenfrei 66° 30,0
dest. Wasser . . . . 70,0.

c)   Spez. Gewicht . . . . . 1,241—28° Bé
reine Schwefelsäure 35,0
dest. Wasser . . . . 65,0.

Die Schwefelsäure ist dem Wasser, n i c h t umgekehrt, in kleinen Mengen, unter öfterem Umschütteln oder Umrühren mit einem Glasstabe, allmählich zuzusetzen. Nach dem Erkalten der Säure prüft man mit einem Aräometer die Stärke nach.

Trockene Elektrolyte sind gewöhnlich nichts anderes als Kaliumsulfat oder Natriumsulfat. Sie bieten keinen Vorteil, sondern im Gegenteil sie schädigen die Batterie, rufen wohl vorübergehend eine Steigerung der Leistung hervor, um dann die Batterie um so schwächer werden zu lassen.

Ätzmittel für den Tachographen.

Arabisches Gummi . . . 30,0   Wasser 150,0
reine Salpetersäure . . . . . . 9,0.

Algenbildung-Verhinderung in Schwimmbecken und Aquarien.

Man hängt Kupferplatten bzw. Kupferblech in das Wasser. Befinden sich in dem Schwimmbecken keine Fische, setzt man dem Wasser Chlor oder Chlorpräparate, die Chlor abspalten, hinzu.

Aluminiumlegierungen.

a) G o l d n a c h a h m u n g :
Kupfer 90,0   Aluminium . . . . . . 10,0.
Die Menge des Aluminiums kann für dunklere Farben bis auf 5% herabgemindert werden. Die Legierung nimmt volle Goldglanzpolitur an, und die Farbe läßt sich durch Abbrennen in Salpeter- oder Salzsäure abändern.

b) Zinn 97,0   Aluminium . . . . . . 3,0.
Diese Legierung ist weit härter und widerstandsfähiger als reines Zinn.

c) F ü r O b s t m e s s e r , hart und dehnbar:
Zink 3,0   Aluminium . . . . . . 95,0.

d) Silber 5,0   Aluminium . . . . . . 97,0.
Diese Legierung ist weit härter als Aluminium, sehr dehnbar und glänzend.

Aluminium zu löten. Aluminiumlot.

Man bestreut das geschmolzene Aluminium mit Natriumbisulfat, fügt das Aluminiumlot hinzu und lötet mittels des Lötkolbens.

a) Nach Lambert:

Phosphor	1,0	Zink	29,0
Antimon	2,0	Zinn	68,0.

b) Für dünnere Gegenstände:

Aluminium	95,0	Kupfer	1,0
Zinn		4,0.	

c) Für größere Gegenstände:

Aluminium	95,0	Antimon	2,0
Kupfer	2,0	Wismut	1,0
Zinn		1,0.	

d) Zinn 45,0   Aluminium 5,0

e), Für Zahntechniker:

Platin	1,0	Kupfer	20,0
Gold	29,0	Aluminium	100,0

Aluminium zu schweißen.
Nach einem erloschenen Patent.

Man schmilzt

Kaliumchlorid	60,0	Kaliumbisulfat	4,0
Natriumchlorid	12,0	Lithiumchlorid	20,0

zusammen, pulvert nach dem Erkalten und reibt das Pulver zum Gebrauch mit Wasser zu einem dicken Brei an.

Automobilpflegemittel.
Automobilpolitur. Automobilputzmittel. Automobil-reinigungsmittel.

Flüssig:

a)

Gelbes Vaselinöl	40,0	Terpentinölersatz	15,0
raffiniertes Petroleum	20,0	Leinöl	15,0
Tetrachlorkohlenstoff		10,0.	

b)

Gelbes Vaselinöl	60,0	Schwerbenzin	20,0
Tetrachlorkohlenstoff		20,0.	

Wohlgeruch nach Belieben; zweckmäßig ist ein Zusatz von sibirischem Fichtennadelöl.

c)

Gelbes Vaselinöl	30,0	Schwerbenzin	150,0
Petroleum		820,0.	

Wässerig:

d) Raffiniertes Spindelöl . . 10,0   Terpentinölersatz (Schwerbenzin) 5,0

feinst geschlämmte Neuburger Kieselkreide 6,0

werden innig miteinander vermischt, dann fügt man unter beständigem Rühren, in kleinen Mengen hinzu

Essigsäure (80%) . . . 4,0   etwas angewärmtes Wasser 75,0.

Anstatt der Essigsäure kann die gleiche Menge Milchsäure (50%) genommen werden.

e)

Leinöl	15,0	Essigsäure (80%) oder	
raffiniertes Petroleum	15,0	Milchsäure (50%)	5,0
feinstgeschlämmte Neu-burger Kieselkreide	10,0	etwas angewärmtes Wasser	55,0.

f) Pastenartig:

Ozokerit-Zeresin	15,0	Paraffin	15,0
Schwerbenzin		70,0.	

g) Karnaubawachs oder   Paraffin 10,0
   Kunstwachs 0 22,0
            Schwerbenzin . . . . 68,0.

Anstatt des Karnaubawachses kann auch Montanwachs oder Kunstwachs verwendet werden. Die Wachsarten werden bei gelinder Wärme im Wasserbade geschmolzen und das Schwerbenzin wird in einem Raume, wo kein Feuer brennt, allmählich untergerührt.

h) N. Richter:
  Triäthanolamin 5,0   Stearinsäure 14,0
            Wasser . . . . 150,0.
werden auf 100° erhitzt und so lange gerührt, bis eine glatte Seifenlösung erreicht ist. Darauf schmilzt man im Wasserbade

Karnaubawachs oder   Bienenwachs oder ein Ge-
  Kunstwachs 0 12,0   misch von Bienenwachs
                               und Ozokerit 8,0
           Zeresin 8,0
nimmt von der Erwärmungsquelle, fügt in einem Raume, wo kein Feuer brennt,
  Naphtha 150,0   Waschbenzin 100,0
hinzu, gießt dieser Mischung bei 85° Wärme die heiße Seifenlösung hinzu, schüttelt kräftig bis zur Emulsionsbildung und rührt darauf bis zum Erkalten.

i)   Kunstwachs OP 55,0
          Kunstwachs BJ 10,0
          Paraffin 15,0
          Terpentinöl bzw. Terpentinölersatz 920,0.

k)   Kunstwachs OP 30,0
          Montanwachs 60,0
          Ozokerit-Zeresin 60,0
          Paraffin (55°—60°) 100,0
          Terpentinölersatzgemisch . . . . 750,0.
Siehe auch S. 453.

Bevor die Politur aufgetragen wird, muß der Wagen mit einer Reinigungsflüssigkeit behandelt werden.

Automobilkühler-Frostschutzmittel.

Kühlwasserzusatzmittel, dazu gehören Frostschutzmittel, Rostschutzmittel und Kesselsteinverhütungsmittel, dürfen, sofern sie zu längerem Verbleib innerhalb des Kühlers bestimmt sind, nur hergestellt und in den Verkehr gebracht werden, wenn sie zugelassen sind.

a) Fügt man dem Kühlwasser Glyzerin D.A.B. 6 55 Gewichtsprozent hinzu, so scheiden sich Kristalle bei —20° C ab, das Kühlwasser gefriert ganz bei —25° C.

Fügt man Glyzerin D.A.B. 6 45 Gewichtsprozent hinzu, so scheiden sich Kristalle bei —15° C aus, das Kristallwasser gefriert bei —18° C.

Bei 35 Gewichtsprozent Zusatz liegen die Temperaturen bei —10° C und —13° C.

Rohglyzerine oder raffinierte Glyzerine dürfen nicht verwendet werden, sie greifen das Metall an. Brennsprit, an und für sich gegen Einfrieren des Kühlwassers geeignet, verdunstet zu leicht, verliert dadurch seine Eigenschaft als Schutzmittel und wirkt außerdem zu feuergefährlich, dagegen sind Gemische von Glyzerin D.A.B. 6 mit Brennspiritus geeignet, sofern sie nur geringe Mengen von Brennspiritus enthalten.

Glyzerin hat die Eigenschaft, den im Kühler festgesetzten Kesselstein zu lösen. Deshalb läßt man das Glyzerin-Wassergemisch nach 2 Tagen wieder aus dem Kühler ab, läßt den Schlamm absetzen und füllt die klare Flüssigkeit von neuem in den Kühler hinein.

b) Glykol bzw. Äthylenglykol ($CH_2OH \cdot CH_2OH$:)
   Bei Zusatz von 21 Gewichtsprozent liegt der Gefrierpunkt . bei 13°,
   bei 29 Gewichtsprozent . . . . bei 18°,
   bei 35 Gewichtsprozent . . . . bei 25°,
   bei 45 Gewichtsprozent . . . . bei 37°.

c) Spiritus (Äthylalkohol) allein sollte als Frostmittelzusatz nicht verwendet
   werden, da es vorkommen kann, daß sich der Alkohol vom Wasser scheidet
   und das Wasser erstarrt.

Automobilkühler-Reinigung.

Natriumbisulfat   1,0   Wasser   4,0
werden zum Sieden erhitzt und so heiß in den geleerten Kühler gefüllt. Nach
genügend langer Einwirkung läßt man die Flüssigkeit ablaufen, wäscht gründlich mit einer Lösung von Natriumkarbonat nach und schließlich mit Wasser.
Zweckmäßig ist auch dem Kühlwasser etwas Glyzerin D.A.B. 6 hinzuzusetzen.

Automobil-Lederverdecke-Auffrischung.

Schellack oder Albertol-   Rizinusöl   40,0
schellack   400,0   Spiritus (95%)   800,0

Automobil-Oberschmieröle

sind Zusätze zum Treibstoff, die 25 T. Rizinusöl, 75 T. leichtes Kampferöl und
etwas Eisenkarbonyl enthalten, sie sollen schmieren und zugleich das Klopfen verhindern. Man nimmt gewöhnlich auf 1 Liter Treibstoff 2,0 des Oberschmieröles.

Entfernung von Ölkohle beim Explosionsmotor.

Man fügt dem Betriebsstoff auf 10 Liter
                   Naphthalin   5,0
hinzu.

Schutzfarbe für Automobilreifen.

Man vermischt Sulfofirnis 1000,0,
denen man   Terpentinöl   20,0
zugefügt hat, mit Ruß bzw. Lithophone . . . . 400,0—500,0.
   Den Sulfofirnis stellt man durch Erhitzen von Leinöl oder Firnis bei
etwa 120° unter Zusatz von 5% Schwefel her.

Baroskop.

a) Ammoniumchlorid . . .   2,0   Kampfer   2,0
   Kaliumnitrat   2,0   Spiritus (95%)   30,0
                   Wasser . . . .   64,0.
   Der Kampfer wird im Spiritus, die Salze im Wasser gelöst. Beide Lösungen werden filtriert und gemischt, in hohe, enge Flaschen gefüllt und diese
geschlossen.
   Lockere Kristallausscheidungen bedeuten schlechtes, fest lagernde Kri-
stallschicht schönes Wetter.

b) Ammoniumchlorid . . .   1,0   Kampfer   2,0
   Alaun   1,0   Spiritus (95%)   30,0
   Kaliumnitrat   2,0   Wasser . . . .   64,0.

Lösungen zur Herstellung von Wetterbildern. Wetterpropheten.

a) Kobaltochlorid (Kobalto-   Gelatine   10,0
   chlorür)   1,0   Wasser . . . .   64,0.

b) Kupferchlorid   1,0   Gelatine   10,0
                   Wasser . . . .   100,0.

c) Kobaltochlorid (Kobalto-   Nickeloxyd   65,0
    chlorür)   1,0   Kupferchlorid   25,0
  Gelatine   20,0   Wasser . . . .   200,0.

Diese Lösungen werden zur Durchtränkung von Leinwand, Papier usw. verwendet und zeigen, je nach dem Feuchtigkeitsgehalte der Luft, verschiedene Färbung, wodurch bis zu einer gewissen Ausdehnung Veränderungen in der Witterung angezeigt werden. Bei klarem Wetter gibt a) blaue, b) gelbe und c) grüne Färbung.

Benzin möglichst geruchlos zu machen.

Man fügt zu Wasser 1750,0 allmählich mit der nötigen Vorsicht

        Schwefelsäure   450,0

und nach völligem Erkalten

        Kaliumpermanganat . . . . . .   30,0.

Mit dieser Lösung mischt man etwa 5 Liter Benzin, setzt 24 Stunden beiseite und schüttelt während dieser Zeit öfter um.

Darauf wird das Benzin abgegossen oder mit einem Heber abgezogen und mit einer Lösung von:

Natriumkarbonat   15,0   Kaliumpermanganat . . .   7,0
in   Wasser 1000,0
längere Zeit geschüttelt.

Benzin-Ersatz für Leuchtzwecke.

a) Benzol 200,0   b) Benzol (Steinkohlenbenzin) 200,0
  Spiritus (95%) . . . . . 600,0.   Benzin (Petroleumbenzin)   300,0
                  Spiritus (95%) . . . . . 500,0.

c) Für Feuerzeuge:

Naphthalin   25,0   Benzol   150,0
Äther   50,0   Methylalkohol   125,0
      Spiritus (95%) . . . .   650,0.

Beschlagen der Brillengläser, Fensterscheiben und Automobil-Windschutzscheiben zu verhindern.

a) Mit Ölsäure bereitete   Glyzerin (28°)   25,0
  Kaliseife   70,0
      Terpentinöl . . . . . .   5,0.

Diese Salbe darf nur sehr dünn aufgetragen werden und muß nach dem Antrocknen mit einem weichen Tuch etwas gerieben werden.

b) Graphit   5,0   Kaolin   65,0
      Glyzerin . . . .   30,0.

Bettwachs. Zum Dichten von Bettüberzügen.

Gelbes Bienenwachs bzw.   Kolophonium   90,0
  teilweise Ozokerit . . .   865,0   gewöhnlicher Terpentin .   45,0.

Bienenreizfutter.

Zitronenöl   7,0   ätherisches Muskatöl . .   4,0
Nelkenöl   6,0   Spiritus (95%)   680,0
Thymianöl   3,0   Salmiakgeist   300,0

Die ätherischen Öle löst man in dem Spiritus und fügt den Salmiakgeist hinzu. Auf 1 kg Zuckernahrung nimmt man 1 Eßlöffel voll der Flüssigkeit.

Bierapparat-Reinigungsmittel.

a) Natriumhydroxydpulver . 700,0   kalzin. Natriumkarbonat . 300,0

b) Kalzin. Natriumkarbonat . 850,0   Natriumperborat 150,0

c) Kalzin. Natriumkarbonat . 800,0   Trinatriumphosphat . . . 150,0
    gepulvertes trocknes Natriumsilikat 50,0.

Biergläser-Reinigungsmittel.

a) Kalzin. Natriumkarbonat . 250,0   Trinatriumphosphat . . . 700,0
    gepulvertes trocknes Natriumsilikat 50,0

werden in gleichmäßig gepulverter Form gemischt. Auf 1 Liter Spülwasser rechnet man 2,5 g der Mischung.

b) Kalzin. Natriumkarbonat . 650,0   Natriummetaphosphat . . 350,0

c) Natriumbikarbonat . . . 250,0   Trinatriumphosphat . . . 750,0

Blaudruck. Zyanotypie. Lichtpausen.

Um Zeichnungen beliebig oft und völlig genau kopieren zu können, verfährt man folgendermaßen: Man stellt zuerst eine Lösung dar aus:

a) Ferri-Ammoniumzitrat . . 10,0   destill. Wasser 60,0
rotem Blutlaugensalz (Ka-
liumferrizyanid) . . . 10,0
    oder

b) 1. Rotem Blutlaugensalz (Kaliumferrizyanid) 16,0 und destill. Wasser 100,0.
    2.   Ferri-Ammoniumzitrat 20,0
und   destill. Wasser . . . . 100,0.

Die beiden Lösungen werden erst unmittelbar vor dem Gebrauche gemischt.

Sehr verstärkt wird die Lichtempfindlichkeit des Papieres, wenn man auf je 100 ccm Präparationslösung 2 ccm einer 20prozentigen Ferrioxalatlösung zusetzt. Vorteilhaft ist es auch, dem Wasser etwas Stärkemehl, etwa 3—4%, zuzufügen. In diesem Falle rührt man das Stärkemehl, mit etwas von dem Wasser kalt an und fügt es dem zum Kochen gebrachten übrigen Wasser hinzu. Jedoch muß von diesem etwas zurückbehalten werden, um die Salze darin zu lösen. Das Kleisterwasser läßt man etwas abkühlen und fügt ihm dann die Salzlösungen zu. Des Kleistergehaltes wegen muß eine Kleinigkeit verflüssigtes Phenol zugefügt werden.

Mit einer dieser Lösungen tränkt man in einem dunklen Raume weißes Papier, trocknet und bewahrt es vor Licht geschützt auf.

Die zu kopierende Zeichnung wird entweder unmittelbar auf Pausepapier angefertigt, oder das Papier, nach Fertigstellung der Zeichnung, durch Tränken mit Lein- und Terpentinöl durchsichtig gemacht. Diese derartig durchsichtig gemachte Zeichnung wird auf einen Bogen nach obiger Weise vorbereiteten Kopierpapieres gelegt und nun, am besten mit einer Glasplatte bedeckt, etwa eine Stunde lang dem Sonnenlicht oder bei bedecktem Himmel mehrere Stunden hindurch dem Tageslicht ausgesetzt.

Das belichtete Papier wird schließlich mittels eines Schwämmchens mit einer 10prozentigen Lösung von gelbem Blutlaugensalz (Kaliumferrozyanid) überfahren, dann mit reinem Wasser abgespült und getrocknet. Die Zeichnung erscheint weiß auf blauem Grunde (Negativverfahren).

Oder man wäscht nach der Belichtung gut mit Wasser und legt darauf eine Minute in eine Lösung von:
Reiner Salzsäure . . . . . 2,5 in Wasser 100,0,
wäscht gut aus und trocknet.

c) Nach Chambon:

Man löst in

destill. Wasser	200,0	Ferri-Ammoniumzitrat	30,0
arabisches Gummi	20,0	Weinsäure	20,0

füllt die Lösung in eine 600 ccm haltende Flasche und fügt Ammoniakflüssigkeit (0,910) 40,0 hinzu. Man schüttelt kräftig um, löst rotes Blutlaugensalz (Kaliumferrizyanid) 25,0 in destilliertem Wasser 100,0 und fügt diese Lösung der ersteren hinzu. Man schüttelt wiederum kräftig, läßt eine Viertelstunde stehen und macht wie, unter b angegeben, lichtempfindlich. Nach dem Belichten legt man das Papier 10 Sekunden in Wasser, und zwar die belichtete Seite nach unten, und setzt dann wiederum einige Minuten der Luft aus. Darauf bringt man in eine Mischung von:

Eau de Javelle	50,0	Wasser	1000,0

und wäscht gründlich aus.

Diese B l a u d r u c k e können auch in B l a u v i o l e t t, S c h w a r z v i o l e t t, G r ü n und B r a u n übergeführt werden.

1. B l a u v i o l e t t:

Man legt den Blaudruck in eine Lösung von:

Kupfersulfat	8,0 in destill. Wasser	100,0,

der man so lange Ammoniakflüssigkeit zugetröpfelt hat, daß sich der entstehende Niederschlag wieder gelöst hat.

Nach der Tönung wässert man.

2. S c h w a r z v i o l e t t:

Man legt den Druck in eine Lösung von:

Natriumhydroxyd	2,0	destill. Wasser	100,0,

bis das Bild verschwunden ist, bringt den Druck dann in eine konzentrierte Gallussäurelösung und wäscht gut aus.

3. G r ü n:

Man erhitzt

neutrales Bleiazetat	15,0	destill. Wasser	100,0

bis zum Sieden, legt den Druck hinein, wässert gut und bringt in ein Bad von:

Kaliumdichromat	10,0	destill. Wasser	100,0

und wäscht gut aus.

4. B r a u n:

Man legt den Druck fünf Minuten in eine zum Sieden erhitzte Lösung von:

Tannin	10,0	destill. Wasser	100,0

darauf in eine lauwarme Lösung von:

Natriumhydroxyd	2,0	destill. Wasser	100,0.

d) L i c h t p a u s e n, p o s i t i v e s V e r f a h r e n, s c h w a r z e Z e i c h n u n g a u f w e i ß e m G r u n d e. (Siehe auch S c h w a r z d r u c k S. 755.)

Lösung A:	Arabisches Gummi	40,0
	destill. Wasser	425,0.
Lösung B:	Weinsäure	40,0
	destill. Wasser	175,0.
Lösung C:	Chem. reines Ferrosulfat	25,0
	destill. Wasser	100,0.

Man gießt Lösung C in B unter Umschütteln, fügt darauf A hinzu und darauf unter beständigem Umrühren

Eisenchloridlösung (45° B)	90,0.

Mit dieser Lösung wird das Papier überstrichen und dann bei etwa 50°, nicht höher, getrocknet. Das Kopieren geschieht am besten in der Sonne. Ist der Grund weiß geworden, läßt man die Kopie auf einem Bade, bestehend aus:

Gallussäure	20,0	Oxalsäure	1,0
	destill. Wasser	850,0	

schwimmen und schließlich wässert man gut.

Bleichen und Färben von Elfenbein, Billardkugeln, Knochen usw

Die durch Behandeln mit Äther, Benzin oder Sodalösung entfetteten Gegenstände läßt man zunächst an einem warmen Ofen liegen, wobei die eingedrungenen geringen Mengen Äther oder Benzin verdunsten. Zum B l e i c h e n nimmt man Wasserstoffsuperoxydlösung, mit etwas Ammoniakflüssigkeit vermischt und verdünnt mit ungefähr dem gleichen Raumteile weichen Wassers, in welche Verdünnung alsbald die Gegenstände gebracht werden. Man läßt das Wasserstoffsuperoxyd so lange einwirken, bis die Entfärbung den gewünschten Grad erreicht hat. Eine bestimmte Zeitdauer läßt sich hierfür nicht angeben, da die zum Bleichen erforderliche Zeit von dem Grade der Färbung der Gegenstände abhängt. Nach vollendeter Bleichung nimmt man die Gegenstände aus der Wasserstoffsuperoxydlösung, spült sie mit Wasser ab und läßt trocknen, und zwar am besten unmittelbar im Sonnenlicht.

S c h ä d e l t e i l e , die mit Geweih zusammenhängen, kann man auch durch wochenlanges Liegenlassen in frisch gelöschtem Kalk bleichen, nur dürfen die Geweihteile selbst nicht mit dem Kalziumoxydhydrat in Berührung kommen. Verstärken kann man dieses Verfahren dadurch, daß man der Kalkmilch nach einigen Tagen Chlorkalk, in Wasser angerührt, hinzufügt.

Die zu f ä r b e n d e n Gegenstände bringt man, nachdem sie entfettet sind, zunächst in eine Lösung von:

Salzsäure . . . . 10,0 in Wasser . . . . 1 Liter,

hebt sie nach etwa zwei Minuten heraus und spült ab. Für Rot löst man:

Fuchsin, Rubin oder Zerise . 10,0 in Wasser . . . . 3 Liter,
und fügt zu der Lösung
Essig . . . . 100,0.

Die erhaltene Farbstofflösung wird auf 50° C erwärmt, alsdann werden die Gegenstände in diese gebracht und verbleiben hierin unter Umrühren ¼—½ Stunde. Hierauf wird die überschüssige Farblösung abgegossen und zu einer weiteren Färbung beiseite gestellt. Man spült schließlich mit warmem Wasser reichlich ab und trocknet bei mäßiger Wärme. In gleicher Weise werden folgende Lösungen verwendet:

für R o t : 5,0 Eosin, Erythrosin, Eosinscharlach, Phloxin, Rose-Bengale oder Erythein, gelöst in Wasser 1 Liter und Weinsäure 2,0;

für V i o l e t t :

Metbylviolett oder Dahlia . . 5,0 in Wasser . . . . 1 Liter
und   Weinsäure 3,0;

für B l a u :   Methylenblau oder Marineblau . . 2,0;

für G r ü n :   Neuviktoriagrün und Brillantgrün . 3,0
in Wasser . . . . 2 Liter und Essig 100,0;

für G e l b :

Naphtholgelb S, Echtgelb oder Metanilgelb 8,0
in Wasser . . . . 2 Liter und Essig 300,0;

für S c h w a r z löst man
wasserlösliches Nigrosin . . . 30,0 in Wasser . . . . 2 Liter,
dem man   Essig 300,0

zugefügt hat. Man erhitzt die Lösung, in welche man die schwarz zu färbenden Gegenstände gebracht hat, bis zum Sieden und nimmt die Gegenstände erst nach dem Erkalten der Lösung heraus.

Will man nur einzelne Teile des Billardballes, wie Punkte oder Ringe s c h w a r z f ä r b e n , bestreicht man den entfetteten Ball mit einem Ätzgrund, einer Auflösung von Wachs in Terpentinöl, entfernt an den zu färbenden Stellen den Ätzgrund, pinselt vorsichtig eine ammoniakalische Silbernitratlösung und nach dem Trocknen eine weingeistige Pyrogallollösung auf. Nach vollständiger Entfernung des Ätzgrundes wird blank poliert (s. S. 726).

Bleichen von Leinöl und anderen fetten Ölen.

a)   Leinöl 1000,0

werden in einer Flasche mit einer Lösung aus

rohem Kaliumpermanganat   20,0 in Wasser 500,0

durchgeschüttelt. Man läßt 24 Stunden an warmem Orte stehen und versetzt dann mit

gepulvertem Natriumsulfit . . . .   30,0.

Sobald dieses durch Schütteln gelöst, fügt man hinzu

rohe Salzsäure . . . .   40,0.

Nach wiederholtem Schütteln wäscht man nun die helle Flüssigkeit so lange mit Wasser, worin etwas Kreide untergemengt war, aus, bis keine saure Reaktion mehr nachzuweisen ist.

Soll das Öl völlig entwässert werden, so filtriert man über zerfallenes Natriumsulfat.

b)   Man erwärmt das zu bleichende Öl, das man durch 1%ige Schwefelsäure vorreinigen kann, auf 100°, fügt einige Prozent Bleicherde (Aluminium-Magnesiumhydrosilikate) oder auch Fullererde hinzu, mischt sehr innig und erwärmt eine halbe Stunde lang. Darauf wird filtriert.

Bleichen von Schwämmen.

Zum Bleichen der Schwämme benutzt man sehr verschiedene Verfahren; das beste ist, daß man die Schwämme in etwas Wasserstoffsuperoxydlösung, die man bei gewünschter schneller Wirkung mit etwas Ammoniakflüssigkeit vermischt, legt. Dieses Verfahren, welches die Schwämme nicht im geringsten angreift, ist jedoch teuer, so daß man es nur bei den feinsten Sorten anwenden kann. Wenig empfehlenswert ist das Bleichen mit Chlor oder schwefliger Säure; selbst bei der größten Vorsicht werden die Schwämme hierdurch nach einiger Zeit mürbe und brüchig. Gute Erfolge dagegen erzielt man durch Kaliumpermanganat.

Man verfährt hierbei folgendermaßen: Die entkalkten Schwämme werden zuerst in eine Lösung von Kaliumpermanganat (2—3 + 1000) gelegt; sie werden hierin infolge Bildung von Manganhydroxyden dunkelbraun. Nach einigen Stunden bringt man sie in ein Gemisch von Salzsäure 1,0—2,0 und Wasser 100,0 und läßt sie hierin eine Nacht hindurch liegen. Jetzt erscheinen sie blaßgelb, oft fast weiß, nun drückt man sie zuerst gut aus, am besten und bequemsten, indem man sie durch eine Wringmaschine gehen läßt, spült, drückt wieder aus und wiederholt dieses Verfahren, bis alle Salzsäure entfernt ist. Man versuche nicht etwa die letzten Spuren der Säure durch ein verdünntes Alkali zu entfernen; die Schwämme werden dadurch sofort wieder dunkler gefärbt.

Oder man legt sie in eine etwas stärkere Kaliumpermanganatlösung (etwa 5 + 1000), läßt sie nur kurze Zeit darin, drückt sie aus, bringt sie in eine 10prozentige Lösung von Natriumthiosulfat und fügt 2½% Salzsäure zu.

Manzoni empfiehlt zum Bleichen von Gespinstfasern ein mit Schwefelsäure angesäuertes Kaliumpermanganat. In diesem Falle schlagen sich keine Manganhydroxyde auf der Faser nieder, so daß ohne weiteres mit reinem Wasser ausgewaschen werden kann. Dieses Verfahren läßt sich auch für vorher mit Salzsäure entkalkte Schwämme anwenden.

Bleichen der Spitzen von Gemsbärten.

Die gut entfetteten, gereinigten und getrockneten Bärte werden zusammengebunden, die unteren Teile bedeckt, daß sie von dem Bleichmittel nicht getroffen werden, und darauf spritzt man auf die Spitzen im Sprühstrahl in einem warmen Raum eine durch Ammoniakflüssigkeit schwach alkalisch gemachte Wasserstoffsuperoxydlösung und wiederholt dies, bis die gewünschte Bleichung erreicht ist. Schließlich wird gut gespült und getrocknet.

Bleichen von Wolle.

Man entfettet die Wolle gründlich mit Benzin, läßt sie dann unter Anwendung der nötigen Vorsicht an einem warmen Orte liegen, um das eingedrungene Benzin vollständig zu verdunsten, und bleicht während einiger Stunden in einer 35grädigen sauren Sulfitlauge (Natriumbisulfitlösung). Darauf muß g r ü n d l i c h gewässert werden, wobei das Waschwasser, wenn es nicht fließend ist, oft erneuert werden muß.

Bleipapier für Analyse.

Man löst   neutrales Bleiazetat   10,0
in   destilliertem Wasser 100,0
und tränkt mit der filtrierten Lösung bestes Filtrierpapier.

Bohröle. Gleitöle. Wasserlösliche Mineralöle. Öle wasserlöslich zu machen.

a) Man erwärmt in einem Kessel

Olein . . . . :   2,5 kg   raff. Harzöl   3   kg
Mineralöl (spez. Gew. 0,885) oder russisches Maschinenöl II . . .   20   kg

unter Rühren auf 70° und rührt bei dieser Wärme

Natronlauge (36° B) . . .   1 kg   Spiritus (96%) . . . . .   1 kg

unter. Ist das Öl in Wasser noch nicht gleichmäßig genug zu emulgieren, fügt man noch etwas Spiritus zu.

b) Russisches Maschinenöl II .   5 kg   Olein . . . .   1,5 kg
raff. Harzöl . . . . .   2 kg   Natronlauge (36° B) . . .   1 kg
         Spiritus (96%) . . . . . .   1 kg

Man kann die Mineralöle, auch f e t t e Ö l e , auch durch Ammoniakseifenlösung i n W a s s e r l ö s l i c h m a c h e n . Man nimmt dann die Hälfte Ammoniakflüssigkeit (0,960) wie Olein.

Bohrpaste.

Nach Dr. K ö n i g : F e t t l o s

         Wasserglas (36°—38° B)   70,0
vermischt man mit
         Kalilauge (50° B)   40,0,
fügt eine Lösung von
Kaliumkarbonat . . . . .   25,0 in   Wasser   61,0
hinzu und darauf unter Umrühren und Erhitzen bis zum Sieden,
         Kalziumoxydhydrat . . . . . .   4,0.

Man erhitzt so lange, bis Verdickung eingetreten ist, wozu gewöhnlich eine halbe Stunde genügt. Soll die Paste schäumen (f e t t h a l t i g), fügt man einige Prozent Harzseife hinzu. Als f e t t h a l t i g e Bohrpasten sind auch sehr geringwertige, mit Wasserglas gefüllte Leimseifen gebräuchlich mit einem Fettsäuregehalt von höchstens 5%.

Borsäure leicht zu pulvern.

Man besprengt die Borsäure mit stärkstem Spiritus, am besten absolutem Alkohol, verreibt und erwärmt dann vorsichtig, um jede Feuchtigkeit zu verdunsten.

Bronzierungspulver. Nach Dieterich.

Bronzepulver   60,0   Dextrin   40,0
         Kaliumdichromat . . . . . .   0,4.

Man verreibt das Dichromat sehr fein und vermischt es dann mit den anderen Bestandteilen. Das Pulver ist beim Gebrauch mit Wasser anzurühren.

Um f l ü s s i g e B r o n z e z u m Z e i c h n e n zu erhalten, verreibt man Bronze mit einer 10prozentigen Gummiarabikumlösung, der man zweckmäßig etwas Ochsengalle zufügt.

46*

Buchdruckerwalzenmasse. Kautschuktypenersatz.

Ein guter Leim wird mit so viel Wasser übergossen, daß er bedeckt ist, und so lange beiseite gestellt, bis er vollkommen aufgequollen ist. Dann bringt man ihn auf ein Sieb, läßt abtropfen und schmilzt ihn darauf im Wasserbade mit der gleichen Gewichtsmenge Glyzerin, als man trocknen Leim verwendete. Nachdem das Ganze verflüssigt, werden die Blasen entfernt und die Masse in Formen ausgegossen.

Jeder beliebige Knochenleim, der nicht in Wasser zerfließt, ist verwendbar.

Aus derartiger Buchdruckerwalzenmasse lassen sich, wenn man ihr in geschmolzenem Zustand einige Prozent Kaliumdichromat zurührt, S t e m p e l - f o r m e n herstellen, welche, nachdem sie belichtet wurden, in Wasser unlöslich sind und daher zum Stempeln, selbst mit Glyzerinstempelfarbe, benutzt werden können.

Buchdrucktypen-Reinigung.

Man verwendet zur Reinigung Tetrachlorkohlenstoff oder Trichloräthylen bzw. Mischungen dieser, oder Mischungen von Benzol, Toluol, Tetralin, Petroleum, Hydroterpin und Methylhexalin. Z. B.:

Benzol	300,0	Toluol	400,0
	Tetralin	400,0.	

Die Schädlichkeit der Dämpfe ist zu beachten und bei der Reinigung für Zutritt von Luft zu sorgen. Auch mahnt die teilweise Feuergefährlichkeit zur Vorsicht.

Auch methylhexalinhaltige Oleinseifen dienen zur Reinigung, wie nach D. Drog.

Natriumhydroxyd	8,5	destill. Wasser	26,0.

Mit dieser Lauge verseift man

destill. Olein 45,5,

rührt entfernt von der Feuerstelle

vergällten Spiritus	45,0	Methylhexalin	50,0

darunter und vermischt schließlich mit

Tetralin . . . . 825,0.

Bürsten-Reinigung.

Man wäscht die Bürsten in lauwarmem Wasser, dem man etwas Salmiakgeist zugefügt hat, spült in kaltem Wasser und härtet die Borsten durch Einlegen in eine konzentrierte Alaun- oder Formaldehydlösung.

Chlorkalkaufbewahrung.

Es ist zweckmäßig, Chlorkalk in Steinzeugtöpfen aufzubewahren, deren Deckel ebenfalls aus Steinzeug, aufzuschrauben und durch eine äußere Klammer festzuhalten ist. Die Dichtung geschieht durch Asbestring oder Asbestschnur. Soll das Gefäß, wie im Luftschutzkeller längere Zeit ungeöffnet bleiben. dichtet man Gefäß und Deckel außerdem durch geschmolzenes Paraffin.

Dampfhahnschmiere.

a) Gelbes Bienenwachs bzw.		Hammeltalg	50,0
teilweise Ozokerit	25,0	Kautschuk	15,0

werden zusammengeschmolzen.

b) Kautschuklösung (1 + 9)	15,0	Talg	60,0
Zylinderöl	35,0	Zeresin	2,0
	Graphit	50,0.	

Man vermischt die Kautschuklösung mit dem Zylinderöl, erwärmt das Gemisch im Wasserbad unter Anwendung aller Vorsichtsmaßregeln, bis der Geruch des Kautschuklösungsmittels verflogen ist, fügt Talg und Zeresin und schließlich Graphit hinzu und rührt bis nahe zum Erkalten.

Dampfrohr-Anstrich.

Man kocht Kaliwasserglas mit 20% Kasein, gießt die klare Flüssigkeit ab, vermischt sie mit 1 v. H. Borax und fügt so viel Lithopone hinzu, daß eine streichbare Farbe entsteht.

Drechslerpech.

Steinkohlenpech 70,0   Kolophonium 20,0
Harzöl . . . . 10,0.

Druck auf Glas zu übertragen. Nach Metallarbeiter.

Man gibt zunächst dem Glas einen Anstrich von Dammarlack oder auch von Kanadabalsam, den man mit der gleichen Menge von Terpentinöl oder einem entsprechenden Ersatzmittel verdünnt hat, und läßt diesen Anstrich so lange trocknen, bis er ganz klebrig geworden ist; ein halber bis ein ganzer Tag genügt. Der zu übertragende Druck bzw. das Blatt muß einige Zeit in weichem Wasser liegen und gut durchzogen sein, bevor man es auf die vorbereitete Glasfläche legt; ist dies geschehen, so wird es vorsichtig unter Entfernung aller Luftblasen angedrückt und dann durch Auflegen von Fließpapier tunlichst getrocknet. Ist das Blatt ganz trocken und haftet es fest an der Lackschicht, so daß man ohne Gefahr weiter verfahren kann, dann beginnt man, mit stets feucht zu haltenden Fingern, das Papier vorsichtig abzureiben. Geht man hierbei geschickt zu Werke, so werden bald alle Papierteile entfernt sein und nur die Schrift, das Bild oder dergleichen wird am Firnis haften bleiben. Ist dies erreicht, so überzieht man den Abdruck mit einem weiteren Lackanstrich und schützt somit den in eine Art Lichtbild verwandelten Druck vor etwaiger Beschädigung.

Einlaßwachs.

Ozokerit 850,0
Karnaubawachs bzw. Kunstwachs O 150,0.

Die schwarzbraune Masse wird in Terpentinöl aufgelöst und auf das Holz ähnlich einer Politur aufgetragen. Sie verleiht diesem dunkle Naturfarbe und matten Glanz.

Einhüllungsmittel für mikroskopische Präparate.

Kanadabalsam 50,0   Xylol . . . . 50,0.
An Stelle des Xylols nimmt man auch Chloroform.

Eisblumen, künstliche.

a)   Eine gesättigte Lösung von Zinksulfat oder Magnesiumsulfat wird mit etwas Dextrin versetzt, filtriert, und dann werden die Glasscheiben mit einem Pinsel damit bestrichen; die Scheiben läßt man darauf an einem staubfreien Ort in waagerechter Lage bei mittlerer Wärme abtrocknen. Oder man macht einen Zusatz von Magnesiumsulfat zu einer konzentrierten Gummiarabikumlösung und pinselt die Flüssigkeit auf der waagerecht liegenden Glastafel aus.

An Stelle des Wassers zur Lösung der Salze verwendet man auch gern Bier: je stärker die Lösung ist, desto größer schießen die Kristallbildungen an. Um die Kristallbildungen haltbarer zu machen, überzieht man sie nach dem Trocknen, was man durch vorsichtiges Auflegen von weichem Filtrierpapier oder Löschpapier beschleunigen kann, mit einem dünnen Lacküberzuge, den man zweckmäßig durch Aufspritzen von farblosem Spirituslack erhält.

b)   Man reibt eine Glasplatte mittelst eines Stückchens weichen Eisenbleches und eines Breies von nicht zu feinem Schmirgelpulver und Wasser solange, bis die Platte nirgends mehr glatt erscheint. Darauf wäscht man den Schmirgelbrei vollständig ab, trocknet und überstreicht die mattgewordene Fläche mit verflüssigtem Leim, und zwar so dick, daß die Leimschicht nach dem Antrocknen postkartendick ist. Ist der Leim soweit fest geworden, daß er beim Erwärmen nicht mehr abfließt, stellt man die Platte hinter einen warmen Ofen, um den Leim hart auszutrocknen. Hierbei springt die Leimschicht ab und reißt kleine Teilchen der Glasschicht mit sich, so daß die Eisblumen entstehen.

Eisschränken innen Anstrich zu geben.

Man reinigt das Zinkblech mit Natriumkarbonatlösung gründlich von Fett und betupft es mit Wasserglasfarbe. Man reibt Lithopone mit Wasser an und macht die Farbe durch K a l i wasserglas streichfertig. Jedoch darf nur soviel Wasserglas genommen werden, daß der Anstrich nach dem Trocknen nicht glänzend erscheint.

Oder man verwendet A l k y d h a r z l a c k e, die in etwa 10 Stunden trocken und nach wenigen Tagen geruchlos sind.

Elfenbein, Galalith und Schildpatt zu polieren.

Man reibt das Elfenbein dünn mit Kaliseife (guter grüner Seife) ein und poliert mit sehr fein gepulvertem Wiener Kalk. Rauhe Stellen reibt man vorher mit recht feinem Sandpapier ab.

Entfernung von Lack- und Ölfarben. Farbenentferner. Farbenabbeize.

Abbeize für Farben.

a) Wasserglas (36° B) . . . 700,0 Natronlauge (40%) . . . 150,0
    Salmiakgeist (0,910) . . . . . . 150,0.

Diese Flüssigkeit läßt sich für waagerechte Flächen verwenden. Man bestreicht diese wiederholt damit, läßt einige Stunden stehen und spachtelt die erweichte Masse ab. Dieses Verfahren muß, wenn nötig, noch einmal vorgenommen werden.

b) Zur schnellen und sicheren Entfernung alter, verhärteter und beschmutzter Ölfirnisse dient eine Mischung aus gleichen Teilen Kopaiva-, namentlich Para-Balsam und Ätzammoniakflüssigkeit. Die Mischung ist anfänglich trübe, wird aber, namentlich, wenn man sie etwas erwärmt, klar. Diese Verbindung besitzt die Eigenschaft, alle verhärteten Öle anzugreifen, wenn auch nur allmählich, und sie aufzulösen. Ganz ähnlich wie diese K o p a i v a s e i f e wirkt auch eine Mischung von gleichen Teilen Kopaivabalsam und starkem Spiritus. Dieses Mittel greift den Ölfirnis noch stärker an. Der Kopaivabalsam eignet sich weiter vorzüglich zur V e r h ü t u n g d e s W e r f e n s v o n H o l z, h ö l z e r n e r G e g e n s t ä n d e. Wenn man derartige Gegenstände (Tafeln, Bretter) mit Kopaivabalsam tränkt, so verhütet man vollständig das Werfen in feuchter Luft; selbst bereits einseitig geworfene Gegenstände können sich durch Tränken der entgegengesetzten Seite wieder gerade richten lassen.

c) Für senkrechte Flächen, wo man eine solche Flüssigkeit nicht verwenden kann, eignet sich folgende Mischung:

    Kalziniertes Natriumkarbonat . . 500,0
    gebrannter zerfallener Kalk . . . 500,0.

Die Mischung muß in geschlossenen Gefäßen aufbewahrt werden und wird beim Gebrauch mit Wasser zu einem dicken Brei angerührt und dann auf die abzubeizenden Flächen aufgetragen. Nach dem völligen Antrocknen bürstet man mit heißem Wasser ab und wiederholt dies Verfahren, wenn erforderlich, noch einmal. A l l e s V e r a r b e i t e n m u ß m i t V o r s i c h t g e s c h e h e n, d a ß n i c h t e i n e V e r ä t z u n g d e r H ä n d e e i n t r i t t.

d) Gebrannter zerfallener Kalk . . . 750,0
    kalziniertes Natriumkarbonat . . 250,0.

Bereitung wie c. Man kann dem mit Wasser erhaltenen Brei auch vorteilhaft Schmierseife hinzufügen und erhält dann eine A b b e i z e i n S a l b e n - f o r m.

e) Trocknes gepulvertes Natronwasserglas . 400,0
    Kalziniertes Natriumkarbonat . . . 600,0.

f) I n S a l b e n f o r m:
    Gelöschter Kalk . . . . 700,0 Kalilauge (20° B) 140,0
    Schmierseife . . . . 160,0.

g) Für L a c k e eignen sich im besonderen Gemische von organischen Lösungsmitteln wie Trichloräthylen, Tetrachlorkohlenstoff, Tetralin, Benzol, Azeton, Amylazetat, Methylenchlorid, Xylol usw., denen kleine Mengen, etwa 5 bis 10 v. H. Zeresin oder Paraffin hinzugesetzt sind, um die leichte Flüchtigkeit herabzumindern. Zu beachten sind jedoch die teilweise Giftigkeit der Dämpfe und teilweise Feuergefährlichkeit mancher dieser Lösungsmittel. E i n b r e n n l a c k e , die aus Kunstharzen hergestellt, die durch Erhitzen äußerst hart werden, können nur durch Mischungen solcher Stoffe entfernt werden; hier nimmt man vor allem Azeton und Amylazetat.

Das Paraffin fügt man unter Anwendung von Wärme in Tetrachlorkohlenstoff gelöst und wieder etwas abgekühlt dem Gemische der übrigen Flüssigkeiten zu. Auch Azetyl- und Methylzellulose kann man in den Lösungsmitteln auflösen.

h) Tylose A 400   40,0   Paraffin   20,0
Cellit K in Pulverform .   40,0   Toluol   400,0
    Methylenchlorid . . . .   500,0.

Man verarbeitet Tylose und Cellit im Methylenchlorid, bis alles gleichmäßig ist und fügt die Paraffin-Toluol-Lösung hinzu.

Erkennung von Azetatseide.

Man legt ein kleines Stück in Azeton, es löst sich bald auf. Steht ein Stückchen nicht zur Verfügung, zieht man je einen Längs- und einen Querfaden aus dem Gewebe.

Erkennung echter Diamanten.

Man bringt den Diamanten mit gefrorener Kohlensäure zusammen, es zeigt sich bei echtem ein eigentümliches Knarren.

Fässer, leere geruchlos zu machen.

Man füllt die Fässer mit warmer Kaliumpermanganatlösung 1 : 1000, bewegt sie öfter und wiederholt die Füllung nach einigen Stunden Einwirkung. Schließlich muß gründlich mit Wasser nachgespült werden.

Fässer, leere, innen von Schimmelbildung usw. frei zu halten.

Man läßt die entleerten Fässer nicht trocken stehen, sondern füllt sie mit Wasser,
dem   Ameisensäure (50%) 0,5%
zugesetzt sind.

Fässer, neue gebrauchsfähig zu machen.

Man füllt die Fässer mit einer Schwefelsäurelösung in Wasser 1 : 1000, läßt die Lösung einige Tage darauf einwirken, entleert sie, füllt mit frischem Wasser und läßt dieses wiederum einige Tage in dem Fasse.

Fahrradschmieröl.

Raffiniertes Rüböl   25,0   Vaselinöl   50,0
werden unter schwacher Erwärmung gemischt und darauf filtriert.

Feilen von Glasröhren und ähnlichem.

Man benetzt die Feile gründlich mit Natronlauge und Sand.

Felle, wie Kaninchen-, Hasen- oder Ziegenfelle, zu gerben.

Die Felle, Rauchwaren, d. h. Felle mit Haaren, werden gründlich mit lauwarmem Wasser gespült, um Blut und sonstige Unreinigkeiten zu entfernen, darauf mit Reißnägeln auf ein genügend großes Brett gespannt, so daß die Haare nach unten sind, und mit einem nicht zu scharfen Messer abgeschabt. Darauf wird wieder gespült, wieder aufgespannt und die Lederseite gründlich und mehrmals mit gepulvertem Alaun, dem 20% Natriumchlorid zugefügt sind, eingerieben. Nun wickelt man die Felle zusammen, läßt sie etwa eine Woche in einem bedeckten Gefäße stehen, spült sie wieder ab, spannt sie dann wieder auf und reibt sie halbgetrocknet etwas mit Glyzerin oder mit einem Gemische von Glyzerin und Wollfett ein. Schließlich zieht man sie nach dem völligen Trocknen über die Kante eines Holzgegenstandes, um sie geschmeidig zu machen.

Feueranzünder.

Als Rohstoffe kommen Kolophonium, Harzöle, Teeröle, Mineralöle, Petroleum, Benzin, Spiritus, Holzmehl und Späne in Betracht. Späne und Harz sind wohl die am meisten gebrauchten. Die Herstellung kann sowohl mit der Hand als auch mit Maschinen betrieben werden, doch lassen sich schon mit Handbetrieb ziemlich große Mengen herstellen. Die Herstellung ist im wesentlichen sehr einfach. Zunächst werden die Späne durch eine geeignete Vorrichtung, beispielsweise durch Wiegemesser, entsprechend zerkleinert. Dann schmilzt man s e h r v o r s i c h t i g in einem eisernen Kessel Kolophonium, wobei man, wenn man Mineralöle oder Teeröle mitverwendet, diese gleich hinzusetzen kann. In dieses recht heiße Gemisch trägt man dann ein Gemenge von gleichen Teilen Holzmehl und zerkleinerten Spänen allmählich ein, wobei man tüchtig durchkrückt. Der Zusatz an Holzmehl und Spänen kann so hoch bemessen werden, als angängig ist, da sich die Anzünder dann billiger in der Preisberechnung stellen. Will man aber bessere Ware herstellen, so wird der Zusatz an Holzmehl und Spänen verringert, da die gute Brennbarkeit dem Harze zuzuschreiben ist. Auch darf man den Zusatz von Mineralöl nicht zu hoch bemessen, da sonst eine zu stark klebende Ware entsteht. Im allgemeinen wird man sich auf einen Zusatz von 10 bis 15% Mineralöl oder Teeröl beschränken. Die rasche Entflammbarkeit der Anzünder kann durch einen Zusatz von Petroleum unterstützt werden. Will man dieses zugeben, so entfernt man die Erhitzungsquelle unter dem Kessel, läßt das Harz-Späne-Gemisch auf eine Hitze unter 100° C abkühlen und krückt dann schnell das Petroleum ein, worauf man aber auch gleich die Masse in die Formen ausgießen muß, um das Verdunsten des Petroleums tunlichst zu vermeiden. Es ist deshalb folgendes Verfahren zu empfehlen: Man hält die im Kessel befindliche Harz-Holz-Mischung beständig auf einer höheren Temperatur und füllt sich hiervon in das zum Ausgießen benutzte Gefäß eine kleinere Menge ein. Hierzu gibt man dann unter schnellem Umrühren die entsprechende Menge Petroleum und gießt dann in die Formen aus. Einen kleinen Verlust an Petroleum durch Verdunstung kann man niemals vermeiden, man wird deshalb zweckmäßig hochsiedende Öle verwenden, wobei man aber wieder in Betracht ziehen muß, daß diese am schlechtesten anbrennen. Die benutzten Formen sind flach und bestehen aus verzinktem Eisen. Die eingelassenen Vertiefungen sind unten konisch zulaufend, so daß die einzelnen Stücke die Gestalt einer abgestumpften Pyramide erhalten. Die Größe der Vertiefung ist oben durchweg 15×25 mm, unten 10×15 mm mit einer Höhe von 20 mm. Außerdem ist die Form mit einem etwa 1 mm hohen Rand eingefaßt, um ein Überfließen der eingefüllten Masse zu verhüten und um den einzelnen Stücken unter sich Zusammenhang zu geben. Die Größe der Form richtet sich danach, ob die Herstellung mit der Hand oder mit Maschinen betrieben wird. Für Handbetrieb eignen sich Formen, die etwa 10×10 Vertiefungen im Quadrat enthalten, während sie für Maschinenbetrieb entsprechend größer verwendet werden können. Während nun ein Mann die Masse in die Formen ausgießt, wird ein zweiter mittels einer aus verzinktem Eisen hergestellten Rolle, die in ihrer Form einer Kuchenrolle gleicht, die Masse durch ein paarmaliges Überrollen glattwalzen. Diese wird nun, da sie in den Formen schnell erstarrt, bald darauf, noch ehe sie vollständig abgekühlt ist, durch Umschlagen der Form aus dieser entfernt, und dann vollständig erkalten gelassen. Die Verpackung geschieht durch einfaches Einhüllen in Strohpapier, worauf die entsprechende Reklame gedruckt ist. S e l b s t v e r s t ä n d l i c h i s t d i e A n l a g e e i n e s B e t r i e b e s z u r H e r s t e l l u n g v o n F e u e r - a n z ü n d e r n a n d i e p o l i z e i l i c h e E r l a u b n i s g e b u n d e n.

Feuerlöschwasser gegen Frost zu schützen.

Man fügt dem Löschwasser bei einer Kälte von —5° auf 10 Liter 2 kg Magnesiumchlorid, bei —10° 3 kg, bei —15° 4 kg hinzu.

Filling up. Spachtelfarbe. Spachtelkitt. Porenfüller.

Bleiweiß	200,0	Umbra	200,0
Kreide	250,0	Schwerspat	350,0

Die Mischung wird mit Terpentinöl oder Terpentinölersatz und gut trocknendem Firnis zu gleichen Teilen unter Zusatz von Sikkativ angemengt, zum Ausspachteln von Unebenheiten an Maschinenteilen (Maschinenspachtel) oder Tischlerarbeiten benutzt. Schwerspat kann auch durch Schiefermehl, Schiefergrau ersetzt werden.

Man darf vom Firnis jedoch nicht mehr zusetzen als höchstens 20% der Gewichtsmenge der Spachtelfarbe. Für Lackierarbeiten verwendet man anstatt des Firnisses eine dünne Politur oder einen Schleiflack. Vielfach wird anstatt Bleiweiß für Lackspachtel Lithopone Rotsiegel verwendet, von der mindestens 15% darin sein sollen. Der Prozentgehalt an Schleiflack soll mindestens 10% betragen; es eignen sich hierzu die Kunstharzschleiflacke sehr gut. Auch Zusätze von Holzöl oder Holzöldicköl sind gebräuchlich wie ebenfalls ein gutes Harttrockenöl.

Als Lackspachtel-Porenfüller dienen auch viel Nitrozelluloselacke, die mit Füllmitteln vermischt sind. Sie trocknen schneller als Ölspachtel, reißen dafür aber leichter und lassen sich auch nicht so gut verarbeiten.

Fischereischnüre haltbar zu machen.

Man übergießt die zu einer acht aufgewickelte Schnur in einem Gefäß mit heißem Wasser, so daß sie vollständig durchtränkt wird und läßt sie darin stundenlang liegen. Darauf trocknet man sie in Längen von 10 m, wickelt sie wieder auf und durchtränkt sie mit einer heißen Auflösung von:

Bienenwachs	7,5	Paraffin	7,5
	Leinöl	85,0.	

Nach Erkalten läßt man sie in Längen zu 10 m einige Tage liegen.

Fischnetze zu beizen.

Braun: Man kocht die Netze in Katechulösung und beizt mit Kupfersulfat.

Schwarz: Man kocht die Netze in einer Blauholzextraktlösung und beizt mit Kaliumdichromat oder Kupfersulfat und Ferrosulfat.

Grün: Man kocht die Netze in Kupfersulfatlösung und beizt mit Salmiakgeist.

Flaschen innen mit Paraffin zu überziehen.

Man bringt in die Flasche fein zerkleinertes Handelsparaffin von niedrigem Schmelzpunkt, stellt sie bis zum Hals in siedendes Wasser, so daß das Paraffin schmilzt, nimmt die Flasche heraus, trocknet sie vollständig ab und dreht sie solange beständig nach allen Seiten, bis die innere Wandung vollständig mit Paraffin überzogen ist und undurchsichtig wird. Etwa überschüssiges Paraffin läßt man, solange es noch flüssig ist, herauslaufen.

Formwachs.

Wachs	4,0	Schellack	1,5

werden durch Zusammenschmelzen vereinigt. Die Masse gibt sehr klare, glatte Abgüsse und kann wiederholt umgeschmolzen werden.

Füllöl für automatische Türschließer.

Als solches benutzt man Glyzerin von 28° Bé.

Füllung für Trockenelemente.

a) Leim 1,0   Wasser 15,0
    Ammoniumchlorid . . . 3,0   Weinsäure 0,2
    Natriumchlorid 3,0   Quecksilberchlorid . . . 0,1
    Kalziumchlorid 1,0   Gips . . . . 2,0.

b) Eine siedend heiße Lösung von:

    Kupfersulfat . . . . 250,0 in Wasser . . . . 1 Liter
    wird mit   Stärke 80,0,

die mit kaltem Wasser zu Milch angerührt wurde, unter starkem Rühren gemischt. Der vollständig abgekühlten Flüssigkeit fügt man so viel Natronlauge hinzu, wie zur Fällung des Kupfers erforderlich, und vermischt sie mit dem gleichen Raumteil an Kohlenpulver. Elemente mit dieser Füllung beschickt, arbeiten sehr gut.

c) Für Taschenlampen. Nach Techn. Rundschau:

    Kieselgur 100,0   Natriumchlorid 20,0
    Papierbrei 50,0   Natriumsulfat 10,0
    Kalziumchlorid 40,0   Schwefelsäure 7,0
            Quecksilbersulfat . . . . 1,0.

d) Kieselgur 100,0   Ammoniumchlorid . . . 60,0
    Papierbrei 100,0   Zinkchlorid 50,0
    Magnesiumsulfat . . . 20,0   Salzsäure . . . . . . 5,0.

Man fügt so viel Wasser hinzu, daß man eine formbare Masse erhält.
Das Element gießt man dann vollständig mit Pech oder auch mit Wachs aus.

e) Den negativen Pol bildet ein Kasten oder eine Büchse aus starkem Zinkblech. Den positiven Pol bildet ein Kohlenprisma, welches mit einem Mantel umgeben ist, der aus 1 T. Graphit und 2 T. Braunsteinpulver (Mangansuperoxyd) besteht. Der Mantel ist mit einem leinenen Beutel überzogen. Der positive Kohlepol wird in den Zinkkasten so eingebettet, daß er diesen nirgends berührt. Der Zwischenraum zwischen beiden Polen ist mit Sägespänen ausgefüllt, welche mit einer 33prozentigen Lösung von Zinkchlorid befeuchtet sind (B. Fischer).

f) Der negative Pol ist ein Kasten aus starkem Zinkblech, der positive Pol ein Kohleprisma, welches mit einer Mischung aus Braunstein, Mangansuperoxyd und Graphit oder Retortenkohle umgeben ist. Als erregende und isolierende Masse dient eine Mischung aus:

Kalziumchlorid, kristall.   Kalziumchlorid, granuliert
   ($CaCl_2 + 6 H_2O$) . . . 30,0   ($CaCl_2 + 2 H_2O$) . . . 30,0
         Ammoniumsulfat 15,0
        kristall. Zinksulfat . . . . . . 25,0.

Fußbodenreinigungsmittel.

a) Stearin 10,0   Kernseife 90,0
        Benzin . . . . 900,0.

Vor der Reinigung sind etwaige Ofenklappen zu schließen und die Fenster zu öffnen. Die Reinigung ist nur weitab von jedweder Feuerstelle und offenem Licht vorzunehmen und überhaupt der Feuergefährlichkeit halber jede nur denkbare Vorsicht anzuwenden. So sind auch, um Gegenzug zu vermeiden, wodurch die Dämpfe zu einer Feuerstelle geführt werden könnten, bei geöffnetem Fenster die Türen gut zu schließen.

b) **Für Parkettfußböden, wasserhaltig.**
Nach Seifensieder-Ztg.:
Gereinigtes Mineralöl (0,900) 680,0　　　destill. Olein 180,0
werden auf dem Wasserbad erwärmt, unter beständigem Rühren mit
Salmiakgeist (0,910) 40,0
verarbeitet und schließlich, fern von Feuer, mit
Terpentinölersatz 100,0
vermischt und bis zum Erkalten gerührt.
Zur Anwendung muß mit lauwarmem Wasser verdünnt und nach der
Reinigung mit reichlich Wasser nachgewaschen werden.

Fußbodensand. Kehrsand.

a) Dünnflüssiges Mineralöl . 100,0　　　feinster Fluß- od. Seesand . 900,0
werden innig miteinander vermischt.

b) Sägespäne . . . . . . 300,0　　　feinst. Fluß- od. Seesand　150,0
rohes verflüssigtes Magnesiumchlorid 550,0.
Sägespäne sollen zweckmäßig mit Mineralöl allein nicht vermengt werden,
da Selbstentzündung eingetreten sein soll.
Will man Wohlgeruch geben, so eignet sich dafür ein gutes Fichtennadelöl.

Gefrierschutzmittel.
A. Für Schaufenster.

a) Glyzerin . . . . 100,0　　　vergällter Spiritus (95%) . 450,0
Wasser . . . . 450,0.

b) Natriumchlorid . . . . . 100,0　　　vergällter Spiritus (95%) . 400,0
Wasser . . . . 500,0.

c) Kaliseife . . . . . . 65,0　　　Glyzerin 30,0
Terpentinöl . . . . 5,0.
Mit diesen Mischungen reibt man die Scheiben öfter mit einem Leder-
tuch ab.

B. Für Azetylenapparate.

a) Magnesiumchlorid . . . 50,0　　　Wasser . . . . 50,0.

b) Kalziumchlorid . . . . 40,0　　　Wasser . . . . 60,0.

C. Für Zementmörtel.
Man löst in dem Wasser, das zum Anrühren verwendet wird, etwa 5% Natriumchlorid auf.

D. Für Hydranten.
Wasserfreies Wollfett oder　　　　　Zeresin 50,0
rohes Neutral-Wollfett . 625,0
schmilzt man im Wasserbade und arbeitet
Graphit . . . . . . 225,0 mit Vaselinöl 100,0
verrieben, darunter.
Muß reichlich aufgetragen und nach Öffnen des Hydranten erneuert werden.

E. Auftauen von in der Erde liegenden, eingefrorenen Wasserleitungsröhren.
Man schüttet auf die Erde längs der Leitung frisch gebrannten Kalk und
darüber etwas feuchten Pferdedung.

Gegengift bei Arsenikvergiftung. Antidotum Arsenici.
Österreich. Vorschr.:
Magnesiumoxyd 25,0
werden in einer sehr gut geschlossenen Flasche mit
warmem destilliertem Wasser . . 500,0
angeschüttelt.

Gegengift bei Metallvergiftung.

Nach Strzysowdki:

Destilliertes Wasser . . . . . 2 Liter

werden 1 Minute im Kochen erhalten. In der Hälfte dieses werden sogleich chemisch reinstes Natriumhydroxyd 2,0 gelöst. Diese Lösung wird in der Kälte durch einen Strom Schwefelwasserstoffgas, den man vorher vermittels Durchleitens durch eine Suspension von Kalziumkarbonat in Wasser gewaschen hat, übersättigt. In der andern bis auf 50° abgekühlten Hälfte Wasser löst man

chemisch reines Magnesiumchlorid . 2,0
chemisch reines Natriumbikarbonat . 25,0,

fügt nach Abkühlung diese Lösung der ersten hinzu; setzt die Mischung einer Temperatur von --2° bis —3°, die man, wenn nötig, durch eine Kältemischung erreicht, aus und sättigt sie mit Schwefelwasserstoff.

Dieses Metallgegengift füllt man in farblose, sterilisierte, auf 0° abgekühlte Flaschen von 125,0 Inhalt, schließt sie mit einem in kochendem Wasser gewaschenen roten Kautschukstopfen, den man gut festbindet und mit Paraffin überzieht. Die Flüssigkeit muß bald zitronengelb werden.

Geigenharz.

a)   Reinstes helles Kolophonium . . . 20,0
                 gelbes Bienenwachs 1,0

werden geschmolzen und in kleine Formen ausgegossen.

Für B a ß g e i g e n wird das Wachs durch schwarzes Pech ersetzt.

b) Kolophonium 95,0   venezianischer Terpentin . 5,0

c) Nach Dieterich:

Dammarharz 10,0 schmilzt man s e h r v o r s i c h t i g auf freiem Feuer, erhitzt so lange v o r s i c h t i g , als die Masse schäumt, fügt

hellstes Kolophonium 90,0

hinzu und bringt auch dieses zum Schmelzen. Man setzt nun das Gefäß ins Dampfbad oder Wasserbad, läßt es daselbst unter Rühren ½ Stunde lang, seiht durch und gießt in 2—3 cm dicke Tafeln aus.

Gelatine, flüssige.

Man kocht eine nicht zu konzentrierte Gelatinelösung längere Zeit und fügt 1% Zitronensäure hinzu.

Gelatine für .Mikroskopie.

Reinste weiße Gelatine 15,0
weicht man in   Wasser 50,0
ein und erwärmt nach einigen Stunden auf 50°,
fügt   chemisch reines Phenol 0,5
und   chemisch reines Glyzerin . . 40,0
hinzu, erwärmt wiederum, bis die Masse klar geworden ist, und filtriert im Heißwassertrichter.

Gereinigter Graphit.

Ergzb.

Feingepulverter und geschlämmter Graphit 500,0

werden 1 Stunde lang mit Wasser ausgekocht. Nach Abgießen des Wassers setzt man hinzu

reine Salpetersäure (25%ig) 100,0   reine Salzsäure (25%ig)   100,0
               destilliertes Wasser 300,0,

läßt 24 Stunden unter öfterem Umrühren mit einem Glasstabe bei 35°—40° C stehen und wäscht dann mit Wasser so lange aus, bis das Ablaufende blaues Lackmuspapier nicht mehr rötet. Darauf trocknet man.

Gewehröl.

a) Weißes Paraffinöl 40,0   weißes Vaselinöl 60,0
b) Weißes Vaselinöl 70,0   säurefreies Knochenöl . . 25,0
                Benzol . . . . 5,0.

Gipsfiguren neues Aussehen zu geben.

Man überstreicht sie mit einem Gemische von Zinkweiß und roher Milch.

Grammophonplattenmasse. Nach Reko.

Gleiche Teile hartes Bienenwachs und verwittertes, d. h. durch den Einfluß der Luft hartgewordenes Stearin werden im Sandbad oder Wasserbade geschmolzen. Der flüssigen Masse wird tropfenweise Ätznatronlauge zugesetzt, bis die Masse genügend hart und dicht erstarrt ist. Darauf schmilzt man Asphalt, Stearin und Fichtenharz zu gleichen Teilen zusammen, fügt von diesem Gemisch ein Viertel des Gewichtes der Wachsmischung dieser zu und erhitzt nochmals bis zum Flüssigwerden. Soll die Gußmasse sehr spröde sein, muß der Stearinzusatz vermehrt werden, soll die Masse langsam schmelzen, vermehrt man den Laugenzusatz. Es werden Schallplatten aber auch aus Zelluloseestern, Polyvinylchlorid oder Zelluloid hergestellt.

Härten von Gips.

Über das Härten von Gips für Zwecke der Elektrotechnik, und zwar hauptsächlich zur Verbindung von Isolatorglocken aus Porzellan mit den eisernen Stützen und der Metallteile der Glühlampensockel, sagt der Elektrot. Anzeiger: Gewöhnlicher Gips ist zerbrechlich, durchlässig, wasseranziehend und wird durch Wasseraufnahme zu einem Leiter, läßt sich jedoch leicht härten und ist dann zur Verbindung von Teilen, welche weder unter höherer Spannung stehen, noch größerer Wärme und schroffem Temperaturwechsel ausgesetzt werden, geeigneter, da er billiger als ein Kitt aus Bleiglätte und Glyzerin ist, der allerdings sehr hart und fest wird, gut haftet, nicht durchlässig und nicht wasseranziehend ist, schlecht leitet und säure- und hitzebeständig ist.

Das Härten des Gipses erfolgt in folgender Weise:

a) Dem Gipspulver werden 2—4% fein gepulverte Eibischwurzeln hinzugefügt, und die innige Mischung mit 40% Wasser zu einem Teige geknetet. Die Masse wird fettem Ton ähnlich, erhärtet erst nach etwa einer Stunde und wird so zähe, daß sie sich schneiden, feilen, drehen und bohren läßt. Noch härter und zäher wird die Masse durch Zusatz von 8% Eibischwurzeln. Sie eignet sich sehr gut zur Herstellung von Rahmen. An Stelle der Eibischwurzeln werden auch Dextrin, arabisches Gummi und Leim benutzt. Auch Schellackpulver wird zugesetzt, wenn die Gipsgegenstände einer etwas höheren Wärme ausgesetzt werden.

b) 6 T. Gips werden mit 1 T. frisch gelöschtem Kalk vermischt, und der aus diesem Gemenge hergestellte Gegenstand mit konzentrierter Magnesiumsulfatlösung getränkt. Es bilden sich Kalziumsulfat und Magnesia, und der Gips wird so hart, daß er vom Fingernagel nicht mehr geritzt werden kann.

c) Gips wird nach dem Brennen mit 10prozentiger Alaunlösung digeriert und nach dem Trocknen noch einmal scharf gebrannt. Beim Anrühren mit Wasser erstarrt der Gips zu einer sehr harten, marmorähnlichen Masse — M a r m o r - z e m e n t genannt.

d) Man mischt dem Gips Boraxpulver zu. Dadurch erstarrt der Gips langsamer, wird aber dafür sehr hart.
    Bei Bereitung der Gipsmasse ist darauf zu achten, daß der Gips in nicht zu großer Menge s t e t s in d a s W a s s e r, n i c h t u m g e k e h r t, geschüttet und schnell umgerührt wird. Klumpen dürfen sich nicht bilden. Je geringer die Menge des Wassers ist, um so dichter und fester wird der Gips.

Durch langes Rühren geht die Bindekraft verloren. Die durch die D u r c h -
l ä s s i g k e i t des Gipses verursachte Wasseraufsaugung läßt sich durch
Tränken mit einer Lösung von Ozokerit oder Bienenwachs in Terpentinöl,
durch Firnis oder heißen Teer, auch durch einen Schellackanstrich, b e -
s e i t i g e n.

e) G i p s g e g e n s t ä n d e w e t t e r f e s t z u m a c h e n :
   Man durchtränkt sie mit verdünntem Wasserglas.

f) G i p s m ö r t e l :
   Ist ein Gemisch aus 1 Teil Gips und 3 Teilen Sand.

g) K a l k g i p s m ö r t e l wird aus 1 Teil Gips, 1 Teil gelöschtem Kalk und
   4 Teilen Sand hergestellt.

Gipsfiguren glänzend, elfenbeinartig zu machen.

a) Man taucht die Figuren mehrere Male in geschmolzenes Stearin und reibt sie
   dann mit einem Ledertuche, bis sie Hochglanz zeigen

b) Man taucht die Gegenstände mehrere Male in eine Lösung von
   Paraffin   1,0   Terpentinöl   9,0
   und reibt nach dem Erhärten des Paraffins mit einem Ledertuche.

c) Man überzieht sie dünn mit Zaponlack. Hierdurch erreicht man auch eine
   einfache R e i n i g u n g d e r G i p s g e g e n s t ä n d e ; man hat nur nötig,
   sie abzustäuben.

Gipsfiguren marmorähnliches Aussehen zu geben.

Man löst
   Kaliumkarbonat   20,0   in Wasser 100,0,
bringt
   venezianische Seife . . . 50,0   Stearin   40,0
hinein, kocht bis zur Gleichmäßigkeit und fügt so viel Wasser hinzu, daß eine
bequem zu streichende Flüssigkeit entsteht. Mit dieser Flüssigkeit bestreicht
man nach einigen Tagen die Gipsfigur mehrere Male. (Siehe auch Marmornach-
ahmung, S. 747.)

Glasätzung.

Man ätzt Glas in der Weise, daß man es mit Asphaltlack bestreicht, und darauf eine einige Zentimeter hohe Schicht eines Gemisches von gelbem Wachs,
Kolophonium und Terpentinöl bringt, die man an den Rändern etwas dicker
aufträgt. Dann arbeitet man die Zeichnungen mit einem Stichel heraus, so daß
das Glas freiliegt. Nun gießt man die Ätzflüssigkeit auf die vollkommen waagerecht liegenden Gegenstände etwa 1—2 mm hoch auf und läßt etwa 1 Stunde
einwirken. Nach Ablauf dieser Zeit wird in die Kittmasse eine Rinne geschnitten, die Ätzflüssigkeit ablaufen gelassen, tüchtig mit Wasser und einer weichen
Bürste gewaschen, trocknen gelassen, die Kittmasse abgenommen und der
Asphaltlack mit Terpentinöl entfernt. Die zu ätzenden Gegenstände können
auch in die Ätzflüssigkeit getaucht werden, dann überzieht man nur mit Asphaltlack. Die Deckung muß aber besonders sorgfältig geschehen, und insbesondere
müssen die Ränder gegen die Einwirkung der Ätzflüssigkeit geschützt werden.
Bei der Arbeit bedient man sich eines Gefäßes aus Kautschuk, Guttapercha oder
Bernstein und schützt die Hände durch Kautschukhandschuhe. Als Ätzflüssigkeit
dient Fluorammonium (Ammoniumfluorid), das durch Sättigen der Flußsäure
mit Ammoniak (Salmiakgeist), bis eingetauchtes blaues Lackmuspapier sich
nicht mehr rötet, hergestellt wird. Zum S c h r e i b e n a u f G l a s , M a t t i e -
r e n d e r S c h r i f t z ü g e o d e r Z e i c h n u n g e n , werden die zu ätzenden
Stellen gut gereinigt, das Glas auf 40°—50° C erwärmt, mittels einer Stahl- oder
Kielfeder die Linien aufgebracht, 3—4 Minuten die Ätzflüssigkeit einwirken gelassen und dann reichlich mit Wasser abgewaschen. Für die Bereitung der Ä t z -
t i n t e löst man:

Natriumfluorid . . . . . 36,0 und Kaliumsulfat 7,0
in Wasser, anderseits
Zinkchlorid . . . . . . 14,0 in Wasser 500,0
und   konzentrierter Salzsäure 56,0;

beim Gebrauch werden gleiche Teile der Flüssigkeiten gemischt und dann mit
etwas chinesischer Tusche (zum Sichtbarmachen) versetzt. Oder: Man neutralisiert Flußsäure mit Ammoniak, setzt noch etwa die gleiche Menge Flußsäure
hinzu und verdickt mit etwas Bariumsulfat. Siehe auch Glasätztinte S. 490.

Abgabe und Anwendung müssen mit sehr großer Vorsicht geschehen!

Verätzungen sind äußerst bösartig, langwierig und schmerzhaft.

Glasballone, Glasflaschen in zwei Hälften zu teilen.

Man spannt dort, wo die Glasflasche geteilt werden soll, recht stramm um die
Flasche eine Schnur, feilt mit einer in Natronlauge getauchten und mit Sand
bestäubten, scharfen Feile rundherum das Glas möglichst tief ein, legt dann in
den Feileinschnitt um die Flasche herum eine mit Terpentinöl getränkte Schnur
und zündet diese an.

Glasplakat-Herstellung.

Der Wortlaut, in Spiegelschrift geschrieben, wird unter die blanke Glasscheibe gelegt und auf der Glasscheibe mit einem Schreibpinsel farbig nachge-
zogen. Macht die Spiegelschrift Schwierigkeit, schreibt man den Wortlaut in gewöhnlicher Schrift auf ein Stück Papier, macht dieses nach dem Trocknen der
Schrift durchsichtig und legt es umgedreht unter die Glasscheibe.

Glühstrumpf-Kollodiumlack.

a) Kollodiumwolle 13,0   Äther 500,0
   absoluter Alkohol . . . 500,0   Rizinusöl 75,0
                 Kampfer . . . . 20,0.
   Man setzt die Lösung zur Klärung beiseite.

b) Zelluloid 14,0   absoluter Alkohol . . . 500,0
   Äther 500,0   Rizinusöl . . . . 75,0.

Grabstein-Reinigung.

a) Trinatriumphosphat . . . 200,0   feines Kreidepulver . . . 350,0
   gepulverte Seife 200,0   Kaolin . . . . 250,0.

b) Gepulverte Oxalsäure . . 75,0   gepulv. Kaliumbioxalat . . 25,0
   werden gemischt, mit Wasser zu einem Brei verrieben, dieser wird auf den
   Stein aufgetragen und nach 2 Stunden abgewaschen. Man beachte die Giftigkeit der Mischung.

Gummimäntel-Kragen zu reinigen.

Man reinigt mit einer Seife bestehend aus
Hexalin 10,0   Tetrachlorkohlenstoff . . 10,0
                 Kaliseife 80,0,
die man in Wasser auflöst.

Härtemasse für Schmiede.

a) Kolophonium 31,0   Talg 78,0
                 Tran 334,0
werden zusammengeschmolzen, und in die flüssige Masse eingerührt eine Pulvermischung, bestehend aus:

Kaliumbitartrat (Weinstein) 47,0   Ammoniumchlorid . . . 31,0
Holzkohle 63,0   Knochenkohle 63,0
         gelbes Blutlaugensalz (Kaliumferrozyanid)   39,0.

b) **Härtepulver.**

Gepulverte Holzkohle	. . 400,0	Natriumchlorid	80,0
Gepulverte Hornkohle ·	. . 400,0	Kaliumnitrat	32,0
Ammoniumchlorid . . .	80,0	Kaliumferrozyanid . . .	8,0

Härtewasser für Stahl.

Der Stahl wird rotglühend in die Härtewässer gelegt.

a) Reines Regenwasser von 16° bis 20°.

b) Kalkhaltiges Wasser, wie Brunnenwasser und vielfach auch Flußwasser, wird für schwache Härtung mit 2% Essigsäure, für starke Härtung mit 2% Salzsäure oder Schwefelsäure versetzt.

c) Um Stahl weich zu machen, legt man ihn rotglühend in Seifenwasser.

Hartgummiwaren aufzufrischen.

Man säubert die Gegenstände vom Staub und wäscht sie unter Anwendung der erforderlichen Vorsichtsmaßregeln mit Schwefelkohlenstoff mittels eines damit getränkten Wattebausches ab. Darauf badet man in kaltem Wasser, trocknet gut ab und gibt durch Abreiben mit einem wollenen Lappen unter Zusatz von etwas sehr fein gepulvertem Wiener Kalk den Glanz.

Hartlot.

Zum Löten von Eisen, Stahl, Kupfer und Messing.

Messing 85,42   Zink 13,88

werden zusammengeschmolzen. Die zu schweißenden Metalle werden mit gebranntem Borax bestreut. ·

Hartspiritus.

a) Gut ausgetrocknete Kernseife 12,5   Spiritus (95%) . . . . . 100,0.

b) Gut ausgetrocknete Kernseife 80,0   Schellack 20,0
     Spiritus (95%) . . . . . . 930,0.

Man zerschneidet in Würfel oder gießt die Masse in Weißblechgefäße aus. Schwarzblechgefäße sind zu vermeiden, da sie leicht rosten.

Anderseits stellt man Hartspiritus dadurch her, daß man dem Spiritus unter Zusatz von Äther 2% Nitrozellulose bzw. Azetylzellulose zufügt. Dieser Hartspiritus hat vor dem mit Kernseife bereiteten den Vorzug, daß er nicht zerfließt und nicht verschmutzende Rückstände hinterläßt, jedoch sind die Verfahren meist durch D. R.-Patent geschützt.

Oder man bringt eine gesättigte wässerige Kalziumazetatlösung mit ungefähr dem Sechsfachen von Spiritus zusammen.

Zur Herstellung von Hartpetroleum verwendet man zweckmäßig Seifen aus Wollfettsäuren hergestellt.

Mittel gegen Hausschwamm.

a) 5prozentige Natriumfluoridlösung oder Lösungen von Natriumsilikofluorid oder Aluminiumsilikofluorid oder Magnesiumsilikofluorid. Lösungen von Magnesiumsilikofluorid dürfen aber nicht mit Eisenteilen in Berührung kommen. Man beachte die Giftigkeit.

b) In rohe Salzsäure wird unter beständigem Umrühren nach und nach so viel Zinkweiß (rohes Zinkoxyd) eingetragen, wie sich darin löst. In diese Lösung bringt man auf je 1 Liter Flüssigkeit 5,0 eines löslichen Quecksilbersalzes (Quecksilberchlorid) und bestreicht mit dieser Lösung die vom Schwamm befallenen Stellen des Holzes bzw. neues, vor Schwamm und schützendes Holz.

Bei der Bereitung der Zinkchloridlösung hat man sich davor zu hüten, daß man zuletzt nicht zuviel Zinkweiß einträgt, weil sonst unlösliches Zinkoxychlorid entsteht.

Dieses Mittel ist infolge des Quecksilberchlorids gleich den Fluoriden und Silikofluoriden vorzüglich, muß aber wegen seiner Giftigkeit mit großer Vorsicht angewendet werden.

c) Dinitrokresolnatrium oder Dinitrophenolnatrium oder Kreosot. Die Giftigkeit ist zu beachten.

d) Man bereitet zuerst durch vorsichtiges Eintragen von gleichen Gewichtsteilen Schwefelsäure in rohe Karbolsäure und nachheriges Erwärmen Sulfokarbolsäure. Diese löst man in der 5—10fachen Menge Wasser auf und pinselt damit die vom Schwamme befallenen Stellen ein. Die Giftigkeit ist zu beachten.

e) Salizylsäure 100,0   vergällter Spiritus (95%) . 1000,0.
   Diese Salizylsäurelösung bewährt sich gut, jedoch ist sie der Feuergefährlichkeit halber mit der nötigen Vorsicht anzuwenden und ziemlich teuer.

f) In rohem Holzessig 100,0 werden Kupfersulfat 5,0 gelöst und damit gepinselt.

g) 10prozentige Chlorzinklösung.
   Der Wert der Mittel gegen Hausschwamm richtet sich nach der Buchstabenfolge, so daß a die kräftigste, g die schwächste Wirkung hat. Doch müssen die Zubereitungen vorsichtig abgegeben und angewendet werden.
   Gut deckender Ölfarbenanstrich mit Blei- und Zinkfarben sowie mehrmalige Anstriche mit Spirituslack schützen ebenfalls vor Hausschwamm.

Holz, plastisches.

Man verarbeitet einen Nitrozelluloselack mit Sägemehl oder Korkmehl, die mit der gewünschten Farbe behandelt sind, oder färbt den Nitrozelluloselack auch selbst noch auf. Oder löst Kollodiumwolle in ihren Lösungsmitteln, z. B. Azeton auf und arbeitet Sägemehl darunter.

Hunde von Türen und Wänden fernzuhalten.

a) Man bestreicht ein wenig mit stinkendem Tieröl oder mit sublimiertem Schwefel, der mit etwas Gummiarabikumschleim oder Dextrinlösung oder Tyloseschleim verrieben ist. Man kann auch etwas der Farbe der Wand entsprechende Farbe hinzufügen.

b) Öfteres Bespritzen mit einer starken Kresolseifenlösung. Die Giftigkeit ist zu beachten.

c) Öfteres Bespritzen mit Terpentinöl.

d) Gips   83,0   sublimierter Schwefel . .   10,0
   Bockshornsamenpulver . .   5,0   stinkendes Tieröl . . .   2,0.
   Als Streupulver zu benutzen.

Induktionsflüssigkeit. Füllung für Elemente. Chromsäureelement.

Kaliumdichromat   65,0   destilliertes Wasser . . . 807,0
reine Schwefelsäure . . . 120,0   Quecksilbersulfat . . . .   8,0.
Will man freie Chromsäure verwenden, so löst man 7,5 in 1000,0 Wasser auf. Die Giftigkeit ist zu beachten.

Indigosolution. Indigolösung. Indigschwefelsäure.

Man trägt völlig ausgetrockneten und fein zerriebenen
           Indigo 1,0
nach und nach ein in
           rauchende Schwefelsäure 4,0,
die sich in einem genügend großen Glaskolben befindet, der abgekühlt wird. Die Lösung erfordert mehrere Tage.

Jodkaliumstärkepapier. Kaliumjodidstärkepapier.

Nach Dieterich:

Weizenstärke 12,5
rührt man mit destilliertem Wasser 12,5
an, gießt allmählich
heißes destilliertes Wasser . . . 475,0
hinzu, erhitzt eine halbe Stunde im Dampfbad und fügt darauf
Kaliumjodid (Kalium jodatum) . . 2,0
hinzu. Die Masse wird darauf durchgeseiht und mittels eines weichen, glatten
Pinsels auf Postpapier erst auf die eine, dann auf die andere Seite aufgestrichen.
Schließlich trocknet man durch Aufhängen.

Kalilauge. Liquor Kali caustici.

Nach Vorschr. d. D. A.-B. 6:

Kaliumhydroxyd 150,0
werden gelöst in Wasser . . . . 850,0.
Man beachte die Giftigkeit.

Kaliumjodatstärkepapier.

Man tränkt bestes Filtrierpapier mit einer Lösung von:

Kalium j o d a t (Kalium jodicum) . 0,1
löslicher Stärke 1,0
in destilliertem Wasser 100,0
und trocknet.

Kältemischungen.

Bei der Anwendung von Kältemischungen ist folgendes zu beachten:

1. Die Salze sind möglichst fein gepulvert und, wenn sie ohne Kristallwasser, gut getrocknet anzuwenden.

2. Alle zu benutzenden Gegenstände, wie Gefäße, Salz und Wasser, werden möglichst abgekühlt benutzt.

3. Man nehme niemals mehr Wasser als vorgeschrieben.

a) Kaliumchlorid 100,0   Wasser 400,0
Herabsetzung der Temperatur etwa 10°.

b) Ammoniumchlorid . . . 200,0   Kaliumnitrat 200,0
Wasser . . . . 600,0.
Herabsetzung der Temperatur etwa 20°.

c) Natriumsulfat 240,0   Ammoniumchlorid . . . 150,0
Kaliumnitrat 150,0   Wasser . . . . 460,0.
Herabsetzung der Temperatur etwa 20°—25°.

d) Ammoniumnitrat 500,0   Wasser . . . . 500,0.
Herabsetzung der Temperatur etwa 30°.

e) Natriumsulfat 610,0   Salzsäure 390,0
Herabsetzung der Temperatur etwa 25°—30°.
Steht Schnee zur Verfügung, so kann man noch tiefere Herabsetzung der Temperatur erreichen.

f) Schnee 500,0   Natriumchlorid . . . . 500,0.
Herabsetzung bis —14°.

g) Schnee 400,0   krist. Kalziumchlorid . . 600,0.
Herabsetzung bis — 30° bis — 35°.

h) Schnee 500,0   verdünnte Salpetersäure . 500,0.
Herabsetzung bis — 40°.

i) Schnee 500,0   verdünnte Schwefelsäure . 500,0.
Herabsetzung bis — 50°.

k) Nach einem W. Kasch geschützten Verfahren erhält man Temperaturerniedrigungen von 23°—31° durch Mischung bzw. Auflösung von Ammoniumchlorid, Natriumkarbonat und Wasser in verschiedenen Gewichtsmengen, und zwar:

Teile Ammoniumchlorid NH_4Cl	Teile Natriumkarbonat Na_2CO_3	Teile Wasser H_2O	Temperatur-erniedrigung °C
100	50	300	23
100	150	400	24
100	100	300	27
100	100	200	29
100	150	200	29
100	150	300	31
100	200	300	31

l) Ammoniumchlorid . . . 20,0   Kaliumnitrat 20,0
      Wasser oder fein zerstoßenes Eis . 50,0.
Herabsetzung der Temperatur bis etwa —20°.

m) Natriumchlorid 10,0   Schnee oder fein zerstoßenes Eis . . . . . 20,0.
Herabsetzung der Temperatur bis etwa —20°.

n) Natriumchlorid 20,0   Ammoniumchlorid . . . 10,0
      Schnee oder fein zerstoßenes Eis . 50,0.
Herabsetzung der Temperatur bis etwa —25°.

o) Kristall. Natriumkarbonat 10,0   Ammoniumchlorid . . . 10,0
      Wasser oder fein zerstoßenes Eis . 10,0.
Herabsetzung der Temperatur bis etwa —25°.

p) Kristallisiertes Natrium-
    sulfat 250,0   Ammoniumchlorid . . . 15,0
Kaliumnitrat 15,0   Wasser oder fein zer-
      stoßenes Eis . . . . 45,0.
Herabsetzung der Temperatur bis etwa —25°.

q) Kaliumchlorid 60,0   Wasser . . . . 100,0.
Herabsetzung der Temperatur bis etwa —30°.

r) Salzsäure, konzentriert . . 10,0   Schnee oder fein zerstoßenes Eis . . . . . 20,0.
Herabsetzung der Temperatur bis etwa —32°.

s) Kristall. Natriumsulfat . . 16,0   konzentrierte Salzsäure . 12,0.
Herabsetzung der Temperatur bis etwa —33°.

Kasein knetbar zu machen.

Nach D. R. P. 200 139.
Man fällt mittels Salzsäure aus abgerahmter Milch das Kasein völlig aus und filtriert die Molken ab. Das erhaltene saure Kasein neutralisiert man nun mit Kalkmilch oder Kalziumkarbonat, dickt im Wasserbad ein, arbeitet gründlich mittels Knetmaschine durch und zugleich,.wenn gewünscht, Farbstoffe mit hinein. Nun formt man daraus die Gegenstände und behandelt sie 24 Stunden mit Formaldehydlösung (Formalin). Darauf werden sie getrocknet. Im Gegensatz zu den meisten Zelluloidgegenständen sind die Kaseinwaren unverbrennbar. Gleichwie Kautschukwaren können auch die Kaseinwaren durch Schwefel vulkanisiert werden.

Kerzen neuen Glanz zu geben.

Nichtlackierte Kerzen reibt man mit einem weichen wollenen oder ledernen Tuch unter drehender Bewegung der Hand, bis der Glanz genügend ist. Lackierten Kerzen gibt man durch Eintauchen in einen Spirituslack erneuten Glanz.

47*

Kesselsteinmittel.

Für diesen Zweck kommen sehr viele Mittel in den Handel, welche nur selten den auf sie gesetzten Erwartungen entsprechen, und zwar deshalb, weil die Zusammensetzung des Wassers zu verschieden ist. Die Bildung des Kesselsteins beruht auf der Gegenwart von Kalk im Wasser, dieser ist aber teils als Karbonat, teils als Sulfat vorhanden, ferner von Magnesiumverbindungen. Eine wirklich vollständige Verhütung der Kesselsteinbildung ist nur möglich, wenn man das dem Kessel zuzuführende Wasser vorher von den Salzen befreit. Bei kleineren Kesseln ist dies, bei Anlage zweier Behälter, welche genügend Wasser zur Speisung der Kessel auf einige Tage enthalten, sehr leicht möglich, indem man allen Kalk durch Oxalsäure oder Ammoniumoxalat ausfällt und das Kalziumoxalat absetzen läßt. Bei größeren Anlagen, namentlich bei Schiffskesseln, ist dies nicht durchführbar; hier muß der Kalk im Kessel selbst in eine Verbindung gebracht werden, welche nicht zur Kesselsteinbildung geeignet ist. Hierzu benutzt man einen Zusatz von Natriumkarbonat, oder Trinatriumphosphat, etwa 2,5 auf 1 Liter Wasser, welche den im Wasser gelösten Kalk als pulverförmiges Kalziumkarbonat bzw. Kalziumphosphat-Komplexverbindung abscheiden. Vielfach setzt man auch noch gerbstoffhaltige Stoffe und etwas Leim hinzu oder Abkochungen von schleimigen Stoffen wie Leinsamen, die die Wirkung erhöhen. De Haën läßt dem Wasser zuerst Bariumchlorid und darauf hinreichend Kalkmilch zusetzen, oder man verwendet das Bariumoxydhydrat, das bei der Herstellung des Wasserstoffsuperoxyds als Nebenerzeugnis erhalten wird. Auch Aluminiumanstriche verhindern die Bildung des Kesselsteins. Gut bewähren sich ferner die P e r - m u t i t e, z. B. das basische Natrium-Aluminiumsilikat. Es bildet mit dem Kalziumkarbonat des Wassers das Doppelsalz Kalzium-Aluminiumsilikat und Natriumbikarbonat.

Kettenfett für Fahrräder.

a) Geschmolzenes Vaselin.

b) Talg 260,0   Zeresin 120,0
werden im Wasserbade geschmolzen und mit
Graphit 100,0   Vaselinöl 20,0
vermischt.

Klärpulver.

Getrocknetes Eiweiß . . . 400,0   Milchzucker 400,0
Kartoffelstärke . . . . 200,0.

Mit diesem Pulver lassen sich alle weingeistigen Getränke, Wein, Liköre, Punschextrakt usw. klären. Man setzt auf je 1 Liter 4,0—5,0 dieses Pulvers hinzu und läßt an mäßig warmem Ort 6—8 Tage absetzen.

Kopierpapier. Durchschreibepapier. Durchpausefarben

Diese Papiere, welche dazu dienen, eine Zeichnung auf anderes Papier oder Gewebe zu übertragen, indem man zwischen Zeichnung und Papier bzw. Gewebe einen Bogen Kopierpapier einschiebt und die Umrisse der Zeichnung mit einer Stricknadel oder einem stumpfen Bleistift überfährt, werden dadurch hergestellt, daß man starkes Seidenpapier auf der einen Seite mit einer Farbenmischung aus Öl, Talg und einem beliebigen Farbstoff, z. B. fein verriebenem Pariserblau, bestreicht. Die mit Farbe bedeckte Seite des Papieres wird auf das Gewebe oder das Papier, welches die Kopie aufnehmen soll, gelegt. Die Kopierbogen dürfen erst dann benutzt werden, wenn das Fett in das Papier eingezogen, und der Bogen dadurch abgetrocknet ist.

Capaun-Karlowa empfiehlt statt der Fettmischung die Farben mit Schmierseife anzureiben und mit dieser Mischung das Papier zu bestreichen.

Gleichem Zwecke dienen die D u r c h p a u s e f a r b e n , B ü g e l m u s t e r - f a r b e n , A u f p l ä t t m u s t e r f a r b e n. Es sind dies Mischungen von fein gepulvertem Kolophonium oder Sandarak mit der betreffenden Farbe. Oder von

fein gepulvertem Dammarharz . . 34,0
und   fein gepulvertem Kolophonium . . 66,0.

Für Blau mischt man Ultramarinblau oder gepulverten Indigo darunter, für Weiß Zinkweiß oder Titanweiß, für Schwarz feinsten Ruß oder Lackschwarz. Man legt die Zeichnung, das Monogramm oder ähnliches auf den Stoff, durchlöchert die Zeichnung usw. mit einer Nadel oder eigens dafür geschaffenem Apparat, stäubt das Farb-Harz-Pulver reichlich auf die durchlöcherte Zeichnung und fährt dann mit einem heißen Plätteisen darüber. Oder man hält, wenn der Stoff es verträgt, den Farbstoff durch Aufspritzen von vergälltem Spiritus mittels eines Zerstäubers fest. Flüssige Durchpausefarben, flüssige Bügelmusterfarbe, flüssige Aufplättmusterfarbe erhält man durch Auflösen von zusammengeschmolzenen Harzmischungen, z. B. von

hellem Kolophonium . . . . 15,0 und hellem Sandarak 15,0
in   Brennspiritus . . . . 100,0.

Man nimmt das auf dem Wasserbade geschmolzene Harzgemisch von der Erwärmungsstelle und rührt vorsichtig den Brennspiritus darunter. Oder man zerreibt die Harze zu feinem Pulver, fügt den Brennspiritus hinzu und löst unter öfterem Durchschütteln. Schließlich fügt man die Farbstoffe hinzu und kann für bunte Farben spirituslösliche Teerfarbstoffe verwenden. Der Brennspiritus kann auch durch Tetrachlorkohlenstoff ersetzt werden. Diese flüssige Farben trägt man auch mit einer Feder auf. In Form von Tuschen für Bügelmuster erhält man diese Farben nach der Art der Herstellung von wasserlöslichen Tuschfarben. Man mischt Dextrinpulver mit gleichen Teilen Zuckerpulver, etwas gepulvertem Gummiarabikum und der erforderlichen Farbe, fügt ein wenig Glyzerin dazu und arbeitet soviel Wasser darunter, daß ein steifer Teig entsteht, der in Stücke geformt und getrocknet wird. Das Musterpapier muß auf der Rückseite naß gemacht und dann die Farbe durch heißes Bügeln auf den Stoff gebracht werden.

Korbflaschen vor Insektenbefall zu schützen.

a) Man verdünnt flüssiges Natronwasserglas mit gleichem Teil Wasser und bestreicht damit sorgfältig die Weidenkörbe.

b) Man durchtränkt die Körbe mit 2prozentiger Natriumfluoridlösung, die man mit 2% Berlinerblau vermischt hat. Man beachte die Giftigkeit.

c) Man durchtränkt mit 10prozentiger Kupfersulfatlösung oder

d) mit 10prozentiger Natriumsulfatlösung.

Korke, gebrauchte, zu reinigen.

Man erwärmt sie längere Zeit unter häufigem Umrühren in einer mit etwas Salzsäure angesäuerten Lösung von Kaliumpermanganat auf 60°, wobei sich aber nur wenig Chlor entwickeln darf. Nach gründlichem Abwaschen legt man sie in eine angesäuerte Lösung von Natriumsulfit, erwärmt etwas und wäscht gründlich aus. Sind die Korke fettig, müssen sie vor dem Verfahren mit Natriumkarbonatlösung gekocht und gründlich gespült werden. Um die Korke unter der Flüssigkeit zu halten, läßt man auf der Oberfläche der Flüssigkeit ein mit reichlich Löchern versehenes Brett schwimmen.

Kunstharzgegenstände aufzufrischen.

Man bestreicht die Gegenstände mit Zyklohexanol, läßt es darauf einwirken und reibt den Gegenstand mit weichem Ledertuch ab.

Kupferstiche, vergilbte, wieder aufzufrischen.

Man befestigt das Bild auf einem Brett mit Reißnägeln, wischt es mit einem weichen Pinsel sorgfältig mit Wasser, dem 5% Ammoniumkarbonat zugesetzt sind, ab, spült vorsichtig ab und verfährt mit der Rückseite nach dem Trocknen genau so. Nun feuchtet man das Bild mit verdünntem Essig (1 T. Essig und 5 T. Wasser) an, bringt es in eine Chlorkalklösung 3 + 100, spült mit Wasser und trocknet an der Luft möglichst bei Sonnenschein.

Kurkumapapier.
Vorschr. d. D. A.-B. 6.

Man mischt

Kurkumatinktur 10,0   Weingeist (90%) 30,0
destilliertes Wasser 40,0,

tränkt mit dieser Flüssigkeit Streifen von bestem Filtrierpapier und trocknet vor Licht geschützt in einem ungeheizten Raume.

Kurkumapapier muß durch 1 Tropfen einer Mischung aus 1 ccm $^1/_{10}$-Normal-Kalilauge und 25 ccm destilliertem Wasser sogleich gebräunt werden.

Kurkumapapier muß vor Licht geschützt in gut geschlossenen Gefäßen aufbewahrt werden.

Lackmuspapier, blaues und rotes. Charta exploratoria coerulea et rubra.
D. A.-B. 6.

Lackmus 1 T. wird dreimal mit je 5 T. siedendem Weingeist ausgezogen. Der Rückstand wird mit 10 T. Wasser 24 Stunden lang bei 15°—20° ausgezogen; der Auszug wird nach dem Absetzen filtriert.

Zur Herstellung des blauen Lackmuspapieres wird die wässerige Lösung tropfenweise mit so viel verdünnter Schwefelsäure in der Siedehitze versetzt, bis eine Probe von 1 ccm nach Zusatz von 100 Raumteilen Wasser violett gefärbt wird. Die auf diese Weise neutralisierte Lackmuslösung wird mit 1 T. Wasser verdünnt, damit werden Streifen von bestem Filtrierpapier gefärbt und, vor Licht geschützt, in einem ungeheizten Raume getrocknet.

Zur Herstellung des roten Lackmuspapieres wird die neutralisierte Lackmuslösung weiter mit so viel verdünnter Schwefelsäure versetzt, bis eine Probe nach Zusatz von etwa 100 Raumteilen Wasser blaßrot gefärbt ist. Die auf diese Weise angesäuerte Lackmuslösung wird mit 1 T. Wasser verdünnt, damit werden Streifen von bestem Filtrierpapier gefärbt und, vor Licht geschützt, in einem ungeheizten Raume getrocknet.

Blaues Lackmuspapier soll durch einen Tropfen einer Mischung aus 1 ccm Zehntel-Normal-Salzsäure und 99 ccm Wasser sofort gerötet werden.

Rotes Lackmuspapier soll durch einen Tropfen einer Mischung aus 1 ccm Zehntel-Normal-Kalilauge und 99 ccm Wasser sofort gebläut werden.

Lampen für Luftschutzzwecke blau zu färben.

Nach W. Meyer:

Man löst je nach der Farbtiefe

0,2 Ceresblau 4 Base, oder

1,2 Ceresblau 4 Base, oder

5,0 Ceresblau und 0,4 Ceresviolett, oder

0,67 Ceresblau, 0,2 Ceresviolett, 0,14 Ceresrot und 0,08 Ceresschwarz

unter ganz vorsichtigem Erwärmen im Wasserbade in

Amylazetat 100,0

und filtriert die noch heiße Lösung dann sofort in

Zaponlack . . . . 900,0.

Beim Erkalten würde sich der Farbstoff ausscheiden.

Leder und Ledermöbel aufzufrischen.

Man reinigt gründlich von Staub und Schmutz, wenn nötig auch von Fettflecken (durch einen Brei von Magnesiumkarbonat und Tetrachlorkohlenstoff), trägt eine 1%ige Tanninlösung auf und nach dem Trocknen die entsprechende Teerfarbe, die mit Eiweiß oder einer sehr schwachen Gelatinelösung verrieben ist.

Leuchtfarben.

Selbstleuchtendes Pulver.

Zur Darstellung eines Pulvers, das nach vorhergegangener Belichtung im Finstern leuchtet, bedient man sich hauptsächlich der Schwefelverbindung des Bariums, Strontiums, Kalziums, Magnesiums und Aluminiums, sowie tierischer Konkremente, d. h. Muscheln, welche zuvor geglüht worden sind, denen man auch kleine Mengen von sogen. Erregermetallen Wismut-, Thor-, Uran-, Kupfer-, Rubidium- oder Mangansalzen und etwas Alkalisalz hinzufügt. Ferner der Zink-bzw. Zinkkadmiumsulfide. Die Leuchtpulver, n a c h l e u c h t e n d e F a r b e n , dürfen nicht zerrieben werden, da sie sonst der Leuchtkraft verlustig gehen. Man mischt

a) nach Bautze
geglühte Muschelschalen 100,0,
hauptsächlich von Tridama und Sepia herrührend, mit
gebranntem Kalk 100,0   kalziniertem Seesalz . . .   25,0
und   Schwefel . . . . 60,0—100,0
und erhitzt die Masse in einem Tiegel sehr vorsichtig vor Luft geschützt zum Glühen. Durch Beimengung von frisch geglühtem Bariumsulfid 6—7% erhält man ein g r ü n l i c h p h o s p h o r e s z i e r e n d e s Licht. Dieses Gemisch muß, wie alle Leuchtfarben, in einem Glase mit gutschließendem Glasstöpsel, vor Licht und Feuchtigkeit geschützt, aufbewahrt werden.

b) Ein besonders stark phosphoreszierendes Strontiumsulfid wird nach Mourelo auf folgende Weise erhalten: Ein inniges Gemisch von
Strontiumkarbonat . . . 285,0   kristallisiertem Natrium-
Schwefelblumen . . . 62,0   karbonat 4,0
Natriumchlorid . . . . . 2,5 und Wismutsubnitrat 0,4
wird in einem Tontiegel mit einer Schicht Stärke bedeckt und in einem starken Koksfeuer 5 Stunden lang zur Rotglut erhitzt, worauf man in 10 bis 12 Stunden erkalten läßt. Die so erhaltene weiße Masse hat ein sehr starkes Phosphoreszenzvermögen.

c) V i o l e t t p h o s p h o r e s z i e r e n d :
Ätzkalk,   aus   Muschelschalen ge-
brannt 20,0
werden mit   gepulvertem Stangenschwefel . .   6,0
und   Stärke 2,0
innig gemengt. Diese Mischung wird dann mit 7,5 einer Lösung von
Wismutsubnitrat . . . . . 0,5 in Weingeist (95%)   80,0
mit Hilfe von etwas Salzsäure gelöst, tropfenweise befeuchtet. Nach dem Verflüchtigen des Alkohols an der Luft erhitzt man das Gemenge in einem Schmelztiegel etwa 20 Minuten bei heller Rotglut und läßt dann erkalten. Nach dem Erkalten wird die gepulverte Masse nochmals 15 Minuten erhitzt, aber so, daß sie nicht zum Schmelzen kommt.

d) L e u c h t e n d e r A n s t r i c h :
Zur Herstellung eines leuchtenden Anstriches werden
säurefreie weiße Gelatine . . 20,0 in Wasser 100,0
gelöst, alsdann chromsaures Salz 3,0
zugegeben bzw. darin gelöst und hierauf mit möglichst hellem und dick-flüssigem
Zinkweißfirnis 10,0
unter tüchtigem Rühren zu einer gleichmäßigen Masse vereinigt. Man muß aber hierbei genau darauf achten, daß die Mischung auch recht innig ist, da sonst später der Anstrich ungleich wird, indem in einem Teile desselben entweder zuviel Öl oder zuviel Gelatine vorherrscht und die Masse dadurch beim Trocknen fleckig wird. Nachdem diese Verrührung stattgefunden, nimmt man von dem vorher angefertigten
Phosphoreszenzpulver 15,0

und vermischt diese unter gleichen Bedingungen mit vorstehendem Gemische, damit das Pulver in der Masse gleichmäßig verteilt wird. Das Ganze ist damit zum Streichen fertig, muß aber möglichst dem Licht entzogen werden. Will man den Anstrich leichtfließend herstellen, so erhöht man die Wassermenge.

Anderseits werden die Leuchtfarben mit Leuchtfarbenlacken vermischt und nicht zu dick aufgetragen. Nach völliger Durchtrocknung wird dann ein zweiter bis dritter Anstrich vorgenommen. Schließlich schützt man den Anstrich durch farblosen Leuchtfarbenlack.

c) Sogen. Radiumleuchtfarben, radioaktive Leuchtfarben, selbstleuchtende Leuchtfarben zu leuchtenden Zifferblättern für Uhren und ähnlichem werden aus Radiumbromid oder Mesothorium und Zinksulfid hergestellt.

Gefälltes Zinksulfid wird im geschlossenen Tiegel bis zur Weißglut erhitzt und mit einer kleinen Menge Kupfer, Blei oder Silber vermischt. Auf 10 T. solchen Zinksulfids rechnet man 0,01 T. Mesothoriumbromid, das, in Wasser gelöst, mit dem Zinksulfid auf dem Wasserbad eingetrocknet wird. Diese Farbe verreibt man mit einer Mischung von Kanadabalsam und Xylol und trägt sie ganz dünn auf. Um auf Brauchbarkeit zu prüfen, legt man einen leuchtensollenden Gegenstand in einen Kasten und öffnet diesen nach etwa einer Stunde im Dunkeln, es muß jetzt ein starkes Leuchten eintreten.

d) Fluoreszierende Farben sind meist Teerfarbstoffe oder Zinksulfide mit Silberzusatz als Erreger. Sie werden durch ultraviolette Lichtstrahlen zum Leuchten gebracht, z. B. durch Quecksilberdampflampen. Solche Farben sind die Lumogenfarben.

Leuchtkraft des Petroleums zu erhöhen.

Der Docht der Petroleumlampe wird mehrere Stunden in eine 20%ige Kaliumnitratlösung gelegt und darauf getrocknet.

Lockerung festsitzender Glasstopfen.

Nach Dr. W. Kinzel:

Chloralhydrat	10,0	Wasser	5,0
Glyzerin	5,0	Salzsäure (25%)	3,0.

Vor dem Öffnen, das durch Anheben mit einem Holzspatel geschieht, spült man die Flüssigkeit mit Wasser ab.

Löcher in Linoleumbelag auszubessern.

In eine 10prozentige Azetylzellulose-Azetonlösung trägt man soviel Holz- und Korkmehl ein, daß ein Brei entsteht, womit man die Löcher ausspachtelt. Jedoch müssen die Löcher vorher mit einem scharfen Messer ganz sorgfältig glatt geschnitten werden. Man kann dem Brei gleich eine geeignete Farbe zumischen. Schließlich schleift man nach dem Trocknen mit Glaspapier ab.

Lötblock.

Als Ersatz der Holzkohle für Goldarbeiter, Zahntechniker usw.

Holzkohle	100,0	Asbest	100,0
	Gips	100,0.	

Die fein gepulverten Stoffe werden mit Wasser zu einem dicken Brei angerührt und in passende, viereckige Formen ausgegossen.

Lötfett.

Zum Löten von Weißblech an Stelle des Kolophoniums, diesem aber vorzuziehen, weil es sich nach dem Löten wegwischen läßt.

a) Kolophonium 230,0   Talg 650,0
         Ammoniumchlorid . . . . 100,0.
Man schmilzt Kolophonium und Talg im Wasserbade, fügt Ammoniumchlorid hinzu und rührt bis zum Erkalten.

b) für Kupferdrähte, elektrische Leitungen:
Ammoniakseife, hergestellt durch inniges Vermischen von sehr fein gepulvertem Kolophonium mit starkem Salmiakgeist (0,910).

Lötsalz. Lötpulver.

a) Ammoniumchlorid . . . 100,0   Zinkchlorid 200,0
  werden gemischt.

b) Man erhitzt
  Ammoniumchlorid . . . 100,0   Zinkchlorid 200,0
  mit   Wasser 350,0
  bis zum Sieden und dampft unter beständigem Rühren ein, bis das Wasser
  verdunstet ist.

c) Trockenes pulverförmiges Zinkchlorid 25,0
              gelbes Naturvaselin . . . . . . 75,0.
  Mit Vorsicht abzugeben.

Lötwasser.

a) Es besteht aus einer Lösung von Zinkchlorid in Wasser. Man bereitet diese
  am besten in der Weise, daß man in rohe konzentrierte Salzsäure nach und
  nach so viel Zinkabfälle einträgt, daß nicht alles Zink gelöst wird. Die Lösung
  muß im Freien vorgenommen werden. Der Vorgang spielt sich anfangs
  stürmisch ab, läßt aber später nach, so daß es sich empfiehlt, das Gefäß in
  heißes Wasser zu stellen. Die vom überschüssigen Zink abgegossene Flüssigkeit klärt man durch Absetzenlassen. Hier und da setzt man ihr auch noch
  etwas Ammoniumchlorid zu.

b) Säurefreies:
  Säurefreies Lötwasser, welches das Metall nicht angreift, besteht aus neutraler Chlorzinkammoniumlösung. Man stellt sie dadurch her, daß man Zink
  im Überschuß in Salzsäure löst, und die Lösung mehrere Tage noch über
  dem ungelösten Zink stehen läßt, damit diese sich vollständig sättigt. Darauf
  zieht man die Flüssigkeit ab und filtriert. Das Filtrat wird mit ungefähr
  einem Drittel Ammoniakflüssigkeit (0,960) versetzt, es scheidet sich ein weißes
  kristallinisches Salz aus, und man fügt nunmehr nach und nach so viel
  Wasser hinzu, bis alles gelöst ist.

c)   Rohes Zink 10,0
  löst man in   Salzsäure 50,0
  und versetzt die Lösung mit
  Wasser 10,0   Ammoniumchlorid . . . 10,0
      Man verdampft nun die Flüssigkeit unter Umrühren, daß ein weißes
  kristallinisches Salzpulver zurückbleibt, das man in 4 Teilen Wasser löst.

d) Zinkchlorid 200,0   Ammoniumchlorid . . . 100,0
            Wasser . . . . 700,0.
  Die Lösungen sind mit Vorsicht abzugeben.

e) Nach Neueste Erfind. u. Erfahr.:
  Milchsäure 10,0   Glyzerin (28° B) . . . 10,0
          Wasser . . . . 30,0.

      Lötöl ist ein Lötwasser, dem man etwa 40% Glyzerin anstatt Wasser
  zusetzt.

Lykopodium-Ersatz zum Einstreuen in Gußformen.

a) Ruß 80,0   Talk 20,0
b) Graphit 80,0   Mehl 20,0

Geruch von Lysol der Firma Schülke & Mayr, Hamburg,
aus Flaschen zu entfernen.

Man spült die Flaschen mit etwas Natronlauge oder Ammoniakflüssigkeit
um, läßt eine zeitlang unter öfterem Umschütteln stehen, füllt die Flasche mit
Wasser voll, läßt wiederum eine Zeitlang stehen und spült dann gründlich nach.
Sollte dies nicht vollständig zum Ziel führen, läßt man die Flasche durch Auf-
den-Kopf-Stellen vollständig auslaufen, gießt eine kleine Menge rauchender
Salpetersäure hinein, stellt verkorkt einige Tage beiseite und spült gut aus.

Verhaltungsmaßregeln bei Vergiftung mit Lysol
der Firma Schülke & Mayr, Hamburg.

1. Sobald ein mit Lysol Vergifteter aufgefunden wird, ist für schleunigste ärztliche Behandlung zu sorgen.

2. Bis zum Eintritt der ärztlichen Behandlung ist dem Verunglückten, vorausgesetzt, daß er noch schlucken kann, Öl, Butter oder Eiereiweiß in nicht zu geringen Mengen einzuflößen.

3. Wasser oder wässerige Flüssigkeiten wirken sehr schädlich und sind daher streng zu vermeiden.

Malleinen und Malpappe zu grundieren.

Man spannt das Malleinen oder Nessel auf den Keilrahmen und bestreicht es auf der Vorderseite mit einer Leimlösung, am besten mit Kaseinleim, der mit Borax aufgeschlossen ist. Ist dieser Leim getrocknet, bestreicht man das Malleinen mit einer Farbe aus Kreide, Lithopone oder Zinkweiß, Kaseinleimlösung und etwas Leinöl, die man vollständig gleichmäßig verrieben hat. Je nachdem der Untergrund mehr oder weniger saugfähig bleiben soll, bringt man die Farbe ein oder mehrere Male auf. Nach dem vollständigen Trocknen wird mit ganz feinem Sandpapier ganz lose abgeschliffen und der entstandene Staub durch leises Klopfen entfernt. Wird größere Saugfähigkeit gewünscht, darf die Farbe nur sehr wenig Leinöl enthalten, muß sehr mager sein.

Malpappen werden genau so behandelt, nur müssen sie, da sie sich sonst werfen, auf beiden Seiten geleimt und mit Farbe bestrichen werden.

Margarinenachweis.

Man schüttelt die geschmolzene Butter mit Salzsäure (spez. Gew. 1,125), läßt abfließen und wiederholt dies Verfahren, bis die Salzsäure nicht mehr rot gefärbt wird, entfernt also auf diese Weise alle in Salzsäure löslichen Farbstoffe. Darauf stellt man das Vorhandensein von Sesamöl fest, da laut Gesetz vom 15. Juni 1897 der Margarine Sesamöl zugesetzt werden muß. Und zwar werden 5 ccm geschmolzene Butter mit 0,1 ccm einer alkoholischen Furfurollösung (1 Raumteil farbloses Furfurol in 100 Raumteilen absolutem Alkohol) und mit 10 ccm rauchender Salzsäure (spez. Gew. 1,19) mindestens ½ Minute lang kräftig geschüttelt. Die Gegenwart von Sesamöl zeigt sich durch deutliche, nicht alsbald verschwindende Rotfärbung der Salzsäure.

Oder man prüft nach Soltsien mit Bettendorfs Reagens (Zinnchlorürlösung). Man mischt 5 ccm geschmolzene Butter mit 2,5 ccm der Zinnchlorürlösung und erwärmt ganz kurze Zeit im Wasserbade. Bei Gegenwart von Sesamöl färbt sich die Zinnchlorürlösung rosa bis violett.

Das hierzu erforderliche Bettendorfsche Reagens wird wie folgt hergestellt:

Kristallisiertes Zinnchlorür 5,0 werden in einer Flasche mit offizineller Salzsäure 1,0 zu einem Brei angeschüttelt und dieser alsdann unter Abkühlung mit Chlorwasserstoffgas, das durch Hindurchleiten durch Schwefelsäure getrocknet ist, vollständig gesättigt. In dem Maße, wie die Sättigung vorschreitet, löst sich das Zinnchlorür vollständig auf. Es ist zweckmäßig, die Sättigung unter Druck vorzunehmen. Zu diesem Zwecke verschließt man die Flasche, welche den Zinnchlorürbrei enthält, mit einem doppelt durchbohrten Kautschukstopfen, in dessen eine Öffnung das in den Brei tief eintauchende Gaszuleitungsrohr und in dessen andere Öffnung eine 50-ccm-Pipette derartig eingepaßt ist, daß der mit der Marke versehene Teil 0,5—1 ccm tief eintaucht. Diese Pipette ist jedoch erst dann in den Brei einzusenken, wenn das Chlorwasserstoffgas vollständig absorbiert wird. Die vollständige Sättigung der Lösung mit Chlorwasserstoff macht sich dadurch bemerkbar, daß dieser aus der Spitze der Pipette reichlich entweicht. Hierauf läßt man die erzielte Lösung, gut geschlossen, absetzen, gießt dann klar ab und filtriert die letzten Anteile durch Asbest.

Diese Zinnchlorürlösung muß in kleinen, gut mit Glasstopfen geschlossenen Flaschen aufbewahrt werden.

Marmornachahmung.

a) Diese kann man Figuren aus Gips oder Papiermaché dadurch geben, daß man sie mit Dammarlack überzieht und dann mit gepulvertem Glas bestäubt. Wenn man die Gegenstände zum zweiten Male lackiert und hierauf mit gröber gepulvertem Glas oder Glimmer bestäubt, erhalten sie eine gewisse Ähnlichkeit mit Marmor. Durch einen zarten blauen Anstrich zwischen den beiden Firnisanstrichen kann man eine hübsche Aderung herstellen. (Siehe auch Gipsfiguren marmorähnliches Aussehen zu geben S. 734.)

b) **Künstlichen Marmor** stellt man aus den verschiedensten Stoffen her z. B. aus gebranntem Magnesit und Magnesiumsulfatlösung unter Hinzufügung der entsprechenden Farben.

Oder man verarbeitet Marmormehl, Gips, Kaliumsulfat und die entsprechenden Färbemittel mit einer Leimlösung.

Maschinenfett.

Man erwärmt

Leinöl	250,0	Erdnußöl	250,0
	Vaselinöl	1000,0	

und rührt

gelöschten Kalk 100,0

darunter.

Meerwasser für Aquarien. Seewasser.

a) Nach Lachmann:

Natriumchlorid	1325,0	Magnesiumsulfat	100,0
Kaliumsulfat	30,0	Magnesiumchlorid	150,0
löst man in Wasser		50 Liter.	

b)

Natriumchlorid	78,0	Kaliumchlorid	3,0
Magnesiumchlorid	11,0	Magnesiumsulfat	5,0
	Kalziumsulfat	3,0	
löst man in Wasser		3000,0.	

Menthol-Schnupfpulver.

a)

Menthol	2,0	Borsäure	18,0
gerösteter Kaffee	40,0	Milchzucker	40,0

Die nicht zu feinen Pulver werden gut gemischt und in kleine Blechschachteln gefüllt.

b) Hamb. Ap.-V.:

Gerösteter Kaffee	1,0	Borsäure	6,0
Menthol	1,0	Reisstärke	12,0.

Alles fein gepulvert.

Soll das Mentholschnupfpulver weiß sein, so muß der geröstete Kaffee fortgelassen werden.

c)

Menthol	4,0	Borsäure	20,0
gerösteter Kaffee	35,0	Milchzucker	35,0
	Veilchenwurzel	6,0.	

Alles fein gepulvert.

d) Ergänzungsbuch:

Menthol	2,0	fein gepulverte Borsäure	48,0
Sozojodolnatrium	2,0	fein gepulv. Milchzucker	48,0.

Mineralöle auf Harz zu prüfen.

Man schüttelt das zu prüfende Mineralöl mit gleichem Raumteile Weingeist von 70% einige Zeit kräftig durch, läßt die beiden Flüssigkeiten dann sich trennen, gießt den alkoholischen Auszug ab und fügt eine alkoholische 3prozentige Bleiazetatlösung zu. Bei Gegenwart von Harz zeigt sich eine gelbbräunliche, zähe Ausscheidung.

Mineralöle, Maschinenöle zu strecken.

Man fügt dem Mineralöl 1—2% Graphit mit Öl angerieben hinzu und erreicht dadurch eine Ersparnis an Mineralöl von reichlich 50%.

Mineralöle, gebrauchte, zu reinigen.

a) Man vermischt die Mineralöle mit dem dritten Teil warmem Wasser, kocht auf, rührt eine Zeitlang gründlich um und läßt dann eine längere Zeit absetzen.

b) Nach Seifens.-Ztg.
Man mischt das Mineralöl mit 3% getrocknetem Holzmehl, erwärmt, rührt gründlich um und filtriert über eine 4 cm dicke Sandschicht.

Mineralölen größere Viskosität zu geben.

Man fügt den Mineralölen 2—3% Aluminiumstearat hinzu, das in Mineralöl löslich ist. Man erhält Aluminiumstearat durch Umsetzen von Natriumstearat mit einem löslichen Aluminiumsalz.

Modellierwachs. Plastillina. Knetwachs.

a) Gelbes Bienenwachs . . . 550,0   Lärchenterpentin 65,0
Schmalz 35,0   roter Bolus . . . . . 350,0.
Wachs, Lärchenterpentin und Schmalz werden im Wasserbade gleichmäßig zusammengeschmolzen. Darauf mischt man unter tüchtigem Rühren den Bolus zu, gießt die Mischung in kaltes Wasser und knetet so lange, bis die Masse genügend formbar, plastisch ist.

b) Bleipflaster, Kolophonium und gelbes Bienenwachs werden im Wasserbade zu gleichen Teilen zusammengeschmolzen.

c) Weißes Wachs 740,0   gewöhnlicher Terpentin . 150,0
Sesamöl 40,0   Zinnober . . . . 70,0.
Für den Winter muß der Zusatz von Terpentin und Sesamöl nahezu verdoppelt werden.

d) Gelbes Bienenwachs . . . 25,0   Talg 50,0
Schweineschmalz 50,0   präzipitiertes Kalziumkarbonat . . . . . . 175,0.

e)   Man verarbeitet weißen Bolus mit einem Gemische von Glyzerin 10,0 und Wasser 100,0 zu einer knetbaren Masse, die man durch Zusatz der entsprechenden Farben färben kann.

f) Nach Jung mit Wollfett:
Wollfett, wasserfrei . . . 10,0   Weizenstärkepulver . . . 15,0
Magnesiumoxyd 10,0   Zinkoxyd 6,0
weißer Ton . . . . 3,0.
Man schmilzt in einem erwärmten Mörser das Wollfett und arbeitet darauf die Pulver darunter. Um gefärbte Masse zu erhalten, kann man für weißen Ton den roten anwenden, oder bei Gelb etwas gelben Farbstoff zusetzen.

g) Gelbes Bienenwachs . . . 280,0   Talg 150,0
Kolophonium 100,0   Paraffin (40°—50°) . . . 450,0
gelbes Vaselin . . . . 20,0.
Man schmilzt im Wasserbade zusammen und arbeitet den gewünschten Farbstoff, etwa 50,0 unter.

h) Nach Munder. Man schmilzt:
Mastix 3,0   Ozokerit-Zeresin 6,0
gelbes Bienenwachs . . . 3,0   Talg 20,0
im Wasserbad und rührt allmählich
Gips 12,0   Pfeifenton 33,0
Schwefelblumen 23,0   Mineralfarbe 5.0
hinzu.

Nachweis von Bakterien und Protozoen.

Borax-Methylenblau-Lösung.
Man löst Methylenblau 1,0 in 50 ccm einer siedenden Boraxlösung 5 + 95.

Löfflers Methylenblaulösung;
Man löst Methylenblau 0,5 in 30 ccm Weingeist und vermischt die Lösung mit einem Gemische von 2 ccm Zehntel-Normal-Kalilauge und 98 ccm Wasser.

Ziehl-Neelsensche Phenol-Fuchsin-Lösung für Tuberkelbazillen:
Man löst Fuchsin 1,0 in Weingeist 10,0 und vermischt die Lösung mit 90,0 einer 5prozentigen Phenollösung.

·**Gramsche Anilin-Wasser-Gentianaviolett-Färbung:**
Man schüttelt Anilin 5 ccm mit Wasser 100 ccm mehrere Minuten lang. Die milchigtrübe Flüssigkeit filtriert man durch ein angefeuchtetes Filter und versetzt das Filtrat mit einer Mischung von 7 ccm gesättigter weingeistiger Gentianaviolettfärbung und 10 ccm absolutem Alkohol.

Lugolsche Lösung zur Entfärbung:

Man löst	Kaliumjodid	. . . .	2,0
	Jod	. . . .	1,0
in	Wasser	. . . .	300,0.

Nähwachs.

Gelbes Bienenwachs bzw.		Paraffin	330,0
teilweise Ozokerit . . .	175,0	gewöhnlicher Terpentin .	135,0
gelbes Zeresin . . .	160,0	Vaselinöl	200,0.

Wohlgeruch nach Belieben.

Natronlauge, rohe. Liquor Natri caustici.

	Rohes Natriumhydroxyd (128grädig)	400,0
löst man in	Wasser	600,0.

Diese Lauge enthält etwa 37% Natriumhydroxyd. Die Natronlauge des D. A.-B. 6 ist bedeutend schwächer, sie enthält nur 15% Natriumhydroxyd.

Die Giftigkeit ist zu beachten.

Neuweiß, zum Weißmachen von Leder. Militärneuweiß. Weiße Lederfarbe. Weißer Schuhlack. Schuhweiß.

a) Weißer Bolus 250,0   Zinkweiß (rohes Zinkoxyd) 250,0
werden gemischt, mit

Gummischleim (1 + 2) . . 100,0   Glyzerin 15,0
und   verdünnter Essigsäure (30%) . . 5,0

angerieben und mit der erforderlichen Menge Wasser verdünnt. Soll der Anstrich Feuchtigkeit widerstehen, fügt man dem Farbstoff eine kleine Menge Ultramarinblau und der Masse einen ganz dünnen weißen Spirituslack oder eine Lösung von weißem Schellack, etwa 25,0 auf Spiritus 100,0, nach und nach zu. Die Masse muß vor dem Gebrauche gründlich umgeschüttelt werden.

Anstatt des Bolus kann Schlämmkreide oder präzipierte Kreide verwendet werden und anstatt des Gummischleims auch Wasserglas, Traganthschleim oder Tyloseschleim.

b) Man verreibt ganz hellen

Spirituslack 60,0
mit   weißem Bolus 25,0
und   Lithopone . . . . 25,0.

Den Spirituslack stellt man her aus

gebleichtem Schellack . . 9,0   Lärchenterpentin 1,0
Spiritus (95%) . . . . . . 50,0.

Anstatt des Spirituslackes kann eine Borax-Schellack-Verseifung verwendet werden, wie sie unter Lederappretur angegeben ist.

c) Man bereitet sich aus

	Traganth	5,0
und	Wasser	500,0

einen Schleim, löst in diesem

	Salizylsäure	2,0,
fügt	Glyzerin	50,0

hinzu und verreibt mit dieser Mischung

	rohes Zinkoxyd (Zinkweiß) . . .	250,0
	gefällte Kreide	250,0.

Anstatt des Zinkoxyds kann Titandioxyd und anstatt des Traganthschleims Tyloseschleim verwendet werden.

Nikotinabschwächung beim Rauchen.

Man tränkt Watte mit einer Lösung von Ferroammoniumsulfat, trocknet und steckt ein Stückchen in die Zigarrenspitze.

Nopptinktur, rote, für Militärtuch.

Kaliumbioxalat	25,0	Kaliumkarbonat	5,0
kristallis. Natriumkarbonat	15,0	Koschenille	5,0
	Wasser	1000,0	

werden einige Tage mazeriert und dann filtriert.

Die Giftigkeit ist zu beachten.

Unter Nopptinkturen versteht man Flüssigkeiten, die einzelne Fäden in einem Tuchgewebe, die falsch gewebt oder nicht genügend gefärbt sind, auffärben sollen.

Nopptinktur, schwarzblaue.

Nach Dieterich:

Blauholzextrakt	10,0	Oxalsäure	1,0

verreibt man fein, mischt

Wasser 180,0

hinzu und läßt die Mischung 24 Stunden stehen. Man fügt dann hinzu

gelbes Kaliumchromat . .	1,0	Boraxpulver	8,0,

erwärmt unter Umrühren so lange im Wasserbade, bis die Flüssigkeit dunkelblau geworden ist, läßt erkalten, setzt Wasser bis zum Gewicht 170,0 und nach und nach Weingeist (90%) 30,0

hinzu. Man setzt dann beiseite und filtriert nach 8 Tagen.

Ölfarbengeruch abzuschwächen.

Man erhitzt über einer Flamme in einer offenen Schale ungebrannten Kaffee, so daß die entstehenden Gase den ganzen Raum erfüllen.

Ofenglanzpaste. Nach Seifens.-Ztg.

a) I. Terpentinöl bzw. Ersatzstoff 23,0 kg,
feinster Lampenruß 3,0 kg,
reinster schwarzer, fetter, feinstgeschlämmter Graphit 2,5 kg.
II. Zeresin 3,0 kg,
Karnaubawachs oder Kunstwachs O 0,5 kg.
Man schmilzt Zeresin und Karnaubawachs bzw. Kunstwachs O in einem verzinnten oder emaillierten Kessel bei gelinder Wärmequelle im Wasserbad und fügt die vorher kalt verrührte Mischung I dem Wachsgemische, jedoch nur von Feuer fern, unter Rühren hinzu, gießt diese Mischung durch ein feines Metallsieb in ein zweites Gefäß und sodann der innigeren Mischung wegen von einem Kessel in den anderen, bis sie anfängt dicker zu werden — zu binden —, dann erst füllt man sie in die bestimmten Blechdosen.

Sollte die Paste während des Gießens in die Dosen zu kalt geworden sein, so daß das Gießen verhindert wird, setzt man das Gefäß in ein Wasserbad mit heißem Wasser, wodurch das weitere Gießen ermöglicht wird.

Die Paste wird mit Lappen oder Bürste aufgetragen und blank gebürstet.

b) Terpentinöl 2500,0   Ceylongraphit 300,0
   Lampenruß 300,0   .   Zeresin . . . . 400,0.
   Bereitung wie unter a.

c) Terpentinöl 450,0   feinst geschlämmter Graphit 250,0
   feinster Lampenruß . . . 150,0   gelbes Zeresin 100,0
                    Montanwachs . . . . 50,0.

Ohrenschutz gegen Geräusche.

Es sind dies mit einem Gemische von weißem Wachs und weißem Vaselin getränkte Wattekügelchen.

Weißes Wachs 75,0   weißes Vaselin   25,0

werden im Wasserbade zusammengeschmolzen. Mit dieser Wachsmischung tränkt man durch Eintauchen 100 Wattekugeln und umwickelt sie, solange sie noch nicht völlig fest sind und noch Klebekraft haben, dünn mit Watte. Die zu verwendende Watte kann auch durch eine Auflösung von Alkannin in Äther rosa gefärbt werden. Die Kugeln sollen einen Durchmesser von etwa ¾ Zentimeter haben.

Olivenöl zu entsäuern.

Man läßt Olivenöl unter öfterem Umschütteln mit 5% gebrannter Magnesia gemischt einen halben Tag an einem ziemlich warmen Orte stehen und filtriert dann.

Papier durchsichtig zu machen.

Weißes festes Paraffin . . 12,5   Kampfer 5,0
Kanadabalsam 25,0   Terpentinöl . . . . . . 100,0.

Mit der klaren Lösung bestreicht man das Papier, unter Umständen zweimal, hängt dieses zum Trocknen auf und glättet es.

Physiologische Kochsalzlösung. Solutio Natrii chlorati physiologica.

a) D. A.-B. 6:
   Natriumchlorid 9,0   destilliertes Wasser . . . 991,0.

   Die Lösung des Natriumchlorids in dem Wasser wird filtriert und im Dampftopfe sterilisiert. Die Lösung muß völlig klar und völlig keimfrei sein.

b) Nach R i n g e r, R i n g e r s c h e   L ö s u n g:
   Natriumchlorid 9,0   Kalziumchlorid 0,24
   Kaliumchlorid 0,42   Natriumbikarbonat . . . 0,3
                destilliertes Wasser . . . . . 1000,0.
   Herstellung wie unter a.

Prüfungswasser, Probierwasser für Silber.

Chromsäure 16,0 werden in destilliertem Wasser 23,0 gelöst und in einem Glasfläschchen mit eingeriebenem Stopfen aufbewahrt. Man beachte die Giftigkeit! Der zu prüfende Gegenstand wird an geeigneter Stelle neu gefeilt, und diese Fläche mit dem P r o b i e r s t e i n, meist geschliffenem, schwarzem Quarz oder auch Basalt, aufgestrichen. Nun bestreicht man diese Strichprobe mit der Prüfungsflüssigkeit und spült mit Wasser ab. War der Gegenstand Silber, so ist die Strichstelle blutrot gefärbt, und zwar um so höher rot, je feiner das Silber, und um so dunkler rot, je geringer dasselbe ist. Neusilber oder ähnliche Legierungen, die wie Silber aussehen, werden bei der Strichprobe von der Prüfungsflüssigkeit nicht angegriffen, und der Strich behält seine ursprüngliche Farbe. Dieses Verhalten ist zum Unterschiede von der blutroten echten Strichprobe zu bestimmt und auffallend, als daß man getäuscht werden könnte.

Rasiersteine. Alaunsteine.

Man schmilzt nicht verwitterten Alaun, ohne das Kristallwasser zu verjagen und unter Hinzufügung von etwas Glyzerin und Wasser, etwa 5%, etwas Menthol, etwa 0,5% und, wenn gewünscht, auf 1000,0 Masse Quecksilbersublimat 1,0, bis die Masse durchsichtig klar ist, falls erforderlich fügt man noch etwas Wasser hinzu. Gießt darauf die Masse noch heiß in Formen, die mit etwas Öl ausgerieben wurden, aus, läßt erstarren und glättet durch Abreiben mit Wasser.

Rauchen abzugewöhnen.

Silbernitrat 0,1   Wasser 25,0
Weingeist (90%) 5,0   Pfefferminzöl . . . . . 1 Trpf.

Zum Spülen des Mundes setzt man einem Glase Wasser einen Teelöffel voll zu. Ist die gewünschte Wirkung eingetreten, muß der Vorgang nach etwa 4 Wochen wiederholt werden.

Reagenzpapier zum Nachweis von Chloriden.

Silbernitrat wird mit Kaliumchromat gefällt, der Niederschlag in Ammoniakflüssigkeit gelöst, in welche Lösung man Streifen von Filtrierpapier taucht, die noch feucht durch eine verdünnte Lösung von Salpetersäure gezogen werden; das getrocknete rote Reagenzpapier entfärbt sich sofort, wenn es in eine Lösung getaucht wird, die Chloride enthält.

Regenhaut aufzubessern bzw. zu dichten.

Ist das Gewebe mit Azetylzellulose getränkt, so behandelt man die Regenhaut mit einem Gemische von Amylazetat und Benzol oder Azeton zu gleichen Teilen. Bei Durchtränkung mit elastischer Gummilösung, Kautschuk behandelt man mit Tetrachlorkohlenstoff-Seifen-Lösung oder mit Benzol.

Reinigung von Ölfässern.

Man füllt das Faß voll mit siedender verdünnter Kalilauge, wiederholt dies nach einigen Tagen und läßt so lange einwirken, bis alles Öl, auch das eingetrocknete, vollständig verseift ist. Nun wird das Faß mit kochendem Wasser zwei- bis dreimal ausgespült und dann von neuem mit Wasser, worin man etwas Kaliumpermanganat gelöst hat, gefüllt. Man läßt einige Tage stehen und spült dann gründlich mit Wasser, dem man zunächst etwas Säure zufügt, um die etwa noch vorhandenen Alkalireste zu neutralisieren, nach.

Reinigung alter Münzen.

Stark ätzende Mittel sind zu vermeiden. Man spült die Münzen in lauwarmem Wasser ab, oder, genügt dies nicht, so legt man sie in Seifenwasser oder in eine sehr schwache Kaliumkarbonatlösung und spült dann ab. Münzen mit kristallinischer Patina (Salzpatina) werden in ganz schwacher, chemisch reiner Natriumkarbonatlösung ausgelaugt, in lauwarmer Wasser abgebürstet und nach dem Trocknen mit folgender Lösung durchtränkt:

Dammar 15,0   gebleichtes Mohnöl . . . 20,0
Benzin 130,0   Terpentinöl . . . . . . 170,0.

Reinigung der Hände von Farbstoffen.

a) Chlorkalk 150,0   Natriumkarbonat 150,0
        geschlämmtes Kalziumkarbonat . 600,0
    werden mit   Wasser 750,0
zu einem Brei verrieben. Mit diesem Brei werden die Hände gründlich gereinigt, darauf mit sehr reichlich Wasser abgespült. Schließlich neutralisiert man mit 10prozentiger Bilsufitlösung und wäscht wiederum nach.

b) Natriumhydrosulfitlösung. Auch hierbei muß gründlich mit Wasser nachgespült werden.

Reinigung von Ölgemälden.

Das Gemälde wird, waagerecht liegend, mit einer reichlichen Menge Olivenöl bestrichen. Nach 12 Stunden entfernt man das Öl vermittels feiner, trockener Sägespäne. Danach wäscht man das Gemälde ganz vorsichtig mit sehr schwachem Seifenwasser oder einer ganz schwachen Lösung von Ammoniumkarbonat gut ab und überzieht es, nachdem es vollständig trocken, mit Mastixfirnis.

Reinigung von Steinholzfußböden.

Steinholzfußböden müssen mit einem Gemische von feinstem Sand und Sägespänen, dem man etwas Fußbodenöl zugefügt hat, gereinigt werden.

Reliefschriftmasse.

a) Kasein 100,0   Kalk 10,0
   Kreide 100,0
   verreibt man mit etwas Leinöl, daß eine dicke Masse entsteht.

b) Kreide 1000,0   Dextrin 120,0
   Glyzerin 10,0
   verarbeitet man mit Wasser, daß eine knetbare Masse entsteht, und fügt etwas Salizylsäure hinzu.
   Anstatt der Kreide kann Zinkoxyd verwendet werden.

Retuschierpomade, französische. Zum Auffrischen von Ölbildern.

Weißes Bienenwachs . . . 250,0   Manila-Elemi 200,0
   Lavendelöl . . . . 220,0.
Wachs und Elemi werden vorsichtig im Wasserbade geschmolzen, dann wird das Lavendelöl hinzugefügt und bis zum Erkalten gerührt.

Beim Gebrauch wird die Salbe mit einem weichen Läppchen auf dem Ölbilde verrieben und nach einigen Minuten, nachdem sie oberflächlich angetrocknet, so lange mit einem Flanellballen gerieben, bis ein genügender Glanz entstanden ist.

Haben die Ölgemälde viele R i s s e , so muß man versuchen, diese z u e n t f e r n e n : Entweder man setzt die Ölgemälde Alkoholdämpfen aus, indem man sie mit der Bildseite nach unten, in einen geschlossenen Kasten legt, worin sich eine Schicht Spiritus von 95% befindet, und hierin etwa 2 Tage und länger liegen läßt, oder man bestreicht die Ölgemälde mit Spiritus von 95%, dem man etwas Eiweiß und eine Kleinigkeit Zucker zugemischt hat. In beiden Fällen muß das Gemälde vorher mit reinem Wasser vorsichtig gereinigt sein.

Salpetersäureabgabe.

Salpetersäure darf nur den Bestimmungen der Giftverordnung gemäß abgegeben werden, und zwar nur in F l a s c h e n mit G l a s s t o p f e n , niem a l s mit einem K a u t s c h u k s t o p f e n , sog. Gummistopfen, da durch Salpetersäure Kautschuk zersetzt wird und neben sehr hoher Hitzeentwicklung sehr leicht Explosion entsteht.

Schauglasflüssigkeiten.

B l a u : Kupfersulfat . . . 75,0   Wasser 1000,0
   Schwefelsäure . . . . 20,0.

G e l b : Eine 10—15prozentige Lösung von Kaliumdichromat.

G r ü n : Man mischt Blau und Gelb.

R o t : Man löst Karmin in Ammoniakflüssigkeit und verdünnt mit Wasser.

V i o l e t t : Man löst in Wasser 1000,0 so viel Ammoniumkarbonat, daß eine gesättigte Lösung entsteht, fügt Kobaltnitrat 60,0 hinzu, und nach der Lösung so viel einer konzentrierten Ammoniumsulfatlösung, bis der gewünschte Farbton erscheint.

Schaumerzeugungsmittel.

a)   Quillajarinde 500,0
werden mit   Wasser 1500,0
übergossen, 3 Stunden beiseite gestellt und dann 4 Stunden in ein Dampfbad
gehängt. Man preßt ab, stellt zum Absetzen beiseite, filtriert und dampft
bis auf 800,0 ein. Zu der so erhaltenen Flüssigkeit setzt man
             Glyzerin 200,0
hinzu.

b)   Saponin 50,0
werden in   Wasser 800,0
gelöst und dann Spiritus (95%) 200,0
hinzugefügt.

c) Quillajarinde 200,0 werden mit Wasser während 1 Stunde im Dampfbad unter
öfterem Umrühren erhitzt und ausgepreßt. Unter Zusatz von Spiritus (95%)
100,0 wird die Seihflüssigkeit auf das Gesamtgewicht von 1 kg durch Verdünnen mit Wasser gebracht und filtriert.

d)   Arabisches Gummi 1000,0
löst man in   Wasser . . . . 3000,0.
Hierin löst man durch Erwärmen
Zucker . . . . 3000,0 und Benzoesäure 5,0
und fügt zuletzt hinzu
             Q u i l l a j a t i n k t u r 300,0,
bereitet aus
Quillajarinde 1,0,   Wasser 4,0
und   Spiritus (95%) . . . . 1,0.

e) P u l v e r f ö r m i g :
Gepulverte Stearinseife   medizin. Seife D.A.-B. 6 . . 215,0
(s. diese) 725,0   Saponin . . . . 60,0.

Schellack, schwarzer. Lacca in tabulis nigra.

Man schmilzt Rubinschellack im Wasserbade und mischt 10% Ultramarinblau
darunter, das man mit etwas Spiritus (95%) angefeuchtet hat.

Scheuermittel. Reinigungsmittel.

a) Trinatriumphosphat . . . 64,0   gepulvertes Natriumkarbonat 27,0
           gepulvertes Wasserglas . . . . 9,0.
b) Trinatriumphosphat . . . 200,0   Neuburger Kieselkreide   200,0
           gepulverte Seife . . . . 600,0.

Schrift, eingebrannte, von Porzellankruken zu entfernen.

Man pinselt die Schrift vorsichtig mit Fluorwasserstoffsäure ein. Damit man
keine Entzündungen an den Händen, zumal den Fingernägeln, bekomme, benutzt
man einen feinen Pinsel, der sich auf einem langen Holzstiele befindet. Auch
muß das Gefäß öfter mit Wasser abgespült werden, daß die Glasur nicht leidet.

Schuhmacherpapp. Wienerpapp.

Kleber, der Rückstand nach dem Auswaschen der Stärke bei Gewinnung
dieser aus Getreidearten, wird durch Gärenlassen oder durch Zusatz von etwas
Alkali und Wasser zur Lösung gebracht und die Lösung im Vakuum auf geölten
Blechtafeln eingedampft.

Schuhmacherwachs. Schusterwachs.

a) Gelbes Bienenwachs . . 80,0   Bleiglätte 175,0
werden in einer g e n ü g e n d g r o ß e n Pfanne v o r s i c h t i g so lange erhitzt, bis die Masse schwarz geworden, und ein herausgenommener Tropfen

nach dem Erkalten sich sehr hart erweist. Jetzt nimmt man von der Erhitzungsstelle, läßt etwas abkühlen und fügt nun Kienruß 25,0 hinzu, die vorher mit Terpentinöl zu einem dicken Brei angerieben wurden. Man erwärmt nun noch so lange im Wasserbade, bis der Terpentinölgeruch ziemlich verschwunden, und gießt dann in Formen aus. Allenfalls kann ein Teil des Bienenwachses durch Japanwachs oder ein Kunstwachs ersetzt werden.

b) Nach dänischer Vorschr.:
    Man schmilzt

Schellack 80,0   Harz 30,0
Lärchenterpentin . . 40,0, im Wasserbade, fügt Perubalsam . . . 5,0
und unter den erforderlichen Vorsichtsmaßregeln, also fern von Feuer,
                        Lampenruß 30,0,
die mit   Terpentinöl 40,0
angerieben sind, hinzu. Man rührt bis zum Erkalten.

c) Karnabauwachs bzw.   rohes Montanwachs . . . 150,0
    Kunstwachs O   30,0   (für gelbe Ware gebleichtes M.)
Japanwachs bzw. Kunst-   Zeresin 100,0
    wachs E   50,0   Farbe 10,0
Lärchenterpentin   5,0

werden im Wasserbade zusammengeschmolzen und in Blechformen ausgegossen.

Für schwarzes Schuhmacherwachs verwendet man fettlösliches Nigrosin in Stücken 10,0 (1 T. Nigrosin in 2½ T. Stearin gelöst), für gelbes Schuhmacherwachs Zerotingelb 5,0, die man vorher in 10 T. Paraffin gelöst hat.

Schwämme aufzufrischen, zu reinigen.

Man legt sie kurze Zeit in eine lauwarme, schwache Natriumkarbonatlösung, wäscht in lauwarmem Wasser gründlich nach und preßt aus. Jedes Hineinbringen der Schwämme in kochendes Wasser muß vermieden werden. Als Schwammreinigungspulver dient kalziniertes Natriumkarbonat, mit etwas Wohlgeruch vermischt.

Schwarzdruck, sog. Tintenpausverfahren.
Siehe auch Lichtpausen, positives Verfahren S. 720.

a) In gleicher Weise wie der Blaudruck wird auch der Schwarzdruck zum Kopieren von Zeichnungen usw. angewendet. Er beruht auf der Eigenschaft der Eisenoxydsalze, durch das helle Tageslicht zu Oxydulsalzen reduziert zu werden.

Das Verfahren zur Herstellung des Kopierpapieres ist folgendes:

Man stellt zuerst eine warme Lösung dar aus:

Ferrisulfat 10,0   Eisenchloridlösung . . . 20,0
Gelatine 10,0   Weinsäure 10,0
            destilliertem Wasser . . . . . 300,0.

Mit dieser Lösung tränkt man gutes Papier und bewahrt vor Licht geschützt auf.

Soll kopiert werden, so wird die Pauszeichnung im Pausrahmen über das vorbereitete Papier gespannt, und der Rahmen so lange hellem Licht ausgesetzt, bis der gelbe Grund des Papiers gänzlich abgeblichen ist. Die Zeichnung erscheint jetzt in gelben Linien auf weißem Grunde. Das Papier wird nun durch eine Lösung, bestehend aus:

Gallussäure 4,0   Oxalsäure 1,0
            destilliertem Wasser 1000,0

gezogen. Die gelben Linien färben sich hierdurch tiefschwarz. Die fertige Kopie wird nun mit reichlich Wasser abgespült und getrocknet.

b) Nach Spörl:

Lösung A: Man löst in destill. Wasser 100,0 zitronensaures Eisenoxyd-ammonium 27,0 und fügt einige Tropfen Ammoniakflüssigkeit zu.

Lösung B: Destilliertes Wasser 100,0, rotes Blutlaugensalz 24,0.

Lösung C: Destilliertes Wasser 100,0, Oxalsäure 10,0.

Zum Gebrauch mischt man Lösung A 26,0 mit Lösung B 20,0 und Lösung C 6,0, ferner fügt man noch destill. Wasser 15,0 und Spiritus 20,0 hinzu.

Mit dieser Flüssigkeit bestreicht man das Papier. Nach der Belichtung entwickelt man in mit reiner Salzsäure schwach angesäuertem Wasser, bleicht in 20prozentiger Natriumkarbonatlösung, wässert und schwärzt nun in einer erwärmten Lösung von

Gallussäure . . . . . . 50,0 in Wasser . . . . 600,0, denen etwas Spiritus zugesetzt ist.

Schweißpulver für Stahl.

a) Borsäure 415,0   gelbes Blutlaugensalz (Ka-
Natriumchlorid 350,0   liumferrozyanid) . . . 155,0
entwäss. Natriumkarbonat . . . . 80,0.

b) Borax 250,0   gelbes Blutlaugensalz (Ka-
Ammoniumchlorid . . . 150,0   liumferrozyanid) . . . 250,0
gepulverte schmiedeeiserne Feilspäne . . 350,0.

Seilerfett. Hanfseilfett.

a)   Talg 80,0
werden im Wasserbade geschmolzen und mit einem Gemische von heißem Leinölfirnis . 15,0   und gelbem Vaselin . . . 5,0 verrieben.

b) Talg 700,0   Tran 300,0
werden im Wasserbade zusammengeschmolzen.

Skiwachs.

a)   Steig- und Gleitwachse, Universalwachse:
Paraffin d. D. A.-B. 6.

Man reibt die trockenen Skis mit dem festen Paraffin ein, glättet mit einem heißen Bügeleisen, daß das Holz mit dem Paraffin getränkt wird, und wiederholt dieses Verfahren mehrere Male. Dieses Paraffin eignet sich beim Skilauf in allen Fällen gut. Wenn die Bretter beim Ablauf irgendwelche Schwierigkeiten bieten, verreibt man etwas Paraffin kalt aber gründlich auf die Bretter. Wird nur wenig aufgetragen, dient es als Gleitwachs, mehr aufgetragen als Steigwachs.

b) Man löst
Schellack 90,0   Sandarak 10,0
in vergälltem Spiritus (95%) oder Isopropylalkohol . . . 200,0
und bestreicht mit der Lösung den trockenen Ski von der Spitze bis 10 cm nach der Bindung. Nach dem Erhärten wiederholt man das Verfahren.

c) Ein durch Patent geschütztes Verfahren ist folgendes:
Man tränkt mit folgender Mischung:
Gelbes Bienenwachs . . . 500,0   Lärchenterpentin 260,0
Talg 125,0   Reisstärke . . . . 30,0—40,0

d) Gelbes Montanwachs . . . 400,0   Talg 125,0
helles Kolophonium . . . 275,0   Terpentinöl bzw. Ersatzgemisch 200,0.

e) Paraffin (50°) 40,0   Holzteer 5,0
Montanwachs 20,0   Vaselinöl 10,0
Kolophonium 10,0   Wollfett . . . . 15,0.

f) Steigwachs:

Zeresin	20,0	Kolophonium	20,0
Paraffin	10,0	Wollfett, wasserfrei	23,0
Montanwachs	20,0	Holzteer	2,0

Vaselinöl . . . . 5,0.

Man trägt es reichlich auf.

g) Gleitwachs:

Zeresin	55,0	Talg	14,0
Paraffin	21,0	Talk	10,0.

Eignet sich gut bei Pulverschnee.

h) Sommeröl:

Leinöl 70,0   Petroleum . . . . . . 30,0.

Sohlenfarbe. Nach Seifens.-Ztg.

Man läßt zunächst

guten Leim . . . . 3 kg in Wasser . . . . 10 kg

eine Nacht quellen und verflüssigt ihn dann durch Erwärmen. Hierauf setzt man

100prozentige Essigsäure . . . 1,5 kg

hinzu und neutralisiert die saure Leimlösung mit 30prozentiger Natronlauge. Die neutralisierte Leimlösung bleibt flüssig und wird nun mit Wasser auf 20 kg gebracht. Hierauf verrührt man diese Leimlösung in einem Gefäß innig mit einem Gemische von

weißem Bolus . . . . . 11,5 kg,   rohem Zinkoxyd (Zinkweiß)   0,5 kg

mit   feinstem Goldocker . . . . . . 4,5 kg

Anderseits bereitet man sich eine Wachsseifenlösung, indem man

Japanwachs bzw. Kunst-   Harz 150,0

wachs 350,0

und   Paraffin 150,0

auf dem Wasserbade schmilzt und eine Lösung von

Kaliumkarbonat . . . 200,0 in Wasser . . . . 2 kg

unter Rühren hinzufügt. Man erhitzt weiter, bis alles gleichmäßig verteilt ist, worauf man   Wasser . . . . 2 kg

beifügt und ebenfalls durch Erhitzen und Rühren gleichmäßig emulgiert. Die so erhaltene Wachsseife fügt man der Leim-Farb-Mischung unter tüchtigem Rühren hinzu, worauf man das ganze Gemisch eine enggestellte Farbreibmühle durchlaufen läßt.

Durch größere oder kleinere Mengen Wasser hat man es in der Hand, die Dicke beliebig zu regeln. Ebenso kann man durch verschieden großen Zusatz von Ocker die Farbe nach Wunsch abtönen.

Spiegelbelag zu schützen.

Man überstreicht mit einer konzentrierten Schellackpolitur, der man die gewünschte Farbe, z. B. Englischrot, beimischt.

Standgefäße von Glas lichtdicht zu schwärzen.

Dies geschieht am zweckmäßigsten durch mehrmaliges Bestreichen mit einem guten Asphaltlack, den man nach jedesmaligem Anstrich reichlich freier Luft aussetzt.

Steinfliesen mit Salzsäure zu reinigen.

Man verwendet stets v e r d ü n n t e Salzsäure und verteilt sie sogleich über die ganze Fläche, so daß auf eine Stelle nicht mehr Salzsäure kommt, als auf die andere.

Steinstufen auszubessern.

Man mischt fein gesiebten Sand mit feinst gepulvertem Magnesit zu gleichen Teilen und rührt das Gemisch mit käuflicher Magnesiumchloridlösung zu einer steifen Pasta an (S o r e l z e m e n t). An Stelle der käuflichen Magnesiumchloridlösung kann man auch rohes kristallisiertes Magnesiumchlorid 40,0 in Wasser 60,0 auflösen.

Streuborax für Goldschmiede.

Natriumchlorid 10,0   Kaliumkarbonat 10,0
Borax . . . . 5,0.

Man erhitzt den Borax, bis er sich aufbläht, mischt die übrigen Stoffe darunter und erhitzt weiter bis zum Glühen.

Stroh zu bleichen.

Man legt das Stroh in eine etwa 50° warme, durch etwas Kaliumhydroxyd alkalisch gemachte Lösung von Natriumhydrosulfit 1 : 1000. Nach stundenlanger Einwirkung wäscht man mit schwacher Oxalsäurelösung und darauf gründlich mit Wasser.

Tabakbeize für Kautabake.

a) Kardamomen 10,0   Kaskarillrinde 5,0
   Kassiazimt 10,0   Vanille 5,0
   Teeblätter 2,5   Kaliumnitrat 20,0
   Zucker 50,0   Süßwein . . . . 1000,0.

b) Kubeben 60,0   Honig 50,0
   Kassiazimt 60,0   Kaskarillrinde 35,0
   Styrax 60,0   Weingeist (90%) . . . 125,0
   Kaliumnitrat 60,0   Rosenwasser . . . . . 5000,0.

R a u c h t a b a k e unterwirft man einer schwachen Gärung, Fermentation, und laugt sie mit 1prozentiger Kaliumkarbonatlösung aus. Sollte der Rauchtabak schlecht glimmen, fügt man mitunter der Lauge 1% Kaliumnitrat hinzu. Man kann das Kaliumnitrat auch vor der Fermentation gleichmäßig zwischen die Blätter streuen. Zur Fermentation legt man die getrockneten Blätter fest übereinander in einen Behälter, feuchtet sie etwas an, preßt sie durch Auflegen eines mit Gewichten oder Steinen beschwerten Deckels zusammen, läßt sie schwitzen, hält die Temperatur gleichmäßig auf 45°—55° und sorgt für einen gewissen Feuchtigkeitsgehalt. Nach dem Auslaugen trocknet man sie freihängend an Fälen langsam an der Luft. Zur Verarbeitung der Tabakblätter als Deckblätter feuchtet man sie mit Wasser an. Um die T a b a k b l ä t t e r z u b l e i c h e n, hell zu beizen, behandelt man sie mit Wasserstoffsuperoxydlösung, der etwas Ammoniakflüssigkeit zugesetzt ist oder mit einer schwachen Lösung von Bisulfiten bzw. einer vierprozentigen Lösung von Natriumhydrosulfit. Nach dem Beizen wäscht man gut aus und trocknet.

Abfallen der Tapeten bei feuchten Wänden zu verhindern.

Man fügt dem Tapetenkleister 1% Alaun, in heißem Wasser gelöst, hinzu und bestreicht die Wände vor dem Aufkleben der Tapeten mit Leimwasser.

Tapeten-Reinigung.

a) Aus Weißmehl 65,0   Wasser 20,0
   Hefe 1,5

backt man einen Kuchen, zerschneidet ihn in Stücke, die scharf ausgetrocknet und dann zu einem Pulver zermahlen werden.

Diesem Pulver setzt man zu:

Gepulverten Alaun 5,0   Aluminiumoxyd 2,0
gepulverten Borax 5,0   Ultramarinblau 0,5
   Wohlgeruch . . . . 1,0.

Zum Gebrauch knetet man das Pulver mit Wasser zu einem steifen Teig.

b) Man mischt

Mehl 80,0   mit feinstem Quarzsand . . 20,0,

knetet mit Wasser, dem man etwas Salmiakgeist zugesetzt hat, bis zu einem Teig, erwärmt unter Rühren so lange, bis er eine formbare geschmeidige Masse geworden ist und läßt erkalten. Anstatt Quarzsand kann auch Kieselgur verwendet werden.

Thermophor-Füllung. Heizkissenfüllung.

Man mischt zu einem groben Pulver:

Manganochlorid	30,0	Mangansuperoxydpulver	110,0
gepulv. Eisen	600,0	kristall. Ferrichlorid	5,0
Kaliumpermanganat	105,0	Eisenoxyd	150,0.

Von diesem Gemische werden etwa 350,0 in ein gut wasserdicht imprägniertes Leinensäckchen gefüllt, das Gemisch wird mit 1—3 Teelöffel kaltem Wasser vermengt. Man erreicht dadurch eine 3—8 Stunden anhaltende, bei 60°—70° beginnende und allmählich sinkende Wärme. Um das Heizkissen abzukühlen, legt man es auf eine Metallplatte. Der Inhalt des Kissens läßt sich gewöhnlich achtmal benutzen. Zu beachten ist, daß solche Mischungen von Eisenpulver und Metalloxyden patentamtlich geschützt sind.

Thermophore, die dem Zwecke dienen, Flüssigkeiten warm zu halten, haben eine Füllung mit Natriumazetat.

Terpentinölemulsion.

Terpentinöl	91,0	Triäthanolamin	3,0
Ölsäure	6,0	Wasser	100,0.

Türkischrotöl-Herstellung.

In einem Steinzeuggefäß von etwa 5—6 Liter Inhalt gießt man 1 kg Rizinusöl 1. Pressung. Unter Rühren mit einem Glasstabe bringt man langsam 250,0—300,0 konzentrierte Schwefelsäure so ein, daß die Temperatur nicht höher als 35° C wird. Dabei färbt sich die Flüssigkeit dunkel und es treten Schwefeldioxyddämpfe auf. Die Zugabe der ganzen Säuremenge darf erst nach 1½ Tagen beendet sein. Nach dieser Zeit rührt man 2 Tage von Zeit zu Zeit nochmals um und läßt dann das sulfurierte Öl 2 Tage stehen. Wäscht dann mit 10prozentiger wäßriger h e i ß e r Natriumsulfatlösung aus und rührt wieder um, bis eine klumpenfreie Milch entsteht. Am nächsten Tage zieht man die unten befindliche saure Waschwasserschicht ab und wäscht dann nochmals aus. Darauf fügt man d e s t i l l i e r t e s Wasser bis zum Gesamtgewicht 1700,0 hinzu und neutralisiert mit Natronlauge. Je nach dem Grade der Auswaschung wird man 18,0—30,0 Natriumhydroxyd (100prozentig) nötig haben. Allmählich wird die anfänglich braune Milch sich zu einer klaren, braunen Flüssigkeit klären. Das noch etwas saure Öl füllt man mit d e s t i l l i e r t e m Wasser zu 2 kg auf. Man erhält so ein Türkischrotöl von etwa 50% Fettgehalt, entsprechend etwa 68% Sulfonatgehalt. Durch genaue Berechnung des Wasserzusatzes kann man so ein Türkischrotöl mit 75 oder 50% Sulfonatgehalt herstellen. Das Öl, mit destilliertem Wasser gemischt, wird schwach milchig, bei Zusatz einiger Tropfen Salmiakgeist klar.

Tätowierungen zu entfernen.

a) Nach Prank:

Man schneidet ein Stück Kataplasma so groß, daß die tätowierte Stelle damit bedeckt werden kann, weicht es auf, legt es auf die Hautstelle, darüber einen Verband und läßt nun 10 Stunden einwirken. Darauf reibt man die Haut abwechselnd mit Eau de Javelle und Benzol ein und verbindet wiederum mit einem Stück Kataplasma. So verfährt man einige Tage. Bei hartnäckigen Stellen sticht man mit einer Nadel leicht nach.

b) Nach Ohmann-Dumesnil:

Man verreibt

Papain 5,0

im Mörser mit

Wasser 25,0,   verdünnter Salzsäure . . . 1,0,

läßt eine Stunde stehen und fügt

Glyzerin 75,0

hinzu. Nach drei Stunden filtriert man und bestreicht mit dieser Flüssigkeit die Hautstellen.

c) Man sticht die Tätowierungen mit einer feinen Nadel leicht nach, bestreicht die Stellen mit einer 5prozentigen Tanninlösung und darauf mit einer 1prozentigen Silbernitratlösung bis zur Blaufärbung. Es tritt eine Ätzung und Schorfbildung ein, und mit Abheilung dieser schwindet auch die Tätowierung. Zweckmäßig ist es, während der Abheilung eine Lebertransalbe oder eine Lösung von

Pepsin	5,0	Glyzerin	69,0
chem. reiner Salzsäure	1,0	Wasser	25,0

aufzustreichen.

d) Nach Klöverkorn.
Man reibt t ä g l i c h die Tätowierung mit angefeuchtetem Natriumchlorid so lange ein, bis die Haut rot geworden ist. Jedoch muß dieses Verfahren monatelang durchgeführt werden.

In einem Hamburg-Altonaer Krankenhause werden Tätowierungen durch starke Ätzung mit einer Paste aus Salizylsäure, Resorzin, Pyrogallol, die mit Glyzerin und alkoholhaltigem Traganthschleim angestoßen sind, entfernt.

Tennisplätze mit weißen Linien zu versehen.

Gepulv. Wasserglas . . . 100,0   feinste Schlämmkreide . . 100,0
werden gemischt. Das Pulver wird ausgestreut und mit Wasser besprengt.

Oder man rührt kurz vor dem Gebrauche feinste Schlämmkreide mit Natronwasserglas an und trägt diese Farbe mit einem Maurerquast auf bzw. tupft sie auf.

Untersuchung des Blutes.
Hayemsche Lösung.
Man löst

Natriumsulfat	5,0	Natriumchlorid	1,0
Quecksilberchlorid	0,5	in destilliertem Wasser	200,0.

Man beachte die Giftigkeit!

Jennersche Eosin-Methylenblau-Lösung:
Man mischt 25 ccm einer 0,5prozentigen Lösung von Eosin in Methylalkohol mit 20 ccm einer 0,5prozentigen Lösung von Methylenblau in Methylalkohol.

Untersuchung des Harns.
a) Auf E i w e i ß :
Das älteste und einfachste Verfahren, das aber immerhin, bei geringen Mengen von Eiweiß, zu Täuschungen führen kann, ist folgendes: Man kocht den klaren oder filtrierten Harn und setzt, bei erfolgter Trübung, eine geringe Menge Essigsäure hinzu. Die Trübung bzw. der flockige Niederschlag bleibt, wenn wirklich Eiweiß zugegen; er verschwindet, wenn die Trübung durch anderweitige Bestandteile des Harns hervorgerufen ist. Ein Fehler kann dadurch entstehen, daß zuviel Essigsäure hinzugesetzt wird, da ein Überschuß das Eiweiß wieder löst. Vollkommen sicher dagegen ist folgende Prüfung, da hierbei ein Überschuß von Essigsäure nicht schadet:

Ungefähr 10 ccm Harn werden mit Essigsäure stark angesäuert, dann fügt man einen gleichen Raumteil kalt gesättigte Natriumchloridlösung hinzu und erhitzt bis zum Sieden; ist Eiweiß vorhanden, tritt eine mehr oder minder starke Trübung oder Fällung ein.

b) E s b a c h s R e a g e n s a u f E i w e i ß :
Man löst in

destill. Wasser	800,0	Trinitrophenol (reine Pikrinsäure)	10,0
und reine kristallisierte Zitronensäure	20,0		

und füllt auf 1 Liter auf.

10 ccm Harn werden mit 10 ccm des Esbachschen Reagenzes versetzt. Sogleich oder nach einiger Zeit auftretende Trübung oder Fällung zeigt Eiweiß an.

Fällungen wie prismatische Kristalle von gelbbrauner Farbe bedeuten nicht Eiweiß, sondern Harnstoff. Der Harn wird zur Untersuchung zweckmäßig verdünnt.

c) Mit S a l p e t e r s ä u r e :
Man erhitzt den Harn fast bis zum Sieden und fügt auf 10 ccm Harn 1,0
Salpetersäure D. A.-B. 6 hinzu. Trübung oder bleibender Niederschlag zeigt
Eiweiß an.

d) S p i e g l e r s R e a g e n s.
Man löst

Quecksilberchlorid 8,0   Rohrzucker 20,0
Weinsäure 4,0   Wasser . . . . 200,0.

Man beachte die Giftigkeit.
Ist Eiweiß vorhanden, wird der Harn getrübt. Wird das Reagens mit Harn
überschichtet, zeigt sich bei Vorhandensein von Eiweiß an der Berührungs-
stelle ein weißer Ring.

Auf Zucker. N y l a n d e r s R e a g e n s.

Das Nylandersche Reagens besteht aus einer Lösung von

Wismutsubnitrat 2,0
Seignettesalz, (Kalium-Natriumtartrat) 4,0
in   8prozentiger Natronlauge . . . . 100,0.

Bei der Untersuchung werden 10 ccm des Harnes mit 1 ccm der Lösung versetzt und gekocht. Ist Zucker zugegen, so schwärzt sich die Mischung durch
ausgeschiedenes Wismutoxyd. Man beachte die Giftigkeit.

F e h l i n g s c h e L ö s u n g.

Man löst reines, zerriebenes und durch Pressen zwischen Filtrierpapier von
Feuchtigkeit befreites

Kupfersulfat . . . . 34,64 in destill. Wasser 200,0
und verdünnt die Lösung auf 500 ccm. Anderseits löst man
reines Natriumhydroxyd . . 60,0 in destill. Wasser 60,0,
fügt der Lösung   Kalium-Natriumtartrat 173,0
hinzu und ergänzt ebenfalls auf genau 500 ccm.
Diese beiden Lösungen bewahrt man in gut geschlossenen Gefäßen getrennt
auf und mischt sie unmittelbar vor dem Gebrauch zu gleichen Raumteilen. Vor
jeder Anwendung der Fehlingschen Lösung prüft man sie auf ihre Brauchbarkeit, indem man 10 ccm des fertigen Gemisches mit der dreifachen Menge Wasser einige Minuten zum Kochen erhitzt: die Flüssigkeit muß vollständig klar
bleiben und keine Abscheidung von rotem Kupferoxydul zeigen. Man beachte
die Giftigkeit.

B e n e d i k t s R e a g e n s.

Kupfersulfat 17,3
werden in   Wasser . . . . 150,0 ccm
gelöst. Ferner löst man
wasserfreies Natriumkarbonat 100,0
Natriumzitrat 173,0
Wasser . . . . 800 ccm.

Nach Filtration der beiden Lösungen werden sie unter fortwährendem Umschwenken vermischt und auf die Gesamtmenge von 1 Liter mit destill. Wasser
ergänzt. Man prüft auf Zucker:
Zu 5 ccm Benedikts Reagens, die sich im Reagensglas befinden, fügt man 8,
höchstens 10 Tropfen des zu untersuchenden Harnes und kocht 1—2 Minuten.
Ist der Harn frei von Zucker, bleibt er klar, zeigt höchstens ganz schwachblaue
Trübung. Bei Vorhandensein von größerer Zuckermenge bildet sich ein roter,
gelber oder grüner Niederschlag. Bei einem Gehalte von unter 0,3 Zucker entsteht der Niederschlag erst beim Erkalten.

Untersuchung zum Nachweis von Pentosen.

B i a l s c h e L ö s u n g.

Man löst Orzin 1,0 in 30prozentiger Salzsäure (spez. Gew. 1,149) 500 ccm und
vermischt die Lösung mit Eisenchloridlösung 25 Tropfen.

Untersuchung zum Nachweis von Azeton.
Jodjodkaliumlösung.
Kaliumjodid . . . . 3,0 und Jod 2,0
löst man in   destill. Wasser . . . . 45,0.

Untersuchung zum Nachweis von Urobilinogen.
Ehrlichsche Lösung.
Dimethylparaminobenzaldehyd 2,0 werden in 98,0 eines Gemisches von 4 T.
Salzsäure und 1 T. destill. Wasser gelöst.

Untersuchung zum Nachweis von Indikan.
Obermayersche Lösung.
Man mischt Eisenchloridlösung 0,4 mit rauchender Salzsäure 50,0.

Untersuchung des Mageninhalts.
Günzburgsche Lösung.
Man löst
Phlorogluzin . . . . 2,0 und Vanillin 1,0
in   absolutem Alkohol . . . , . . 30,0.

Kongopapier.
Man durchtränkt Filtrierpapier mit einer Lösung von Kongorot 1 + 1000.

Vaselinölgeruch zu verdecken.
Man löst in dem Vaselinöl 1% Kumarin auf. Oder vermischt mit etwas Fichtennadelöl.

Vaselinöl und andere Mineralöle zu entscheinen.
Man erwärmt unter beständigem Umrühren
     Mono-Nitronaphthalin 0,1
mit   Vaselinöl 1000,0
solange, bis ein Tropfen auf eine schwarze Platte geträufelt, keinen blauen
Schimmer mehr aufweist. Das Nitronaphthalin löst man in einer kleinen Menge
des Vaselinöls unter Erwärmen auf und fügt diese Lösung dem übrigen Vaselinöl hinzu.

Vogelfutter.
a) Für Dompfaffen:
Singvogelfutter 1000,0   Sonnenblumensamen . . 500,0
     Ebereschenfrüchte . . . . . . 500,0.

b) Für Drosseln:
Ameiseneier 100,0   zerquetschter Mohn . . . 400,0
Paniermehl 200,0   zerriebene Mohrrüben . . 50,0
     Gerstengrütze . . . . . . 250,0.

c) Für Finken:
Rübsamen 1000,0   zerquetschter Hanf . . . 200,0
Kanariensamen 200,0   Distelsamen 200,0
geschälte Hirse . . . 200,0   Klettensamen . . . . . 200,0.

d) Für Kanarienvögel:
Kanariensamen 300,0   Rübsamen . . . . . . 700,0.

e) Für Körnerfresser im allgemeinen:
Rübsamen 400,0   Hirse 300,0
Hanf 100,0   geschälter Hafer . . . . 200,0.

f) Für Nachtigallen und andere Insektenfresser:
Drosselfutter 1000,0   Ameiseneier 100,0
zerquetschter Hanf . . . 25,0   Weißwurm . . . . . . 100,0.

g) **Für Papageien:**

Hanf	650,0	Zirbelnüsse	100,0
Erdnüsse	50,0	Kürbiskerne	50,0
Sonnenblumensamen	50,0	Bucheckern	50,0

Kanariensamen . . . . 50,0.

h) **Für Tauben:**

Erbsen	400,0	Gerste	400,0

Weizen . . . . 200,0.

i) **Für Wellensittiche:**

Hirse, weiße, gelbe, rote	500,0	Sonnenblumensamen	200,0
Kanariensamen	200,0	Hanf	100,0

Zirbelnüsse . . . . 50,0.

k) **Für Zeisige:**

Rübsamen	500,0	Mohn	250,0
Kanariensamen	250,0	Distelsamen	125,0
zerquetschter Hanf	250,0	Klettensamen	125,0.

l) **Singvogelfutter:**

Rübsamen	250,0	Mohn	100,0
Kanariensamen	200,0	Hanf	100,0
Hirse	200,0	Grassamen	25,0
Leinsamen	100,0	Salatsamen	25,0.

m) **Vogelsand:**

Feiner Flußsand wird gut getrocknet und fein gesiebt. Dann mischt man 2% gepulverte Ossa Sepiae und ½% Insektenpulver darunter.

Wände, feuchte zu verputzen.

Nach Entfernung des alten Putzes trägt man Mörtel auf, der mit Magnesium- oder Zinksilikofluorid vermischt ist. Die Giftigkeit ist zu beachten. Siehe auch unter Blutkitt S. 598.

Wagenfett, Brüsseler.

a) Nach Persoz:

Rohes Paraffinöl	60,0	Harzöl	60,0
Talg	60,0	Ölsäure	30,0.

Man schmilzt den Talg, fügt die Öle bzw. Ölsäure hinzu und verseift nun durch Zusatz von

gebr. gepulv. Kalk	15,0	Natronlauge (50° B)	6,0.

Anstatt des Harzöles wird mitunter S t a r k ö l verwendet, eine Mischung von gleichen Teilen Harz, leichtem Harzöl und Teerölen. Von diesem Starköl wird jedoch eine größere Menge gebraucht, um die erforderliche Dicke zu erhalten.

b)   Kalziumoxyd 100,0

werden mit

       Wasser 350,0

vorsichtig gelöscht. Anderseits erhitzt man

       Harzöl 1250,0

so lange, bis sich keine Dämpfe mehr entwickeln. Darauf fügt man dem Harz- öl das durch das Löschen entstandene Kalziumoxydhydrat in kleinen Mengen zu und rührt mit einem genügend großen Rührscheite so lange, bis eine gleichmäßige Masse entstanden ist.

Um ein dunkelblaues Wagenfett zu erhalten, fügt man öllösliches Nigrosin hinzu.

Walzenfette.

Nach Seifens.-Ztg.:

a) Neutralwollfett 300,0
   Stearinpech, Rückstände bei der Destillation der Fettsäuren . . . 100,0
   werden zusammengeschmolzen.

b) Rohes Wollfett 150,0   Natronlauge (40° B) . . . 10,0
   Wollfettstearin, Rückstand bei der Destillation des Wollfettes . . 50,0.

   Wollfett und Wollfettstearin werden in genügend großem Kessel zusammengeschmolzen und vorsichtig auf 120° C erhitzt. Darauf fügt man nach und
   nach, da starkes Aufschäumen eintritt, die Lauge hinzu und erhitzt weiter,
   bis eine herausgenommene Probe nach dem Erkalten die richtige Dicke zeigt.

c) M i t G r a p h i t :
   Dunkles Harz 60,0   Wollfettstearin 10,0
   rohes Wollfett 70,0   Natronlauge (40° B) . . . 15,0
              geschlämmter Graphit . . . . . 70,0.

   Man verfährt wie unter b angegeben, fügt den Graphit aber erst der Masse
   zu, wenn man sie aus dem Kessel in die Formen gegossen hat, und rührt die
   Masse von Zeit zu Zeit um, damit der Graphit sich nicht absetzt.

Wand-, Schreib-Tafelüberzug. Wandtafelanstrich.

a) Nach Christians und Reinhold:
                 Kopal 200,0
   werden in   Äther 400,0
   gelöst und mit einer Lösung von
                 Schellack bzw. Schellackersatz . . 1000,0
   und   Sandarak 500,0
   in   95prozentigem Spiritus . . . .   4 Liter
   und ferner mit
   Ruß 150,0   Ultramarin 50,0
   Lärchenterpentin . . . . 30,0 und feinem Naxosschmirgel .   1 kg
   versetzt. Diese Mischung wird auf die Wandtafel mit einem Pinsel aufgetragen und der noch feuchte Überzug entzündet. Man gibt gleich nach dem
   Erlöschen der Flamme noch einen zweiten Überzug, den man aber nicht entzündet, sondern eintrocknen läßt. Auf der so zubereiteten, mit feinem Sandpapier abgeschliffenen und kalt abgewaschenen Tafel kann man auch mit
   einem Griffel wie auf einer Schiefertafel schreiben. Die Schrift besitzt eine
   ähnliche Farbe wie bei letzterer und kann durch Abwaschen sofort entfernt
   werden.

b) Nach Dieterich:
                 E r s t e r   A n s t r i c h.
   Kohlenpulver 70,0   Bimssteinpulver 20,0
   Bleiglätte 10,0   Leinölfirnis 300,0
              Terpentinöl oder Ersatzmittel . .   30,0
   werden auf das feinste verrieben.
   Man streicht diese Masse auf die Tafel auf, verreibt die Farbe möglichst
   dünn und läßt mindestens 8 Tage in hoher Zimmerwärme trocknen.
   Hat man rohes, frisch gehobeltes Holz vor sich, so reibt man es einige
   Tage vor dem Anstrich mit obiger Farbe mittels eines Lappens recht dünn ein.

              Z w e i t e r u n d d r i t t e r A n s t r i c h.
   Kohlenpulver 70,0   Bimssteinpulver 20,0
   Bleiglätte 10,0   Bernsteinlack 375,0
              Terpentinöl oder Ersatzmittel . .   75,0.

   Man streicht diese Masse ähnlich wie beim Lackieren auf, läßt 2—3 Tage
   in hoher Zimmerwärme trocknen und schleift jedesmal den trockenen Anstrich mit feinem Bimssteinpulver und Wasser ab.

c) Man löst

	Schellack bzw. Schellackersatz . .	500,0
	Sandarak	100,0
in	95prozentigem Spiritus	4 Liter

auf, ferner

	klein zerschnittene Guttapercha .	75,0
in	Terpentinöl oder Ersatzmittel . .	300,0,

wenn erforderlich durch vorsichtiges schwaches Erwärmen im Wasserbade, mischt beide Flüssigkeiten zusammen und versetzt darauf mit
bestem Ruß 200,0   feinem Naxosschmirgel . . 1 kg.

Man verfährt bei der Verwendung wie unter a angegeben, muß aber mehr als zwei Anstriche vornehmen.

An Stelle von Kopal, Schellack und Bernsteinlack können auch K u n s t - h a r z e u n d K u n s t h a r z l a c k e entsprechend angewendet werden.

Wasserbad-Temperatur zu erhöhen.

Soll das Wasserbad eine höhere Temperatur als 100° haben, so nimmt man gesättigte Lösungen von Chemikalien. Gesättigte Kaliumnitratlösung siedet bei 120°, Kaliumkarbonatlösung bei 135° und Kalziumchloridlösung bei 180°. Für solche Lösungen sind nicht blanke Metallgefäße, sondern nur mit Schmelz überzogene Gefäße zu verwenden.

Wasserdichtmachen von Geweben.

Die gebräuchlichsten Verfahren scheiden sich in solche, die das Gewebe mit fettsauren Metalloxyden füllen, und in solche, welche auf der Durchtränkung mit geschmolzenen oder gelösten, wasserabstoßenden Stoffen beruhen. Im ersteren Falle klotzt man das Gewebe gewöhnlich auf der Klotzmaschine mit Aluminiumazetat, trocknet und bringt es in ein Seifenbad. Bei Herstellung der Beize durch Umsetzung von Aluminiumsulfat und Bleiazetat genügt es, gleiche Gewichtsmengen beider Salze zu nehmen. Die Beize wird auf eine Stärke von 3° B verdünnt. Für die nachfolgende Behandlung mit Seife ist es sehr wesentlich, nicht überschüssige freie Säure im Zeuge zu haben. Man gibt daher der Beize einen Zusatz von Natriumkarbonat, der je nach Zusammensetzung des käuflichen Aluminiumsulfats schwankt. Die Ware wird am besten bei 50° C gebeizt, welche Wärme man zweckmäßig nicht durch unmittelbar einströmenden Dampf erzielt, da an dessen Eintrittsstellen in die Flüssigkeit sofortige Ausscheidung von basischem Salz entsteht. Beim Ansatze des Seifenbades benutzt man die wichtige Tatsache, daß eine wässerige Seifenlösung mit Wachs zusammengeschmolzene Fette, Harze, Mineralöl, selbst Kautschuklösung zu lösen vermag. Als Wachs dient Japanwachs bzw. ein Kunstwachs, als Kautschuklösung eine 10prozentige breiartige, durch ein Sieb gedrückte Lösung besten Parakautschuks in Terpentinöl oder Kampferöl. Man rechnet auf 1 qm Ware Talgseife 30,0 Japanwachs 25,0 Parakautschuk 1,5 in Lösung, guten Firnis 1,0 zu Flüssigkeit 0,5 Liter in folgender Weise gelöst: Das Japanwachs wird geschmolzen, die Kautschukmasse und der Firnis hinzugefügt, ebenso für je 1 kg angewendeten festen Kautschuk 0,5 kg einer heiß gesättigten Lösung von Schwefelleber. Ist alles gut durchgerührt, wobei sich deutlicher Geruch nach Schwefelwasserstoff bemerkbar macht, trägt man die Wachskautschuk-Firnismasse in die kochende Seifenlösung und kocht, bis alles aufgenommen ist, worauf mit dem Seifen der Ware begonnen werden kann. In dem Maße, als die Seife durch die Tonerde zersetzt wird, scheiden sich gleichzeitig die Zusätze aus und setzen sich in der Faser fest. Hierdurch gelingt es, eine Wasserdichtigkeit gegen Wasserdruck bis zu 30 ccm Höhe zu erzielen, während die fettsaure Tonerde allein nur von schwacher Wirkung ist. Der Nutzen der Schwefelleber ist ein doppelter. Einmal wirkt sie sehr kräftig auflockernd auf die getrocknete Tonerdebeize und führt dadurch eine tiefgreifende Durchtränkung der Stoffe herbei; dann scheidet sie höchst fein verteilten Schwefel ab, der ein Vulkanisieren der Kautschukmasse bewirkt. Bei zu stark vorgebeizter oder zu saurer Ware können Störungen beim Seifen dadurch entstehen, daß in dem Kasten der Klotzmaschine durch die Wirkung der Tonerde, trotz Nachfüllens von Seifenlösung, eine Erschöpfung der Seife und infolgedessen eine plötzliche Ausscheidung von Kautschuk und Wachs unter Bildung von Flecken auf der Ware eintritt. Ein Zusatz von bereitgehaltener dick eingekochter Seife und Aufkochen helfen sofort. Das andauernde Einströmen von Dampf in die Seife ist zu vermeiden, und zum Warmhalten der Masse ist schwache Unterfeuerung oder ein doppelwandiger Kessel am Platze.

Zur Herstellung gefärbter Ware färbt man die Seifenlösung, wozu sich am besten die fettlöslichen Teerfarbstoffe eignen. Man färbt die Wachskautschukmasse und läßt sie von der Farbe aufnehmen. Für Schwarz und Braun genügen das fettlösliche Nigrosin und Ledergelb allen Ansprüchen.

Als Ersatz der geteerten Leinwand in Schwarz wird eine Ware hergestellt, welche eine billige Appretur und große Widerstandsfähigkeit besitzt. Es wird hierzu Oleum Rusci unter Zusatz einer gleichen Menge Schwarzwachs benutzt. Zur Ausführung des Verfahrens dient eine von der gewöhnlichen Klotzmaschine abweichend gebaute Maschine. Um der Masse die richtige Dicke zu geben, wählt man am besten solche Sorten Oleum Rusci, die die Dicke eines dünnflüssigen Breies besitzen. Bei Anwendung von sehr schwerem Oleum Rusci muß durch Zusatz von Terpentinöl oder Kampferöl nachgeholfen werden. Aus der durchtränkten Ware wird der Gehalt an leichten Ölen und auch ätherischen Ölen durch halbstündiges Dämpfen im eisernen Dampfkasten bei ½ Atmosphäre Überdruck entfernt. Der mit leichten Teerölen beladene Wasserdampf wird verdichtet und dann in einem Scheidetrichter das Öl von dem Wasser getrennt. Die so gewonnenen Teeröle können zum Verdünnen der Durchtränkungsmasse, Imprägnierungsmasse, dienen.

Ein anderes Verfahren ist dasjenige, Gewebe durch Kupferoxydammoniak wasserdicht und unentflammbar zu machen. Carl Baswitz in Berlin hat auf dieses Verfahren ein Patent genommen. Man verwendet zum Durchtränken der Gewebe eine Lösung von vegetabilischem Pergament, beispielsweise Abfällen aus Pergamentfabriken, in Kupferoxydammoniak — Pergament 15,0 auf metallisches Kupfer 30,0 —, die dem Gewebe alle Eigenschaften des vegetabilischen Pergaments, namentlich in bezug auf Dialyse, erteilt, und entfernt das im Gewebe beim Verdunsten des Ammoniaks sich niederschlagende Kupferoxyd durch eine Mischung von Ammonsulfat und Aluminiumazetat, wobei sich im Gewebe unlösliches basisches Aluminium-Ammoniumsulfat bildet, welches wie Ammoniumsulfat als Flammenschutzmittel wirkt. Der Imprägnierkasten und die Trockenkammer sind mit einem Exhaustor und Absorptionsapparate verbunden, um die aus der Imprägnierlösung und von den durchtränkten Geweben entwickelten Ammoniakdämpfe abzusaugen und durch Schwefelsäure zu absorbieren.

Für wollene Stoffe, Lodenmäntel, Rucksäcke usw. nimmt man auch eine 5prozentige lauwarme Alaunlösung, tränkt die Stoffe damit, preßt die überschüssige Flüssigkeit ab, läßt etwas antrocknen und bringt die Stoffe darauf in ein Seifenbad, bestehend aus neutraler Kernseife 20,0 auf 1 Liter Wasser. Sind die Stoffe mit der Seifenlösung gründlich durchtränkt, wringt man sie aus, bringt sie nochmals in das Alaunbad, spült ab und trocknet. Um die Durchtränkung dauerhafter zu machen, setzt man dem zweiten Alaunbade noch 2—5% Kupfersulfat zu.

Oder man vermischt

	Kasein	500,0

möglichst gleichmäßig mit

	Wasser	2,5 Liter

fügt nach und nach

zu Pulver zerfallenen gelöschten Kalk 15,0

hinzu und darauf eine Lösung

von	neutraler Kernseife	15,0
in	Wasser	3 Liter,

durchtränkt damit die Stoffe und trocknet. Darauf durchtränkt man gründlich mit

essigsaurer Tonerdelösung . . . 75,0,

vermischt mit der nötigen Menge Wasser und spült etwas in heißem Wasser nach.

Man kann auch durch Aufpinseln Stoffe, z. B. Segelleinen oder Seidenstoffe, wasserdicht machen. Hierfür fällt man die Seifenlösung mit der Alaunlösung aus, den erhaltenen Niederschlag von fettsaurem Aluminiumoxyd wäscht man mit kochendem Wasser aus, trocknet ihn und erhitzt ihn im Wasserbade, bis er durchscheinend geworden ist. Darauf erhitzt man unter A n w e n d u n g a l l e r V o r s i c h t s m a ß r e g e l n i m W a s s e r b a d e Terpentinöl bis fast' zum Sieden und trägt von dem fettsauren Aluminiumoxyd so viel ein, daß eine Masse von Firnisdicke entsteht. Wenn man die Erhitzung des Terpentinöls vermeiden will, kann man bei gewöhnlichen Stoffen, wie Segelleinen, auch folgendes Verfahren einschlagen:

Man stellt sich wie oben fettsaures Aluminiumoxyd her und löst etwa 25,0 bis 30,0 unter Erwärmung und Hinzufügung von 75,0 Paraffin in 1 kg Leinölfirnis.

R e g e n h ä u t e werden meist so hergestellt, daß das Gewebe mit Azetylzelluloselösungen getränkt wird.

Um F a l t b o o t e von neuem wasserdicht zu machen, benutzt man einen Kautschukfirnis (S. 446, 447).

Wasserdichtmachen von Beton.

Hierfür dient Seifenwasser, das dem Beton untergemischt wird. Man rechnet auf 1 cbm Beton 3 kg Kaliseife (gewöhnliche grüne Seife), die man in dem zum Anrühren erforderlichen Wasser auflöst. Auch fertiggestellte Mauern können noch nachträglich wasserdicht gemacht werden, indem man ihnen eine doppelte Schicht von Seifenwasserbeton auflegt. Die erste Schicht wird aus zerkleinerten Steinen hergestellt, die lediglich mit Zement und Seifenwasser verbunden werden. Diese Schicht soll etwa 8 cm dick sein. Die zweite Schicht, etwa 1 cm dick, soll aus Mörtel bestehen, der aus 1 T. Zement, 3 T. feinem Sand und dem Seifenwasser zusammengesetzt ist.

Anstatt des Seifenwassers nimmt man ferner Gemische von Seifenwasser, auch von Harzseifen, mit Ton und bituminösen Stoffen, wie sie entweder die Natur liefert, oder wie sie als Destillationserzeugnisse bzw. Rückstände erhalten werden.

Wasserglasstreifen von Glasgefäßen und Steintöpfen zu entfernen.

Vielfach sind die durch Herablaufen von Wasserglas an Glasgefäßen entstandenen Streifen nicht völlig zu entfernen, da eine gewisse Ätzung des Glases stattgefunden hat. Am besten verfährt man noch durch Abreiben mit einem dicken Brei aus Bimssteinpulver und starker Natronlauge. In Steintöpfen, z. B. beim Einlegen von Eiern entstandene Streifen kann man zunächst mit Schmirgelpapier oder mit Karborundum abreiben und dann mit verdünnter Natronlauge weiterbehandeln. Die Giftigkeit ist zu beachten.

Wasserkissen, Luftkissen auszubessern.

Man rauht die auszubessernde Stelle in Größe eines Fünfmarkstückes mit Glas- oder Schmirgelpapier auf und streicht mit etwas Parakautschuklösung dünn ein. Darauf legt man ein gleichgroßes Stück, ebenfalls aufgerauhter und mit Parakautschuklösung dünn eingestrichener Kautschukplatte, ohne scharfe Ecken, auf und läßt so etwa 1 Stunde liegen. Darauf streicht man beide Teile nochmals, und zwar etwas dicker, mit der Parakautschuklösung ein und läßt wiederum 1 Stunde liegen. Nun wird die Kautschukplatte fest auf die auszubessernde Stelle gelegt und mit einer Walze angepreßt. Man bläst das Kissen nun ganz schwach auf und läßt liegen.

Wasser von Eisengehalt zu befreien.

Man füllt das Wasser in ein Faß, fügt eine geringe Menge, einige Kubikzentimeter, Eisenchloridlösung (20%ig) und darauf so lange Kalkwasser hinzu, bis Lackmuspapier innerhalb einer Minute gebläut wird. Für Trinkzwecke ist solch Wasser aber nicht zu gebrauchen.

Zelluloidwaren, mattgewordenen, Glanz zu geben.

Man betupft die matten Stellen mit einem in Amylazetat getauchten Stück Zelluloid.

Zement gegen Säuren widerstandsfähig zu machen.

a) Man bestreicht den Zement mit Asphaltlack und wiederholt diesen Anstrich.

b) Möglichst fein gepulverten Asbest verreibt man mit flüssigem Wasserglas und macht damit mehrere Anstriche.

Zinnsachen, alte, zu reinigen.

Man kocht wiederholt in einer Auflösung von Natriumkarbonat und reibt dann mit Zinnkraut, das in Natriumkarbonatlösung etwas erweicht ist, nach. Alle scharf angreifenden Mittel, wie Sandpapier, Schmirgelleinen und ähnliches, sind streng zu vermeiden, da hierdurch oft die Kunstfeinheiten zerstört werden.

Zündholzreibflächenmasse für schwedische Streichhölzer.

a)

Bleisuperoxyd	52,0	Mangansuperoxydpulver	12,0
Schwefelblumen	12,0	Kieselgur	8,0
feinstes Glaspulver	8,0	amorpher Phosphor	8,0.

Die Pulvermischung wird mit starkem Leimwasser angemengt und aufgestrichen.

b)

Bimssteinpulver	10,0	Schmirgelpulver	5,0
Mangansuperoxydpulver	15,0	Gummischleim	30,0
amorpher Phosphor	15,0	Wasser	40,0.

Bereitung wie unter a.

c)

Kaliumchloratpulver	11,0	Schwefelkiespulver	1,0
Kaliumdichromatpulver	2,0	Glaspulver	1,5
	Mangansuperoxydpulver	11,0.	

Bereitung wie unter a.

Gesetzliche Bestimmungen und Vorsichtsmaßregeln siehe Einleitung Feuerwerkskörper S. 662.

Sachverzeichnis.

49*

52*

53*

Printed in the United States
By Bookmasters

Printed in the United States
By Bookmasters